S. Schäfer, F. Kirsch, G. Scheuermann, R. Wagner

Fachpflege Beatmung

Sigrid Schäfer, Frank Kirsch,
Gottfried Scheuermann, Rainer Wagner

Fachpflege Beatmung

9. Auflage

ELSEVIER

Elsevier GmbH, Bernhard-Wicki-Str. 5, 80636 München, Deutschland
Wir freuen uns über Ihr Feedback und Ihre Anregungen an kundendienst@elsevier.com

ISBN 978-3-437-25177-1
eISBN 978-3-437-05163-0

9. Auflage 2023

Wichtiger Hinweis
Die medizinischen Wissenschaften unterliegen einem sehr schnellen Wissenszuwachs. Der stetige Wandel von Methoden, Wirkstoffen und Erkenntnissen ist allen an diesem Werk Beteiligten bewusst. Sowohl der Verlag als auch die Autorinnen und Autoren und alle, die an der Entstehung dieses Werkes beteiligt waren, haben große Sorgfalt darauf verwandt, dass die Angaben zu Methoden, Anweisungen, Produkten, Anwendungen oder Konzepten dem aktuellen Wissensstand zum Zeitpunkt der Fertigstellung des Werkes entsprechen.
Der Verlag kann jedoch keine Gewähr für Angaben zu Dosierung und Applikationsformen übernehmen. Es sollte stets eine unabhängige und sorgfältige Überprüfung von Diagnosen und Arzneimitteldosierungen sowie möglicher Kontraindikationen erfolgen. Jede Dosierung oder Applikation liegt in der Verantwortung der Anwenderin oder des Anwenders. Die Elsevier GmbH, die Autorinnen und Autoren und alle, die an der Entstehung des Werkes mitgewirkt haben, können keinerlei Haftung in Bezug auf jegliche Verletzung und/oder Schäden an Personen oder Eigentum, im Rahmen von Produkthaftung, Fahrlässigkeit oder anderweitig übernehmen.

Für die Vollständigkeit und Auswahl der aufgeführten Medikamente übernimmt der Verlag keine Gewähr.
Geschützte Warennamen (Warenzeichen) werden in der Regel besonders kenntlich gemacht (®). Aus dem Fehlen eines solchen Hinweises kann jedoch nicht automatisch geschlossen werden, dass es sich um einen freien Warennamen handelt.

Bibliografische Information der Deutschen Nationalbibliothek
Die Deutsche Nationalbibliothek verzeichnet diese Publikation in der Deutschen Nationalbibliografie; detaillierte bibliografische Daten sind im Internet über https://www.dnb.de abrufbar.

23 24 25 26 27 5 4 3 2 1

In ihren Veröffentlichungen verfolgt die Elsevier GmbH das Ziel, genderneutrale Formulierungen für Personengruppen zu verwenden. Um jedoch den Textfluss nicht zu stören sowie die gestalterische Freiheit nicht einzuschränken, wurden bisweilen Kompromisse eingegangen. Selbstverständlich sind **immer alle Geschlechter** gemeint.

Planung: Julia Lux, München
Projektmanagement: Martina Gärtner, München
Redaktion: Sigrid Schäfer, Sindelfingen
Bildrechteklärung: Katja Sieger-Schauer, München
Herstellung: Der Buchmacher, Arthur Lenner, Windach
Satz: Thomson Digital, Noida/Indien
Druck und Bindung: Drukarnia Dimograf Sp. z o. o., Bielsko-Biała/Polen
Umschlaggestaltung: SpieszDesign, Neu-Ulm
Titelfotografie: Markus Assenheimer, Schwäbisch-Hall, aufgnommen im Diakoneo Diak-Klinikum

Aktuelle Informationen finden Sie im Internet unter **www.elsevier.de**

Vorwort

Neu in der Intensivpflege? Wenig bis gar keine Ahnung von Beatmung? Fachweiterbildung Intensivpflege geplant?

Für alle Kolleginnen und Kollegen, die jetzt „ja“ sagen, haben wir dieses Buch gemacht:

Ein Fachbuch, das sich ausschließlich und umfassend mit dem Thema **Beatmung** befasst.

Sowohl beim Verfassen der Texte als auch beim Erstellen der Tabellen und bei der Auswahl der Abbildungen haben wir uns bemüht, möglichst nah an der Pflegepraxis zu bleiben und die Inhalte – auch für Anfänger in diesem Fachbereich - so anschaulich und nachvollziehbar wie möglich darzustellen.

Ob uns das gelungen ist, das dürfen nun Sie, liebe Leserin / lieber Leser entscheiden.

Lassen Sie uns gerne Ihre Meinung wissen. Auch über Anregungen jeglicher Art freuen uns.

Ein dickes „Dankeschön“ geht an unsere Familien, Kollegen und Freunde – ohne euch wäre dieses Buch nicht entstanden!

Sindelfingen, im Januar 2023
die Autoren
Frank Kirsch, Sigrid Schäfer, Gottfried Scheuermann, Rainer Wagner

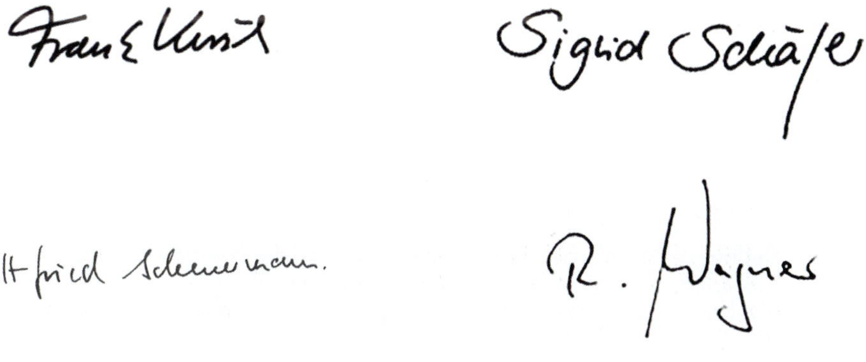

Autoren

Frank Kirsch, Gesundheits- und Krankenpfleger für Intensivpflege und Anästhesie. Nach der Ausbildung im St. Joseph-Krankenhaus in Prüm Tätigkeiten auf verschiedenen Intensivstationen in leitender Funktion und als Praxisanleiter. Derzeit tätig als Dozent sowie als Pflegefachkraft im Diakoneo Diak Klinikum Schwäbisch Hall. Weiterbildungen u.a. als Fachkraft für Palliative Care, Praxisbegleiter Basale Stimulation und Praxisanleiter.

Sigrid Schäfer, Gesundheits- und Krankenschwester für Anästhesie und Intensivpflege. Zunächst im Klinikum der Stadt Mannheim, dann im Robert-Bosch-Krankenhaus Stuttgart als Praxisanleiterin in der Fachweiterbildung Anästhesie und Intensivpflege tätig. Danach Volontariat im Gustav Fischer Verlag Stuttgart, dann Tätigkeit als Lektorin im Urban & Fischer Verlag. Seit 1999 freiberufliche Fachbuch-Lektorin.

Kontakt: Frank Kirsch (info@frank-kirsch.de).

Rainer Wagner, Gesundheits- und Krankenpfleger für Intensivpflege und Anästhesie. Zunächst in der Allgemein- und Unfallchirurgie tätig, dann auf der operativen Intensivstation, später Weiterbildung zum Praxisanleiter in der Fachweiterbildung. Danach Weiterbildung zum Lehrer für Pflegeberufe. Derzeit Leiter der Diakoneo OTA-Schule und der DIAKADEMIE am Diakonieklinikum Schwäbisch Hall gGMBH.

Gottfried Scheuermann (MSc), Gesundheits- und Krankenpfleger für Intensivpflege und Anästhesie. Nach der Weiterbildung zum Lehrer für Pflegeberufe langjähriger Leiter der Abteilung Fort- und Weiterbildung (mit Lehrgang für Intensivpflege und Anästhesie) am Robert-Bosch-Krankenhaus, Stuttgart. Zweijähriger Auslandsaufenthalt mit praktischer Tätigkeit auf einer Intensivstation und Pflegestudium in Edinburgh/UK. Jetzt im Diakonieklinikum Stuttgart (Intensivstation und IMC) tätig. Pflegeexperte für außerklinische Beatmung.

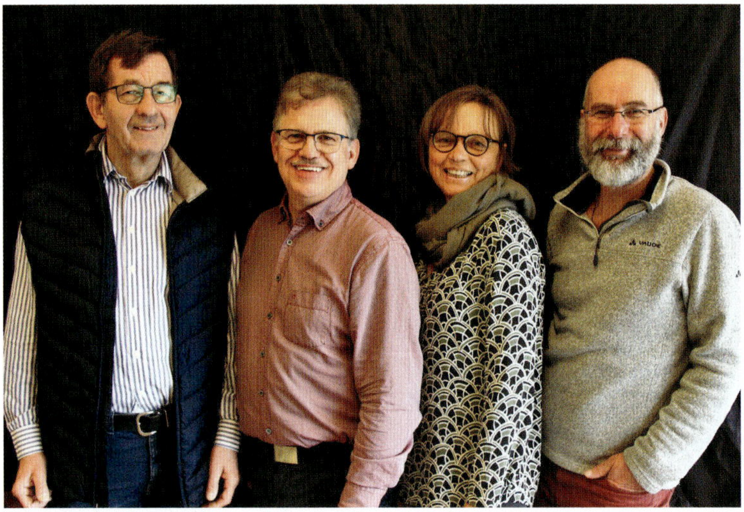

Foto: Christian Klys, Schwäbisch Hall

Abkürzungsverzeichnis

<, ≤	Kleiner, kleiner gleich
>, ≥	Größer, größer gleich
→	Daraus folgt
↑ (↑↑)	Erhöht (stark erhöht)
↓ (↑↓)	Vermindert (stark vermindert)
A_aDO_2	Alveoloarterielle Sauerstoffpartialdruck-Differenz
AD	Außendurchmesser
aEIT	Absolute Electrical Impedance Tomography
ALA	Artificial Lung Assist
ALI	Acute Lung Injury, akute Lungenschädigung
ALS	Amyotrophe Lateralsklerose
AMV	Atemminutenvolumen, *auch* Assisted Mandatory Ventilation
ANF	Atrialer natriuretischer Faktor
ANP	Atriales natiuretisches Peptid
APRV	Airway Pressure Release Ventilation
APV	Adaptive Pressure Ventilation
ARC	Airway Resistance Compensation
ARDS	Acute oder Adult respiratory distress syndrome, akutes Lungenversagen *oder* Atemnotsyndrom des Erwachsenen
ARI	Akute respiratorische Insuffizienz
ASA	American Society of Anesthesiologists
ASB	Assisted Spontaneous Breathing, druckunterstützte Beatmung
ASV	Adaptive Support Ventilation
ATC	Automatic Tube Compensation, automatische Tubuskompensation
$AVCO_2R$	Arterio-Venous CO_2 Removal, arteriovenöse CO_2-Elimination
AWMF	Arbeitsgemeinschaft wissenschaftlicher und medizinischer Fachgesellschaften
AZV	Atemzugvolumen
BAL	Bronchoalveoläre Lavage
BAP	Beatmungsassoziierte Pneumonie
BE	Base Excess, Basen-Überschuss
BESD	Beurteilung von Schmerzen bei Demenz
BGA	Blutgasanalyse
BGV	Berufsgenossenschaftliche Vorschriften für Sicherheit und Gesundheit
BiPAP	Bilevel Positive Airway Pressure
BIPAP	Biphasic Positive Airway Pressure
BIS	Bispektraler Index
BL	Bauchlagerung
BMI	Body Mass Index
BPS	Behavorial Pain Scale
BSG	Blutsenkungsgeschwindigkeit
BURP	Backward, Upward and Rightward Pressure
Bz	Blutzucker
C	Compliance
CAM-ICU	Confusion Assessment Method Intensive Care Unit
CAP	Community Aquired Pneumonia, ambulant erworbene Pneumonie
C_aO_2	Content of Arterial Oxygen, arterieller Sauerstoffgehalt
CBF	Cerebral Bloodflow, zerebraler Blutfluss
CDC	Center for Diseases Control and Prevention
Ch	Charrière
CIM	Critical Illness Polyneuropathie
CIP	Critical Illness Polyneuropathie
cmH_2O	Zentimeter Wassersäule, Maßeinheit für den Druck
CLRT	Continuous Lateral Rotation
CMV	Continuous/Controlled Mandatory/Mechanical Ventilation
CO_2	Kohlendioxid
CO-Hb	Carboxy-Hämoglobin
COLD	Chronic Obstructive Lung Disease, chronisch obstruktive Lungenerkrankung
COPD	Chronic Obstructive Pulmonary Disease, chronisch obstruktive Lungenerkrankung
CPAP	Continuous Positive Airway Pressure, kontinuierlicher positiver Atemwegsdruck
CPP	Complete Prone Position, komplette Bauchlagerung, *auch* Cerebral Perfusion Pressure, zerebraler Perfusionsdruck
CPPB	Continuous Positive Pressure Breathing
CPPV	Continuous Positive Pressure Ventilation
CRI	Chronische respiratorische Insuffiziens
CRP	C-reaktives Protein
CSS	Closed Suction System
CSV	Continuous Spontaneous Ventilation
CT	Computertomographie
CVI	Chronische ventilatorische Insuffizienz
CVVH	Continuous Veno-Venous Hemofiltration, kontinuierliche veno-venöse Hämofiltration
C_vO_2	Content of Venous Oxygen, venöser Sauerstoffgehalt
DC	Dual Control
DGAI	Deutsche Gesellschaft für Anästhesiologie und Intensivmedizin
DGP	Deutsche Gesellschaft für Pneumonologie und Beatmungsmedizin

DIGAB Deutsche interdisziplinäre Gesellschaft für außerklinische Beatmung
DIVS Deutsche interdisziplinäre Vereinigung für Schmerztherapie
DIVI Deutsche interdisziplinäre Vereinigung für Intensiv- und Notfallmedizin
DO_2 Oxygen Delivery, Sauerstoffangebot
DRVK Druckreguliert-volumenkontrollierte Beatmung
DU Druckunterstützte Beatmung
EAdi Electric Activation of Diaphragm
ECDC European Center for Diseases Control and Prevention
$ECCO_2$-R Extracorporeal CO_2-Removal, extrakorporale CO_2-Elimination
E(C)LA Extracorporeal Lung Assist
ECLS Extracorporeal Lung Support
ECMO Extracorporeal Membrane Oxygenation, extrakorporale Membranoxygenierung
EDI Electric Diaphragmatic Impulse
EDGAR Endobronchial Drug and Gas Application During Resuscitation
EELV Endexpiratory Lung Volume
EG Empfehlungsgrad
EGA Extraglottische Atemwegshilfe
EIT Electrical Impedance Tomography
EKG Elektrokardiogramm
ELS Extracorporeal Lung Support
ERC European Resuscitation Council
ERV Exspiratorisches Reservevolumen
$etCO_2$ Endtidale CO_2-Konzentration
ETI Endotracheale Intubation
f Frequenz
FDPP Face Down Prone Position, komplette Bauchlagerung
F_ECO_2 Fraktion endexspiratorisches CO_2
FEV_1 Exspiratorische Einsekundenkapazität
F_iO_2 Inspiratorische O_2-Fraktion
Fr French, im englischen Sprachraum für *Charriere* verwendet
FRC Funktionelle Residualkapazität
FVC Forcierte Vitalkapazität
GefStoffV Gefahrstoffverordnung
HAP Hospital aquired pneumonia
Hb Hämoglobin
HD Hilfsdruck
HFJV High Frequency Jet Ventilation
HFO(V) High Frequency Oscillation (Ventilation)
HFPPV High Frequency Positive Pressure Ventilation
HFT High Flow Therapie
HFV High Frequency Ventilation
HHFNC Humidified High Flow Oxygen Via Nasal Cannula
HIT Heparininduzierte Thrombozytopenie
Hk Hämatokrit
HLI Heart Lung Interaction
HME Heat and Moisture Exchanger
HPV Hypoxische pulmonale Vasokonstriktion
HWS Halswirbelsäule
Hz Hertz, Einheit für Schwingungen/Sekunde
HZV Herzzeitvolumen
I:E Verhältnis von Inspiration zu Exspiration, Atemzeitverhältnis
I. T. Implantation Tested
IBW Ideal Body Weight, ideales Körpergewicht
IC Inspiratorische Kapazität
ICDSC Intensive Care Delirium Screening Checklist
ICP Intracranial Pressure, intrakranieller Druck
ICR Interkostal-Raum, Zwischenrippenraum
ICU-AW Intensive Care Unit Aquired Weakness, auf der Intensivstation erworbene Muskelschwäche
ID Innerer Durchmesser
IDA Interdisziplinärer Abgleich (bei Leitlinien)
IFA Inspiratory Flow assistance
I-help Inspiratoy Help
IHS Inspiratory Help System
ILA Interventionel Lung Assist
ILM(A) Intubating Laryngeal Mask (Airway), Intubations-Larynxmaske
ILV Independent Lung Ventilation, seitengetrennte Beatmung
iNO Inhalatives Stickstoffmonoxid
IPP Incomplete Prone Position, 135° Seitenlagerung
IPPV Intermittend Positive Pressure Ventilation
IPS Inspiratory Pressure Support
IRDS Infant Respiratory Distress Syndrom, Atemnotsyndrom des Neugeborenen
IRV Inspiratorisches Reservevolumen
IRV Inversed Ratio Ventilation, Beatmung mit umgekehrten Zeitverhältnissen
ISB Intermittierende Selbstbeatmung
ISO International Organization for Standardization
IVAC Infection-Related Ventilator-Associated Complications
kg Kilogramm
KG Körpergewicht
KI Krankenhausinfektion
KLRT Kontinuierliche laterale Rotationstherapie
KRINKO Kommission für Krankenhaushygiene und Infektionsprävention
l Liter
LFPPV Low Frequency Positive Pressure Ventilation
LM(A) Laryngeal Mask (Airway), Larynxmaske
LT (S) Larynxtubus (Suction= Absaugung)

M.	Musculus, Muskel
MAD	Mittlerer arterieller Druck
MAK	Maximale Arbeitsplatzkonzentration
MAP	Mean Airway Pressure, mittlerer Atemwegsdruck, *auch* Mean Arterial Pressure, mittlerer arterieller Blutdruck
MASS	Motor Activity Assessment Scale
MCC	Mucoziliäre Clearance
mbar	Millibar, Einheit für Druck
MILS	Manual In-Line Stabilization, Manuelle In-Line Stabilisierung
Min.	Minute
MIP	Maximal Inspiratory Pressure
ml	Milliliter
mm.	Musculi, Muskeln
mmHg	Millimeter Quecksilbersäule
MMV	Mandatory Minute Ventilation oder Minimum Minute Volume
MP	Medizinprodukte
MPBetrbV	Medizinprodukte-Betreiberverordnung
MPG	Medizinproduktegesetz
MRE	Multiresistente Erreger
MRT	Magnetresonanztomographie
N.	Nervus, lateinische Bezeichnung für Nerv
NAVA	Neurally Adjusted Ventilatory Assist, neural regulierte Beatmungshilfe
NBP	Nicht-Bicarbonat-Puffer
NEEP	Negativ Endexpiratory pressure, negativer endexspiratorischer Druck (Sog!)
NHF	Nasal High Flow
NI	Nosokomiale Infektionen
NIF	Negative Inspiratory Force Index
NINPV	Non Invasive Negative Pressure Ventilation (Unterdruckbeatmung)
NIPPV	Non Invasive Positive Pressure Ventilation
NIV	Non Invasive Ventilation, nichtinvasive Beatmung
NO	Nitric Oxyde, Stickstoffmonoxid
NRS	Numerische Rating Skala
NSPP	Near Side Prone Position, 135°-Seitenlagerung
NU-DESC	Nursing Delirium Screening Scale
O_2	Sauerstoff
OES	Open Endotracheal Suction
OHS	Obesitas-Hypoventilationssyndrom
ONK	Oxford Non Kinking Tubus
OSS	Open Suction System
P	Pressure, Druck
$P_{0,1}$	Okklusionsdruck
p_aCO_2	CO_2-Partialdruck im arteriellen Blut
p_ACO_2	CO_2-Partialdruck in der Alveolarluft
PALP	Pump Assisted Lung Protection
p_aO_2	O_2-Partialdruck im arteriellen Blut
p_AO_2	O_2-Partialdruck in der Alveolarluft
PAP	Pulmonal Arterial Pressure, pulmonal arterieller Druck
PAV	Proportional Assist Ventilation
PCA	Patient Controlled Analgesia, patentengesteuerte Analgesie
PC-CMV	Pressure Controlled CMV
pCO_2	CO_2-Partialdruck
PCT	Procalcitonin
PCWP	Pulmonary Capillary Wedge Pressure, pulmonal-kapillärer Verschlussdruck
PDMS	Patientendaten Management System
PDT	Perkutane Dilatationstracheotomie
PECLA	Pumpless Extracorporeal Lung Assist, pumpenfreie extrakorporale Lungenunterstützung
p_ECO_2	CO_2-Partialdruck in der Exspirationsluft
PEEP	Positiv Endexpiratory Pressure, positiver endexspiratorischer Druck
PEF	Peak Exspiratory Flow
p_EO_2	O_2-Partialdruck in der Exspirationsluft
PEP	Positive Expiratory Pressure
PFC	Perfluorcarbone
PGI_2	Inhaliertes Prostacyclin
PHC	Permissive Hyperkapnie
PiCCO	Pulse Contour Cardiac Output
PNS	Phrenicus Nerven Stimulation
p_ICO_2	CO_2-Partialdruck in der Inspirationsluft
p_IO_2	O_2-Partialdruck in der Inspirationsluft
PLV	Partial Liquid Ventilation, partielle Flüssigkeitsbeatmung, *auch* Pressure Limited Ventilation, druckbegrenzte Beatmung
pO_2	O_2-Partialdruck
P_{peak}	Spitzendruck
$P_{plateau}$	Plateaudruck
PPS	Proportional Pressure Support
PPV	Proportional Pressure Ventilation
PRVC	Pressure Regulated Volume Controlled
PS (V)	Pressure Support (ventilation)
p_vCO_2	CO_2-Partialdruck im venösen Blut
p_vO_2	O_2-Partialdruck im venösen Blut
PTSD	Post Traumatic Stress Disorder
PTSS	Posttraumatisches Stress Syndrom
PVAP	Possible Ventilator-Associated Pneumonia
$\dot{Q}$	Perfusion
R	Resistance
RASS	Richmond Agitation-Sedation Scale
RG	Rasselgeräusche
RKI	Robert Koch-Institut
ROI	Regions Of Interest
RSBI	Rapid Shallow Breathing Index
RSI	Rapid Sequence Induction, Blitzintubation
rtPA	Recombinant Tissue-Type Plasminogen Activator
RV	Residualvolumen

s	Sekunde
S_aO_2	Arterielle Sauerstoffsättigung
SAS	Schlafapnoesyndrom, *auch* Riker Sedation-Agitation Scale
SAT	Spontanteous Awakening Trial
SBC	Standard-Bicarbonat
SBT	Spontaneous Breathing Trial, Spontanatemversuch
S-CMV	Synchronized CMV, assistierte Beatmung
S-CPPV	Synchronized CPPV, assistierte Beatmung
S_cO_2	Zerebrale Sauerstoffsättigung
sec.	Second, englisch Sekunde
SGA	Supraglottische Atemwegshilfe
SHb	Sulfhämoglobin
SIMV	Synchronized Intermittend Mandatory Ventilation, synchronisierte intermittierende maschinelle Beatmung
S-IPPV	Synchronized IPPV, assistierte Beatmung
S_jO_2	Jugularvenöse Sauerstoffsättigung
SIRS	Systematic Inflammatory Response Syndrome
SLM(A)	Standard Laryngeal Mask Airway, Standard-Larynx-Masken
SO_2	Sauerstoffsättigung
S_pO_2	Pulsoxymetrisch gemessene Sauerstoffsättigung
SPN	Spontaneous, spontan
$StHCO_3$	Standard-Bicarbonat
STK	Sicherheitstechnische Kontrolle
SUV	Sicherheitstechnisch unbedenkliche Verwendbarkeit
S_vO_2	Venöse Sauerstoffsättigung
SO_2	gemischtvenöse Sauerstoffsättigung
SV	Spontaneous Ventilation
t	Time, Zeit
t_{exsp}	Exspirationszeit
t_{insp}	Inspirationszeit
TLC	Totalkapazität, Totale Lungenkapazität
TLV	Total Liquid Ventilation, totale Flüssigkeitsbeatmung
TNI	Therapie mit nasaler Insuflation
tPA	Tissue Plasminogen Activator, Gewebe-Plasminogen-Aktivator
tpO_2	Transkutane Sauerstoffsättigung
TRC	Tube Resistance Compensation
TRGS	Technische Regeln für Gefahrstoffe
UVV	Unfallverhütungsvorschriften
V	Ventilation *auch* Volumen, Volume
$\dot{V}$	Flow
V/Q	Ventilations/Perfusionsverhältnis
VAC	Ventilator Associated Conditons
VAD	Ventrikel Assist Device
VAE	Ventilator Associated Events
VALI	Ventilator Associated Lung Injury, beatmungsbedingte Lungenschädigung
VAP	Ventilatorassoziierte Pneumonie
VAS	Visuelle Analog-Skala
VC	Vitalkapazität
VC-CMV	Volume Controlled CMV
VD	Volume Deadspace, funktioneller bzw. physiologischer Totraum
VICS	Vancouver Interaction And Calmness Scale
VIDD	Ventilator Induced Diaphragmatic Dysfunction, beatmungsinduzierte diaphragmale Dysfunktion
VILI	Ventilator Induced Lung Injury, beatmungsbedingte Lungenschädigung
VK	Vitalkapazität
VS	Volume Support
V_t/V_T	Volume Tidal, Tidalvolumen
V_{trap}	Trapped Volume
WOB	Work Of Breathing
ZEEP	Zero Endexpiratory Pressure, atmosphärischer endexspiratorischer Druck
ZNS	Zentrales Nervensystem
ZVD	Zentraler Venendruck
ZVK	Zentraler Venenkatheter

Abbildungsnachweis

Der Verweis auf die jeweilige Abbildungsquelle befindet sich bei allen Abbildungen im Werk am Ende des Legendentextes in eckigen Klammern.

A400	Reihe Pflege konkret, Elsevier GmbH, Urban & Fischer Verlag, München
F655	Fischer, Simon, Welte, Hoeper, Meyer, Tessmann, Gohrbandt, Gottlieb, Haverich, Strüber: Bridge to lung transplantation with the novel pumpless intervetnional lung assist device NovaLung. In: The Journal of Thoracic an Cardiovascular Surgery. March 2006
F670	Überarb. durch P. Nydahl (2014) nach Nydahl, P, Flohr HJ, Rothaug O (2010): Gehen mit beatmeten Patienten. Pflegen Intensiv 1: 21-25
F671	Peter Nydahl, Oliver Rothaug: Ein Pflege-Beatmungskonzept – Teil 3. Intensiv. Thieme. Jan 1, 2010, © Georg Thieme Verlag KG.
F823-005	Piepho, T./et al.: S1-Leitlinie Atemwegsmanagement. In: Der Anaesthesist. Volume 64, Issue 11, Pages 859 - 873. Springer Nature, November 2015.
J747	Thomas Engbert, Design & Kommunikation, Kroonsgard
K115	Andreas Walle, Hamburg
K183	Eckhard Weimer, Würselen
L126	Dr. med. Katja Dalkowski, Erlangen
L138	Martha Kosthorst, Borken
L143	Heike Hübner, Berlin
L157	Susanne Adler, Lübeck
L190	Gerda Raichle, Ulm
L215	Sabine Weinert-Spieß, Neu-Ulm
M251	Frank Kirsch, Schwäbisch Hall
M270	Walter Schädle, Babenhausen
M375	Prof. Dr. med. rer. nat. Ulrich Welsch, München
M396	nach: Leitlinien der Deutschen Gesellschaft für Anästhesiologie und Intensivmedizin (DGAI), Nürnberg/ Prof. Dr. med. Thomas Bein, Regensburg; http://www.awmf.org/leitlinien/detail/ll/001-015.html
M858	Dr. Heidrun Schröter-Morasch, Klinikum Bogenhausen, München
O516	Danny Schuchhardt, Zentralklinik Bad Berka
O646	Dr. med. Jens Vater, Heidenheim a. d. Brenz
P1309	Gottfried Scheuermann, Valhingen
T397	C. Pabst, Kirchheim/Teck
T731	© 2010 Massachusetts General Hospital Biostatistics Center, Boston; http://www.ardsnet.org/system/files/Ventilator%20Protocol%20Card.pdf
T732/T733	VUMC Center for Health Services, Vanderbilt University Medical Center, Nashville
U244	Medtronic GmbH, Meerbusch USA / E. Wesley Ely MD, MPH
U342	Hollister Incorporated, Niederlassung Deutschland, München
U370	VENNER MEDICAL INTERNATIONAL, Jersey
U375	Prodol Meditec S.A., Las Arenas
V081	ResMed GmbH & Co KG, Martinsried
V088	Fisher & Paykel Healthcare GmbH & Co. KG, Schorndorf
V089	Laerdal Medical GmbH, Puchheim
V090	Smiths Medical Deutschland GmbH, Kirchseeon
V105	Atmos Medizintechnik GmbH & Co.KG, Lenzkirch
V156	Servona GmbH, Troisdorf
V157	VYGON GmbH & Co. KG
V162	© Drägerwerk AG & Co. KGaA, Lübeck. Alle Rechte vorbehalten.
V217	Olympus Surgical Technologies Europe - Olympus Winter & Ibe GmbH, Hamburg
V221	Karl Storz GmbH & Co., Tuttlingen „© KARL STORZ SE & Co. KG"
V346	LMA Deutschland GmbH, Bonn
V348	VBM Medizintechnik GmbH, Sulz a. N.
V376	COPRA System GmbH, Berlin
V394	Andreas Fahl Medizintechnik-Vertrieb GmbH, Köln
V420	Teleflex Medical GmbH, Kernen
V491	Philips GmbH ZN Respironics, Herrsching
V543-001	Siemens Healthcare GmbH, Erlangen
V558	Arjo Deutschland GmbH, Mainz-Kastel
V592	Intersurgical Beatmungs-Produkte GmbH. i-gel, Intersurgical Ltd, Berkshire, United Kingdom
V593	Intersurgical S.p.A., Mirandola
V602	Cook Medical, Bloomington, Indiana
V620	P.J. Dahlhausen & Co. GmbH, Köln

V787 Getinge Deutschland GmbH, www.getinge.com
V821 medida GmbH & Co. KG, Stockstadt am Rhein
V822 Aerogen GmbH
V823 Masimo Europe Ltd., Niederlassung Deutschland
V825 Cormed Medizintechnik
V872 Ambu GmbH, Bad Nauheim
V1002 Reactive Robotics GmbH, München
V1004 Ventinova Medical B.V., Eindhoven, Niederlande / Ventinova Deutschland GmbH, Kleve
W1075-003 Gottlieb, J. et al.: S3k-Leitlinie 2021. Sauerstoff in der Akuttherapie beim Erwachsenen. 1.0; Juni 2021. AWMF-Registernummer: 020 – 021 Deutsche Gesellschaft für Pneumologie und Beatmungsmedizin e.V. (DGP) http://www.awmf.org/leitlinien/detail/ll/020-021.html, Zugriff am: 21.6.2021
W1194 Deutsche Gesellschaft für Internistische Intensivmedizin und Notfallmedizin e.V. (DGIIN)
X221 Robert Koch-Institut, Berlin
X243 H. G. Beer, L. Filgueira, Labor für experimentelle Mikroskopie, Oberasbach

Fehler gefunden?

An unsere Inhalte haben wir sehr hohe Ansprüche. Trotz aller Sorgfalt kann es jedoch passieren, dass sich ein Fehler einschleicht oder fachlich-inhaltliche Aktualisierungen notwendig geworden sind.
Sobald ein relevanter Fehler entdeckt wird, stellen wir eine Korrektur zur Verfügung.
Mit diesem QR-Code gelingt der schnelle Zugriff.
https://else4.de/978-3-437-25177-1
Wir sind dankbar für jeden Hinweis, der uns hilft, dieses Werk zu verbessern. Bitte richten Sie Ihre Anregungen, Lob und Kritik an folgende E-Mail-Adresse: kundendienst@elsevier.com

Inhaltsverzeichnis

KAPITEL

1 Grundlagen aus Anatomie und Physiologie

Sigrid Schäfer

DEFINITION

Als **Respirationstrakt** wird die Gesamtheit von Atemwegen und Lunge bezeichnet (➤ Abb. 1.1).

Zum **Atmungssystem** *(respiratorisches System)* gehören alle anatomischen Strukturen des Körpers, die an der Atmung beteiligt sind, also neben dem Respirationstrakt auch Teile des zentralen Nervensystems, z. B. die Medulla oblongata (verlängertes Mark, Sitz des Atemzentrums) und Nerven (etwa der N. phrenicus oder die Interkostalnerven), sowie Muskeln, z. B. das Zwerchfell oder die Interkostalmuskulatur.

Das Atmungssystem ermöglicht es dem Organismus ein- und ausatmen und somit Gase mit der Umgebung auszutauschen. Der Gasaustausch zwischen Atemluft und Blut in der Lunge wird auch als **äußere Atmung** bezeichnet. Dabei wird Sauerstoff ins Blut aufgenommen und Kohlendioxid in die Ausatemluft abgegeben.

Der mit der äußeren Atmung aufgenommene Sauerstoff wird in den Körperzellen dazu genutzt, Nährstoffe zu „verbrennen", um Energie in Form von ATP herzustellen. Dieser Vorgang wird auch **innere Atmung** oder *Zellatmung* genannt.

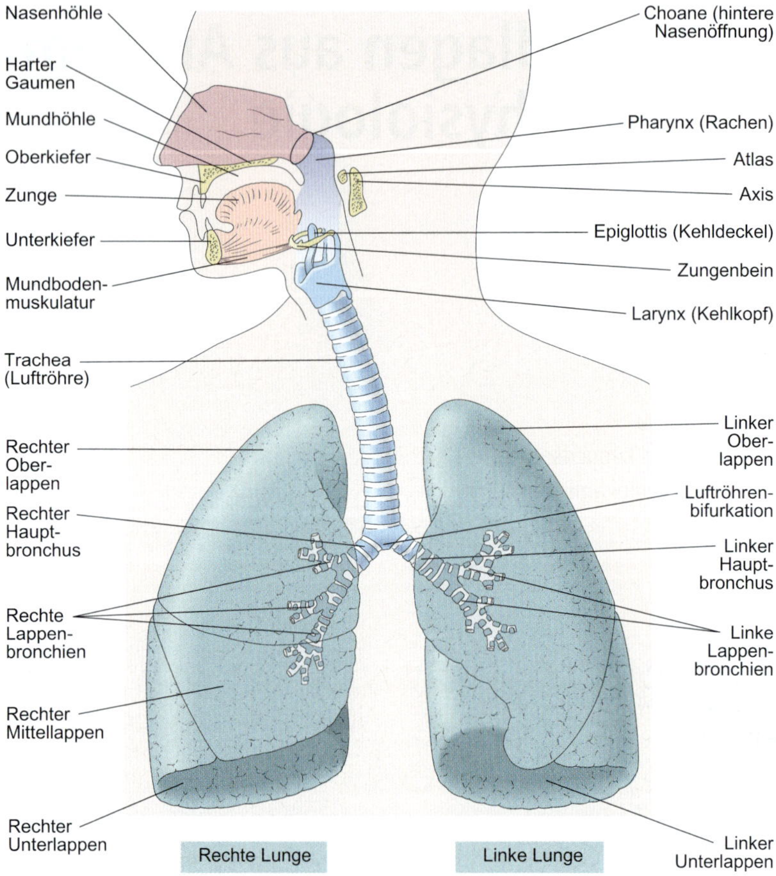

Abb. 1.1 Übersicht über den **Respirationstrakt,** d.h. die Gesamtheit von Atemwegen und Lunge. [L190]

1.1 Obere und untere Atemwege

Die **oberen Atemwege** beginnen an den beiden Nasenlöchern und umfassen die Nasenhöhle, den *Pharynx* (Rachen) und den *Larynx* (Kehlkopf). Die Nasenhöhle ist mit gefäßreicher Schleimhaut ausgekleidet, die bei Verletzungen stark bluten kann. Dies ist insbesondere bei der nasalen Intubation von Bedeutung (➤ 6.8.2). Unterhalb des Larynx beginnen die **unteren Atemwege,** zu denen die Trachea, die Bronchien und die Bronchiolen gehören. Weil die unteren Atemwege einer Baumkrone ähnlich sind, werden sie auch als *Tracheobronchialbaum* bezeichnet.

1.1.1 Pharynx

Der **Pharynx** *(Rachen)* liegt hinter Nasen- bzw. Mundhöhle und ist nach oben von der Schädelbasis und nach unten vom Ösophagus (Speiseröhre) bzw. der Trachea (Luftröhre) begrenzt. Der Pharynx gliedert sich in drei Abschnitte: den Naso-, den Oro- und den Laryngopharynx (➤ Abb. 1.2).

PFLEGEPRAXIS

Verlegung der oberen Atemwege

Bei starker Bewusstseinseintrübung oder Bewusstlosigkeit erschlafft die Zunge und kann – wenn sich der Patient in Rückenlage befindet – Richtung Oropharynx zurückfallen und die Atemwege verlegen. Abhilfe schafft der

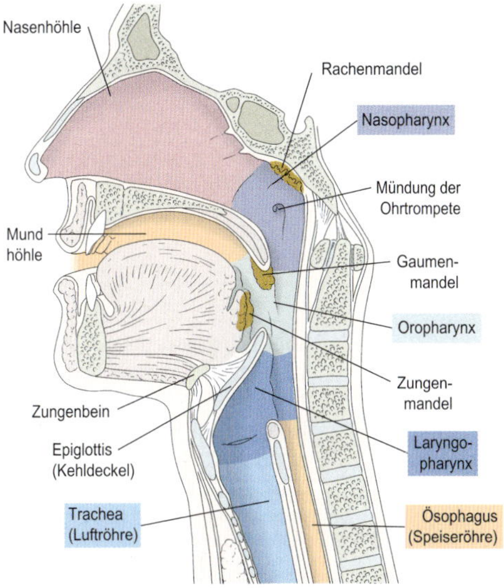

Abb. 1.2 Die drei Abschnitte des Pharynx: Naso-, Oro- und Laryngopharynx. [L190]

Esmarch Handgriff (➤ Abb. 6.1) oder das Einführen eines **Oro-** oder **Nasopharyngealtubus** (➤ 6.1.2). Verunfallte Patienten können am Unfallort, sofern keine Kontraindikationen bestehen (z.B.V.a. HWS-Trauma), in stabile Seitenlage gebracht werden.

1.1.2 Larynx

Der **Larynx** *(Kehlkopf)* erfüllt zwei wichtige Funktionen:

- Im Larynx kreuzen sich Luft- und Speiseweg. Die am Kehlkopfeingang lokalisierte **Epiglottis** (Kehldeckel) legt sich beim Schlucken über den Kehlkopfeingang und verschließt ihn dadurch. Damit wird gewährleistet, dass Speisebrei vom Rachen in den *Ösophagus* (Speiseröhre) gelangt und nicht in die unteren Luftwege.
- Im Larynx erfolgt die **Stimmbildung.** Die Larynxschleimhaut bildet zwei waagrecht übereinanderliegende Faltenpaare: die oben liegenden Taschenfalten und die darunter liegenden *Stimmlippen.* Die Stimmlippen enthalten die *Stimmbänder* und *Stimmmuskeln.* Als *Stimmritze* wird die Öffnung zwischen den Stimmlippen bezeichnet. Abhängig von der Stellung und Spannung der Stimmlippen entstehen Töne mit unterschiedlicher Frequenz. Der gesamte Stimmapparat, manchmal aber auch nur die Stimmritze, wird als **Glottis** bezeichnet.

PFLEGEPRAXIS

Kommunikation bei endotrachealer Intubation

Bei oro- oder nasotrachealer Intubation (➤ 6.8.1 und ➤ 6.8.2) liegt der Tubus in der Stimmritze. Die betroffenen Patienten können daher **nicht sprechen**. Erwacht ein intubierter Patient erstmals (z.B. nach einem Unfallereignis) und bemerkt, dass er nicht sprechen kann, beunruhigt ihn dies oft ausgesprochen stark. Dann ist es wichtig, dass die Pflegenden ihm erklären, dass dies am Tubus liegt und nur vorübergehend so sein wird. Gegebenenfalls bieten die Pflegenden dem Patienten ein seinen Fähigkeiten angemessenes Kommunikationshilfsmittel an, z.B. eine Schreibtafel (➤ 10.6.5). Tracheotomierte Patienten können mithilfe spezieller Trachealkanülen bzw. Kanülenaufsätzen sprechen (➤ 7.1.2).

WICHTIG

Schluck- und Hustenreflex

Auslöser des **Schluckreflexes** ist die Reizung im Bereich von Gaumenbögen, Zungengrund und hinterer Rachenwand. Der Reiz wird an das im Hirnstamm gelegene Schluckzentrum geleitet. Dessen Erregung bewirkt:

- Aussetzen der Atmung während des Schluckens
- Anheben des Gaumensegels und Kontraktion der Rachenwand → Abdichten des Nasen-Rachenraums
- Anheben des Kehlkopfs, Absenken der Epiglottis (Kehldeckel) → Epiglottis legt sich auf den Larynxeingang und dichtet diesen ab
- Aktivierung der Rachenmuskulatur → von oben nach unten durchlaufende peristaltische Kontraktion

Auslöser des **Hustenreflexes** ist eine Reizung der Schleimhaut, besonders im Bereich von Pharynx, Larynx, Trachea und großen Bronchien, z.B. durch Fremdkörper oder Schleimansammlungen. Dies bewirkt einen reflektorischen Verschluss der Stimmritze mit nachfolgender explosionsartiger Ausatmung, die die Stimmritze öffnet und den Fremdkörper Richtung Mund/Rachen befördert. Sowohl Schluck- als auch Hustenreflex sind **Schutzreflexe**, die dazu dienen, das Eindringen von Fremdkörpern in die Atemwege zu verhindern bzw. bereits in den Atemwegen befindliche Fremdkörper (z.B. Sekret) aus den Atemwegen heraus zu befördern. Patienten mit verzögertem oder fehlendem Schluck- und/oder Hustenreflex sind besonders aspirationsgefährdet! (Aspiration von Mageninhalt ➤ 6.12.1).

Laryngospasmus, Glottisödem ➤ 6.14.5

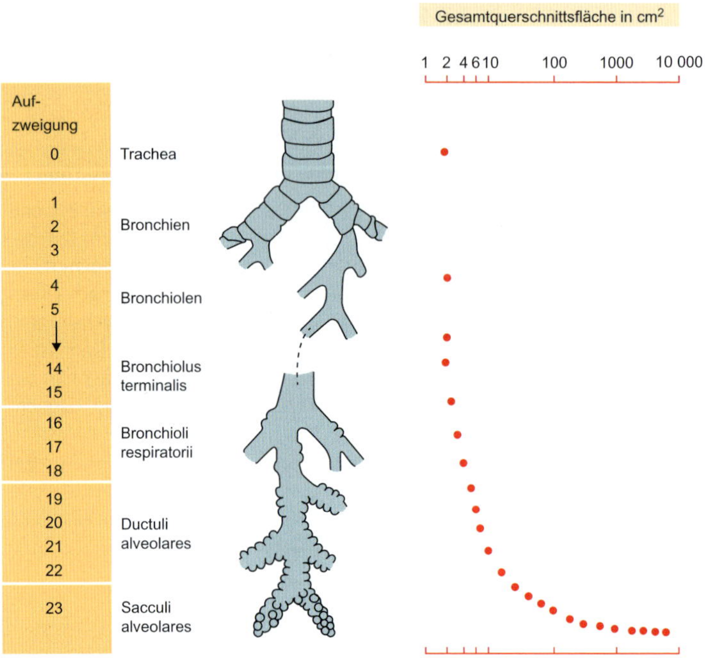

Abb. 1.3 Verzweigungen des Tracheobronchialbaums. Zwischen Trachea und Alvolen teilen sich die Atemwege immer weiter auf, durchschnittlich sind es 23 Aufteilungen. Obwohl der Durchmesser der einzelnen Atemwege immer kleiner werden, steigt die Gesamtfläche des Querschnitts der Atemwege exponentiell an (rechts). Die Fläche aller Alveolen beider Lungen zusammen ist beim gesunden Erwachsenen etwa 100 m² groß. [L157]

1.1.3 Trachea und Bronchien

Die **Trachea** *(Luftröhre)* beginnt unterhalb des Larynx. Sie ist ca. 10–12 cm lang und aus 16–20 hinten offenen Knorpelspangen aufgebaut, deren Enden durch Bindegewebsmembranen mit Muskelzügen verbunden sind. Untereinander sind die Knorpelspangen durch Bänder verbunden, das Lumen der Trachea ist mit Schleimhaut ausgekleidet. An ihrem unteren Ende gabelt sich die Trachea in den rechten und linken *Hauptbronchus* (➤ Abb. 1.3). Diese Teilungsstelle (*Bifurcatio tracheae,* auch kurz **Bifurkation** genannt) liegt ungefähr auf Höhe des 4. Brustwirbelkörpers. Zwischen den Abgängen der beiden Hauptbronchien liegt die *Carina,* ein keilartig nach innen ragendes Knorpelstück, das insbesondere bei der Bronchoskopie (➤ 10.4.6) gut sichtbar ist.

Die Hauptbronchien zweigen sich jeweils wenige Zentimeter hinter der Bifurkation weiter auf in die *Lappenbronchien* und diese wiederum in die *Segmentbronchien.* So entstehen vergleichbar den Ästen eines Baums (daher auch die Bezeichnung Tracheobronchial*baum*) immer kleinere *Bronchien* und schließlich *Bronchiolen,* an deren Ende sich die *Alveolen* (Lungenbläschen) befinden. Während die Wand der Hauptbronchien noch ähnlich aufgebaut ist wie die Trachea (mit Knorpelspangen, Schleimhaut, Flimmerepithel und bindegewebig muskulärer Rückwand), wird die Form der Knorpelspangen ab den Lappenbronchien unregelmäßig. In den tiefer gelegenen Bronchien finden sich statt Knorpelspangen nur noch Knorpelplatten. Die Bronchiolen schließlich haben keine knorpeligen Stützstrukturen mehr. Stattdessen findet sich in der Wand der Bronchiolen reichlich glatte Muskulatur.

WICHTIG

Mukoziliäre Clearance

Die Atemwege sind an ihrer Oberfläche von **Flimmerepithel,** d. h. dicht aneinanderliegenden, feinsten und hochbeweglichen Härchen (Zilien), überzogen, die sich rhythmisch Richtung Rachen bewegen (➤ Abb. 1.4). Das Flimmerepithel ist von schleimbildenden Becherzellen durchsetzt. Diese bilden täglich ca. 100 ml sterilen, farblosen und viskösen Schleim (bei bakteriellen Infektionen ist der Schleim zäher und evtl. eitrig). An diesem Schleim bleiben auch feinste Staubpartikel „kleben". Durch die Bewegungen der Zilien transportiert das Flimmerepithel Schleim samt Partikeln Richtung Rachen, von wo aus er verschluckt oder ausgespuckt wird. Dieser Selbstreinigungsmechanismus wird als **mukoziliäre Clearance** *(MCC)* bezeichnet.

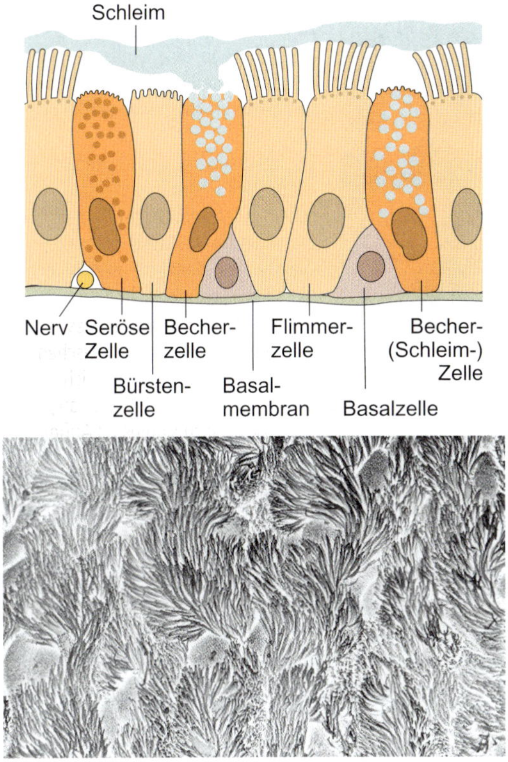

Abb. 1.4 Oben: Aufbau der **Bronchialschleimhaut** (Schemazeichnung). Unten: Das **Flimmerepithel** gleicht einem wogenden Getreidefeld. Kleinste Partikel werden durch die Bewegungen der Zilien Richtung Rachen transportiert. [L190, M375]

1.2 Lunge und Pleura

Die beiden Lungenflügel füllen den Brustkorb nahezu vollständig aus. Lediglich das Herz, die großen Gefäße und der Ösophagus sind zwischen den Lungenflügeln im **Mediastinum** *(Mittelfellraum)* eingebettet.

Die Hauptbronchien und die Lungengefäße treten am **Lungenhilus** *(Lungenhilum)*, der an der Innenseite des Lungenflügels liegt, in die Lungen ein (➤ Abb. 1.5).

An ihrem unteren Ende liegen die Lungenflügel unmittelbar dem **Zwerchfell** *(Diaphragma)* auf. Oben reichen die Lungenspitzen jeweils bis in die Schlüsselbeingrube. Vorne, seitlich und hinten liegen die Lungenflügel dicht an den Rippen. Die Innenflächen der Lungenflügel begrenzen das Mediastinum. Wegen der Lage des Herzens zur linken Brustkorbseite hin ist der linke Lungenflügel etwa ein Viertel kleiner als der rechte.

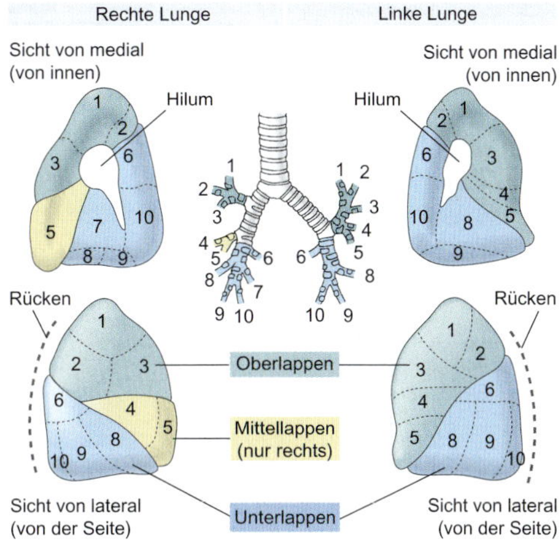

Abb. 1.5 Lungenlappen und -segmente mit den zugehörigen Segmentbronchien, oben in der Sicht von medial, unten von lateral. [L190]

1.2.1 Lungenlappen und Lungensegmente

Die Lungenflügel bestehen aus insgesamt 5 **Lungenlappen** (Ober-, Mittel- und Unterlappen rechts, Ober- und Unterlappen links). Die einzelnen Lungenlappen unterteilen sich weiter in **Lungensegmente** (➤ Abb. 1.5), die jeweils eine Funktionseinheit darstellen, d. h. jedes Lungensegment verfügt über einen Segmentbronchus sowie eine Arterie und eine Vene. Aufgrund dieses anatomischen Aufbaus ist es möglich, einzelne Lungensegmente chirurgisch zu entfernen, ohne das umliegende Lungengewebe zu schädigen.

1.2.2 Alveolen und alveolokapilläre Membran

An ihren Enden gehen die feinsten Bronchiolen in die Alveolargänge über, um die herum traubenförmig dicht beieinander die einseitig offenen **Alveolen**

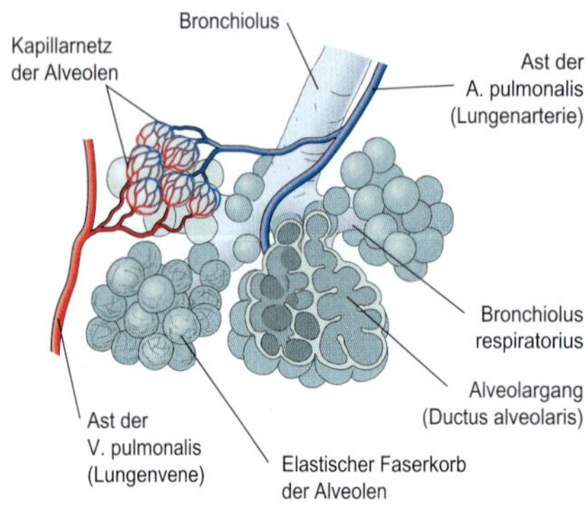

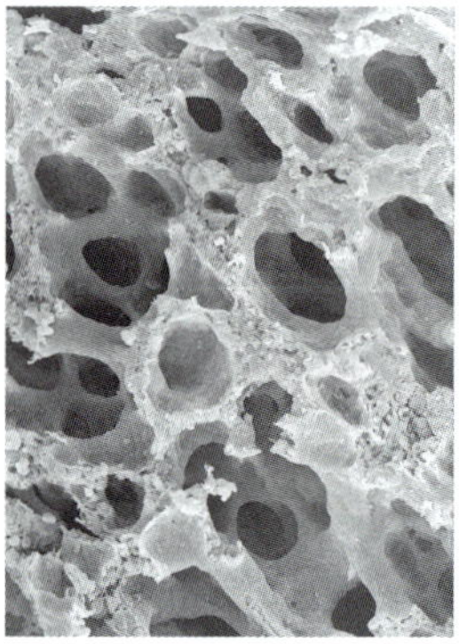

Abb. 1.6 Jede Alveole ist von breit ausgezogenen, miteinander zusammenhängenden Kapillaren umgeben, sodass sie praktisch komplett in eine dünne Blutschicht „eingehüllt" ist (in der Abbildung sind die Kapillaren zur besseren Veranschaulichung weit auseinander stehend gezeichnet). Hier findet der Gasaustausch statt. Die Gase müssen dabei die alveolokapilläre Membran (Epithelschicht der Alveole, Basalmembran und Endothel der Kapillare) durchdringen [L190, X243]

(Lungenbläschen) liegen. Die Wände der Alveolen sind hauchzart und von einem Netz feinster Kapillaren des Lungenkreislaufs umsponnen (➤ Abb. 1.6).

In den Alveolen sind Luft und Blut nur durch die sehr dünne **alveolokapilläre Membran** getrennt. Sie besteht aus dem Alveolarepithel, der Basalmembran und dem Kapillarendothel. An der alveolokapillären Membran findet der **Gasaustausch** statt: Sauerstoff diffundiert aus den Alveolen in die Kapillaren, Kohlendioxid diffundiert aus den Kapillaren in die Alveolen (➤ Abb. 1.11).

Durch den bläschenartigen Aufbau der Alveolen entsteht eine enorm große innere Oberfläche, die **Gasaustauschfläche,** die sich beim Erwachsenen auf etwa 100 m^2 ausdehnt (➤ Abb. 1.3).

WICHTIG

Surfactant

Die Alveolaroberfläche ist mit einem hauchdünnen Lipoproteinfilm, dem **Surfactant** (*Surface Active Agent*, auch *Antiatelektasenfaktor* oder *Oberflächenfaktor*) überzogen, der in der Lunge selbst gebildet und auf die Alveolaroberfläche abgegeben wird. Der Surfactant reduziert die Oberflächenspannung auf etwa 1/10, wodurch die Alveolen während der Einatmung leichter gedehnt werden können, und verhindert ein Kollabieren der Alveolen insbesondere während der Exspiration.

Die Wirkung des Surfactant ist in kleineren Alveolen stärker als in größeren, dadurch entfalten sie sich vom Beginn der Einatmung (Dehnung) an leichter.

Ohne Surfactant wären die kleinen Alveolen viel schlechter belüftet als die größeren, d.h. es würde wesentlich weniger Gasaustauschfläche zur Verfügung stehen. Zudem würden die Alveolen v.a. während der Exspiration kollabieren.

Die Halbwertszeit von Surfactant liegt bei ca. 12–24 Std. Rauchen vermindert die Surfactant-Bildung. Eine längerdauernde hohe Sauerstoffkonzentration führt – neben anderen negativen Auswirkungen – zu einer Schädigung des Surfactant (Sauerstofftoxizität ➤ 3.2.3).

Zusammen mit den elastischen Fasern, welche die Alveolen netzartig umgeben, bestimmt der Surfactant wesentlich die **Compliance** (Volumendehnbarkeit) der Lunge (➤ 1.3.5).

Surfactant-Applikation ➤ 12.2

1.2.3 Pleura

Jeder Lungenflügel ist von der **Pleura visceralis** (Lungenfell) überzogen, die, nur durch den **Pleuraspalt** getrennt, der **Pleura parietalis** (Rippfell) anliegt, die die Brusthöhle auskleidet und sowohl Zwerchfell als auch Mediastinum bedeckt. Beide Pleurablätter werden zusammen als **Pleura** bezeichnet.

Im Pleuraspalt befinden sich wenige Milliliter seröse Flüssigkeit. Dadurch können die Pleurablätter und mit ihnen die beiden Lungenflügel reibungslos im Brustkorb gleiten.

PFLEGEPRAXIS

Pleuritis und Pleuraerguss

Eine **Pleuritis** (Entzündung der Pleurablätter, häufig Folge einer *Pneumonie* ➤ 2.3.1) vermindert die Gleitfähigkeit der Pleura. Die Pleurablätter reiben dann aneinander, wodurch die Interkostalnerven gereizt und die Atmung extrem schmerzhaft werden kann.

Beim **Pleuraerguss** (z.B. infolge einer lokalen Entzündung, einer Linksherzinsuffizienz oder als Begleitreaktion bei Lungen- oder Pleuratumoren) sammelt sich Flüssigkeit im Pleuraspalt. Je größer das Ergussvolumen ist, desto stärker ist die Ausdehnung der Lunge und damit die Atmung eingeschränkt. Evtl. ist dann eine Pleurapunktion erforderlich, um die überschüssige Flüssigkeit abzusaugen.

Im Pleuraspalt herrscht normalerweise ein leichter **Unterdruck** von -4 bis -8 mbar, der atemabhängig schwankt. Dieser Unterdruck sorgt dafür, dass alle Bewegungen des Brustkorbs direkt auf die Lungen übertragen werden. Gelangt Luft in den Pleuraspalt (*Pneumothorax,* z. B. durch die Ruptur einzelner Alveolen oder durch eine Verletzung, ➤ 2.3.11) wird dieser Unterdruck aufgehoben; der betroffene Lungenflügel kollabiert aufgrund seiner Eigenelastizität und kann nicht mehr am Gasaustausch teilnehmen.

1.3 Atemmechanik

DEFINITION

Atemmechanik: Gesamtheit aller *Vorgänge*, die der Organismus nutzt, um die Lunge zu ventilieren (belüften). Die Strukturen, die die Ventilation der Lunge ermöglichen – vor allem Atemmuskulatur und knöcherner Thorax – werden zusammengenommen als **Atempumpe** bezeichnet.

Die Lungen sind elastisch und nicht aktiv beweglich. Um ein Ein- bzw. Ausströmen von Luft während der Atmung zu erreichen, müssen sich die **Druckverhältnisse** in der Lunge ändern. Dies geschieht durch Bewegungen des Thorax und des Zwerchfells.

1.3.1 Atemmuskulatur

Hauptatemmuskeln

Zu den **Hauptatemmuskeln** gehören das Zwerchfell sowie die Zwischenrippenmuskeln.

Das **Zwerchfell** *(Diaphragma)* ist eine nach oben gewölbte Muskelplatte, die Thorax- und Bauchraum voneinander trennt. Die Zwerchfellmuskeln entspringen vorn am Schwertfortsatz des Sternums, seitlich an den sechs unteren Rippen und hinten an der Lendenwirbelsäule. In der Mitte des Zwerchfells befindet sich eine sehnige Platte, an der die Zwerchfellmuskeln ansetzen (➤ Abb. 1.7). Der *Herzbeutel* (Perikard) ist fest mit dem Zwerchfell verwachsen. Zu beiden Seiten dieses Verwachsungsbereichs liegen die Lungen jeweils mit ihrer Basis dem Zwerchfell auf.

Innerviert wird das Zwerchfell vom N. phrenikus, einem Ast des Plexus cervicalis, der aus dem 3.–5. Halssegment entspringt.

Die äußeren und inneren **Zwischenrippenmuskeln** *(Mm.intercostales externi* und *interni)* liegen jeweils zwischen benachbarten Rippen. Die äußeren Zwischenrippenmuskeln verlaufen im Bereich der hinteren und seitlichen Brustwand, die inneren Zwischenrippenmuskeln im Bereich der seitlichen und vorderen Brustwand. Der Faserverlauf der äußeren Zwischenrippenmuskeln ist dem der inneren Zwischenrippenmuskeln entgegengesetzt (➤ Abb. 1.9).

Atemhilfsmuskulatur

Als **Atemhilfsmuskulatur** (*auxilliäre Muskulatur* ➤ Abb. 1.8) wird eine Gruppe von Hals-, Brust-

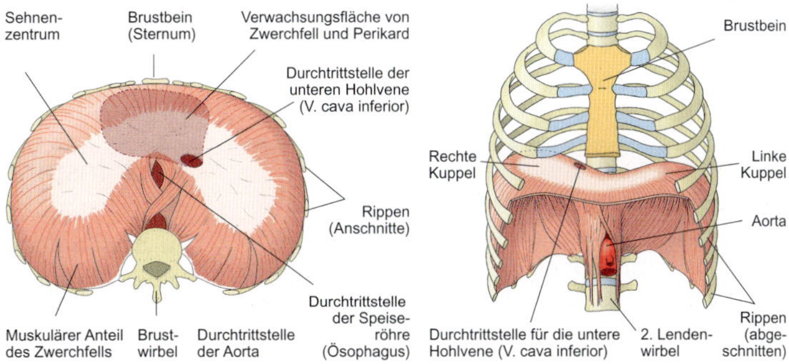

Abb. 1.7 Zwerchfell (Diaphragma), links von oben, rechts von vorne (Sternum, Rippenbogen und vorderer Zwerchfellabschnitt sind teilweise entfernt) [L190]

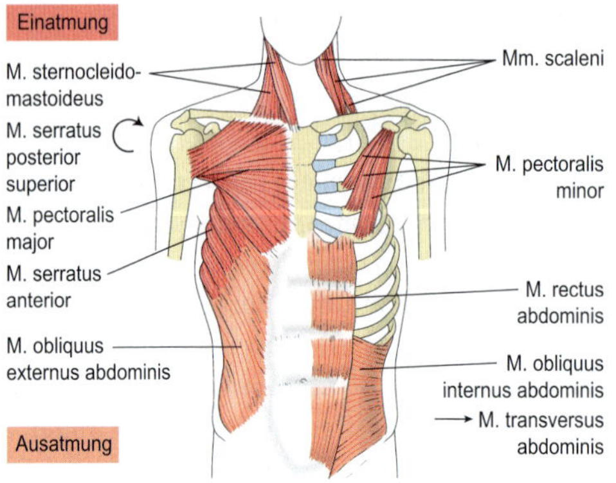

Abb. 1.8 Die wichtigsten Atemhilfsmuskeln. ↷ Muskel liegt am Rücken. [L190]

und Bauchmuskeln bezeichnet, die normalerweise andere Funktionen erfüllen, im Bedarfsfall aber die Hauptatemmuskeln *unterstützen* können, z. B. bei starker Atemnot. Im klinischen Alltag sind vor allem die *inspiratorischen Atemhilfsmuskeln* von Bedeutung. Dazu gehören v. a.:

- M. sternocleidomastoideus (Kopfwender)
- M. pectoralis major und minor (großer und kleiner Brustmuskel)
- Mm. scaleni (*Treppenmuskeln*, die von der HWS zu den beiden oberen Rippen ziehen)
- Mm. serrati posterior superior und anterior

Damit die Atemhilfsmuskeln optimal wirken, sollte der Patient eine Körperhaltung einnehmen, die Menschen mit schwerer Atemnot meist ohnehin einnehmen: Sitzend, seitlich mit den Armen abgestützt und vornüber gebeugt. In diesem sogenannten **Kutschersitz** ist der *M. pectoralis major* der stärkste Atemhilfsmuskel.

Eine forcierte, durch die Atemhilfsmuskulatur unterstützte Atmung, die bei starker Atemnot des Patienten zu beobachten ist, wird als **Auxiliaratmung** bezeichnet.

Atemarbeit

DEFINITION

Atemarbeit *(Work of Breathing,* kurz *WOB,* auch *Respiratory Working):* von der Atemmuskulatur geleistete Arbeit, die erforderlich ist, um Atemwegswiderstände zu überwinden und die zur Inspiration benötigte Druckdifferenz zwischen Lunge und Umgebungsdruck aufzubauen.

Unter **Spontanatmung** wird die Atemarbeit von zwei Komponenten bestimmt: den *elastischen Widerständen* (Kräfte, die der Lungenexpansion entgegenwirken, **Compliance;** ➤ 1.3.5) und den *resistiven (viskösen) Widerständen* (Strömungswiderstände in den Atemwegen, **Resistance;** ➤ 1.3.5). Beide sind normalerweise nur während der Inspiration wirksam, da die Exspiration passiv erfolgt. In manchen Fällen müssen aber auch während der Exspiration Widerstände überwunden werden, z. B. bei forcierter Exspiration.

Beim **intubierten bzw. tracheotomierten Patienten** erhöhen verschiedene Faktoren die Atemarbeit **zusätzlich** (Ausnahme: Kontrolliert beatmete Patienten; hier übernimmt der Respirator die gesamte Atemarbeit):

- Endotrachealtubus bzw. Trachealkanüle bewirken zusätzliche Strömungswiderstände, d. h. sie erhöhen die Resistance (➤ 1.3.5, automatische Tubuskompensation ➤ 15.4.2).
- Baut sich unter der Beatmung ein Intrinsic-PEEP auf (➤ 3.2.4), muss auch dieser überwunden werden.

Die Erhöhung der Atemarbeit beim intubierten bzw. tracheotomierten Patienten ist insbesondere während der Entwöhnung (*Weaning,* ➤ Kap. 13) bedeutsam.

VORSICHT!

Respiratorische Erschöpfung

Kann ein Patient die erforderliche Atemarbeit nicht mehr leisten, kommt es zur **respiratorischen Erschöpfung,** d. h. die Atemmuskulatur kann die Pumpleistung nicht mehr erbringen, die für eine ausreichende alveoläre Ventilation notwendig ist (daher auch die Bezeichnung *pulmonales Pumpversagen*). In der Blutgasanalyse finden sich die Zeichen einer respiratorischen Globalinsuffizienz (➤ 2.1). In dieser Situation muss dem Patienten die Atemarbeit ganz oder teilweise durch einen Respirator abgenommen werden, bis sich die ursächliche Erkrankung gebessert hat.

1.3.2 Inspiration und Exspiration

Zu Beginn der **Inspiration** sind der Druck in der Lunge *(intrapulmonaler Druck)* und der Atmosphärendruck (Druck der Umgebungsluft) identisch, d. h. der intrapulmonale Druck liegt bei null (der in-

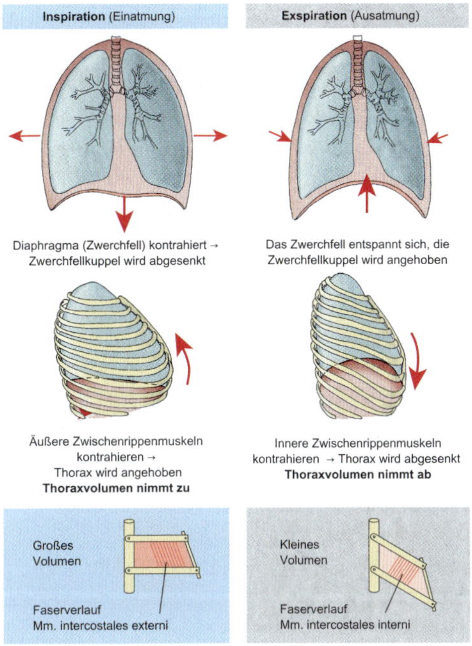

Abb. 1.9 Mechanik der **In- und Exspiration** bei Spontanatmung. Durch die Kontraktion von Zwerchfell und äußeren Zwischenrippenmuskeln weitet sich der Brustkorb und mit ihm die Lunge: Es entsteht ein Druckgefälle, wodurch frische Luft in die Lunge strömt. Durch die Entspannung des Zwerchfells und die Kontraktion der inneren Zwischenrippenmuskeln wird der Brustraum wieder enger: Die sauerstoffarme, mit Kohlendioxid angereicherte Luft strömt nach außen. [L190]

trapulmonale Druck bezieht sich immer auf den Atmosphärendruck). Die **Inspiration** beginnt mit der Kontraktion der Inspirationsmuskeln, vor allem des Zwerchfells, aber auch der äußeren Interkostalmuskeln. Dadurch weitet sich der Brustkorb und mit ihm die Lunge (➤ Abb. 1.9). In der Folge sinkt der intrapulmonale Druck etwas unter den Atmosphärendruck ab, was dazu führt, dass Luft in die Lunge einströmt. Die Inspiration endet, sobald sich die Inspirationsmuskeln nicht mehr weiter kontrahieren. Dann strömt keine Luft mehr in die Lunge, der intrapulmonale Druck und der Druck der Umgebungsluft sind wieder gleich.

Die **Exspiration** beginnt damit, dass die Inspirationsmuskeln erschlaffen. Aufgrund ihrer Eigenelastizität ziehen sich Lunge und Brustkorb zusammen, dadurch steigt der intrapulmonale Druck über den Atmosphärendruck an und die Luft strömt infolgedessen aus der Lunge. Unterstützend können die inneren Zwischenrippenmuskeln kontrahieren. Am Ende der Exspiration fällt der intrapulmonale Druck wieder auf den Atmosphärendruck ab.

Während die Inspiration ein *aktiver* Vorgang ist, erfolgt die Exspiration weitgehend *passiv,* d. h. ohne nennenswerte Muskelarbeit.

Bauch- und Brustatmung

Bei der **Bauchatmung** (auch *abdominale Atmung* oder *Zwerchfellatmung*) erfolgt die Inspiration überwiegend durch die Kontraktion des Zwerchfells, bei der **Brustatmung** (auch *thorakale* oder *Kostalatmung*) kommt die Inspiration vor allem durch die Kontraktion der äußeren Interkostalmuskeln zustande.

Bei Kindern und Männern ist überwiegend eine Bauchatmung, bei Frauen überwiegend eine Brustatmung zu beobachten.

PFLEGEPRAXIS

Schonatmung

Bei starken Schmerzen im Bauch- oder Brustraum, etwa nach Verletzungen oder operativen Eingriffen, ist bei den Betroffenen oft eine Brustatmung (bei Schmerzen im Bauchraum) oder eine Bauchatmung (bei Schmerzen im Brustraum) als **Schonatmung** zu beobachten.

1.3.3 Lungenvolumina und -kapazitäten

DEFINITION

Lungenvolumina: Verschiedene Rauminhalte von Lungen und Atemwegen im Verlauf von In- und Exspiration (➤ Tab. 1.1).

Lungenkapazitäten: Kombinationen verschiedener Lungenvolumina (➤ Tab. 1.1).

Bei gesunden Erwachsenen füllt sich der Respirationstrakt während der Einatmung mit ca. 400–500 ml Luft (**Atemzugvolumen**, Menge v. a. abhängig von Aktivität, Geschlecht, Alter, Körpergröße und Körperbau). In Ruhe atmet ein gesunder Erwachsener ca. 14–16 mal pro Minute ein und aus, d. h. seine **Atemfrequenz** liegt bei ca. 15/Min. Daraus ergibt sich ein **Atemminutenvolumen** (AMV) von ca. 7,5 l/Min.

Nach einer normalen Einatmung kann ein gesunder Erwachsener zusätzlich ca. 2–3 l pro Atemzug

Tab. 1.1 Lungenvolumina und –kapazitäten sind abhängig von Alter, Geschlecht, Körpergröße und Körpergewicht. Die hier genannten Richtwerte gelten für einen gesunden jungen Mann). [Bild: L190]

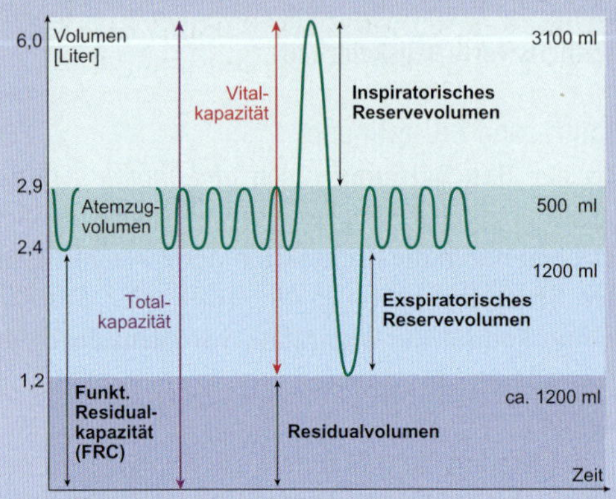

Lungenvolumina
Atemzugvolumen *(AZV,* auch *Tidalvolumen, Volume tidal,* kurz V_T oder Atemhubvolumen): Luftmenge, die pro Atemzug eingeatmet wird
Inspiratorisches Reservevolumen *(IRV):* Luftmenge, die nach normaler Inspiration zusätzlich eingeatmet werden kann
Exspiratorisches Reservevolumen *(ERV):* Luftmenge, die nach normaler Exspiration zusätzlich ausgeatmet werden kann
Residualvolumen *(RV):* Luftmenge, die nach maximaler Exspiration in der Lunge verbleibt
Lungenkapazitäten
Vitalkapazität *(VC):* Luftmenge, die maximal ein- bzw. ausgeatmet werden kann (= IRV + AZV + ERV)
Totalkapazität *(TLC):* Luftmenge, welche die Lunge maximal fassen kann (= VC + RV)
Funktionelle Residualkapazität *(FRC)* **= ERV + RV,** d. h. Luftmenge, die nach einer normalen Ausatmung in der Lunge verbleibt

einatmen (**inspiratorisches Reservevolumen**, *IRV*) bzw. nach normaler Ausatmung ca. 1,2 l zusätzlich ausatmen (**exspiratorisches Resesrvevolumen**, *ERV*). Atemzugvolumen, inspiratorisches und exspiratorisches Reservevolumen ergeben zusammen die **Vitalkapazität** *(VC)*.

Auch nach größtmöglicher Ausatmung bleibt noch Luft in der Lunge zurück (**Residualvolumen**, *RV*). Die nach normaler Ausatmung in der Lunge verbleibende Luftmenge heißt **funktionelle Residualkapazität** (*FRC*). Sie ist maßgeblich für den Gasaustausch während der Exspiration. Die Wirkung des PEEP (➤ 3.2.4), der bei praktisch jeder Beatmungstherapie zum Einsatz kommt, beruht auf der Erhöhung dieses Luftvolumens.

Der maximal mögliche Luftgehalt der Lunge wird als **Totalkapazität** bezeichnet.

Die einzelnen statischen Lungenvolumina werden – mit Ausnahme des Residualvolumens – während langsamer Atmung spirometrisch gemessen.

Dynamische Lungenvolumina werden bei forcierter, d. h. schnellstmöglicher Ausatmung nach maximaler Einatmung, gemessen:

- Forcierte Vitalkapazität (FVC): Luftmenge, die nach maximaler Einatmung schnellstmöglich ausgeatmet werden kann
- Exspiratorische Einsekundenkapazität (forciertes exspiratorisches Volumen, kurz FEV_1): Luftmenge, die bei forcierter Ausatmung während der ersten Sekunde ausgeatmet wird
- Der Tiffeneau-Wert ist eine errechnete Größe aus FEV_1/FVC

1.3.4 Ventilation

DEFINITION

Ventilation: Belüftung des Respirationstrakts bei der Atmung. Abhängig von der Beteiligung am Gasaustausch unterschieden in *Totraumventilation* und *alveoläre Ventilation.*

Totraum

Bei jeder Inspiration füllt sich die Lunge mit frischer Luft, bei Erwachsenen in Ruhe mit etwa 400–500 ml (V_T ca. 7 ml/kg KG). Nur etwa ⅔ dieser Luftmenge gelangen in die Alveolen und damit an die Luft-Blut-Schranke, wo der Gasaustausch stattfindet. Der Rest verbleibt in den Atemwegen (Nase, Rachen, Trachea, Bronchien), ohne die Alveolen zu erreichen, d. h. diese Luftmenge nimmt *nicht* am Gasaustausch teil.

Dieser Anteil der Atemluft wird als **anatomischer Totraum** bezeichnet. Der anatomische Totraum beträgt normalerweise etwa 2 ml/kg KG, d. h. bei einem 75 kg schweren Erwachsenen liegt er bei ca. 150 ml.

Pathologische Zustände, etwa eine Lungenembolie, können dazu führen, dass Alveolarbereiche zwar belüftet (ventiliert), aber nicht durchblutet (perfundiert) werden. Die in diesen Alveolarbereich eingeatmete Luftmenge kann ebenfalls nicht am Gasaustausch teilnehmen, da keine Diffusion stattfinden kann, und wird als **alveolärer Totraum** bezeichnet.

WICHTIG

Funktioneller Totraum

Anatomischer und alveolärer Totraum ergeben zusammen den **funktionellen** (physiologischen) **Totraum** *(Volume Deadspace, VD).*

Alveoläre Ventilation

Die **alveoläre Ventilation,** d. h. die tatsächlich am Gasaustausch teilnehmende Luftmenge, errechnet sich aus der Differenz zwischen Atemzugvolumen (AZV oder Tidalvolumen [VT]) und funktionellem Totraum (VD). Sie ist eine entscheidende Größe dafür, ob die Atmung eines Patienten ausreichend (suffizient) ist oder nicht!

Alveoläre Ventilation =
Tidalvolumen (VT) – funktioneller Totraum (VD)

PFLEGEPRAXIS

Entscheidend: Atemfrequenz und Tidalvolumen

Bei oberflächlicher und schneller Atmung ist die **alveoläre Ventilation** geringer als bei tiefer und langsamer Atmung.

- Atmet ein Patient bei gleichbleibendem Atemminutenvolumen oberflächlicher und schneller, etwa wegen Schmerzen oder Atemnot, nimmt das Totraumvolumen zu und die alveoläre Ventilation ab (➤ Tab. 1.2). Kann der Patient das Tidalvolumen nicht steigern, muss er extrem hochfrequent atmen, um dieselbe alveoläre Ventilation zu erreichen (unterste Zeile in ➤ Tab. 1.2). Dies kann zur Dekompensation führen, wenn der Patient die dazu notwendige enorme Atemarbeit nicht mehr leisten kann.
- Atmet ein Patient bei gleichbleibendem Atemminutenvolumen langsam und tief, verringert sich das Totraumvolumen und die alveoläre Ventilation nimmt zu.

VD/VT-Verhältnis

Das Verhältnis des Totraumvolumens (*Volume Deadspace,* VD) zum Atemzugvolumen (Volume tidal, VT) heißt **VD/VT-Verhältnis** oder *Totraumquotient.* Es liegt normalerweise bei etwa 0,3, d. h. das Totraumvolumen beträgt etwa 30 % des Atemzugvolumens, und lässt sich nach der *Bohrgleichung* errechnen (p_aCO_2 = Kohlendioxidgehalt des arteriellen Blutes, p_ECO_2 = Kohlendioxidgehalt der Ausatemluft ➤ Tab. 1.3):

$$VD / VT = \frac{p_aCO_2 - p_ECO_2}{p_aCO_2}$$

VORSICHT!

VD/VT ≥ 0,5

Steigt der Totraumquotient auf Werte ≥ **0,5** an (d. h. max. 50 % des Tidalvolumens nehmen tatsächlich am Gasaustausch teil), so reicht die alveoläre Ventilation i. d. R. nicht mehr aus, um das anfallende Kohlendioxid in ausreichendem Maß abzuatmen. Es kommt zur CO_2-Retention (der pCO_2-Wert im Blut steigt an). Ab einem VD/VT-Verhältnis

Tab. 1.2 Je schneller und oberflächlicher ein Patient atmet, desto mehr steigt das Totraumvolumen/Minute und sinkt die alveoläre Ventilation, d. h. die Atmung wird immer ineffektiver. Kann das Tidalvolumen nicht gesteigert werden, ist eine normale alveoläre Ventilation nur durch eine enorm schnelle Atmung möglich, die mit einer hohen Atemarbeit verbunden ist.

Atemfrequenz (f)	Tidalvolumen (VT)	Atemminutenvolumen (AMV)	Totraum (VD)		Alveoläre Ventilation		VD/VT-Verhältnis
			pro Atemzug	pro Minute	pro Atemzug	pro Minute	
15	500 ml	7,5 l	150 ml	2,25 l	350 ml	5,25 l	0,3
20	375 ml	7,5 l	150 ml	3,0 l	225 ml	4,5 l	0,4
20	300 ml	6,0 l	150 ml	3,0 l	150 ml	3,0 l	0,5
24	250 ml	6,0 l	150 ml	3,6 l	100 ml	2,4 l	0,6

1

Tab. 1.3 Ungefährer Partialdruck (in mmHg) von Sauerstoff und Kohlendioxid im Verlauf bei Raumluftatmung.

Gas	Inspirationsluft	Alveolarluft	Venöses Blut (vor Gasaustausch)	Arterielles Blut (nach Gasaustausch)	Exspirationsluft
Sauerstoff (O_2)	p_IO_2 ca. 150	p_AO_2 ca. 100	p_vO_2 ca. 40	p_aO_2 ca. 90	p_EO_2 ca. 115
Kohlendioxid (CO_2)	p_ICO_2 ca. 0,03	p_ACO_2 ca. 40	p_vCO_2 ca. 46	p_aCO_2 ca. 40	p_ECO_2 ca. 30

≥ **0,6** ist eine Spontanatmung i. d. R. nicht mehr möglich, da der Patient das durch die **vermehrte Atemarbeit** anfallende Kohlendioxid nicht mehr abatmen kann.

1.3.5 Atemwiderstände

DEFINITION

Atemwiderstände: Kräfte, die bei der Atmung überwunden werden müssen, um die Lunge zu belüften. Unterschieden in *elastische* und *visköse* (Strömungs-)*Widerstände*.

Der **elastische Atemwiderstand** wird bestimmt durch die elastischen Fasern der Lunge und den Surfactant (➤ 1.2.2), der **visköse Atemwiderstand** ganz überwiegend durch den Strömungswiderstand *(Resistance)* der Atemwege.

Wichtigste Einflussgrößen zur Überwindung der Atemwiderstände sind die Compliance/Elastance und die Resistance von Lunge und Thorax.

Compliance und Elastance

Lunge und Thorax sind elastisch, d. h. sie dehnen sich, wenn eine Kraft auf sie einwirkt, und sie ziehen sich wieder zusammen, sobald die einwirkende Kraft nachlässt. Der elastische Widerstand (Elastance) bestimmt die **Compliance** (Volumendehnbarkeit) des Atemapparats.

DEFINITION

Die **Compliance (C) von Lunge und Thorax** ist ein Maß für deren Dehnbarkeit. Sie gibt an, wie viel Volumen der Lunge bei einem bestimmten Druck zugeführt werden kann oder umgekehrt, wie groß die Volumenzunahme bei einer Drucksteigerung ist (➤ Abb. 1.10).

Die **Elastance** (elastischer Widerstand, Elastizität) der Lunge ist der Kehrwert der Compliance und ein Maß für die Rückstellkraft von Lunge und Thorax, d. h. die Zugspannung, die das elastische System wieder in ihre Ruhelage bringt.

Im klinischen Alltag wird die Dehnbarkeit von Lunge und Thorax meist mittels der Compliance beschrieben. Der Begriff „Elastance" wird dafür kaum benutzt.

Die Compliance von Lunge und Thorax wird wesentlich bestimmt vom Surfactant (➤ 1.2.2), den elastischen Fasern der Lunge und der Thoraxbeweglichkeit. Sie wird gemessen in Volumen pro Druck:

$$C = \frac{\Delta V}{\Delta p} [l / mbar]$$

Der **Normalwert** für die Compliance liegt beim gesunden Erwachsenen bei 70–100 ml/mbar, d. h. wenn 1 l Luft eingeatmet wurde, steigt der intrapulmonale Druck um 10–14 mbar an bzw. umgekehrt wenn der intrapulmonale Druck um 1 mbar ansteigt (oder angehoben wird), nimmt das Lungenvolumen um 70–100 ml zu.

Kann ein großes Volumen bei nur geringem Druck in die Lunge gelangen, ist die Compliance gut (hoch). Bei schlechter (niedriger) Compliance muss dagegen für das gleiche Volumen ein höherer Druck aufgewendet werden.

WICHTIG

Compliance und Atemarbeit

Je geringer die Compliance desto größer die Atemarbeit! Bei geringer Compliance muss der Patient mehr Atemarbeit leisten, um die „steife" Lunge mittels Muskelarbeit zu entfalten. Umgekehrt erleichtert eine hohe Compliance die Atmung.

Den Bezug zwischen intrapulmonalem Druck und Volumen zeigt das **Druck-Volumen-Diagramm** (*Ruhedehnungskurve* der Lunge ➤ Abb. 1.10). Für die lungenschonende Beatmung (➤ 9.1.1) müssen PEEP und Inspirationsdruck so eingestellt werden, dass sie sich im mittleren, steilen Bereich der Ruhedehnungskurve befinden.

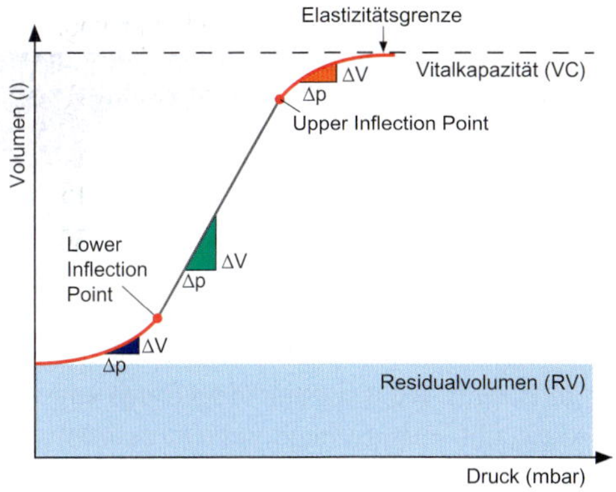

Abb. 1.10 Die **Ruhedehnungskurve der Lunge** (Druck-Volumen-Diagramm oder pV-Kurve) verläuft in charakteristischer S-Form. Drei Kurvenabschnitte werden unterschieden:

- Im unteren flachen Kurvenabschnitt wird eine hohe Druckdifferenz benötigt, um der Lunge ein relativ geringes Volumen zuzuführen (blaues Dreieck).
- Im mittleren steilen Abschnitt verläuft die Kurve nahezu linear; hier reicht eine kleine Druckdifferenz zur Zufuhr eines relativ großen Volumens (grünes Dreieck).
- Im oberen flachen Kurvenabschnitt kann durch eine weitere Zunahme des Drucks kaum noch Volumen zugeführt werden (rotes Dreieck). Wird die Elastizitätsgrenze erreicht, droht eine **Überdehnung der Lunge** mit der Gefahr eines pulmonalen Barotraumas/Volotraumas (➤ 5.1.1).

Die beiden Knickbereiche der Ruhedehnungskurve werden als **Inflection Points** bezeichnet (unterer bzw. *Lower Inflection Point* und oberer bzw. *Upper Inflection Point*, auch *Deflection Point*). Im steilen mittleren Kurvenabschnitt ist die Atemarbeit deutlich geringer als in den flachen Kurvenabschnitten unter- bzw. oberhalb der Inflection points. Bei beatmeten Patienten sollten sowohl der untere (PEEP) als auch der obere Beatmungsdruck (Inspirationsdruck) im mittleren linearen Kurvenabschnitt liegen (➤ 9.1 Beatmung bei ARDS). [A400]

Die **Compliance** von Lunge und Thorax ist beispielsweise **vermindert** (verschlechtert) bei:

- Einlagerung von Wasser (Lungenödem)
- Bindegewebige Veränderungen des Parenchyms, z. B. Lungenemphysem
- Thoraxwanddeformitäten, z. B. schwere Skoliose
- Atelektasen (➤ 2.2.4)

Beim ARDS (➤ 2.3.4) kann die Compliance auf 30 ml/mbar reduziert sein.

Resistance

DEFINITION

Resistance (**R**, *Atemwegswiderstand):* Strömungswiderstand in den Atemwegen.

Die **Resistance** wirkt der Luftströmung während der Ein- und Ausatmung entgegen. Um den Atemwegswiderstand zu überwinden, muss während der Atmung ein Druckgefälle zwischen Alveolen und Umgebung aufgebaut werden. Das Verhältnis zwischen dieser Druckdifferenz und dem Atemgasfluss ($\dot{V}$, Flow) ergibt die Resistance:

$$R = \frac{\Delta p}{\Delta \dot{V}} [mbar / (l / sec.)]$$

Beim **beatmeten Patient**en (hier unter volumenkontrollierter Beatmung, ➤ 3.3.2) errechnet sich die Resistance aus Spitzendruck (p_{peak}), Plateaudruck ($p_{plateau}$) und Flow ($\dot{V}$):

$$R_{effektiv} = \frac{p_{peak} - p_{plateau}}{\dot{V}} [mbar / (l / sec.)]$$

Der **Normalwert** für die Resistance liegt beim gesunden Erwachsenen bei 1–3 mbar/(l/sec.), beim lungengesunden *intubierten* Erwachsenen steigt sie auf 4–6 mbar/(l/sec.) an.

Bei gleichmäßiger (laminarer) Luftströmung verhält sich der Atemwegswiderstand umgekehrt proportional zum Durchmesser der Atemwege, d. h. die **Weite der Atemwege** (bzw. Innendurchmesser des Tubus oder der Trachealkanüle) ist der wichtigste, die **Resistance bestimmende Faktor.** Ist das Lumen der Atemwege z. B. um 15 % eingeengt, verdoppelt sich der Atemwegswiderstand, halbiert sich der Durchmesser der Atemwege, steigt der Widerstand auf das 16-fache an. Dies kann z. B. durch Schwellungen der Bronchialschleimhaut, Bronchokonstriktion, Schleim oder Fremdkörper in den Atemwegen bedingt sein. Bei turbulenter Luftströmung (Bildung von Wirbeln in den Atemwegen) ist zur Überwindung des Strömungswiderstands eine höhere Druckdifferenz erforderlich. Turbulente Luftströmungen entstehen bei sehr hohem Gasfluss sowie an Verzweigungen und an Engstellen der Atemwege.

1.4 Gasaustausch

An der alveolokapillären Membran der Alveolen erfolgt der **Gasaustausch,** d. h. die *Diffusion* von Sauerstoff aus den Alveolen ins Blut und die Diffusion

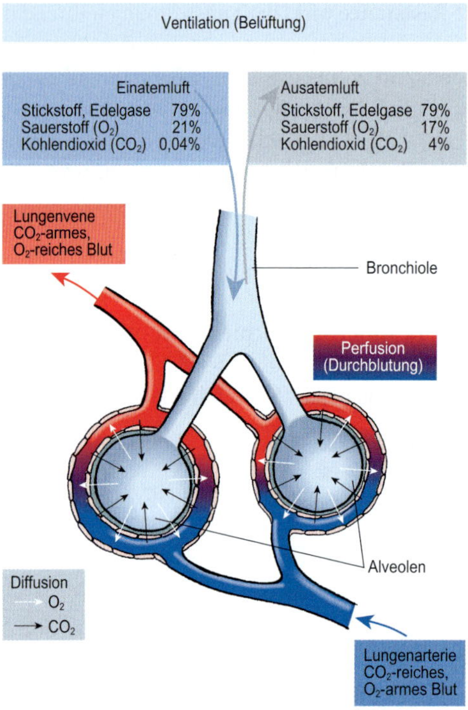

Abb. 1.11 Für einen ausreichenden Gasaustausch zwischen Umwelt und Blut müssen **3 Voraussetzungen** erfüllt sein: Die Alveolen müssen sowohl ausreichend ventiliert (belüftet) als auch perfundiert (durchblutet) sein, und die Atemgase Sauerstoff und Kohlendioxid müssen ungehindert durch die alveolokapilläre Membran diffundieren können. [L190]

von Kohlendioxid aus dem Blut in die Alveolen (➤ Abb. 1.11).

WICHTIG

Grundvoraussetzungen für ausreichenden Gasaustausch:

- Ventilation: Die Lunge muss ausreichend belüftet sein
- Diffusion: Die Atemgase müssen ungehindert durch die alveolokapilläre Membran gelangen
- Perfusion: Die Lunge muss ausreichend durchblutet sein.

Dabei müssen Ventilation und Perfusion gut aufeinander abgestimmt sein (➤ 1.4.3).

1.4.1 Diffusion

DEFINITION

Diffusion: Rein passiver Transport von Teilchen (Ionen, Moleküle) vom Ort höherer zum Ort niedrigerer (Teilchen-)Konzentration bis zum Konzentrationsausgleich.

In welchem Ausmaß Sauerstoff und Kohlendioxid durch die alveolokapilläre Membran diffundieren, ist von deren unterschiedlichen *Partialdrücken* im Alveolar- bzw. Kapillarraum abhängig.

Partialdrücke

Die Einatemluft ist ein Gasgemisch, das überwiegend aus Stickstoff (ca. 79 %) und Sauerstoff (ca. 20,9 %) besteht. Jedes der im Gasgemisch enthaltenen Gase übt entsprechend seinem prozentualen Anteil einen **Partialdruck** *(Teildruck)* aus.

Der Partialdruck eines **trockenen Gases** (z. B. Raumluft) errechnet sich aus dem Gesamtluftdruck (760 mmHg auf Meereshöhe) und dem prozentualen Anteil des Gases:

Partialdruck = Gesamtluftdruck × Gaskonzentration

Partialdruck (O_2) = 760 mm Hg × 0,209 = 158,8 mmHg

Nach Passage der Luftwege ist die Atemluft zu 100 % mit **Wasserdampf gesättigt,** was einem Partialdruck von ca. 47 mmHg entspricht. Entsprechend errechnet sich der Sauerstoffpartialdruck bei Raumluft:

$$\text{Partialdruck} = (\text{Gesamtluftdruck} - \text{Wasserdampfdruck}) \times \text{Gaskonzentration}$$

$$p_IO_2 = (760 - 47) \times 0,209 = 150 \text{ mmHg}$$

Der Partialdruck des Sauerstoffs in der Inspirationsluft (p_IO_2) beträgt ca. 150 mmHg. In der Alveole sinkt der Sauerstoffpartialdruck (p_AO_2) durch Mischung mit der dort vorhandenen Residualluft (Residualvolumen ➤ Tab. 1.1) auf etwa 100 mmHg ab. Der arterielle Sauerstoffpartialdruck (p_aO_2) beträgt noch ca. 90 mmHg, da durch verschiedene Shuntmechanismen (Shunt ➤ 2.2.4) sauerstoffarmes Blut zum sauerstoffreichen Blut zugemischt wird. Nachdem der Sauerstoff aus dem Blut ins Gewebe abgegeben wurde, liegt der Sauerstoffpartialdruck des gemischtvenösen Blutes bei etwa 40 mmHg (➤ Tab. 1.3).

WICHTIG

Alveoloarterielle Sauerstoffpartialdruck-Differenz

Die Differenz zwischen dem Sauerstoffpartialdruck in der Alveole und dem in der Arterie heißt **Alveoloarterielle**

Sauerstoffpartialdruck-Differenz (kurz $AaDO_2$). Sie errechnet sich aus dem alveolären und dem arteriellen pO_2:

$$AaDO_2 = p_AO_2 - p_aO_2$$

Beim Lungengesunden liegt die $AaDO_2$ unter Raumluftatmung bei 5–10 mmHg, bei Atmung von 100 % Sauerstoff (F_iO_2 1,0) bei 20–35 mmHg. Diese Differenz entspricht dem physiologischen Shuntanteil von 3–5 % (Shunt ➤ 2.2.4). Nimmt der pulmonale Rechts-Links-Shunt zu, z. B. weil durch Atelektasen Lungenbezirke zwar durchblutet, aber nicht belüftet sind, steigt das intrapulmonale Shuntvolumen und die $AaDO_2$ nimmt zu.

Diffusionskapazität, Diffusionsfläche und Diffusionsstrecke

DEFINITION

Diffusionskapazität: Gasmenge, die pro Zeiteinheit durch die alveolokapilläre Membran diffundiert. Maß für die Gasaustauschfähigkeit der Lunge und wesentlich abhängig von zur Verfügung stehender *Diffusionsfläche* und *Diffusionsstrecke* (Dicke der alveolokapillären Membran).

Die Diffusion von Sauerstoff und Kohlendioxid an der alveolokapillären Membran wird in erster Linie vom **Partialdruckgefälle** bestimmt.

WICHTIG

Das **Partialdruckgefälle,** also die unterschiedlichen Partialdrücke für Sauerstoff bzw. Kohlendioxid, zwischen Alveole und Lungenkapillare und umgekehrt zwischen Lungenkapillare und Alveole ist die **treibende Kraft für den Gasaustausch.** So diffundieren *Sauerstoffmoleküle* aus der Alveole (Ort hoher Konzentration) durch die alveolokapilläre Membran in die Lungenkapillare (Ort niedriger Konzentration) und *CO_2-Moleküle* aus der Lungenkapillare (Ort hoher Konzentration) in die Alveole (Ort niedriger Konzentration).

Weitere, die Diffusion beeinflussende Faktoren sind die **Diffusionsfläche** und die **Diffusionsstrecke:**

- Die **Diffusionsfläche** ist die zur Verfügung stehende *Gasaustauschfläche* (➤ 1.2.2), d. h. die Oberfläche aller Alveolen. Ihr Ausmaß liegt beim gesunden Erwachsenen bei 80–120 m². Ein Lungenemphysem (blasiger Umbau der Lunge durch Zerstörung der Alveolarsepten und terminalen Bronchioli, ➤ 2.3.2) z. B. kann die Diffusionsfläche erheblich reduzieren.
- Die **Diffusionsstrecke** entspricht der Dicke der alveolokapillären Membran (➤ 1.2.2). Diese ist normalerweise sehr dünn (0,1–1 µm), sodass der alveoläre Sauerstoffpartialdruck fast vollständig ins Kapillarblut übertragen wird. Einige Lungenerkrankungen können dazu führen, dass sich die Diffusionsstrecke verlängert, etwa ein Lungenödem oder eine Lungenfibrose.

VORSICHT!

Kohlendioxid (CO_2) diffundiert etwa 20-mal leichter durch die alveolokapilläre Membran als Sauerstoff. Daher treten bei respiratorischer Insuffizienz (➤ Kap. 2) i. d. R. zuerst verminderte pO_2-Werte und erst bei weiterer Verschlechterung erhöhte pCO_2-Werte auf

1.4.2 Perfusion

DEFINITION

Perfusion (lat. Durchströmung): Blutversorgung von Organ(teil)en, hier Durchblutung des Kapillarstrombetts der Lunge. Entspricht normalerweise dem Herzminutenvolumen, d. h. die Lunge eines Erwachsenen in Ruhe wird mit ca. 5–6 l Blut/Min. durchströmt.

Sauerstofftransport im Blut

Das Blut, das die Lunge durchströmt, nimmt pro Minute etwa 250 ml Sauerstoff auf und transportiert ihn zu den Zellen. Der weitaus größte Teil des Sauerstoffs (ca. 98 %) diffundiert sofort nach der Passage der alveolokapillären Membran in die Erythrozyten, wo er chemisch an **Hämoglobin** gebunden wird. Nur etwa 2 % werden physikalisch gelöst im Blut transportiert (➤ Abb. 1.12).

Sauerstoffbindungskapazität und Sauerstoffsättigung

DEFINITION

1 g Hämoglobin kann maximal 1,34 ml Sauerstoff binden (Hüfner-Zahl). Aus der Hämoglobinkonzentration ergibt sich damit die **maximale Sauerstoffbindungskapazität** des Blutes (Hämoglobinkonzentration in g/l × 1,34). So liegt z. B. bei einer Hämoglobinkonzentration von 130 g/l (13 g/dl) die maximale Sauerstoffbindungskapazität bei 130 × 1,34 = 174 ml O_2 pro Liter Blut.

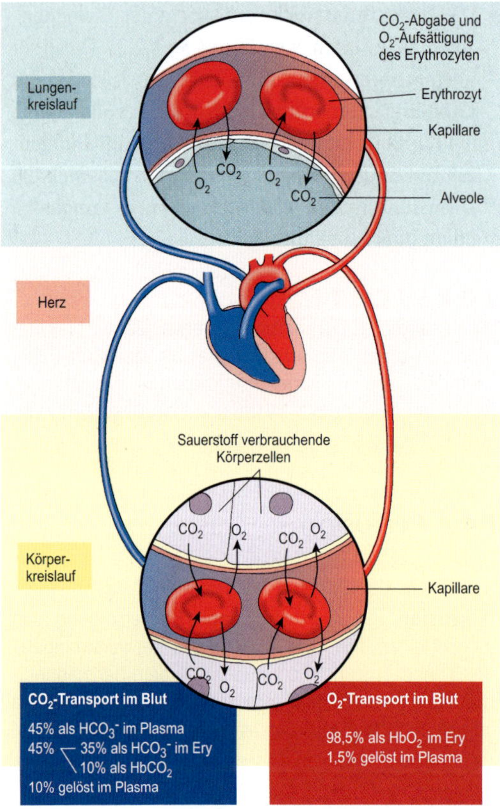

Abb. 1.12 Sauerstoff- und Kohlendioxidtransport im Blut. [L190]

Beeinträchtigt wird die Sauerstoffbindungskapazität des Blutes z. B. durch Azidose, Hyperkapnie und Fieber (siehe Sauerstoffbindungskurve). Umgekehrt verstärken eine Alkalose, eine Hypokapnie oder eine leichte Unterkühlung die Sauerstoffbindungskapazität.

DEFINITION

Die **Sauerstoffsättigung** gibt an, wie viel Prozent des Gesamthämoglobins mit Sauerstoff „beladen" (gesättigt, oxygeniert) sind. Die arterielle Sauerstoffsättigung (S_aO_2) wird i. d. R. nichtinvasiv gemessen (Pulsoximetrie, ➤ 10.2.4) und liegt bei Raumluftatmung normalerweise bei 95–98 %.

Ein geringer Anteil des in der Lunge ins Blut aufgenommenen Sauerstoffs wird im Blut **physikalisch gelöst.** Wie hoch dieser Sauerstoffanteil ist, hängt hauptsächlich vom arteriellen Sauerstoffpartialdruck ab: Pro mmHg Sauerstoffpartialdruck werden 0,003 ml Sauerstoff physikalisch gelöst, d. h. bei einem p_aO_2 von 100 mmHg werden 0,3 ml Sauerstoff physikalisch im Blut gelöst. Das Beispiel zeigt, dass sich der Gesamtsauerstoffgehalt des Blutes durch Steigerung des Anteils an physikalisch gelöstem Sauerstoff nur unwesentlich beeinflussen lässt und daher im klinischen Alltag kaum Bedeutung hat. Ausnahme ist die *hyperbare Oxygenation* in der Überdruckkammer.

WICHTIG

Gesamtsauerstoffgehalt

Der **Gesamtsauerstoffgehalt des arteriellen Blutes** (C_aO_2, C = Content) errechnet sich aus dem chemisch gebundenen Sauerstoff (max. O_2-Bindungskapazität × Sauerstoffsättigung) plus dem physikalisch gelösten Sauerstoff ($0{,}003 \times p_aO_2$):

$$C_aO_2 = Hb\,(g/l) \times 1{,}34 \times S_aO_2(\%) + 0{,}003 \times p_aO_2(mmHg)$$

Sauerstoffbindungskurve

Die **Sauerstoffbindungskurve** (*Sauerstoffdissoziationskurve,* ➤ Abb. 1.13) zeigt den Zusammenhang von arteriellem Sauerstoffpartialdruck (p_aO_2) und Sauerstoffsättigung des Blutes. Die Kurve verläuft S-förmig und weist typische Merkmale auf:

- Im unteren Bereich (Bereich niedriger p_aO_2-Werte) verläuft die Kurve sehr steil, d. h. eine gering-

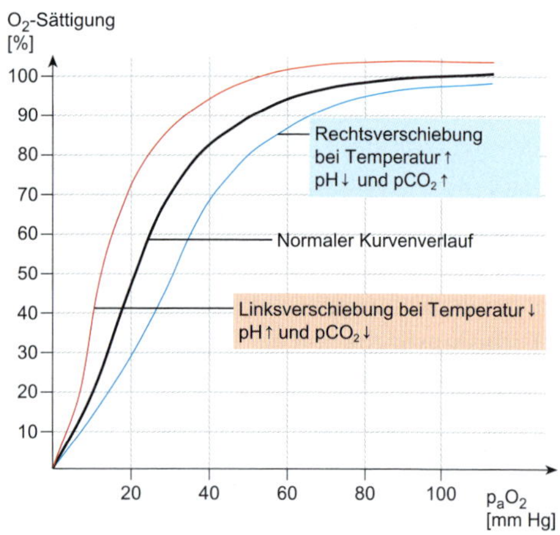

Abb. 1.13 Sauerstoffbindungskurve. Die schwarze Linie zeigt den normalen Kurvenverlauf, die blaue Linie eine Rechts- und die rote Linie eine Linksverschiebung der Kurve (siehe Text). [A400]

fügige Zunahme des p_aO_2 führt zu einer relativ starken Steigerung der Sauerstoffsättigung und umgekehrt.
- Im oberen Bereich (Bereich hoher p_aO_2-Werte) verläuft die Kurve flach, d. h. Steigerungen des p_aO_2 erhöhen die Sauerstoffsättigung nur wenig. Umgekehrt sinkt die Sauerstoffsättigung bei sinkenden p_aO_2-Werten nur geringfügig.

Unter bestimmten Voraussetzungen kann sich der Kurvenverlauf nach rechts oder links verschieben:
- Eine **Rechtsverschiebung der Sauerstoffbindungskurve** entsteht z. B. durch Fieber, Azidose (pH ↓) oder Hyperkapnie (pCO_2 ↑). Die Rechtsverschiebung hat zur Folge, dass der aufgenommene Sauerstoff schlechter an das Hämoglobin gebunden, aber leichter an die sauerstoffverbrauchende Zelle abgegeben wird.
- Eine **Linksverschiebung der Sauerstoffbindungskurve** entsteht z. B. durch Unterkühlung, Alkalose (pH ↑) oder Hypokapnie (pCO_2 ↓). Folge der Linksverschiebung ist eine bessere (schnellere und stärkere) Bindung von Sauerstoff an Hämoglobin und eine erschwerte Abgabe des Sauerstoffs an die Zellen.

VORSICHT!

Insgesamt beeinträchtigt eine Azidose die Sauerstoffversorgung des Gewebes weniger stark als eine Alkalose, da bei Azidose die Sauerstoffabgabe an die Zelle erleichtert ist. Zudem ist die Wirkung von Katecholaminen bei Azidose besser als bei Alkalose. Aus diesen Gründen wird bei einer **Reanimation** eher eine leichte Azidose als eine Alkalose toleriert.

Sauerstofftransportkapazität

Wieviel Sauerstoff an das Gewebe abgegeben werden kann **(Sauerstoffangebot),** hängt nicht nur vom Sauerstoffgehalt des Blutes ab, sondern wesentlich auch von der Herzleistung.

Die **Sauerstofftransportkapazität (DO_2;** D = Delivery = Angebot), d. h. die Sauerstoffmenge, die pro Zeiteinheit transportiert und damit dem Gewebe zur Verfügung gestellt wird, errechnet sich aus dem Gesamtsauerstoffgehalt des arteriellen Blutes (C_aO_2, siehe oben) und dem Herzzeitvolumen (HZV):

$$DO_2 = C_aO_2 \times HZV$$

WICHTIG

Sauerstoffangebot

Für die Versorgung des Organismus mit Sauerstoff sind vor allem der **Hämoglobingehalt** des Blutes, die **Sauerstoffsättigung** und das **Herzzeitvolumen** maßgebend.

Sauerstoffausschöpfung

An den Körperzellen löst sich der Sauerstoff vom Hämoglobin und diffundiert in die Zelle. Auch hier ist das Partialdruckgefälle die treibende Kraft. Die **Sauerstoffausschöpfung** gibt an, wie viel Sauerstoff an das Gewebe abgegeben wurde. Durchschnittlich liegt die Sauerstoffausschöpfung in Ruhe bei 25 %, zwischen den verschiedenen Organen gibt es jedoch erhebliche Schwankungen, z. B. ca. 7 % an den Nieren und ca. 60 % am Herzen. Bei den Skelettmuskeln beträgt die Sauerstoffausschöpfung in Ruhe etwa 30 %, bei extremer Belastung steigt sie auf ca. 80 % an.

Hypoxämie ➤ 2.4.1

Kohlendioxidtransport im Blut

Der Organismus produziert in Ruhe ca. 150 ml CO_2/Min. Dieses wird im Blut auf drei verschiedene Weisen transportiert (➤ Abb. 1.12):
- Etwa 10 % werden physikalisch im Blut gelöst.
- Etwa 10 % des CO_2 werden chemisch an Hämoglobin gebunden.
- Etwa 80 % des CO_2 wird in Form von Bikarbonat transportiert. Dazu diffundieren die CO_2-Moleküle in die Erythrozyten hinein und bilden dort zusammen mit H_2O Kohlensäure (H_2CO_3). Diese wiederum zerfällt in Bikarbonat (Hydrogenkarbonat, HCO_3^-) und H^+-Ionen:

$$CO_2 + H_2O \leftrightarrow H_2CO_3 \leftrightarrow HCO_3^- + H^+$$

Etwa 45 % des Bikarbonats diffundiert ins Blutplasma, die restlichen 35 % bleiben im Erythrozyten.

In der Lunge findet diese Reaktion in umgekehrter Reihenfolge statt, und das dabei frei werdende CO_2 wird abgeatmet. Das Enzym Karboanhydrase beschleunigt diese chemische Reaktion.

In der Lunge wird das Kohlendioxid nicht komplett abgeatmet, da ein gewisser Kohlendioxidgehalt im Blut notwendig ist, um den Säure-Basen-Haushalt (➤ 1.5.2) ausgeglichen zu halten.

1

1.4.3 Ventilations-Perfusionsverhältnis

DEFINITION

Ventilations-Perfusionsverhältnis: Quotient von Lungenbelüftung (alveoläre Ventilation in l/Min.) zu Lungendurchblutung (Perfusion, HZV in l/Min.).

Beim Lungengesunden beträgt das **Ventilations-Perfusionsverhältnis** in Ruhe 0,8 (beispielsweise steht einer alveolären Ventilation von 4 l/Min. eine Perfusion von ca. 5 l/Min. gegenüber; 4 : 5 = 0,8).

$$\dot{V} / \dot{Q} = \frac{\text{Ventilation}_{\text{Alveolär}} [1 / \text{Min.}]}{\text{Perfusion} [1 / \text{Min.}]}$$

Dieses optimale Ventilations-Perfusionsverhältnis herrscht jedoch nicht überall in der Lunge, sondern nur im mittleren Drittel:

- In den darüber (oben bezogen auf Körperposition) liegenden Lungenabschnitten ist das Ventilations-Perfusionsverhältnis höher (bessere Belüftung, schlechtere Durchblutung)
- In den unteren Lungenabschnitten ist das Ventilations-Perfusionsverhältnis geringer (bessere Durchblutung aber schlechtere Belüftung)

Der Organismus verfügt über Systeme, die es ermöglichen, diese regionalen Unterschiede auszugleichen, d. h. die Lungendurchblutung der Belüftung anzupassen. Ein wichtiges System ist der **alveolokapilläre Reflex** *(hypoxische pulmonale Vasokonstriktion,* kurz HPV, auch *Euler-Liljestrand-Reflex*): In minderbelüfteten Lungenabschnitten kommt es reflektorisch zur Verengung der zugehörigen Kapillaren (Vasokonstriktion). Auf diese Weise wird das Blut in besser belüftete Lungenabschnitte umgeleitet, d. h. es fließt nicht „ungenutzt" an schlecht oder gar nicht belüfteten Alveolen vorbei.

Störungen des Ventilations/Perfusionsverhältnisses nennt man **Verteilungsstörungen** (➤ 2.2.4).

1.5 Steuerung der Atmung

Verschiedene Regelmechanismen sorgen dafür, dass sich die Atmung den jeweiligen Erfordernissen des Organismus anpasst und gleichzeitig der pO_2-, pCO_2- und pH-Wert im Blut im Normbereich gehalten werden (➤ Abb. 1.16).

Atemzentrum

Das **Atemzentrum** besteht aus *in-* und *exspiratorischen Neuronen,* die getrennt voneinander in der Medulla oblongata (verlängertes Mark unmittelbar oberhalb des Halsrückenmarks), im Pons (Brücke) und in den Zervikalsegmenten C1 und C2 liegen. Diese werden im rhythmischen Wechsel aktiviert und senden ihrerseits Impulse zu den Atemmuskeln und Atemhilfsmuskeln.

Über verschiedene Mechanismen gelangen Impulse zum Atemzentrum, das dann die Atmung entsprechend den Erfordernissen anpasst.

Atmungsregulation über Blutgase

Steigt der Sauerstoffbedarf des Organismus, z. B. bei körperlicher Arbeit oder Muskelzittern (Shivering), sinkt der pO_2 ab und der pCO_2 steigt durch den vermehrten Zellstoffwechsel an. Der erhöhte pCO_2 führt zum Anstieg der H^+-Ionenkonzentration (siehe *Kohlendioxidtransport im Blut*), dadurch sinkt der pH-Wert des Blutes (Azidose).

Chemorezeptoren registrieren diese Veränderungen des pO_2, pCO_2 und pH-Werts und aktivieren das Atemzentrum, das daraufhin die Atmung intensiviert (vertieft und beschleunigt). Diese Reaktion des Organismus wird auch als „Antwort" bezeichnet.

WICHTIG

Blutgase steuern Atmung

Steigerung der Atemtätigkeit bei:

- ↑ pCO_2 *(CO_2-Antwort)*
- ↓ pH-Wert *(pH-Antwort)*
- ↓ pO_2 *(O_2-Antwort)*

Umgekehrt **hemmen** ein hoher pO_2 bzw. pH-Wert und ein unter die Norm abgefallener pCO_2 die Atmung.

Es werden **periphere** und **zentrale Chemorezeptoren** unterschieden:

- Die peripheren Chemorezeptoren liegen am Aortenbogen und beidseits an den Teilungsstellen der A. carotis communis. Periphere Chemorezep-

toren sind insbesondere für das Registrieren eines absinkenden pO_2 und die entsprechende O_2-Antwort (Steigerung der Atemtätigkeit bei erniedrigtem pO_2) verantwortlich.
- Zentrale Chemorezeptoren finden sich an der ventralen Oberfläche der Medulla oblongata. Sie registrieren vor allem erhöhte pCO_2-Werte sowie erniedrigte pH-Werte (Azidose) und sind für die entsprechende Reaktion auf CO_2- bzw. pH-Veränderungen verantwortlich (Intensivieren der Atmung bei erhöhtem pCO_2 bzw. erniedrigtem pH-Wert).

PFLEGEPRAXIS

CO_2-Narkose

Bei chronisch-obstruktiver Lungenerkrankung (COPD, ➤ 2.3.2) ist der p_aCO_2 im Blut chronisch erhöht. Die Chemorezeptoren „gewöhnen" sich an diesen Zustand und werden unempfindlich gegenüber hohen p_aCO_2-Werten. Eine Steigerung des Atemantriebs erfolgt bei diesen Patienten hauptsächlich über niedrige pO_2-Werte. Erhalten die Betroffenen zu viel Sauerstoff, etwa über eine Maske oder eine Nasensonde, so kann auch dieser Atemanreiz entfallen und es droht eine **lebensbedrohliche Atemdepression.** Der p_aCO_2 steigt weiter an (*Hyperkapnie*, ➤ 2.4.2), der Patient trübt zunehmend ein (CO_2-Narkose) bis es zuletzt zum Atemstillstand kommt. Um dies zu vermeiden wird bei Patienten mit chronisch-obstruktiver Lungenerkrankung die Sauerstoffzufuhr unter engmaschiger Überwachung i. d. R. sehr niedrig dosiert, um den Atemanreiz zu erhalten. Eine COPD ist keine Kontraindikation für eine Sauerstoffgabe. Einschränkungen bestehen jedoch bei schwerer Hyperkapnie (p_aCO_2 > 50 mmHg); bei diesen Patienten soll der Einsatz einer nicht-invasiven Beatmung (NIV, ➤ Kap. 4) geprüft werden [1]. Eine wichtige Ausnahme von dieser Regel ist der akute Asthmaanfall mit (drohender) Hypoxämie; die betroffenen Patienten erhalten 8–10 l Sauerstoff.

Mechanisch-reflektorische Atmungsregulation

Dehnungsrezeptoren in der Lunge werden bei zunehmender Dehnung der Alveolarwand erregt und senden dann über den N. vagus Impulse an das Exspirationszentrum und aktivieren dieses. Dadurch wird die Exspiration ausgelöst und damit die Tiefe der Einatmung begrenzt. Dieser Mechanismus (**Lungendehnungsreflex** oder *Hering-Breuer-Reflex)* verhindert eine Überdehnung der Alveolen. Zudem ist er wichtig für die Ökonomisierung der Atemarbeit (zu tiefe Atemzüge erhöhen die Atemarbeit überproportional; Atemarbeit ➤ 1.3.1).

Umgekehrt bewirkt eine starke Verkleinerung der Lungenflügel reflektorisch eine verstärkte Inspirationsbewegung und Rezeptoren in der Brustwand, die den Dehnungszustand der Interkostalmuskeln (Zwischenrippenmuskeln) ermitteln, wirken auf das Atemzentrum ein.

Weitere Einflussfaktoren

Auch **unspezifische Reize** können die Atmung beeinflussen:
- **Temperatur.** Starke Kälte bzw. eine Unterkühlung (je niedriger desto stärker) reduzieren den Atemantrieb.
- **Schmerzen** steigern die Atmung, insbesondere thorakale oder abdominale Schmerzen können jedoch zu einer unerwünschten Schonatmung (hochfrequente, oberflächliche Atmung) führen.
- **Stress und Angst** können den Atemantrieb steigern oder unterdrücken.
- Bestimmte **Berührungen** und Bewegungen können die Atmung vertiefen. Dies macht man sich z. B. mit atemstimulierenden Einreibungen zunutze.
- Die Hormone Adrenalin und Progesteron (Schwangerschaftshormon) stimulieren die Atmung.

1.6 Atmung und Säure-Basen-Haushalt

DEFINITION

Säure-Basen-Haushalt: Sammelbezeichnung für alle Regulierungsvorgänge im Organismus, die dazu dienen, den für den Organismus optimalen pH-Wert (Maß für die Konzentration der Wasserstoffionen) von 7,4 (± 0,04) aufrechtzuerhalten.

WICHTIG

Alle Stoffwechselvorgänge und die elektrophysiologischen Vorgänge an den erregbaren Membranen sind pH-abhängig, d. h. sie funktionieren nur dann optimal, wenn der pH-Wert des Blutes im Normbereich liegt.

Bei den Stoffwechselvorgängen entstehen ständig Säuren und damit Wasserstoffionen (H^+-Ionen, *Protonen*). Um den pH-Wert dennoch konstant innerhalb der engen Grenzen von 7,36–7,44 halten zu können, verfügt der Organismus über eine Reihe von Regulationsmechanismen. Dazu gehören die *Puffersysteme, renale* und *respiratorische Regulationsvorgänge.* Damit ist die Lunge und deren Funktion wesentlich an der Konstanthaltung eines physiologischen Blut-pH-Werts beteiligt.

1.6.1 Regulationsmechanismen zur Konstanthaltung des Blut-pH

Puffersysteme

DEFINITION

Puffersysteme bestehen aus einer schwachen Säure, die H^+-Ionen freisetzen, und einer Base, die H^+-Ionen aufnehmen kann. Dadurch sind Puffersysteme in der Lage, pH-Schwankungen des Blutes innerhalb bestimmter Grenzen auszugleichen.

Zu den Puffersystemen, die pH-Schwankungen abfangen können, gehören:

- Das Bikarbonatpuffersystem
- Proteinpuffer (Plasmaproteine und Hämoglobin)
- Phosphatpuffer

Proteinpuffer und Phosphatpuffer werden zusammenfassend als **Nicht-Bikarbonat-Puffer** (kurz *NBP*) bezeichnet.

Das wichtigste Puffersystem ist das **Bikarbonatpuffersystem,** das etwa zwei Drittel der gesamten Pufferkapazität des Blutes ausmacht.

Überschüssige H^+-Ionen werden von der Pufferbase HCO_3^- (Bikarbonat) abgefangen. Zusammen bilden sie die Puffersäure H_2CO_3 (Kohlensäure). Diese wiederum zerfällt in H_2O und CO_2. Letzteres wird über die Lunge abgeatmet. Bei einem Mangel an H^+-Ionen wird die Abatmung von CO_2 reduziert. Es entsteht vermehrt Kohlensäure, die H^+-Ionen abgibt (➤ Abb. 1.14).

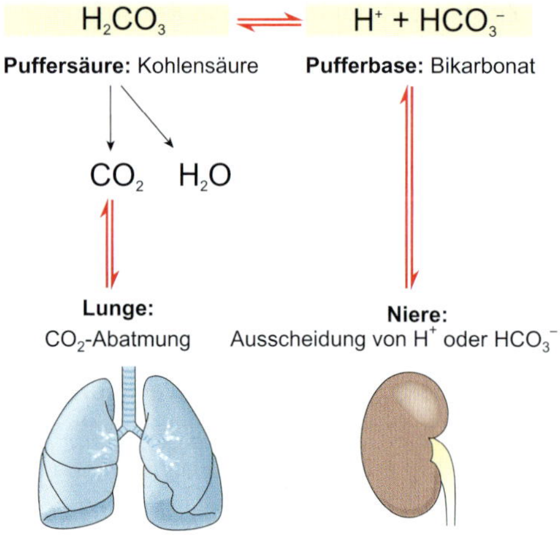

Abb. 1.14 Das Bikarbonatpuffersystem. [L157]

Respiratorische und metabolische Regulationsmechanismen

Eine erhöhte Konzentration von H^+-Ionen (↓ pH-Wert) im Blut führt direkt und indirekt über den entstehenden hohen pCO_2 zu einer **Stimulation des Atemzentrums** (➤ 1.5). Dies führt zur *Hyperventilation* (vertiefte Atmung, dadurch Steigerung der alveolären Ventilation), wodurch das überschüssige CO_2 abgeatmet wird. Umgekehrt hat ein erhöhter pH-Wert (verminderte H^+-Ionenkonzentration) eine *Hypoventilation* zur Folge.

Die **Nieren** können saure Stoffe aus dem Körper eliminieren, in dem sie H^+-Ionen im Austausch gegen Na^+-Ionen oder Bikarbonat mit dem Urin ausscheiden. Zudem können Wasserstoffionen in den Nieren an Ammoniak (NH_3, aus dem Aminosäurestoffwechsel) gebunden werden. Das so entstehende Ammonium (NH_4) wird ebenfalls mit dem Urin ausgeschieden. Schließlich können die Nieren Wasserstoffionen auch an Phosphat binden und damit ausscheiden.

Die **Leber** kann ebenfalls Bikarbonat produzieren oder (über die Synthese von Harnstoff) neutralisieren.

PFLEGEPRAXIS

Reaktionsgeschwindigkeit

Die **Atmung** reagiert schnell auf Veränderungen des pH-Werts. Die **Nieren** und die Leber **dagegen** reagieren langsamer und lang anhaltender. Die renalen Regulationsvorgänge stellen sich erst nach Stunden bis Tagen in vollem Umfang auf die Veränderungen des pH-Werts ein.

1.6.2 Störungen des Säure-Basen-Gleichgewichts

Sind die Regulationsmechanismen des Organismus überfordert, kann der pH-Wert des Blutes nicht mehr konstant gehalten werden. Ist der pH-Wert erniedrigt (↑ Konzentration von H^+-Ionen), liegt eine **Azidose** vor; ist der pH-Wert erhöht (↓ Konzentration von H^+-Ionen), handelt es sich um eine **Alkalose.** In beiden Fällen können respiratorische oder metabolische Störungen ursächlich sein. In manchen Fällen liegt eine kombinierte Störung zugrunde (➤ Abb. 1.15).

Respiratorisch bedingte Störungen des Säure-Basen-Gleichgewichts zeigen sich primär in einem veränderten p_aCO_2, **metabolisch** bedingte Störungen des Säure-Basen-Gleichgewichts in einer veränderten Bikarbonatkonzentration (➤ Abb. 1.16 und ➤ Tab. 1.4).

Azidose

DEFINITION

Azidose: Störung im Säure-Basen-Haushalt mit Abfall des pH-Werts im Blut unter 7,36. Nach *zeitlichem Verlauf* unterschieden in **akute** und **chronische,** nach *Ursache* unterschieden in **respiratorische** und **metabolische Azidosen.** Durch physiologische Gegenregulation kann die Störung kompensiert und der pH-Wert normalisiert werden (teilweise oder vollständig kompensierte Azidose).

Respiratorische Azidose

Eine **respiratorische Azidose** entsteht, wenn CO_2 nicht ausreichend abgeatmet werden kann, etwa aufgrund einer Lungenfunktionsstörung (➤ 2.1) oder einer Atemdepression (z.B. bei Opiatüberhang). Der p_aCO_2 im Blut steigt an, dadurch erhöht sich die H^+-Ionenkonzentration und der pH-Wert fällt ab. **Kompensatorisch** reagiert zunächst der Bikarbonatpuffer, nach einigen Stunden beginnt außerdem die Niere damit, vermehrt H^+-Ionen auszuscheiden. Die renalen Regulationsmechanismen funktionieren allerdings erst nach etwa 3–4 Tagen in vollem Umfang. Daher können sie bei einer akuten respiratorischen Azidose kaum wirksam werden. Eine akute respiratorische Azidose kann deshalb rasch bedrohliche Ausmaße annehmen und akut dekompensieren, wenn die Kapazität der Puffersysteme erschöpft ist. Bei einer chronischen respiratorischen Azidose dagegen kann die renale Kompensation so vollständig sein, dass das vermehrt anfallende CO_2 durch Bikarbonatretention ausgeglichen wird, d.h. der pH-Wert liegt dann noch im Normbereich (*metabolisch kompensierte respiratorische Azidose* ➤ Abb. 1.16).

Klinisch sind bei den betroffenen Patienten wegen der i.d.R. zugrunde liegenden Lungenfunktionsstörung die **Symptome** der respiratorischen Insuffizienz zu beobachten (➤ 2.4). Die **Therapie** besteht

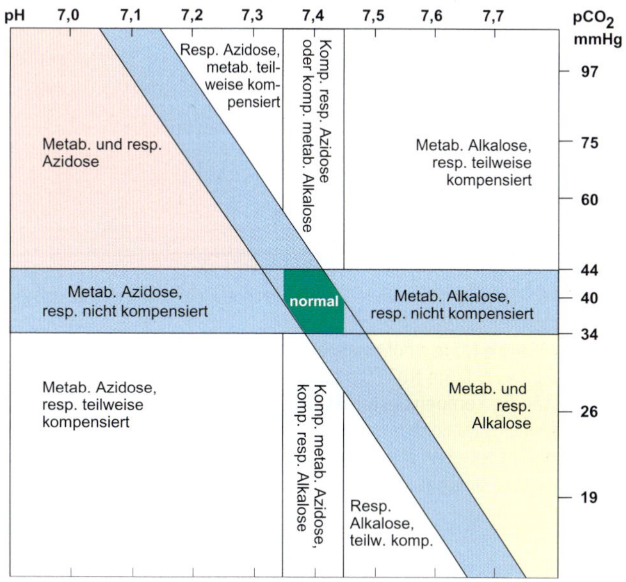

Abb. 1.15 Säure-Basen-Nomogramm. Der pH-Wert und der pCO_2 lassen Rückschlüsse auf die Art der Störung sowie den Grad der Kompensation zu. [L157]

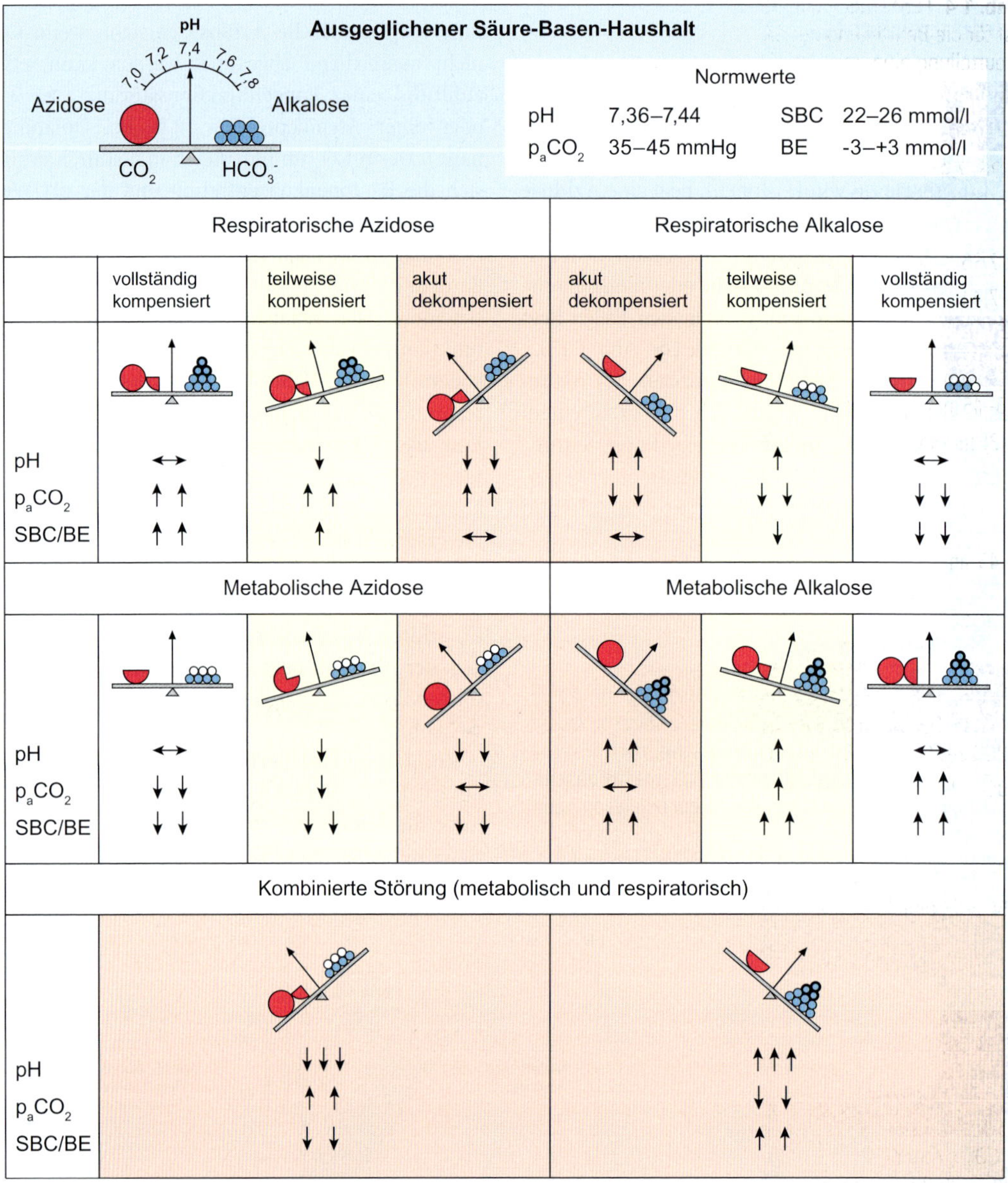

Abb. 1.16 Ausgeglichenes Säure-Basen-Gleichgewicht sowie respiratorische und metabolische Störungen.
↔ = normal
↑/↑ ↑ = über die Norm erhöht/stark erhöht
↓/↓ ↓ = unter die Norm erniedrigt/stark vermindert.
Bei **vollständig kompensierten Störungen** ist der pH durch physiologische Gegenregulation (Puffersysteme, respiratorische und renale Kompensationsmechanismen) wieder im Normbereich, pCO_2, Bikarbonat und BE sind jedoch verändert.
Faustregel: Metabolisch **M**iteinander → Bei nicht kompensierten metabolischen Störungen verändern sich pH, Bikarbonat und pCO_2 stets gleichsinnig. [L157]

Tab. 1.4 Fünf Fragen zur Interpretation des pH-, p_aCO_2- und SBC/BE-Werts. Der p_aO_2-Wert aus der Blutgasanalyse ist für die Beurteilung des Säure-Basen-Haushalts nicht relevant, jedoch entscheidend für die Oxygenierung und die Beurteilung einer respiratorischen Insuffizienz (➤ Kap. 2).

1. Wie hoch ist der pH-Wert? Liegt eine Azidose oder eine Alkalose vor?	
pH-Wert	Interpretation
7,36–7,44	• Säure-Basen-Haushalt ist ausgeglichen oder • Die primäre Störung ist vollständig kompensiert, z. B. metabolisch kompensierte resp. Azidose (siehe Frage 4)
< 7,36	Der pH-Wert ist erniedrigt → **Azidose** (evtl. teilweise kompensiert)
> 7,44	Der pH-Wert ist erhöht → **Alkalose** (evtl. teilweise kompensiert)
2. Wie hoch ist der p_aCO_2? Liegt eine respiratorische Störung vor?	
p_aCO_2	Interpretation
35–45 mmHg	Wert im Normbereich, keine primäre Störung der CO_2-Elimination
< 35 mmHg	Der p_aCO_2 Wert ist erniedrigt → **Hyperventilation.** Damit ist noch nicht geklärt, ob es sich um eine primäre respiratorische Störung handelt (respiratorische Alkalose) oder eine respiratorische Kompensation als Antwort auf eine primär metabolische Störung (siehe Frage 4)
> 45 mmHg	Der p_aCO_2 Wert ist erhöht → **Hypoventilation.** Damit ist noch nicht geklärt, ob es sich um eine primäre respiratorische Störung handelt (respiratorische Azidose) oder eine respiratorische Kompensation als Antwort auf eine primär metabolische Störung (siehe Frage 4)
3. Wie hoch sind SBC/BE? Liegt eine metabolische Störung vor?	
SBC/BE	Interpretation
SBC 22–26 mmol/l BE –3–+3 mmol/l	Werte im Normbereich, keine Störung im metabolischen System
SBC < 22 mmol/l BE < –3 mmol/l	Die Werte sind erniedrigt. Es liegt entweder eine primäre metabolische Störung vor (metabolische Azidose) oder eine primäre respiratorische Störung, die metabolisch kompensiert wird (metabolisch kompensierte respiratorische Alkalose; siehe Frage 4)
SBC > 26 mmol/l BE > +3 mmol/l	Die Werte sind erhöht. Es liegt entweder eine primäre metabolische Störung vor (metabolische Alkalose) oder eine primäre respiratorische Störung, die metabolisch kompensiert wird (metabolisch kompensierte respiratorische Azidose; siehe Frage 4)
4. Liegt eine teilweise oder vollständige Kompensation vor (d. h. der Organismus reagiert auf eine primäre Störung – Azidose oder Alkalose im respiratorischen oder metabolischen System – im jeweils anderen System gegenläufig, um die pH-Veränderung auszugleichen)?*	
Werte	Interpretation
p_aCO_2 > 45 mmHg SBC > 26/BE > +3 mmol/l pH < 7,36 oder > 7,44 pH 7,36–7,44	Das respiratorische System liegt im Bereich einer Azidose, das metabolische System im Bereich der Alkalose. Der Organismus versucht, die Störung zu kompensieren. Die Kompensation ist noch unvollständig, da der pH-Wert noch nicht im Normbereich liegt. Der pH-Wert liegt im Normbereich, d. h. die Kompensation ist vollständig.
p_aCO_2 < 35 mmHg SBC < 22/BE < –3 mmol/l pH < 7,36 oder > 7,44 pH 7,36–7,44	Das respiratorische System liegt im Bereich einer Alkalose, das metabolische System im Bereich der Azidose. Der Organismus versucht, die Störung zu kompensieren. Die Kompensation ist noch unvollständig, da der pH-Wert noch nicht im Normbereich liegt. Der pH-Wert liegt im Normbereich, d. h. die Kompensation ist vollständig.

Tab. 1.4 Fünf Fragen zur Interpretation des pH-, p_aCO_2- und SBC/BE-Werts. Der p_aO_2-Wert aus der Blutgasanalyse ist für die Beurteilung des Säure-Basen-Haushalts nicht relevant, jedoch entscheidend für die Oxygenierung und die Beurteilung einer respiratorischen Insuffizienz (➤ Kap. 2). *(Forts.)*

5. Liegt eine kombinierte Störung vor (beide Systeme im Bereich der Alkalose oder Azidose)? Hinweis: Kombinierte Störungen sind selten!	
Werte	Interpretation
p_aCO_2 > 45 mmHg SBC < 22/BE < –3 mmol/l pH < 7,36	Sowohl das respiratorische als auch das metabolische System liegen im Bereich einer Azidose, der pH-Wert ist entsprechend sauer. Diese Kombination kann z. B. auftreten bei Herzstillstand und nachfolgender kardiopulmonaler Reanimation (respiratorische Azidose aufgrund der Hyperkapnie, metabolische Azidose infolge Laktatazidose).
p_aCO_2 < 35 mmHg SBC > 26/BE > +3 mmol/l pH > 7,44	Sowohl das respiratorische als auch das metabolische System liegen im Bereich einer Alkalose, der pH-Wert ist entsprechend alkalisch. Diese Kombination kann z. B. auftreten bei Erkrankung/Therapie mit massivem Verlust von Magensäure (metabolische Alkalose) und gleichzeitiger Hyperventilationstetanie (respiratorische Alkalose).

* Welches System primär gestört ist bzw. in welchem System die Kompensation erfolgt, kann aus einer einzelnen BGA nicht interpretiert werden, hier muss das klinische Bild bzw. der Verlauf mehrerer BGAs betrachtet werden. Sehr selten liegen zwei gegenläufige Störungen vor, die unabhängig voneinander und nicht im Sinne einer Kompensation entstanden sind.

in der Behandlung der (meist pulmonalen) Grunderkrankung sowie – bei akuter respiratorischer Azidose oder akuter Dekompensation einer chronischen respiratorischen Azidose – der umgehenden Senkung des p_aCO_2 durch Verbesserung der alveolären Ventilation, ggf. durch maschinelle Beatmung bzw. beim beatmeten Patienten durch Anpassen der Beatmungsparameter und/oder der Beatmungsform.

Metabolische Azidose

Eine **metabolische Azidose** liegt vor, wenn die Ursache für die erhöhte H^+-Ionenkonzentration im Stoffwechsel liegt. Häufige Ursachen für metabolische Azidosen beim Intensivpatienten sind:

- *Laktatazidose.* Laktat (Milchsäure) entsteht, wenn Glukose *anaerob* abgebaut wird. Wichtigste Ursache dafür ist eine Gewebshypoxie, z. B. im Schock oder bei schwersten Lungenfunktionsstörungen.
- Akutes oder chronisches *Nierenversagen* mit nachfolgender Verminderung der renalen H^+-Ionen-Ausscheidung.
- *Ketoazidose.* Hierbei entstehen aufgrund einer gesteigerten Lipolyse (Verbrennung von Fett) die sauren Ketonkörper. Ursächlich ist häufig ein Insulinmangel (diabetische Ketoazidose).
- *Intoxikationen,* z. B. mit Salizylaten, Methanol oder Ethylenglykol.
- Starker *Bikarbonatverlust,* etwa bei massiver Diarrhö oder über ein Ileostoma.

Die Anhäufung saurer Stoffe im Blut bewirkt eine Steigerung des Atemantriebs. So wird vermehrt CO_2 (und damit H^+-Ionen) abgeatmet. Später setzen dann auch die renalen Kompensationsmechanismen ein, und die Niere scheidet vermehrt H^+-Ionen aus. Gelingt es, durch diese Mechanismen die Störung auszugleichen und den pH-Wert wieder zu normalisieren, liegt eine *(respiratorisch) kompensierte metabolische Azidose* vor.

Klinisch zeigen sich neben den **Symptomen** der Grunderkrankung (z. B. Schockzeichen bei Laktatazidose, Zeichen der Hyperglykämie bei der diabetischen Ketoazidose oder Zeichen der Niereninsuffizienz) meist auch eine Hyperventilation zur CO_2-Abatmung *(Kussmaul-Atmung)* sowie zerebrale Auswirkungen (Verwirrtheit, Muskelschwäche, zunehmende Bewusstseinseintrübung) und kardiovaskuläre Folgeerscheinungen (Tachykardie und ventrikuläre Herzrhythmusstörungen, Blutdruckabfall, später Bradykardie). Die klinischen Symptome sind umso stärker ausgeprägt, je rascher und stärker der pH-Wert abfällt.

Die **Therapie** besteht vorrangig in der Behandlung der Grunderkrankung. Ist diese rasch beeinflussbar, gleicht sich die Azidose meist spontan aus.

Ansonsten ist bei extrem niedrigen pH-Werten eine medikamentöse Pufferung erforderlich. Diese erfolgt i. d. R. mit 8,4-prozentigem Natriumbikarbonat ($NaHCO_3^-$) nach folgendem Schema:

$$\text{Negativer BE} \times \text{kg KG} \times 0{,}3 = \text{mmol } NaHCO_3^-$$

Von der so errechneten Menge wird zunächst die Hälfte verabreicht (um eine Überkorrektur zu vermeiden, die entstehen kann, wenn medikamentös gepuffert wird und gleichzeitig die körpereigenen Regulationsmechanismen „anlaufen"). Dann erfolgt eine Blutgasanalyse. Von den Ergebnissen der BGA hängt es ab, ob nochmals Pufferlösung gegeben werden muss.

In seltenen Fällen (insbesondere bei Hypernatriämie) wird statt Natriumbikarbonat natriumfreier THAM-Puffer (Trometamol, Tris-Puffer) verwendet.

VORSICHT!

Natriumbikarbonat und Katecholamine *nicht* gemischt oder gleichzeitig über einen gemeinsamen Venenzugang verabreichen, da es ansonsten zu einem **unkontrollierbaren Wirkungsverlust der Katecholamine** kommt. Wegen der hohen Osmolarität von 2 000 mosm/l soll die 8,4-prozentige Natriumbikarbonatlösung über einen zentralvenösen Katheter verabreicht werden.

Eine **zu rasche und/oder übermäßige Pufferung der Azidose** kann zu Herzrhythmusstörungen durch Hypokaliämie führen (K^+-Ionen, die zuvor im Austausch mit H^+-Ionen vom Intra- in den Extrazellulärraum gewandert sind, wandern zurück in den Intrazellulärraum. Dadurch sinkt der Kaliumspiegel im Blut). Bei Überkorrektur der Azidose wird darüber hinaus Kalium zusammen mit dem überschüssigen Bikarbonat über die Niere ausgeschieden.

Alkalose

DEFINITION

Alkalose: Störung im Säure-Basen-Haushalt mit Anstieg des pH-Werts im Blut > 7,44. Nach *zeitlichem Verlauf* unterschieden in **akute** und **chronische,** nach der *Ursache* in **respiratorische** und **metabolische Alkalosen**. Durch physiologische Gegenregulation kann die Störung kompensiert und der pH-Wert im Normbereich gehalten werden (kompensierte Alkalose).

Respiratorische Alkalose

Der **respiratorischen Alkalose** liegt eine *alveoläre Hyperventilation* zugrunde. Dabei atmet der Patient vermehrt CO_2 ab, dadurch sinkt die H^+-Ionenkonzentration und der pH-Wert steigt an. Mögliche Ursachen sind eine psychisch oder hirnorganisch bedingte Atemstimulation (z. B. bei extremer Angst, Schädel-Hirn-Trauma, Tumoren oder Entzündungen des ZNS) sowie eine akute Hypoxie („Bedarfshyperventilation", z. B. bei einer Lungenembolie). Die alveoläre Hyperventilation kann auch therapeutisch gewollt sein, etwa bei einer kontrollierten Hyperventilation zur Senkung des Hirndrucks, oder durch eine Fehleinstellung des Respirators (z. B. zu hohes Atemzugvolumen, ➤ 3.2.1) verursacht werden.

Klinisch stehen die **Symptome** der auslösenden Grunderkrankung im Vordergrund. Beim nicht beatmeten Patienten mit psychogen bedingter Hyperventilation liegt evtl. eine *Hyperventilationstetanie* vor (Pfötchenstellung, Kribbeln der Hände). Diese entsteht durch Abnahme der Kalziumionen im Blut (relativer Mangel an Ca^{++} durch Fehlverteilung in Folge der pH-Wert-Verschiebung).

Die **Therapie** besteht in der Behandlung der zugrunde liegenden Erkrankung. Ggf. ist eine Sedierung zur Dämpfung des gesteigerten Atemantriebs erforderlich.

Metabolische Alkalose

Metabolische Alkalosen entstehen meist durch *Säureverlust* aus dem Gastrointestinaltrakt (z. B. Verlust von saurem Magensaft durch massives Erbrechen oder über eine Magensonde), in Folge einer Diuretikatherapie oder eines schweren Kaliummangels. Auch eine *übermäßige Zufuhr von Bikarbonat* kann eine metabolische Alkalose verursachen. Diese wird vom Körper zunächst respiratorisch kompensiert: Der Patient atmet weniger CO_2 ab (kompensatorische Hypoventilation), der p_aCO_2 und die H^+-Ionenkonzentration steigen, der pH-Wert sinkt. Klinisch stehen neben den **Symptomen** der Grunderkrankung meist auch Symptome der begleitenden Hypokaliämie im Vordergrund (mit Verlust von saurem Magensaft geht auch ein hoher Kaliumverlust einher; zudem ist eine Hypokaliämie wichtige Nebenwirkung einer Diuretikabehandlung).

1

VORSICHT!

Die meist zusammen mit der metabolischen Alkalose auftretende **Hypokaliämie** kann Herzrhythmusstörungen hervorrufen, die insbesondere bei kardialen Vorerkrankungen rasch lebensbedrohlich werden können.

Therapie: Substitution von Kalium und Chlorid (Säureverlust geht meist mit Chloridverlust einher). Ggf. werden Diuretika reduziert, umgesetzt (kaliumsparende Präparate) oder abgesetzt. Selten: Pufferung mit Salzsäure, Arginin- oder Lysinhydrochlorid.

KAPITEL

2 Respiratorische Insuffizienz

Gottfried Scheuermann

2

DEFINITION

Respiratorische Insuffizienz (*Ateminsuffizienz*): Störung der Atmung mit Unfähigkeit des Atmungssystems, die arteriellen Blutgase im Normbereich zu halten. Unterschieden nach:
- Dem **Ausmaß** in *Partial-* und *Globalinsuffizienz.*
- Der **Ursache** der Störung in Ventilations-, Diffusions-, Perfusions- oder Verteilungsstörungen.
- Dem **zeitlichen Verlauf** in *akute* und *chronische* respiratorische Insuffizienz.
- Der **Manifestation** in *latente* und *manifeste* respiratorische Insuffizienz.

2.1 Einteilung

Partial- und Globalinsuffizienz

Das **respiratorische System** (*Atmungssystem* ➤ 1.1) besteht aus zwei Kompartimenten, die unabhängig voneinander eingeschränkt sein bzw. versagen können:
1. Das *gasaustauschende System* (Atemwege, Lunge und Pleura)
2. Das *ventilierende System* (Atempumpe, d. h. Atemzentrum, zentrale und periphere Nerven sowie Atemmuskulatur)

DEFINITION

Hypoxämie: Verminderung des Sauerstoffpartialdrucks (pO_2) im arteriellen Blut (p_aO_2 < 70 mmHg) unter den Normwert (➤ Tab. 2.12). Zieht nicht zwangsläufig eine Hypoxie nach sich, da i. d. R. die Sauerstoffausschöpfung (➤ 1.4.2) gesteigert werden kann.
Hypoxie: Minderversorgung des Gesamtorganismus oder bestimmter Körperabschnitte mit Sauerstoff. Kann durch Hypoxämie, aber auch durch Anämie oder Ischämie (Durchblutungsstörung) bedingt sein.
Hyperkapnie: Erhöhung des arteriellen CO_2-Partialdrucks auf > 45 mmHg.
Hypokapnie: Verminderter arterieller CO_2-Partialdruck (< 35 mmHg).

Bei der **pulmonalen Insuffizienz** (auch **respiratorische Partialinsuffizienz** oder *respiratorische Insuffizienz Typ I*), ist das gasaustauschende System gestört (➤ Abb. 2.1). Die Blutgasanalyse zeigt eine **Hypoxämie:** Der arterielle pO_2 ist unter 70 mmHg (bei Raumluftatmung) abgefallen, der p_aCO_2 ist dabei normal (*Normokapnie*) oder – bei Patienten die kompensatorisch hyperventilieren – leicht erniedrigt (*Hypokapnie*). Diese Form der respiratorischen Insuffizienz wird daher auch als *hypoxische* oder *oxygenatorische Insuffizienz* bezeichnet.

Bei der **ventilatorischen Insuffizienz** (auch **respiratorische Globalinsuffizienz,** *respiratorische Insuffizienz Typ II, hyperkapnische respiratorische Insuffizienz* oder *ventilatorisches Pumpversagen*) ist das ventilierende System gestört (➤ Abb. 2.1). Dadurch ist sowohl die CO_2-Abatmung als auch die O_2-Aufnahme gestört. In der Folge steigt der p_aCO_2 im arteriellen Blut an *(Hyperkapnie),* der p_aO_2 sinkt ab *(Hypoxämie).*

WICHTIG

Differenzierung wichtig für Therapie

Die Differenzierung in pulmonale und ventilatorische Insuffizienz ist entscheidend für die Therapie der respiratorischen Insuffizienz. Sie erfolgt anhand der Blutgasanalyse (➤ 2.5.1):
Pulmonale Insuffizienz (Partialinsuffizienz): *Hypoxämie* und *Normo-* oder *Hypokapnie:* p_aO_2 < 70 mmHg (bei Raumluft), p_aCO_2 normal oder etwas erniedrigt.
Ventilatorische Insuffizienz (Globalinsuffizienz): *Hypoxämie* und *Hyperkapnie:* p_aO_2 < 70 mmHg (bei Raumluft), p_aCO_2 > 45 mmHg.

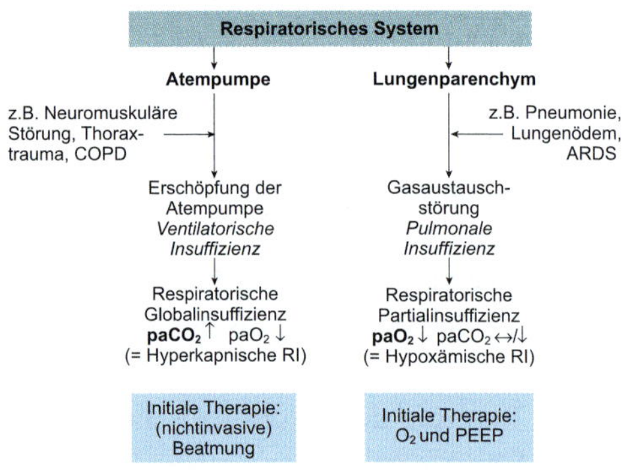

Abb. 2.1 Pulmonale und ventilatorische Insuffizienz im Vergleich. Die Unterscheidung in pulmonale und ventilatorische Insuffizienz erfolgt anhand der Blutgasanalyse (➤ 2.5.1). Die Differenzierung ist entscheidend für die Therapie der respiratorischen Insuffizienz. [L190]

Akute und chronische, latente und manifeste respiratorische Insuffizienz

Die **akute respiratorische Insuffizienz** (ARI) entwickelt sich rasch, eventuell innerhalb weniger Minuten, z. B. bei einem Schädel-Hirn- oder einem Thoraxtrauma. Die **chronische respiratorische Insuffizienz** (CRI) dagegen entwickelt sich langsam über einen längeren Zeitraum hinweg. Ihr liegen meist chronische Erkrankungen der Atmungsorgane zugrunde, z. B. ein Lungenemphysem. Daher ist die chronische respiratorische Insuffizienz meist das Endstadium einer chronischen Lungenerkrankung.

In aller Regel sind bei einer chronischen respiratorischen Insuffizienz in der BGA **Kompensationen** des Körpers erkennbar, z. B. ein erhöhtes Bikarbonat zum Ausgleich einer respiratorischen Azidose (bei intakter Nierenfunktion) oder hohe Hämoglobin- bzw. Hämatokritwerte zum Ausgleich der Hypoxie.

Eine **latente respiratorische Insuffizienz** zeigt sich nur unter Belastung, während die **manifeste respiratorische Insuffizienz** auch in Ruhe besteht.

Die respiratorische Insuffizienz – insbesondere die akute respiratorische Insuffizienz (ARI) und die akute Dekompensation einer chronischen Lungenerkrankung – ist ein zentrales Problem in der Intensivmedizin und eine der wichtigsten Ursachen dafür, dass ein Patient intensivmedizinisch behandelt und maschinell beatmet werden muss.

2.2 Ursachen einer respiratorischen Insuffizienz

Für den pulmonalen Gasaustausch sind die Funktion und das Zusammenspiel der drei Faktoren **Ventilation** (Belüftung der Alveolen), **Diffusion** (Gasaustausch zwischen Alveole und Lungenkapillare) und **Perfusion** (Lungendurchblutung) entscheidend (➤ 1.4). Erkrankungen können dazu führen, dass ein einzelner Faktor oder mehrere gleichzeitig gestört sind. Entsprechend werden **Ventilations-, Diffusions-** und **Perfusionsstörungen** sowie **Störungen des Ventilations-Perfusionsverhältnisses** (Verteilungsstörungen) unterschieden.

2.2.1 Ventilationsstörungen

DEFINITION

Ventilationsstörung: Respiratorische Insuffizienz durch unzureichende Belüftung der Lunge mit dadurch bedingter **alveolärer Hypoventilation** (alveoläre Ventilation ➤ 1.3.4).

Die Ursachen für eine alveoläre Hypoventilation sind vielfältig und können eingeteilt werden in Störungen bei gesundem Lungenparenchym (Beeinträchtigung des Atemantriebs oder der Atemmuskulatur) und Störungen infolge einer obstruktiven oder restriktiven Lungenerkrankung.

Zentrale Atemdepression und peripher-neuromuskuläre Störungen

Häufige **Ursachen** für eine **zentrale Atemdepression** sind:

- *Erhöhter Hirndruck,* z. B. infolge eines Schädel-Hirn-Traumas, eines Hirnödems oder eines Hirntumors (➤ 9.2)
- *Entzündliche Erkrankungen des Gehirns,* z. B. ein Hirnabszess oder eine Enzephalitis
- *Hirninfarkt*
- *Medikamentenwirkungen* (auch Intoxikationen), z. B. von Sedativa und Opioiden
- *Schlafapnoesyndrom*
- *Eklampsie*

Bei den **peripher-neuromuskulären Störungen** kann der Atemimpuls nicht vom Atemzentrum zur Atemmuskulatur übertragen werden oder es bestehen Erkrankungen/Verletzungen der Atemmuskeln. Mögliche Ursachen dafür sind z. B.:

- *Hohe Querschnittslähmung* (ab C4 aufwärts; hier entspringt der Plexus cervicalis, dessen wichtigster Nerv – der N. phrenicus – das Zwerchfell innerviert ➤ 1.3.1)
- *Entzündliche Veränderungen peripherer Nerven,* z. B. bei Polyneuritis (Entzündung und Degeneration peripherer Nerven), Polyradikulitis (Polyneuritis mit Entzündung der Spinalnervenwurzeln), Poliomyelitis (epidemische spinale Kinderlähmung) oder Guillain-Barré-Syndrom (ursächlich ungeklärte Entzündung der peripheren Nerven und Spinalganglien mit Sensibilitätsstö-

rungen, rasch aufsteigenden Lähmungen und vegetativen Störungen)

- *Zwerchfellerkrankungen bzw. -verletzungen*
- *Toxinwirkung,* z. B. Botulismus oder Tetanus
- *Myasthenia gravis* (Autoimmunerkrankung mit Bildung von Autoantikörpern, welche die Azetylcholinrezeptoren der motorischen Endplatte blockieren)
- *Muskelrelaxanzien* (➤ Tab. 6.7)

Obstruktive und restriktive Ventilationsstörungen

Bei **obstruktiven Ventilationsstörungen** ist der endobronchiale Strömungswiderstand (Resistance ➤ 1.3.5) erhöht, z. B. infolge eines Asthma bronchiale oder einer chronischen Bronchitis (➤ 2.3.2). Dadurch kommt es zu einer ungleichmäßigen Belüftung der Alveolen, d. h. manche Lungenabschnitte werden besser, manche schlechter belüftet (➤ Abb. 2.2), und zu einer zunehmenden Lungenüberblähung.

Bei **restriktiven Ventilationsstörungen** ist die Dehnbarkeit von Lunge und Thorax (Compliance ➤ 1.3.5) vermindert. Mögliche Ursachen sind z. B. ein Pleuraerguss, eine Lungenfibrose, ausgedehnte Pleuraschwarten, ein Pneumo- oder Hämatothorax (➤ 2.3.11), ein ARDS (➤ 2.3.4) oder eine ausgeprägte Thoraxdeformität, z. B. eine Kyphoskoliose.

Bei **Atelektasen** sind einzelne Lungenbereiche nicht belüftet (Verteilungsstörungen ➤ 2.2.4).

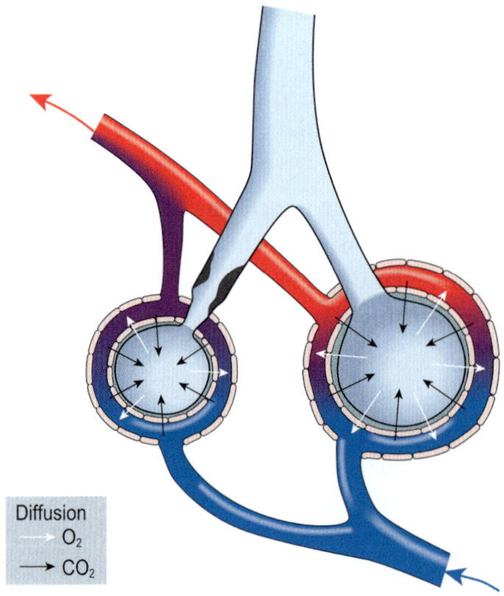

Abb. 2.2 Ventilationsstörung bei Atemwegsobstruktion (schematische Darstellung). Durch die Atemwegsobstruktion kommt es zur Minderbelüftung des betroffenen Alveolarabschnitts (links), dadurch kann das daran vorbeifließende Blut nur unzureichend mit Sauerstoff gesättigt werden. Die Alveole rechts ist normal belüftet. [L190]

2.2.2 Diffusionsstörungen

DEFINITION

Diffusionsstörung: Respiratorische Insuffizienz durch Verminderung der Diffusion von O_2 und CO_2 durch die alveolokapilläre Membran (➤ 1.2.2; *Diffusionskapazität* ➤ 1.4.1).

In aller Regel ist nur die Diffusion von Sauerstoff gestört, da Kohlendioxid sehr viel leichter (ca. 20-mal besser) durch die alveolokapilläre Membran diffundieren kann. **Ursache** ist in den meisten Fällen eine Verlängerung der Diffusionsstrecke, seltener eine Verminderung der gesamten Gasaustauschfläche mit Verkürzung der Kontaktzeit.

Verlängerung der Diffusionsstrecke

Eine **Verlängerung der Diffusionsstrecke** (*alveolokapillärer Block*) liegt vor, wenn die normalerweise sehr dünne alveolokapilläre Membran (➤ 1.2.2) verdickt ist (➤ Abb. 2.3). Trotz hoher Partialdruckdifferenz kann dann nicht ausreichend Sauerstoff in die Kapillare diffundieren. Häufige Ursachen hierfür sind ein Lungenödem, etwa infolge einer Linksherzinsuffizienz, ein ARDS (➤ 2.3.4) oder eine interstitielle Pneumonie (➤ 2.3.1). Selten ist eine Lungenfibrose (bindegewebiger Umbau des Lungenparenchyms) ursächlich.

Verkürzung der Kontaktzeit

Erkrankungen, die mit einer **Verminderung der gesamten Gasaustauschfläche** einhergehen, z. B. ein Lungenemphysem oder eine Lungenfibrose, können dazu führen, dass das Kapillarstrombett der Lunge abnimmt. Daraus resultiert dann eine beschleunigte

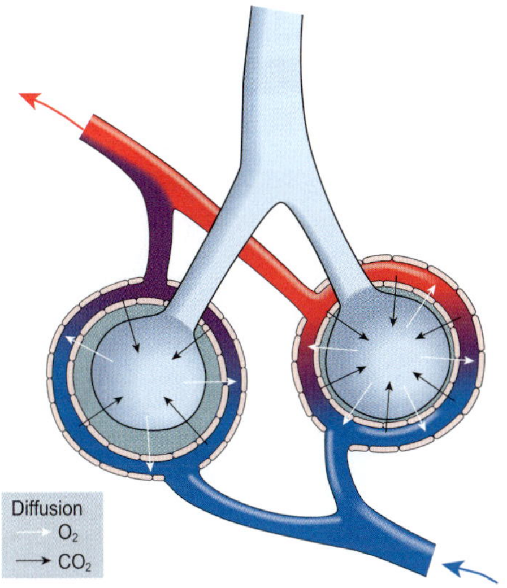

Abb. 2.3 Diffusionsstörung bei Verdickung der alveolokapillären Membran, z. B. bei interstitiellem Lungenödem (links). Je dicker die alveolokapilläre Membran, desto schlechter können O_2 und CO_2 hindurch diffundieren. Die Alveole rechts zeigt eine normal dicke alveolokapilläre Membran. [L190]

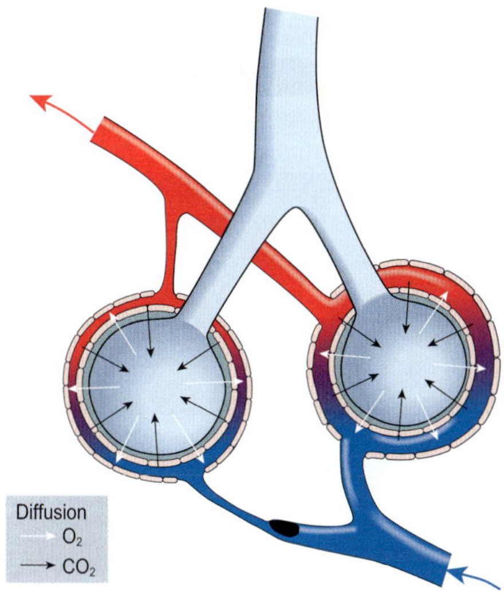

Abb. 2.4 Perfusionsstörung und alveoläre Totraumventilation (links). Die Alveole ist zwar belüftet, aber kaum durchblutet, daher nimmt die Alveolarluft kaum am Gasaustausch teil. Rechts eine normal durchblutete Alveole. [L190]

Strömungsgeschwindigkeit des Blutes im Lungenkreislauf, d. h. die *Kontaktzeit* des einzelnen Erythrozyten an der alveolokapillären Membran ist verkürzt. Die Sauerstoffsättigung des Blutes nimmt daher ab.

2.2.3 Perfusionsstörungen

DEFINITION

Perfusionsstörung: Respiratorische Insuffizienz infolge verminderter Lungendurchblutung.

Bei einer **Perfusionsstörung** sind die Alveolen zwar belüftet, aber nur schlecht oder gar nicht durchblutet, und nehmen deshalb kaum oder gar nicht am Gasaustausch teil (➤ Abb. 2.4). So entsteht die **alveoläre Totraumventilation** (➤ 1.3.4), d. h. die Belüftung nicht perfundierter Lungenabschnitte. Mögliche **Ursachen** für Perfusionsstörungen sind eine Lungenembolie, Kompression von Lungenkapillaren durch sehr hohen Beatmungsdruck oder ein Abfall des Herzzeitvolumens (etwa infolge einer Rechtsherzinsuffizienz oder eines massiven Volumenmangels). Je nach Ausmaß der Perfusionsstörung kann durch die Stenose auch der Blutfluss auf der arterialisierten Seite reduziert sein. Zudem kann durch den Rückstau des Blutes eine rechtsventrikuläre Druckbelastung (akutes Cor pulmonale) entstehen.

2.2.4 Störungen des Ventilations-Perfusionsverhältnisses

Störungen des Ventilations-Perfusionsverhältnisses (*Verteilungsstörungen*) liegen vor, wenn das physiologische Verhältnis von Lungenbelüftung und -durchblutung (➤ 1.4.3) über- oder unterschritten wird (➤ Tab. 2.1). Im Extremfall ist das Ventilations-Perfusionsverhältnis 0 (bei Totalatelektase der gesamten Lunge) oder unendlich (bei völliger Unterbrechung der Lungendurchblutung).

Tab. 2.1 Das physiologische Ventilations-Perfusionsverhältnis und Verteilungsstörungen (Störungen des Ventilations-Perfusionsverhältnisses, ➤ 1.4.3). Die Ventilation wird mit $\dot{V}$ bezeichnet, die Perfusion mit $\dot{Q}$. [Bild: L190]

$V/Q > 0{,}8$	$V/Q \approx 0{,}8$	$V/Q < 0{,}8$
Ventilations-Perfusionsverhältnis erhöht **(Totraumventilation)**	Physiologisches Ventilations-Perfusionsverhältnis	Ventilations-Perfusionsverhältnis vermindert **(pulmonaler Shunt)**
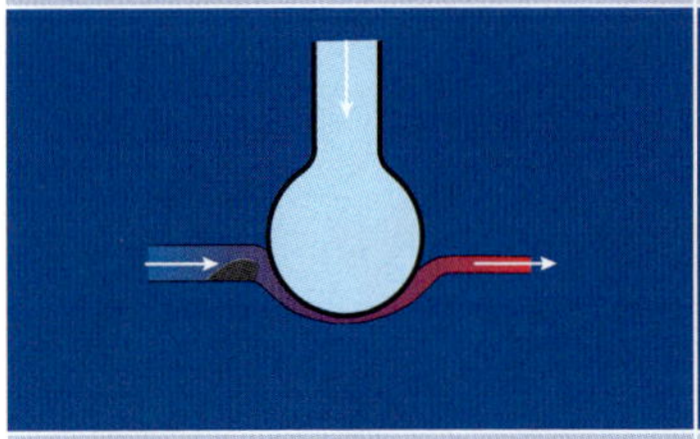	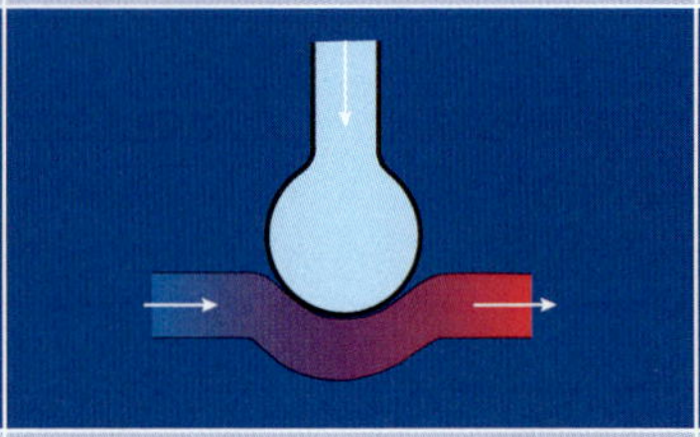	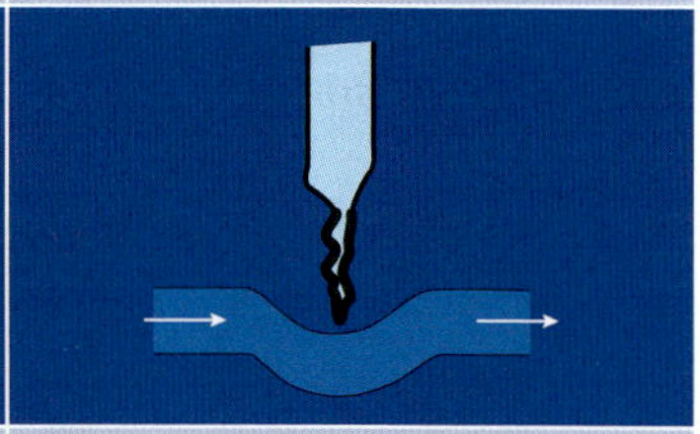
Alveoläre Ventilation normal, Durchblutung vermindert	Alveoläre Ventilation und Durchblutung genau aufeinander abgestimmt	Alveoläre Ventilation vermindert, Durchblutung normal

Atelektasen

DEFINITION

Atelektasen: Nicht belüftete Lungenabschnitte, in denen die Alveolen kollabiert sind, d. h. die Alveolarwände liegen aneinander.

Atelektasen werden anhand ihres Entstehungsmechanismus, ihrer Lage in der Lunge und ihrer Ausdehnung unterschieden.

- Bei Erwachsenen werden **Obturations**(Verstopfungs-)**atelektasen** von **Kompressionsatelektasen** unterschieden. Obturationsatelektasen entstehen durch Verlegung der Atemwege mit Schleim, Blut oder Fremdkörpern und nachfolgender Resorption der Luft aus den betroffenen Alveolen. Bei Kompressionsatelektasen führt Druck von außen auf die Atemwege (etwa durch einen Erguss, große Emphysemblase, Zwerchfellhochstand oder Tumor) dazu, dass die abhängigen (d. h. hinter dem betroffenen Bronchialabschnitt liegenden) Alveolen nicht mehr belüftet werden.
- Sind plattenförmige Lungenbezirke atelektatisch verändert, spricht man von **Plattenatelektasen.** Diese liegen meist in den basalen Lungensegmenten und verlaufen horizontal oder schräg. Bei **Segmentatelektasen** ist ein Segmentbronchus, bei **Lappenatelektasen** ein Lappenbronchus verschlossen. Extremform ist die **Totalatelektase,** bei der ein Lungenflügel überhaupt nicht belüftet ist. Dies kann z. B. auch Folge einer einseitigen Intubation sein (➤ 6.12.1).

Mikroatelektasen sind kleinste Atelektasen, die häufig durch intra- und postoperative Hypoventilation entstehen und die sich im Gegensatz zu den anderen Formen von Atelektasen im Röntgenbild lediglich durch einen Zwerchfellhochstand zeigen. Alle anderen radiologischen Zeichen einer Atelektase fehlen.

Pulmonaler Rechts-Links-Shunt

DEFINITION

Pulmonaler Rechts-Links-Shunt *(Shunt = Nebenschluss, Kurzschlussverbindung):* Blutmenge, die vom rechten zum linken Herzen fließt, ohne am Gasaustausch teilzunehmen.

Werden einzelne Lungenbereiche nicht ausreichend belüftet, so kann sich das an diesen Bereichen vorbeifließende Kapillarblut kaum oder gar nicht mit Sauerstoff sättigen, d. h. es fließt „ungenutzt" an den Alveolen vorbei. So entsteht ein **pulmonaler Rechts-Links-Shunt** (➤ Tab. 2.1).

Das schlecht sauerstoffgesättigte Blut aus den minderbelüfteten Lungenabschnitten fließt nach Passage des Kapillarstrombetts mit dem gut sauerstoffgesättigten restlichen Blut in den Lungenvenen zusammen. Dadurch sinkt der Sauerstoffpartialdruck im Blut insgesamt ab.

Ein Maß für den pulmonalen Rechts-Links-Shunt ist die alveoloarterielle Sauerstoffpartialdruck-Differenz (kurz $AaDO_2$, ➤ 1.4.1) oder – falls der Luftdruck nicht bekannt ist – der **Oxygenierungsindex** (Horrowitz-Index), der aus dem arteriellen Sauerstoffpartialdruck (p_aO_2) und der inspiratorischen Sauerstoffkonzentration (FiO_2) errechnet wird:

$$\text{Oxygenierungsindex} = \frac{p_aO_2}{F_iO_2}$$

Der **Normalwert des Oxygenierungsindexes** liegt bei Lungengesunden altersabhängig zwischen 350–450, er gilt als pathologisch, wenn er unter 300 abfällt.

2.3 Respiratorische Insuffizienz: Häufige Erkrankungen von Lunge und Thorax

Zahlreiche Erkrankungen und Verletzungen von Lunge und/oder Brustkorb können zur respiratorischen Insuffizienz führen. Die auf der Intensivstation häufig anzutreffenden Erkrankungen und Verletzungen sind hier jeweils im Überblick dargestellt. Detaillierte Informationen zu den einzelnen Erkrankungen oder Verletzungen entnehmen Sie bitte der entsprechenden Fachliteratur.

2.3.1 Pneumonie

DEFINITION

Pneumonie: Entzündung des Lungenparenchyms, meist durch Bakterien, Pilze oder Viren (infektiöse Pneumonie), seltener allergisch, chemisch oder physikalisch bedingt (nichtinfektiöse Pneumonie).

Pneumonien werden eingeteilt anhand von Krankheitsentstehung, Befallstyp und klinischem Verlauf in:

- **Primäre** (d.h. als eigenständige Erkrankung auftretende) und **sekundäre** (d.h. als Komplikation einer anderen Erkrankung auftretende) **Pneumonien**
- **Bronchopneumonien** (Entzündung betrifft die Bronchiolen und das umliegende Gewebe), **Lobärpneumonien** (Entzündung betrifft einen Lungenlappen), **interstitielle Pneumonie** (häufigste Form, Entzündung betrifft vor allem das Lungeninterstitium, d.h. die dünne Schicht zwischen Alveolen und Kapillaren) und **Pleuropneumonie** (Entzündung betrifft nicht nur die Lunge, sondern auch die Pleura)
- **Typische Pneumonie** mit akut einsetzenden Symptomen und **atypische Pneumonie** mit langsam einsetzenden und weniger stark ausgeprägten Symptomen

Weiter werden Pneumonien eingeteilt abhängig davon, wo sie erworben wurden, sowie vom Immunstatus des Patienten („Pneumonie-Triade" ➤ Tab. 2.2). Wichtige Untergruppe der nosokomia-

Tab. 2.2 Einteilung der Pneumonien anhand der „Pneumonie-Triade" [2].

Bezeichnung der Pneumonie	Ort des Erwerbs	Immunstatus des Patienten
Ambulant erworbene Pneumonie (*Community-Acquired Pneumonia*, **CAP**)*	Außerhalb des Krankenhauses („zu Hause")	Immunkompetent
Nosokomial erworbene Pneumonie: (*Hospital-Acquired Pneumonia*, **HAP**)**	Im Krankenhaus (> 48 Std. nach Krankenhausaufnahme)	Immunkompetent
Pneumonie unter Immunsuppression (*Pneumonia in the Immunosuppressed Host*)	Im oder außerhalb des Krankenhauses	Schwere Immunsuppression

Sonderfälle sind **Aspirations**- und **Retentionspneumonien**, Pneumonie in Zusammenhang mit **Fernreisen** und Pneumonien im Rahmen von **Epidemien.**

* Die ambulant erworbene Pneumonie mit erhöhtem Risiko für nosokomiale bzw. multiresistente Erreger betrifft Patienten, die in den letzten 6 Monaten stationär behandelt wurden.

** Die im Pflege- oder Seniorenheim erworbene Pneumonie (**NHAP**, d.h. *Nursing-Home-Aquired Pneumonia*) ist - besonders bei Bettlägrigkeit - mit erhöhter Letalität assoziiert.

len Pneumonie ist die **VAP** (*ventilatorassoziierte Pneumonie,* auch *Beatmungspneumonie*) ➤ 5.1.1.

Beatmungspneumonie, Ätiologie und Prävention ➤ 5.1.1

Prädisponierende Faktoren für eine nosokomiale Pneumonie in der Intensivmedizin

Besonders gefährdet für eine nosokomiale Pneumonie sind Patienten, die folgende **Kriterien** aufweisen:

- Hohes Lebensalter (> 65 Jahre)
- Immobilität
- Vorbestehende schwere Grunderkrankung, die mit einer Einschränkung der Immunabwehr und/oder einer Eintrübung des Bewusstseins einhergeht
- Vorerkrankung des Respirationstrakts
- Nikotinabusus
- Herzinsuffizienz
- Schluckstörung mit Aspirationsgefahr
- Z. n. thorakalen und/oder abdominalen operativen Eingriffen
- Intubation und maschinelle Beatmung (wichtigster Risikofaktor)

Eine sepsisinduzierte Hypotonie, akute respiratorische Insuffizienz, akute Niereninsuffizienz, erhöhtes Bilirubin, erniedrigte Thrombozythenzahl, ein INR > 1,5 und eine akute Bewusstseinsstörung gehen mit einer erhöhten Letalität einher.

PFLEGEPRAXIS

Pneumonie bei invasiver Beatmung

Die **nosokomiale Pneumonie** ist eine häufige Komplikation des Patienten auf der Intensivstation. Besonders gefährdet sind invasiv beatmete Patienten (d. h. Patienten, die über Tubus oder Trachealkanüle beatmet werden), und zwar umso mehr, je *länger* die Beatmung andauert und je *invasiver* die Beatmung gewählt werden muss. Man geht heute davon aus, dass ca. 24 Stunden nach der Intubation eine Kolonisation der Atemwege stattgefunden hat und etwa 10 % aller beatmeten Patienten während der Beatmungstherapie an einer Pneumonie erkranken (*Beatmungspneumonie,* auch *respirator-* oder *ventilatorassoziierte Pneumonie,* kurz *VAP*).

Symptome und Diagnostik

Die **typische Pneumonie** zeigt sich neben Allgemein- oder neurologischen Symptomen (Desorientierheit bei älteren Patienten) durch Dyspnoe, Tachykardie, evtl. arterielle Hypotonie, rasch einsetzendes hohes Fieber, Schüttelfrost, Husten (später mit eitrigem Trachealsekret, das evtl. durch Blutbeimengungen rötlich-braun gefärbt ist) und atemabhängige Schmerzen (bei begleitender Pleuritis). Bei der körperlichen Untersuchung sind inspiratorische Rasselgeräusche und Bronchialatmen auskultierbar, der Klopfschall über dem betroffenen Lungenabschnitt ist gedämpft. Bei der **atypischen Pneumonie** setzen die Symptome langsam ein, das Allgemeinbefinden des Patienten ist insgesamt weniger stark beeinträchtigt. Abhängig von Ausmaß und Schwere der Pneumonie treten die Zeichen der respiratorischen Insuffizienz hinzu (➤ 2.4).

Die **Diagnostik** umfasst Röntgen-Thorax (Verschattungen?), thorakalen Ultraschall, Blutbild (Leukozytose?), PCT und CRP sowie Erregernachweis (z. B. in Trachealsekret oder Pleurapunktat, Blutkultur).

WICHTIG

CRB-65-Index

Verschiedene Scores ermöglichen die Erfassung des Schweregrads einer ambulant erworbenen Pneumonie und damit auch die Einschätzung des Letalitätsrisikos. Überwiegend eingesetzt wird der vergleichsweise einfache **CRB-65-Index**, der das Vorliegen von **4 Kriterien** überprüft:

- Bewusstseinseintrübung/Verwirrtheit (**C**onfusion)
- Atemfrequenz (**R**espiratory Rate) ≥ 30/min
- **B**lutdruck, systolische ≤ 90 mmHg oder diastolische ≤ 60 mmHg
- Alter ≥ **65** Jahre

Für jedes Kriterium, das erfüllt ist, wird ein Punkt vergeben, d. h. die höchstmögliche Punktzahl ist 4. Während die Letalität bei 1–2 Punkten noch bei 6–13 % liegt, steigt sie bei 3–4 Punkten auf 23–34 % an.

Intensivtherapie und -pflege

PFLEGEPRAXIS

Eine Intensivüberwachung und –therapie des Patienten ist angezeigt, wenn eines der beiden **Majorkriterien** vorliegt (Notwendigkeit der maschinellen Beatmung und/oder der Gabe von Katecholaminen) bzw. mehr als 2 der 9 sog. **Minorkriterien** erfüllt sind [2]:

- Schwere akute respiratorische Insuffizienz (p_aO_2 ≤ 55 mmHg bei Raumluft)
- Atemfrequenz ≥ 30/Min
- Multilobäre Infiltrate in der Röntgenthoraxaufnahme
- Neu aufgetretene Bewusstseinsstörung
- Systemische Hypotension mit Notwendigkeit der aggressiven Volumentherapie
- Akutes Nierenversagen
- Leukopenie (Leukozyten < 4 000 mm^3)
- Thrombozytopenie (Thrombozyten < 100 000/mm^3)
- Hypothermie (Körpertemperatur < 36 °C)

Neben der Behandlung der eventuell bestehenden respiratorischen Insuffizienz (➤ 2.6) steht die Antibiotikatherapie (meist zunächst kalkuliert, nach Erregeridentifizierung dann gezielt) und das Sepsismanagement im Vordergrund. Je nach Schwere des Krankheitsbildes kommen die Gabe von Sauerstoff, High-Flow-Therapie, nichtinvasive oder invasive Beatmung und extrakorporale Verfahren in Betracht. Dazu kommen Maßnahmen zur Unterstützung der Atmung und zur Sekretlösung und -entleerung einschließlich Lagerungstherapie (➤ 11.8) und Frühmobilisation sowie ggf. Maßnahmen zur Fiebersenkung, z. B. Waschungen, Wadenwickel und/oder Gabe von Antipyretika.

2.3.2 COPD

DEFINITION

COPD (*Chronic Obstructiv Pulmonary Disease, chronisch obstruktive Atemwegserkrankungen* oder *Chronic Obstructive Lung Disease,* kurz **COLD**): Chronische Erkrankung von Atemwegen und Lunge mit fortschreitender, auch unter Gabe von Bronchodilatatoren und/oder Kortikosteroiden nicht vollständig reversibler Atemwegsobstruktion auf dem Boden einer chronisch obstruktiven Bronchitis und/oder eines Lungenemphysems.

Die **chronische Bronchitis** ist gekennzeichnet durch dauerhaften Husten mit weißem oder gelb-eitrigem Auswurf, Atemnot und im späten Stadium einem Cor pulmonale. Bei der chronisch obstruktiven Bronchitis besteht zusätzlich eine Atemwegsobstruktion mit oder ohne Emphysem (reduzierte Gasaustauschfläche). [3]

PFLEGEPRAXIS

In der Intensivmedizin ist vor allem die sehr schwere **Exazerbation** einer COPD (akute, ≥ 2 Tage anhaltende Verschlechterung, die eine Therapieintensivierung erfordert) mit daraus folgender akuter respiratorischer Insuffizienz von Bedeutung. *Beatmung bei COPD* ➤ 9.3.1

Pathophysiologie

Bei der **COPD** führen meist exogene Noxen (überwiegend Nikotin) zu einer entzündlichen Einengung der Bronchiolen. Durch die andauernde Einengung der Atemwege kann ein **Lungenemphysem** entstehen: Die Lunge wird überbläht, es kommt zu einer Zerstörung der Alveolen, d. h. die Alveolaroberfläche und damit die Gasaustauschfläche reduziert sich. Die damit verbundene *Überblähung der Alveolen* führt zu einer nachfolgenden Kompression der Kapillaren. Die Resistance (➤ 1.3.5) nimmt zu, die kleinen Atemwege kollabieren endinspiratorisch (Ausatemproblem), wodurch ein Intrinsic-PEEP (➤ 3.2.4) aufgebaut wird. Die Zerstörung des Lungengewebes beim Lungenemphysem ist irreversibel (unumkehrbar). Im Endstadium der Erkrankung kommt es durch die Veränderungen zur respiratorischen Globalinsuffizienz (➤ 2.1) und zur *pulmonalen Hypertension* (mittlerer arterieller Druck in der Pulmonalarterie > 20 mmHg) mit Rechtsherzbelastung bis hin zum *Cor pulmonale* (Hypertrophie/Dilatation des rechten Ventrikels als Folge der Widerstandserhöhung im Lungenkreislauf).

In seltenen Fällen ist das Lungenemphysem durch Luftschadstoffe, häufige Atemwegsinfektionen oder genetische Faktoren, etwa einen angeborenen Mangel an Alpha-1-Antitrypsin (körpereigener Eiweißkörper) oder eine Mukoviszidose, bedingt.

Symptome, Befund und Diagnostik

Klinische **Symptome** sind eine verlängerte Exspiration mit Giemen, Pfeifen oder Brummen, der Einsatz der Atemhilfsmuskulatur, Zyanose, periphere Ödeme, Trommelschlegelfinger, Kachexie sowie Zeichen der Rechts- und Linksherzinsuffizienz.

Die Symptome und postbronchodilatatorisch gemessenen FEV_1-Werte variieren abhängig vom Schweregrad der **COPD.**

2

Tab. 2.3 Modifizierter **MRC-Score** (Modified Medical Research Council Scale) [4]

Score	Dyspnoe bei
0	Außergewöhnlicher Belastung
1	Schnellem Gehen, Treppensteigen, Bergaufgehen
2	Gehen in normalem Schritttempo in der Ebene (langsameres Gehen als Gleichaltrige wegen Dyspnoe)
3	Gehen in der Ebene > ca. 100 m
4	An-/Auskleiden (zu kurzatmig, um das Haus zu verlassen)

Tab. 2.4 Die **ABCD-Klassifikation** beurteilt die Anzahl der Exazerbationen (akute Krankheitsverschlechterungen) im letzten Jahr und das Ausmaß der Symptome [5]

Exazerbationen (Anzahl im zurückliegenden Jahr)	Ausmaß der Symptome	
	Eher gering (MRC 0–1; ➤ Tab. 2.3/ CAT* < 10)	Eher hoch (MRC ≥ 2; ➤ Tab. 2.3/ CAT* ≥ 10)
0–1	A	B
≥ 2 und/oder ≥ 1 Krankenhauseinweisung wegen COPD-Exazerbation	C	D

* CAT (COPD Assesment Test) beurteilt Auswirkungen der COPD auf das Allgemeinbefinden des Patienten, z. B. Husten, Atemwegssekret, Engegefühl in der Brust, Dyspnoe beim Treppen- bzw. Bergaufgehen, Schlaf und Energielevel

Es existieren diverse **Scores zur Einschätzung des Krankheitsbildes**, z. B. der MRC-Score (➤ Tab. 2.3), die ABCD-Klassifikation (➤ Tab. 2.4) und die GOLD-Klassifikation.

Nach der **GOLD** (Global Initiative for Chronic Obstructive Lung Disease)-**Klassifikation** spricht man von einer COPD, wenn die FEV_1 (Forciertes exspiratorisches Volumen, *Einsekundenkapazität* ➤ 1.3.3) im Verhältnis zur forcierten Vitalkapazität (VK, ➤ Tab. 1.1) bei < 70 % liegt.

Anhand der FEV_1 in % des Sollwerts werden dann **4 Schweregrade der COPD** unterschieden: GOLD I (milde COPD) mit FEV_1 > 80% des Sollwerts, GOLD II (mittelschwere) und III (schwere COOP) mit FEV_1 von 50–79 bzw. 30–49% vom Sollwert und die sehr schwere COPD (GOLD IV) mit einer FEV_1 von weniger als 30% des Sollwerts.[68]

PFLEGEPRAXIS

Zwei Typen der COPD

Beim **Pink Puffer** („rosa Schnaufer") steht das *Lungenemphysem* im Vordergrund. Die Patienten sind meist untergewichtig. Sie zeigen bei respiratorischer Partialinsuffizienz kaum Zyanosezeichen, leiden unter Dyspnoe (erhöhte Atemarbeit, Einsatz der Atemhilfsmuskulatur), Tachypnoe sowie trockenem Reizhusten und pressen beim Atmen die Lippen zusammen. Beim **Blue Bloater** („blauer Aufgedunsener") dominiert die *Atemwegsobstruktion*. Leitsymptome sind Übergewicht, Husten mit Auswurf, kaum Dyspnoe, sekundäre Polyglobulie mit ausgeprägter Zyanose bei respiratorischer Globalinsuffizienz.

Intensivtherapie und -pflege

Therapie der respiratorischen Insuffizienz ➤ 2.6

Die Intensivtherapie und -pflege umfasst:

- Sauerstoffgabe. Wegen der Gefahr einer CO_2-Narkose (➤ 1.6) insbesondere COPD-Patienten genau beobachten (zunehmende Eintrübung?), Sauerstoff vorsichtig dosieren (anfangs meist nur 0,5–1 l/Min.) und Therapieverlauf mittels Blutgasanalysen kontrollieren.
- Gabe von Bronchospasmolytika (führen zur Erschlaffung der Bronchialmuskulatur) und Glukokortikoide (wirken entzündungshemmend) sowie ggf. Sekretolytika.
- Gegebenenfalls Antibiotikabehandlung.
- Unterstützung der Sekretolyse durch ausreichende Flüssigkeitszufuhr (Vorsicht bei Herzinsuffizienz bzw. begleitendem Cor pulmonale), Atemgymnastik und Lagerungsdrainagen soweit möglich (Arztrücksprache).
- Gegebenenfalls Sedierung bei Panikattacken oder extremer Unruhe.
- Gegebenenfalls manuelle Beatmung (➤ 6.2) und maschinelle Beatmung (Indikationen ➤ 3.1.1, Beatmung bei COPD und Asthma bronchiale ➤ 9.3).

2.3.3 Asthma bronchiale

DEFINITION

Asthma bronchiale: Chronisch entzündliche Erkrankung der Atemwege mit bronchialer Hyperreagibilität (Schleimhautödem und Hypersekretion) und anfallsartiger Dyspnoe aufgrund einer (unterschiedlich stark ausgeprägten, reversiblen) Atemwegsobstruktion.
Die *allergische Form* des Asthmas ist häufig mit anderen allergischen Erkrankungen verbunden und kann entweder jahreszeitlich oder ganzjährig auftreten. Im anfallsfreien Intervall kann die Lungenfunktion normal sein. Die *nicht-allergische Variante* wird durch eine Infektion oder Intoleranz gegen Medikamente (ASS, NSAR, Betablocker) ausgelöst. [6]

PFLEGEPRAXIS

In der Intensivmedizin ist vor allem die **Exazerbation** (Zunahme der Symptome, Abnahme der Lungenfunktion) und der **Status asthmaticus** (schwerer, über 6–12 Std. andauernder Asthmaanfall) mit daraus folgender akuter respiratorischer Insuffizienz von Bedeutung. *Beatmung bei COPD und Asthma bronchiale* ➤ 9.3

Pathophysiologie

Beim **Asthmatiker** sind die Atemwege überempfindlich und reagieren sehr sensibel auf Umweltreize (bronchiale Hyperreagibilität). Allergene, Infekte, körperliche Anstrengung, psychische Faktoren oder bestimmte Medikamente, z. B. Acetylsalicylsäure, können eine Entzündung der Bronchialschleimhaut auslösen, die dann zur Atemwegsobstruktion führt: Der Atemwegswiderstand (Resistance ➤ 1.3.5) nimmt zu, dadurch steigen beim schweren Asthmaanfall die FRC und die TLC (➤ 1.3.3) an. Da die Atemwegsobstruktion i. d. R. nicht gleichmäßig über die Lunge verteilt ist, kommt es zu Störungen des Ventilations-Perfusionsverhältnisses (➤ 1.4.3).

Symptome, Befund und Diagnostik

Typisches Symptom des **Asthma bronchiale** ist die anfallsartig auftretende Dyspnoe, wobei der Grad der Atemnot und die Häufigkeit der Asthmaanfälle variieren. Im Atemnotanfall sind pfeifende, giemende und brummende Atemgeräusche hör- oder auskultierbar. Der Patient klagt über Brustenge und Husten. Typischerweise sitzt er während des Asthmaanfalls aufrecht mit vorn übergebeugtem Oberkörper und hustet am Ende des Anfalls zähen, glasigen Schleim ab. Häufig setzt der Betroffene die Atemhilfsmuskeln ein (➤ 1.3.1). Abhängig von der Schwere des Asthmaanfalls zeigen sich die Zeichen der respiratorischen Insuffizienz (➤ 2.4).

Beim Status asthmaticus ist die Klinik i. d. R. eindeutig, insbesondere wenn ein Asthma bronchiale bekannt ist.

Wichtig für die Ursachenklärung, die Schweregradeinschätzung und die Behandlungsplanung sind die folgenden **diagnostischen Maßnahmen:**

- *Lungenfunktionstests*
  - *Spirometrie oder Ganzkörperplethysmographie* zur Ermittlung diverser Atemvolumina und -flüsse
  - *Peak-Flow-Messung (Peak Exspiratory Flow, kurz PEF).* Damit wird i. d. R. vom Patienten selbst der maximale Ausatemfluss ermittelt. Wichtig ist hier vor allem die Tendenz der Werte im zeitlichen Verlauf
  - *Reversibilitätstest* (Bronchospasmolysetest). Dabei wird geprüft, ob sich die Lungenfunktion, insbesondere die FEV_1, durch Gabe von Beta-2-Sympathikomimetika verbessern lässt
  - *Provokationstest* zum Nachweis einer bronchialen Hyperreagibilität
- *Stickstoffmonoxid in der Ausatemluft (FeNO).* Bei entzündlichen Prozessen in den Bronchien entsteht vermehrt NO, das abgeatmet wird. Hohe FeNO-Werte sprechen für das Vorliegen eines Asthma bronchiale
- *Röntgen-Thorax* (tief stehendes Zwerchfell und Fassthorax bei Lungenemphysem, Zeichen einer Pneumonie?)
- *Blutgasanalyse* (➤ 2.5.1). Zeigt das Ausmaß der respiratorischen Insuffizienz
- *Laboruntersuchungen.* Blutbild (Polyglobulie als Zeichen einer chronischen Hypoxie? Leukozytose?), CRP, evtl. Sputumuntersuchungen
- *EKG* (Zeichen der Rechtsherzbelastung?)
- *Allergologische Diagnostik* im anfallsfreien Intervall

2

VORSICHT

Lebensbedrohlicher Asthmaanfall

Die **Symptome** eines lebensbedrohlichen Asthmaanfalls, der intensivmedizinisch versorgt werden muss, sind (➤ Tab. 2.5) [6]:

- Fehlendes Atemgeräusch, flache Atmung mit frustraner Atemarbeit, Erschöpfung
- Bewusstseinsstörung (Konfusion bis Bewusstlosigkeit)
- Bradykardie, Hypotonie
- Falls messbar: Peak-Flow (PEF) unter 33 % des persönlichen Bestwertes bzw. < 100 l/min
- Zyanose
- Sauerstoffsättigung < 92 %, p_aO_2 < 60 mmHg und p_aCO_2 normal oder erhöht

Intensivtherapie und –pflege

Therapie der respiratorischen Insuffizienz ➤ 2.6

Die Intensivtherapie und -pflege umfasst:

- Sauerstoffgabe. Wegen der Gefahr einer CO_2-Narkose (➤ 1.6) insbesondere COPD-Patienten genau beobachten (zunehmende Eintrübung?), Sauerstoff vorsichtig dosieren (anfangs meist nur 0,5–1 l/Min.) und Therapieverlauf mittels Blutgasanalysen kontrollieren
- Gabe von Bronchospasmolytika (führen zur Erschlaffung der Bronchialmuskulatur) und Glukokortikoide (wirken entzündungshemmend) sowie ggf. Sekretolytika
- Gegebenenfalls Antibiotikabehandlung
- Unterstützung der Sekretolyse durch ausreichende Flüssigkeitszufuhr (Vorsicht bei Herzinsuffizienz bzw. begleitendem Cor pulmonale), Atemgymnastik und Lagerungsdrainagen soweit möglich (Arztrücksprache)
- Gegebenenfalls Sedierung bei Panikattacken oder extremer Unruhe
- Gegebenenfalls manuelle Beatmung (➤ 6.2) und maschinelle Beatmung (Indikationen ➤ 3.1.1, Beatmung bei COPD und Asthma bronchiale ➤ 9.3)

WICHTIG

Unterschiede zwischen Asthma bronchiale und COPD

Zwar haben COPD und Asthma bronchiale manche Gemeinsamkeiten (v. a. die Atemwegsobstruktion), es existieren jedoch auch zahlreiche **Unterschiede** (➤ Tab. 2.6).

Kann die Erkrankung des Patienten nicht eindeutig den Krankheitsbildern Asthma bronchiale oder COPD zugeordnet werden, wird sie als **Asthma COPD Overlap Syndrome** (ACOS, kurz *Asthma COPD Overlap* [ACO]) bezeichnet. [8]

2.3.4 ARDS

DEFINITION

ARDS (*Acute Respiratory Distress Syndrome, auch akutes Lungenversagen, Schocklunge, Atemnotsyndrom des Erwachsenen*): Syndrom einer akuten schweren Gasaustauschstörung unterschiedlicher Genese. Oft Komplikation schwerer systemischer Erkrankungen oder schwerer Traumen. Diagnosekriterien und Schweregradeinteilung (➤ Tab. 2.7).

Unterschiedliche Krankheitszustände können ein ARDS auslösen. Dabei wird unterschieden zwischen direkten (pulmonalen) und indirekten (nichtpulmonalen, systemischen) Ursachen (➤ Tab. 2.8).

Tab. 2.5 Symptome und Befunde bei (mittel-)schwerem und lebensbedrohlichem Asthmaanfall. [7]

Symptom/Befund	Leicht/mittelschwer	schwer	lebensbedrohlich
Auskultation	Spastik		Evtl. „stille Lunge" (keine Atemgeräusche)
PEF*	≥ 50 % PBW**	< 50 % PBW**	< 33 % PBW**
Sprechen	Normal	Dyspnoe beim Sprechen	Konfusion (Verwirrtheit)
Atemfrequenz	< 25/min	≥ 25/min	Flache oder paradoxe Atmung
Herzfrequenz	< 110/min	≥ 110/min	Ggf. Bradykardie, Hypotonie
SaO_2			< 92 %
P_aCO_2			Normal oder erhöht

* PEF (Peak-Exspiratory Flow) = exspiratorischer Spitzenflow
** PBW = persönlicher Bestwert

Tab. 2.6 Unterschiede zwischen COPD und Asthma bronchiale [9]

Kriterium	COPD	Asthma bronchiale
Lebensalter bei Diagnosestellung	Meist erst in fortgeschrittenem Lebensalter, i.d.R. nicht vor dem 40. Lebensjahr	Häufig bereits in Kindheit oder Jugendalter
Nikotinkonsum	Überwiegend langjährige Raucher	Überwiegend Nichtraucher; Rauchen kann die Erkrankung verschlimmern
Allergie	Selten	Häufig
Überempfindlichkeit der Atemwege	Selten	I.d.R. vorhanden
Auftreten der Atemnot	Zunächst nur bei Belastung, mit Fortschreiten der Erkrankung dann auch in Ruhe	Anfallsartig
Verlauf	I.d.R. progredient (fortschreitend)	Variabel, episodisch
Atemwegsobstruktion	Persistierend (d.h. ständig vorhanden), nicht voll reversibel	Intermittierend (auch nachts), unterschiedlich stark ausgeprägt, reversibel
Ansprechen auf Kortikosteroide	Selten	I.d.R. vorhanden
Diffusionskapazität	Meist vermindert	Meist normal
FeNO	Normal	Häufig erhöht

Tab. 2.7 Diagnosekriterien und Schweregradeinteilung des ARDS nach der Berlin Definition der ARDS Definition Task Force 2012. Berücksichtigt werden muss, dass die Interpretation der Bildgebung nicht immer eindeutig und der Oxygenierungsindex auch von der Beatmungssituation und eventuellen Lagerungsmaßnahmen abhängig ist. [10]

Diagnosekriterium	Veränderung
Beginn	Akuter Krankheitsbeginn ≤ 1 Woche
Radiologie (Konventionelles Röntgen/CT)	Bilaterale Verschattungen, die nicht ausschließlich durch Erguss, Atelektasen oder Pneumothorax erklärbar sind
Lungenödem	Ist nicht alleine auf Linksherzdekompensation oder Hypervolämie zurückzuführen
Oxygenierungsindex (Horrowitz-Index) p_aO_2/F_iO_2 (jeweils unter PEEP ≥ 5)	**Mildes ARDS:** 201–300 mmHg **Moderates ARDS:** 101–200 mmHg **Schweres ARDS:** ≤ 100 mmHg

Tab. 2.8 Ursachen für ein ARDS.

Direkte (pulmonale) Ursachen	Indirekte (nichtpulmonale, systemische) Ursachen
• Aspiration • Diffuse pulmonale Infektionen • Lungenkontusion • Beinahe-Ertrinken • Inhalation toxischer Gase	• Sepsis und SIRS • Polytrauma • Verbrennungen • Akute schwere Pankreatitis, Peritonitis • Massivtransfusion (selten)

Pathophysiologie

Beim ARDS löst die ursächliche Erkrankung/Verletzung bestimmte Veränderungen an der Lunge aus. Der **Verlauf** lässt sich grob in eine *exsudative* und eine *proliferative Phase* gliedern:

- **Exsudative Phase.** Durch die Stimulation von Phagozyten werden verschiedenste Mediatoren freigesetzt, die an der Lunge eine **Zunahme der Permeabilität** (Durchlässigkeit) des Kapillar- und Alveolarendothels sowie eine **Vasokonstriktion** mit nachfolgender pulmonaler Hypertonie verursachen. Durch diese Permeabilitätsstörung entwickelt sich zunächst ein **interstitielles,** später dann ein **alveoläres Lungenödem** mit erhöhtem Lungengewicht. Die Zerstörung des Surfactants führt zum Alveolarkollaps (Atelektasen ➤ 2.2.4), dadurch sind der physiologische Totraum und der intrapulmonale Rechts-Links-Shunt erhöht, die FRC und die Compliance der Lunge nehmen ab, was Ursache der Hypoxämie ist.
- **Proliferative Phase:**
  - In der *frühen proliferativen Phase* entstehen infolge der Entzündungsreaktionen hyaline

Membranen, die die Alveolarmembran verlegen. In den Lungenkapillaren finden sich Mikrothromben, die den pulmonalarteriellen Druck erhöhen und zur Rechtsherzbelastung führen. Gleichzeitig ist die Totraumventilation erhöht. In dieser Phase ist die Erkrankung prinzipiell noch voll reversibel.
- Im weiteren Verlauf kommt es zum zunehmenden bindegewebigen Umbau der Lunge mit interstitieller Fibrose (*späte proliferative Phase*), dadurch nimmt die Compliance weiter ab. In diesem Stadium ist das ARDS i. d. R. nicht reversibel.

Diese Veränderungen sind nicht gleichmäßig über die Lunge verteilt, d.h. es können beim ARDS gesunde Lungenareale neben krankhaft veränderten bestehen. Nach *Gattinoni* gibt es in der ARDS-Lunge **drei Zonen,** die nebeneinander existieren können:

- *Zone H* („Healthy"). Dies sind gesunde Lungenareale mit normaler Compliance und FRC sowie normalem Ventilations-Perfusionsverhältnis.
- *Zone R* („Recruitable"). Dabei handelt es sich um Lungenareale mit Atelektasen, die durch Erhöhung des Beatmungsdrucks, des Plateaudrucks und/oder PEEP eröffnet und damit wieder für den Gasaustausch genutzt werden können (rekrutierbare Lungenareale).
- *Zone D* („Diseased"). Dies sind zerstörte Lungenareale, die nicht mehr am Gasaustausch teilnehmen können.

WICHTIG

Ungleichmäßige Verteilung der Veränderungen

Beim ARDS sind die pathologischen Veränderungen i.d.R. ungleichmäßig über die Lunge verteilt, d.h. neben gesunden Lungenabschnitten gibt es v.a. in den dorsalen Lungenbereichen pathologisch veränderte. Eine derart veränderte Lunge wird nach Gattoni auch **Baby Lung** genannt, weil nur Teile der Lunge belüftet sind und für den Gasaustausch zur Verfügung stehen, d.h. die verfügbare Gasaustauschfläche entspricht nicht mehr der eines Erwachsenen, sondern der eines kleinen Kindes.

Symptome, Befund und Diagnostik

Am Anfang steht die auslösende Erkrankung/Verletzung mit all ihren Symptomen. Innerhalb kurzer Zeit (etwa 12 bis 24 Stunden) entwickeln sich die Zeichen einer Hypoxämie (➤ 2.4.1). Diese nehmen im weiteren Verlauf zu und die Symptome der Hyperkapnie treten hinzu. Auskultatorisch sind feinblasige Rasselgeräusche zu hören.

Die **Diagnostik** umfasst:

- *Anamnese* (ARDS-Auslöser?)
- *BGA* (zeigt Ausmaß der respiratorischen Insuffizienz)
- *Röntgen-Thorax/CT* (anfänglich Zeichen eines interstitiellen, dann eines alveolären Lungenödems, später typischerweise „weiße Lunge")
- *Echokardiografie* (Ausschluss primär kardialer Ursachen oder Hypervolämie) zur Einschätzung der Rechtsherzbelastung ersetzt die früher übliche Messung des PCWP (pulmonalkapillärer Verschlussdruck)
- Ggf. *Bronchoskopie* und *mikrobiologische Untersuchungen* zur Abklärung von infektbedingten Ursachen

Intensivtherapie und -pflege

Im Mittelpunkt der Intensivtherapie und -pflege beim ARDS steht die Verbesserung des pulmonalen Gasaustauschs.

- **Lungenprotektive Beatmung.** Um eine ausreichende Oxygenierung aufrechterhalten zu können, müssen Patienten mit ARDS i. d. R. frühzeitig maschinell beatmet werden (Beatmung bei ARDS ➤ 9.1).
- Frühzeitige und konsequente **Lagerungstherapie** (Seiten- und insbesondere Bauchlagerung, ggf. Anwendung spezieller Betten zur KLRT ➤ 11.8.5) trägt wesentlich zur Verbesserung des gestörten Gasaustauschs bei (➤ 10.3).
- In ausgewählten Fällen ist evtl. eine extrakorporale Oxygenierung und CO_2-Elimination (ECMO ➤ 12.1.2) indiziert. Außerdem sind in sehr seltenen Fällen die Anwendung von Stickstoffmonoxid zur Verminderung der pulmonalen Vasokonstriktion (➤ 12.3) sowie die intratracheale Surfactant-Applikation (➤ 12.2) möglich.
- **Bilanzierung des Flüssigkeitshaushalts.** Flüssigkeitsüberlastungen verstärken das Lungenödem und müssen deshalb vermieden bzw. zügig behandelt werden.
  Die ZVD-Messung zur Einschätzung des Flüssigkeitsstatus wird derzeit nicht mehr empfohlen.

Als Ersatz wird teilweise die zentralvenöse oder gemischtvenöse Sättigung bestimmt oder detaillierter die mit dem PiCCO®-System (Pulse Contour Cardiac Output) gemessenen hämodynamischen Daten zur Therapie herangezogen.
- Insgesamt soll der Patient ausgeglichen bis leicht negativ bilanziert werden. Bei Niereninsuffizienz sind frühzeitig kontinuierliche Nierenersatzverfahren indiziert (Continuous Renal Replacement Therapy, kurz CRRT).
- **Behandlung der ursächlichen Erkrankung,** ggf. chirurgische Sanierung (z. B. bei Peritonitis) und Antiinfektiva.
- **Weitere wichtige Maßnahmen** sind die Stabilisierung des Kreislaufs (ggf. mit Katecholamintherapie), ggf. Analgosedierung (➤ 11.2), adäquate Ernährung des Patienten, Stressulkusprophylaxe und Physiotherapie.

Auch nach Überstehen der Akutphase leiden viele Patienten lange Zeit unter ausgeprägten physischen und neuropsychologischen Beeinträchtigungen. [11]

2.3.5 COVID-19 (SARS-CoV-2-Infektion)

DEFINITION

COVID-19 (Coronavirus Disease 2019): Infektionskrankheit, die als Folge einer SARS-CoV-2-(Severe Acute Respiratory Syndrome Coronavirus Type 2)-Infektion entsteht. Die Virusübertragung erfolgt v.a. aerogen (Tröpfcheninfektion) und verursacht sehr häufig eine **Atemwegsinfektion,** aus der sich eine Pneumonie (➤ 2.3.1) entwickeln kann. COVID-19 kann sich jedoch auch in anderen Organsystemen manifestieren, insbesondere an ZNS, Gastrointestinaltrakt, Herz, Leber und Niere. Symptomatik und Krankheitsverlauf sind unspezifisch und variieren stark.
Patienten mit schwerem Verlauf zeigen eine Verschlechterung der Lungenfunktion bis zum ARDS (➤ 2.3.4), Thromboembolien mit Komplikationen an weiteren Organen bis zur Sepsis oder Schock und müssen auf der Intensivstation behandelt werden. Ziel: Ausreichende Oxygenierung und Behandlung der weiteren Organkomplikationen. [12]

Pathophysiologie und prädisponierende Faktoren

Das Virus nutzt **zwei Rezeptortypen,** um die menschlichen Zellen zu infizieren: Neben **ACE 2-Rezeptoren**, die v. a. in den Atemwegen, aber auch in Gefäßzellen, Darm, Niere und Herz besonders häufig vorkommen, stellen die **Neuroleptin-1-Rezeptoren** eine Eintrittspforte für das Virus dar. Dieser Rezeptortyp findet sich v. a. in den oberen Atemwegen und hier besonders im Riechepithel, aber auch in Blutgefäßen und Nervenzellen. [13]

Dringt das Virus in die Lungenzellen ein, schädigt es die Alveolen und führt über eine erhöhte Gerinnungsaktivität in den Kapillaren zur Lungenfibrose. Die Alveolarschäden führen durch ein ausgeprägtes Ventilations-Perfusions-Missverhältnis zu einer massiven Hypoxämie.

Ein **schwerer Krankheitsverlauf** findet sich besonders bei Patienten mit folgenden **Risikofaktoren:** [14]
- Höheres Lebensalter (zunehmendes Risiko ab ca. 60 Jahren)
- Herz-Kreislauf- oder pulmonale Vorerkrankungen, Raucher
- Schwangerschaft
- Geschwächtes Immunsystem, Krebs
- Diabetes mellitus, Adipositas (BMI > 30)
- Chronische Leber- oder Nierenerkrankungen, neurologische oder psychiatrische Erkrankungen
- Down-Syndrom

Symptome, Befund und Diagnostik

Die **Symptome** sind unspezifisch mit großen individuellen Unterschieden. Typisch sind: Fieber (kann erst später auftreten), Verlust des Geschmacks- oder Geruchssinns, Muskelschmerzen, Kopfschmerzen oder Schüttelfrost, schwerer, trockener Husten, Dyspnoe und Tachypnoe.

Die **Diagnostik** umfasst – neben Anamnese und klinischer Untersuchung:
- **Antigen**- oder **PCR-Test** (aus Nasen- und/oder Rachenabstrich, oder Speichel- oder Spucktest gewonnen). Ein positiver Antigentest muss wegen der geringen Sensitivität durch einen PCR-Test gesichert werden. Der **Nachweis von Antikörpern** lässt derzeit noch keine eindeutigen Aussagen bezüglich des Immunstatus des Patienten oder seiner Infektiosität zu.
- **Bildgebung.** Im **Röntgenbild** bzw. **CT-Thorax** zeigen sich pulmonale Infiltrate bzw. Konsolidierungen.

- Neurologische Komplikationen (Ischämie oder Blutung) müssen durch bildgebende Verfahren evaluiert werden.
- **CRP, LDH, AST** (GOT), **Differenzialblutbild** und **D-Dimere** werden im Verlauf kontrolliert, um Schwere und Verlauf der Erkrankung einschätzen zu können.
- Die Leberfunktion wird ebenfalls durch Laboruntersuchungen erfasst.
- Mit der **Pulsoxymetrie** lässt sich die Oxygenierung einschätzen.
- **Urinuntersuchungen.** Albuminurie, Hämaturie oder Leukozyturie weisen auf ein (beginnendes) Nierenversagen hin.
- Erhöhte **Troponin**- oder **BNP-Werten** (B-Typ Natriuretisches Peptid) ohne typische EKG-Veränderungen erfordern eine **Echokardiographie** zur weiteren Abklärung einer evtl. Herzbeteiligung.

Intensivtherapie und -pflege

WICHTIG

Indikationen für die Aufnahme auf die Intensivstation

COVID-19-Patienten sollten auf die Intensivstation aufgenommen werden, wenn sie eines der beiden Kriterien erfüllen:

- Sauerstoffsättigung < 90 % unter 2–4 l Sauerstoff/min bei nicht vorbestehender Therapie verbunden mit Dyspnoe
- Atemfrequenz > 25–30/min

Bei allen Maßnahmen, die bei COVID 19-Patienten mit respiratorischer Insuffizienz zum Einsatz kommen, ist darauf zu achten, die **Belastung der Raumluft mit infektiösen Aerosolen** möglichst zu vermeiden oder zumindest zu minimieren. Die S3-Leitlinie *Empfehlungen zur stationären Therapie von Patienten mit COVID-19* (Version Febr. 2022) gibt eine Übersicht der Maßnahmen zur Minimierung von Aerosolbildung und Exposition (➤ Tab. 2.9):

- Sauerstofftherapie (Nasenbrille, Venturi-Maske, Ohio-Maske), High-Flow-Oxygen oder nichtinvasive Beatmung mit **möglichst geringer Leckage** erfolgen unter Intubationsbereitschaft.
- Bei High-Flow-Sauerstofftherapie verteilt sich die Exspirationsluft ≤ 20 cm um den Patienten he-

Tab. 2.9 Maßnahmen zur Minimierung von Aerosolbildung und Exposition bei COVID 19-Patienten auf der Intensivstation [14]

Aerosolbildung	Risikominimierung
High-Flow-Sauerstofftherapie (➤ 2.6.1)	• Nur bei klarer Indikation • Patient trägt MNS-Maske über der speziellen Nasenbrille
Nichtinvasive Beatmung (NIV, ➤ Kap. 4)	• Nur bei klarer Indikation • Non-vented Maske (ohne Luftauslass) mit Virenfilter • Optimalen Sitz der Maske sicherstellen
Endotracheale Intubation (➤ Kap. 6)	• Notfallintubation vermeiden • Intubation durch Erfahrenen • Optimale Vorbereitung und Einweisung • Ideal: Videolaryngoskop (Armlänge-Abstand) • Tubus mit Führungsstab • Maskenbeatmung vermeiden • Rapid Sequence Induction (➤ 6.11.2)
Präoxygenierung (➤ 6.8.1)	• Dicht abschließende Gesichtsmaske • Bimanuelle Maskenfixation • Immer F_iO_2 1,0 • PEEP max. +5 cm H_2O • 3 min Spontanatmung mit Gesichtsmaske *oder* 1 min/8–12 tiefe Atemzüge *oder* CPAP/NIV 5/15 cm H_2O
Fiberoptische Intubation (➤ 6.9)	• Wenn möglich vermeiden • Ggf. Lokalanästhesie • MNS Maske Patient (über dem Mund positioniert)
Tracheotomie (➤ Kap. 7)	• Durchführung durch Erfahrenen • Starke Aerosolbildung bei allen Verfahren • Ggf. verschieben bis PCR negativ
Endotracheales Absaugen	• Geschlossenes System verwenden (➤ 10.4.5)
Dekonnektion des Tubus	• HME-Filter auf Tubus belassen • Tubus kurzzeitig abklemmen • Respirator auf „Stand-by"
Extubation (➤ 6.14)	• HME-Filter auf Tubus belassen • Absaugen und Blähmanöver während Extubation vermeiden • Respirator auf „Stand-by" • Ggf. Gesicht zur Extubation mit Folie abdecken (auf freien Atemweg achten) • Dichtsitzende O_2-Maske zur Oxygenierung • MNS für Patient bei adäquater Spontanatmung

rum – vorausgesetzt die Nasenkanüle ist korrekt platziert. Dies ist geringer als bei konventioneller Sauerstoffgabe (abhängig vom Sauerstoffflow bis 1 m) und wird auf den dichteren Sitz der High-Flow-Kanüle zurückgeführt.

- Häufig ist eine **invasive Beatmung,** evtl. ECMO und Dialyse nötig. Bei invasiver Beatmung mit aktiver Atemgasklimatisierung ist ein geeigneter exspiratorischer Filter anzubringen um die Kontamination der Raumluft auszuschließen. Diese Maßnahmen müssen oft mit einer Bauchlagerung des Patienten kombiniert werden, die möglichst frühzeitig durchgeführt werden soll wenn der Patient einen $p_aO_2/F_iO_2 < 150$ mmHg hat.
- Die raumlufttechnische Belüftung muss korrekt eingestellt sein (Unterdruck im Patientenzimmer), der Beatmungsbeutel wird mit einem Filter ausgestattet.
- Manipulationen an den Atemwegen (z. B. Intubation, Bronchoskopie, Tracheotomie) gelten als Hochrisiko-Interventionen, für die eine vollständige PSA mit FFP-3-Maske und Schutzvisier erforderlich ist. Vor der Intubation (bei COVID 19-Patienten grundsätzlich mit Führungsstab) soll eine manuelle Beatmung unterbleiben bzw. durch zwei Personen erfolgen (Doppel-C-Griff). Eine Videolaryngoskopie vergrößert den Abstand zum Patienten. Unmittelbar nach der Intubation wird ein Bakterienfilter und ein geschlossenes Absaugsystem am Tubus angebracht. Die Extubation erfolgt mit geschlossenem Absaugsystem und HME-Filter.
- Eine Tracheotomie soll wegen der abnehmenden Viruslast möglichst erst nach 14 Tagen oder später erfolgen. Eine kardiopulmonale Reanimation sollte mit möglichst wenig Personen durchgeführt werden.

PFLEGEPRAXIS

Herausforderung Isolation

Die erforderliche **Isolation des COVID 19-Patienten** stellt die Pflegenden vor zusätzliche Herausforderungen. Zum einen muss die **persönliche Schutzausrüstung** (PSA) – je nach Klinikvorgaben bestehend aus FFP2- oder FFP3-Maske, Kopfhaube, Schutzbrille, Kittel und Handschuhe - konsequent getragen werden, auch im Notfall! Insbesondere bei warmer Zimmertemperatur und wenn die Pflegenden längere Zeit am Stück beim Patienten bleiben ist das körperlich sehr anstrengend. Zudem ist der direkte Patientenkontakt (Berührung) nicht möglich, auch Gesprochenes wird i. d. R. sehr viel schlechter verstanden. Außerdem dauern Arbeitsabläufe dadurch länger und müssen sehr gut geplant werden, um zusätzliches Ab- und Anlegen der PSA zu vermeiden.

Eine weitere Herausforderung ist das i. d. R. bestehende **Besuchsverbot.** Ausnahmen sollten im Team besprochen werden. Solange der Patient keinen Besuch bekommen kann, sollte ihm - falls es sein Zustand erlaubt - der telefonische oder digitale Kontakt zu seinen Angehörigen ermöglicht werden. Hierzu können die Angehörigen beispielsweise ein Passwort erhalten, mittels dessen sie am Telefon identifiziert werden können. Angehörigen von Patienten, die nicht kommunizieren können, sollten die Möglichkeit erhalten, anderweitig vom Team informiert zu werden. Die Pflegenden dokumentieren die Kontakte des Patienten mit seinen Angehörigen.

2.3.6 Lungenembolie

DEFINITION

Lungenembolie: Teilweiser (partieller) oder vollständiger Verschluss einer Lungenarterie durch einen Embolus (= abgelöster Thrombus), der sich meist im Rahmen einer tiefen Venenthrombose in Bein- oder Beckenvenen gebildet hat, dort abgelöst und mit dem Blutstrom in die Lungenstrombahn eingeschwemmt wurde. Selten ist eine Einschwemmung von Fett, Luft, Fruchtwasser oder Gewebeteilen ursächlich.

WICHTIG

Indikationen für die Aufnahme auf die Intensivstation

Entsteht aufgrund der Lungenembolie eine Rechtsherzinsuffizienz oder eine nicht ausreichende Oxygenierung, ist eine intensivmedizinische Versorgung nötig. Die Lungenembolie ist keine Erkrankung des Lungengewebes, sondern ein **hämodynamisches Problem!**

Prädisponierende Faktoren und Pathophysiologie

Häufig liegt der Lungenembolie eine (evtl. noch nicht erkannte) Phlebothrombose der Bein- und Beckenvenen zugrunde. Dabei löst sich ein Thrombus aus dem erkrankten Blutgefäß und wird mit dem Blutstrom in die Lungenstrombahn eingeschwemmt. Selten stammen die Thromben aus dem rechten

Herzen oder dem Einstrombereich der oberen Hohlvene.

Ursachen für die sehr seltene **Fettembolie** sind zumeist Knochentraumen (durch Frakturen oder operative Eingriffe), seltener sind eine kardiopulmonale Reanimation oder ausgedehnte Weichteilverletzungen ursächlich für die Fettembolie.

VOSICHT

Die **postoperative Lungenembolie** ist - trotz Prophylaxe - eine Hauptursache für das Versterben während eines Krankenhausaufenthaltes. Risikofaktoren sind die tiefe Venenthrombose und Schwangerschaft. Ausgelöst wird die Embolie durch Bauchpresse, plötzliche körperliche Belastung oder morgendliches Aufstehen.

Durch die Einengung der Pulmonalarterienstrombahn bzw. der nachfolgenden Äste kommt es am rechten Herzen - abhängig von der Ausprägung der Embolie - zu einem plötzlichen **Anstieg der Nachlast.** Patienten ohne kardiopulmonale Vorerkrankungen können i. d. R. eine höhere pulmonalarterielle Obstruktion tolerieren, d. h. es tritt keine wesentliche Erhöhung des pulmonalarteriellen Drucks auf. Bei vorbestehenden kardiopulmonalen Erkrankungen können schon kleinere Embolien massive Steigerungen des Drucks in der Pulmonalarterie (PAP) mit entsprechenden Auswirkungen auf den rechten Ventrikel verursachen (akutes Cor pulmonale = Dilatation und Insuffizienz des rechten Ventrikels bis hin zum Rechtsherzversagen aufgrund einer akuten Drucksteigerung im Lungenkreislauf). Das Herzzeitvolumen sinkt, was einen Blutdruckabfall mit Tachykardie (evtl. Schock) zur Folge hat.

Da die Alveolen des nichtdurchbluteten Teils der Lunge weiter ventiliert werden, entsteht eine Totraumventilation (➤ 1.3.4), die wiederum zur arteriellen Hypoxämie führt.

Symptome, Befund, Diagnostik

Die **Symptome** setzten akut ein mit Tachypnoe, Dyspnoe, Tachykardie und thorakalen Schmerzen, dazu Husten, Engegefühl und Angst. Selten kommt es zu Hämoptyse (abhusten von blutigem Sputum), einer Synkope oder Schock.

Zusätzlich sind oft auch Symptome der Grunderkrankung vorhanden, also z. B. Zeichen einer Phlebothrombose (z. B. Beinschwellung, Beinschmerzen, rot-bläuliche Hautfärbung, Schwere- und Spannungsgefühl) erkennbar.

VORSICHT!

Lungenembolie unter Beatmung

Beim beatmeten Patienten weisen ein plötzlich auftretender, anderweitig nicht erklärbarer SpO_2- und $etCO_2$-Abfall, evtl. begleitet von Tachykardie, Rechtsschenkelblock oder Extrasystolen, Blutdruckabfall und akuter pulmonaler Hypertonie, auf eine Lungenembolie hin.

Erster Schritt der **Diagnostik** ist die **Einschätzung der klinischen Wahrscheinlichkeit** anhand eines Scores (Wells-Score oder Genfer Score [15]). Anhand von Anamnese und Symptomatik wird in einem Punktesystem festgelegt, ob eine Lungenembolie wahrscheinlich ist oder nicht.

Bei klinischem Verdacht auf eine Lungenembolie ist die weitere Diagnostik und Therapie von der **hämodynamischen Stabilität** des Patienten abhängig [15]:

- Bei **hämodynamisch instabilen** Patienten erfolgt eine Echokardiographie zur Beurteilung des rechten Ventrikels (Alternativ CT-Pulmonalisangiographie [CTPA]). Der Nachweis der Lungenembolie indiziert den sofortigen Therapiebeginn (v. a. Thrombolyse, selten Embolektomie).
- Bei hämodynamisch stabilen Patienten (V. a. **Nicht-Hochrisiko-Lungenembolie**) erfolgt – nach Einschätzen der klinischen Wahrscheinlichkeit – eine Untersuchung der D-Dimere (Fibrin-Abbauprodukte). Liegen diese im Normbereich und ist die klinische Wahrscheinlichkeit nur gering oder mittelmäßig, ist keine weitere Diagnostik erforderlich. Ansonsten folgt eine CT-Pulmonalisangiographie (Alternativ Ventilations-/Perfusionsszintigraphie). Bei positivem Befund beginnt die Therapie mit Antikoagulanzien.

Die **Basisdiagnostik bei V. a. Lungenembolie** umfasst:

- Blutgasanalyse (zeigt Ausmaß der respiratorischen Insuffizienz, ➤ 2.5.1). Achtung: Eine unauffällige Blutgasanalyse schließt eine Lungenembolie nicht aus!
- Im Labor finden sich Fibrinspaltprodukte (D-Dimere), die durch die Fibrinolyse als Gegenreakti-

on des Körpers entstehen. Ein erhöhtes Troponin weist auf eine rechtsventrikuläre Dysfunktion hin.
- EKG (Zeichen der Rechtsherzbelastung?). Das EKG zeigt teilweise Veränderungen, die aber auch nur vorübergehend erscheinen können wie Sinustachykardie, Rechtsschenkelblock oder Extrasystolen.
- Röntgen-Thorax in 2 Ebenen. Das Röntgenbild zeigt oft nur unsichere Hinweise, z. B. eine gestaute Pulmonalarterie oder eine Vergrößerung des rechten Herzens.
- Ggf. Ultraschalluntersuchung der Lunge. Die **Echokardiografie** kann eine Überlastung des rechten Ventrikels zeigen, selten jedoch einen Thrombus direkt nachweisen.
- Ein definitiver Nachweis der Lungenembolie erfolgt mit einem Perfusionsszintigramm der Lunge, einem Angio-CT oder -MRT oder einer Pulmonalisangiographie.

Dazu kommen je nach vermuteter Ursache weitere Untersuchungen, z. B. Doppler- und Duplexsonografie der Beinvenen zum Thrombosenachweis. Mit dem sonografischen Nachweis einer Beinvenenthrombose ist eine Lungenembolie praktisch bestätigt.

PFLEGEPRAXIS

Bei einer schweren Lungenembolie ist die Oxygenierung schlecht und lässt sich auch durch Sauerstoffgabe nicht verbessern.

Intensivtherapie und -pflege

Intensivmedizinisch betreut werden müssen vor allem hämodynamisch instabile Patienten, da sie bereits in den ersten Stunden nach der Klinikeinweisung ein hohes Mortalitätsrisiko (> 15 %) aufweisen.
- Immobilisierung bei hohem und mittlerem Risiko.
- Atemerleichternde Lagerung. Patienten mit erhöhtem Oberkörper lagern.
- Schmerztherapie, evtl. mit Opioiden, ggf. auch Sedierung.
- Sauerstoffgabe zur Behandlung der Hypoxämie, ggf. Intubation und Beatmung mit niedrigem PEEP, physiologischem I:E-Verhältnis und kontrollierter Hyperventilation (eine Hypoventilation würde zur weiteren Vasokonstriktion führen).
- Sofortige Antikoagulation mit Heparin, evtl. bereits vor der endgültigen Diagnose.
- Systemische Thrombolysetherapie (sofern keine Kontraindikationen vorliegen) mit Streptokinase, Urokinase oder Gewebe-Plasminogenaktivator (rt-PA = rekombinante Tissue-type-Plasminogen-Aktivator).
- Gegebenenfalls Schockbehandlung mit kreislaufwirksamen Medikamenten, z. B. Dobutamin, Adrenalin oder Noradrenalin.
- Bei Kontraindikation für eine systemische Lysetherapie (dies betrifft bis zu ⅔ der Patienten) kathetergestützte Reperfusionsverfahren, z. B. Fragmentierung des Embolus über spezielle Pulmonaliskatheter oder thoraxchirurgische pulmonale Embolektomie (Pulmonalisembolektomie oder Trendelenburg-Operation). Vena cava-Filter (mechanische Netzfilter) werden nur noch in Ausnahmefällen eingesetzt.

2.3.7 Lungenödem

DEFINITION

Lungenödem: Übertritt von Flüssigkeit aus dem Kapillarbett der Lunge in das Interstitium, dadurch Verdickung der alveolo-kapillären Membran *(interstitielles Lungenödem)*. Später auch Flüssigkeitseintritt in den Alveolarraum *(intraalveoläres Lungenödem)*.
Abhängig von der Ursache eingeteilt in **kardiogenes (hämodynamisches) Lungenödem,** etwa bei akuter oder chronischer Linksherzinsuffizienz, und **nicht-kardiogenes Lungenödem,** z. B. bei Rauch- oder Chlorgasvergiftung oder Aufenthalt in großer Höhe (Höhenlungenödem).
Das Lungenödem infolge einer Aspiration von saurem Magensaft wird als **Mendelson-Syndrom** bezeichnet (➤ 6.12.1)

WICHTIG

Indikationen für die Aufnahme auf die Intensivstation

Eine intensivmedizinische Versorgung ist bei erschwerter Atmung (Oxygenierungsstörung) oder Kreislaufveränderungen (Schocksymptomatik, aber auch hypertone Krise) notwendig.

2

Prädisponierende Faktoren, Pathophysiologie

Die häufigste Form des Lungenödems ist die **kardiale Form** als Folge einer Linksherzinsuffizienz z. B. bei Myokardinfarkt, Herzrhythmusstörungen, Mitralstenose oder einer hypertonen Krise. Durch den Druckanstieg im Lungenkreislauf tritt Flüssigkeit aus dem Kapillarbett aus.

Das seltenere **nichtkardiale Lungenödem** kann beispielsweise eine toxische oder allergische Ursache haben (dadurch erhöhte Durchlässigkeit der Kapillarwand), durch reduzierten onkotischen Druck oder eine Veränderung des Alveolardruckes (z. B. Entlastung eines sehr großen Pleuraergusses) bedingt sein oder Folge einer Überwässerung bei Niereninsuffizienz.

Die **vier Stadien des Lungenödems** sind:

1. Interstitielles Ödem mit einer Vergrößerung der Diffusionssstrecke an der alveolokapillären Membran
2. Alveoläres Ödem mit Ansammlung seröser Flüssigkeit in den Alveolen
3. Schaumbildung in den Atemwegen
4. Ersticken (Asphyxie)

Durch die Überwässerung der Lunge entstehen weitere pathologische Veränderungen: die Lungencompliance sinkt (➤ 1.3.5), dadurch nimmt der Atemwegswiderstand (➤ 1.3.5) zu und die Vitalkapazität ab (➤ 1.3.3).

Symptome, Befund, Diagnostik

Klinisch ist eine Dyspnoe mit Tachypnoe erkennbar, die besonders im Liegen (Orthopnoe), aber auch im Sitzen den Einsatz der Atemhilfsmuskulatur erforderlich macht. Der Patient ist ängstlich, seine Haut zyanotisch oder blass. Eventuell ist ein Husten oder Schaumbildung zu beobachten. Rasselgeräusche über der Lunge sind eventuell auch ohne Stethoskop hör- oder fühlbar.

Neben der Anamnese und Klinik wird zur Diagnose eine Echokardiografie durchgeführt oder Röntgenbild angefertigt.

Intensivtherapie und -pflege

Schwerpunkte der Intensivtherapie und –pflege bei Lungenödem sind:

- Lagerung mit erhöhtem Oberkörper zur Erleichterung der Atmung, ggf. Unterstützung der der Atemhilfsmuskulatur durch feste Polster unter den angewinkelten Armen. Eine Tieflagerung der Beine reduziert das venöse Angebot des Herzens ebenfalls.
- Sauerstoffgabe je nach Sättigungs- oder Partialdruckwerten.
- Morphin reduziert die Atemnot und den Sauerstoffbedarf.
- Patienten mit kardialem Lungenödem erhalten Diuretika, ggf. auch Antihypertensiva.

Auf die nichtinvasive Beatmung (CPAP oder ASB) mit PEEP und angepasster F_iO_2 zur Reduktion der Atemarbeit und dem zugehörigen Sauerstoffverbrauch kann oft nach erzielter medikamentöser Vorlastsenkung schon nach wenigen Stunden bzw. relativ kurzer Zeit verzichtet werden. Gegebenenfalls muss der Patient aber auch invasiv beatmet werden.

2.3.8 Respiratorische Insuffizienz bei Immundefizienz

DEFINITION

Immundefizienz *(Immunschwäche, Immuninkompetenz):* Vorübergehende oder dauerhafte Schwächung der physiologischen Immunabwehr. Unterschieden in *angeborene Immundefizienz (primärer Immundefekt, PID;* selten) und *erworbene Immundefizienz (sekundärer Immundefekt, SED).*

Immunsuppression: Medikamentöse Unterdrückung der physiologischen Immunreaktion des Körpers.

Häufige Ursache für eine erworbene Immundefizienz sind AIDS (Acquired Immune Deficiency Syndrome, d. h. erworbenes Immunschwächesyndrom) als Folge einer HIV-Infektion (Human Immunodeficieny Virus) und Erkrankungen des Knochenmarks, v. a. Leukämie.

Die Immundefizienz kann aber auch absichtlich herbeigeführt werden (Immunsuppression), etwa zur Behandlung von Autoimmunerkrankungen oder zur Verhinderung von Abstoßungsreaktionen nach

Organtransplantation, oder als Nebenwirkung bei der Behandlung maligner Tumoren (v. a. bei Chemotherapie oder Bestrahlung) auftreten.

Intensivtherapie und -pflege

PFLEGEPRAXIS

Entwickelt ein Patient mit Immunschwäche eine Ateminsuffizienz, die eine Unterstützung der Atmung erfordert, soll die invasive Beatmung mit endotrachealer Intubation möglichst vermieden werden, um die Gefahr einer nosokomialen Pneumonie zu verringern.

Die ältere S3-Leitlinie *Nichtinvasive Beatmung als Therapie der akuten respiratorischen Insuffizienz* (2015) empfiehlt zur Reduktion von nosokomialen Pneumonien und Sepsis eine nichtinvasive Beatmung, was auch in der S3-Leitlinie 2017 bestätigt wird. Weiter wird empfohlen (Empfehlungsgrad: schwach) einen Therapieversuch mit High-Flow-Sauerstoff durchzuführen.

2.3.9 Postoperative respiratorische Insuffizienz

Einschränkungen der Atmung gehören zu den häufigsten Komplikationen nach operativen Eingriffen. Die Schwere der postoperativen respiratorischen Insuffizienz ist v. a. abhängig von: [16]

- **Vorerkrankungen,** insbesondere bronchopulmonale wie beispielsweise COPD (➤ 2.3.2).
- **Art und Dauer des operativen Eingriffs.** V. a. umfangreiche thorakale oder intraabdominelle Eingriffe bergen ein größeres Risiko für eine postoperative respiratorische Insuffizienz als beispielsweise Eingriffe an den Extremitäten.
- Die maschinelle Beatmung während der Anästhesie fördert die Entstehung von Atelektasen (➤ 2.2.4), insbesondere in der Thorax- und Abdominalchirurgie sowie bei Beatmung mit hohem Sauerstoffanteil.
- **Risikofaktoren**, insbesondere Übergewicht, Nikotinabusus und hohes Lebensalter.

Vorerkrankungen und Risikofaktoren fließen in die präoperative ASA-Einstufung des Patienten ein (Klassifizierungssystem der *American Society of Anesthesiologists*), die es ermöglicht, das Risiko des Patienten für eine postoperative Ateminsuffizienz einzuschätzen.

Wesentliche **Ursachen** für eine postoperative respiratorische Insuffizienz sind (evtl. auch in Kombination):

- Atelektasen (➤ 2.2.4), v. a. durch erhöhten intraabdominellen Druck und Zwerchfellhochstand, z. B. bei Darmparalyse oder Adipositas, oder durch Verlegung der Atemwege durch zähes Bronchialsekret
- Schonatmung wegen Schmerzen → (Ventilationsstörung, ➤ 2.2.1)
- Narkotikaüberhang, dadurch Dämpfung des Atemantriebs bzw. der Atemmechanik

WICHTIG

Opiat- und Relaxansüberhang

Ein postoperativer **Opioidüberhang** mit zentraler Atemdepression ist gekennzeichnet durch verminderte Atemfrequenz und Atemtiefe bis zur Apnoe, Miosis und Somnolenz bis Koma. Bei der Gabe von *Naloxon* als Antidot ist zu beachten, dass die Wirkungsdauer des Antidots kürzer ist als die der Opioide, d. h. nach Abklingen der Naloxonwirkung kann die Atemdepression erneut auftreten, weil die Opioide immer noch wirken **(Rebound-Effekt).** Ein **Überhang von Muskelrelaxanzien** zeigt sich durch Tachypnoe, kleine Tidalvolumina und ruckartige Atembewegungen. Der Patient kann den Kopf nicht angeheben, ein kräftiger Händedruck und das Öffnen der Augen ist nicht möglich. Zusätzlich sind Stresssymptome zu beobachten, z. B. Hypertonie, Tachykardie, vermehrtes Schwitzen. Atemerleichternde Lagerung, Sauerstoffgabe und gegebenenfalls Beatmung mit Maske werden eingeleitet. Die Wirkung nicht-depolarisierender Muskelrelaxanzien kann z. B. mit dem Antagonisten *Neostigmin* aufgehoben werden; allerdings ist auch dabei mit einem Rebound-Effekt zu rechnen.

PFLEGEPRAXIS

Postoperative Störungen der Atemfunktion sind mit für ein schlechtes Outcome des Patienten und einen verlängerten Krankenhausaufenthalt verantwortlich.

Intensivtherapie und -pflege

Die S3-Leitlinie *Nichtinvasive Beatmung als Therapie der akuten respiratorischen Insuffizienz* empfiehlt bei einer postoperativen, akuten respiratorischen Insuffizienz einen Therapieversuch mit nichtinvasiver Beatmung. Allerdings müssen absolute Kontraindikationen wie Ileus oder gastrointestinale Blutung ausgeschlossen sein. Mit schwachem Empfehlungsgrad ist ein Versuch mit High-Flow-Sauerstoff erwähnt.

Patienten, bei denen aufgrund der prädisponierenden Risiken mit postoperativen respiratorischen Problemen zu rechnen ist, sollen nach der Extubation eine Unterstützung durch CPAP oder nichtinvasive Beatmung erhalten.

Beim Versagen oder bei Kontraindikation einer nichtinvasiven Maßnahme muss gegebenenfalls eine Intubation erfolgen.

2.3.10 Sepsis

DEFINITION

Sepsis: Akut lebensbedrohliche Organdysfunktion, hervorgerufen durch eine inadäquate Wirtsantwort auf eine Infektion. Für die Diagnose einer Sepsis-assoziierten Organdysfunktion "ist eine Veränderung des *Sequential Organ Failure Assessment* (SOFA) *Score* um ≥ 2 Punkte zu verwenden" [17] (➤ Tab. 2.10).

PFLEGEPRAXIS

Bei der Sepsis entwickelt der Patient eine **(Multi-)Organdysfunktion,** die eine intensivmedizinisch Behandlung erfordert.

Risikofaktoren sind Erkrankungen des Herz-Kreislauf-Systems, Diabetes mellitus, maligne Erkrankungen (Immunschwäche), Atemwegserkrankungen und Infektionen durch unterschiedliche Erreger. Alte Menschen und Kinder bzw. Säuglinge haben ein höheres Risiko, ebenso Menschen mit einer gestörten Hautintegrität, etwa Wunden, bzw. mit invasiven Medizinprodukten, z. B intravasale Katheter.

Symptome, Befund und Diagnostik

Symptome sind starkes Krankheitsfühl, Atemnot und Kreislaufprobleme (Tachykardie, Hypotonie, Zentralisation), Fieber/Schüttelfrost oder Hypothermie, neu aufgetretene veränderte Bewusstseinslage und eingeschränkte Urinproduktion.

Tab. 2.10 SOFA-Score zur Einschätzung der Organdysfunktionen im Rahmen einer Sepsis [18]

Organsystem (Parameter)	Punktwert				
	0	1	2	3	4
Atmung (P_aO_2/F_iO_2)	≥ 400	< 400 mmHg	< 300 mmHg	< 200 mmHg und künstliche Beatmung	< 100 mmHg und künstliche Beatmung
Zentrales Nervensystem (Glasgow Coma Scale [GCS])	15	13–14	10–12	6–9	< 6
Herz-Kreislauf-System (MAD*/Katecholamine [Dosierungen in µg/kgKG/min])	MAD ≥ 70 mmHg	MAD < 70 mmHg	Dopamin ≤ 5 *oder* Dobutamin (beliebige Dosis)	Dopamin > 5 *oder* Adrenalin ≤ 0,1 *oder* Noradrenalin ≤ 0,1	Dopamin > 15 *oder* Adrenalin > 0,1 *oder* Noradrenalin > 0,1
Leber (Bilirubin [mg/dl])	< 1,2	1,2–1,9	2,0–5,9	6,0–11,9	> 12
Gerinnung (Thrombozytenzahl/µl)	≥ 150 000	< 150 000	< 100 000	< 50 000	< 20 000
Niere (Kreatinin/mg/dl)	< 1,2	1,2–1,9	2,0–3,4	3,5–4,9	> 5,0 mg/dl

* MAD (auch MAP, d. h. Mean Arterial Pressure) = Mittlerer arterieller Druck = Diastolischer Blutdruck + ⅓ (systolischer Blutdruck – diastolischer Blutdruck)

Laborchemisch zeigen sich - zusätzlich zu den Kriterien des SOFA-Scores - Infektionszeichen im Blutbild (Leukozyten, CRP und BSG erhöht), ein PCT (Prokalzitonin)-Anstieg und erhöhte Laktatwerte. Die Ergebnisse der mikrobiologischen Untersuchungen (z. B. Blutkulturen, Abstriche) sind die Basis der antibiotischen Behandlung.

Zur **Fokussuche** werden bildgebende Verfahren wie Sonografie und Computertomografie eingesetzt.

Intensivtherapie und -pflege

Schwerpunkte der Intensivtherapie und –pflege sind:

- Sanierung des auslösenden Herdes (häufig Pneumonie, Infektionen im Bauchraum und Harnwegsinfekte), Antibiotikatherapie
- Stabilisierung des Kreislaufs
- Ggf. Organersatzverfahren, z. B. Hämodialyse

2.3.11 Pneumothorax und Hämatothorax

DEFINITION

Pneumothorax: Luftansammlung im Pleuraspalt (➤ 1.2.3) mit partiellem oder komplettem Kollaps des betroffenen Lungenflügels.
Hämatothorax: Ansammlung von Blut im Pleuraspalt. Evtl. liegt gleichzeitig ein Pneumothorax vor **(Hämatopneumothorax).** Meist verletzungsbedingt als Folge eines stumpfen oder penetrierenden Thoraxtraumas.

Pathophysiologie

Aufgrund ihrer Eigenelastizität hat die Lunge das Bestreben sich zusammenzuziehen. Da die Flüssigkeit im Pleuraspalt jedoch nicht dehnbar ist, haftet die Lunge an der Innenwand des Brustkorbs, d. h. sie dehnt sich während der Inspiration aus und wird während der Exspiration etwas kleiner (➤ 1.3.2). Dieses System wird durch einen **Pneumo-** oder **Hämatothorax** gestört: Der Unterdruck im Pleuraspalt wird aufgehoben und die Lunge kollabiert ganz oder teilweise.

Ätiologie und Einteilung

Dem **Pneumothorax** können ganz verschiedenartige Ursachen zugrunde liegen:

- Beim **idiopathischen Pneumothorax** entsteht durch bislang ungeklärte Ursachen ein Riss im Lungengewebe
- Der **iatrogene Pneumothorax** entsteht im Rahmen einer diagnostischen oder therapeutischen Maßnahme (z. B. Legen eines ZVK)
- Dem **symptomatischen Spontanpneumothorax** liegt eine Lungenerkrankung zugrunde, z. B. eine COPD, eine Tuberkulose oder ein Bronchialkarzinom
- Ein **traumatischer Pneumothorax** entsteht durch ein stumpfes Thoraxtrauma (z. B. mit Einriss der Pleura, Rippenfrakturen mit Anspießung der Pleura durch Frakturfragmente oder Tracheobronchialverletzungen) oder penetrierende Verletzungen der Thoraxwand (z. B. Stich-, Schuss- oder Pfählungsverletzungen). Unterschieden werden:
  - **Offener Pneumothorax** mit offener Verbindung entweder zwischen Außenwelt und Pleuraspalt *(offener äußerer Pneumothorax)* oder zwischen Tracheobronchialsystem und Pleuraspalt *(offener innerer Pneumothorax).* Die Luft tritt jeweils während der Inspiration in den Pleuraspalt ein und bei der Exspiration wieder aus (➤ 2.5). Der Lungenflügel der betroffenen Seite kollabiert völlig und es kommt zum *Mediastinalflattern* (auch *Mediastinalpendeln*), d. h. das Mediastinum wird mit jeder Inspiration zur kranken Seite hin verlagert.
  - **Geschlossener Pneumothorax.** Dieser entsteht, wenn sich die Lufteintrittspforte bei einem offenen Pneumothorax verschließt.
  - **Spannungspneumothorax.** Dabei entsteht ein Ventilmechanismus an der Lufteintrittspforte (daher auch die Bezeichnung *Ventilpneumothorax*): Während der Inspiration öffnet sich das Leck in der Pleura und Luft tritt in den Pleuraspalt ein. Bei der Exspiration verschließt sich das Leck, d. h. die Luft kann nicht aus dem Pleuraraum entweichen. Mit der nächsten Inspiration tritt dann erneut Luft in die Pleurahöhle ein usw. Dadurch steigt der Druck in der Pleurahöhle kontinuierlich an, wodurch das

Mediastinum (und damit auch das Herz und die großen Gefäße) und evtl. auch die Trachea und der Kehlkopf zur gesunden Seite hin gedrängt werden (➤ 2.5). Es kommt zur Dyspnoe, Tachykardie und Hypotonie mit zunehmenden Schocksymptomen durch Kompression der großen Gefäße; der Patient ist in akuter Lebensgefahr.

Ein **Hämatothorax** entsteht meist verletzungsbedingt, selten infolge einer Pleuraerkrankung (z. B. Pleurakarzinose).

NOTFALL!

Spannungspneumothorax beim beatmeten Patienten

Kommt es unter maschineller Beatmung zum Spannungspneumothorax, wird bei jeder Inspiration Luft in die Pleurahöhle gepresst. Der Patient zeigt zunächst die Zeichen der Hypovolämie (Tachykardie, Hypotonie) bei gleichzeitiger oberer Einflussstauung (Halsvenenstauung, stark erhöhter ZVD), eine Zyanose und gerät rasch in einen Kreislaufschock. Bei volumenkontrollierter Beatmung steigt der Beatmungsdruck massiv an, bei druckkontrollierter Beatmung nimmt das Tidalvolumen rasch ab, sodass der Patient innerhalb kürzester Zeit kaum noch beatmet werden kann. Lebensrettend ist das umgehende Entlasten des Überdrucks.

Erstmaßnahmen bei V.a. Spannungspneumothorax

Lebensrettende Sofortmaßnahme ist die umgehende Entlastungspunktion, die (aus Zeitgründen) meist ohne vorherige Röntgenaufnahme des Thorax erfolgen muss. Der Arzt punktiert die betroffene Lungenseite im 2. oder 3. ICR medioklavikulär mit einer dicken Kanüle oder führt an derselben Stelle eine Inzision mit Skalpell und Schere durch. Beides bewirkt eine **Überführung des Spannungs- in einen offenen Pneumothorax:** Der Druck in der Pleurahöhle lässt nach, dadurch wandert das Mediastinum zurück in seine Ausgangslage und die gesunde Lunge kann sich wieder entfalten.

Um an der Punktionskanüle eine *Ventilfunktion* zu erreichen (Luft kann aus dem Pleuraspalt ausströmen, wird aber beim spontanatmenden Patienten mit der nächsten Inspiration nicht wieder in den Pleuraspalt eingesaugt) wird ein Heimlichventil aufgesetzt oder ein eingeschnittener Fingerling darüber gezogen. Zur endgültigen Versorgung erhält der Patient dann eine Thorax-Saugdrainage.

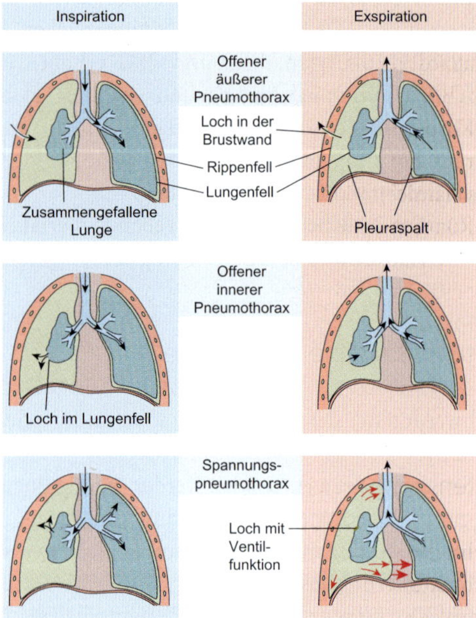

Abb. 2.5 Beim **offenen Pneumothorax** (oben und Mitte) tritt Luft entweder durch eine Verletzung der äußeren Brustwand *(offener äußerer Pneumothorax)* oder eine Verletzung der Pleura viszeralis *(offener innerer Pneumothorax)* während der Inspiration in den Pleuraspalt ein und während der Exspiration wieder aus. Der Lungenflügel kollabiert und es kommt zu atemsynchonen Bewegungen des Mediastinums (Mediastinalpendeln). Beim **Spannungspneumothorax** (unten) tritt während der Inspiration Luft in den Pleuraspalt, die aber während der Exspiration nicht wieder austreten kann. Es entsteht ein zunehmender Überdruck im Pleuraraum mit Verlagerung des Mediastinums zur gesunden Seite hin. [L190]

Symptome, Befund und Diagnostik

Typische **Symptome und Befunde** sind thorakale Schmerzen, Husten, Dyspnoe, Tachypnoe, verminderte Atembewegungen der betroffenen Thoraxseite und – insbesondere bei Spannungspneumothorax und beim massiven Hämatothorax – Zeichen des Kreislaufschocks. Beim Spannungspneumothorax sind darüber hinaus evtl. eine Zyanose sowie eine Einflussstauung (ZVD-Erhöhung) und ein überblähter Thorax mit aufgehobenen Atemexkursionen sichtbar. Die Atemgeräusche sind abgeschwächt oder aufgehoben, der Klopfschall ist hypersonor, evtl. sind asymmetrische Atembewegungen und ein Hautemphysem sicht- bzw. tastbar. Nicht selten ist ein Pneumo- oder Hämatothorax auch asymptomatisch.

Die **Diagnostik** umfasst:

- Anamnese (Unfallhergang? Vorangegangene diagnostische oder therapeutische Maßnahmen, z. B. Pleurapunktion?)
- Körperliche Untersuchung (Klopfschall? Atemgeräusche? Thoraxexkursionen? Zeichen der Hypovolämie?)
- Röntgen-Thorax (im Stehen in Exspiration, bei V. a. Hämatothorax evtl. auch in Seitenlage), ggf. zusätzlich Sonografie des Thorax und/oder CT- bzw. MRT-Thorax
- Blutgasanalyse (Zeichen der respiratorischen Insuffizienz?)

Intensivtherapie und -pflege

Beim **Pneumothorax** ist i. d. R. die Anlage einer Thorax-Saugdrainage indiziert, entweder als *Bülau-Drainage* (Punktion des 4.–6. ICR in der vorderen oder mittleren Axillarlinie) zum Absaugen von Luft und Sekret oder als *Monaldi-Drainage* (Punktion des 2.–3. ICR medioklavikulär) zum reinen Absaugen von Luft. Darunter sollte sich die Lunge wieder vollständig ausdehnen.

Zusätzlich erhält der Patient bei Bedarf Analgetika und evtl. auch Antitussiva nach Arztanordnung. Lediglich bei kleinem Pneumothorax („Mantelpneumothorax") kann evtl. auf die Drainagebehandlung verzichtet werden, wenn der Patient *nicht* beatmet werden muss. Eine Operation mit Verschluss des Luftlecks oder Entfernung des luftlecktragenden Lungenareals ist angezeigt bei Rezidiv-Pneumothorax, persistierender Luftfistel und unvollständiger Ausdehnung der Lunge trotz Drainagenbehandlung.

Auch ein **Hämatothorax** wird primär mit einer Thorax-Saugdrainage behandelt. Zudem wird der Volumenverlust durch Infusionstherapie ausgeglichen, ggf. ist eine Schockbehandlung notwendig. Bei massivem Hämatothorax oder anhaltend hohen Blutverlusten (Blutverlust initial > 1 500–2 000 ml oder > 200 ml/h über 2–3 Stunden) ist eine Operation erforderlich.

Insgesamt können etwa 80 % der Thoraxverletzungen konservativ behandelt werden.

2.3.12 Thoraxtrauma

DEFINITION

Thoraxtrauma: Unfallbedingte Verletzung thorakaler Strukturen (Brustwand, Tracheobronchialsystem, Lungenparenchym, Pleura, Zwerchfell, Herz, thorakale Gefäße und Ösophagus).

Bei etwa 10 % aller Unfallverletzten findet sich ein Thoraxtrauma. Patienten mit **Polytrauma,** d. h. mit gleichzeitiger Verletzung verschiedener Körperregionen oder Organsysteme, wobei eine der Verletzungen oder die Kombination mehrerer akut lebensbedrohlich ist, haben in ca. 50 % auch ein Thoraxtrauma. Dabei handelt es sich ganz überwiegend um ein geschlossenes Thoraxtrauma, nur selten liegen offene Thoraxverletzungen vor. Ursache ist meist eine stumpfe Gewalteinwirkung, z. B. Anprall an Gurt oder Lenkrad, Sturz aus großer Höhe, Tritt oder Schlag vor den Brustkorb. Selten sind spitze, penetrierende Gewalteinwirkungen ursächlich, z. B. Messerstiche, Schuss- oder Pfählungsverletzung.

Häufige Thoraxverletzungen, die intensivmedizinisch behandelt werden müssen, sind der Pneumo- und Hämatothorax (➤ 2.3.11), die Rippenserienfraktur mit instabilem Thorax und die Lungenkontusion. Relativ selten sind Bronchus- und Trachealrupturen (meist mit Blutungen in das Tracheobronchialsystem), Gefäßverletzungen (z. B. Aortenruptur), Zwerchfellrisse sowie Verletzungen des Herzens (z. B. Herzkontusion).

Symptome, Befund und Diagnostik bei V. a. Thoraxtrauma

Der Unfallhergang, Prellmarken und sichtbare Verletzungen sowie nicht seitengleiche oder paradoxe Atembewegungen weisen auf ein Thoraxtrauma hin. Abhängig vom Verletzungsausmaß hat der Patient mehr oder weniger starke Schmerzen und meist auch eine unterschiedlich stark ausgeprägte Schonatmung. Der Patient mit schwerem Thoraxtrauma leidet unter Atemnot und zeigt – abhängig vom Ausmaß des Thoraxtraumas und evtl. vorbestehender kardiopulmonaler Erkrankungen – die Zeichen einer respiratorischen Insuffizienz (➤ 2.4). Mittels Palpation, Perkussion und Auskultation prüft der Arzt Brustkorb und Lunge auf pathologische Veränderungen hin.

2

Die **Diagnostik** bei V. a. Thoraxtrauma umfasst:

- Röntgen-Thorax
- CT oder MRT des Thorax
- EKG
- Echokardiografie, Sonografie
- Angiografie bei V. a. Verletzungen thorakaler Gefäße
- Bronchoskopie bei V. a. Verletzungen des Tracheobronchialsystems

Eine gründliche körperliche Untersuchung sowie ggf. weiterführende diagnostische Maßnahmen dienen dem Ausschluss bzw. der Diagnostik weiterer Verletzungen.

Rippenserienfraktur mit instabilem Thorax

Bei der Rippenserienfraktur sind mindestens drei nebeneinander liegende Rippen gebrochen. Ist dabei jeweils ein Stück der Rippe herausgebrochen (Doppelfraktur der Rippe), kann ein **instabiler Thorax** entstehen mit **paradoxer Atmung:** Der „lose“ Brustwandbereich über den Frakturen bewegt sich bei der Inspiration nach innen, bei der Exspiration nach außen (Dreschflegelbewegung, daher auch die Bezeichnung *Dreschflegel-Thorax* oder *Flail-chest*). Dadurch pendelt Luft innerhalb des von der Verletzung betroffenen Lungenflügels (Pendelluft, ➤ Abb. 2.6).

Die **Therapie** ist meist konservativ durch Analgesie (häufig thorakaler Periduralkatheter in Kombination mit systemischer Analgesie), Physiotherapie und engmaschige Kontrolle der Blutgase. Bei massiven Störungen des Gasaustauschs muss der Patient über Maske oder Tubus und mit PEEP (➤ 3.2.4) beatmet werden (dadurch „innere Schienung“ der Fraktur, ➤ Abb. 2.6). Nur selten ist eine operative Stabilisierung der Frakturen mittels Plattenosteosynthese erforderlich.

PFLEGEPRAXIS

Erhebliches Trauma

Ein instabiler Thorax entsteht i. d. R. nur durch **sehr große Gewalteinwirkung.** Dadurch kommt es in vielen Fällen auch zu schweren intrathorakalen Begleitverletzungen, etwa einer Lungenkontusion (siehe unten), Verletzungen an Ösophagus, Herz oder Aorta. Auch Verletzungen von Mediastinum oder Zwerchfell sowie intraabdominelle Begleitverletzungen sind möglich.

Lungenkontusion

Bei der **Lungenkontusion** *(Lungenprellung)* sind Teile des Lungenparenchyms durch die Thoraxkompression geschädigt. Es kommt zu Einblutungen in das Lungenparenchym, bei schweren Formen mit nachfolgendem interstitiellem und intraalveolärem Ödem im geschädigten Lungenbereich und evtl. auch darüber hinaus. Dadurch entstehen Mikroatelektasen, wodurch der Rechts-Links-Shunt zunimmt (➤ 2.2.4); die Compliance der Lunge und die FRC (➤ 1.3.3) nehmen durch die Flüssigkeitseinlagerungen ab. In der Folge kann sich ein ARDS entwickeln (➤ 2.3.4).

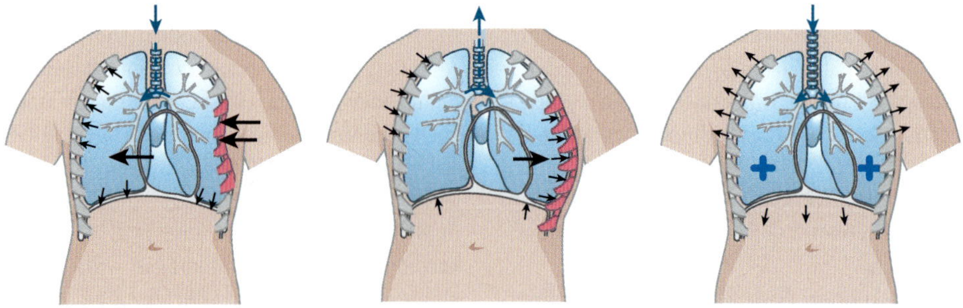

Abb. 2.6 Paradoxe Atmung bei instabilem Thorax. Links: Während der Inspiration bewegt sich das instabile Thoraxsegment nach innen, während der Exspiration nach außen (Mitte). Das Mediastinum mit Herz und großen Gefäßen folgt dieser Bewegung. Rechts: Die maschinelle Beatmung mit PEEP (rechts) bewirkt eine Stabilisierung („innere Schienung“) der verletzten Thoraxwand, die jetzt auch während der Inspiration nach außen gedrückt wird. [L157]

Unterschieden werden die **einfache Lungenkontusion,** bei der das Röntgenbild des Thorax zwar Verschattungen zeigt, der Patient aber gar keine oder nur geringfügige Zeichen einer respiratorischen Insuffizienz zeigt und die Blutgasanalyse unauffällig ist, und die **schwere Lungenkontusion** (Lungenkontusion mit respiratorischer Insuffizienz), bei der die klinischen Zeichen der respiratorischen Insuffizienz ausgeprägt sind und die Blutgasanalyse entsprechend pathologisch verändert ist.

VORSICHT!

Das im Röntgenbild sichtbare Ausmaß der Lungenkontusion korreliert nicht immer mit der Schwere der Lungenfunktionsstörung. Häufig beeinträchtigen ausgedehnte Kontusionsherde in der Lunge den Gasaustausch nur gering bzw. ist umgekehrt der Gasaustausch massiv beeinträchtigt bei scheinbar nur geringen Kontusionsherden.

Die **Therapie** ist i. d. R. konservativ. Liegt ein begleitender Hämatopneumothorax vor, entspricht die Behandlung den in ➤ 2.3.11 beschriebenen Grundsätzen. Bei leichter Lungenkontusion genügen evtl. Sauerstoffgabe und Analgesie. Bei schwerer Lungenkontusion ist i. d. R. rasch eine maschinelle Beatmung mit PEEP erforderlich, etwa bei gleichzeitiger Thoraxwandinstabilität, initial bestehender respiratorischer Globalinsuffizienz oder sich im Verlauf verschlechternder Lungenfunktion. Operative Eingriffe sind nur selten erforderlich, etwa bei massiven persistierenden Blutungen. Eine konsequente Lagerungstherapie dient der Atelektasen-Wiedereröffnung („Rekrutierung") sowie der Mobilisation und Reduktion des Bronchialsekrets und des interstitiellen Lungenödems. Bei den häufig polytraumatisierten Patienten ist eine konventionelle Lagerungstherapie im Intensivpflegebett oft kontraindiziert, z. B. wegen Schädel-Hirn- oder Wirbelsäulenverletzungen. In diesen Fällen ist dann evtl. eine kinetische Therapie in einem Spezialbett angezeigt.

2.4 Leitsymptome der respiratorischen Insuffizienz

Leitsymptome der respiratorischen Insuffizienz sind **Dyspnoe** (Atemnot), quantitative (Eintrübung bis zum Koma) und qualitative (Verwirrtheit, Delir) **Bewusstseinsstörungen** sowie – abhängig davon, ob eine Gasaustauschstörung und/oder eine Erschöpfung der Atempumpe vorliegen (➤ Abb. 2.1) - eine **Hypoxämie** (p_aO_2 < 70 mmHg bei Raumluftatmung) und eine **Hyperkapnie** (p_aCO_2 > 45 mmHg). Sowohl die Hypoxämie als auch die Hyperkapnie führen zu typischen Veränderungen, die jedoch etwa infolge einer Sedierung und evtl. auch Muskelrelaxierung überdeckt und daher kaum beobachtbar sein können.

Zusätzlich liegen immer auch mehr oder weniger ausgeprägt die Symptome der Grunderkrankung vor, z. B. Fieber und typische feuchte Rasselgeräusche bei Pneumonie, Atemgeräusche (Giemen, Brummen) bei chronisch obstruktiven Atemwegserkrankungen oder Schocksymptome bei akuter Linksherzdekompensation oder schwerer Lungenembolie.

2.4.1 Symptome der Hypoxämie

Fällt der Sauerstoffgehalt des arteriellen Blutes ab, versucht der Organismus zunächst, dies zu kompensieren, um die Sauerstoffversorgung der lebenswichtigen Organe aufrechtzuerhalten. Dies geschieht durch:

- **Steigerung der Atemtätigkeit** (Steuerung der Atmung ➤ 1.5), insbesondere der Atemfrequenz. Es kommt zur Tachypnoe (Atemfrequenz > 35/Min.), die – je weiter sie zunimmt – mit einer immer oberflächlicheren Atmung einhergeht (Tidalvolumina werden geringer, Totraumquotient steigt ➤ 1.3.4).
- **Stimulation des Sympathikus.** Dadurch kommt es zu Tachykardie, Hypertonie und Steigerung des Herzzeitvolumens (HZV). Gehirn, Herz und Lunge werden dadurch zwar besser durchblutet (und damit besser mit Sauerstoff versorgt), gleichzeitig steigt aber mit der Herzfrequenz auch der Sauerstoffbedarf des Herzmuskels (myokar-

dialer O_2-Bedarf), weshalb eine Tachykardie insbesondere bei vorbestehenden Herzerkrankungen ungünstig ist. Die Durchblutung von Haut, Schleimhaut und Verdauungsorganen dagegen nimmt ab.

Sind diese Kompensationsmöglichkeiten ausgeschöpft, etwa bei schwerer und lang anhaltender Hypoxämie oder bei pulmonalen und/oder kardialen Vorerkrankungen, kommt es im Spätstadium der Hypoxämie zu Bradykardie, Hypotonie und Abfall des HZV.

Zerebrale und vegetative Veränderungen

Patienten mit Hypoxämie zeigen meist typische **zerebrale und vegetative Veränderungen.** Häufig sind die Betroffenen unruhig, desorientiert und/oder sehr erregt. Oft schwitzen sie sehr stark. Selten sind sie schläfrig, dies ist eher typisch für die Hyperkapnie (➤ 2.4.2).

VORSICHT!

Hypoxämiesymptome sind unspezifisch

Die zerebralen und vegetativen Symptome der Hypoxämie sind unspezifisch und können in dieser Kombination z. B. auch bei Erkrankungen des Gehirns, hohem Fieber oder einem Alkoholentzugsdelir auftreten. Deshalb ist es wichtig, beim Auftreten der genannten Symptome zuerst eine **Hypoxämie auszuschließen** und ggf. zu behandeln, bevor der betroffene Patient Sedativa erhält, da eine (unerkannte) Hypoxämie dadurch verstärkt werden kann.

Dyspnoe

DEFINITION

Dyspnoe: Erschwerte Atmung mit subjektiv empfundenem Gefühl der Atemnot. Unterschieden in **Belastungsdyspnoe,** die nur bei körperlicher Anstrengung auftritt, und **Ruhedyspnoe,** einer Atemnot in Ruhe ohne körperliche Anstrengung.

Eine Hypoxämie geht sehr häufig – jedoch nicht immer! – mit einer **Dyspnoe** einher. Dabei ist die Atemarbeit meist sichtbar verstärkt: Der Patient atmet hochfrequent, oberflächlich und setzt die Atemhilfsmuskulatur ein. Patienten mit schwerer Dyspnoe sitzen typischerweise – sofern ihnen dies möglich ist – aufrecht im Bett und ringen nach Luft. Meist signalisieren die weit aufgerissenen Augen und der ängstliche Gesichtsausdruck das Ausmaß der Angst und Panik, das die Betroffenen durchleben.

PFLEGEPRAXIS

Dyspnoe beim intubierten/tracheotomierten Patienten

Auch beim intubierten oder tracheotomierten Patienten weisen **klinische Zeichen** auf Atemnot hin:

- Zunehmender Einsatz der Atemhilfsmuskulatur
- Paradoxe abdominelle Atmung, rascher Wechsel von Bauch- und Brustatmung
- Schwitzen, Tachykardie
- Blasse, kühle Haut, evtl. Zyanose (unten)
- Bewusstseinsstörungen (z. B. Unruhe, Verwirrtheit, Aggressivität)
- Angstvoller, angestrengter Gesichtsausdruck, geöffneter Mund und Nasenflügeln

Später kommen Rhythmusstörungen, Hyper-oder Hypotonie, Kopfschmerzen oder Muskelzuckungen/oder -krämpfe dazu.

Zyanose

Die **Zyanose** (bläulich-rote Färbung von Haut und Schleimhaut durch verminderten Sauerstoffgehalt des Blutes) ist ein spätes Zeichen der Hypoxämie. Sie tritt erst dann auf, wenn mehr als 50 g Hämoglobin pro Liter Blut (= 5 g/dl) in ungesättigter Form (reduziertes Hämoglobin) vorliegen (Sauerstoffsättigung ➤ 1.4.1). Häufig tritt die Zyanose begleitend mit einer Dyspnoe auf und verursacht beim Patienten Kopfschmerzen, Müdigkeit und Konzentrationsschwäche. Zudem frieren die Betroffenen typischerweise rasch.

VORSICHT!

Bei **Anämie** mit Hb < 4,8 g/dl sowie bei Zyanid- oder Kohlenmonoxid(CO)-Vergiftung kommt es trotz massiver Hypoxämie *nicht* zur Zyanose.

2.4.2 Symptome der Hyperkapnie

Eine **Hyperkapnie** zeigt sich vor allem durch Schläfrigkeit und zunehmende **Bewusstseinseintrübung** bis hin zur CO_2-Narkose (➤ 1.5). Das Blutvolumen des Gehirns nimmt zu, dadurch kann ein bereits erhöhter Hirndruck weiter steigen. Weitere klinische Symptome der Hyperkapnie sind:

- Gerötete Haut
- Schwitzen
- Hypertonie, Tachykardie, Herzrhythmusstörungen
- Muskelzuckungen und -krämpfe bei extremer Hyperkapnie

Durch den erhöhten CO_2-Gehalt des Blutes kommt es zur Azidose (➤ 1.6.2), die wiederum eine Rechtsverschiebung der Sauerstoffbindungskurve (➤ Abb. 1.13) nach sich zieht. Dadurch sinkt bei gleichbleibendem p_aO_2 die arterielle Sauerstoffsättigung.

2.5 Diagnostik der respiratorischen Insuffizienz

2.5.1 Blutgasanalyse

Die Symptome der respiratorischen Insuffizienz geben Hinweise auf Art und Ausmaß sowie eventuell auch auf die Ursache der Atemstörung. Eine sichere Diagnose lässt sich allerdings erst durch eine **Blutgasanalyse** stellen.

DEFINITION

Blutgasanalyse (*kurz BGA*): Bestimmung der Partialdrücke von p_aO_2 und p_aCO_2 im arteriellen oder Kapillarblut. Da die Blutgase und der Säure-Basen-Haushalt eng zusammenhängen und sich gegenseitig beeinflussen, werden im Rahmen der Blutgasanalyse auch der pH-Wert, das Standardbikarbonat (SBC) und die Basenabweichung (*Base Excess*, kurz BE, auch Basenüberschuss) mit bestimmt. Normwerte ➤ Tab. 2.11.

Blutentnahme zur Blutgasanalyse ➤ 10.2.3
Störungen des Säure-Basen-Gleichgewichts ➤ 1.6.2

2.5.2 Veränderungen der Blutgasanalyse bei respiratorischer Insuffizienz

Bei der **pulmonalen Insuffizienz** (*respiratorische Partialinsuffizienz*) ist der pO_2 vermindert. Der pCO_2 ist dabei normal oder – wenn der Patient hyperventiliert, um den Sauerstoffgehalt zu steigern – etwas vermindert. Bei der **ventilatorischen Insuffizienz** (*respiratorische Globalinsuffizienz*) ist der pO_2 vermindert und der pCO_2 erhöht, d. h. es entsteht eine respiratorische Azidose (➤ 1.6.2). Tritt diese rasch auf, kann der Organismus sie i. d. R. nicht oder nur teilweise kompensieren. Dann ist der pH-Wert erniedrigt. Entsteht die respiratorische Globalinsuffizienz langsam, etwa durch eine chronische Lungenerkrankung, kann der Organismus die Veränderung des Säure-Basen-Haushalts eventuell vollständig kompensieren. Dann ist der pH-Wert im Normbereich (Kompensationsmechanismen ➤ 1.6.1).

In der Regel werden die Blutgase im arteriellen Blut bestimmt (Technik der Entnahme aus liegender arterieller Kanüle ➤ 10.2.3), nur selten wird die BGA aus arterialisiertem Kapillarblut oder gemischt-venösem Blut bestimmt.

BGA aus Kapillarblut

Ob die Ergebnisse einer aus **arterialisiertem Kapillarblut** (i. d. R. aus hyperämisiertem Ohrläppchen) gewonnenen Blutgasanalyse genau genug und damit verwertbar sind, ist umstritten. Viele Studien bewerten die Differenz zwischen den Werten der kapillären BGA und denen der arteriellen BGA als akzeptabel [5], andere Autoren gehen insbesondere bei den pO_2-Werten von nicht akzeptablen Differenzen aus [6].

Mögliche Fehlerquellen bei der Entnahme von Kapillarblut zur BGA mit nachfolgend falschen Werten sind vor allem:

- Ungenügende Arterialisierung des Blutes und der Einschluss von Luftbläschen in die Kapillare bei der Entnahme → falsche O_2-Werte.
- Hämolyse durch Druck auf das Ohrläppchen führt zu falsch hohen Kaliumwerten.
- Kontamination des Blutes mit Raumluft. Um dies zu verhindern soll das Probengefäß (Kapillare) in den Bluttropfen hineinreichen.

2

Tab. 2.11 Blutgasanalyse. Der pH, p_aO_2 und p_aCO_2 werden gemessen, S_aO_2, SBC und BE werden, bezogen auf Standardbedingungen (Körpertemperatur 37 °C, Hämoglobingehalt 15 g/dl, p_aCO_2 40 mmHg) errechnet (auch ➤ Tab. 1.3).

Parameter	Normwert im arteriellen bzw. Kapillarblut	Bewertung und Bemerkungen
pH (Maß für die Wasserstoffionenkonzentration, „Säuregehalt", ➤ 1.6)	7,36–7,44	↓ metabolische oder respiratorische Azidose (➤ 1.6.2) ↑ metabolische oder respiratorische Alkalose (➤ 1.6.2)
p_aO_2 (arterieller Sauerstoffpartialdruck)	70–100 mmHg (9,3–13,3 kPa)	↓ bei Hypoxämie Bei der Beurteilung der Sauerstoffsättigung muss immer auch der Hämoglobingehalt des Blutes berücksichtigt werden, da bei einem niedrigen Hb-Wert der Gesamtsauerstoffgehalt des Blutes (Sauerstoffbindungskapazität ➤ 1.4.2) trotz hoher Sättigung nicht ausreichend sein kann.
SaO_2 (Sauerstoffsättigung, auch O_{2sat} oder SO_2; ➤ 1.4.2)	95–97 %	
p_aCO_2 (arterieller Kohlendioxidpartialdruck)	35–45 mmHg (4,7–6 kPa)	↓ bei respiratorischer Alkalose bzw. respiratorisch kompensierter metabolischer Azidose (➤ 1.6.2) ↑ bei respiratorischer Azidose bzw. bei respiratorisch kompensierter metabolischer Alkalose (➤ 1.6.2) Bei Schwangeren ist der p_aCO_2 physiologisch etwas erniedrigt.
SBC (Standardbikarbonat, auch $StHCO_3^-$)	22–26 mmol/l	↓ bei metabolischer Azidose bzw. bei metabolisch kompensierter respiratorischer Alkalose. ↑ bei metabolischer Alkalose bzw. bei metabolisch kompensierter respiratorischer Azidose.
BE (Base Excess, Basenabweichung oder Basenüberschuss, d. h. Abweichung vom normalen Wert der Basen bzw. vom Referenzwert der Gesamtpufferbasen. Wichtig zur Beurteilung der nicht atmungsbedingten Anteile bei Störungen im SBH).	–3– +3 mmol/l	

Bei zu lange dauernder Blutentnahme kann es zur Gerinnselbildung in der Blutprobe kommen, die dann nicht mehr verwertbar ist.

PFLEGEPRAXIS

Der **Standard zur Entnahme von Kapillarblut** empfiehlt folgende Maßnahmen vor der Blutentnahme[19]:

- Ggf. konstante Sauerstoffzufuhr über mindestens 5 Minuten
- Dauer der Hyperämisierungsphase mit durchblutungsfördernde Salbe, z. B. Finalgon® mindestens 10 Minuten
- Patient verbringt mindestens 15 Minuten in Ruhe

Besteht zwischen dem in der BGA ermittelten Wert der Sauerstoffsättigung und dem per Pulsoxymetrie gemessenen Wert eine Differenz von mehr als zwei Prozentpunkten, ist von einem **Fehler bei der BGA-Abnahme** auszugehen.

Gemischt- und zentralvenöse Sauerstoffsättigung und venöser Sauerstoffpartialdruck

Bei besonderer Fragestellung können mittels Blutgasanalyse darüber hinaus die **gemischtvenöse Sauerstoffsättigung** (S_vO_2) oder die **zentralvenöse Sättigung** ($S_{cv}O_2$, Zielwert > 70 %) bestimmt werden:

- Zur Bestimmung der **gemischtvenösen Sauerstoffsättigung** wird aus einem Pulmonalarterienkatheter (PAK) Blut aus der A. pulmonalis entnommen (hier befindet sich venöses Mischblut der oberen und unteren Hohlvene, also des gesamten Organismus). Wegen des Risikos schwerer Komplikationen werden PAK nur solange wie unbedingt notwendig belassen (i. d. R. max. 3 Tage).
- Die **zentralvenöse Sauerstoffsättigung** wird aus einer Blutprobe bestimmt, die dem distalen Schenkel des zentralen Venenkatheters (ZVK) entnommen wird. Das hier entnommene Blut aus

der V. cava superior stammt überwiegend aus der oberen Körperhälfte, die Sauerstoffsättigung ist hier etwas niedriger als im Blut der unteren Hohlvene (V. cava inferior).

Beide Werte lassen Rückschlüsse auf die **Sauerstoffausschöpfung** des Gewebes zu (➤ 1.4.2).

Ob die gemischtvenöse durch die zentralvenöse Sättigung ersetzt werden kann, wird unterschiedlich diskutiert. Zwar stimmen die beiden Sättigungswerte nicht absolut überein, sie verändern sich jedoch offensichtlich gleichsinnig.

Ist die gemischtvenöse Sättigung zu niedrig (frühzeitiger Hinweis auf eine Störung des Sauerstoffangebots und -bedarfs), muss das Sauerstoffangebot verbessert werden: Herzzeitvolumen, Sauerstoffsättigung (arteriell) und Hämoglobinkonzentration optimieren und/oder Sauerstoffverbrauch reduzieren.

Dagegen lässt der **peripher- venöse Sauerstoffpartialdruck** (p_vO_2, normal 40–52 mmHg) keine Rückschlüsse auf den zentralvenösen Wert zu, da die Sauerstoffausschöpfung der einzelnen Gewebe zu unterschiedlich ist. Venöse Blutgasanalysen ermöglichen es lediglich, bei einem $p_vCO_2 < 45$ mm Hg eine Hyperkapnie auszuschließen bzw. den Säure-Basen-Status (pH, Bikarbonat oder Laktat) einzuschätzen.

2.5.3 Weitere Diagnostik bei respiratorischer Insuffizienz

Die weiteren diagnostischen Maßnahmen dienen dazu, Art und Ausmaß der zugrunde liegenden Erkrankung zu diagnostizieren. In der Regel erfolgt die weitere Diagnostik erst nachdem bereits Therapiemaßnahmen vorgenommen wurden, z. B. Sauerstoffgabe, endotracheale Intubation und maschinelle Beatmung, welche die akute vitale Bedrohung des Patienten beseitigen sollen.

Die weiterführende Diagnostik umfasst:

- **Körperliche Untersuchung** mit Palpation (Tastuntersuchung) des Thorax, Auskultation (Abhören) und Perkussion (Abklopfen) der Lunge
- **Bildgebung** (Röntgen-Thorax, CT): Zeichen für Pneumonie, Lungenödem, Pleuraerguss, Lungenüberblähung, Atelektase oder Pneumothorax?
- **EKG** (Herzrhythmusstörungen? Akuter Myokardinfarkt? Zeichen der Rechtsherzbelastung?)
- **Thoraxsonografie** zur Diagnostik von Pleuraergüssen, Pneumothorax, Lungenödem oder größerer pulmonaler Infiltrate [20]
- Elektrische **Impedanztomografie** (➤ 10.2.6)

Die weitere Diagnostik ist dann abhängig von der Verdachtsdiagnose, z. B. mikrobiologischer Erregernachweis und Resistenzbestimmung bei Verdacht auf Pneumonie.

2.6 Therapie der respiratorischen Insuffizienz

Die **Initialtherapie bei akuter respiratorischer Insuffizienz** soll die akute Bedrohung für den Patienten beseitigen, seine Luftnot lindern und eventuelle Folgeschäden, etwa durch den Sauerstoffmangel, vermeiden.

Die Initialtherapie bei akuter respiratorischer Insuffizienz umfasst:

- Sauerstoffgabe (➤ 2.6.1).
- Atemerleichternde Lagerung (Oberkörper hochlagern, Unterarme auf festen Unterlagen etwas erhöht lagern, evtl. Beine leicht absenken); wichtig v. a. bei Patienten mit ausgeprägter Adipositas.
- Ggf. Atemwege freimachen und freihalten (Maßnahmen ➤ 6.1).
- Gegebenenfalls Opioidgabe bei Atemnot.
- Bei hochgradiger respiratorischer Insuffizienz, insbesondere bei ventilatorischer Insuffizienz (Versagen der Atempumpe, respiratorische Globalinsuffizienz) bzw. wenn die Spontanatmung bereits zum Erliegen kam, muss der Patient beatmet werden (Manuelle Beatmung ➤ 3.3, NIV ➤ Kap. 4, Intubation ➤ Kap. 6, Indikationen zur Beatmung ➤ 3.1.1).

2.6.1 Sauerstoffgabe

VORSICHT!

Bei der Sauerstoffgabe **Nebenwirkungen bzw. Risiken** beachten (Gefahr der Atemdepression bei Patienten mit chronisch erhöhtem p_aCO_2 ➤ 1.5, Sauerstofftoxizität ➤ 3.2.3) und regelmäßig kontrollieren, ob die Indikation für die Sauerstoffgabe noch besteht bzw. eine Reduktion möglich ist.
Die **Indikation zur Sauerstoffgabe** ist eine *Hypoxie*; bei einer Atemnot ohne Hypoxie soll kein Sauerstoff verabreicht werden.
Eine Sauerstofftherapie für akut kranke, nicht beatmete Patienten mit Hyperkapnierisiko (z. B. COPD) soll mit einer pulsoximetrischen Ziel-Sättigung von 88 %–92 % erfolgen. Eine Sauerstofftherapie soll in dieser Situation bei einer Sättigung von über 92 % nicht durchgeführt bzw. reduziert werden und erst bei unter 88 % begonnen werden. [19]
Patienten mit Paraquat-Intoxikation (in Europa verbotenes Herbizid) oder Bleomycin-Gabe (Zytostatikum) sollten nur dann Sauerstoff erhalten, wenn die Sättigung unter 85 % abfällt, da ansonsten die Entstehung einer toxischen Lungenfibrose begünstigt wird.

Die S3-Leilinie *Sauerstoff in der Akuttherapie beim Erwachsenen* (2021) gibt konkrete Empfehlungen für die initiale Sauerstoffgabe. Dabei wird unterschieden zwischen Patienten mit und ohne Hyperkapnierisiko (➤ Tab. 2.12).

Auch die **Zielbereiche für die Sauerstoffsättigung** definiert die Leitlinie abhängig vom Hyperkapnierisiko:

- Bei Patienten ohne Hyperkapnierisiko soll die Sauerstoffsättigung bei 92–96 % liegen.
- Bei Patienten mit Hyperkapnierisiko wird ein Zielbereich von 88–92 % Sauerstoffsättigung angestrebt.

Manche Kliniken benutzen sog. Sauerstoffkarten, auf denen die Zielbereiche für die Sauerstoffsättigung für die jeweiligen Patientengruppen ersichtlich sind (➤ Abb. 2.7). Die Karten werden gut sichtbar am Patientenbett befestigt.

Niedrigere Sättigungswerte, etwa während körperlicher Belastung oder Husten, werden kurzfristig toleriert.

Liegen die Sättigungswerte über dem jeweils empfohlenen Bereich, ist eine Reduktion der Sauerstoffzufuhr angezeigt.

Auch **Patienten mit akutem Koronarsyndrom** sind entsprechend den oben genannten Werten zu behandeln. Eine Sättigung > 96 % wirkt sich prognostisch nachteilig aus. Diese Obergrenze gilt auch für neurologisch Erkrankte. Schwangere (mit und ohne Asthma) werden wie die anderen Patientengruppen behandelt.

Tab. 2.12 Empfehlungen für die initiale Sauerstoffgabe bei Patienten mit und ohne Hyperkapnierisiko [19]

Patient	Sauerstoffsättigung bei Raumluftatmung	Sauerstofftherapie Startdosis
Ohne Hyperkapnierisiko	< 85 %	O_2 > 5 l/min, Venturi-Maske ≥ 40 % (rot, ➤ Abb. 2.10)
	85–91 %	O_2 > 2–4 l/min, Venturi-Maske 28 % (weiß) oder 35 % (gelb)
	≥ 92 %	Keine Sauerstoffgabe (Ausnahmen: Schwangere, CO-Intoxikation, Verfahren mit Sedierung)
Mit Hyperkapnierisiko	< 88 %	O_2 > 1–2 l/min, Venturi-Maske 24 % (blau) oder 28 % (weiß)
	> 88 %	Keine Sauerstoffgabe (Ausnahmen: Schwangere, CO-Intoxikation, Verfahren mit Sedierung)

Patienten mit **Kohlenmonoxid-Intoxikation** sollen bis zu 6 Std unabhängig (!) von ihrer Sauerstoffsättigung mit 100 % Sauerstoff atmen (z. B. Maske, NIV-CPAP oder High-Flow-Oxygen) bzw. beatmet werden und gegebenenfalls eine hyperbare Sauerstofftherapie erhalten. Die Menge des an Hämoglobin gebundenen Kohlenmonoxids (CO-Hb) kann aus der venösen, arteriellen oder kapillären BGA bestimmt werden!
Bei **sedierten Patienten** besteht die Gefahr einer Hypoxie aufgrund einer Hypoventilation - folglich ist eine kontinuierliche Überwachung der Sättigung zwingend erforderlich. Die Therapie liegt oft nicht nur in der Sauerstoffgabe (gleiche Zielbereiche wie bei anderen Erkrankungen), sondern auch in einer Unterstützung der Atemmechanik (Beatmung). Bei einer **Reanimation** wird mit einer F_iO_2 von 1,0 beatmet.
Schwangere (auch mit Asthma bronchiale) sollten mit den Sauerstoffzielwerten behandelt werden, von denen angenommen wird, dass sie bei anderen erwachsenen Patientengruppen angemessen sind.

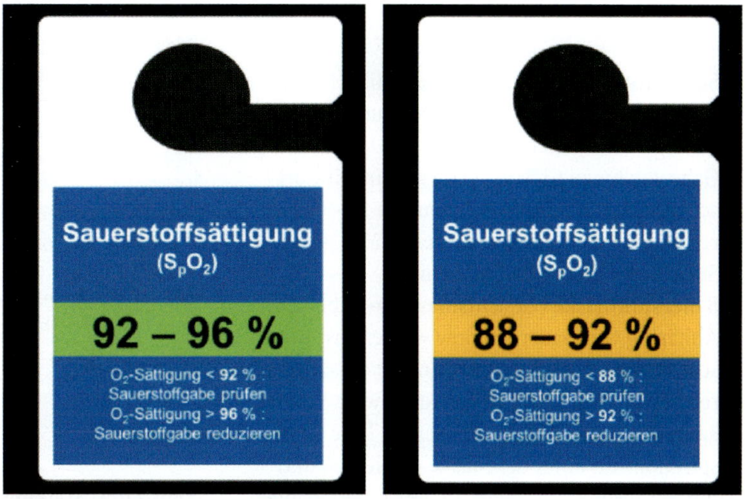
Sauerstoffsättigung
(S_pO_2)
92 – 96 %
O_2-Sättigung < 92 % :
Sauerstoffgabe prüfen
O_2-Sättigung > 96 % :
Sauerstoffgabe reduzieren
Sauerstoffsättigung
(S_pO_2)
88 – 92 %
O_2-Sättigung < 88 % :
Sauerstoffgabe prüfen
O_2-Sättigung > 92 % :
Sauerstoffgabe reduzieren

Abb. 2.7 Sauerstoffkarte für Patienten ohne (links) und mit Hyperkanierisiko (rechts). Die gut sichtbar am Patientenbett befestigten Karten zeigen den Zielbereich der Sauerstoffsättigung (grün bzw. gelb unterlegt) sowie Maßnahmen, die beim Unter- bzw. Überschreiten des Zielbereichs zu ergreifen sind. [W1075-003]

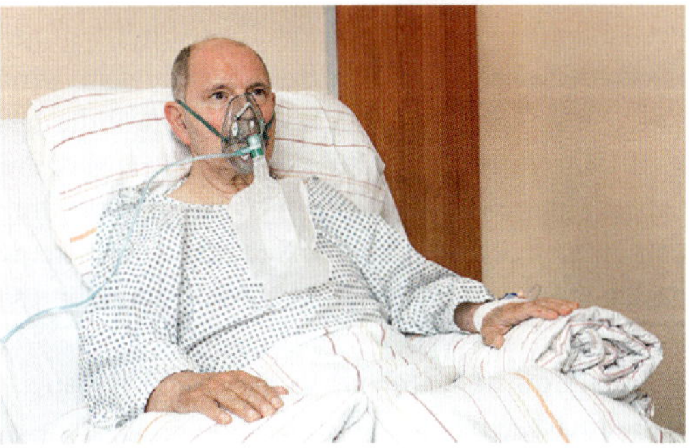

Abb. 2.8 Sauerstoffmaske mit Reservoirbeutel (Ohio-Maske) [K115]

WICHTIG

Rechtlich gesehen muss die Behandlung mit Sauerstoff **ärztlich angeordnet** werden (Ausnahme: Notfall) mit Angabe von Applikationssystem, Sauerstoffmenge, Zielsättigungsbereich und Überwachungsintervall.

Stimmen beim beatmeten Patienten die arterielle und pulsoximetrische Sauerstoffsättigung überein (Differenz ≤ 2 %-Punkte), kann die Pulsoxymetrie zur Steuerung der F_iO_2 herangezogen werden.

Geeignete **Systeme zur Verabreichung von Sauerstoff** sind Sauerstoffbrille, Nasensonde, Venturi-Maske, Reservoirmaske (Ohio-Maske, ➤ Abb. 2.8), HFNC (High-Flow-Nasenkanüle) und NIV-Masken.

PFLEGEPRAXIS

Atemgasbefeuchtung

Die S3-Leitlinie *Sauerstoff in der Akuttherapie beim Erwachsene (Juni 2021)* empfiehlt, beim Einsatz von Nasenkanülen oder Masken (Low-Flow) oder kurzfristiger Verabreichung von Sauerstoff mit hohem Durchfluss **keine Befeuchtung.**

Sauerstoff für tracheotomierte Patienten (verabreicht über T-Stück oder Maske) soll angewärmt und befeuchtet sein.

Bei der **Sauerstoffgabe** wird zwischen *Low-Flow-Systemen* und *High-Flow-Systemen* unterschieden.

Low-Flow-Systeme

Bei **Low-Flow-Systemen** wird am O_2-Flowmeter ein bestimmter Flow von 100%-igem Sauerstoff eingestellt. Dieser ist geringer als der Inspirationsflow des Patienten, d. h. er mischt sich mit der Raumluft und dem endexspiratorischen (sauerstoffarmen und kohlendioxidreichen) Gas und wird dadurch verdünnt. Die inspiratorische Sauerstoffkonzentration kann daher bei Verwendung von Low-Flow-Systemen nicht exakt angegeben werden, sondern ist abhängig von:

- Eingestelltem Sauerstoffflow
- Inspirationsflow des Patienten (z. B. Tidalvolumen, Atemfrequenz bzw. Inspirationszeit)
- Applikationsform

2

Mögliche **Applikationsformen** bei der Low-Flow-Verabreichung von Sauerstoff:

- **Sauerstoffsonde** und **Sauerstoffbrille** (Nasenbrille), ggf. mit abdichtendem Schaumstoff. Abhängig von der Atemmechanik werden bei der Gabe von bis zu 6 l/Min. Sauerstoff inspiratorische Sauerstoffkonzentrationen von 26–54 % erreicht. Bei einem Flow von über 4 l/Min. kann der Sauerstoff angefeuchtet werden.
- **Sauerstoffmaske** (Gesichtsmaske ➤ Abb. 2.8). Abhängig vom Sauerstoffflow werden inspiratorische Sauerstoffkonzentrationen von 40–60 % erreicht. Ein zu geringer Sauerstoffflow (< 5 l/min) kann zur CO_2-Retention führen, da Teile der Exspirationsluft unter der Maske verbleiben und mit der Inspiration wieder in die Lunge gelangen. Nach längerer Zeit können durch eine Maske Hautschäden entstehen.
  Für tracheotomierte Patienten gibt es speziell geformte Sauerstoffmasken (➤ Abb. 2.9).
  - *Sauerstoffmaske mit Reservoir und teilweiser Rückatmung.* Das sauerstoffgefüllte Reservoir der Maske ermöglicht beim Sauerstoffflow von 6–10 l/Min. eine inspiratorische Sauerstoffkonzentration von 40–70 %.
  - *Sauerstoffmaske mit Reservoir ohne Rückatmung* (Ohio-Maske). Ein Ventil verhindert, dass Exspirationsluft in das Reservoir gelangt. Bei einem Flow von mindestens 10 l/Min. kann eine inspiratorische Sauerstoffkonzentration von 60–80 % erreicht werden.
- **T-Stück** (wird auf die Trachealkanüle bzw. den Tubus des tracheotomierten/intubierten Patienten aufgesetzt).

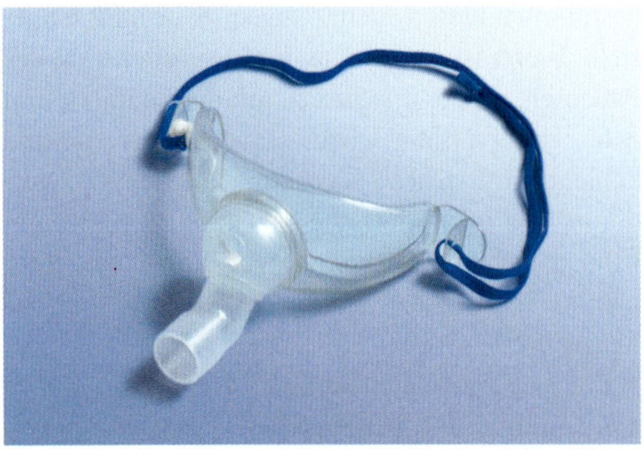

Abb. 2.9 Sauerstoffmaske für tracheotomierte Patienten [V620]

PFLEGEPRAXIS

Viele Patienten mit akuter respiratorischer Insuffizienz tolerieren eine Sauerstoffmaske nicht, da diese das Gefühl der Luftnot verschlimmern kann. In diesem Fall ordnet der Arzt dann evtl. kurzfristig höhere Sauerstoffdosierungen über die Nasensonde oder den Einsatz eines High-Flow-Systems an.
Erhalten Patienten mit chronischen Lungenerkrankungen Sauerstoff, überwachen die Pflegenden sie sehr genau, um eine Lähmung des Atemantriebs infolge der Sauerstoffgabe (erkennbar an einer zunehmenden Eintrübung, auch ➤ 1.5) frühzeitig erkennen zu können.

High-Flow-Systeme

High-Flow-Systeme liefern ein definiertes F_iO_2 mit einem Flow der höher ist als der Inspirationsflow des Patienten, d.h. der Sauerstoff wird mit Luft gemischt *bevor* er dem Patienten verabreicht wird (➤ 15.6). Durch den hohen Flow ist gewährleistet, dass der Patient auch tatsächlich die eingestellte Sauerstoffkonzentration erhält. Voraussetzung für den Einsatz eines High-Flow-Systems ist die Atemgasklimatisierung (➤ 5.2). Mögliche Anwendungsformen:

- **Sauerstoffmaske** (oben) *Venturi-Masken* (Sauerstoffmasken mit speziellen farbkodierten Adaptern) liefern bei definiertem Sauerstoffflow ein festgelegtes F_iO_2, das je nach verwendetem Venturi-Ventil (farblich gekennzeichneter Adapter) zwischen 24–60 % liegt (➤ Abb. 2.10 und ➤ Tab. 2.13).
- **T-Stück** (oben)
- **High-Flow-Oxygen-Systeme,** z. B. *[Humidified] High Flow Oxygen via Nasal Cannula* ([H]HFNC), *Nasal High Flow* (NHF®), *Therapie mit nasaler Insufflation* (TNI®) oder *High Flow Therapy* (HFT®).
- Beim High-Flow-Oxygen-System wird über ein spezielles Gerät oder ein Beatmungsgerät und zwei kurze Nasen-Stutzen (Prongs, alternativ auch Adapter für Trachealkanülen oder Maske), bis zu 80 l Inspirationsgas/Min verabreicht. Der Gasflow ist deutlich höher als der Inspirationsflow des Patienten, so dass keine Raumluft eingeatmet wird. Dadurch wird der anatomische Totraum des Nasenrachenraums von der CO_2-reichen und sauerstoffarmen ausgeatmeten Luft

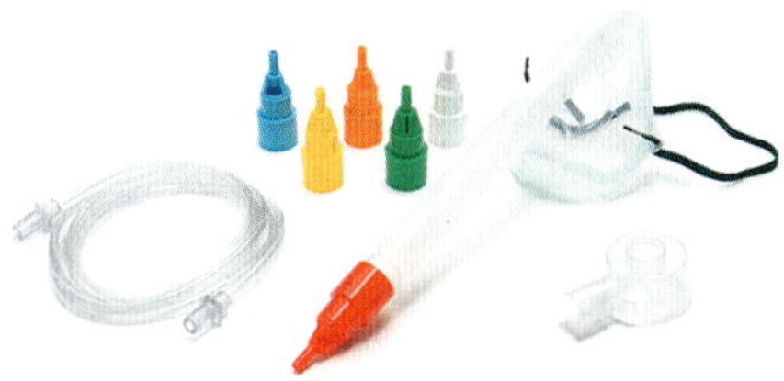

Abb. 2.10 Sauerstoffmaske mit Venturi-Adaptern. Auf die verschiedenfarbigen Adapter ist jeweils die F_iO_2 aufgedruckt, die bei Verwendung des jeweiligen Adapters und definiertem Sauerstoffflow verabreicht wird (siehe Text). [V592]

Tab. 2.13 Farbkodierung der Adapter von Venturimasken

Kennfarbe	F_iO_2	Minimaler Sauerstoffflow (l/min.)
blau	24 %	2
weiß	28 %	4
orange	31 %	6
gelb	35 %	8
rot	40 %	10
rosa	50 %	12
grün	60 %	15

freigespült (Luft entweicht über den Mund), sodass zu Beginn der Inspiration CO_2-freies Gas mit dem präzise eingestellten FiO_2 zur Verfügung steht. Durch den hohen Flow wird - selbst bei geöffnetem Mund - ein gewisser **PEEP** erzeugt. Dadurch kann der beim Patienten i. d. R. erhöhte alveoläre Totraum kompensiert und eine CPAP- oder NIV-Therapie hinausgeschoben bzw. vermieden werden.

- Bei manchen Systemen sind die Nasenstutzen abgedichtet, d. h. durch den Flow entsteht ein positiver Druck im Nasenrachenraum, der die Resistance (> 1.3.5) und die Atemarbeit (WOB, > 1.3.1) verringert und damit die Inspiration erleichtern soll. Andere Systeme verwenden dünne Nasenstutzen, die eine Druckerhöhung im Nasenrachenraum vermeiden. Die optimale Klimatisierung des hohen Gasflusses verbessert die mukoziliäre Clearance.
- Mit speziellen Aufsätzen ist das System bei **Patienten mit Trachealkanülen** einsetzbar.
- High-Flow-Oxygen-Therapie wirkt ähnlich wie Masken-CPAP (> 3.3.8) oder NIV (> Kap. 4), gleichzeitig ist der Patient weniger beeinträchtigt: Essen, Trinken, Sprechen und Mundpflege sind nicht behindert.

PFLEGEPRAXIS

Bei der **Auswahl der Nasenkanüle** darauf achten, dass der Querschnitt des Nasenlochs nur etwa zur Hälfte ausgefüllt ist (Herstellerangaben beachten).

Ggf. fällt es dem Patienten leichter, die Therapie zu tolerieren, wenn der Gasfluss anfangs etwas niedriger eingestellt (ca 30–40 l/min, im Verlauf dann steigern) und mit einer niedrigen Atemgastemperatur begonnen wird. Die Atemgastemperatur von 37 °C wird für intubierte bzw. tracheotomierte Patienten gewählt. Die F_iO_2 wird entsprechend des Zielbereichs für die Sauerstoffsättigung angepasst.[21]

Der **Behandlungserfolg** zeigt sich in einer Besserung der Dyspnoe, Normalisierung von Atemfrequenz, Herzfrequenz und Blutdruck sowie der Besserung der BGA-Werte.

Grundsätzlich ist eine **engmaschige Überwachung** des Patienten erforderlich, um bei Bedarf rasch auf eine NIV oder eine invasive Beatmung umsteigen zu können.

Die Therapie findet v. a. bei hypoxischer RI (Partialinsuffizienz) Anwendung. Aber auch bei hyperkapnischem Lungenversagen (Globalinsuffizienz), bei dem ansonsten eine NIV indiziert ist, kann unter engmaschiger Überwachung ein Behandlungsversuch erfolgen (Mechanismus: Reduktion der Atemarbeit). Bei Patienten mit Immundefizienz kann so evtl. eine Intubation umgangen werden.

Bei COVID-19-Patienten existieren inzwischen Untersuchungen, die eine geringere Aerosolbildung (und damit ein geringeres Risiko für die Pflegenden) beschreiben als bei konventioneller Sauerstofftherapie.

Mögliche seltene **Nebenwirkungen** sind Nasenbluten und Bronchospasmen bei der anfänglichen Verabreichung von kaltem Atemgas.

Die Therapie kann beendet werden, wenn die $F_iO_2 < 0{,}5$ liegt und der Flow auf ca. 20 l/min reduziert werden konnte. Sauerstoff kann dann beispielsweise über eine Ohio-Maske verabreicht werden.

VORSICHT

ROX-Index

Der **ROX-Index** (Respiratory Rate-Oxygenation) ermöglicht es, ein Therapieversagen unter HFNC zu erkennen:

$$\text{ROX-Index} = (S_pO_2 / F_iO_2) \div \text{Atemfrequenz}$$

Für ein Therapieversagen spricht ein ROX-Index < 4,9 nach 12 Stunden HFNC-Therapie. [22]

2

2.6.2 Weitere Behandlung

Die **weitere Behandlung** einschließlich der Auswahl des Beatmungsverfahrens und der Beatmungsform ist wesentlich abhängig von der Grunderkrankung, welche die respiratorische Insuffizienz verursacht hat.

KAPITEL

3 Grundlagen der Beatmungstechnik

Frank Kirsch

3.1 Maschinelle Beatmung

DEFINITION

Maschinelle Beatmung (*Mechanical Ventilation*, auch *Artificial Respiration*, d.h. *künstliche Beatmung*): Die Atemarbeit wird teilweise *(Partial Respiratory/Ventilatory Support)* oder vollständig *(Full Respiratory/Ventilatory Support)* von einem Beatmungsgerät (Respirator) übernommen.

Der Begriff **Ventilation** (englisch für „Beatmung") wird im deutschen Sprachraum überwiegend als Überbegriff verwendet für jegliche Form der „Atmung", also sowohl für die Spontanatmung als auch für die maschinelle Beatmung. Der Begriff **Breathing** (englisch für „Atmung") wird gelegentlich verwendet im Zusammenhang mit Beatmungsformen, bei denen der Patient einen großen Teil der Atemarbeit selbst erbringt, z. B. ASB (➤ 3.3.7).

Grundsätzlich kann eine **maschinelle Beatmung** in der Intensivmedizin nicht-invasiv oder invasiv erfolgen:

- Die **nicht-invasive Beatmung (NIV)** kommt ohne Tubus/Trachealkanüle aus, d. h. die Risiken einer Intubation/Tracheotomie werden umgangen (➤ 6.12, ➤ 7.5). Allerdings sind die Anwendungsbereiche einer NIV begrenzter als die einer invasiven Beatmung (Voraussetzungen ➤ 4.1.1). Insbesondere Beatmungen mit einem Beatmungsdruck > 25 cm H_2O sollten *nicht* als nichtinvasive Beatmung vorgenommen werden.
- Eine **invasive Beatmung** erfordert die Atemwegssicherung über einen Endotrachealtubus (➤ Kap. 6) oder eine Trachealkanüle (➤ Kap. 7). Dies erlaubt i. d. R. alle Formen der Beatmung und damit eine bestmögliche Oxygenierung bzw. CO_2-Elimination bei gleichzeitig gutem Aspirationsschutz. Nachteilig sind jedoch die möglichen Komplikationen, allen voran die **VAP** (*Ventilator-assoziierte Pneumonie, Beatmungspneumie* ➤ 5.1.1).

3.1.1 Indikationen und Ziele der Beatmungstherapie

Wann ist eine maschinelle Beatmung angezeigt?

In der Intensivmedizin ist eine **invasive Beatmung** indiziert bei:

- Akuter respiratorischer Insuffizienz (➤ Kap. 2) und Kontraindikationen für bzw. Versagen einer NIV
- Atemstillstand/Schnappatmung
- Tiefer Bewusstlosigkeit

Indikationen für eine **nichtinvasive Beatmung** ➤ 4.3.1

Beatmung in der Palliativmedizin ➤ 9.6.

Wichtige **Kriterien für die Indikationsstellung** sind vor allem die Atemfrequenz und die Werte der Blutgasanalyse:

- Die **Atemfrequenz** ist ein rasch erfassbarer Indikator für eine drohende Dekompensation. Atemfrequenzen > 35/Min. führen rasch zur Ermüdung des Zwerchfells (Hauptatemmuskel!). Dadurch kann sich die respiratorische Situation drastisch verschlechtern (auch ➤ Tab. 1.2).
- **Blutgasanalyse** (➤ Tab. 2.11). Bei Patienten mit chronischer Hyperkapnie sind p_aCO_2-Werte von > 55 mmHg häufig „normal". In diesem Fall ist dann neben einer Tachypnoe vor allem der pH-Wert ein wichtiges Kriterium: Ein niedriger pH-Wert (respiratorische Azidose) bei gleichzeitig niedrigem BE weist bei diesen Patienten auf eine Dekompensation hin. Weiter sind ausgeprägte motorische Unruhe, starkes Schwitzen und Verwirrtheit bzw. zunehmende Bewusstseinseintrübung sowie ein starkes Gefühl der Angst vor Ersticken bei diesen Patienten Zeichen der Verschlechterung der pulmonalen Situation.

WICHTIG

Nutzen und Risiko abwägen

Der Arzt berücksichtigt bei der **Entscheidung für oder gegen eine Beatmungstherapie** immer auch die Gesamtsituation und den mutmaßlichen Willen des Patienten (Vorerkrankungen, aktuelle Erkrankung einschließlich Ausmaß der respiratorischen Insuffizienz und Prognose, evtl. Patientenverfügung) und wägt den Nutzen gegen die Risiken der Beatmungstherapie ab.

Ziele der Beatmungstherapie

Die Beatmungstherapie hat folgende **Ziele:**

- Der Gasaustausch des Patienten wird optimiert, das Gefühl der Luftnot wird beseitigt.
- Beatmungsbedingte Lungenschädigungen (z. B. pulmonales Baro- oder Volutrauma, Sauerstofftoxizität) werden durch schonende („lungenprotektive") Beatmung minimiert, d. h. Beatmung mit möglichst geringem Atemzugvolumen (≤ 6 ml/kg KG bei ARDS, ansonsten 6–8 ml kg des idealen Körpergewichts), niedrigem Inspirationsdruck bei ausreichend hohem PEEP und möglichst niedrigem F_iO_2.
- Die erschöpfte Atemmuskulatur kann sich erholen, der Sauerstoffbedarf der Atemmuskulatur wird reduziert.
- Bei invasiver Beatmung erfolgt das *Weaning* (Entwöhnung vom Respirator ➤ Kap. 13) und damit die Aktivierung der Atemmuskulatur des Patienten zum frühestmöglichen Zeitpunkt.

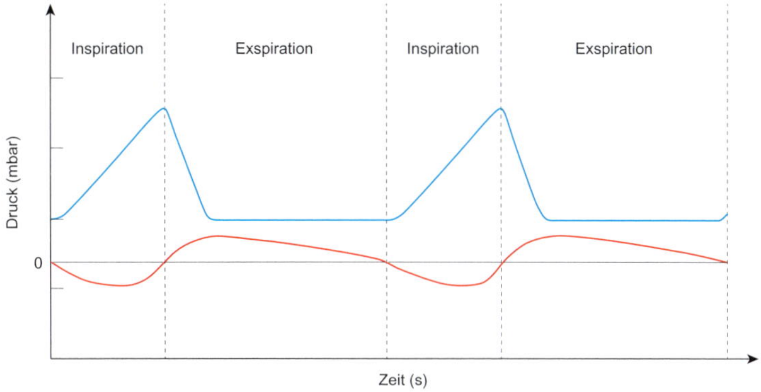

Abb. 3.1 Druckverlauf während Spontanatmung (rote Linie) und während Überdruckbeatmung (volumenkontrollierte Beatmung mit PEEP, blaue Linie). [A400]

3

3.1.2 Über- und Unterdruckbeatmung

Die maschinelle Beatmung kann prinzipiell als **Überdruckbeatmung** oder als **Unterdruckbeatmung** erfolgen. In der modernen Intensivmedizin wird praktisch nur die Überdruckbeatmung eingesetzt. Lediglich im Bereich der außerklinischen Beatmung kommen in ausgewählten Fällen Verfahren der Unterdruckbeatmung zum Einsatz.

Überdruckbeatmung

Bei der Überdruckbeatmung baut das Beatmungsgerät einen **Überdruck in den Atemwegen** des Patienten auf. Dadurch entsteht ein Druckgefälle zu den Alveolen hin, und Luft strömt in die Lunge. Während der Exspiration fällt der intrapulmonale Druck dann wieder auf den Ausgangswert ab (➤ Abb. 3.1).

WICHTIG

Unterschied Spontanatmung – maschinelle Beatmung

Im Gegensatz zur Spontanatmung herrscht bei der maschinellen Beatmung während des gesamten Atemzyklus ein **Überdruck im Thorax** (➤ Abb. 3.1), d. h. es entstehen umgekehrte und *unphysiologische Druckverhältnisse.*

Unterdruckbeatmung

Die ersten Beatmungsgeräte waren die in den 20er Jahren im Rahmen der Polioepidemie in Amerika entwickelten **eisernen Lungen** (auch *Tankrespiratoren* genannt). Diese waren so konstruiert, dass der Körper des Patienten bis zum Hals in einer Kammer („Tank") lag. Bei der mit diesen Geräten durchgeführten **Unterdruckbeatmung** wird im Tank ein Unterdruck erzeugt, der sich auf Thorax und Lunge überträgt, die sich daraufhin ausdehnen. Dadurch entsteht im Thorax ein negativer Druck (Sog), der bewirkt, dass Luft in die Lunge strömt. Insgesamt wirkt die Unterdruckbeatmung vergleichbar der Spontanatmung: Bei der Inspiration entsteht ein negativer intrapulmonaler Druck, der am Ende der Inspiration auf den Atmosphärendruck abfällt, während der Exspiration leicht positiv wird und am Ende der Ausatmung wieder dem Atmosphärendruck entspricht.

Heute wird die Unterdruckbeatmung nur noch selten und fast ausschließlich im Bereich der außerklinischen Beatmung eingesetzt (➤ Kap. 14). Die hierbei verwendeten Geräte sind sämtlich Weiterentwicklungen der klassischen eisernen Lunge. In den letzten Jahren wurden Geräte entwickelt, die nicht mehr den gesamten Körper des Patienten vom Hals abwärts einschließen, sondern nur noch den Thorax und teilweise den Bauch. Diese **Kürass-Ventilatoren** (*Cuirasse* = „Lederpanzer") dienen der Atemunterstüzung und sind insbesondere bei Patienten im Kindesalter eine Option zur nichtinvasiven Beatmung über Maske (➤ Kap. 4). Oft ist eine Anwendung in der Nacht ausreichend, um nächtliche Apnoen zu verhindern. Langzeiterfahrungen mit diesen Geräten liegen nicht vor.

In der modernen Intensivmedizin werden Tankrespiratoren praktisch nicht eingesetzt. Grund dafür ist, dass die respiratorische Insuffizienz der Patienten hier häufig *pulmonal* bedingt ist (z. B. Folge einer

Pneumonie, eines ARDS oder eines Thoraxtraumas), d. h. Resistance und Compliance der Lunge sind verändert und die Atemarbeit ist entsprechend erhöht. Dies können Tankrespiratoren nicht kompensieren. Die respiratorische Insuffizienz der Patienten, die zu Hause mit Unterdruckgeräten beatmet werden, ist i. d. R. *extrapulmonal* bedingt (z. B. Folge einer neuromuskulären Erkrankung).

3.2 Beatmungsparameter

3.2.1 Ventilationszyklus

DEFINITION

Ventilationszyklus: Zeitdauer vom Beginn der Inspiration bis zum Ende der Exspiration. Unterteilt in **Inspirations-** und **Exspirationsphase** (Inspirations- und Exspirationszeit).

Beide Phasen können weiter unterteilt werden in eine **Flow-Phase** (*Gasflussphase*, d. h. Zeit, in der Luft strömt) und eine **No-Flow-Phase** (*Pausenphase*, d. h. Zeit, in der kein Gasfluss stattfindet).

- Die **inspiratorische No-Flow-Phase** wird auch als *inspiratorische Pause* oder *Plateau-Phase* bezeichnet
- Die **exspiratorische No-Flow-Phase** wird *Grundlinie* oder *Baseline* genannt.

Die **Zeitdauer der inspiratorischen No-Flow-Phase** einer volumenkontrollierten Beatmung (➤ 3.3.2) kann an den meisten Respiratoren eingestellt werden (Einstellparameter Pausendauer) oder resultiert aus der Inspirationsdauer (T_{insp}) und der eingestellten Geschwindigkeit, mit der das Gas in die Lunge strömt (Flow). Die **exspiratorische No-Flow-Phase** dagegen ergibt sich: Sobald der Beatmungsdruck während der Exspiration auf das eingestellte endexspiratorische Druckniveau abgefallen ist, beginnt die exspiratorische No-Flow-Phase. Diese endet dann mit Beginn der nächsten Inspiration.

VORSICHT!

Strömt am Ende der Exspiration noch Gas aus der Lunge (Erkennungsmerkmal: Flowkurve erreicht *nicht* die 0-Linie), muss das Beatmungsmuster modifiziert werden (z. B. Verlängerung der Exspirationszeit), da ansonsten die **Gefahr des Airtrappings** (➤ Abb. 3.2 und *Intrinsic-PEEP und Airtrapping* ➤ unten) besteht

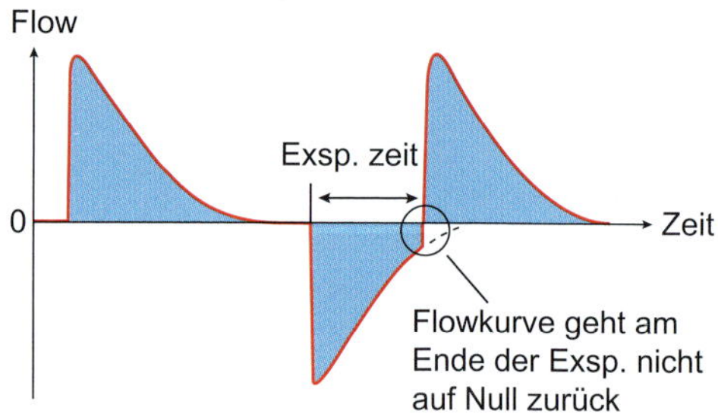

Abb. 3.2 Geht die Flowkurve am Ende der Exspiration nicht auf Null zurück, ist dies ein Hinweis darauf, dass die Exspirationszeit zu kurz ist und ein Teil des Atemzugvolumens in der Lunge bleibt. Dadurch entsteht das „Airtrapping" und ein Intrinsic-PEEP (➤ 3.2.4). [A400]

Beatmungsfrequenz, Atemzug- und Atemminutenvolumen

DEFINITION

Beatmungsfrequenz (f): Anzahl der Atemhübe (Atemzüge) pro Minute.

Atemhubvolumen (*Tidal Volume*, kurz V_T): Luftmenge, die pro Atemhub verabreicht wird.

Atemminutenvolumen (kurz AMV): Luftmenge, die pro Minute verabreicht wird.

Normwerte Atemfrequenz und Atemvolumina ➤ 1.3.3

Am Respirator wird entweder das Atemhubvolumen *oder* das Atemminutenvolumen eingestellt:

Wird das **Atemhubvolumen** eingestellt, so errechnet sich das Atemminutenvolumen:

$$V_T \times f = AMV$$

Beispiel: Am Respirator sind ein Atemhubvolumen von 0,4 l (400 ml) und eine Beatmungsfrequenz von 12/Min. eingestellt. Das Atemminutenvolumen beträgt dann

$$0{,}4\,l \times 12 = 4{,}8\,l$$

Wird das **Atemminutenvolumen** eingestellt, so errechnet sich das Atemhubvolumen:

$$V_T = AMV/f$$

Beispiel: Am Respirator sind ein Atemminutenvolumen von 7,0 l und eine Beatmungsfrequenz von 14/Min. eingestellt. Das Atemhubvolumen beträgt dann

$$7{,}0\,l/14 = 0{,}5\,l\,(500\,ml)$$

Zielgröße für die Einstellung der Beatmungsfrequenz und des Tidal- bzw. Minutenvolumens ist der pCO_2 (Normwerte ➤ Tab. 2.11). Bei gesteigertem Stoffwechsel (etwa im Rahmen einer Sepsis mit stark erhöhter Körpertemperatur) entsteht vermehrt CO_2. Dann sind höhere Beatmungsfrequenzen und/oder höhere Atemhub- und -minutenvolumina notwendig, um den pCO_2 im Normbereich zu halten. Umgekehrt sind z. B. bei Hypothermie (verminderter Stoffwechsel und verminderte CO_2-Produktion) eine niedrige Atemfrequenz und niedrige Atemhub- bzw. -minutenvolumina ausreichend, um eine Normokapnie zu erhalten.

In manchen Situationen ist der angestrebte pCO_2 eher niedrig, z. B. bei der Beatmung eines Patienten mit erhöhtem Hirndruck (➤ 9.2), in anderen Fällen wiederum wird ein sehr hoher pCO_2 toleriert, um einen zu hohen Inspirationsdruck vermeiden zu können (permissive Hyperkapnie ➤ 12.6).

WICHTIG

Eingestelltes AMV – verabreichtes AMV

Nur bei der **volumenkontrollierten Beatmung** (VC-CMV ➤ 3.3.2) sowie bei PRVC, IPPV-Autoflow und APV (➤ 3.3.2) – jeweils ohne zugeschalteten Trigger (➤ 3.2.5) – entspricht das eingestellte AMV auch dem tatsächlich verabreichten AMV. Sobald einer Beatmungsform ein Trigger zugeschaltet ist, kann der Patient zusätzlich zu den maschinellen Atemzügen atmen und das tatsächliche AMV ist dann entsprechend größer als das am Respirator eingestellte.
Bei **druckkontrollierter Beatmung** kann das Atemhub- bzw. -minutenvolumen nicht eingestellt werden. Das Atemzugvolumen ergibt sich aus dem eingestellten Inspirationsdruck, der Inspirationszeit und der pulmonalen Situation des Patienten.

Seufzer

Normalerweise atmen Erwachsene 8–10-mal pro Stunde einen sog. **Seufzer** (sehr tiefen Atemzug oder „Deep sigh") ein. Manche Respiratoren bieten die Möglichkeit, mit der Einstellung eines Seufzers dies nachzuahmen. Ist ein Seufzer eingestellt, wird in regelmäßigen Abständen (z. B. jeder 100. Atemzug) ein deutlich größerer Atemzug verabreicht, z. B. das eineinhalbfache oder doppelte Atemzugvolumen *(inspiratorischer Seufzer),* oder der PEEP intermittierend erhöht *(exspiratorischer Seufzer).* Ziel ist die Atelektasenprophylaxe bzw. die Wiedereröffnung atelektatischer Lungenbezirke (Recruitment, ➤ 9.1.2). Die Seufzeratmung geht mit intermittierend höheren Beatmungsdrücken einher, d. h. das Risiko eines pulmonalen Volu- oder Barotraumas (➤ 5.1.1) steigt. Aus diesem Grund wird die Seufzerfunktion kaum noch angewendet und ist an vielen neueren Geräten nicht mehr möglich.

Atemzeitverhältnis

DEFINITION

Atemzeitverhältnis *(Inspirations-Exspirationsverhältnis, kurz I:E-Verhältnis):* Verhältnis von Inspirationszeit (t_{insp}) zu Exspirationszeit (t_{exsp}). Physiologisch ist ein I:E von 1 : 1,5–1 : 2.

Abhängig vom verwendeten Beatmungsgerät wird das **Atemzeitverhältnis** direkt eingestellt oder indirekt, d. h. es wird die Inspirationszeit eingestellt und das I:E-Verhältnis errechnet sich:

- Wird das I:E-Verhältnis **direkt eingestellt,** so errechnen sich die Inspirations- und die Exspirationszeit. *Beispiel:* Am Respirator sind ein I:E-Verhältnis von 1 : 1,5 und eine Atemfrequenz von 12/Min. eingestellt. Ein Ventilationszyklus dauert also 5 Sek. (60 Sek./12), damit beträgt bei einem I:E-Verhältnis von 1 : 1,5 die Inspirationsdauer 2 Sek. und die Exspirationsdauer 3 Sek.
- Für die **indirekte Einstellung** gibt es verschiedene Möglichkeiten, aus denen sich dann jeweils das Atemzeitverhältnis errechnet:
  - *Einstellung der Inspirationszeit* in Sekunden. *Beispiel:* Ist am Respirator eine Inspirationszeit von 2 Sek. und eine Beatmungsfrequenz von 15/Min. eingestellt, so dauert ein Ventilationszyklus 4 Sek., d. h. die Exspirationszeit beträgt 2 Sek. (Ventilationszyklus minus Inspirationsdauer) und das I:E-Verhältnis liegt damit bei 1 : 1.
  - *Einstellung der inspiratorischen Flow-Phase (Insp.-Dauer) und der inspiratorischen Pause*

(*Pausendauer*) jeweils in % des Ventilationszyklus. *Beispiel:* Ist am Respirator eine Insp.-Dauer von 40 % und eine Pausendauer von 10 % eingestellt, beträgt die gesamte Inspirationsphase 50 % des Ventilationszyklus, d. h. das I:E-Verhältnis liegt bei 1 : 1.

Bei der Einstellung bzw. bei Veränderungen des I : E-Verhältnis Flow- und Druckkurven beachten: Die Differenz zwischen PEEP und dem Beatmungs(spitzen)druck sollte möglichst niedrig sein.

WICHTIG

Ein **I : E-Verhältnis < 1 : 2** verlängert die Exspirationszeit auf Kosten der Inspirationszeit. Dies ist bei der Beatmung von Patienten mit COPD (➤ 9.3.1) sinnvoll; hier soll die Exspirationszeit möglichst lang sein, gleichzeitig muss ein ausreichendes Atemminutenvolumen gewährleistet sein.

Ein **I : E-Verhältnis > 1 : 2** verlängert die Inspirationszeit auf Kosten der Exspirationsdauer. Dies ist häufig notwendig um den Beatmungsspitzendruck senken bzw. niedrig halten zu können und ausreichend Zeit für den Gasaustausch zur Verfügung zu stellen (IRV unten).

Beatmung mit IRV

DEFINITION

Inversed-Ratio Ventilation (kurz **IRV;** *inverse* = umgekehrt) ist keine eigenständige Beatmungsform, sondern besagt, dass eine (meist kontrollierte) Beatmung mit umgekehrtem Atemzeitverhältnis (I:E-Verhältnis) erfolgt, d. h. die Inspirationszeit ist genauso lang wie die Exspirationszeit oder länger (das **I : E-Verhältnis ist ≥ 1**).

Bei **Beatmung mit IRV** wird das Atemzeitverhältnis (I:E-Verhältnis) umgekehrt. Daraus folgt eine

- Verlängerung der Inspirationszeit auf Kosten der Exspirationszeit (Verkürzung der Exspirationszeit, im Extremfall I:E = 4:1).
- Erhöhung des mittleren Beatmungsdrucks (Beatmungsmitteldruck, mittlerer Atemwegsdruck, kurz MAP).

IRV wird eingesetzt bei schweren Störungen des pulmonalen Gasaustauschs, insbesondere bei restriktiven Ventilationsstörungen (Erkrankungen mit Einschränkung der Compliance, ➤ 1.3.5). Der **positive Effekt auf die Oxygenierung** wird bewirkt durch eine:

- Gleichmäßigere Verteilung des Gases in der Lunge
- Längere Kontaktzeit des Gases in der Lunge
- Bessere Belüftung von Lungenarealen mit erhöhter Resistance (mehr Zeit zum Öffnen atelektatischer Lungenbezirke)

Nachteilig ist die Erhöhung des mittleren Beatmungsdrucks und damit des intrathorakalen Drucks, der dazu führt, dass der venöse Rückstrom zum rechten Herzen abnimmt und in der Folge auch das Herzzeitvolumen und damit die Durchblutung der Organe verringert werden (Details ➤ 5.1.2 Nebenwirkungen der Beatmung). Zudem kann sich durch die kurze Exspirationszeit ein Intrinsic-PEEP aufbauen (siehe unten).

Intrinsic-PEEP und Airtrapping

Unter Beatmung mit IRV kann die verbleibende Zeit zur Exspiration zu kurz sein, um das komplette zuvor eingeatmete Atemzugvolumen wieder aus der Lunge strömen zu lassen, d. h. ein Teil des Atemzugvolumens verbleibt in der Lunge (➤ Abb. 3.2). Dieses Phänomen wird **Airtrapping** (*Trap* = Falle) genannt. Es führt zu einer Erhöhung der FRC (➤ Tab. 1.1) und steigert den endexspiratorischen Druck, daher auch die Bezeichnung „Auto-PEEP" oder **Intrinsic-PEEP** (PEEP ➤ 3.2.4).

Im Gegensatz zum externen (am Respirator eingestellten) PEEP, der auf die gesamte Lunge einwirkt, kommt der Intrinsic-PEEP vor allem in den sog. „langsamen Lungenkompartimenten" (Lungenabschnitte, die sich nur sehr langsam mit Luft füllen und entleeren) zur Wirkung (deshalb wird er von manchen Autoren auch „Individual-PEEP" oder „selektiver PEEP" genannt). Dies kann bei der Beatmung von Patienten mit ARDS genutzt werden, um die Alveolen offenzuhalten (➤ 9.1) [23].

VORSICHT!

Gefahren des Intrinsic-PEEP

Abhängig davon, ob der Patient volumen- oder druckkontrolliert beatmet ist, birgt der Intrinsic-PEEP unterschiedliche **Gefahren:** Bei volumenkontrollierter Beatmung kann sich der Intrinsic-PEEP unkontrolliert aufschaukeln mit der Gefahr eines pulmonalen Barotraumas (➤ 5.1.1), bei druckkontrollierter Beatmung bewirkt der Intrinsic-PEEP eine Verminderung der Atemzugvolumina (Details ➤ 3.3.3).

3.2.2 Inspirationsflow

DEFINITION

Inspirationsflow: Geschwindigkeit, mit der das Atemgas während der inspiratorischen Flow-Phase verabreicht wird (Volumen pro Zeiteinheit). Je höher der Inspirationsflow, desto rascher füllt sich die Lunge mit Luft, d.h. desto schneller ist das eingestellte Atemhubvolumen verabreicht bzw. der eingestellte Inspirationsdruck erreicht.

Bei *volumenorientierten Beatmungsformen* kann der Inspirationsflow entweder direkt am Respirator eingestellt werden oder er ergibt sich aus dem eingestellten Atemhubvolumen, der Beatmungsfrequenz, der Flowanstiegszeit und der Inspirations- und Pausendauer.

Bei *druckorientierten Beatmungsformen* resultiert der Flow insbesondere aus der inspiratorischen Anstiegszeit, der eingestellten Druckdifferenz sowie der Resistance und Compliance von Lunge und Beatmungssystem.

Bei **hohem Inspirationsflow** füllt sich die Lunge rasch mit Luft. Eine hohe Gasflussgeschwindigkeit birgt jedoch die Gefahr von turbulenten Luftströmungen in den Atemwegen, was eine schlechtere Verteilung des Atemgases in der Lunge und eine Erhöhung des Spitzendrucks zur Folge hat. Bei **niedrigem Inspirationsflow** ist die Luftströmung in den Atemwegen weniger turbulent, das Atemgas wird besser in der Lunge verteilt und der Spitzendruck ist niedriger. Es muss jedoch immer ein gewisser Mindestflow eingestellt sein, damit das eingestellte Atemhubvolumen in der vorgesehenen Zeit verabreicht werden kann (siehe Kasten).

WICHTIG

Einstellung Inspirationsflow

Je niedriger der Inspirationsflow ist, desto größer ist die Gefahr, dass beim Patienten das **Gefühl der Luftnot** entsteht. Deshalb wird der Flow bei Beatmungsformen, bei denen der Patient selbst Atemarbeit leisten soll, höher eingestellt bzw. vom Respirator automatisch angehoben, sobald der Bedarf des Patienten steigt.

Faustregel für die Einstellung des Inspirationsflows bei volumenkontrollierter Beatmung: Der Inspirationsflow sollte immer mindestens das 2,5–3-fache des Atemminutenvolumens des Patienten betragen (bei Beatmungsformen mit hohem Spontanatemanteil eher höher).

Flowmuster

An manchen Beatmungsgeräten können verschiedene **Flowmuster** (*Flowformen, Flowprofile*) eingestellt werden (➤ Abb. 3.3):

- Beim **konstanten Flow** (auch *Rechteckflow* genannt) ist die Gasflussgeschwindigkeit während der gesamten inspiratorischen Flowphase gleich.
- Beim **dezelerierenden Flow** ist die Gasflussgeschwindigkeit zu Beginn hoch und fällt während der inspiratorischen Flowphase kontinuierlich ab.
- Beim **Sinusflow** steigt die Strömungsgeschwindigkeit zu Beginn der inspiratorischen Flowphase an und fällt dann ab.
- Beim **akzelerierenden Flow** steigt die Strömungsgeschwindigkeit während der gesamten inspiratorischen Flowphase kontinuierlich an.

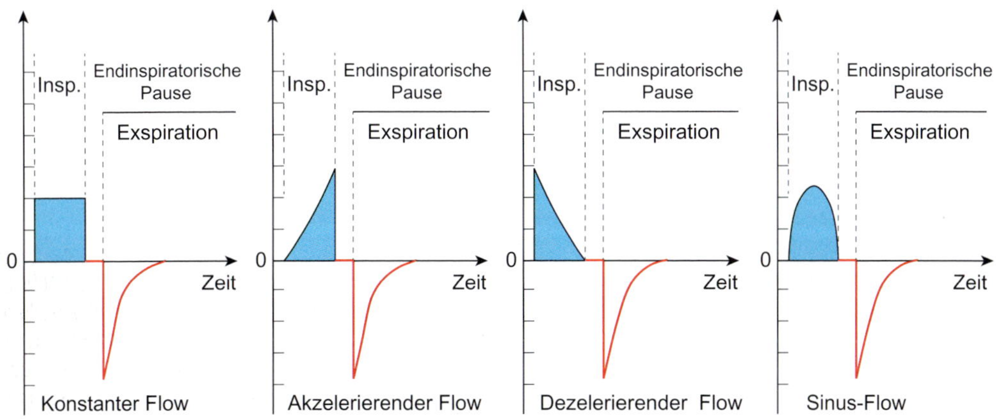

Abb. 3.3 Verschiedene Flowmuster (jeweils *ohne* Flowanstiegszeit, siehe Text). [A400]

WICHTIG

Bei **druckorientierten Beatmungsformen** (z. B. PC-CMV, PC-BIPAP, PRVC, PC-SIMV, SPN-CPAP/PS, druckunterstützte Beatmung) ist der Flow immer **dezelerierend.**

Flowanstiegszeit

An vielen Respiratoren kann die **Flowanstiegszeit** (*Inspirationsanstiegszeit,* auch *Rampe* genannt), eingestellt werden, d. h. die Zeitspanne, in welcher der (Spitzen-)flow erreicht wird.

- Ist eine lange Flowanstiegszeit *(flache Rampe)* eingestellt (sinnvoll bei hoher Resistance), strömt das Atemgas zu Beginn der Inspiration langsam zum Patienten. Dies hat den Vorteil, dass sich die Lunge besser (gleichmäßiger) füllt. Nachteilig ist, dass dadurch beim Patienten das Gefühl des Lufthungers entstehen kann, weil das Gas zu langsam anflutet.
- Bei zu kurzer Flowanstiegszeit (*steile Rampe*) kann die Inspiration zu früh abgebrochen werden, da die Schwelle für die flowgesteuerte Umschaltung (➤ 15.1.2) noch während der Inspiration des Patienten erreicht wird.

Eine gute Beobachtung und – sofern möglich – Kommunikation mit dem Patienten ist deshalb sehr wichtig.

Moderne Respiratoren liefern einen Spitzenflow bis ca. 300 l Min.

3.2.3 Inspiratorische Sauerstoffkonzentration

DEFINITION

Inspiratorische Sauerstoffkonzentration (inspiratorische O_2-Fraktion, kurz $\mathbf{F_iO_2}$): Sauerstoffanteil der inspiratorischen Atemluft. Die Angabe erfolgt entweder in Prozent oder als Dezimalzahl (eine Sauerstoffkonzentration von 100 % entspricht einem F_iO_2 von 1,0, bei 21 % Sauerstoff beträgt die F_iO_2 0,21).

Sauerstofftoxizität

Eine hohe inspiratorische Sauerstoffkonzentration kann die Atemwege und das Lungengewebe schädigen, und zwar umso mehr, je höher die Sauerstoffkonzentration ist.

WICHTIG

Schädigende Wirkung

In zu hoher Konzentration wirkt **Sauerstoff toxisch** („giftig"):

- Vermehrte Bildung von Sauerstoffradikalen
- Bildung von Resorptionsatelektasen (auch *Obturationsatelektasen* ➤ 2.2.4)
- Verschlechterung der mukoziliären Clearance (➤ 1.1.3)
- Diffuse Schädigung der Alveolen ähnlich dem ARDS (Zunahme der Permeabilität der alveolokapillären Membran, Schädigung des Surfactant, Aktivierung von Mediatoren, ➤ 2.3.4)
- Insbesondere bei Frühgeborenen kann eine längerfristige hohe Sauerstoffkonzentration eine *Retinopathie* (nicht entzündliche Netzhautschädigung) verursachen

Wo genau die Grenze liegt, oberhalb der die Sauerstoffkonzentration toxisch wirkt bzw. unterhalb der keine Schädigungen zu erwarten sind, ist nicht klar. **Derzeit gilt:**

Eine Sauerstoffkonzentration von über 60 % (F_iO_2 > 0,6) über einen längeren Zeitraum (als „länger" gilt ein Zeitraum von mehr als 24 Std.) gilt als toxisch. Daher sollte ein F_iO_2 > 0,5–0,6 langfristig möglichst nicht überschritten werden.

Bei Sauerstoffkonzentrationen < 40 % ist anzunehmen, dass auch bei längerer Anwendung keine toxischen Schädigungen auftreten.

Liegt bei einem beatmeten Patienten eine Hypoxämie vor und kann die Oxygenierung nicht durch die Veränderung anderer Beatmungsparameter verbessert werden (z. B. Erhöhung des PEEP), wird ggf. auch längerfristig mit einer O_2-Konzentration von über 60 % beatmet, um hypoxische Organschäden zu vermeiden.

Einstellung der inspiratorischen Sauerstoffkonzentration

Um Schädigungen der Lunge aufgrund einer zu hohen Sauerstoffkonzentration zu vermeiden, soll die **inspiratorische Sauerstoffkonzentration** grundsätzlich so niedrig wie möglich gewählt werden, d. h. nur so hoch, dass der gewünschte p_aO_2 (i. d. R. ca. 60–80 mmHg) bzw. eine Sauerstoffsättigung von 90–94 % erreicht wird.

WICHTIG

Einstellung der F_iO_2

Bei der **Einstellung der F_iO_2** ist es wichtig, die Gesamtsituation des Patienten und die anderen Beatmungsparameter zu berücksichtigen. Eine Hypoxie sollte in jedem Fall vermieden werden, da sie für die Funktion des Gesamtorganismus und auch der Lunge schädlicher ist als eine hohe Sauerstoffkonzentration. Auch ein pulmonales Baro- bzw. Volutrauma (infolge sehr hoher Beatmungsdrücke bzw. Atemhubvolumina) schädigt die Lunge wahrscheinlich mehr als eine hohe F_iO_2.

3.2.4 PEEP

DEFINITION

PEEP (*Positiv Endexpiratory Pressure*): Positiver Druck am Ende der Ausatmung, d.h. der Druck in den Atemwegen fällt am Ende der Exspiration nicht auf Null (im Verhältnis zum Atmosphärendruck) ab, sondern wird im positiven Bereich gehalten. Damit ist bei maschineller Beatmung mit PEEP der Druck während des gesamten Ventilationszyklus, also bei In- und Exspiration, im positiven Bereich (➤ Abb. 3.4).

Im Gegensatz dazu entspricht bei Beatmung mit **ZEEP** (*Zero Endexpiratory Pressure*) der Atemwegsdruck am Ende der Exspiration dem Atmosphärendruck. Bei Beatmung mit **NEEP** (*Negative Endexpiratory Pressure*) wird am Ende der Exspiration ein Unterdruck in den Atemwegen erzeugt (daher auch die Bezeichnung *Wechseldruckbeatmung*). Wegen der Gefahr der Atelektasenbildung (➤ 2.2.4) werden Beatmungen mit NEEP nicht mehr durchgeführt. An modernen Respiratoren ist daher die Einstellung eines NEEP nicht möglich.

Wirkungen des PEEP

Die **positiven Wirkungen des PEEP** beruhen vor allem darauf, dass durch den PEEP die FRC (funktionelle Residualkapazität ➤ Tab. 1.1) zunimmt. Dadurch werden instabile (kollapsgefährdete) Alveolen vor dem Kollabieren bewahrt, bereits entstandene Atelektasen können in gewissem Umfang wiedereröffnet werden (*Alveolar Recruitment* ➤ 9.1.2). Dieses Rekrutieren bereits verschlossener Alveolarbereiche erfolgt vor allem durch das Zusammenspiel von erhöhtem Inspirationsdruck und PEEP: Durch entsprechend hohen Inspirationsdruck werden die Alveolen wiedereröffnet, der PEEP soll die rekrutierten Alveolen offenhalten (der inspiratorische Plateaudruck öffnet die Lunge, der PEEP hält die Lunge offen). Zudem kann durch Anwendung eines PEEP die Umverteilung von extravaskulärem Lungenwasser aus dem Alveolarraum ins Interstitium erreicht werden.

WICHTIG

Insgesamt bessert sich durch die **Anwendung von PEEP** das Ventilations-Perfusionsverhältnis (➤ 1.4.3), der pulmonale Rechts-Links-Shunt nimmt ab und die Oxygenierung wird optimiert.

Indikationen für Beatmung mit PEEP

In vielen Kliniken wird bei maschineller Beatmung grundsätzlich ein geringer PEEP von mindestens 5 mbar eingestellt, der dazu dienen soll, die durch die Intubation bzw. Tracheotomie verminderte FRC zu normalisieren. Dieser geringe PEEP wird daher auch **„physiologischer PEEP"** genannt.

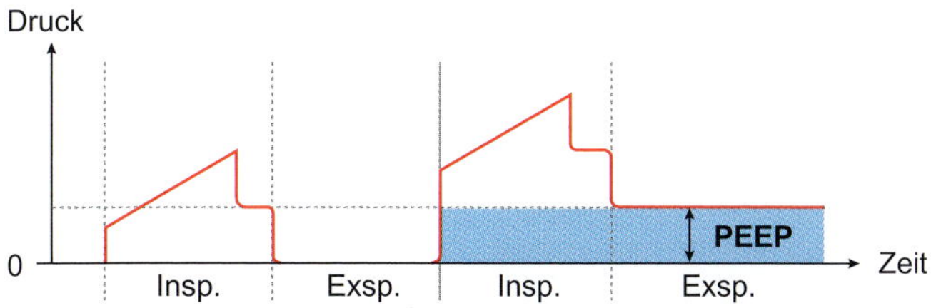

Abb. 3.4 Maschinelle Beatmung mit und ohne PEEP (hier volumenkontrollierte Beatmung).
Links: Bei Beatmung *ohne PEEP* fällt der Beatmungsdruck am Ende der Exspiration auf Null ab (ZEEP siehe Text). **Rechts:** Bei Beatmung *mit PEEP* fällt der Beatmungsdruck am Ende der Exspiration nur bis auf den eingestellten positiven Druck (PEEP-Niveau) ab. Damit bleibt der Druck in den Atemwegen bei Beatmung mit PEEP während des gesamten Atemzyklus im positiven Bereich. [A400]

Darüber hinaus ist ein **PEEP indiziert** bei:

- Oxygenierungsstörungen aufgrund restriktiver Ventilationsstörungen (➤ 2.2.1), also z. B. bei Lungenkontusion, ARDS, Pneumonie sowie bei instabilem Thorax (➤ 2.3.12) zur „inneren Schienung“.
- Beim kardiogenen Lungenödem bewirkt PEEP (meist in Form von CPAP-[Be-]Atmung) die Senkung von Vor- und Nachlast des Herzens (auch als *Nitroeffekt* bezeichnet), dadurch verbessert sich das Verhältnis von Sauerstoffangebot und -bedarf des Herzmuskels, was die Rückbildung der Lungenstauung unterstützt.
- Bei Operationen, bei denen mit einem erhöhten intraabdominellen Druck zu rechnen ist, wird bereits intraoperativ mit PEEP beatmet. Gerade bei diesen Patienten ist auch postoperativ mit Atelektasen zu rechnen, daher ist eine postoperative Beatmung mit PEEP bzw. CPAP-Atmung notwendig [13].

Umstritten ist die Anwendung eines **PEEP bei obstruktiven Ventilationsstörungen,** z. B. COPD oder Asthma bronchiale (➤ 9.3.), da hier oft erkrankungsbedingt bereits ein Intrinsic-PEEP besteht. Durch Einstellen eines PEEP auf ca. 85 % des Niveaus des Intrinsic-PEEP ist es jedoch möglich, die kleinen Atemwege offen zu halten. Dies erleichtert die Ausatmung und vermindert die Atemarbeit des Patienten.

VORSICHT!

Bei kreislaufinstabilen Patienten mit **Hypovolämie** ist es häufig notwendig, vor der Anwendung bzw. Erhöhung eines PEEP eine Volumensubstitution und evtl. auch eine Therapie mit Katecholaminen durchzuführen, um die negativen Auswirkungen auf das Herz-Kreislauf-System (Abfall von HZV und arteriellen Blutdruck ➤ 5.1.2) gering zu halten.

Weiter wird ein PEEP nur mit größter Vorsicht eingesetzt bei Patienten mit:

- **Erhöhtem Hirndruck** (durch den PEEP kann der Hirndruck weiter steigen)
- **Lungenembolie** (PEEP erhöht die rechtsventrikuläre Nachlast)
- **Herzfehler mit Rechts-Links-Shunt** (PEEP kann hier den Rechts-Links-Shunt verstärken)

Einstellung des PEEP

Die Höhe des PEEP (in mbar) wird am Respirator eingestellt, im Beatmungssystem (nicht in der Lunge!) gemessen und kann am Display oder am Beatmungsdruckmanometer abgelesen werden.

WICHTIG

Extrinsic- und Intrinsic-PEEP

Der am Respirator eingestellte PEEP wird auch als **Extrinsic-PEEP** oder *extrinsischer PEEP* bezeichnet; er wirkt gleichmäßig auf die gesamte Lunge ein (daher auch die Bezeichnung „all over PEEP“). Im Gegensatz dazu baut sich der **Intrinsic-PEEP** (auch *intrinsischer PEEP*) bei bestimmten Erkrankungen (insbesondere COPD ➤ 2.3.2) bzw. bei speziellen Beatmungsformen und Einstellungen am Respirator in Lunge des Patienten auf (➤ 3.2.1). Der Intrinsic-PEEP ist meist ungleichmäßig über die Lunge verteilt.

Für die Einstellung des PEEP-Niveaus existieren keine allgemeingültigen Richtlinien. Grundsätzlich wird folgendes **empfohlen:**

- **Konzept minimaler PEEP:** Den PEEP so hoch einstellen, dass bei einem $F_iO_2 < 0{,}6$ eine Sauerstoffsättigung über 90 % bzw. ein $pO_2 > 60$ mmHg erreicht wird.
- Einstellung des PEEP mittels **PEEP/F_iO_2-Tabelle.** Derzeit sind zwei verschiedene Tabellen gebräuchlich, die entweder einen höheren PEEP-Wert oder ein höheres F_iO_2 zum Erreichen einer ausreichenden Sauerstoffversorgung tolerieren (➤ Tab. 3.1). Ist z. B. bei Einsatz der Tabelle *niedriger PEEP/hohes FiO₂* bei einem F_iO_2 von 0,5 und einem PEEP von 8 mbar der p_aO_2 zu niedrig, wird der PEEP auf 10 mbar angehoben. Ist wegen zu geringem p_aO_2 eine erneute Anpassung notwendig, wird die F_iO_2 auf 0,6 angehoben usw.
- **Konzept optimaler PEEP:** Den PEEP so hoch einstellen, dass sich eine maximale Sauerstoffversorgung des Gewebes ergibt (mit steigendem PEEP steigt das Sauerstoffangebot im Blut zunächst an. Sobald der PEEP zu hoch ist, sinken Blutdruck und HZV, dadurch fällt das Sauerstoffangebot ab). Ist der untere Umschlagpunkt (*Lower Inflection Point* ➤ Abb. 1.10) durch eine Compliance-Messung ermittelt, sollte der PEEP 2–3 mbar darüber liegen.
- Sehr hohe PEEP-Werte (> 15 mbar) sollen wegen der Nebenwirkungen vermieden werden (PEEP-Nebenwirkungen ➤ 5.1.1).
- Stress-Index-Bestimmung (PEEP wird so hoch eingestellt, dass Druck- Zeit- Kurve bei konstan-

Tab. 3.1 PEEP/F_iO_2-Tabellen zur Einstellung des PEEP (nach ARDS-Network).

Niedriger PEEP/hohes F_iO_2														
F_iO_2	0,3	0,4	0,4	0,5	0,5	0,6	0,7	0,7	0,7	0,8	0,9	0,9	0,9	1,0
PEEP (mmHg)	5	5	8	8	10	10	10	12	14	14	14	16	18	18–24
Hoher PEEP/niedriges F_iO_2														
F_iO_2	0,3	0,3	0,3	0,3	0,3	0,4	0,4	0,5	0,5	0,5	0,8	0,8	0,9	1,0
PEEP (mmHg)	5	8	10	12	14	14	16	16	18	20	22	22	22	24

tem Flow eine lineare Form annimmt (➤ 15.3.2).

- Wird der Ösophagusdruck gemessen, wird der PEEP auf oder über dem Wert des endexspiratorischen Ösophagusdrucks eingestellt (maximal 15 cmH_2O).

Für die individuelle Einstellung des PEEP bei einem Patienten existieren verschiedene Konzepte, bei denen auf unterschiedliche Weise der für den Patienten optimale PEEP ermittelt wird (Beispiel für die Einstellung des „best PEEP" ➤ 9.1.1 *Lungenprotektive Beatmung*). Ein neues Verfahren ist die PEEP-Einstellung unter zweidimensionaler Impedanztomographie, die (bettseitig durchgeführt) eine grafische Darstellung der Lungenverhältnisse bei Veränderungen des PEEP-Niveaus ermöglicht (➤ 10.2.6).

3.2.5 Trigger

DEFINITION

Trigger (engl.: *Auslöser*): Schaltelement am Respirator, das Inspirationsbemühungen des Patienten erkennt und es ihm ermöglicht, einen maschinellen Atemhub auszulösen (assistiert kontrollierte Beatmung) oder am Respirator spontan zu atmen.

Im klinischen Sprachgebrauch wird der Begriff „Trigger" bisher nur für das Auslösen der Inspiration benutzt. Viele Respiratoren sind jedoch auch in der Lage, Exspirationsbemühungen des Patienten zu registrieren und daraufhin die Exspiration einzuleiten, auch wenn die eingestellte Inspirationsdauer noch nicht abgelaufen ist. Diese Respiratorfunktion wird als **exspiratorischer Trigger** bezeichnet.

Im Folgenden ist der Begriff „Trigger" immer synonym verwendet mit dem **inspiratorischen Trigger.**

Steuerung der Atmung ➤ 1.5

Druck-, Flow- und Volumentrigger

An derzeit gebräuchlichen Beatmungsgeräten kommen **Drucktrigger** und/oder **Flowtrigger** zur Anwendung. An manchen Geräten sind **Mischtrigger** installiert, d. h. der Anwender kann hier den Drucktrigger oder den Flowtrigger aktivieren. Überwiegend im pädiatrischen Bereich werden auch **Volumentrigger** eingesetzt.

Drucktrigger

Beim **Drucktrigger** muss der Patient durch seine Einatembemühungen einen bestimmten Unterdruck (unter PEEP) im Beatmungssystem aufbauen, um einen maschinellen Atemzug auszulösen bzw. spontan am Respirator atmen zu können (➤ Abb. 3.5). Der eingestellte Unterdruck (z. B. –2 mbar unter PEEP) entspricht der **Triggerschwel-**

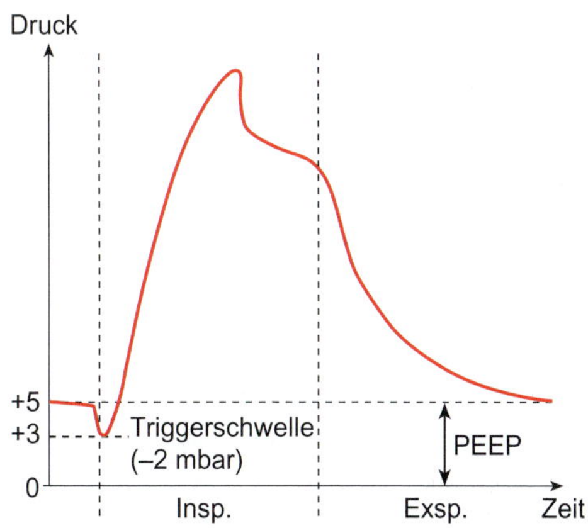

Abb. 3.5 Drucktrigger. Der Patient hat die Triggerschwelle erreicht (hier –2 mbar unter PEEP), daraufhin hat der Respirator einen maschinellen Atemhub verabreicht. [A400]

le (auch *Triggerempfindlichkeit*) und wird von Drucksensoren im Respirator gemessen. Sobald der vom Patienten aufgebrachte Unterdruck die eingestellte Triggerschwelle unterschreitet, öffnet nach kurzer Zeit (Triggerlatenzzeit, siehe unten) das Inspirationsventil und es beginnt – je nach eingestellter Beatmungsform – ein maschineller Atemzug oder der Patient kann spontan einatmen.

Flowtrigger

Beim **Flowtrigger** erzeugt der Respirator auch während der Exspirationsphase einen geringen konstanten Basisflow, der durch das Beatmungsschlauchsystem geleitet wird. Solange der Patient nicht versucht einzuatmen, sind der vom Respirator abgegebene Flow und der Rücklauf-Flow gleich hoch. Dies ändert sich, sobald der Patient einatmet (d. h. Volumen aus dem Basisflow „abzieht"). Der Respirator erkennt die Differenz zwischen abgegebenem Flow und Rücklaufflow und verabreicht – sobald der Patient einen bestimmten Teil des Basisflows eingeatmet hat – einen maschinellen Atemzug bzw. ermöglicht es dem Patienten, am Respirator spontan zu atmen.

PFLEGEPRAXIS

Chest Compression Synchronized Ventilation

Eine neue Form der Flowtriggerung ist die **Triggerung durch Thoraxkompression,** die speziell für die **Beatmung während einer Reanimation** entwickelt wurde. Dabei wird die Inspiration durch den geringen exspiratorischen Flow ausgelöst, der zu Beginn einer Herzdruckmassage entsteht. Der Atemhub wird dann synchron zur Thoraxkompression verabreicht, d. h. zeitgleich mit der Kompression des Thorax von außen wird durch die Beatmung ein Überdruck im Thorax erzeugt. Dies soll den Blutfluss, der durch die Herzdruckmassage entsteht, verstärken.

Verabreicht werden relativ *kleine Tidalvolumina* (100–200 ml) mit *hohem Beatmungsdruck* (p_{insp} 60 mbar); die Atemfrequenz entspricht der Kompressionsfrequenz und ist mit ca. 100–120/min. sehr hoch.

Das Verfahren - auch als **Chest Compression Synchronized Ventilation (CCSV)** bezeichnet – ist optional am Medumat Standard der Firma Weinmann verfügbar.

Volumentrigger

Der **Volumentrigger** arbeitet ähnlich wie der Flowtrigger. Hierbei wird der Atemzug allerdings nicht ausgelöst, wenn eine Flowänderung erkannt wird, sondern wenn ein bestimmtes Volumen aus dem Basisflow eingeatmet wird.

Neuronale Triggerung

Bei der **neuronalen Triggerung** werden spezielle nasogastrale Sonden (Größe ab 6 Fr.) verwendet, die die elektrischen Impulse des Zwerchfells (*Electric Diaphragmatic Impulse,* kurz *EDI*) messen. Der Respirator nutzt die gemessenen Impulse zur Steuerung der Beatmung: Je größer der Impuls, desto größer die Unterstützung der Atmung (➤ 3.3.9 NAVA). Der Respirator leitet die Exspiration ein, sobald die Signalstärke auf 70 % ihres Ausgangswerts abfällt.

Das Verfahren der neuronalen Triggerung setzt sehr viel **früher** im Atemprozess an als Druck- und Flowtrigger: Die neuronale Triggerung registriert bereits die Erregung des Zwerchfells, während Druck- und Flowtrigger erst die nach der Kontraktion des Zwerchfells erfolgte Druck- oder Flowänderung im Schlauchsystem registrieren. Bei der neuronalen Triggerung kommt es dadurch seltener zu Fehltriggerungen bzw. nicht beantworteten Triggerbemühungen des Patienten und damit zur Desynchronisation von Patient und Respirator.

Die neuronale Triggerung ist optional an den Respiratoren Servo i®, Servo u® und Servo n® (Firma Maquet) realisiert.

Triggerempfindlichkeit

An älteren Respiratoren ist die **Triggerempfindlichkeit** *(Triggerschwelle)* fest eingestellt und kann vom Anwender nicht variiert werden. An den meisten gebräuchlichen Respiratoren jedoch kann die Triggerempfindlichkeit eingestellt werden. Dabei ist es wichtig, die Triggerschwelle weder zu hoch (geringe Empfindlichkeit) noch zu niedrig einzustellen:

- Eine **zu hohe Einstellung** erhöht die Atemarbeit des Patienten und birgt die Gefahr der respiratorischen Erschöpfung (Ermüdung der Atemmuskulatur). Besonders gefährdet sind COPD-Patienten. Erreicht der Patient die zu hoch eingestellte Triggerschwelle nicht, werden seine Einatembemühungen vom Respirator nicht „beantwortet". Keinesfalls sollte ein Drucktrigger möglichst hoch eingestellt werden um die Atemmuskulatur des Patienten zu „trainieren".

- Eine zu niedrige (zu empfindliche) Einstellung begünstigt die **Selbsttriggerung** des Respirators. Dabei werden geringste Veränderungen von Druck, Flow oder Volumen, die z. B. bei der Umlagerung des Patienten oder bei Bewegungen des Atemschlauchsystems entstehen, vom Respirator als Inspirationsbemühung gedeutet und entsprechend beantwortet (Verabreichung eines maschinellen Atemzugs bzw. Beginn der Spontanatmungsphase am Respirator).

WICHTIG

Richtwerte für die Einstellung der Triggerempfindlichkeit

- Drucktrigger: 1–2 mbar unter PEEP
- Flowtrigger: 2–4 l/Min

Grundsätzlich sollte der Trigger bei jeder Beatmungsform aktiviert sein, damit der Patient, falls er versucht einzuatmen, auch tatsächlich Luft bekommt (kontrollierte Beatmung ➤ 3.3.1).

Triggerlatenz

DEFINITION

Triggerlatenz: Zeitverzögerung zwischen Erreichen der Triggerschwelle und Beginn des Inspirationsflows. Sollte so kurz wie möglich sein (< 50 ms), um beim Patienten das Gefühl der Atemnot und zusätzliche Atemarbeit zu vermeiden.

Die Triggerlatenz ist immer gerätespezifisch, d. h. sie variiert abhängig vom Respiratortyp. Daher ist die Triggerlatenz für die Praxis der Beatmungstherapie wenig relevant, sondern vor allem ein Kriterium für die Auswahl bzw. Neuanschaffung eines bestimmten Beatmungsgeräts (➤ 15.2).

3.3 Beatmungsformen

3.3.1 Einteilung der Beatmungsformen

Eine einheitliche, allgemein gültige **Klassifikation der Beatmungsformen** existiert bis heute nicht.

Derzeit gebräuchlich sind vor allem:

- Die Einteilung der Beatmungsformen in kontrollierte Verfahren, Verfahren zur Unterstützung der Spontanatmung sowie hybride bzw. andere spezielle Verfahren (➤ Tab. 3.2)
- Die **Klassifikation der Beatmungsformen nach Chatburn** (➤ Tab. 3.3), die es ermöglichen soll, die einzelnen (firmenspezifisch benannten) Beatmungsformen besser miteinander vergleichen zu können. Dies soll insbesondere Schulungen erleichtern.

WICHTIG

Unterschiedliche Bezeichnungen

Einzelne Beatmungsfomen haben – obwohl sie grundsätzlich gleich funktionieren – unterschiedliche, **meist vom Gerätehersteller festgelegte Namen.** Zudem unterscheiden sich einzelne Beatmungsformen abhängig vom Gerätehersteller in Details, z. B. hinsichtlich der notwendigen Einstellparameter oder des Ablaufs der Beatmung. Bei den neuen Beatmungsgeräten ist es auch möglich, dass eine Beatmungsform eines Gerätetyps sich abhängig von der verwendeten Software-Version von derselben Beatmungsform desselben Respirators unterscheidet. Eine genaue Kenntnis der Gebrauchsanweisung ist daher unbedingt erforderlich.

PFLEGEPRAXIS

Respirator-Standardeinstellung

In der Praxis hat es sich bewährt, **Standardeinstellungen** für die eingesetzten Respiratoren festzulegen, die bei Inbetriebnahme des Geräts zunächst eingestellt und zum frühestmöglichen Zeitpunkt auf die spezielle Patientensituation angepasst werden. So weiß jeder Mitarbeiter, wie welches Gerät einzustellen ist, und Fehleinstellungen werden vermieden.

Tab. 3.2 Übersicht und Einteilung gängiger Beatmungsformen (modifiziert nach [24]).

Kontrollierte *(mandatorische)* Beatmungsverfahren *(Full Respiratory Support)*		
Bezeichnung der Beatmungsform*	**Kurz-Bezeichnung****	**Merkmale**
Volumenkontrollierte Beatmung *(Volume Controlled Ventilation)*	**VCV**, VC-CMV	Verabreichung eines eingestellten Tidalvolumens, Beatmungsdruck variiert ➤ 3.3.2
Druckkontrollierte Beatmung *(Pressure Controlled Ventilation)*	**PCV**, PC-CMV	Verabreichung eines eingestellten Beatmungsdrucks, Tidalvolumen variiert ➤ 3.3.3
Druckregulierte volumenkontrollierte Beatmung *(Pressure-Regulated Volume-Controlled Ventilation)*	**PRVC**, DRVK	Druckkontrollierte Beatmung, Respirator errechnet erforderlichen Beatmungsdruck, um Zieltidalvolumen zu erreichen ➤ 3.3.3

Verfahren zur Unterstützung der Spontanatmung *(Partial Respiratory Support)*			
Gruppe	Bezeichnung der Beatmungsform*	Kurz-Bezeichnung**	Merkmale
AMV-unterstützende Verfahren	*Biphasic Positive Airway Pressure*	BIPAP	Druckkontrollierte Beatmung mit Möglichkeit der Spontanatmung auf beiden Druckniveaus ➤ 3.3.4
	BIPAP-Airway Pressure Release Ventilation	BIPAP-APRV	
	Volumenkontrollierte synchronisierte intermittierende maschinelle Beatmung *(Volume Controlled Synchronized Intermittend Mandatory Ventilation)*	VC-SIMV	Spontanatemphasen zwischen (getriggertern) volumenkontrollierten Atemhüben ➤ 3.3.5
	Druckkontrollierte synchronisierte intermittierende maschinelle Beatmung *(Pressure Controlled Synchronized Intermittend Mandatory Ventilation)*	PC-SIMV	Spontanatemphasen zwischen (getriggerten) druckkontrollierten Atemhüben ➤ 3.3.5
Tidalvolumenunterstützende Verfahren	Assistiert-kontrollierte Beatmung	A/C-CMV	Bei Auslösen des Triggers wird kontrollierter Atemhub verabreicht. Ohne Trigger entspricht A/C-CMV der kontrollierten Beatmung
	Druckunterstützte Beatmung *(Pressure Support Ventilation)*	DU, PSV	Spontanatmung, bei der jede Inspiration durch eingestellten Druck unterstützt wird ➤ 3.3.7
	Variable Druckunterstützung	Noisy-PSV	PSV, bei der die Höhe der Druckunterstützung variiert ➤ 3.3.7
Adaptive Verfahren	*Adaptive Support Ventilation*	ASV	Unterstützung durch Respirator variiert abhängig von Atemmechanik und Spontanatemfähigkeit (➤ 3.3.10)
	Intellivent-Adaptive support ventilation	Intellivent-ASV	Unterstützung variiert abhängig von Atemmechanik, Spontanatemfähigkeit, p_ECO_2 und S_pO_2 (➤ 3.3.10)
	Neural regulierte Beatmungshilfe *(Neurally Adjusted Ventilatory Assist)*	NAVA	Höhe der Beatmungsunterstützung variiert abhängig von elektrischer Aktivität des Diaphragmas (EDI, ➤ 3.3.9)
	SmartCare/Pressure Support	Smart Care/PS	Variable Druckunterstützung, Ziel: Erreichen der Komfortzone (Kriterien Atemfrequenz, Tidalvolumen und et-CO_2), führt Spontanatemversuch durch ➤ 3.5.1
	Proportional Assist Ventilation	PAV	Druckunterstützung proportional zu Einatembemühungen ➤ 3.3.7

Tab. 3.2 Übersicht und Einteilung gängiger Beatmungsformen (modifiziert nach [24]). *(Forts.)*

Hybride Beatmungsverfahren		
Kombinationen verschiedener Beatmungs- und Unterstützungsverfahren, z. B. SIMV + PSV, BIPAP + PSV oder PSV + ATC (➤ 15.4.2)		
Sonderformen		
Hochfrequenz-Oszillationsbeatmung	HFOV	Hoher Gasfluss wird durch Oszillator in hochfrequente Schwingungen versetzt (➤ 3.3.12)
* Viele Beatmungsformen haben zahlreiche **Synonyme**, die bei der detaillierten Beschreibung der jeweiligen Beatmungform genannt sind. ** Die meisten Beatmungsformen haben mehrere **verschiedene (Kurz-)Bezeichnungen,** häufig werden sowohl deutsche als auch englische Begriffe verwendet. Hier sind die im klinischen Sprachgebrauch am häufigsten verwendeten aufgeführt. Weitere Kurz-Bezeichnungen sind jeweils bei der Definition der Beatmungsform aufgeführt.		

3

Tab. 3.3 Klassifikation der Beatmungsformen nach Chatburn (2007).

Verabreichung des Atemzugs (Atemmuster)	
Kontrollvariablen	**VC** (*Volume Control,* volumenkontrolliert, ➤ 3.3.2): das Gerät verabreicht den Atemhub mit einem voreingestellten Flow, der für eine vorgegeben Zeit verabreicht wird, um ein gewünschtes Atemzugvolumen (Vt) zu erreichen. Das Tidalvolumen ist vorgegeben, der Druck in der Lunge variiert z. B. abhängig vom Atemwegswiderstand (Resistance). Flow-und volumenkontrollierte Beatmung werden häufig synonym verwendet, da bei beiden ein konstanter Flow verabreicht wird.
	PC (*Pressure Control,* druckkontrolliert, ➤ 3.3.3): das Gerät verabreicht den Atemhub mit einem voreingestellten Druck, um den Druck in der Lunge zu erreichen ist ein dezelerierender Flow notwendig. Der vorgegebene Druck kann für eine voreingestellt Zeit erhalten bleiben (klassische Druckkontrolle) oder patientengesteuert (z. B. bei Unterschreiten eines bestimmten Flowwerts, klassische druckunterstützte Beatmung) auf den PEEP-Wert abfallen. Bei dieser Beatmungsform ist der Druck vorgegeben, das Atemzugvolumen variiert abhängig von den Lungenverhältnissen (Compliance und Resistance). Auch Beatmungsformen wie PRVC zählen zu dieser Gruppe der Beatmung (Zielvolumen vorgegeben, Atemzüge druckkontrolliert).
	DC (*Dual Control,* zweifache Kontrolle): während **eines Atemzugs** kommen sowohl die volumen- als auch die druckkontollierte Steuerung zum Einsatz (Bsp.: ein Atemzug beginnt volumenkontrolliert, beim Erreichen eines vorgegebenen oberen Drucks schaltet der Respirator auf druckkontrollierte Beatmung, d. h. von konstantem auf dezelerierenden Flow). DC wird selten verwendet.
Art der Verabreichung der Atemzüge	**CMV** (*Continious Mandatory Ventilation,* kontinuierliche maschinelle Beatmung): Der Respirator verabreicht voreingestellte Atemhübe, diese können VC, PC oder DC sein. Die Beatmungsform wird entsprechend als VC-CMV, PC-CMV oder DC-CMV bezeichnet. Wenn der Patient triggert, wird ein voreingestellter VC-, PC- oder DC-Atemhub verabreicht.
	IMV (*Intermittend Mandatory Ventilation,* intermittierende maschinelle Beatmung): Der Respirator verabreicht voreingestellte Atemhübe, diese können VC, PC oder DC (CMV) sein. Triggert der Patient, wird ein Spontanatemzug (ggf. druckunterstützt, d. h. PC) ermöglicht. Bisher wurde diese Beatmungsform meist als SIMV bezeichnet. Da alle modernen Respiratoren über die Möglichkeit der Patiententriggerung verfügen, d. h. Atemzüge synchronisiert mit den Einatembemühungen des Patienten verabreichen, verzichtet Chatburn auf die Bezeichnung „synchronisiert". Die Beatmungsform wird als VC-IMV, PC-IMV oder DC-IMV bezeichnet.
	CSV (*Continous Spontaneous Ventilation,* kontinuierliche Spontan [Be-]Atmung): Hier triggert der Patient jeden Atemzug und bestimmt dessen Dauer und Tiefe. Atemzug kann auch mit Unterstützung des Respirators erfolgen (z. B. druckunterstützte Beatmung). Die Beatmungsform wird als PC-CSV oder DC-CSV bezeichnet, da bei VC-Beatmung das Tidalvolumen vorgegeben wird, ist VC-CSV nicht möglich.

Tab. 3.3 Klassifikation der Beatmungsformen nach Chatburn (2007). *(Forts.)*

Verabreichung des Atemzugs (Atemmuster)	
Steuerungsarten	
Taktische Steuerung	**Drei Arten:** 1. Anwender gibt *alle Beatmungsparameter* vor, z. B. Tidalvolumen, I:E-Verhältnis, Frequenz. Ändert sich die Situation des Patienten, muss der Anwender die Beatmungsparameter anpassen. Beispiele: Volumenkontrollierte, druckkontrollierte oder druckunterstützte Beatmung. 2. Anwender legt *einzelne Beatmungsparameter* fest, der Respirator steuert die Beatmung nach diesen vorgegebenen Bedingungen. Bsp.: CMV mit PLV (➤ 3.3.2), bei Erreichen des p_{max} schaltet das Gerät auf dezelerierenden Flow, d. h. druckkontrollierte Beatmung. 3. Anwender legt lediglich *Grenzwerte* fest, der Respirator liefert Druck/Flow abhängig von diesen Einstellungen und den Einatembemühungen des Patienten (servo-gesteuert). Bsp.: ATC (➤ 15.4.2), PAV (➤ 3.3.7)
Strategische Steuerung	• **Adaptiv,** d. h. der Respirator variiert einzelne Beatmungsparameter. Bsp.: Bei der PRVC-Beatmung variiert der Respirator den Beatmungsdruck so, dass ein vorgegebenes Tidalvolumen erreicht wird. Bei manchen Beatmungsformen variiert die Frequenz, um ein eingestelltes I:E-Verhältnis zu ermöglichen. • **Optimal,** d. h. der Respirator variiert mehrere Beatmungsparameter, um eingestellte Vorgaben zu erreichen, z. B. ASV (➤ 3.3.10): AMV ist vorgegeben, Respirator variiert Tidalvolumen, Beatmungsfrequenz und -druck abhängig von der Patientensituation.
Intelligente Steuerung	Das Beatmungsgerät nutzt (nach Vorgaben des Benutzers) auf Expertenwissen basierende Modelle und steuert die Beatmung abhängig von diesen Modellen und der Grunderkrankung des Patienten. Bsp.: Intellivent-ASV® (➤ 3.3.10) und SmartCare™ (➤ 13.5.1).
Arbeits-Algorithmen („Arbeitsschritte" während der Beatmung)	
Phasen-Variablen	Hier wird beschrieben, wie z. B. bei VC-IMV mit Unterstützung der assistierten Atemzüge die Unterstützung verabreicht wird, z. B. als Druckunterstützung (vorgegebener Druck), Volume Assist (adaptive, d. h. sich verändernde Druckunterstützung), ATC (Automatische Tubuskompensation, servogesteuerte Unterstützung) oder Smartcare (automatisierte Entwöhnung, Steuerung durch Respirator).
Bedingungs-Variablen	Respirator steuert die Beatmung anhand von Vorgaben und reagiert auf Veränderungen, z. B. durch Applikation kontrollierter Atemzüge zur Vermeidung einer Hypoventilation, wenn der Patient ein vorgegebenes AMV nicht erreicht.
Komplexe Berechnungen	Hier wird beschrieben, mit welchen Rückkopplungen der Respirator arbeitet, z. B. Analyse von $etCO_2$, S_pO_2 und Änderungen der Lungenmechanik bei Intellivent-ASV® und entsprechende Steuerung der Beatmung anhand hinterlegter Algorithmen, die auf Expertenwissen beruhen (z. B. ARDS Network).

Kontrollierte Beatmungsverfahren

DEFINITION

Kontrollierte Beatmung (auch *Continuous Mandatory Ventilation,* kurz *CMV*): Beatmungsform, bei der das Beatmungsgerät die Atemarbeit vollständig übernimmt.

Ein Trigger ist zwar zugeschaltet (➤ 3.2.5), für die Beatmung ist es jedoch nicht erforderlich, dass der Patient diesen auch auslöst.

Kontrollierte Beatmung erfolgt:

- **Volumenkontrolliert** (*Volume Controlled-CMV,* kurz *VC-CMV*)
- **Druckkontrolliert** (*Pressure Controlled-CMV,* kurz *PC-CMV* oder *PCV*)
- **Volumenkonstant-druckreguliert** (*Pressure Regulated Volume Controlled,* kurz *PRVC*)

Kontrollierte Beatmung *mit PEEP* wird auch als **CPPV** *(Continuous Positive Pressure Ventilation)* bezeichnet, kontrollierte Beatmung *ohne PEEP* (ZEEP, d. h. *Zero End-expiratory Pressure,* wird fast nicht mehr durchgeführt) als **IPPV** *(Intermittend Positive Pressure Ventilation).*

Inversed-Ratio Ventilation (IRV) ➤ 3.2.1

PFLEGEPRAXIS

Triggert ein kontrolliert beatmeter Patient häufig, ist zu überlegen, ob eine weniger invasive Beatmungsform gewählt werden kann, d. h. Wechsel von CMV zu IMV oder PSV bzw. CSV.

Vorteile, Nachteile und Indikationen kontrollierter Beatmung

Die kontrollierte Beatmung hat zwei **Vorteile,** aus denen sich gleichzeitig die **Indikationen** für eine kontrollierte Beatmung ergeben:

- Der Sauerstoffverbrauch des Patienten wird auf ein Minimum reduziert (dies ist z. B. wichtig bei schwersten Gasaustauschstörungen, etwa im Rahmen eines ARDS).
- Überanstrengte Atemmuskulatur (etwa nach lang dauernden Entwöhnungsversuchen) kann sich unter kontrollierter Beatmung erholen.

Beide Vorteile können jedoch nur wirksam werden, wenn der Patient nicht unter der kontrollierten Beatmung erfolglose Atembemühungen unternimmt, da diese das Gegenteil bewirken würden (der Sauerstoffverbrauch steigt, eine Erholung der Atemmuskulatur kann nicht erfolgen) und zudem beim Patienten das Gefühl der Luftnot entstünde (er versucht einzuatmen, bekommt aber keine Luft). Deshalb müssen Patienten häufig sediert und selten auch relaxiert werden, um eine kontrollierte Beatmung tolerieren zu können (Ausnahme: Patienten, die wegen ihrer Grunderkrankung, etwa einer Intoxikation oder eines schweren Schädel-Hirn-Traumas, nicht selbstständig atmen können).

Analgesie und Sedierung beim beatmeten Patienten ➤ 11.2, ➤ 11.4

Der **Nachteil** der kontrollierten Beatmung besteht vor allem darin, dass die Atemmuskulatur geschwächt wird, und zwar umso mehr, je länger die kontrollierte Beatmung andauert (Atemmuskelatrophie ➤ 5.1.3). Daneben ist oft eine (tiefe) Sedierung, selten auch eine Relaxierung des Patienten mit allen damit verbundenen Nachteilen erforderlich. Da bei der kontrollierten Beatmung Zwerchfellaktivitäten des Patienten kaum vorhanden sind oder ganz fehlen, kann es vermehrt zu Atelektasen in den dorsobasalen Lungenabschnitten kommen. Dies wiederum hat meist eine Verlängerung der gesamten Beatmungsdauer und der anschließenden Weaning-Phase zur Folge. Deshalb wird eine kontrollierte Beatmung nur solange wie unbedingt nötig eingesetzt, eine Anwendung von maximal 48 Std. sollte möglichst nicht überschritten werden.

Die spezifischen Nachteile und Gefahren einer volumen- bzw. druckkontrollierten Beatmung sind jeweils bei diesen Beatmungsformen beschrieben.

Beatmungsverfahren zur Unterstützung der Spontanatmung

DEFINITION

Bei **Beatmungsverfahren zur Unterstützung der Spontanatmung** erhält der Patient eine mehr oder weniger umfangreiche Unterstützung durch den Respirator, d.h. er leistet einen Teil der Atemarbeit selbst. Voraussetzung ist, dass der Patient den Trigger auslösen kann. Unterschieden in *Tidalvolumen-unterstüzende, Atemminutenvolumen-unterstützende* und *adaptive* Verfahren. Abhängig vom gewählten Verfahren werden die Einatembemühungen des Patienten verschieden „beantwortet".

Tidalvolumen-unterstützende Verfahren

Bei der **assistiert-kontrollierten Beatmung** (kurz A/C) wird jede Einatembemühung des Patienten mit einem voreingestellten Atemhub beantwortet:

- Triggert der Patient, erhält er Unterstützung entweder in Form eines eingestellten maschinellen Atemhubs (CMV siehe oben, PCV ➤ 3.3.3; PRVC ➤ 3.3.3).
- Triggert der Patient *nicht,* so erhält er die eingestellte kontrollierte Beatmung.

Bei der **PSV** triggert der Patient und erhält Unterstützung in Form des Anstiegs auf einen voreingestellten Beatmungsdruck (PSV), dabei kann der Patient die Atemfrequenz sowie das I:E-Verhältnis, Inspiration- und Exspirationsdauer sowie Tidalvolumen bestimmen. Sonderformen sind die PSV-VG, bei der ein gewünschtes Tidalvolumen durch Anpassung des Inspirationsdrucks erreicht wird, sowie die Noisy-PSV, bei der die Druckunterstützung von Atemzug zu Atemzug variiert.

Atemminutenvolumen-unterstützende Verfahren

Bei **Atemminutenvolumen-unterstützenden Verfahren** wird es dem Patienten ermöglicht, zusätzlich zu den maschinellen Atemhüben spontan zu atmen (Kombination mit Druckunterstützung ➤ 3.3.7):

- Bei **VC-SIMV** und **PC-SIMV** können maschinell eingestellte Atemzüge im Erwartungsfenster getriggert werden. Triggert der Patient nicht, wird nach Ablauf dieser Zeit ein voreingestellter Hub

verabreicht. In der Zeit zwischen zwei maschinellen Hüben kann der Patient spontan atmen.
- Bei **BIPAP** und **APRV** kann der Patient sowohl auf dem PEEP- als auch auf dem höheren Druckniveau spontan dazu atmen.

Adaptive Verfahren

Bei den **adaptiven Beatmungsverfahren** passt sich die Beatmungsunterstützung den Bedürfnissen des Patienten an (adaptiv = angepasst). Beispiele für adaptive Beatmungsverfahren sind (Intellivent) ASV (➤ 3.3.10), SmartCare/PS (➤ 13.5.1), PAV(+) (➤ 3.3.7) sowie NAVA (➤ 3.3.9).

Hybride Beatmungsverfahren

Hybride Beatmungsverfahren (hybrid = vermischt, gebündelt) sind Kombinationen verschiedener Beatmungs- und Unterstützungsverfahren, d. h. hier werden die oben beschriebenen Verfahren kombiniert. Beispiele sind die Kombination von:
- BIPAP/APRV und/oder PSV bzw. ATC
- SIMV und/oder PSV bzw. ATC
- PSV und ATC

Spezielle Beatmungsverfahren

Einziges, praktisch eingesetztes Verfahren dieser Gruppe ist die HFOV (Hochfrequenzoszillations-Beatmung ➤ 3.3.12).

Vorteile und Nachteile von Beatmungsverfahren zur Unterstützung der Spontanatmung

Gegenüber der reinen kontrollierten Beatmung zeichnen sich die Verfahren zur Unterstützung der Spontanatmung durch folgende **Vorteile** aus:
- Da der Patient die Unterstützung synchron zu seinen Einatembemühungen erhält, hat er nicht das Gefühl, dem Respirator hilflos ausgeliefert zu sein (kein „Kampf gegen das Beatmungsgerät"). Daher ist i. d. R. eine weniger tiefe Sedierung ausreichend.
- Bei Verwendung eines Drucktriggers sinkt der Beatmungsdruck in der Triggerphase um die eingestellte Triggerschwelle ab. Dies verbessert den venösen Rückstrom zum Herzen.
- Einatembemühungen des Patienten müssen nicht unterdrückt werden, sondern bleiben erhalten. Dadurch bleibt die Atemmuskulatur – wenn auch evtl. nur in geringem Umfang – aktiv.
- Bei Triggerbemühungen des Patienten werden durch die Zwerchfellbewegungen die dorsobasalen Abschnitte der Lunge besser belüftet.

Nachteilig sind folgende Faktoren:
- Atmet der Patient mit einer hohen Frequenz (z. B. bei Unruhe, Schmerzen oder Durchgangssyndrom), kann es zu einer *Hyperventilation* kommen, da die eingestellte Atemfrequenz und das eingestellte Atemminutenvolumen (beides auf die Bedürfnisse des Patienten eingestellt) weit überschritten werden. Diese kann eine *respiratorische Alkalose* (➤ 1.6.2) verursachen.
- Die Tidalvolumina sind evtl. größer, als es einer lungenprotektiven Beatmung entspricht.
- Bei hoher Atemfrequenz reicht die Zeit zur Exspiration evtl. nicht aus, um das Gas komplett abzuatmen. Dadurch kann es zum *Airtrapping* kommen (➤ 3.2.1).
- Der Patient hat wenig Einfluss auf das verabreichte Tidalvolumen, d. h. die Luftmenge des verabreichten Atemzugs entspricht evtl. nicht dem Bedürfnis des Patienten (maschineller Atemzug kann zu groß oder zu klein sein).

3.3.2 Volumenkontrollierte Beatmung

DEFINITION

Volumenkontrollierte Beatmung (*Volume-Controlled CMV*, kurz **VC-CMV** oder **VCV**): Kontrollierte Beatmung, bei der das Tidalvolumen (Atemzugvolumen) sowie der zeitliche Ablauf des Atemzyklus am Respirator eingestellt und entsprechend der Einstellung verabreicht wird, sofern nicht zuvor am Respirator eingestellte Grenzwerte (z. B. für den Beatmungsdruck) überschritten werden. Meist wird das Volumen mit einem konstanten Flow (auch Rechteckflow) in der vorgegebenen Zeit verabreicht. Manche Respiratoren ermöglichen auch andere Flowformen (➤ 3.2.2). Der Beatmungsdruck (Spitzen- und Plateaudruck) bei volumenkontrollierter Beatmung ergibt sich aus den vorgenommenen Einstellungen und dem Zustand von Atemwegen und Lunge des Patienten (Compliance und Resistance ➤ 1.3.5).

Das Tidalvolumen stellt der Anwender entweder direkt am Respirator ein oder er stellt das Atemminutenvolumen und die Atemfrequenz ein und der Respirator errechnet daraus das Tidalvolumen (➤ 3.2.1).

Ablauf eines Atemzyklus bei volumenkontrollierter Beatmung

- Das eingestellte Tidalvolumen wird während der inspiratorischen Flowphase entsprechend dem eingestellten Flowmuster verabreicht.
- Der Beatmungsdruck steigt während der inspiratorischen Flowphase kontinuierlich an, bis am Ende der inspiratorischen Flowphase der *Beatmungsspitzendruck* erreicht ist (➤ Abb. 3.6).
- Ist eine inspiratorische Pause eingestellt, sind – nachdem das Tidalvolumen verabreicht wurde – in der eingestellten Zeit sowohl das Inspirations- als auch das Exspirationsventil des Respirators geschlossen (Flow = 0). In dieser Phase verteilt sich das Atemgas gleichmäßig in der Lunge, dadurch fällt der Spitzendruck auf den *Plateaudruck* ab.
- Je niedriger der Flow gewählt ist, desto länger ist die inspiratorische Flowphase und desto kürzer ist die inspiratorische Pause. Zudem ist der Spitzendruck umso niedriger, je niedriger der Flow ist [25].
- Die Exspiration beginnt, wenn die voreingestellte Inspirationszeit (inspiratorische Flowphase plus insp. Pause) abgelaufen ist.
- Während der Exspiration strömt das Atemgas aus der Lunge des Patienten. Auch für diesen Vorgang steht eine bestimmte Zeit zur Verfügung, die sich aus den Einstellungen ergibt (➤ 3.2.1). Bei Beatmung mit PEEP wird das Exspirationsventil spätestens dann geschlossen, wenn der eingestellte PEEP erreicht ist, bei Beatmung ohne PEEP fällt der Druck auf den Atmosphärendruck ab.
- Ist das Ende der eingestellten bzw. errechneten Exspirationszeit erreicht, beginnt die nächste Inspiration.

Beatmungsparameter

Am Respirator **eingestellt werden müssen:**

- **Tidal- bzw. Minutenvolumen** (abhängig vom verwendeten Respirator). Das Tidalvolumen beträgt i. d. R. 5–7 ml/kg IBW, das AMV 80–100 ml/kg IBW. Zielgröße für diese Volumina ist der pCO_2. Werden trotz hoher Frequenz Volumina benötigt, die zu einem hohen Beatmungsdruck führen, sollte auf eine druckkontrollierte Beatmung umgestiegen oder eine permissive Hyperkapnie in Betracht gezogen werden.

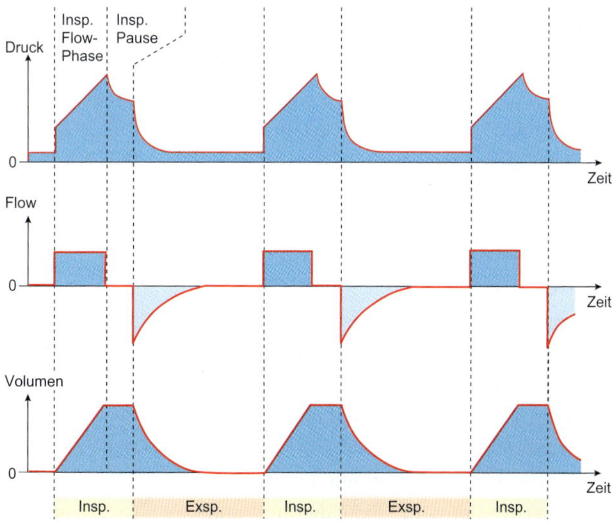

Abb. 3.6 Druck-, Flow- und Volumendiagramm bei volumenkontrollierter Beatmung mit PEEP und konstantem Flow. [A400]

- **Frequenz.** Zielgröße ist auch hier der pCO_2, meist beträgt sie 8–18/Min. Wird die Frequenz (bei gleichem AMV) erhöht, muss beachtet werden, dass der Anteil der Totraumventilation am AMV zunimmt (➤ 1.3.4).
- **Atemzeitverhältnis.** Meist wird am Respirator die *Inspirationszeit* (Inspirationsdauer) in Sekunden oder % des Atemzyklus eingestellt, und die *Exspirationszeit* errechnet sich aus der Zeitdauer des Ventilationszyklus abzüglich der Inspirationszeit (➤ 3.2.1). An manchen Respiratoren werden der Flow und das Tidal- bzw. Atemminutenvolumen eingestellt, daraus errechnen sich Inspirations- und Exspirationsdauer.
  - Die *Inspirationsdauer* besteht aus *inspiratorischer Flowphase* und der *inspiratorischen Pause* (inspiratorische No-Flow-Phase). Beide werden entweder in Sekunden oder in % des Atemzyklus eingestellt. Physiologisch ist ein Atemzeitverhältnis (I:E-Verhältnis) von 1:1,5–1:2, ab einem Verhältnis von 1 : 1 spricht man von IRV (➤ 3.2.1). Während der Flowphase wird die Lunge mit Gas gefüllt, in der Pause verteilt sich das Gas in der Lunge, dies ist insbesondere bei regionalen Belüftungsstörungen sinnvoll.
  - Die *Exspirationsdauer* muss so lang sein, dass das Gas vollständig aus der Lunge strömen kann.
- Flowmuster (➤ 3.2.2).
- Sauerstoffkonzentration.

Zusätzlich **eingestellt werden können:**

- PEEP (➤ 3.2.4).
- Trigger. Sobald ein Trigger ausgelöst wird, erhält der Patient einen maschinellen Hub, das I:E-Verhältnis verschiebt sich zugunsten der Inspiration.
- Inspirationsanstiegszeit (➤ 3.2.2).

Beatmungsgrenzwerte und Alarme

- **Obere Druckgrenze.** Einstellung ca. 10 mbar über dem gemessenen Spitzendruck, um frühzeitig Verschlechterungen der Lungenverhältnisse zu bemerken. Grundsätzlich möglichst < 35 mbar einstellen (➤ 5.1.1).
- Alarme für das **Minutenvolumen.** Einstellung der Grenzwerte anfangs ca. 20 % über und unter dem eingestellten Wert für das AMV, im weiteren Verlauf abhängig von der Patientensituation, um Fehlalarme zu vermeiden.
- Alarme für die Sauerstoffkonzentration. Wird häufig geräteseitig automatisch vorgenommen, ansonsten sollten die Grenzen 5 Vol.% über und unter dem eingestellten Wert liegen.
- Alarm für Atemfrequenz, um zu hohe Frequenz zu erkennen.
- Alarm für zu niedrigen und zu hohen PEEP.
- Diskonnektionsalarm.

Vorteile und Nachteile volumenkontrollierter Beatmung

Die volumenkontrollierte Beatmung ist eine weitverbreitete, bekannte und (v. a. in der Anästhesie) vielfach benutzte Beatmungsform. Von **Vorteil** ist die Volumenkonstanz, d. h. das eingestellte Volumen wird verabreicht, auch wenn sich die Lungenverhältnisse verändern (z. B. wegen Umlagerung des Patienten). Die Volumenkonstanz ist gewährleistet, solange die obere Beatmungsdruckgrenze nicht erreicht wird.

Bei dieser Beatmungsform ist ein niedriges Tidalvolumen im Rahmen einer lungenprotektiven Beatmung sicher erreichbar. [25]

Nachteilig ist, dass bei volumenkontrollierter Beatmung hohe Spitzendrücke entstehen können mit der Gefahr eines pulmonalen Baro- oder Volutraumas (➤ 5.1.1). Eine genaue Überwachung des Spitzendrucks sowie eine angemessene Einstellung der oberen Druckgrenze ist bei dieser Beatmungsform daher sehr wichtig. Zudem besteht bei geschädigter Lunge die Gefahr, dass Lungenareale mit normaler Resistance und Compliance überdehnt werden, während Areale mit erhöhter Resistance minderbelüftet werden.

Sonderform der volumenkontrollierten Beatmung: Pressure Limited Ventilation

Bei der *druckbegrenzten Beatmung* (**Pressure Limited Ventilation,** kurz PLV) stellt der Anwender neben der oberen Druckgrenze eine Drucklimitierung (p_{max}) ein. Wird im Verlauf der Inspiration diese

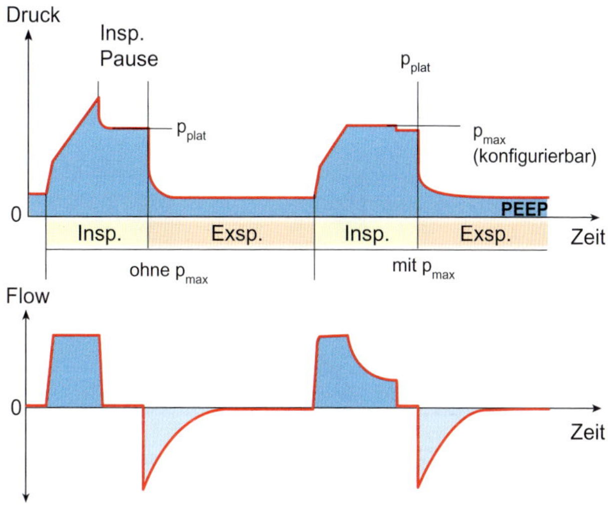

Abb. 3.7 Druck-Flowdiagramm, links ohne, rechts mit PLV. Sobald p_{max} erreicht ist, reduziert der Respirator den Inspirationsflow, um einen weiteren Anstieg des Beatmungsdrucks zu verhindern. Solange die Beatmungsdruckkurve am Ende der Inspiration noch ein kurzes Plateau zeigt, ist die Beatmung volumenkonstant. [A400]

Drucklimitierung erreicht, reduziert der Respirator den Inspirationsflow, um einen weiteren Anstieg des Beatmungsdrucks zu vermeiden. Durch die Reduktion des Inspirationsflows verlängert sich die inspiratorische Flowphase (➤ Abb. 3.7) zu Lasten der inspiratorischen Pausendauer (inspiratorische Pause ➤ 3.2.1).

Kann das eingestellte Tidalvolumen auch mit dem verminderten Inspirationsflow nicht in der vorgegebenen Inspirationszeit (gesamte Inspirationszeit einschließlich inspiratorischer Pause) verabreicht werden, wird die Beatmung volumeninkonstant und der Respirator gibt Alarm.

3.3.3 Druckkontrollierte Beatmung

DEFINITION

Druckkontrollierte Beatmung (*Pressure-Controlled CMV*, kurz PC-CMV oder PCV): Kontrollierte Beatmung, bei der ein am Beatmungsgerät eingestellter Druck aufgebaut und während der gesamten Inspirationsdauer in der Lunge aufrechterhalten wird. Der Flow ist anfänglich hoch und sinkt im Verlauf der Inspiration ab (dezelerierender Flow). Das Tidalvolumen resultiert insbesondere aus dem eingestellten Druckniveau sowie der Compliance und Resistance von Atemwegen und Lunge, ist aber auch von der Inspirationsdauer abhängig.

Ablauf eines Atemzyklus bei druckkontrollierter Beatmung

- Zu Beginn der Inspiration wird das eingestellte Druckniveau rasch aufgebaut, d. h. die Lunge füllt sich mit Atemgas, das anfangs mit sehr hoher Geschwindigkeit anflutet. Mit zunehmender Füllung der Lunge sinkt der Flow und letztlich strömt nur noch so viel Atemgas nach wie nötig ist, um den Druck bis zum Ende der eingestellten Inspirationszeit aufrechtzuerhalten. Daraus resultiert ein *dezelerierender Flow* (➤ Abb. 3.8).
- Während der Exspiration strömt das Atemgas aus der Lunge des Patienten. Bei Beatmung mit PEEP schließt das Exspirationsventil sobald der eingestellte PEEP erreicht ist, bei Beatmung ohne PEEP (im druckkontrollierten Modus sehr selten) fällt der Druck auf den Atmosphärendruck ab.
- Ist das Ende der eingestellten bzw. errechneten Exspirationszeit erreicht oder triggert der Patient, beginnt die nächste Inspiration.

Beatmungsparameter

Am Respirator **eingestellt werden müssen:**

- **Inspirationsdruck** P_{insp} (Differenz zwischen endexspiratorischem Druck [i. d. R. PEEP] und inspiratorischem Druckniveau, auch **Driving Force**

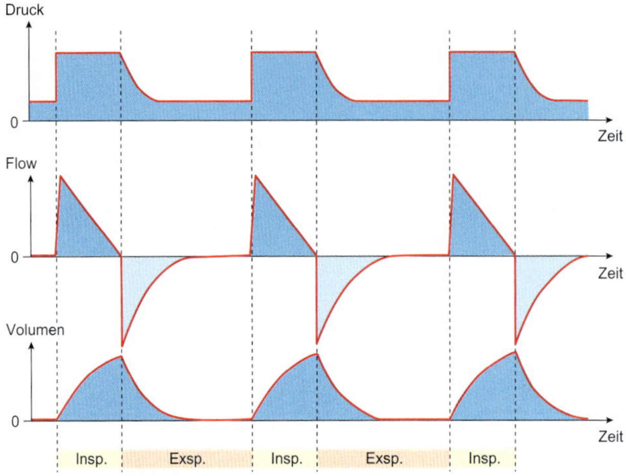

Abb. 3.8 Druck-, Flow- und Volumendiagramm bei druckkontrollierter Beatmung mit PEEP. [A400]

oder Driving Pressure = Δ P). Diese Druckdifferenz wird i. d. R. als Druckniveau über PEEP, selten als absoluter Wert eingestellt (dann muss der PEEP abgezogen werden, um die für den Gasfluss relevante Druckdifferenz zu erhalten).

- Je höher die Druckdifferenz ist, umso höher ist das verabreichte Tidalvolumen. Angestrebt wird der niedrigste notwendige Druck, um den Patienten zu beatmen. Wichtigstes Kriterium ist der p_aCO_2. Grundsätzlich sollte der Beatmungsdruck nicht über 30 mbar (inkl. PEEP) liegen. Die Druckdifferenz sollte 15 mbar nicht übersteigen. Sollten höhere Drücke erforderlich werden, ist eine permissive Hyperkapnie in Erwägung zu ziehen.
- War der Patient zuvor volumenkontrolliert beatmet, eignet sich der Plateaudruck als Richtwert für die Einstellung der Druckdifferenz.
- **Atemfrequenz.** Zielgröße ist auch hier der pCO_2, meist beträgt die Atemfrequenz 8–18/Min.
- **Atemzeitverhältnis.** Während der *Inspirationsdauer* besteht bei PC-CMV immer die Möglichkeit des Gasflusses. Das Einstellen einer inspiratorischen Pause ist *nicht* sinnvoll und daher an vielen Respiratoren auch nicht möglich, sobald im druckkontrollierten Modus beatmet wird. Die Inspirationsdauer wird entweder in Sekunden oder in % des Atemzyklus eingestellt. Die *Exspirationsdauer* muss so lang sein, dass das Gas vollständig aus der Lunge strömen kann.
- Sauerstoffkonzentration.

Zusätzlich **eingestellt werden können:**

- PEEP (➤ 3.2.4)
- Trigger (➤ 3.2.5)
- Flowanstiegszeit (➤ 3.2.2)

Beatmungsgrenzwerte und Alarme

- Alarme für **Minutenvolumen.** Wichtige Überwachungsfunktion bei druckkontrollierter Beatmung (siehe Kasten). Einstellung bei Beatmungsbeginn ca. 20 % über und unter dem gewünschten Wert für das Atemminutenvolumen, später dann abhängig von der Patientensituation (Fehlalarme vermeiden). Bei manchen Respiratoren können auch Grenzwerte für das Atemhubvolumen (V_T) eingestellt werden.
- **Obere Druckgrenze.** Einstellung ca. 10 mbar über dem eingestellten Druckniveau (möglichst < 30 mbar) um hohe Spitzendrücke (z. B. beim Husten des Patienten) zu vermeiden.
- Alarme für die **Sauerstoffkonzentration.** Häufig geräteseitig automatisch eingestellt, ansonsten 5 Vol.% über und unter dem eingestellten Wert.
- Alarm für Atemfrequenz, um zu hohe Frequenz zu erkennen.
- Alarm für zu niedrigen und zu hohen PEEP.
- Diskonnektionsalarm.

Vorteile und Nachteile der druckkontrollierten Beatmung

Wesentlicher **Vorteil** der druckkontrollierten Beatmung ist der festgelegte Beatmungsspitzendruck. Dadurch ist die Gefahr eines pulmonalen Volu- oder Barotraumas geringer (➤ 5.1.1). Insbesondere in Kombination mit einem PEEP scheint die druckkontrollierte Beatmung für die Eröffnung und das Offenhalten atelektatischer Lungenbereiche sehr günstig zu sein (*Alveolar Recruitment* mit nachfolgender verbesserter Oxygenierung ➤ 9.1.1). Die druckkontrollierte Beatmung wird daher häufig eingesetzt bei Lungenerkrankungen, insbesondere bei Erkrankungen des Lungenparenchyms, z.B. ARDS, Lungenkontusion oder Pneumonie.

Zudem können durch druckkontrollierte Beatmung Undichtigkeiten teilweise kompensiert werden, z.B. am Tubus bei Beatmung mit Tubus ohne Cuff (vor allem bei Kindern) oder Luftlecks bei Pneumothorax (➤ 2.3.11).

Wesentlicher **Nachteil** ist das u.U. wechselnde Tidalvolumen. So können schnell hohe Tidalvolumina erreicht werden, die nicht einer lungenprotektiven Beatmung entsprechen.

WICHTIG

Tidalvolumen überwachen

Bei druckkontrollierter Beatmung ist das **Tidalvolumen** immer vom eingestellten Beatmungsdruck und der Inspirationsdauer sowie von Compliance und Resistance der Lunge abhängig. Ändern sich die Lungenverhältnisse des Patienten (z.B. auch durch Umlagerung oder Bronchialsekret), so ändern sich auch die Tidalvolumina, d.h. bei akuter Veränderung kann das Tidalvolumen rasch abfallen. Deshalb ist es bei druckkontrollierter Beatmung sehr wichtig, das **Tidal- und Atemminutenvolumen genau zu überwachen** und die Grenzwerte (insbesondere die untere AMV-Grenze) entsprechend einzustellen, um Veränderungen (Hyper- oder Hypoventilation) rasch zu bemerken.

An Respiratoren der neueren Generation ist die druckkontrollierte Beatmung zunehmend in einer Art $BIPAP_{assist}$ realisiert, d.h. der Beatmung liegt vom Prinzip her eine BIPAP-Beatmung (➤ 3.3.4) zugrunde, bei der der Patient auf dem oberen Druckniveau spontan dazuatmen kann. Im Gegensatz zum „echten" BIPAP erfolgt jedoch der Wechsel vom oberen auf das untere Druckniveau unabhängig von den Atembemühungen des Patienten. Einatembemühungen des Patienten auf dem unteren Druckniveau lösen eine maschinelle Inspiration, also einen Wechsel vom unteren auf das obere Druckniveau aus.

Sonderformen der druckkontrollierten Beatmung: PRVC, IPPV-Autoflow® und APV

CCSV (Chest Compression Synchronized Ventilation) ➤ 3.2.5

Die Beatmungsformen **IPPV-Autoflow®**, **PRVC** (*Pressure-Regulated Volume-Controlled*, d.h. druckregulierte-volumenkontrollierte Beatmung, kurz DRVK) und **APV** (*Adaptive Pressure Ventilation*) sind druckkontrollierte Beatmungsformen, die sich dadurch auszeichnen, dass der Beatmungsdruck innerhalb eingestellter Grenzen vom Respirator automatisch den aktuellen Lungenverhältnissen so angepasst wird, dass ein eingestelltes Zieltidalvolumen erreicht wird (PC-CMV mit adaptiver Steuerung von Atemzug zu Atemzug, um das Tidalvolumen zu erreichen). So verbinden diese Beatmungsformen die Vorteile der druckkontrollierten mit denen der volumenkontrollierten Beatmung.

Heute bieten fast alle Hersteller von Beatmungsgeräten eine solche Beatmungsform mit jeweils eigenem Namen an. Die Beatmungsformen unterscheiden sich u.a. in der Art und Weise, mit der das „Start-Druckniveau" ermittelt wird.

PRVC

Bei **PRVC** (realisiert an Respiratoren der Firma Maquet) wird zu Beginn der Beatmung ein **Zieltidalvolumen** vorgegeben. Es wird ein volumenkontrollierter Atemhub als *Testatemzug* verabreicht und der dabei ermittelte Plateaudruck als Startinspirationsdruck für den folgenden Atemhub verwendet (bei manchen Geräten kann der Patient nach Ablauf der inspiratorischen Flowphase auf dem oberen Druckniveau spontan dazuatmen).

- Kann das Zieltidalvolumen mit diesem Inspirationsdruck nicht verabreicht werden, wird der Inspirationsdruck des nächsten Atemhubs um max. 3 mbar erhöht. Ist es auch mit diesem höheren Inspirationsdruck nicht möglich, das Zieltidalvolumen zu verabreichen, wird der Inspirationsdruck des folgenden Atemhubs nochmals um

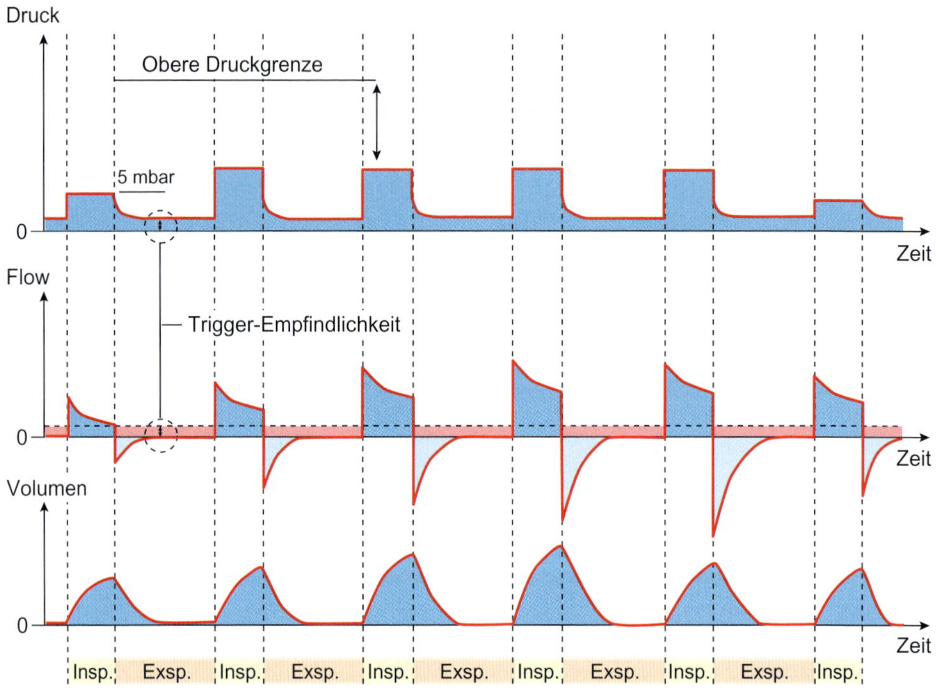

Abb. 3.9 Druck-, Flow- und Volumendiagramm bei PRVC mit PEEP und Flowtrigger. Bei dieser Beatmungsform reguliert der Respirator den Inspirationsdruck innerhalb gewisser Grenzen ständig, sodass er nur so hoch ist, dass das eingestellte Zieltidalvolumen verabreicht werden kann (siehe Text). [A400]

max. 3 mbar erhöht. Dies wiederholt sich solange, bis der Inspirationsdruck ausreicht, um das Zieltidalvolumen zu verabreichen (➤ Abb. 3.9). Dabei wird jedoch aus Sicherheitsgründen der *Inspirationsdruck* bis auf *max. 5 mbar unterhalb der oberen Beatmungsdruckgrenze* erhöht. Sobald diese Grenze erreicht ist, verabreicht der Respirator kleinere Atemhübe (d. h. er wird volumeninkonstant) und gibt Alarm.

- Wird das Zieltidalvolumen überschritten (z. B. weil sich die pulmonale Situation des Patienten bessert), vermindert der Respirator den Beatmungsdruck schrittweise solange, bis wieder das eingestellte Zieltidalvolumen erreicht ist.

WICHTIG

Einstellung obere Druckgrenze

Bei PRVC, IPPV Autoflow® und APV immer darauf achten, dass die **obere Druckgrenze** der Situation des Patienten angemessen eingestellt ist, da der Beatmungsdruck bei Bedarf bis auf Werte von 5 mbar unterhalb dieses Drucks nachgeregelt wird.

Die am Respirator einzustellenden Beatmungsparameter entsprechen denen der volumenkontrollierten Beatmung. Das eingestellte Atemhub- bzw. Atemminutenvolumen entspricht dem Zieltidalvolumen bzw. Zielminutenvolumen.

IPPV Autoflow®

Auch bei **IPPV Autoflow®** (realisiert an Respiratoren der Firma Dräger) wird ein Zieltidalvolumen eingestellt und zunächst ein Testatemzug verabreicht. Dabei handelt es sich um einen volumenkontrollierten Atemhub. Der beim Testatemzug ermittelte Plateaudruck (p_{plat}) wird als Startwert gewählt, d. h. der Inspirationsdruck des folgenden Atemhubs entspricht dem zuvor ermittelten Plateaudruck. Im weiteren Beatmungsverlauf wird der Inspirationsdruck dann in Schritten von 3 mbar gesteigert oder verringert, um das Zieltidalvolumen zu verabreichen.

Im Vergleich zu PRVC weist IPPV Autoflow® zwei Besonderheiten auf:

- Ist das Zieltidalvolumen vor Ablauf der Inspirationszeit verabreicht (d. h. der Flow ist innerhalb der Inspirationszeit auf 0 abgesunken), kann der Patient in der verbleibenden Inspirationszeit spontan atmen. Der Inspirationsdruck (Plateaudruck) bleibt dabei erhalten.
- Eine Begrenzung des Tidalvolumens kann durch die Alarmgrenze V_{ti} erreicht werden, bei Überschreiten wird vor Ende der Inspiration auf das PEEP Niveau umgeschaltet.

Wie bei PRVC wird auch bei IPPV Autoflow® der Inspirationsdruck auf max. 5 mbar unterhalb der oberen Druckgrenze (p_{aw}) angehoben. Bei Überschreiten dieser Grenze gibt der Respirator Alarm.

APV

Bei **APV** (realisiert an Respiratoren der Firma Hamilton medical) wird ein Zielminutenvolumen eingestellt bzw. ergibt sich aus der eingestellten Beatmungsfrequenz und dem eingestellten Tidalvolumen.

Dann werden zunächst 2–5 Testatemzüge verabreicht. Im weiteren Verlauf variiert der Respirator den Inspirationsdruck um jeweils ± 2 mbar, um das Zieltidalvolumen zu erreichen. Der Inspirationsdruck wird dabei auf maximal 10 mbar unterhalb der oberen Druckgrenze angehoben. Die weiteren Einstellungen am Respirator entsprechen denen bei volumenkontrollierter Beatmung (➤ 3.3.2). APV kann einer druckkontrollierten oder SIMV-druckkontrollierten (PCV-SIMV) Beatmung zugeschaltet werden.

3.3.4 BIPAP

DEFINITION

BIPAP *(Biphasic Positive Airway Pressure):* Beatmung mit zeitgesteuertem Wechsel zwischen zwei Druckniveaus. Auf beiden Druckniveaus ist Spontanatmung möglich (➤ Abb. 3.10).

Fast alle Gerätehersteller haben an ihren Respiratoren Beatmungsformen realisiert, die dem BIPAP sehr ähnlich sind, jedoch andere Bezeichnungen tragen und sich in Details unterscheiden. So ist z. B. bei manchen Geräten das Einstellen einer Druckunterstützung sowohl auf dem unteren als auch auf dem oberen Druckniveau möglich. Die genaue Funktionsweise ist jeweils der Gebrauchsanweisung zu entnehmen.

VORSICHT!

BiPAP® *(Bi-Level Positiv Airway Pressure)* ist der Markenname eines Heimbeatmungsgeräts der Firma Philips healthcare, das über die Funktion „inspiratorische Druckunterstützung" verfügt, d. h. BiPAP® hat nichts mit der Beatmungsform BIPAP zu tun.

Der Anwender stellt am Respirator die beiden Druckniveaus (oberes Druckniveau entspr. $p_{insp.}$ oder $p_{hoch.}$ und unteres Druckniveau entspr. $p_{exsp.}$ oder PEEP) und die Zeitspannen ein, in denen das obere bzw. untere Druckniveau jeweils gehalten werden soll (t_{insp} für oberes Druckniveau und t_{exsp} für unteres Druckniveau. Alternativ werden an manchen Respiratoren t_{insp} und Beatmungsfrequenz

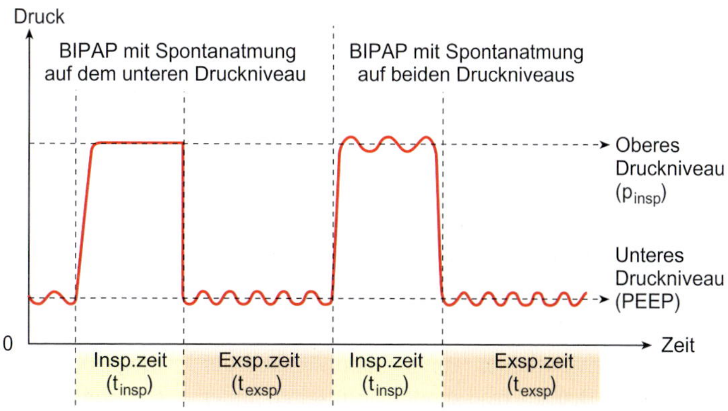

Abb. 3.10 BIPAP. Der Patient wird durch den regelmäßigen Wechsel zwischen den beiden Druckniveaus beatmet und kann auf beiden Druckniveaus spontan atmen. [A400]

eingestellt, die Zeit für das untere Druckniveau errechnet sich daraus).

Ablauf der Beatmung bei BIPAP

- Mit dem Wechsel vom unteren auf das obere Druckniveau strömt Luft in die Lunge des Patienten (dieser Vorgang entspricht der Inspiration bei der druckkontrollierten Beatmung ➤ 3.3.3). Wie bei der druckkontrollierten Beatmung hängt es von der Höhe der Druckdifferenz (Differenz zwischen endexspiratorischem und inspiratorischem Druck) und dem Zustand der Lunge ab, mit wie viel Luft sich die Lunge dabei füllt. Der Respirator hält den eingestellten oberen Druck (p_{insp}) für den eingestellten Zeitraum (t_{insp}) aufrecht. Während dieser Zeit kann der Patient auf diesem Druckniveau spontan atmen.
- Ist die Zeitdauer für das obere Druckniveau abgelaufen, schaltet der Respirator auf das untere Druckniveau (p_{exsp}) um. Dadurch strömt Luft aus der Lunge. Der Respirator hält nun das untere Druckniveau für die eingestellte Zeitdauer aufrecht. Während dieser Zeit kann der Patient spontan atmen. Nach Ablauf der Zeitdauer für das untere Druckniveau schaltet der Respirator wieder auf das obere Druckniveau um.

Der Wechsel zwischen oberem und unterem Druckniveau erfolgt jeweils synchronisiert, d. h. der Respirator registriert die Inspirations- bzw. Exspirationsbemühungen des Patienten und leitet die Inspiration (Wechsel vom unteren auf das obere Druckniveau) bzw. die Exspiration (Wechsel vom oberen auf das untere Druckniveau) entsprechend ein.

Wird der mandatorische Hub verkürzt, verlängert sich der folgende Hub um die „fehlende" Zeit. Triggert der Patient und verkürzt sich dadurch die Exspiration, wird die folgende um diese Zeit verlängert. Dies soll sicherstellen, dass die Frequenz konstant bleibt (keine Erhöhung der Frequenz über die eingestellte hinaus).

Ausnahme: Bei $BIPAP_{assist}$ (entspricht der klassischen PC-CMV ➤ 3.3.3) erfolgt der Wechsel vom hohen auf das tiefe Druckniveau nicht synchron zur Exspiration des Patienten.

Die meisten Patienten atmen hauptsächlich auf dem unteren Druckniveau spontan, nur selten findet auch auf dem oberen Druckniveau eine Spontanatmung statt. Die Spontanatmung auf dem unteren Druckniveau kann erleichtert werden indem eine inspiratorische Druckunterstützung (➤ 3.3.7) zugeschaltet wird (dann wird die Beatmung auch **BIPAP-ASB** genannt).

WICHTIG

Das hohe Druckniveau ist ein **absoluter Druck** (d. h. einschließlich eines PEEP), eine evtl. zugeschaltete Druckunterstützung ist ein **relativer Druck** (d. h. unabhängig vom PEEP). Ist z. B. ein p_{Insp} von 10 mbar eingestellt und ein PEEP von 5 mbar, so beträgt der effektive Druck für die Beatmung 5 mbar. Derselbe Druck wird erreicht wenn ein ASB von 5 mbar eingestellt ist.

Abhängig von der Einstellung des Respirators und der Spontanatmung des Patienten stellt BIPAP unterschiedliche Beatmungsformen dar:

- Atmet der Patient weder auf dem oberen noch auf dem unteren Druckniveau spontan und sind sowohl die Beatmungsfrequenz als auch das obere Druckniveau relativ hoch eingestellt, so entspricht BIPAP einer druckkontrollierten Beatmung (➤ 3.3.3).
- Ist die Zeitdauer für das obere Druckniveau genauso lange oder länger als die Zeit für das untere Druckniveau, so handelt es sich um **Inversed Ratio BIPAP** (kurz *IR-BIPAP,* d. h. BIPAP mit umgekehrtem Phasenzeitverhältnis. IRV ➤ 3.2.1).
- Atmet der Patient nur auf dem unteren Druckniveau spontan, entspricht BIPAP einer druckkontrollierten SIMV-Beatmung (SIMV-druckkontrolliert oder PC-SIMV, ➤ 3.3.5).
- Atmet der Patient auf beiden Druckniveaus spontan, entspricht BIPAP einer CPAP-Atmung auf wechselnden Druckniveaus; dies wird auch als *genuiner* (d. h. ursprünglicher bzw. echter) BIPAP bezeichnet.
- Werden das obere Druckniveau und/oder die Beatmungsfrequenz mehr und mehr gesenkt, bis am Ende das obere Druckniveau dem unteren entspricht bzw. die Frequenz bei 0 liegt, entspricht BIPAP einer CPAP-Atmung (ggf. mit inspiratorischer Druckunterstützung).

Damit ist es abhängig von der Geräteeinstellung möglich, mit BIPAP einen fließenden Übergang zwischen einer kontrollierten Beatmung und der CPAP-

Atmung zu schaffen, d.h. die Invasivität der Beatmung ist bei BIPAP stufenlos regelbar.

Sonderform BIPAP-APRV

Bei **BIPAP-APRV** (*BIPAP-Airway Pressure Release Ventilation*, d.h. intermittierende Druckreduktion) atmet der Patient spontan auf dem hohen Druckniveau (p_{hoch}). Dieses hohe Druckniveau wird 5–15 mal pro Minute auf ein niedriges Niveau (p_{tief}) abgesenkt. Die Zeiten für die jeweiligen Druckniveaus sind frei wählbar, die Beatmungsfrequenz resultiert aus den eingestellten Zeiten. Übliche Einstellungen für die t_{tief} sind 0,5–1,5 Sekunden, in der Zeit t_{hoch} sollten ca. 3 Atemzüge möglich sein. Die kurzzeitige Druckentlastung erfolgt abhängig von den eingestellten Zeiten (nicht patientensynchron) und soll eine verstärkte CO_2-Abatmung bewirken. In den „langsamen Lungenabschnitten“ (Lungenabschnitte, die sich erkrankungsbedingt langsamer füllen und entleeren als gesunde Lungenareale) kann das Gas in dieser kurzen Zeit nicht ausströmen, sodass ein Intrinsic-PEEP entsteht, der zu einer verbesserten Oxygenierung führt [26]. Die Höhe der jeweiligen Drücke richtet sich nach den Lungenverhältnissen des Patienten.

Beatmungsparameter bei BIPAP

Am Respirator **eingestellt werden müssen:**

- Oberes Druckniveau (p_{hoch} oder p_{insp})
- Unteres Druckniveau (PEEP oder p_{tief})
- Beatmungsfrequenz
- Atemzeitverhältnis bzw. t_{insp} und t_{exsp}
- Inspiratorische Sauerstoffkonzentration
- Trigger

Zusätzlich **eingestellt werden können:**

- Inspiratorische Druckunterstützung (➤ 3.3.7)
- Inspirationsanstiegszeit

Beatmungsgrenzwerte und Alarme

Die einzustellenden Beatmungsgrenzwerte und Alarme entsprechen denen der druckkontrollierten Beatmung (➤ 3.3.3). Zusätzlich Überwachung der Atemfrequenz (Hechelüberwachung).

Vorteile und Nachteile von BIPAP

BIPAP ist aufgrund seiner Variabilität für fast alle Patienten geeignet und kann häufig von Beginn der Beatmung bis zum Abschluss der Respiratorentwöhnung eingesetzt werden, d.h. ein Umsteigen auf eine andere Beatmungsform im Rahmen der Entwöhnung ist nicht erforderlich. Ein wesentlicher Vorteil ist, dass der Patient jederzeit spontan atmen kann, d.h. die Atemmuskulatur bleibt aktiv. Durch den Einsatz der Atemmuskulatur wird die Entwöhnung beschleunigt. Gleichzeitig vermindert dies den Bedarf an Sedativa.

BIPAP entspricht abhängig von der Geräteeinstellung und der Spontanatmung ganz unterschiedlichen Beatmungsformen (siehe oben), deren **Vor- und Nachteile** jeweils bei den einzelnen Beatmungsformen ausgeführt sind.

3.3.5 SIMV

DEFINITION

SIMV (*Synchronized Intermittend Mandatory Ventilation, synchronisierte intermittierende maschinelle Beatmung;* nach Chatburn lediglich *IMV* ➤ Tab. 3.3): Beatmung, bei der eine gewisse Anzahl maschineller Atemhübe eingestellt und synchronisiert verabreicht wird. Zwischen den maschinellen Atemzügen kann der Patient spontan atmen (optional mit Druckunterstützung ➤ 3.3.7). Früher häufig eingesetzt im Rahmen der Respiratorentwöhnung (➤ Kap. 13).

Ablauf der Beatmung bei SIMV

Bei SIMV wechseln sich maschinelle Atemzüge und Spontanatmungsphasen ab, d.h. nach einem maschinellen Atemzug folgt jeweils eine bestimmte Zeit, in der der Patient spontan atmen kann. Dann folgt wieder ein maschineller Atemzug usw. Wie viele maschinelle Atemzüge pro Minute verabreicht werden ist abhängig von der eingestellten SIMV-Frequenz.

SIMV-Frequenz

Wie viele maschinelle Atemzüge der Patient pro Minute bekommen soll wird am Respirator am Regler für die SIMV-Frequenz eingestellt. Darüber hinaus muss der Anwender festlegen, ob die maschinellen Atemzüge volumenkontrolliert (SIMV-volumenkontrolliert, VC-IMV) oder druckkontrolliert verabreicht werden (SIMV-druckkontrolliert [PC-IMV], kann auch mit den Sonderformen der druckkontrollierten Beatmung erfolgen, z. B. als SIMV-PRVC ➤ 3.3.3). Mit diesen Einstellungen ist festgelegt, wie oft und in welchem Modus der Respirator maschinelle Atemzüge verabreicht. Darüber hinaus ist mit der SIMV-Frequenz festgelegt, wie lange ein einzelner SIMV-Zyklus dauert. Teilt man eine Minute durch die eingestellte SIMV-Frequenz, ergibt sich die Zeitdauer des SIMV-Zyklus

$$\text{SIMV - Zyklus (in Sek.)} = 60 \text{ Sek.} : \text{SIMV - Frequenz}$$

WICHTIG

Mindest-AMV

Da bei SIMV immer eine gewisse Anzahl maschineller Atemhübe verabreicht werden, erhält der Patient ein mehr oder weniger großes „Mindest-AMV". Dieses ist umso größer, je höher die SIMV-Frequenz und je größer der präformierte Atemhub ist (Tidalvolumen bei SIMV-volumenkontrolliert/Beatmungsdruck bei SIMV-druckkontrolliert).

SIMV-Zyklus

Ein **SIMV-Zyklus** (➤ Abb. 3.11 ➤ Abb. 3.12) besteht aus:

- Einer **SIMV-Periode,** in der der Respirator den maschinellen Atemzug verabreicht. Dieser Atemzug ist präformiert, d. h. es handelt sich um einen (volumen- oder druck-) kontrollierten Atemzug (➤ 3.3.2 und ➤ 3.3.3), und wird vom Respirator *synchronisiert* verabreicht (daher auch die Bezeichnung SIMV), d. h. die Inspiration beginnt jeweils dann, wenn der Patient durch Einatembemühungen die Triggerschwelle erreicht hat. Um dies technisch zu ermöglichen, beginnt jede SIMV-Periode mit einer Zeit, in der der Respirator auf Einatembemühungen des Patienten wartet (diese Zeitspanne wird als *Erwartungszeitfenster* bezeichnet):
  - Triggert der Patient im Erwartungszeitraum, folgt auf den Trigger der maschinelle Atemzug.
  - Triggert der Patient im Erwartungszeitraum nicht, folgt der maschinelle Atemzug unmittelbar nach Ablauf der Erwartungszeit.
- Einer **Spontanatemphase.** In dieser Zeit kann der Patient spontan atmen, d. h. Atemfrequenz,

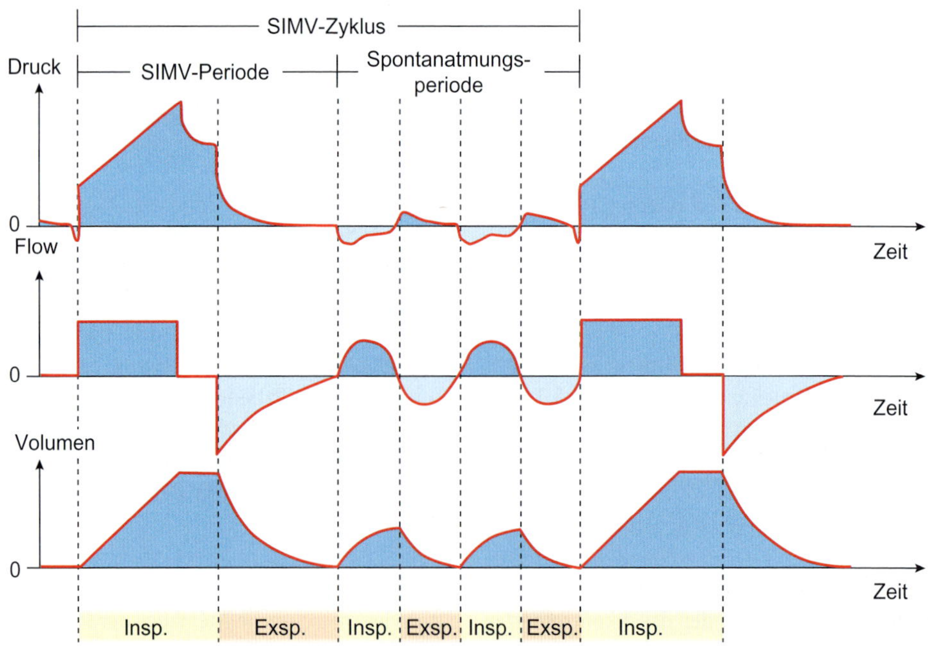

Abb. 3.11 Druck-, Flow- und Volumendiagramm bei SIMV-volumenkontrolliert mit Drucktrigger. [A400]

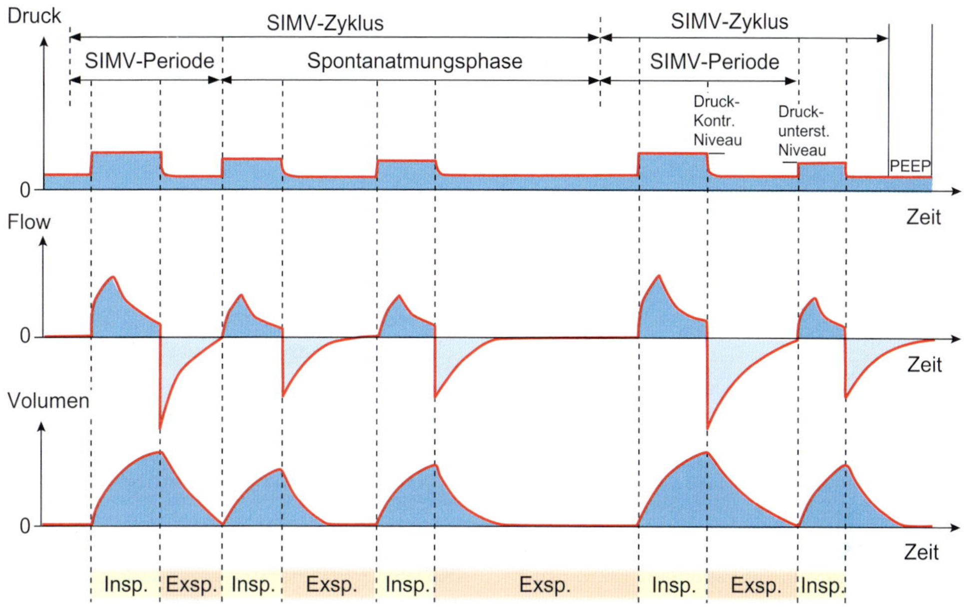

Abb. 3.12 Druck-Flow-Volumendiagramm bei SIMV-druckkontrolliert (PCV-SIMV) mit Druckunterstützung und Flowtrigger. [A400]

Tidalvolumen und Atemzeitverhältnis selbst bestimmen. Ist am Respirator ein PEEP eingestellt, so ist dieser auch während der Spontanatemphase wirksam (die Spontanatemphase entspricht dann der CPAP-Atmung). Häufig wird zusätzlich eine inspiratorische Druckunterstützung (➤ 3.3.7) eingestellt, um die Spontanatmung des Patienten zu unterstützen. Dies soll erhöhte Atemwiderstände durch das Beatmungsschlauchsystem und den Tubus ausgleichen und die Entwöhnung vom Respirator erleichtern.

WICHTIG

Erwartungszeitfenster respiratorabhängig

Wie lange die **SIMV-Periode** und das **Erwartungszeitfenster** dauern, hängt neben der eingestellten SIMV-Frequenz auch vom verwendeten Respirator ab. So ist bei manchen Respiratoren das Erwartungszeitfenster immer 5 Sek. lang, während z. B. bei den Servoventilatoren die Dauer des Erwartungszeitfensters entweder über die Beatmungsfrequenz (CMV-Frequenz) geregelt wird oder 90 % des SIMV-Zyklus beträgt. Wichtig ist daher die genaue Kenntnis der Funktionsweise der einzelnen Respiratoren, um die für den Patienten optimale Einstellung vornehmen zu können.

Beatmungsparameter bei SIMV

Am Respirator **eingestellt werden müssen:**

- SIMV-Modus (z. B. SIMV-volumenkontrolliert [VC-IMV], SIMV-druckkontrolliert [PC-IMV] oder SIMV-PRVC [PC-IMV mit adaptiver Steuerung])
- SIMV-Frequenz und/oder Beatmungsfrequenz (je nach Respirator)
- Atemzeitverhältnis (regelt den zeitlichen Ablauf der maschinellen Atemhübe)
- Tidalvolumen (bei SIMV-volumenkontrolliert, SIMV-PRVC) oder Beatmungsdruck (bei SIMV-druckkontrolliert)
- Sauerstoffkonzentration
- Trigger

Zusätzlich **eingestellt werden können:**

- PEEP
- Inspiratorische Druckunterstützung
- Inspirationsanstiegzeit

Beatmungsgrenzwerte und Alarme

Bei SIMV-volumenkontrolliert (VC-IMV) entsprechen die **Beatmungsgrenzwerte und Alarme** denen bei der volumenkontrollierten Beatmung (➤ 3.3.2), bei SIMV-druckkontrolliert (PC-IMV) entsprechen sie denen der druckkontrollierten Beatmung (➤ 3.3.3). Bei Patienten in der Entwöhnung kann es notwendig sein, den Grenzwert für das obere Atemminutenvolumen zu erhöhen, da die Patienten während der Entwöhnung oft unregelmäßig atmen und zeitweise hyperventilieren. Zusätzlich bei beiden Formen der SIMV die obere Atemfrequenzgrenze *(Hechelüberwachung)* einstellen.

3

Vorteile und Nachteile von SIMV

Im Gegensatz zur kontrollierten Beatmung (➤ 3.3.1) wird bei SIMV *nicht* bei jeder Einatembemühung des Patienten ein präformierter Atemhub verabreicht, sondern alle Atemzüge, die über der SIMV-Frequenz liegen, sind spontane (bzw. druckunterstützte, falls Druckunterstützung eingestellt ist) Atemzüge. Damit kann der Patient besser seinen Bedürfnissen entsprechend atmen.

Die Invasivität der Beatmung resultiert bei SIMV aus der Einstellung der SIMV-Frequenz: Bei einer hohen SIMV-Frequenz (z.B. 12/Min.) übernimmt der Respirator nahezu 100 % der Atemarbeit, bei niedriger SIMV-Frequenz (z.B. 5/Min.) liegt die Atemarbeit überwiegend beim Patienten.

Vorteile:

- Das Maß der Unterstützung kann abhängig vom Patientenzustand eingestellt werden.
- Eine langsame Reduzierung der Beatmungsinvasivität und damit eine kontinuierliche Entwöhnung ist möglich.
- Mittels Veränderung der SIMV-Frequenz ist ein fließender Übergang zu mehr bzw. weniger Beatmungsinvasivität möglich (z.B. Erhöhung der SIMV-Frequenz nachts und Reduktion der SIMV-Frequenz tagsüber).
- Ein gewisses Mindest-Minutenvolumen ist garantiert (kann aber abhängig von der Einstellung im Fall einer Apnoe zu gering sein!).
- Der Bedarf an Sedativa ist i. d. R. niedriger als bei kontrollierter Beatmung.

Nachteile:

- Bei hoher SIMV-Frequenz ist die Beatmung sehr invasiv.
- In der Spontanatmungsperiode besteht die Gefahr, dass der Patient *hechelt* (hohe Atemfrequenz und geringes Tidalvolumen).
- Atmet der Patient während der Spontanatemperiode gar nicht, erhält er nur das über die maschinellen Atemhübe verabreichte Mindest-Minutenvolumen. Ist dieses nur sehr gering, z. B. 2 l/Min. bei einer SIMV-Frequenz von 5/Min. und einem Tidalvolumen von 400 ml, kann es rasch zur *Hypoventilation* kommen.
- Bei zu hoher Druckunterstützung und zu hoher SIMV-Frequenz kann es zu einer *Hyperventilation* kommen.
- SIMV verlängert die Respiratorentwöhnung (Weaning ➤ Kap. 13) im Vergleich zu druckunterstützter Beatmung oder BIPAP [26].

PFLEGEPRAXIS

Gleicher Flowverlauf

Werden die kontrollierten Hübe bei der SIMV-Beatmung volumenkontrolliert verabreicht (konstanter Flow) und die Spontanatmung des Patienten mit Druckunterstützung kombiniert (dezelerierender Flow), haben die Patienten oft Probleme, sich zu adaptieren. Abhilfe schafft das Übergehen auf eine druckkontrollierte SIMV-Beatmung, da dabei die mandatorischen Atemhübe druckkontrolliert verabreicht werden und damit **denselben Flowverlauf** (dezelerierend) haben wie druckunterstützte Spontanatemzüge (Druck-, Flow-, Volumendiagramm bei druckkontrollierter Beatmung ➤ Abb. 3.8, bei inspiratorischer Druckunterstützung ➤ Abb. 3.13)

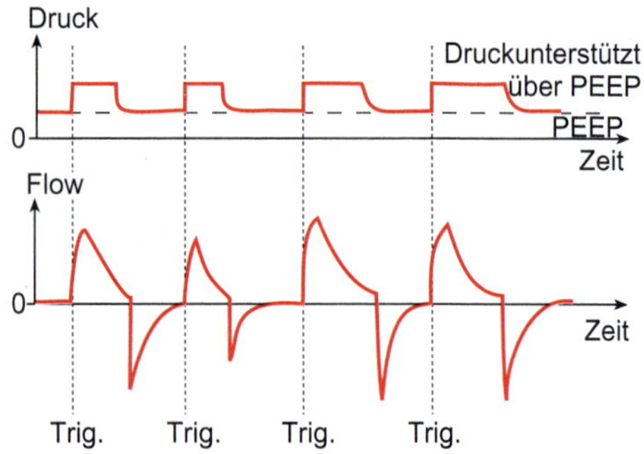

Abb. 3.13 Druck-Flowdiagramm bei inspiratorischer Druckunterstützung mit PEEP und Flowtrigger. [A400]

3.3.6 VC-MMV

DEFINITION

VC-MMV (*Volume Control Mandatory Minute Ventilation,* d.h. mandatorische Minutenventilation oder Minimum Minute Ventilation, d.h. Mindest-Minutenventilation; ältere Bezeichnung: MMV, auch *AMV* (*Augmented Minute Volume* [25]) oder *opt. VCV* (*Optional VCV* [26]): (Be-)Atmung, bei der ein wählbares Atemminutenvolumen garantiert ist. Falls der Patient nicht durch Spontanatmung das eingestellte AMV erreicht, werden maschinelle Atemzüge verabreicht. Kann kombiniert werden mit inspiratorischer Druckunterstützung (➤ 3.3.7). Insgesamt selten eingesetzt.

Der Anwender stellt am Respirator das zu erzielende Mindest-Minutenvolumen ein (Beatmungsfrequenz und Tidalvolumen) ggf. auch eine inspiratorische Druckunterstützung.

Ablauf der Beatmung bei MMV

Der Patient hat die Möglichkeit spontan zu atmen, evtl. wird die Spontanatmung durch eine inspiratorische Druckunterstützung erleichtert.

- Erreicht der Patient mit seiner Spontanatmung das eingestellte Atemminutenvolumen oder liegt sein spontanes Minutenvolumen über dem eingestellten, überwacht der Respirator im weiteren Verlauf lediglich die Spontanatmung des Patienten.
- Ist die Spontanatmung des Patienten nicht ausreichend, d.h. das spontane AMV des Patienten liegt unter dem eingestellten AMV, gleicht der Respirator die Differenz zwischen spontanem und eingestelltem Minutenvolumen durch mandatorische, volumenkontrollierte oder druckreguliert-volumenkontrollierte Beatmungshübe aus.
- Atmet der Patient überhaupt nicht spontan, werden die maschinellen Hübe mit der eingestellten Frequenz verabreicht. Die mandatorischen Hübe können auch druckbegrenzt (PLV ➤ 3.3.2) oder als PRVC-Atemhübe (➤ 3.3.3) verabreicht werden.

Beatmungsparameter bei MMV

Am Respirator **eingestellt werden müssen:**

- Beatmungsfrequenz und Tidalvolumen (daraus resultiert das gewünschte und mindestens verabreichte AMV)
- Atemzeitverhältnis
- Sauerstoffkonzentration
- Gegebenenfalls Flow
- Trigger

Zusätzlich **eingestellt werden können:**

- PEEP
- Inspirationsanstiegszeit
- Inspiratorische Druckunterstützung

Beatmungsgrenzwerte und Alarme

Die einzustellenden Beatmungsgrenzwerte und Alarme entsprechen denen der volumenkontrollierten Beatmung (➤ 3.3.2). Darüber hinaus ist es bei MMV sehr wichtig, die Atemfrequenz sowie die Tidalvolumina engmaschig zu kontrollieren, da die Gefahr besteht, dass der Patient das eingestellte Mindest-Minutenvolumen mit kleinen Atemzügen und hoher Atemfrequenz erreicht, d.h. der Anteil der Totraumventilation am Minutenvolumen wäre sehr hoch. Dies steigert die Atemarbeit (➤ 1.3.1). Die an manchen Respiratoren verfügbare *Hechelüberwachung* dient dazu, diese Gefahr rechtzeitig zu erkennen.

Vorteile und Nachteile von MMV

Von **Vorteil** ist, dass der Patient weitgehend selbstständig atmen kann (im Vergleich zu SIMV z.B. werden keine maschinellen Atemzüge verabreicht, wenn der Patient ausreichend selbstständig atmet), im Bedarfsfall jedoch umgehend ein eingestelltes Mindest-Minutenvolumen erhält. **Nachteilig** ist, dass der Patient das eingestellte Mindest-Minutenvolumen durch relativ oberflächliche Atmung erreichen kann (kleine Atemzüge und hohe Atemfrequenz).

3.3.7 Inspiratorische Druckunterstützung

DEFINITION

Inspiratorische Druckunterstützung (PC-CSV, *Inspiratory Pressure Support* [IPS], *Pressure Support Ventilation* [PSV]): Beatmung, bei der die Inspirationsluft mit einem vorgewählten Druckniveau verabreicht wird. Der

Patient bestimmt Atemfrequenz, Tidalvolumen und Atemzeitverhältnis.
Zahlreiche, teils von den Herstellerfirmen der Beatmungsgeräte festgelegte Synonymbezeichnungen: *Assisted Spontaneous Breathing* (kurz ASB), *Inspiratory Flow Assistance* (kurz IFA), *Inspiratory Help System* (kurz IHS), *druckunterstützte Beatmung* (kurz *DU*), *Hilfsdruck* (kurz HD) und *Inspirationshilfe* (*Inspiratory Help*, kurz *I-Help*).
Häufig zusätzlich eingestellt bei SIMV (➤ 3.3.5) oder BIPAP (➤ 3.3.4).

3

Eine reine inspiratorische Druckunterstützung (d. h. Druckunterstützung ist nicht kombiniert mit SIMV oder BIPAP) ist nur möglich bei ausreichendem Atemantrieb des Patienten, d. h. der *Patient muss triggern können*. Diese Beatmungsform wird – neben der druckkontrollierten Beatmung – häufig bei der nichtinvasiven Beatmung verwendet (➤ Kap. 4).

Die druckunterstützte Beatmung wird eingesetzt bei Patienten mit respiratorischer Insuffizienz aufgrund von COPD oder Lungenödem. Darüber hinaus kommt sie häufig zum Einsatz bei Patienten die triggern können sowie bei wachen Patienten und in der Respiratorentwöhnung zur Unterstützung der geschwächten Atemmuskulatur (Weaning ➤ Kap. 13) zum Einsatz.

Ablauf eines Atemzyklus bei inspiratorischer Druckunterstützung

Sobald der Patient triggert (d. h. die Triggerschwelle erreicht), strömt das Inspirationsgas mit einem wählbaren Druckniveau zum Patienten. Abhängig von der Höhe des Druckniveaus und den Lungenverhältnissen des Patienten strömt mehr oder weniger Luft in die Lunge. Somit bestimmt der Patient die Atemfrequenz und z. B. durch tiefes Einatmen die Größe des Tidalvolumens. Da das eingestellte Druckniveau gleich nach Beginn der Inspiration bzw. nach Ablauf der Inspirationsanstiegszeit erreicht wird, resultiert ein dezelerierender Flow. Während der Exspiration fällt der Druck auf den Atmosphärendruck bzw. das PEEP-Niveau ab (i. d. R. ist die inspiratorische Druckunterstützung mit einem PEEP kombiniert).

Umschaltung von Inspiration auf Exspiration

Wann der Respirator **von Inspiration auf Exspiration umschaltet** variiert abhängig vom Gerätehersteller und Respiratortyp. Bei den meisten Geräten ist der Inspirationsflow das entscheidende Kriterium:

- **Flowgesteuerte Umschaltung** (i. d. R. wirksames Umschaltkriterium): Sobald der Inspirationsflow einen gewissen Wert unterschreitet, schaltet der Respirator auf Exspiration um
  - Dieser Wert kann absolut sein, z. B. 2–6 l/Min.
  - Der Wert kann aber auch relativ sein, d. h. ein gewisser Prozentsatz vom Spitzenflow (z. B. 25 %). Bei manchen Geräten ist dieser Wert nicht variabel, bei neueren Respiratoren lässt er sich einstellen (z. B. 0–70 % des Spitzenflows).
- **Zeitgesteuerte Umschaltung:** Dies ist meist ein *zusätzliches* Umschaltkriterium, das der Patientensicherheit dient. Sobald eine gewisse Inspirationsdauer überschritten ist (gebräuchlich sind z. B. 2,5–4 Sek.) schaltet der Respirator unabhängig von anderen Kriterien auf Exspiration um. Dies ist vor allem wichtig bei Undichtigkeiten im Beatmungssystem (z. B. defekter Cuff, undichte Beatmungsmaske), da hier der Inspirationsflow oft nicht unter die „Umschaltgrenze" absinkt. Bei manchen Respiratoren kann die Zeitdauer z. B. über die CMV-Frequenz variabel eingestellt werden.
- **Druckgesteuerte Umschaltung:** Sobald ein gewisses Druckniveau (z. B. 2 mbar über dem eingestellten Druckniveau) oder die obere Druckgrenze erreicht ist, schaltet der Respirator um auf Exspiration. Dies ist z. B. häufig der Fall wenn der Patient hustet.

Darüber hinaus existieren weitere firmenspezifische Umschaltmechanismen, auf die hier jedoch nicht näher eingegangen werden kann. Detaillierte Informationen dazu sind den Betriebsanleitungen der jeweiligen Geräte zu entnehmen.

Einstellen der inspiratorischen Druckunterstützung

Die Höhe der Druckunterstützung richtet sich nach der Patientensituation. Grundsätzlich gilt: Je höher die inspiratorische Druckunterstützung eingestellt ist, desto weniger Atemarbeit muss der Patient selbst leisten.

Wichtigstes Kriterium bei der **Einstellung der inspiratorischen Druckunterstützung** ist das **Tidalvolumen:** Die Druckunterstützung wird so hoch gewählt, dass die Atemzüge des Patienten ausreichend groß sind. In der Regel wird ein Unterstützungsdruck zwischen 8–15 mbar benötigt.

WICHTIG

Effektive Druckunterstützung

- Das **inspiratorische Druckniveau** ist der Druck, der während der Inspiration in der Lunge erreicht wird, d. h. effektive Druckunterstützung plus PEEP.
- Bei manchen Respiratoren wird die Druckunterstützung **über PEEP** eingestellt und stellt damit auch die effektive Druckunterstützung dar.
- Bei manchen Respiratoren wird die Druckunterstützung **inkl. PEEP** eingestellt, d. h. die effektive Druckunterstützung entspricht der eingestellten Druckunterstützung *abzüglich* des PEEP.

Nur eine Druckunterstützung über 5–10 mbar wirkt sich positiv auf die Atmung des Patienten aus. Geringere Druckniveaus werden kaum wirksam, da sie erforderlich sind, um die Strömungswiderstände der Beatmungsschläuche sowie des Tubus bzw. der Trachealkanüle zu kompensieren. Atmet also z. B. ein intubierter oder tracheotomierter Patient mit einer Druckunterstützung von 8 mbar, kann man davon ausgehen, dass seine Atemarbeit der einer Spontan- bzw. CPAP-Atmung (bei eingestelltem PEEP) entspricht, da die Druckunterstützung lediglich die Strömungswiderstände kompensiert. Dieses gilt *nicht,* wenn der Respirator über eine Tubuskompensation (➤ 15.4.2) verfügt.

Beatmungsparameter bei druckunterstützter Beatmung

Am Respirator **eingestellt werden müssen:**

- Inspiratorisches Druckniveau
- Trigger
- Sauerstoffkonzentration
- Gegebenenfalls Einstellung für die zeitgesteuerte Umschaltung

Zusätzlich **eingestellt werden können:**

- PEEP. Wird i. d. R. zusätzlich eingestellt (PEEP-Niveau meist 5–8 mbar).
- Flowhöhe in % des Spitzenflows, bei der das Gerät von Inspiration auf Exspiration umschaltet.
- Inspirationsanstiegszeit (➤ 3.2.2) kann bei manchen Beatmungsgeräten eingestellt werden. Bei langer inspiratorischer Anstiegszeit kann der Patient Luftnot verspüren, da das Gas zu langsam anflutet. Bei zu kurzer inspiratorischer Anstiegszeit kann die Inspiration zu früh abgebrochen werden, da die Schwelle für die flowgesteuerte Umschaltung (siehe oben) erreicht wird, während der Patient noch einatmen möchte. Eine gute Beobachtung und – sofern möglich – Kommunikation mit dem Patienten ist deshalb sehr wichtig.

Beatmungsgrenzwerte und Alarme

Eingestellt werden die Grenzwerte für die Atemfrequenz und das Tidalvolumen bzw. das daraus resultierende Atemminutenvolumen, um eine Hypo- oder Hyperventilation, eine Hechelatmung oder gar eine Apnoe rechtzeitig erkennen zu können.

- Die **Beatmungsfrequenz** und die **Tidalvolumina** sollten im physiologischen Bereich liegen. Eine sehr niedrige Frequenz (< 6–8/Min.) und hohe Tidalvolumina sprechen für eine zu hohe Druckunterstützung, eine hohe Frequenz mit niedrigen Tidalvolumina für eine zu niedrige Druckunterstützung. Patienten mit einer hohen Atemfrequenz und hohen Tidalvolumina sind oft auch sehr unruhig und ängstlich. Ihnen sollte ihre Situation einfühlsam erläutert werden. Reicht das alleine nicht aus, um die Unruhe bzw. Angst des Patienten zu mindern ist ggf. auch die Gabe geeigneter Medikamente (Sedativa) erforderlich. Hat das keinen Erfolg, ist eine druckunterstützte Beatmung für diesen Patienten evtl. nicht geeignet.
- Zusätzlich wird immer die **obere Druckgrenze** eingestellt, damit eine Inspiration im Bedarfsfall unterbrochen wird und keine zu hohen Beatmungsdrücke entstehen können, z. B. wenn der Patient hustet.

Da viele Respiratoren im Fall einer Apnoe die **Fail-Safe Ventilation** (ältere Bezeichnungen *Back-up-Ventilation* oder *Apnoe-Beatmung*) aktivieren, muss diese dem Patienten entsprechend eingestellt werden (➤ 3.3.11).

Vorteile und Nachteile der druckunterstützten Beatmung

Vorteile:
- Der Patient steuert die Beatmung im Wesentlichen selbst
- Der Bedarf an Sedativa ist i. d. R. sehr niedrig
- Die Atemmuskulatur bleibt aktiv
- Die Atemarbeit wird verringert (je höher die Druckunterstützung desto geringer die Atemarbeit)
- Der mittlere Atemwegsdruck ist relativ niedrig, daher sind die Nebenwirkungen der Beatmung weniger ausgeprägt
- Häufig erfolgreiche Weaning- Methode
- Druckunterstützte Beatmung kann auch nichtinvasiv, d. h. über eine Gesichts- oder Nasenmaske vorgenommen werden (*Noninvasive Ventilation*, kurz NIV ➤ Kap. 4)

Nachteile:
- In der Akutphase einer Erkrankung ist eine druckunterstützte Beatmung oft nicht geeignet, etwa weil der Patient sediert und selten auch relaxiert werden muss, um den Sauerstoffverbrauch zu senken.
- Ändern sich die Lungenverhältnisse oder das Spontanatmungsverhalten wesentlich, muss dies von den Pflegenden erkannt und die Druckunterstützung angepasst werden.
- Die Unterstützung ist im Gegensatz zu NAVA (➤ 3.3.9) oder PPS (➤ unten) immer gleich und nicht an die Patientenbedürfnisse angepasst.
- Da der Patient die Größe des Atemzuges selbst bestimmt, sind die Tidalvolumen u. U. über den empfohlenen Werten für eine lungenprotektive Beatmung.
- Manche (vor allem ältere) Respiratoren starten im Fall einer langsamen oder aussetzenden Atmung *keine* Fail-Safe Ventilation („Back-up-Ventilation“, Apnoe-Beatmung), d. h. es kann rasch eine Hypoventilation oder Apnoe entstehen, die nur dann umgehend erkannt werden kann, wenn die untere Alarmgrenze für das AMV bzw. die Atemfrequenz entsprechend eingestellt sind.

Sonderformen der inspiratorischen Druckunterstützung: VS, PPS und variable PS

VS

DEFINITION

Bei der (Be-)Atmungsform **VS** (*Volume Support,* d. h. volumenunterstützte Beatmung, auch *Pressure Support Ventilation with Volume Guarantee,* [PSV-VG]) reguliert der Respirator die Höhe der inspiratorischen Druckunterstützung automatisch innerhalb gewisser Grenzen.

Realisiert ist diese Beatmungsform an Geräten verschiedener Hersteller, wobei sich die Beatmungsform dann herstellerabhängig in Details unterscheidet.

Am Respirator **eingestellt werden müssen:**
- Tidalvolumen
- Obere Druckgrenze
- Trigger
- Sauerstoffkonzentration
- Gegebenenfalls Atemfrequenz

Zusätzlich **eingestellt werden können:**
- PEEP. Wird i. d. R. zusätzlich eingestellt (PEEP-Niveau meist 5–8 mbar)
- Inspirationsanstiegszeit (➤ 3.2.2)

Der Respirator bestimmt die voraussichtlich erforderliche Unterstützung durch einen *Testatemzug.* Die weitere (Be-)Atmung verläuft dann wie die oben beschriebene konventionelle druckunterstützte Beatmung. Wesentliche **Unterschiede** sind:
- Der Respirator passt die Höhe der Druckunterstützung laufend den aktuellen Erfordernissen an, d. h. der Unterstützungsdruck wird in Schritten von max. 3 mbar (zwischen den einzelnen Atemzügen) gesenkt oder angehoben. Der maximale Unterstützungsdruck liegt bei 5 mbar unter der eingestellten oberen Druckgrenze.
- Bleibt die Atemfrequenz des Patienten unter der eingestellten Atemfrequenz und übersteigt das spontane Minutenvolumen das eingestellte AMV, d. h. die Tidalvolumina sind höher als eingestellt, reduziert der Respirator den Unterstützungsdruck so lange, bis das eingestellte Minutenvolumen wieder erreicht ist.
- Atmet der Patient mit einer höheren als der eingestellten Atemfrequenz, bleibt die Größe der

Tidalvolumina gleich. Daraus resultiert eine Erhöhung des Minutenvolumens, ein Hecheln wird so verhindert.

- Atmet der Patient mit einer *niedrigeren* Frequenz als der eingestellten, wird das Zieltidalvoumen verabreicht, eine Hypoventilation muss durch gut eingestellte Alarmgrenzen verhindert werden. Beim Respirator Servo i® und u® wird lediglich die Höhe der Druckunterstützung nach den obigen Kriterien reguliert, eine Erhöhung des eingestellten Tidalvolumens um ein eingestelltes Minutenvolumen zu erreichen erfolgt nicht mehr.

Im Fall einer Apnoe (> 20 Sek. bzw. einstellbar) schalten die Geräte auf PRVC-Beatmung um und geben Alarm (PRVC ➤ 3.3.3).

PPS

DEFINITION

Bei der (Be-)Atmungsform **PPS** (*Proportional Pressure Support,* auch *Proportional Assist Ventilation,* kurz **PAV** oder *Proportional Pressure Ventilation,* kurz **PPV**) variiert der Respirator die Höhe der inspiratorischen Druckunterstützung abhängig von den Einatembemühungen des Patienten: Je größer die Einatembemühungen des Patienten, desto höher die Druckunterstützung (positive Rückkopplung).

Um diese Beatmungsform für den Patienten gut einzustellen sind die Kenntnis der *Elastance* und der *Resistance* (➤ 1.3.5) notwendig.

Am Respirator **eingestellt werden müssen:**

- $Flow_{assist}$ [mbar/l/s]. Dieser dient zur Kompensation der Resistance, die zu etwa 80 % kompensiert werden sollte (d. h. es werden etwa 80 % des ermittelten Resistance-Werts eingestellt). Bei obstruktiven Lungenerkrankungen sollte die Einstellung erhöht werden.
- Vol_{assist} [mbar/l]. Dieses dient zur Kompensation der Elastance, die ebenfalls zu etwa 80 % kompensiert werden sollte (d. h. Einstellung von ca. 80 % des ermittelten Elastance-Werts). Bei restriktiven Lungenerkrankungen sollte die Einstellung erhöht werden.
- Trigger.
- Sauerstoffkonzentration.

Zusätzlich **eingestellt werden können:**

- PEEP. Wird i. d. R. zusätzlich eingestellt (PEEP-Niveau meist 5–8 mbar).

Der wesentliche **Vorteil** von PPS gegenüber der herkömmlichen inspiratorischen Druckunterstützung ist die variabel an die Einatembemühungen des Patienten angepasste Druckunterstützung. Daraus resultiert ein höherer Patientenkomfort, der mit einem geringeren Bedarf an Sedativa einhergeht. **Nachteilig** sind die Gefahr einer Überkompensation (auch als *Runaway* bezeichnet), die relativ zeitaufwendige Respiratoreinstellung sowie die eingeschränkte Funktion bei Leckagen des Systems. Zudem müssen die Resistance und die Elastance (bzw. Compliance) bekannt sein. Im Fall einer Apnoe startet der Respirator eine Apnoe-Beatmung.

Die einzustellenden **Beatmungsgrenzwerte** und **Alarme** entsprechen denen bei konventioneller inspiratorischer Druckunterstützung. Wichtig ist außerdem eine Überwachung des Patienten auf Zeichen einer Überkompensation, die sich vor allem in sehr hohen Tidalvolumina zeigt.

Variable PS

DEFINITION

Bei der (Be-)Atmungsform **variable PS** (*variable Druckunterstützung,* auch *Noisy Ventilation* oder *Noisy-PS*) variiert der Respirator die Höhe der inspiratorischen Druckunterstützung innerhalb vorgegebener Grenzen nach dem Zufallsprinzip.

Die variable PS beruht auf der Tatsache, dass auch beim Gesunden das Atemzugvolumen ständig variiert, was positive Effekte auf die Lungenfunktion haben soll. Sie ist realisiert an Respiratoren der Fa. Dräger.

Am Respirator **eingestellt werden müssen:**

- Inspiratorisches Druckniveau
- Variation in % (0–100) des Druckniveaus
- Trigger
- Sauerstoffkonzentration

Zusätzlich **eingestellt werden können:**

- PEEP. Wird i. d. R. zusätzlich eingestellt (PEEP-Niveau meist 5–8 mbar)
- Inspiratorische Anstiegszeit

Die Einstellung „Variation" legt die Grenzen fest, innerhalb derer die tatsächliche Druckunterstüzung liegt. Beispiele: Bei einer eingestellten Druckunterstützung von 10 mbar und einer Varianz von 50 %

beträgt die Druckunterstützung zwischen 5–15 mbar, bei einer Varianz von 100 % liegt sie zwischen 0 (entspricht i. d. R. dem PEEP-Niveau) und 20 mbar. Dabei wird der Beatmungsmitteldruck nicht über dem einer konventionellen druckunterstützten Beatmung mit 10 mbar liegen.

Die Höhe der Druckunterstützung ist *unabhängig* von der Atemanstrengung des Patienten.

Die einzustellenden Beatmungsgrenzwerte und Alarme entsprechen denen bei konventioneller inspiratorischer Druckunterstützung.

3.3.8 CPAP

DEFINITION

CPAP (*Continuous Positive Airway Pressure*, d. h. kontinuierlicher positiver Atemwegsdruck), auch *Continuous Positive Pressure Breathing*, kurz *CPPB, SPN-CPAP (Spontaneous-CPAP)* oder *CSV (Continuous Spontaneous Ventilation)*: Spontanatmung auf einem gegenüber dem Atmosphärendruck erhöhten Druckniveau.

Bei **CPAP** bleibt der Atemwegsdruck während des gesamten Atemzyklus im positiven Bereich, d. h. im Gegensatz zur Spontanatmung schwankt der Atemwegsdruck nicht um Null, sondern um den eingestellten positiven Druck (CPAP-Niveau ➤ Abb. 3.14). Dieser positive Druck entspricht dem PEEP (➤ 3.2.4) und wird am Respirator meist auch am PEEP-Regler eingestellt.

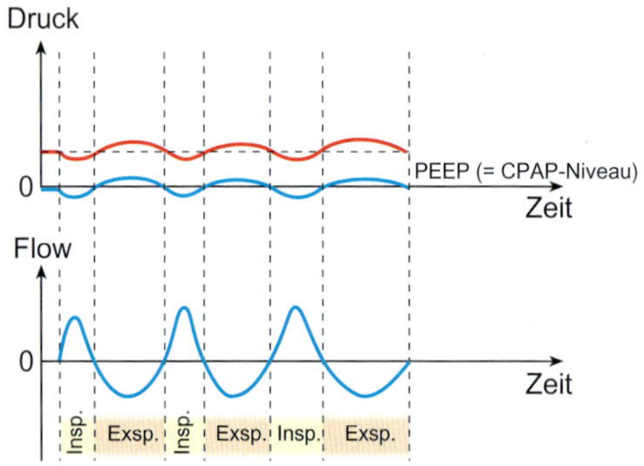

Abb. 3.14 Druck- und Flowdiagramm bei CPAP-Atmung (rote Druckkurve) und bei Spontanatmung (blaue Druckkurve). Die beiden Atemformen unterscheiden sich lediglich durch das PEEP-Niveau, durch das der Atemwegsdruck bei CPAP immer im positiven Bereich liegt. [A400]

CPAP kann über einen Tubus, eine Trachealkanüle, eine dicht sitzende Gesichts- oder Nasenmaske (man spricht dann von Masken- oder Nasal-CPAP), einen Beatmungshelm (➤ Abb. 4.2) oder – selten – über Nasenoliven oder ein Mundstück verabreicht werden.

Voraussetzungen für den Einsatz von CPAP ist ein erhaltener Atemantrieb des Patienten sowie eine ausreichende Atemmechanik. Massive Oxygenierungsstörungen ($FiO_2 > 0{,}5$) sollten nicht vorliegen. Insbesondere wenn spezielle CPAP-Geräte verwendet werden, muss eine kontinuierliche Monitorüberwachung sowie eine engmaschige Kontrolle des Patienten sichergestellt sein, da manche dieser Geräte über gar keine oder nur sehr eingeschränkte Überwachungsfunktionen verfügen.

CPAP am Respirator und an CPAP-Geräten

Grundsätzlich kann CPAP über den Respirator oder über spezielle CPAP-Geräte eingesetzt werden.

CPAP am Respirator

Bei **CPAP am Respirator** wird unterschieden zwischen Demand-Flow-CPAP und Flow-by-CPAP:

- Bei **Demand-Flow-CPAP** (an den meisten Intensivrespiratoren realisiert) stellt der Respirator den Inspirationsflow zur Verfügung, sobald das CPAP-Niveau unterschritten wird (Demand-Flow = angeforderter Flow; an manchen Respiratoren sind bis zu 300 l/Min. möglich). Sobald das CPAP-Niveau überschritten wird stoppt der Respirator den Flow.
- Bei **Flow-by-CPAP** (z. B. an Bennett-Respiratoren) strömt auch während der Exspiration ein kontinuierlicher Gasfluss (bis 20 l/Min.) durch das Schlauchsystem. Atmet der Patient aus diesem Basisflow, erkennt das Gerät die Inspirationsbemühung und schaltet auf den Inspirationsflow (Demand-Flow) um.

CPAP-Geräte

Spezielle **CPAP-Geräte** (z. B. Dräger CF 800) ermöglichen ein **Continuous-Flow-CPAP,** d. h. während

In- und Exspiration fließt ein eingestellter Frischgasflow durch das System. Das Frischgas wird in einem Reservoir bereitgehalten und der Flow auf etwa das 3-fache des AMV des Patienten eingestellt. Bei zu geringem Flow kann das CPAP-Niveau nicht über die gesamte Inspirationszeit gehalten werden, bei zu hohem Flow wird die Ausatmung erschwert. Der PEEP (und damit das CPAP-Niveau) wird an einem Ventil im Exspirationsschlauch eingestellt.

Bei Verwendung eines **Boussignac®-Ventils** wird das erhöhte Druckniveau durch einen konventionellen Frischgasflow (Sauerstoff oder Druckluft) erzeugt. Abhängig von der Höhe des Frischgasflows liegt der erzeugte PEEP bei maximal 10 cm H_2O. Das Boussignac®-Ventil kann an eine Beatmungsmaske, einen Endotrachealtubus oder eine Trachealkanüle angeschlossen werden (➤ Abb. 3.15).

Einen ausreichend hohen Flow erkennt man an nur geringen Druckschwankungen während der In- und Exspiration. Große Druckschwankungen sind ein Hinweis auf zu geringen Flow.

Vorteile und Nachteile von CPAP

Die erwünschten, aber auch die unerwünschten Wirkungen des CPAP auf die verschiedenen Organe entsprechen im Wesentlichen den Wirkungen des PEEP (➤ 3.2.4).

Weitere **Vorteile der CPAP-Atmung** sind:

- Die Spontanatmung bleibt erhalten.
- Der Atemwegsdruck verläuft (auf erhöhtem Niveau) physiologisch, d. h. er ist während der Inspiration geringer als während der Exspiration.
- In der Regel sind nur wenig oder keine Sedativa nötig.
- Eine Medikamentenvernebelung ist möglich.

Gegenüber der reinen Spontanatmung weist die CPAP-Atmung folgende **Nachteile** auf:

- Der intrathorakale Druck ist erhöht, dadurch
  - ist der venöse Rückstrom reduziert.
  - werden die Lungenkapillaren komprimiert, was die Rechtsherzbelastung erhöht.
  - ist die Funktion von Leber und Nieren beeinträchtigt.
  - steigt ein bereits zuvor erhöhter intrakranieller Druck (Hirndruck).
  - besteht die Gefahr einer Lungenüberdehnung, evtl. mit Baro-Volutrauma.
- Insbesondere bei Verwendung von speziellen CPAP-Geräten besteht die Gefahr der unerkannten Hypoventilation oder Apnoe (spezielle CPAP-Geräte verfügen oftmals nicht über Überwachungsfunktionen). Daher sind eine lückenlose Monitorüberwachung und eine engmaschige Kontrolle des Patienten erforderlich.

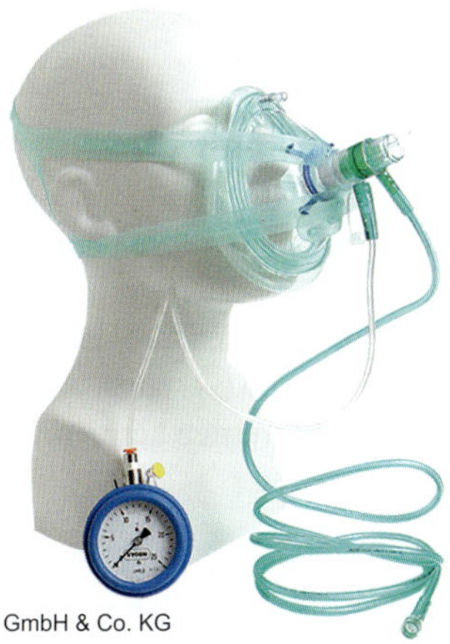

Abb. 3.15 Boussignac®-Ventil, hier an eine Beatmungsmaske angeschlossen. Der zweite Ventilanschluss kann wahlweise für die Druckmessung mit Manometer, die Kapnometrie oder die Zugabe von Medikamenten verwendet werden. [V157]

WICHTIG

Anwendungsbereiche

CPAP wird sehr häufig eingesetzt im Rahmen der Respiratorentwöhnung (*Weaning* ➤ Kap. 13) und ist hier dann meist die „letzte Stufe" bevor der Patient ganz selbstständig und ohne Unterstützung atmet.
Außerdem wird CPAP oft eingesetzt als Atemtherapie zur Pneumonieprophylaxe. Dann wird intermittierend (z.B. 3-mal täglich für 20–30 Min.) Masken- oder Nasal-CPAP durchgeführt.
Bei respiratorischer Insuffizienz infolge eines kardialen Lungenödems kann häufig durch kontinuierliches oder intermittierendes Masken-CPAP eine Intubation zur Beatmungstherapie vermieden werden.
Bei obstruktiven Lungenerkrankungen wird CPAP eingesetzt zur Verminderung der Atemarbeit. Dabei ist das CPAP Niveau geringer als der Intrinsic-PEEEP (➤ 3.2.4).

3.3.9 NAVA

DEFINITION

NAVA (*Neurally Adjusted Ventilatory Assist,* d. h. *neural regulierte Beatmungshilfe*) steuert die Beatmung über elektrische Signale, die vom Atemzentrum über den N. phrenicus an das Zwerchfell übermittelt und dort über einen Sensor aufgenommen werden. Dieser Sensor befindet sich an einer speziellen Magensonde, die mit dem Respirator verbunden ist.
Der Respirator misst die Signalstärke und unterstützt die Atmung des Patienten abhängig davon unterschiedlich stark.

NAVA kann optional am Servo i®, u® oder n® (Firma Maquet) eingesetzt werden.

Die **elektrische Aktivität des Diaphragmas** (*Electric Diaphragmatic Impulse* kurz **EDI,** auch *Electric Activation of Diaphragm* kurz **EADi**) wird mit einer speziellen nasogastralen Sonde (EDI-Sonde) erfasst und an den Respirator übermittelt (häufig Werte zwischen 3–100 µV).

Die EDI-Sonde dient gleichzeitig als Magensonde (zur enteralen Ernährung bzw. zur Entlastung des Magens) und übermittelt zudem ein transösophageales EKG, das am Respirator dargestellt wird.

Die Sonden sind in verschiedenen Größen erhältlich (6 Fr. für Frühgeborene bis 16 Fr. für Erwachsene).

Das **Einführen der EDI-Sonden** entspricht dem bei herkömmlichen Magensonden (auf Gel als Gleitmittel sollte jedoch verzichtet werden, da sonst die Leitfähigkeit beeinträchtigt ist). Dann wird die Sonde mit dem Respirator verbunden und die Funktion „EDI-Katheterpositionierung" am Respirator gestartet. Der Respirator stellt dann das EDI-Signal und verschiedene EKG-Ableitungen dar. Sobald eine ausreichende Qualität der Ableitung erreicht ist, kann die Sonde in dieser Postition sicher fixiert werden.

Ablauf der Beatmung bei NAVA

- Das EDI-Signal wird vom Sensor der EDI-Sonde erfasst und an den Respirator weitergeleitet. Der Respirator verabreicht daraufhin einen bestimmten Beatmungsdruck, dessen Höhe abhängig ist von der
  - **Stärke des EDI-Signals** (Amplitude): Je größer die Amplitude desto höher der Beatmungsdruck (hoher EDI-Wert spricht für eine große Einatembemühung des Patienten, also dem Wunsch nach einem großen Atemzug).
  - **Einstellung des NAVA-Pegels.** Diese Einstellung legt fest, wie hoch die Druckunterstüzung pro µV ist. *Beispiel:* Bei einem Pegel von 1,5 cm H_2O/µV erfolgt bei einem EDI von 3 µV eine Druckunterstützung von 4,5 cmH_2O.
  - Beim Einstellen des NAVA-Pegels darauf achten, dass ein Zieltidalvolumen von 6–8 ml/kg KG erreicht wird.
- Die Inspiration wird beendet, wenn
  - das Signal auf 70 % des Ausgangswerts abfällt (gilt für normale oder hohe EDI-Signale, sonst 40 % des EDI-Signals); dieser Wert kann abhängig von der verwendeten Version zwischen 65–80 % eingestellt werden.
  - der Beatmungsdruck 3 mbar über dem errechneten Zieldruck liegt oder die Grenze für den Beatmungsdruck überschritten wird.
  - die maximale Dauer einer Inspiration 2,5 Sekunden (1,5 Sek. bei Kindern) überschreitet.

Während druckunterstützter Beatmung kann eine Simulation der NAVA erfolgen und der voraussichtliche NAVA-Pegel ermittelt werden.

NAVA wird bei auch bei Frühgeborenen eingesetzt. Außerdem ist die Steuerung der NIV (➤ Kap. 4) damit möglich, hierbei erfolgt eine Leckagekompensation. Bei großen Problemen mit Undichtigkeiten kann auf eine kleinere Sonde gewechselt werden bzw. können Schlauchbrücken zur Abdichtung eingesetzt werden.

Beatmungsparameter bei NAVA

Am Respirator **eingestellt werden müssen:**

- F_iO_2
- NAVA-Pegel (so einstellen, dass ein Zieltidalvolumen von 6–8 ml/kg KG erreicht wird)

Zusätzlich **eingestellt werden können:**

- PEEP

Beatmungsgrenzwerte und Alarme

Die Einstellungen für Beatmungsgrenzwerte und Alarme entsprechen denen bei druckunterstützter Beatmung (➤ 3.3.7).

Vorteile und Nachteile von NAVA

Die **Vorteile** der NAVA sind die – im Vergleich zu allen anderen Beatmungsverfahren – extrem kurze Triggerlatenzzeit (➤ 3.2.5) und die weitestgehende Synchronisation von Respirator und Patient.

Nachteile sind:

- Bei *Sondendislokation* funktioniert das Verfahren nicht (Respirator gibt Alarm und schaltet zunächst auf die Beatmungsform DU-CPAP [druckunterstütztes CPAP] mit Flowtriggerung um. Erkennt der Respirator auch hierbei keine Triggerung des Patienten, wird auf Apnoe-Beatmung mit entsprechendem Alarm umgeschaltet).
- Bei fehlendem EDI-Signal (z. B. wegen Querschnittslähmung, Opiatüberhang oder Relaxation) kann das Verfahren nicht eingesetzt werden, ebenso wenn Kontraindikation für eine nasogastrale Sonde vorliegen.

VORSICHT!
Die NAVA-Sonde ist *nicht* MRT-geeignet.

3.3.10 ALV

DEFINITION
ALV (*Adaptive Lung Ventilation,* auch *ASV [Adaptive Support Ventilation],* d.h. anpassungsfähige unterstützende Beatmung) oder *WOBOV [Work of Breathing Optimized Ventilation]*): Beatmungsform, die sich der pulmonalen Situation des Patienten automatisch anpasst.

ALV ist eine Beatmungsform, bei der der Respirator das optimale Atemmuster für den Patienten innerhalb gewisser Grenzen selbstständig ermittelt und appliziert. Realisiert ist sie z. B. an Geräten der Fa. Hamilton medical, Löwenstein oder Vyaire medical.

Eingestellt werden lediglich:

- Das ideale (*nicht* das tatsächliche) Körpergewicht des Patienten. Eine Erhöhung der Einstellung für das Körpergewicht zieht automatisch eine Anpassung der Beatmung nach sich.
- %Min.Vol: Gewünschtes Minutenvolumen in % des Normwerts.
- Hochdruckalarmgrenzwert (obere Druckgrenze).

Neben diesen Parametern stellt der Anwender die Sauerstoffkonzentration, den PEEP, die Inspirationsanstiegszeit und den Trigger ein.

Ablauf der Beatmung bei ALV

Zu Beginn der Beatmung errechnet der Respirator das dem Patienten entsprechende Atemminutenvolumen (100 ml/kg KG bei Erwachsenen und 200 ml/kg KG bei Kindern; dies entspricht z. B. 7,0 l bei 70 kg Körpergewicht) und verabreicht einige **Testatemzüge.** Aus den dabei ermittelten Werten errechnet er das für den Patienten optimale Atemmuster, u. a. Tidalvolumen (im Beispiel 470 ml), Beatmungsfrequenz (im Beispiel 15/Min.) und Inspirationsdruck. Abhängig davon, ob der Patient teilweise selbst atmet oder aber völlig passiv ist, wird das eingestellte Atemminutenvolumen (%Min.Vol) auf unterschiedliche Weise verabreicht, jedoch immer so, dass die Atemarbeit des Patienten so gering wie möglich ist.

Je mehr der Patient selbstständig atmet, desto mehr reduziert der Respirator die maschinelle Unterstützung, jedoch nur innerhalb gewisser Grenzen:

- Das minimal verabreichte Tidalvolumen beträgt 4,4 ml/kg KG (also z. B. 308 ml bei 70 kg Körpergewicht). Dadurch wird Hechelatmung mit einer übermäßigen Totraumventilation vermieden.
- Das maximale Tidalvolumen wird durch den Hochdruckalarmgrenzwert (obere Druckgrenze) bestimmt. Während der Beatmung wird der Inspirationsdruck auf maximal 10 mbar unter diesem Druck angehoben.
- Der Inspirationsdruck wird auf minimal 5 mbar über PEEP reduziert.
- Die maximale Beatmungsfrequenz ergibt sich aus dem Minutenvolumen und dem minimalen Tidalvolumen (4,4 ml/kg KG), die minimale Beatmungsfrequenz liegt bei 5/Min.

In der **Entwöhnung** kann dann das %Min.Vol verringert werden, die maschinelle Unterstützung wird dann unter Umständen bis auf 40 % reduziert. Dadurch wird z. B. nach Langzeitbeatmung eine vollständige Spontanatmung erreicht. Die Entwöhnung ist erfolgreich, wenn der Anteil des spontanen AMV am Gesamt-AMV zunimmt und die Druckunterstützung abnimmt.

Benötigen die Patienten ein höheres Minutenvolumen (erkennbar z. B. am erhöhten pCO_2), kann %Min.Vol auf maximal 350 % erhöht werden.

Intellivent®-ASV

DEFINITION

Intellivent®-ASV: Weiterentwicklung der Beatmungsform ALV (siehe oben), bei der die Einstellung der Beatmung durch den Respirator insbesondere anhand der SpO_2- und $etCO_2$-Werte erfolgt. Auch als *Closed-Loop-Beatmung* bezeichnet, da die Einstellungen automatisch erfolgen können.

Intellivent®-ASV ist eine Beatmungsform, bei der die Beatmungsparameter abhängig von Oxygenierung und $p_{et}CO_2$ des Patienten automatisch angepasst werden. Dies erfolgt anhand hinterlegter Beatmungsstrategien, die auf Expertenwissen beruhen (ARDSnet, Open lung Konzept oder permissive Hyperkapnie). Realisiert ist Intellivent®-ASV an verschiedenen Geräten der Fa. Hamilton medical.

Eingestellt werden lediglich:

- Körpergröße
- Geschlecht

Zusätzlich kann eingestellt werden, ob die Lungenfunktion normal ist oder ob ein ARDS oder eine COPD vorliegen.

Das Gerät misst den SpO_2 (mittels Pulsoxymetrie) und $p_{et}CO_2$ (Partialdruck des endtidalen CO_2, ermittelt mittels Kapnografie) und regelt abhängig vom:

- **SpO_2** den PEEP und die FiO_2. Hierbei ist eine PEEP-FiO_2 Tabelle zugrunde gelegt, die bei einem zu niedrigen Wert eine stufenweise Erhöhung des jeweiligen Parameters durchführt (➤ Tab. 3.1). Ist die SpO_2 zu hoch, wird zuerst die FiO_2 reduziert, um die Lunge durch den höheren PEEP offen zu halten (*Open-Lung-Konzept*, ➤ 9.1.2). Dabei wird auch die HLI (*Heart-Lung-Interaction*, Herz-Lungen-Interaktion, ➤ 5.1.1) berücksichtigt, um die Auswirkungen auf das Herz-Kreislauf-System möglichst gering zu halten.
- **$p_{et}CO_2$** das Atemminutenvolumen und die Atemfrequenz (Steuerung der Atemfrequenz im Wesentlichen wie bei ASV). Ist das $p_{et}CO_2$ zu hoch, wird der Wert für das %AMV erhöht, ist es zu niedrig, wird es verringert. Dabei erfolgt bei Triggerbemühungen des Patienten eine Umschaltung auf eine assistierte Beatmungsform, eine freie Durchatembarkeit zu jeder Zeit ist gewährleistet.

Alle Parameter können auch manuell gewählt und eingestellt werden, z. B. minimaler und maximaler PEEP oder $p_{et}CO_2$-Ziele.

Die Beatmungsform führt laut Studien zu einer sicheren Beatmung des Patienten mit wenig Interventionen durch das Personal. Dazu ist das Gerät auf die Messwerte SpO_2 und $p_{et}CO_2$ angewiesen. Kann der Respirator diese Werte nicht ermitteln, z. B. wegen Hypothermie oder Schock, ist die manuelle Einstellung des Geräts notwendig.

Eine **Weaning-Funktion** ermöglicht die automatische Entwöhnung des Patienten sowie die Durchführung eines SBT (➤ 13.3).

3.3.11 Fail-Safe-Ventilation (Apnoe-Beatmung)

DEFINITION

Fail-Safe-Ventilation (engl. *versagens-* bzw. *ausfallsicher*, auch *Apnoe-Beatmung*, *Apnoeventilation* oder *Backup-Beatmung*): Beatmung in einem sicheren Modus bei Ausfall von Komponenten des Beatmungssytems. Zusätzlich erfolgt eine Alarmierung.

Die Fail-Safe Ventilation ist keine eigenständige Beatmungsform, sondern eine **Sicherheitsfunktion** am Respirator, die insbesondere bei Beatmungsformen mit hohem Spontanatemanteil des Patienten zum Tragen kommt, z. B. bei druckunterstützter Beatmung oder CPAP.

VORSICHT!

Nicht an allen Respiratoren verfügbar

Nicht jeder Respirator bietet die Möglichkeit einer Fail-Safe Ventilation! **Respiratoren ohne** Fail-Safe Ventilation geben im Fall einer Apnoe lediglich Alarm, beatmen den Patienten aber nicht!

Der Anwender stellt am Respirator ein, wie der Patient im Fall einer Apnoe beatmet werden soll (Beatmungsform und einzelne Beatmungsparameter). An manchen Respiratoren ist auch geräteseitig festgelegt, in welchem Modus die Fail-Safe Ventilation erfolgt.

Die Fail-Safe Ventilation (Apnoe-Beatmung) setzt dann ein, wenn der Respirator eine gewisse Zeit

(Apnoe-Zeit) keine Einatembemühungen des Patienten feststellen kann. Die Dauer der Apnoe-Zeit ist an manchen Respiratoren geräteseitig festgelegt, an manchen kann sie eingestellt werden (Einstellung i. d. R. 15–20 Sek.). Mit Einsetzen der Fail-Safe Ventilation gibt der Respirator Alarm.

VORSICHT!

Vorgehen bei Apnoe-Alarm

Bei **Apnoe-Alarm** unverzüglich ausreichende Beatmung sicherstellen (z. B. durch das Einstellen einer kontrollierten Beatmung oder mittels manueller Beatmung, falls Respirator nicht über Fail-Safe Ventilation verfügt), Ursache der Apnoe suchen und wenn möglich beheben.

3.3.12 Hochfrequenzbeatmung

DEFINITION

Hochfrequenzbeatmung (*High Frequency Ventilation*, kurz **HFV**): Beatmung mit sehr hoher Beatmungsfrequenz und extrem niedrigen Tidalvolumina (➤ Tab. 3.4). Unterschieden in:

- **HFPPV** (*High Frequency Positive Pressure Ventilation*, d. h. Hochfrequenzüberdruckbeatmung). Beatmungsfrequenz 60–120/Min.
- **HFJV** (*High Frequency Jet Ventilation*, d. h. Hochfrequenzjetbeatmung). Beatmungsfrequenz 120–600/Min.
- **HFOV** (*High Frequency Oscillation Ventilation*, d. h. Hochfrequenzoszillationsbeatmung). Beatmungsfrequenz 300–3 000/Min.

Die Beatmungsfrequenz bei der Hochfrequenzbeatmung wird häufig nicht wie sonst üblich in Minuten, sondern in Hertz (kurz Hz; Schwingungen pro Sekunde) angegeben. Eine Frequenz von 120/Min. entspricht der von 2/Sek. bzw. 2 Hz.

Bei der Hochfrequenzbeatmung „zerhackt“ der Respirator einen kontinuierlichen Gasstrom mit sehr hoher Frequenz. Die so entstehenden Atemhubvolumina sind extrem klein und liegen z. T. weit unter dem anatomischen Totraum (➤ 1.3.4). Dadurch ist es möglich, die Lungen- und Thoraxbewegungen auf ein Minimum zu reduzieren. Dass der Gasaustausch dennoch ausreichend ist liegt daran, dass die HFV alternative Gastransportmechanismen nutzt (z. B. Gasschwingungen und -turbulenzen).

Vorteile und Indikationen der Hochfrequenzbeatmung

Die **Indikationen** für eine Hochfrequenzbeatmung leiten sich aus den **Vorteilen** der HFV ab:

- Durch die extrem kleinen Tidalvolumina entstehen nur sehr geringe thorakale Druckschwankungen. Dadurch ist die Lunge praktisch „ruhig gestellt“, was bei manchen Erkrankungen, z. B. instabilem Thorax (➤ 2.3.12) oder bronchopleuralen Fisteln, von Vorteil ist bzw. bei speziellen Untersuchungen oder chirurgischen Eingriffen an den Atmungsorganen oder deren unmittelba-

Tab. 3.4 Gebräuchliche HFV-Verfahren im Vergleich.

HFV-Modus	Beatmungsfrequenz	Tidalvolumen	Exspiration	Besonderheiten
HFPPV	60–120/Min. = 1–2 Hz	2–5 ml/kg KG	passiv	Auch mit gebräuchlichen Intensivrespiratoren möglich
HFJV	120–600/Min. = 2–10 Hz	1–3 ml/kg KG	passiv	• Gaszufuhr über dünnen Katheter (Injektorkanüle), der in den Tubus oder direkt in die Trachea eingeführt ist oder von außen perkutan in die Trachea eingeführt wird (Koniotomie ➤ 8.3) • Gasstrom erzeugt Venturi-Effekt, d. h. Gas aus der Umgebung wird „mitgerissen“ • Kombination mit konventioneller Beatmung möglich (superponierte HFJV)
HFOV	300–3 000/Min. = 5–50 Hz	1–3 ml/kg KG	aktiv	• Gaszufuhr über speziellen Tubusadapter, Hochfrequenzoszillator versetzt die Luft in hochfrequente Schwingungen • Eingesetzt vor allem bei Neugeborenen mit Atemnotsyndrom (IRDS)

rer Umgebung, z. B. am Larynx, aus (operations-) technischen Gründen notwendig ist.
- Weiter führen die extrem geringen Tidalvolumina dazu, dass hohe endinspiratorische Beatmungsdrücke vermieden werden, d. h. die HFV ermöglicht eine Druckentlastung der Lunge. Dies ist besonders wichtig beim schweren ARDS und hier besonders beim Atemnotsyndrom des Neugeborenen, selten auch bei bronchopleuralen und tracheoösophagealen Fisteln.
- Scherkräfte der Lunge (können zwischen belüfteten und nicht belüfteten Lungenbereichen entstehen) werden verringert bzw. vermieden (➤ 5.1.1).
- In Kombination mit inhalativem Stickstoffmonoxid (iNO ➤ 12.3) kann HFO als Therapie bei schwerem ARDS (➤ 2.3.4) eingesetzt werden.
- Ist Masken-CPAP kontraindiziert, kann bei kooperativen Patienten über einen tracheal liegenden Katheter (nasale Lage, bronchoskopisch kontrolliert) die Atmung durch Jet-Ventilation unterstützt werden.
- Die HFV bewirkt eine „innere Vibration“ in der Lunge, was eine verbesserte Sekretolyse zur Folge hat. Sie wird daher auch zur Atemtherapie und Sekretmobilisation eingesetzt.

Nachteile und Kontraindikationen der Hochfrequenzbeatmung

Nachteilig sind
- der hohe technische Aufwand, die vergleichsweise schwierige Überwachung der Beatmung und ein evtl. notwendiger Austausch des Respirators (zur Umstellung von konventioneller auf Hochfrequenzbeatmung).
- die meist schwierige Atemgasbefeuchtung.
- die Gefahr einer direkten Schädigung der Trachealschleimhaut durch den hohen Gasflow.
- die Gefahr eines hohen intrinsischen PEEP (Folge der extrem kurzen Exspirationszeit) mit evtl. nachfolgendem Anstieg des pCO_2 (Hyperkapnie ➤ 2.4.2), Beeinträchtigung der Herz-Kreislauf-Funktion (➤ 5.1.2) und pulmonalem Barotrauma (➤ 5.1.1). Wegen der erschwerten CO_2-Abatmung ist die Hochfrequenzbeatmung bei Patienten mit obstruktiven Lungenerkrankungen **kontraindiziert.**

Insgesamt hat die Hochfrequenzbeatmung durch die rasante Entwicklung neuer konventioneller Beatmungsformen an Bedeutung verloren und wird heute bei Erwachsenen nur noch sehr selten und – wegen des hohen technischen (Überwachungs-)Aufwands und der Risiken dieser Beatmungsform – nur in speziellen Zentren durchgeführt. Die S3-Leitlinie *Invasive Beatmung und Einsatz extrakorporale Verfahren bei akuter respiratorischer Insuffizienz (2017)* empfiehlt keine Hochfrequenzbeatmung bei Patienten mit ARDS.

KAPITEL

4

Frank Kirsch

Nichtinvasive Beatmung

DEFINITION

Nichtinvasive Beatmung (*Noninvasive Ventilation*, kurz **NIV**): Beatmung *ohne* endotracheale Intubation oder Tracheotomie. Unterschieden in:

- NIV mit negativem Druck (*Noninvasive Negative Pressure Ventilation* kurz **NINPV**): Unterdruckbeatmung ➤ 3.1.2
- NIV mit positivem Druck (*Noninvasive Positive Pressure Ventilation* kurz **NIPPV**), eingesetzt in der Intensivmedizin sowie in der außerklinischen Beatmung. Hierbei erfolgt die Beatmung meist über dicht sitzende Nasen- oder Gesichtsmasken.

Die in der Intensivmedizin eingesetzten nichtinvasiven Beatmungsverfahren sind praktisch ausschließlich solche mit positivem Druck. Daher wird im Folgenden auch nur auf diese näher eingegangen. Details zur außerklinischen Beatmung ➤ Kap. 14.

Seit 2015 liegt die S3-Leitlinie *Nichtinvasive Beatmung als Therapie der akuten respiratorischen Insuffizienz* sowie seit 2017 die S2k-Leitlinie *Nichtinvasive und invasive Beatmung als Therapie der chronischen respiratorischen Insuffizienz* (herausgegeben von der Deutschen Gesellschaft für Pneumologie und Beatmungsmedizin [DGP] ➤ 16.4.1, ➤ 16.4.3; beide Leitlinien werden derzeit überarbeitet) vor. Diese enthalten insbesondere Empfehlungen zum Einsatz der NIV bei hyperkapnischer oder hypoämischer ARI (➤ 2.1), kardialem Lungenödem, schwieriger Entwöhnung, in der Palliativmedizin sowie bei CRI (z. B. infolge COPD, neuromuskulärer und thorakal-restriktiver Erkrankungen), bei der die NIV im häuslichen Bereich der Patienten durchgeführt wird (➤ Kap. 14).

Zunehmend wird mit der NIV bereits im Rettungsdienst begonnen.

4.1 Voraussetzungen zur nichtinvasiven Beatmung

4.1.1 Voraussetzungen für den Einsatz einer NIPPV

Eine nichtinvasive Überdruckbeatmung sollte nur durchgeführt werden, wenn folgende **Voraussetzungen** erfüllt sind:

- Absolute Kontraindikationen liegen nicht vor (➤ 4.4.3).
- Bei relativen Kontraindikationen verfügt das Behandlungsteam über ausreichende Erfahrung und kann ggf. auf eine invasive Beatmung wechseln (➤ 4.4.4).
- Der Patient ist – soweit möglich – verständlich über das Verfahren informiert.
- Ein geeignetes Interface (Interface = „Schnittstelle", Verbindungsstelle zwischen Patient und Respirator; meist Maske, selten Helm oder Prongs/Pillows) ist vorhanden und wurde angepasst (siehe unten).
- Das Pflegepersonal ist geschult und kennt
  - Masken und Helme zur NIV (wann wird welches Interface verwendet?)
  - Anwendung der Masken (Kontrolle auf Dichtigkeit)
  - Beatmungsgeräte (Prüfung und Anwendung)
  - Beatmungsformen (wann ist welche sinnvoll? Einstellung an den jeweiligen Geräten)
  - Vorgehen bei Problemen und Komplikationen
  - Abbruchkriterien, Vorgehen im Notfall
  - Aufbereitung der Materialien
  - Dokumentation
- Bei einem evtl. notwendigen Abbruch der nichtinvasiven Beatmung kann der Patient umgehend intubiert und invasiv beatmet werden.
- Es steht ausreichend Zeit für die notwendige engmaschige Überwachung des Patienten zur Verfügung.

Ein „Selbstversuch" der Pflegenden kann sinnvoll sein, um sich besser in die Situation und mögliche Probleme des Patienten einfühlen zu können.

4.1.2 Interfaces zur nichtinvasiven Beatmung

Bei der NIPPV werden verschiedene Interfaces („Schnittstelle" zwischen Patient und Respirator) verwendet. Überwiegend kommen Masken zum Einsatz, selten Beatmungshelme.

Masken zur nichtinvasiven Beatmung

Meist erfolgt die Beatmung über eine dicht sitzende **Maske.** Diese bedeckt entweder nur die Nase (*Nasenmaske*), nur den Mund (*Mundmaske*), Nase und Mund (*Mund-Nasenmaske*) oder das ganze Gesicht (*Total Face-Maske* oder *Gesichtsmaske*). Daneben gibt es *Nasenprongs/-pillows,* bei denen die Beatmung über dicht sitzende Silikonstöpsel verabreicht wird (➤ Abb. 4.1).

In der Initialphase der NIV wird meist eine Mund-Nasen-Maske verwendet.

Gelmasken oder Masken mit Silikonlippe(n) zur Abdichtung sollen den Patientenkomfort und die Abdichtung verbessern. Insbesondere im Heimbeatmungsbereich werden auch individuell angefertigte Masken verwendet, um einen dichten und komfortablen Sitz zu erreichen. Bei Anpassungsschwierigkeiten können Schablonen helfen, die passende Maske zu finden.

Die Masken gibt es in unterschiedlichen Größen und Formen, mit oder ohne *Notluftventil* (ermöglicht die Atmung im Fall eines Respiratorausfalls) sowie mit oder ohne „Reißleine" (damit kann der Patient die Maske im Notfall mit einem Handgriff entfernen). Sinnvoll ist es, Masken in verschiedenen Größen und Formen bereitzuhalten, sodass für unterschiedliche Gesichtsformen und -größen Masken mit gutem Sitz ausgewählt werden können.

Die Masken sollten durchsichtig sein (aus transparentem Kunststoff bestehen), um die Beatmung besser überwachen und Komplikationen (insbesondere ein Erbrechen unter der Gesichtsmaske) frühzeitig erkennen zu können.

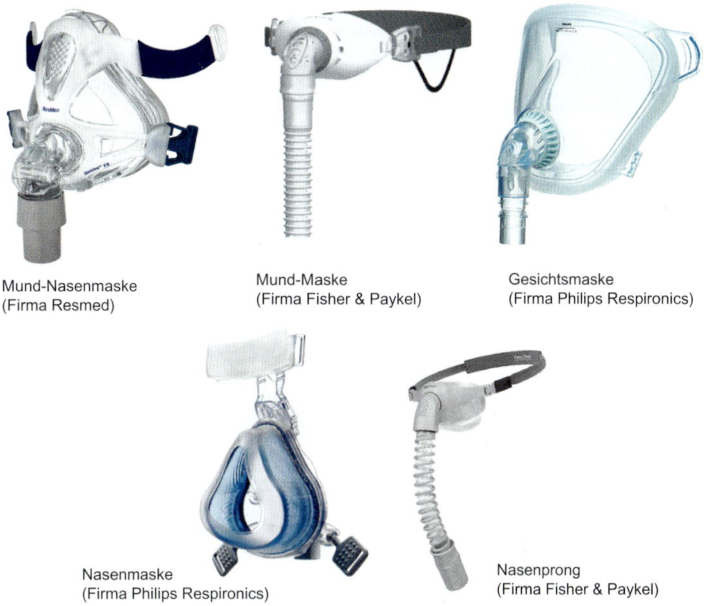

Abb. 4.1 Verschiedene Interfaces für die nichtinvasive Beatmung. Beatmungshelm ➤ Abb. 4.2 [V081, V088, V491]

Beatmunghelme

Bei Patienten mit Verletzungen im Gesichtsbereich sowie bei Patienten, die Nasen- oder Gesichtsmasken wegen des Engegefühls nicht tolerieren, können **Beatmungshelme** zur nichtinvasiven Beatmung verwendet werden (➤ Abb. 4.2). Diese umschließen den Kopf komplett, am unteren Rand befindet sich eine dicht abschließende Halsmanschette. Die Fixierung erfolgt über breite Bänder, die unter den Achseln durchgeführt werden. Durch den PEEP „bläst" sich der Helm zur vollen Größe auf. Im Innenraum des Helms wird der Atemwegsdruck aufgebaut, der sich dann über Mund und/oder Nase ins Tracheobronchialsystem überträgt. Im Gegensatz zu Nasen- bzw. Gesichtsmasken entsteht bei Beatmungshelmen kein Auflagedruck durch die Maske im Gesichtsbereich. Komplikationen wie Augenirritationen, Druckstellen im Gesichtsbereich und Aerophagie (Luftschlucken) werden vermieden bzw. vermindert. Öffnungen am Beatmungshelm im Gesichtsbereich ermöglichen z.B. das Absaugen von Atemwegssekret oder auch das Trinken mittels Trinkhalm; beides gestaltet sich in der Praxis jedoch noch recht schwierig.

PFLEGEPRAXIS

Manche Patienten tolerieren einen Beatmungshelm besser als eine Beatmungsmaske. Vor allem bei COPD-Patienten ist die **Toleranz eines Beatmungshelms** bei Verwendung von High-Flow-Systemen besser als bei Verwendung von Demand-Flow-Systemen (High-Flow-Systeme liefern einen Frischgasflow, der ein mehrfaches des Atemminutenvolumens beträgt).
Insbesondere Patienten mit hypoxämischer ARI profitieren vom Beatmungshelm, bei hyperkapnischer ARI ist der Abfall des pCO_2 geringer als unter Maskenbeatmung.

Beatmungshelme sind aufgrund ihrer Materialeigenschaften *nicht* zur Anwendung hoher Beatmungsdrücke geeignet, d.h. eine deutliche Reduktion der Atemarbeit kann u.U. nicht erreicht werden. Messungen der *Beatmungsvolumina* sind aufgrund des hohen kompressiblen Volumens nicht verwertbar. Bei Verwendung von Beatmungshelmen muss das Triggerverhalten des Respirators genau überwacht werden, da wegen des hohen Volumens unter dem Helm Triggerbemühungen des Patienten evtl. nur verzögert erkannt werden (dies erhöht die Atemarbeit). Der PEEP sollte > 5 cm H_2O eingestellt sein, weil bei höherem Druck der Trigger besser erkannt wird.

Um die Lärmbelästigung (bedingt durch den hohen Frischgasflow) für den Patienten zu reduzieren, kann im zuführenden Schlauchsystem ein HME-Filter eingebaut werden. Alternativ erhält der Patient Ohrstöpsel.

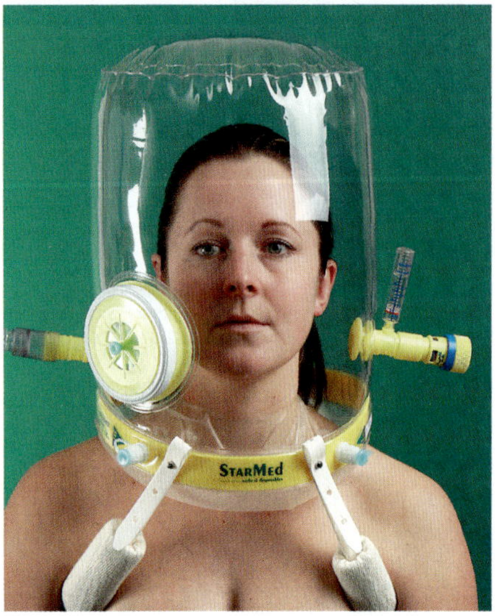

Abb. 4.2 Patientin mit Beatmungshelm [V593]

WICHTIG

Exspirationsventil

Zur nichtinvasiven Beatmung wird das Interface mit einem **Winkelstückadapter** an einen Respirator angeschlossen. Abhängig davon, ob ein Respirator mit Ein- oder Zweischlauchsystem zum Einsatz kommt, wird ein Winkelstückadapter *mit* (bei Einschlauchsystem) oder *ohne* (bei Zweischlauchsystem) **Exspirationsventil** verwendet.

VORSICHT!

Ist bei Verwendung eines Respirators mit Einschlauchsystem ein Winkelstückadapter **ohne Exspirationsventil** eingebaut, entsteht rasch eine lebensbedrohliche Situation für den Patienten, da keine Ausatemmöglichkeit besteht!

4.2 Vorteile, Nachteile und Komplikationen der NIPPV

Der **Hauptvorteil** der nichtinvasiven Beatmung liegt darin, dass alle mit der endotrachealen Intubation bzw. Tracheotomie verbundenen Nebenwirkungen, Risiken und Komplikationen umgangen werden (Auswirkungen und Komplikationen der endotrachealen Intubation ➤ 6.12, Komplikationen der Tracheotomie ➤ 7.5). Weitere **Vorteile** sind:

- Die nichtinvasive Beatmung kann rasch begonnen bzw. beendet werden (keine zeitaufwendige Vorbereitung).
- Ein kurzzeitiges Entfernen der Beatmungsmaske ist i. d. R. problemlos, etwa damit der Patient essen und/oder trinken bzw. sprechen kann (bei Verwendung von Nasenmasken ist dies meist auch unter Fortführung der nichtinvasiven Beatmung möglich). Allerdings ist zu bedenken, dass bei Diskonnektion der Beatmungsdruck und der PEEP rasch abfallen, d. h. nach dem Wiederanschließen der NIV ist evtl. ein erneutes Eröffnen der Alveolen notwendig.
- Eine Atemgasklimatisierung ist i. d. R. nicht erforderlich, damit entfallen auch alle Risiken, die die verschiedenen Atemgasklimatisierungssysteme mit sich bringen (➤ 5.2).
- Eine Sedierung des Patienten ist nicht regelhaft erforderlich, kann aber, z. B. in der Initialphase, nötig sein.
- Ein Abhusten des Sekrets ist möglich.
- Der Patient kann meist rascher mobilisiert werden, die Mobilisation ist darüber hinaus i. d. R. deutlich erleichtert.
- Evtl. Verkürzung der Entwöhnungsphase sowie der gesamten Beatmungsdauer [39].

Der **Hauptnachteil** der nichtinvasiven Beatmung ist die Aspirationsgefahr (insbesondere bei Verwendung von Mund-, Nasen- und Gesichtsmasken). Manche Masken bieten hier die Möglichkeit, dass sich der Patient selbst mit einem Handgriff („Reißleine“) die Maske entfernen kann.

VORSICHT!

Aspirationsgefahr

Bei der konventionellen Beatmung dichtet der Cuff des Endotrachealtubus bzw. der Trachealkanüle die Atemwege relativ dicht ab. Im Gegensatz dazu sind bei der nichtinvasiven Beatmung die **Atemwege nicht gesichert,** d. h. wenn der Patient erbricht (etwa infolge einer Überblähung des Magens) besteht die Gefahr einer massiven Aspiration. Die Aspirationsgefahr ist besonders groß wenn der Patient eine Gesichtsmaske trägt und diese nicht rasch genug entfernen kann. Wegen dieser Gefahr sind eine lückenlose Überwachung des Patienten sowie eine engmaschige Beobachtung während der nichtinvasiven Beatmung unerlässlich.
Um das Risiko einer Aspiration unter nichtinvasiver Beatmung zu minimieren sollte der **Beatmungsdruck**

< 25 mbar und damit unter dem normalen Ösophagusverschlussdruck liegen. Ansonsten besteht die Gefahr von Magenüberblähung, Regurgitation und Aspiration von Mageninhalt.

Komplikationen der nichtinvasiven Beatmung sind:

- **Druckschäden** der Gesichtshaut durch die Maske. Hautrötungen treten bei ca. ⅓, Nasenrückenulzera in ca. 5–10 % der Anwendungen auf. Diese Gefahr lässt sich reduzieren durch regelmäßige Überprüfung der Spannung der Haltebänder (Spannung ggf. lockern), intermittierendes Entfernen der Maske sowie Polstern gefährdeter Areale, z. B. der Nase mit hydroaktiven Platten (z. B. Comfeel®). Gegebenenfalls andere Maske verwenden.
- **Undichtigkeit** der Maske mit nachfolgend unzureichender Beatmung sind häufig. Bei Undichtigkeit Sitz der Maske korrigieren, ggf. Maske austauschen. Ist die Maske im Bereich der Nase undicht, kann die hier entweichende Luft Richtung Augen strömen und dort Reizungen der Bindehaut bis hin zu Bindehautentzündungen (Konjunktivitis) hervorrufen. Wird die Undichtigkeit z. B. durch nasale Sonden verursacht, können Schlauchbrücken zu mehr Dichtigkeit führen.
- Etwa ⅓ der Patienten klagen über **Unbehagen** (Discomfort), in 5–10 % kommt es zu Klaustrophobie.
- Bedingt durch den hohen Flow der Geräte kann es dazu kommen, dass der Patient die Atemluft evtl. als kalt und trocken empfindet und die **Schleimhäute im Nasen-Rachen-Raum austrocknen.** Dies ist insbesondere bei großen Leckagen der Fall. Dann muss ggf. eine aktive oder passive Atemgasklimatisierung (nicht bei allen Systemen möglich) erfolgen (➤ 5.2).
- Wie bei der konventionellen Beatmung kommt es auch bei der nichtinvasiven Überdruckbeatmung zu einem **Anstieg des intrathorakalen Drucks** und den damit verbundenen Nebenwirkungen und Komplikationen (➤ 5.1.1).

4.3 Möglichkeiten und Grenzen der nichtinvasiven Beatmung

4.3.1 Indikationen zur nichtinvasiven Beatmung

Bei einer **akuten respiratorischen Insuffizienz** (ARI ➤ 2.1) sollte möglichst nichtinvasiv beatmet werden – sofern nicht wichtige Gründe für eine invasive Beatmung vorliegen – um die Komplikationen der invasiven Beatmung zu vermeiden.

Liegen absolute Kontraindikationen vor (siehe unten), muss sofort intubiert und invasiv beatmet werden. Bei relativen Kontraindikationen kann eine NIV begonnen werden, wenn das Behandlungsteam über ausreichende Erfahrung verfügt sowie eine umgehende Intubation erfolgen kann.

Eine nichtinvasive Beatmung kann sowohl bei Patienten mit Oxygenierungsstörung (Leitsymptom: erniedrigter pO_2) als auch bei Versagen der Atempumpe (Leitsymptom: erhöhter pCO_2) eingesetzt werden.

Die nichtinvasive Beatmung ermöglicht die **Entlastung der erschöpften Atempumpe** und die Regeneration des Patienten unter Umgehung der Risiken einer endotrachealen Intubation bzw. einer Tracheotomie. Dies hat sich insbesondere bei Patienten mit exazerbierter COPD bewährt (Exazerbation = Verschlimmerung einer Erkrankung), da bei diesen Patienten eine konventionelle Beatmung häufig mit einer langwierigen und schwierigen Respiratorentwöhnung (➤ Kap. 13) verbunden ist. Empfohlen wird, bei milder bis mittelgradiger Form mit einem pH von 7,3–7,35 frühzeitig mit der NIV zu beginnen. Verfügt das Behandlungsteam über viel Erfahrung in der nichtinvasiven Beatmung, kann auch bei schwergradiger Azidose (z. B. Patient mit CO_2-Narkose, ➤ 1.5) ein Therapieversuch mit NIV unternommen werden (hier müssen sich Vigilanz und Atmung dann innerhalb kurzer Zeit bessern, sonst ist auch hier eine umgehende Intubation erforderlich). Sind Patienten mit COPD intubiert, sollte versucht werden, frühzeitig zu extubieren und auf eine nichtinvasive Beatmung umzusteigen.

Weitere **intensivmedizinische Indikationen** sind:

- Prophylaxe und Behandlung einer respiratorischen Insuffizienz bei
  - Kardialem Lungenödem

4

- Immunsupprimierten Patienten
- Akuter Exazerbation einer zystischen Fibrose, evtl. sogar zur Vermeidung einer Intubation vor einer Lungentransplantation *(Bridge to Transplantation)*
- Unkomplizierter Pneumonie und/oder Atelektasen
- Neurologischen Erkrankungen mit erhaltenem Schluck- und Hustenreflex
- ARDS, allerdings nur in spezialisierten Zentren, die eine engmaschige Kontrolle gewährleisten können
- Interventionen, z. B. Herzkatheter, PEG-Anlage oder Endoskopie

4

- Reduzierung postoperativer pulmonaler Komplikationen wie Atelektasen, Hypoventilation, Lungenödem sowie Pneumonien. Diese treten abhängig von Vorerkrankungen wie Nikotinabusus, COPD, ASA > 2, Art (Abdominal- oder Thoraxchirurgie) und Dauer des Eingriffs sowie eventuellem Übergewicht auf. Durch den frühzeitigen Einsatz der NIV (ggf. nur CPAP) unmittelbar nach der Extubation kann die Reintubationsrate sowie die Anzahl an Komplikationen deutlich gesenkt werden.
- Weiterführung der Entwöhnung (nach längerdauernder invasiver Beatmung sollten Patienten mit hyperkapnischer ARI und Risikofaktoren für ein Extubationsversagen prophylaktisch mit NIV behandelt werden). Nach einer Extubation von Nicht-COPD-Patienten mit hypoxämischer ARI ist ein Behandlungsversuch mit NIV *nicht* generell zu empfehlen.
- Im Rahmen der Frühmobilisierung.

In der **Palliativmedizin** kann NIV zur Linderung der Dyspnoe und Besserung der Lebensqualität eingesetzt werden (Voraussetzung: Patient ist über das Verfahren aufgeklärt und stimmt ihm zu, ➤ 9.6). Zudem kann die NIV hier einen Zeitgewinn verschaffen, z. B. um Angehörige noch einmal zu sehen.

Indikationen zur außerklinischen Beatmung ➤ Kap. 14

WICHTIG

Früher Beginn

Ist die Indikation zur NIV gestellt, sollte möglichst früh damit begonnen werden.

4.3.2 Beatmungsformen

Prinzipiell lassen sich fast alle Beatmungsformen, die über einen Endotrachealtubus oder eine Trachealkanüle verabreicht werden können, auch als nichtinvasive Beatmung über eine dicht sitzende Maske verabreichen. Der **Beatmungsdruck** sollte jedoch möglichst **nicht höher als 25 mbar** liegen.

Wie bei der konventionellen Beatmung so sind auch bei der NIV die Beatmungsform und die einzelnen Beatmungsparameter von Art und Ausmaß der respiratorischen Insuffizienz sowie von der Akzeptanz des Patienten abhängig.

WICHTIG

Beatmungseinstellung NIV

Grundsätzlich gilt für die nichtinvasive Beatmung:
- Nach Möglichkeit Beatmungsform wählen, die Spontanatmung in In- und Exspiration ermöglicht
- Beatmungsdruck ≤ 25 mbar
- *Driving Pressure* (Differenz zwischen endinspiratorischem Druck und PEEP) ≤ 15 mbar
- Beatmung möglichst lungenprotektiv einstellen:
  - Ziel-SaO_2 90–94 %
  - PEEP ausreichend hoch
  - Vt 6–8 ml/kg IBW, bei ARDS ≤ 6 ml/kg IBW

Neben CPAP werden meist druckorientierte Beatmungsformen mit einem dezelerierenden Flow eingesetzt (➤ Abb. 3.3). Volumenkontrollierte Beatmung wird nur in begründeten Ausnahmefällen verwendet.

Häufig als nichtinvasive Beatmung eingesetzt werden die Beatmungsformen CPAP (➤ 3.3.8), druckunterstützte Beatmung (➤ 3.3.7), PAV (➤ 3.3.7) und BIPAP (➤ 3.3.4), seltener die assistiert-druckkontrollierte Beatmung (➤ 3.3.3) und das Beatmungsverfahren NAVA (➤ 3.3.9).

4.3.3 Kontraindikationen

Eine nichtinvasive Beatmung ist in folgenden Fällen **absolut kontraindiziert:**
- Fehlende Spontanatmung oder Schnappatmung
- Fixierte oder funktionelle Verlegung der Atemwege
- Gastrointestinale Blutungen oder Ileus

- Mangelnde Kooperation des Patienten [25]
- Nicht-hyperkapnisches Koma

Relative Kontraindikationen sind:

- Hyperkapnisches Koma
- Massive Agitation
- Massiver Sekretverhalt trotz Bronchoskopie
- Schwergradige Hypoxämie oder Azidose (pH < 7,1)
- Hämodynamische Instabilität (kardiogener Schock, Myokardinfarkt)
- Anatomische und/oder subjektive Interface-Inkompatibilitäten
- Z. n. gastrointestinaler Operation

4.4 Praxis der nichtinvasiven Beatmung

4.4.1 Respiratoren zur nichtinvasiven Beatmung

Für die nichtinvasive Beatmung können – abhängig von der gewählten Beatmungsform – die folgenden **Gerätegruppen** eingesetzt werden:

- Intensivbeatmungsgeräte (➤ Kap. 15). Viele Intensivrespiratoren verfügen über spezielle Einstellungen für die NIV, insbesondere optimiertes Triggerverhalten und Kompensation bei hoher Leckage sowie die Möglichkeit, Alarme zu reduzieren (z. B. Grenze für unteres AMV auf 0 l/min).
- Respiratoren zur Heimbeatmung (➤ 14.3), aufgrund des häufig verwendeten Einschlauchsystems ist nur eine begrenzte Überwachung der Beatmung möglich.
- Spezielle CPAP-Geräte. Diese verfügen jedoch teilweise über keine oder nur unzureichende Überwachungsfunktionen.

4.4.2 Auswahl und Einstellung der Beatmungsform

Abhängig von Art und Ausmaß der respiratorischen Insuffizienz legt der Arzt die geeignete Beatmungsform fest und ordnet die Einstellung der entsprechenden Beatmungsparameter an:

- Liegt lediglich eine **pulmonale Insuffizienz** (*respiratorische Partialinsuffizienz* ➤ 2.1) vor, genügt meist eine CPAP-Atmung. Der PEEP wird dabei anfangs zwischen 5–8 mbar eingestellt und im Verlauf dann abhängig von der Blutgasanalyse variiert.
- Bei **ventilatorischer Insuffizienz** (*respiratorische Globalinsuffizienz* ➤ 2.1) kommt meist eine assistierte Beatmung zum Einsatz, z. B. druckunterstützte Beatmung, PAV oder BIPAP. Die Beatmung wird so eingestellt, dass ein Tidalvolumen von 6–8 ml/kg KG erreicht wird. Darunter sollte der Beatmungsdruck möglichst nicht über 25 mbar ansteigen. Meist wird ein PEEP von 5–8 mbar zugeschaltet. Soll die Atemmuskulatur vollständig entlastet werden, kann eine assistiert-kontrollierte Beatmungsform (S-IMV) gewählt und die Atemfrequenz so eingestellt werden, dass sie über der normalen Atemfrequenz des Patienten liegt. Dadurch wird der Atemantrieb des Patienten außer Kraft gesetzt, seine Atemmuskulatur bleibt passiv und kann sich regenerieren.

In beiden Fällen wird die inspiratorische Sauerstoffkonzentration entsprechend den Erfordernissen eingestellt und im Verlauf anhand der Werte der Blutgasanalyse korrigiert.

4.4.3 Durchführung der nichtinvasiven Beatmung auf der Intensivstation

Zunächst informieren die Pflegenden oder der Arzt den Patienten über die geplante Maßnahme und darüber, dass das Sprechen unter der Maske deutlich erschwert ist (ggf. Zeichen vereinbaren, z. B. Daumen nach oben bedeutet alles ist o. k.). Sofern die Erkrankung des Patienten bzw. die vorgenommene Operation es erlaubt, bringen die Pflegekräfte den Patienten in eine aufrechte, möglichst halbsitzende Position. Ist dies nicht möglich, achten die Pflegenden auf eine den Umständen entsprechende atemerleichternde Positionierung des Patienten.

Anschließend gehen die Pflegenden wie folgt vor:

- Falls noch nicht geschehen Beatmungsgerät auf Funktionsfähigkeit und Beatmungssystem auf Dichtigkeit testen. Beatmungsparameter und

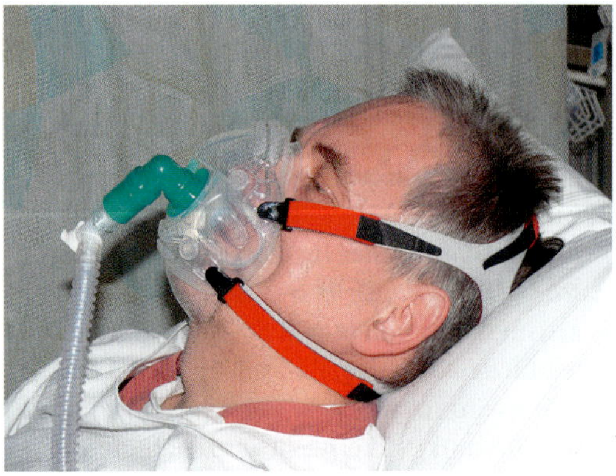

Abb. 4.3 Nichtinvasive Überdruckbeatmung. Hier ein Patient, der über eine Mund-Nasen-Maske im CPAP-Modus mit inspiratorischer Druckunterstützung nichtinvasiv beatmet wird. [M251]

4

-grenzwerte entsprechend den ärztlichen Anordnungen bzw. klinikinterner Richtlinien einstellen.
- Ausgewähltes Interface (für die ersten 24 Std. häufig Mund-Nasenmaske) vorhalten (evtl. kann/möchte der Patient dies auch selbst tun). Toleriert der Patient dies gut, Maske mit Haltebändern fixieren. Erst danach den Respirator anschließen.
  Alternativ Maske vorhalten und mittels manueller Beatmung prüfen, ob NIV gut möglich ist. Ist die (Be-)Atmung problemlos möglich, die Maske mit den entsprechenden Haltebändern am Kopf des Patienten befestigen (➤ Abb. 4.3) und Respirator anschließen.
- Dichtigkeit der Maske prüfen (Luftstrom zwischen Maskenwulst und Gesichtshaut spürbar?). Bei vielen Patienten mit Zahnprothesen ist eine Abdichtung nur möglich wenn die Zahnprothesen eingesetzt sind. Schwierig ist das Abdichten auch bei liegender Magensonde. Hier gibt es spezielle Schlauchbrücken zur Abdichtung (Schlauchbrücke wird an der Stelle, an der die Magensonde unter dem Maskenwulst verläuft, um die Sonde gelegt).
- Ist ein Abdichten der Maske nicht zu bewerkstelligen, kann es erforderlich sein, die Beatmung so einzustellen, dass ein geringer Luftverlust kompensiert wird.
- Lückenlose Monitorüberwachung sicherstellen und dafür sorgen, dass der Patient jederzeit Hilfe herbeirufen kann.
- Patienten im weiteren Verlauf engmaschig beobachten.

PFLEGEPRAXIS

Subjektives Empfinden

Viele Patienten leiden wegen ihrer Grunderkrankung an **Atemnot** und damit verbunden auch an **Angst.** Diese Patienten empfinden das Anbringen der Maske oft zunächst als zusätzliche Erschwerung der Atmung, was ihre Angst meist noch verstärkt. Hier ist es besonders wichtig, dass die Pflegenden dem Patienten einfühlsam und in einer ihm verständlichen Art und Weise Sinn und Funktion der Beatmung erklären, in der ersten Zeit nach Anbringen der Maske bei ihm bleiben und ihm versichern, dass er im Bedarfsfall jederzeit die Möglichkeit hat, Hilfe zu erhalten

Bei sehr unruhigen Patienten, deren Unruhe sich unter der NIV nicht bessert, ordnet der Arzt evtl. eine Sedierung an. Angestrebt wird dabei ein RASS von 0–1 (➤ Tab. 11.3) bzw. ein Ramsey Score von 2 (➤ Tab. 11.4). Häufig wird Morphin eingesetzt, aber auch andere Opioide wie Sufentanil oder Remifentanyl sowie kurzwirksame Sedativa kommen zur Anwendung.

Die **Dauer der nichtinvasiven Beatmung** richtet sich nach dem Zustand des Patienten. So reichen bei manchen Patienten einige Stunden pro Tag aus, während andere Patienten zu Beginn bis zu 24 Stunden pro Tag diese Unterstützung benötigen.

Zu Beginn der nichtinvasiven Beatmung ist es meist sinnvoll, den Patienten solange nüchtern zu lassen bis sicher ist, dass die NIV gelingt und eine Intubation nicht erforderlich ist.

Fällt die Sauerstoffsättigung beim Abnehmen der Mund-Nasen-Maske (z. B. zum Trinken) stark ab, kann geprüft werden, ob der Einsatz einer Nasenmaske möglich ist. Alternativ kann der Patient bei starkem Durstgefühl z. B. Eiswürfel lutschen.

4.4.4 Überwachen des Patienten unter NIV

Während der nichtinvasiven Beatmung muss eine **lückenlose Monitorüberwachung** gewährleistet sein. Diese umfasst die Überwachung folgender Parameter:
- Herzfrequenz (mit Arrhythmieüberwachung) und Blutdruck

- Sauerstoffsättigung (➤ 10.2.4)
- Ggf. pCO_2-Messung
- Atemfrequenz (besonders wichtig bei Verwendung spezieller CPAP-Geräte, die z. T. nicht über Überwachungsfunktionen verfügen; ansonsten erfolgt die Atemfrequenzüberwachung durch den Respirator)

Darüber hinaus wird meist in regelmäßigen Abständen und zusätzlich bei Bedarf (z. B. nach Änderungen der Beatmungsparameter oder akuter Verschlechterung der Gesamtsituation) eine Blutgasanalyse (➤ 2.5.1) durchgeführt. Hier ist neben den aktuellen Werten der Verlauf zu beachten.

Erfolgt die nichtinvasive Beatmung über ein Intensiv- oder Heimbeatmungsgerät, ist i. d. R. auch eine mehr oder weniger umfangreiche Überwachung der (Be-)Atmung über den Respirator möglich. Diese umfasst:

- Atemminuten- und Tidalvolumen (schwierig bei Nasenmaske, Helm bzw. Leckagen)
- Atemfrequenz
- Beatmungsdruck (wichtig ist insbesondere der *obere inspiratorische Druck,* auch *Beatmungsspitzendruck*)
- PEEP
- Leckage

Zusätzlich zu dieser kontinuierlichen Überwachung der Vitalparameter kontrollieren die Pflegenden engmaschig den Zustand des Patienten. Hier sind die Klinik des Patienten sowie sein (subjektives) Wohlbefinden wesentliche Kriterien. Die Pflegenden achten besonders auf die Zeichen einer persistierenden oder zunehmenden respiratorischen Insuffizienz (➤ 2.4) und auf Hinweise für Komplikationen (➤ 4.2).

4.4.5 Abbrechen der nichtinvasiven Beatmung

Sollte die NIV nicht zum gewünschten Erfolg führen, muss umgehend intubiert und konventionell beatmet werden.

VORSICHT!

Abbruch der NIV

Die nichtinvasive Beatmung muss **abgebrochen** und der Patient intubiert und konventionell beatmet werden wenn:

- der Patient zunehmend eintrübt, komatös wird bzw. die Schutzreflexe aufgehoben sind.
- die Agitiertheit (motorische Unruhe) des Patienten zunimmt und nicht mehr beherrschbar ist.
- die Dyspnoe zunimmt, die Atemfrequenz > 35/Min. ansteigt (Hechelatmung) und das Atemzugvolumen abnimmt.
- die Sauerstoffsättigung unter der NIV nicht ansteigt bzw. sich die Blutgasanalyse unter der Beatmung nicht bessert.
- der erniedrigte pH-Wert in der BGA weiter abfällt.
- die Atemmuskulatur weiterhin überlastet ist (klinische Zeichen der respiratorischen Erschöpfung ➤ 13.6.1).
- eine Sekretretention auftritt, die häufiges endotracheales (ggf. bronchoskopisches) Absaugen erforderlich macht.
- der Kreislauf instabil wird bzw. Herzrhythmusstörungen auftreten.
- der Patient erbricht bzw. der V. a. eine Aspiration besteht.
- wenn sich der Zustand des Patienten, der die Beatmung erforderlich machte, nicht innerhalb einer angemessenen Zeit bessert.

Auch nach über einer Woche kann es noch zu einem sog. *NIV-Spätversagen* mit hyperkapnischer ARI kommen, die mit einer hohen Letalität einhergeht. Daher ist bei NIV eine aufmerksame Überwachung unerlässlich – auch wenn sich der Patient unter der NIV schon stabilisiert zu haben scheint.

KAPITEL

5

Frank Kirsch

Invasive Beatmung

DEFINITION

Invasive Beatmung: Beatmung über einen Endotrachealtubus (➤ Kap. 6) oder eine Trachealkanüle (➤ Kap. 7).

Im Gegensatz zur nichtinvasiven Beatmung (NIV, ➤ Kap. 4) erfordert die **invasive Beatmung** die Atemwegssicherung über einen Endotrachealtubus oder eine Trachealkanüle. Dies erlaubt i. d. R. alle Formen der Beatmung und damit eine bestmögliche Oxygenierung bzw. CO_2-Elimination bei gleichzeitig gutem Aspirationsschutz. Nachteilig sind jedoch die möglichen Komplikationen, allen voran die **VAP** (*Ventilator-assoziierte Pneumonie, Beatmungspneumie* ➤ 5.1.1).

Wann ist eine invasive Beatmung angezeigt?

In der Intensivmedizin ist eine **invasive Beatmung** indiziert bei:

- Akuter respiratorischer Insuffizienz (➤ Kap. 2) *und* Kontraindikationen für bzw. Versagen einer NIV
- Atemstillstand/Schnappatmung
- Akuter oder drohender Verlegung der Atemwege
- Tiefer Bewusstlosigkeit

Beatmung in der Palliativmedizin ➤ 9.6

5.1 Nebenwirkungen und Komplikationen der maschinellen Beatmung

Auswirkungen und Komplikationen der endotrachealen Intubation ➤ 6.12

Komplikationen bei Tracheotomie/Trachealkanüle ➤ 7.5

Jede Form der maschinellen Beatmung geht mit **unerwünschten Nebenwirkungen** einher, die nicht nur die Lunge selbst, sondern auch andere Organe betreffen. **Ursache** dieser Beatmungsnebenwirkungen ist vor allem der erhöhte intrathorakale Druck. Dieser steigt mit dem Beatmungsmitteldruck, der aus dem PEEP, dem Inspirationsdruck sowie der Inspirationsdauer resultiert [26].

5

WICHTIG

Beatmungsinvasivität

Die **Nebenwirkungen und Komplikationen** einer Beatmung sind umso ausgeprägter, je **invasiver** die Beatmung ist und je länger sie andauert.

PIF-Index als Maß für die Beatmungsinvasivität

Der **PIF-Index** errechnet sich aus den drei Beatmungsparametern, die die Sauerstoffversorgung verbessern können:
- **P**EEP (➤ 3.2.4)
- **I** : E (Atemzeitverhältnis, ➤ 3.2.1). Dabei entspricht ein I : E von:
  - 1: 2 = **0,5**
  - 1: 1 = **1**
  - 2: 1 = **2**
  - 2,5: 1 = **2,5** usw.
- **F**$_iO_2$ (inspiratorische Sauerstoffkonzentration, ➤ 3.2.3)

Die Werte werden miteinander multipliziert. Beispiele:
- Beatmung mit PEEP 5 mbar, I : E 1:2 und F_iO_2 0,3 (30 %) ergibt einen PIF von **0,75** (5 × 0,5 × 0,3)
- Beatmung mit PEEP 12 mbar, I : E 2:1 und F_iO_2 1,0 (100 %) ergibt einen PIF von **24**

Je höher der PIF, desto invasiver ist die Beatmung!

5.1.1 Nebenwirkungen und Komplikationen an der Lunge

Eine längerfristige maschinelle Beatmung kann die (erkrankte) Lunge zusätzlich schädigen. Dafür werden im Wesentlichen folgende **Ursachen** verantwortlich gemacht:

- Hohe inspiratorische Sauerstoffkonzentration (Sauerstofftoxizität ➤ 3.2.3).
- Großes Tidalvolumen (Volotrauma) mit Überdehnung der Alveolen. Eine lungenprotektive Beatmung mit Vt < 6 ml/kg IBW soll dies verhindern.
- Hoher Atemwegsdruck (Barotrauma) > 30 mbar. Beatmungsdruckwerte unter 30 mbar schädigen die Lunge wahrscheinlich nicht.
- Hoher inspiratorischer Druck bei niedrigem PEEP (hoher *Driving Pressure;* sollte möglichst < 14 mmHg sein) [25].
- Große Scherkräfte.
- Atelektrauma, d. h. Alveolen kollabieren in der Exspiration und werden endinspiratorisch wieder gedehnt. Ein ausreichend hoher PEEP über dem unteren Inflection Point kann das Kollabieren verhindern.
- Biotrauma (Entzündungsreaktion infolge Freisetzung von Zytokinen).[25, 26]

Beatmungsbedingtes pulmonales Volotrauma/Barotrauma

Lange galt ein hoher Beatmungsspitzendruck als ursächlich für eine (weitere) Schädigung der Lunge unter maschineller Beatmung. Inzwischen gilt als gesichert, dass vor allem hohe Tidalvolumina eine Schädigung der Lunge unter der Beatmung verursachen. Man spricht daher heute vor allem vom **pulmonalen Volotrauma** (auch *Volumentrauma* oder *Volutrauma*) und weniger vom **pulmonalen Barotrauma,** bzw. zusammenfassend von der **beatmungsbedingten Lungenschädigung** (*Ventilator Associated Lung Injury,* kurz **VALI,** auch *Ventilator Induced Lung Injury* kurz **VILI).**

Bei hohen Tidalvolumina wirken sehr große **Scherkräfte** in der Lunge. Diese Scherkräfte entstehen zwischen Lungenabschnitten, die sich normal oder schnell mit Luft füllen (normale oder schnelle Zeitkonstante) und solchen, die sich nur langsam füllen (langsame Zeitkonstante), und können über 100 mbar betragen. Zusätzlich werden durch hohe Tidalvolumina die „schnellen" Lungenbereiche überbläht, während die „langsamen" minderbelüftet werden. Durch die Überblähung der Alveolen kann es zur Zerreißung der alveolokapillären Membran kommen. Gefährdet sind vor allem Patienten mit Lungenerkrankungen (insbesondere wenn die Erkrankung inhomogen über die Lunge verteilt ist) da hier häufig sehr invasiv beatmet werden muss, um einen ausreichenden Gasaustausch sicherzustellen.

Auswirkungen des pulmonalen Volotraumas/Barotraumas

Durch die **Ruptur der Alveolen** entstehen zum einen Veränderungen des Lungenparenchyms in den betroffenen Lungenabschnitten, zum anderen kann Luft in die umgebenden Strukturen gelangen:

- Durch die Zerreißung der Alveolen wird das Kapillarstrombett zerstört, die Gefäßpermeabilität nimmt zu und Plasma kann in das Interstitium und in die Alveolen austreten. Zugleich entsteht in den betroffenen Lungenabschnitten eine Entzündungsreaktion. Das so entstehende intraalveoläre Ödem begünstigt die Entstehung von Atelektasen (➤ 2.2.4) und erhöht dadurch einen Rechts-Links-Shunt (➤ 2.2.4). Zudem wird die Surfactantfunktion gestört. Insgesamt sind die Auswirkungen eines Überdehnungstraumas den pathophysiologischen Abläufen beim ARDS sehr ähnlich, d. h. bei Patienten mit primär kranker Lunge (z. B. COPD oder ARDS) ist es nach einigen Wochen invasiver Beatmung oft nicht mehr möglich sicher zu beurteilen, welche Lungenschäden durch die primäre Erkrankung und welche durch die invasive Beatmung entstanden sind.
- Durch die Einrissstelle der Alveole kann Luft in das Mediastinum und den Pleuraraum gelangen, und zwar i. d. R. umso mehr, je höher der Beatmungsdruck und je größer das Tidalvolumen ist. So können ein (**Spannungs-**)**Pneumothorax** (➤ 2.3.11), ein **Pneumomediastinum** (Mediastinalemphysem) und/oder ein **Hautemphysem** entstehen.

Behandlung des pulmonalen Volotraumas/Barotraumas

Von den Auswirkungen eines pulmonalen Volo-/Barotraumas kann vor allem ein (Spannungs-)Pneumothorax den beatmeten Patienten rasch in eine lebensbedrohliche Situation bringen und muss daher umgehend behandelt werden (➤ 2.3.11). Ein Haut- oder Mediastinalemphysem dagegen ist für den Patienten zwar sehr unangenehm und evtl. mit Schmerzen verbunden, muss i. d. R. aber nicht behandelt werden. Selten ist bei Mediastinalemphysem eine Druckentlastung mittels kollarer Mediastinostomie erforderlich.

Zusätzlich werden beim pulmonalen Baro-/Volotrauma das Tidalvolumen und der Beatmungsdruck soweit wie möglich zurückgenommen. Sofern keine Kontraindikationen bestehen, wird eine dadurch entstehende Hyperkapnie zugunsten eines niedrigen Atemwegsdrucks und geringerer Tidalvolumina toleriert (permissive Hyperkapnie ➤ 12.6).

Lungenprotektive Beatmung ➤ 9.1.1

Ventilatorassoziierte Pneumonie

(Nosokomiale) Pneumonie ➤ 2.3.1

DEFINITION

Ventilatorassoziierte Pneumonie (**VAP** auch *Respiratoratorassoziierte* bzw. *Beatmungsassoziierte Pneumonie*, kurz *BAP* oder „Beatmungspneumonie"): Nosokomiale Pneumonie des intubierten/tracheotomierten Patienten, der seit mindestens 48 Stunden beatmet ist.

Die bisher meistverwendeten **Definitionskriterien** des **(E)CDC** *([European] Centers for Disease Control and Prevention)* umfassen:

- Neu aufgetretenes oder weiterhin bestehendes Infiltrat der Lunge *sowie*
- Mind. zwei der Kriterien purulentes Trachealsekret, Anstieg oder Abfall der Leukozyten, Fieber oder Hypothermie.

Diese Kriterien haben eine geringe Spezifität und Sensitivität, zudem erfordern sie mindestens zwei Röntgenaufnahmen. 2013 haben die CDC daher die **VAE-Definitionen** (*Ventilator-Associated Events*, d. h. beatmungsassoziierte Ereignisse) erstellt. Diese unterscheiden:

- **VAC** *(Ventilator Assosiated Conditions):* Patient, der bereits 48 Std. beatmet ist, zeigt nach zunächst stabiler Phase eine Verschlechterung der Beatmungssituation (PEEP-Erhöhung um mind. 3 cm H_2O oder FiO_2-Erhöhung um mind. 0,2) für mindestens 48 Std.
- **IVAC** *(Infection-Related Ventilator Associated Complication):* VAC plus Zeichen einer Infektion

(Leukozytose/-penie oder Fieber bzw. Hypothermie sowie Notwendigkeit einer neuen Antibiotikatherapie.
- **(P)VAP** *([Possible] Ventilator Asssociated Pneumonia):* Eitriges Trachealsekret und/oder mikrobiologischer Keimnachweis im Bronchialsystem.

Das Risiko für eine VAP steigt mit der Dauer und der Invasivität der Beatmung (höchste Pneumonierate zwischen 6.–10. Beatmungstag).

Bei einer Beatmungsdauer über 48 Stunden kann eine respiratorassoziierte Pneumonie als Sepsisquelle in Betracht gezogen werden (*Leitlinie Sepsis – Prävention, Diagnose, Therapie und Nachsorge* [17]. Laut Daten des KISS (Krankenhaus-Infektions-Surveillance-Systems) für die Jahre 2011–2015 treten bei invasiver Beatmung 3,65 Fälle von VAP bezogen auf 1 000 Beatmungstage auf (bei NIV lediglich 1,26 Fälle), diese verlängern den Aufenthalt auf der Intensivstation und erhöhen die Mortalität[27]. Als evtl. länger bestehende **(Spät-)Folgen der VAP** werden Einschränkungen der körperlichen und geistigen Leistungsfähigkeit, PTBS und chronisches Nierenversagen beschrieben.

5

Entstehung und Risikofaktoren der VAP

Ausgangspunkt der Beatmungspneumonie ist wahrscheinlich eine **Kolonisation** (Besiedelung mit potenziell pathogenen Erregern, hier vorwiegend gramnegative Bakterien und Sprosspilze) der Schleimhaut im Mund-Rachen-Raum (Oropharynx) bei gleichzeitig verminderter mikrobieller Clearance der Lunge. Die Kolonisation kann auch im Rahmen einer Pflegemaßnahme erfolgen, z. B. wenn zur Mundpflege bakteriell kontaminierter Tee verwendet wird.

Begünstigende Faktoren sind:
- Alter > 65 Jahre
- Beeinträchtigung des Immunsystems
- Fehlende/unzureichende Schutzreflexe, z. B. infolge neurologischer Beeinträchtigungen
- COPD
- Aspiration
- Langzeitintubation und Beatmung
- Reintubation
- Mikroaspiration (➤ 6.5.2)
- Verabreichung von Sedativa
- Operative Eingriffe

WICHTIG

Risikofaktor Endotrachealtubus/Trachealkanüle

Beim invasiv beatmeten Patienten stellt der **Tubus** bzw. die Trachealkanüle den bedeutendsten Risikofaktor dar. Er verhindert den Glottisschluss, stört den Schluckakt, schädigt die Schleimhaut im Rachen und in der Trachea, verhindert den Hustenstoß und stellt einen Fremdkörper dar, an dem Keime anhaften (adhärieren) können. Trotz korrekt geblocktem Endotrachealtubus können kleinste Sekretmengen aus dem Oropharynx in die Trachea gelangen *(Mikroaspiration)* und sich von dort aus in der Lunge ausbreiten. Insbesondere die nasale Intubation scheint ungünstig zu sein, da sie zusätzlich das Risiko einer Sinusitis erhöht.

Weiter werden als **prädisponierende Faktoren** angesehen:
- **Flachlagerung.** Eine Flach- oder gar Oberkörpertieflage begünstigt den Reflux von keimhaltiger Flüssigkeit aus dem Oropharynx und dem Magen. Dies gilt insbesondere für Patienten die tief sediert und relaxiert sind. Durch die häufig durchgeführte Stressulkus-Prophylaxe, bei der der pH des Magens auf 7 angehoben wird, kommt es zur Keimvermehrung im Magen, d. h. Sekret, das aus dem Magen in den Oropharynx zurückläuft, ist besonders keimhaltig. Deshalb sollte auf eine Stressulkusprophylaxe wenn möglich verzichtet werden.
- **Nasogastrale Sonden,** z. B. Magen- oder Duodenalsonde. Diese begünstigen wahrscheinlich das Aufsteigen von Keimen aus dem Magen-Darm-Trakt sowie einen Reflux von Magensaft und (Mikro-)Aspirationen.

Empfehlungen zur Prävention einer VAP

Die Kommission für Krankenhaushygiene und Infektionsprophylaxe am Robert Koch-Institut (RKI) und die CDC empfehlen unter anderem folgende **Maßnahmen zur Prävention einer VAP** bzw. eines VAE (auch ➤ 16.3.1):
- Hygienische Händedesinfektion, jeweils
  - Vor und nach Kontakt mit Tubus, Trachealkanüle bzw. Tracheostoma sowie dem Beatmungszubehör.

- Nach Kontakt mit Schleimhäuten, Atemwegssekret bzw. Gegenständen, die mit Atemwegssekret kontaminiert sind.
- Einmalhandschuhe tragen beim Kontakt mit Schleimhäuten und/oder Atemwegssekret bzw. damit kontaminierten Gegenständen.
- Wenn möglich orale Intubation statt nasaler Intubation.
- Bei Beatmungsdauer > 48 Std. Verwendung von Tuben mit der Möglichkeit der subglottischen Absaugung (➤ 6.5.1 und ➤ Abb. 6.26), diese kann kontinuierlich oder intermittierend erfolgen. Bei einer Umintubation ist das Risiko (z. B. Pneumonie durch Intervention) gegenüber dem Vorteil abzuwägen.
- Cuffdruck im Bereich 20–30 cm H_2O halten und regelmäßig kontrollieren (ggf. kontinuierliche Kontrolle, ggf. Überwachung durch Respirator und Steuerung abhängig vom Beatmungsdruck).
- Bei Patienten mit Kolonisation oder Atemwegsinfektion mit multiresistenten Erregern geschlossenes Absaugsystem verwenden, um Umgebungskontamination zu vermeiden (weitere Empfehlungen bezüglich des endotrachealen Absaugens ➤ 16.3.1).
- Auf angemessene Schmerztherapie achten, um eine schmerzbedingte Schonatmung zu vermeiden und eine frühzeitige Mobilisation zu erleichtern.
- Wechsel des Beatmungsschlauchsystems nicht häufiger als einmal wöchentlich sowie bei Bedarf (Verschmutzung, Defekt).
- Für die enterale Ernährung gilt:
  - Vor jeder Nahrungszufuhr korrekte Lage der Sonde prüfen
  - Menge der Nahrungszufuhr der Darmtätigkeit anpassen
  - Sofern keine Kontraindikationen vorliegen Oberkörperhochlagerung (30–45°, evtl. auch höher) vornehmen; wirkt nur in Kombination mit einem VAP-Bundle (➤ unten)
  - Bei kontinuierlicher Verabreichung von Sondenkost regelmäßig Pausen einlegen, um ein Ansäuern des Magen-pH-Werts zu ermöglichen
  - Ernährungssonde so früh wie möglich entfernen
- Oberköperhochlagerung ≥ 30°.
- Überwachung der Station auf Anzahl der Infektionen und Art der Erreger.
- Umfassende Schulungen des Personals in Hygienefragen, insbesondere aller neuen Mitarbeiter sowie aller Mitarbeiter beim Einsatz neuer Medizinprodukte (RKI 2013).
- SSD (selektive Darm Dekontamination) kann eine signifikante Senkung der Penumonie und Mortalität bewirken, soll aber nur bei ausgewählten Risikopatienten durchgeführt werden.
- Daten der Ergebnisse des Surveilancesystems sowie Beobachtungen durch Hygienefachkräfte sind zeitnah dem Behandlungsteam zu melden.

Darüber hinaus werden empfohlen:

- Oropharyngeale Dekontamination mittels Chlorhexidin, ergänzt durch gute „mechanische" Mundpflege (Zähne putzen, Zunge reinigen) v. a. bei kardiochirugischen Patienten sowie einer VAP-Rate > 10/1 000 Beatmungstage.
- Verwendung von Sedierungs- oder Weaningprotokollen.
- Frühmobiliserung.
- Tuben mit ultradünnen Tubusmanschetten (Blockung ohne Faltenbildung, ➤ 6.5.2) konnten in einer Studie in Kombination mit der subglottischen Absaugung Pneumonierate senken (wird von RKI als noch ungeklärt bezeichnet).
- Da es einen Zusammenhang zwischen dem Personalschlüssel und dem Auftreten von nosokomialen Infektionen gibt, ist eine ausreichende personelle Ausstattung notwendig.

PFLEGEPRAXIS

Maßnahmenbündel

Es hat sich gezeigt, dass die VAP-Rate durch die **Bündelung** bestimmter Maßnahmen (**VAP-Bundle**) reduziert werden kann. Je nach Autor variiert die Zusammensetzung dieses Maßnahmenbündels etwas:

- Händehygiene
- Oberkörperhochlagerung (mindestens 30°)
- Cuffdruck-Kontrolle
- Nasogastrale Sonde, Vermeidung einer Überdehnung des Magens
- Kein routinemäßiges endotracheales Absaugen
- Hygienische Mundpflege

Grundsätzlich wird die **Extubation zum frühestmöglichen Zeitpunkt** empfohlen; ggf. NIV in Erwägung ziehen.

5.1.2 Auswirkungen auf das Herz-Kreislauf-System

Aufhebung des Thorax-Pumpmechanismus

Unter Spontanatmung wirken die mechanischen Vorgänge während der Inspiration (➤ 1.3.2) wie eine Saugpumpe: Durch den intrathorakalen Unterdruck (im Verhältnis zum Atmosphärendruck) wird das venöse Blut aus dem extrathorakalen Bereich (also dem Bauchraum, den oberen Extremitäten und dem Kopf) in den Thoraxraum und damit zum Herzen hin „gesaugt". Des Weiteren sinkt durch den intrathorakalen Unterdruck auch der Druck im rechten Vorhof. Dadurch ist der venöse Rückstrom während der Inspiration erleichtert. Diese Vorgänge werden u. a. in den atemsynchronen Schwankungen des zentralen Venendrucks sichtbar. Die Druckschwankungen betragen nur wenige cmH_2O.

Dieser **Thorax-Pumpmechanismus** wird durch eine Überdruckbeatmung beeinträchtigt:

- Während der Inspiration herrscht ein Überdruck im Thorax, der sich auch auf den rechten Vorhof überträgt. Dadurch ist der venöse Rückstrom des Blutes zum Herzen während der Inspirationsphase erschwert, was einen Abfall des Herzzeitvolumens (HZV) und ein Absinken des arteriellen Blutdrucks zur Folge haben kann.
- Ist der intrathorakale Druck auch während der Exspiration erhöht, z. B. weil ein PEEP oder eine CPAP-Atmung eingestellt ist, sind die oben beschriebenen Auswirkungen auf den Kreislauf stärker ausgeprägt.

Normalerweise führen physiologische Regulationsmechanismen (z. B. Ausschüttung von Stresshormonen) dazu, dass sich der Venendruck erhöht. Dies kompensiert den erschwerten venösen Rückstrom, allerdings nur bei normalem Blutvolumen und intakter Venentonisierung. Sind diese Bedingungen z. B. wegen einer Hypovolämie oder einer medikamentös bedingten Gefäßerweiterung nicht erfüllt, bleibt der venöse Rückstrom gestört. Auch eine Analgosedierung kann (Mit-)Ursache für einen Blutdruckabfall sein.

In diesen Fällen ist dann eine Infusionstherapie und ggf. die Gabe von Katecholaminen angezeigt, um einen Blutdruckabfall zu verhindern bzw. zu beheben.

Kompression der Lungenkapillaren und Rechtsherzbelastung

Während der Überdruckbeatmung nehmen bei der Inspiration sowohl der intraalveoläre Druck als auch das Lungenvolumen zu. Die alveolären Kapillaren, die vom alveolären Druck umgeben sind, werden dadurch komprimiert. Dies kann eine **Rechtsherzbelastung** (Erhöhung der rechtsventrikulären Nachlast) verursachen. Patienten ohne Herz-Kreislauf-Erkrankungen können dies i. d. R. gut tolerieren, bei schwerer Herzinsuffizienz jedoch kann es zu einer Verstärkung bzw. schlimmstenfalls einer Dekompensation der Rechtsherzinsuffizienz kommen. Im Extremfall ist der alveoläre Druck höher als der kapilläre Druck, d. h. die betroffenen Lungenbereiche sind zwar gut belüftet, nehmen aber nicht am Gasaustausch teil, weil sie nicht durchblutet sind (Shuntvolumen steigt ➤ 2.2.4).

5.1.3 Auswirkungen auf die Muskulatur

Auswirkungen auf das Zwerchfell

Durch die Inaktivität der Atemmuskulatur kann es innerhalb von 24 Stunden zu einer Schädigung des Zwerchfells kommen. Dieses wird als **beatmungsinduzierte diaphragmale Dysfunktion** (*Ventilator Induced Diaphragmatic Dysfunction, kurz* **VIDD**) bezeichnet. Hierbei kommt es zu einer Atrophie der Muskulatur sowie einem zellulären Umbau der Muskelzellen.

Um dieser Atrophie vorzubeugen, sollten frühzeitig Beatmungsformen gewählt werden, die es dem Patienten erlauben, einen höheren Anteil der Atemarbeit zu leisten. Dabei ist der tägliche Aufwachversuch sowie die Benutzung von Sedierungs- und Weaningprotokollen hilfreich (➤ Kap. 13).

Auf der Intensivstation erworbene Muskelschwäche

DEFINITION

Die **auf der Intensivstation erworbene Muskelschwäche** (*Intensive Care Unit Acquired Weakness,* **ICU-AW**) ist eine schwere Komplikation kritisch kranker

Patienten, oft mit bereits im Frühstadium der Erkrankung auftretender fortschreitender Tetraparese.
Unterschieden werden die **Critical illness Polyneuropathie (CIP)** und die **Critical Illness Myopathie (CIM).** Mischformen sind häufig.
Die ICU-AW verlängert die Dauer der invasiven Beatmung, erhöht die Letalität deutlich und kann langfristige Leistungseinschränkungen nach sich ziehen.

Als **Risikofaktoren** gelten:

- Schwere der Erkrankung: Je schwerer der Patient erkrankt ist, desto häufiger tritt eine ICU-AW auf. Ein hohes Risiko besteht z. B. bei Sepsis oder Multiorganversagen
- Dauer der Intensivbehandlung/der Beatmungstherapie (je länger desto höher das Risiko)
- Immobilität
- Katecholamin- oder Kortikoidtherapie, Muskelrelaxanzien
- Inadäquate Ernährung
- Hyperglykämie
- Hyperosmolarität

Bei schwerkranken Intensivpatienten sollten ein ICU-AW-Screening durchgeführt und die Risikofaktoren möglichst vermieden werden. Patienten mit ICU-AW sollten möglichst früh vom Respirator entwöhnt und mobilisiert werden sowie eine angepasste Physiotherapie erhalten. Bei der Auswahl einer Reha-Maßnahme ist die Erkrankung zu berücksichtigen.

5.1.4 Auswirkungen auf die Nierenfunktion

Eine Überdruckbeatmung beeinträchtigt in vielen Fällen auch die **Nierenfunktion.** Insbesondere zu Beginn der Beatmungstherapie nimmt die Urinausscheidung ab und es kommt zur Flüssigkeitsretention mit generalisierter Ödemneigung auch in der Lunge. Als **Ursache** dafür kommen mehrere Faktoren bzw. deren Zusammenwirken in Betracht:

- Durch die Abnahme des Herzzeitvolumens und des arteriellen Blutdrucks (Aufhebung des Thorax-Pumpmechanismus siehe oben) sinkt der Perfusionsdruck der Nieren.
- Im Bereich des linken Vorhofs liegen Dehnungsrezeptoren, die an der Volumenregulation des Organismus beteiligt sind. Bei vermehrter Dehnung des linken Vorhofs (Hypervolämie) sezernieren sie ANF (atrialer natriuretischer Faktor, auch ANP, d. h. atriales natriuretisches Peptid), das die Diurese steigert. Während der Überdruckbeatmung wird das Herz durch die starke Zunahme des Lungenvolumens komprimiert, d. h. die Wandspannung im linken Vorhof ist vermindert und gleicht daher der Situation bei Hypovolämie. Die Volumenregulationsmechanismen des Organismus streben daher eine Flüssigkeitsretention an (vermehrte Ausschüttung von ADH, d. h. antidiuretisches Hormon).
- Der erhöhte intrathorakale Druck vermindert den venösen Rückstrom. Dadurch kann auch der Druck in den Nierenvenen ansteigen, was eine Funktionseinschränkung der Nieren verursachen kann.
- Sekundärer Hyperaldosteronismus durch Stimulation des Renin-Angiotensin-Aldosteron-Systems.

WICHTIG

Sowohl die Auswirkungen auf die Nierenfunktion als auch die auf Leber und Gastrointestinaltrakt (➤ unten) sind **geringer ausgeprägt** bei Patienten, deren Gefäßsystem ausreichend gefüllt und deren Blutdruck und Herzzeitvolumen im Normbereich ist. [26]

5.1.5 Auswirkungen auf Leber und Gastrointestinaltrakt

Der erhöhte intrathorakale Druck sowie der Abfall des HZV beeinträchtigen auch die Durchblutung der **Leber.** Durch die Abnahme des Herzzeitvolumens nimmt auch die Leberdurchblutung ab. Daneben steigt durch den erhöhten Druck in der intrathorakalen unteren Hohlvene auch der Druck in den Lebervenen, was zu einer Stauungsleber führen kann.

Insbesondere bei hohen PEEP-Werten in Kombination mit einer Katecholamintherapie kann eine *sklerosierende Cholangitis* als ernste Komplikation von Leberfunktionsstörungen auftreten [28]. Vergleichbares geschieht an den Organen des **Magen-Darm-Trakts** (Magen, Duodenum, Pankreas, Dünn- und Dickdarm). Auch hier nimmt aufgrund des verminderten HZV die Perfusion der Organe ab.

5.1.6 Auswirkungen auf das zentrale Nervensystem

Posttraumatisches Stress-Syndrom, Angst und Depression des beatmeten Patienten ➤ 10.6.1

Der durch die Überdruckbeatmung erhöhte intrathorakale Druck kann sich auch auf das **zentrale Nervensystem,** insbesondere auf das Gehirn, auswirken:

- Durch die Erhöhung des intrathorakalen Drucks steigt auch der ZVD, d. h. der venöse Rückstrom aus den Hirnvenen ist behindert. Dadurch nimmt das intrazerebrale Blutvolumen zu, wodurch der intrakranielle Druck (Hirndruck) ansteigt und der zerebrale Perfusionsdruck abnimmt. Ein bereits erkrankungsbedingt erhöhter Hirndruck kann dadurch weiter ansteigen (➤ 9.2.1).
- Infolge des verminderten HZV sinkt auch der mittlere arterielle Druck und damit der zerebrale Perfusionsdruck (➤ 9.2.1).

Neben dem Beatmungsdruck haben auch die Blutgase und hier insbesondere die pCO_2-Werte **Auswirkungen auf die Hirndurchblutung und den Hirndruck:**

- Bei Hyperkapnie (➤ 9.2.2) – auch bei permissiver Hyperkapnie im Rahmen einer maschinellen Beatmung (➤ 12.6) – kommt es zu einer Vasodilatation der Blutgefäße im Gehirn. Dadurch nimmt das Blutvolumen im Gehirn zu und der (evtl. bereits erkrankungsbedingt erhöhte) Hirndruck steigt an.
- Umgekehrt kommt es bei Hypokapnie (➤ 9.2.2) zu einer vorübergehenden Vasokonstriktion der Blutgefäße im Gehirn mit Abnahme des zerebralen Blutvolumens und des Hirndrucks. Diesen Effekt kann man sich bei der Beatmung von Patienten mit erhöhtem Hirndruck zunutze machen (➤ 9.2.2).

5.2 Atemgasklimatisierung

DEFINITION

Atemgasklimatisierung *(Atemgaskonditionierung):* Befeuchtung und Erwärmung der Atemgase beim intubierten oder tracheotomierten Patienten sowie bei NHF(O)T.

Derzeit zwei Verfahren gebräuchlich:

- **Aktive Befeuchtungssysteme** führen der Atemluft Wärme und Wasser zu (die Inspirationsluft wird zu 100 % mit Wasserdampf gesättigt).
- **Passive Befeuchtungssysteme** (*Heat and Moisture Exchanger,* kurz *HME,* d. h. Wärme- und Feuchtigkeitstauscher, auch *künstliche Nasen* genannt) entziehen der Exspirationsluft Wärme und Wasser und geben sie während der nächsten Inspiration wieder an die Atemluft ab.

5.2.1 Grundlagen der Atemgasklimatisierung

Physikalische Grundlagen: Absolute und relative Feuchtigkeit

Ein Gasgemisch kann eine bestimmte Menge Wasserdampf (Feuchtigkeit) aufnehmen. Diese Menge ist umso größer, je wärmer das Gas ist (➤ Abb. 5.1).

WICHTIG

Absolute und relative Feuchtigkeit

Der tatsächliche Wassergehalt pro Volumeneinheit Luft ist die **absolute Feuchtigkeit**. Die pro Volumeneinheit Luft maximal mögliche Wassermenge ist die **maximale Feuchtigkeit**. Ist diese maximal mögliche Wassermenge in der Luft enthalten, so ist die Luft zu 100 % **gesättigt.** Aus absoluter und maximaler Feuchtigkeit errechnet sich die relative Feuchtigkeit:

Relative Feuchtigkeit (%) =
(Absolute Feuchtigkeit : Maximale Feuchtigkeit) × 100

Die **relative Luftfeuchtigkeit** gibt an, wie viel Prozent der maximalen Feuchtigkeit in der Luft enthalten sind.

Beispiel: 10 °C-warme Luft kann maximal 9 mg Wasser pro Liter Luft aufnehmen. Ist die Luft 37 °C warm, sind maximal 44 mg Wasser pro Liter Luft enthalten. Sind diese Wassermengen jeweils in der Luft enthalten, so liegt die relative Luftfeuchtigkeit in beiden Fällen bei 100 % (absolute Feuchtigkeit entspricht der maximalen Feuchtigkeit). Bleibt dagegen die absolute Feuchtigkeit gleich, also z. B. 9 mg pro Liter Luft, und ändert sich die Lufttemperatur, z. B. von 10 °C auf 37 °C, so sinkt die relative Feuchtigkeit in diesem Beispiel von 100 % auf 21 %, d. h. die absolute Feuchtigkeit bleibt gleich, die relative Feuchtigkeit ändert sich.

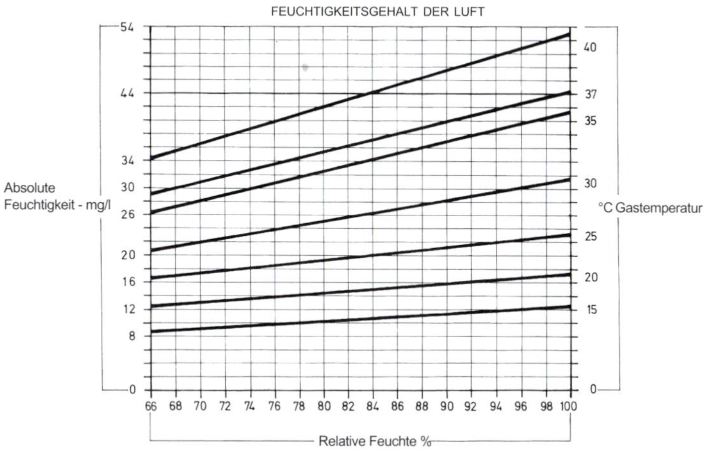

Abb. 5.1 Der Feuchtigkeitsgehalt der Luft hängt von der Temperatur ab. Je wärmer die Luft ist, desto mehr Feuchtigkeit kann sie aufnehmen. [A400]

Atemgasklimatisierung bei Nasenatmung

Die Atemgasklimatisierung beim spontan atmenden (nicht intubierten oder tracheotomierten) Patienten erfolgt vor allem in den oberen Luftwegen. Hier wird die Atemluft durch den Kontakt mit den zahlreichen dünnwandigen Blutgefäßen der Nasenhöhlen erwärmt (Nasenschleimhaut gibt *Strahlungswärme* ab). Durch den verzweigten Aufbau der Nasenhöhlen entsteht eine turbulente Gasströmung; dies bewirkt einen intensiven Kontakt der Atemluft mit der Nasenschleimhaut. Die Drüsen der Nasenschleimhaut befeuchten die Atemluft, d. h. sie geben Wasser an die Atemluft ab (➤ Tab. 5.1).

Inspiration. Bereits im Nasen-Rachen-Raum wird die Atemluft auf ca. 34 °C erwärmt und auf 80–90 % relative Feuchtigkeit aufgesättigt, d. h. die unterhalb des Kehlkopfs ankommende Atemluft enthält bereits 35 mg Wasser/l Luft (bei Atmung durch den Mund nur etwa 28 mg/l). Die Schleimhäute von Trachea und Bronchien erwärmen die Atemluft weiter auf etwa 37 °C und fügen ihr weitere 9 mg Wasser pro Liter zu, sodass die Atemluft bei Eintritt in die Alveolen zu 100 % gesättigt ist, d. h. sie enthält etwa 44 mg Wasser pro Liter.

Exspiration. Während der Exspiration kühlt die Atemluft auf ca. 32 °C ab und gibt dabei insgesamt etwa 10 mg Wasser pro Liter an die Schleimhäute ab (ca. 2 mg in Bronchien und Trachea, ca. 8 mg im Nasen-Rachen-Raum). Die Ausatemluft ist 32 °C warm und enthält 34 mg Wasser pro Liter, d. h. sie ist zu 100 % mit Feuchtigkeit gesättigt.

WICHTIG

Perspiration insensibilis

Insgesamt verliert ein Erwachsener etwa 250–300 ml Wasser pro Tag mit der Ausatemluft (*Perspiratio insensibilis*, d. h „unsichtbarer" Wasserverlust).

Tab. 5.1 Temperatur und Wassergehalt der Atemluft bei Nasenatmung (absolute Feuchtigkeit in mg/l, relative Feuchtigkeit in %).

	Nase	Aufnahme/Abgabe von Wasser im Nasen-Rachen-Raum	Obere Trachea	Aufnahme/Abgabe von Wasser in Trachea und Bronchien	Alveolen
Einatmung	22 °C 50 % 10 mg/l	+25 mg/l	35 mg/l	+9 mg/l	37 °C 100 % 44 mg/l
Ausatmung	32 °C 100 % 34 mg/l	–8 mg/l	42 mg/l	–2 mg/l	37 °C 100 % 44 mg/l

5

Atemgasklimatisierung beim intubierten/ tracheotomierten Patienten

Durch die Intubation oder Tracheotomie werden die physiologischen Funktionen der oberen Atemwege ausgeschaltet. Die Atemgasklimatisierung beschränkt sich dann auf die Trachea und die Bronchien, die damit eine unphysiologisch hohe Befeuchtungsleistung erbringen müssen. Dadurch kommt es rasch zur Eindickung des Schleims, was die Funktion des Flimmerepithels beeinträchtigt (➤ Abb. 1.4): Die Bewegungen der Zilien (normal ca. 100/Min.) verlangsamen sich und sistieren innerhalb kurzer Zeit völlig (z. B. nach ca. 10 Min. bei relativer Feuchtigkeit < 50 % bzw. nach 3–5 Min. bei relativer Feuchtigkeit von 30 %).

Dies kann **gravierende Folgen** haben:

- Die Viskosität des Schleims nimmt zu, es kann zu Sekretstau und -inkrustationen kommen. Dadurch steigt die Gefahr einer Verlegung der Atemwege und/oder des Tubus bzw. der Trachealkanüle. Der Atemwegswiderstand nimmt zu, die Compliance (➤ 1.3.5) ab. Zudem entsteht ein guter Nährboden für Keime.
- Die Aktivität des Surfactant (➤ 1.2) wird reduziert, dadurch steigt die Gefahr der Atelektasenbildung.
- Mukozilliäre Clearance wird reduziert.
- Die Anfälligkeit für pulmonale Infekte nimmt zu.
- Langfristig kühlt der Patient aus (Hypothermie).

Darüber hinaus reizt zu kühle Atemluft die Bronchialschleimhaut und kann schlimmstenfalls eine *Bronchospastik* verursachen.

Insgesamt verschlechtert eine unzureichende Atemgasbefeuchtung und -erwärmung den pulmonalen Gasaustausch.

VORSICHT!

Auch wenn der Patient nur kurzfristig intubiert oder tracheotomiert ist müssen die **Atemgase immer klimatisiert** werden, um die negativen Auswirkungen von trockener und kalter Atemluft zu vermeiden.

Nicht nur die Zufuhr von zu kalter und trockener Luft, auch die Zufuhr von **überhitzten Atemgasen** sind für den Patienten gefährlich. Bereits bei Temperaturen über 40 °C entstehen thermische Schäden der Tracheal- und Bronchialschleimhaut. Eine Zufuhr überhitzter Atemgase ist nur möglich beim Einsatz aktiver Atemgasbefeuchter.

5.2.2 Aktive Befeuchtungssysteme

Aktive Befeuchtungssysteme sind Geräte, die in den Inspirationsschenkel des Beatmungssystems eingebaut werden und dort der Inspirationsluft Wasser und Wärme zuführen.

Zwei Gerätegruppen werden unterschieden: **Verdampfer** und **Vernebler.**

Verdampfer

Verdampfer erzeugen unsichtbaren Wasserdampf. Beim Einsatz von Verdampfern wird die Inspirationsluft durch eine Kammer geleitet, in der sich beheiztes Wasser befindet. Abhängig davon, wie der Kontakt zwischen Atemluft und Wasser erfolgt, werden drei Gerätetypen unterschieden:

- **Durchströmungsverdunster** (*Durchlaufverdunster* bzw. *Kaskadenverdampfer*). Bei diesen Geräten durchperlt das Atemgas ein beheiztes Wasserbad.
- **Oberflächenverdunster.** Bei diesen Geräten wird die Luft über die Oberfläche des erwärmten Wassers geleitet. Die Wasseroberfläche (und damit die Befeuchtungsleistung) wird dadurch vergrößert, dass im Wasserbad ein hygroskopischer (d. h. Wasser bindender) Docht aus Löschpapier steht. Im Gegensatz zu den Durchströmungsverdunstern, bei denen bei Spontanatmung das Atemgas durch das Wasserbad durchgesaugt werden muss, erhöhen Oberflächenverdunster den Durchatemwiderstand praktisch nicht.
- **Gegenstromverdampfer.** Bei diesen Geräten wird das Wasser in der Befeuchterkammer mittels Pumpe über eine sehr große Fläche geleitet. Das Atemgas strömt in entgegengesetzter Richtung durch die Befeuchterkammer.

Klinisch relevant ist die Unterscheidung zwischen Systemen mit integrierter Schlauchheizung und solchen ohne beheizte Schläuche.

Bei **Systemen ohne beheizte Schläuche** beträgt der Wassergehalt des Inspirationsgases nach Passage des Verdampfers (100 % rel. Luftfeuchtigkeit vorausgesetzt) ca. 130 mg/l, bei 70 °C sogar 198 mg/l. Auf dem Weg durch den Inspirationsschlauch kühlt das Atemgas ab und ist am Y-Stück (also unmittelbar vor dem Tubus bzw. der Trachealkanüle) noch ca. 37 °C warm, der Wassergehalt beträgt also nur noch 44 mg/l. Während die Luft zwischen Verdampfer und Y-Stück abkühlt, kondensiert das überschüssige Wasser (rund 1 ml/Min. bei einem AMV von 7,5 l/Min.) im Inspirationsschlauch. Auch im Exspirationsschlauch kommt es zum Niederschlag von Wasserdampf an der Wand des Schlauchs, da die Exspirationsluft i. d. R. wärmer ist als die Raumtemperatur. In beiden Fällen können sich Wasseransammlungen („Pfützen") bilden, die den Atemwiderstand erhöhen, eine Selbsttriggerung des Respirators auslösen können und zudem einen guten Nährboden für Keime darstellen. Um solche Wasseransammlungen zu vermeiden, sind in die Beatmungsschläuche *Kondenswasserabscheider* (sogenannte *Wasserfallen*) eingebaut, in die hinein das überschüssige Wasser ablaufen, jedoch nicht ins Schlauchsystem zurückgelangen kann.

Diese Nachteile entfallen bei **Systemen mit beheizten Schläuchen** (z. B. Fisher & Paykel 950, MR 850, Draeger Aquapor H300®, HAMILTON-H900). Bei diesen Systemen wird das Atemgas im Verdampfer auf 36 °C erwärmt und zu 100 % mit Wasser gesättigt. Im Inspirationsschlauch wird das Atemgas durch Heizdrähte (entweder im Schlauch eingebaut oder außen am Schlauch angebracht) weiter erwärmt auf 37 °C. Dadurch sinkt die relative Luftfeuchtigkeit des Atemgases und es kondensiert kein Wasser im Schlauch. Auch die Ausatemluft im Exspirationsschlauch kann erwärmt werden, dadurch findet auch im Exspirationsteil keine Kondensation statt. Obwohl die Schläuche trocken aussehen, ist die Inspirationsluft nahezu vollständig mit Wasser gesättigt (➤ Abb. 5.2).

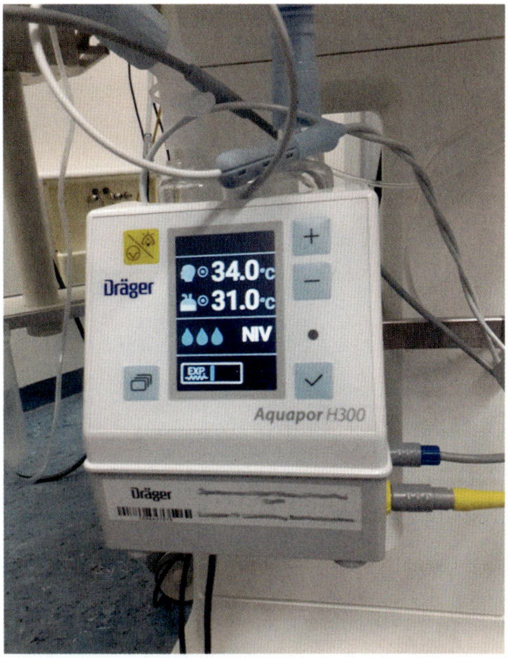

Abb. 5.2 Aktiver Atemgasbefeuchter, hier der Aquapro H 300 mit integrierter Schlauchheizung. Die Heizdrähte in den Beatmungsschläuchen erwärmen die Inspirations- bzw. Exspirationsluft nochmals, dadurch bildet sich kein Kondenswasser und Wasserfallen (Kondenswasserabscheider) sind nicht erforderlich. [M251]

Vernebler

Vernebler (Ultraschallvernebler oder Düsenvernebler) erzeugen Wassertröpfchen. Diese können bei einer Kontamination des Systems als Vehikel für Keime dienen, die dann zusammen mit den Wassertröpfchen in die Alveolen gelangen. Zudem kann es zu Wasseransammlungen (Kondenswasserbildung) in den Schläuchen kommen, was hygienische Gefahren birgt und den Widerstand im Beatmungsschlauchsystem erhöht. Darüber hinaus können Ultraschallvernebler eine Überwässerung des Patienten hervorrufen. Wegen dieser Risiken werden Vernebler praktisch nicht mehr zur Atemgaskonditionierung beim beatmeten Patienten verwendet, sondern sind nur noch zum Vernebeln von Medikamenten indiziert.

Anforderungen an aktive Atemgasbefeuchter

Geräte zur Atemgasanfeuchtung sollen folgende Merkmale aufweisen:

- Die Kontrolle der Atemgastemperatur erfolgt patientennah (i. d. R. am Y-Stück)
- Der Befeuchter erwärmt das Atemgas so, dass es am Y-Stück mindestens 36 °C warm ist (ideal: Atemgastemperatur entspricht der Körpertemperatur des Patienten – Ausnahme: Hohes Fieber) und die relative Luftfeuchtigkeit 80–100 % beträgt
- Die Befeuchtungsleistung ist auch bei hohem Flow und Atemminutenvolumen optimal

- Die aktuelle Atemgastemperatur wird optisch angezeigt
- Warneinrichtungen signalisieren Wassermangel und Atemgastemperaturen unter 35 °C bzw. über 40 °C
- Das Gerät besitzt eine geringe Compliance und Resistance und ist mit einer CE-Kennzeichnung versehen

PFLEGEPRAXIS

Beim Einsatz von aktiven Atemgasbefeuchtern beachten:

- Kondenswasserabscheider (Wasserfallen) befinden sich am tiefsten Punkt der Inspirations- bzw. Exspirationsschläuche. Dazu ggf. die Schläuche entsprechend positionieren.
- Kondenswasser nicht in den Vorratsbehälter zurückführen (Kontaminationsgefahr).
- Jeweils vor dem Positionieren des Patienten und vor Lageveränderungen der Beatmungsschläuche sicherstellen, dass sich in den Schläuchen keine zusätzlichen Wasseransammlungen gebildet haben (kann z. B. passieren, wenn die Wasserfallen nicht am tiefsten Punkt des Schlauchs sitzen) und diese ggf. in die Kondenswasserabscheider entleeren, um zu vermeiden, dass die Wasseransammlungen während des Umlagerns Richtung Tubus laufen und aspiriert werden.
- Füllungsstand der Befeuchtungskammer bzw. der Waserzufuhr regelmäßig kontrollieren und ggf. steriles Wasser nachfüllen/Zufuhr austauschen, um ein „Trockenfahren" (Beatmung mit unzureichend angefeuchteter bzw. trockener Atemluft) zu verhindern.
- Überwärmte Gase bilden eine Gefahr für den Patienten und können möglicherweise unbemerkt als sog. **Hot Shots** nach Unterbrechung der Beatmung auftreten (z. B. wenn der Respirator im Rahmen einer Umintubation oder Bronchoskopie abgeschaltet wurde, die Heizung aber weiter in Betrieb war). Um dies zu verhindern nach Wiederinbetriebnahme des Respirators zunächst einige Atemzüge durch das Schlauchsystem leiten bevor der Patient wieder angeschlossen wird.
- Bei unterkühlten Patienten darauf achten, dass die Atemgastemperatur der Körpertemperatur entspricht. Bei Hypothermie kann es ansonsten zur Kondensation von Wasser in den Luftwegen kommen.

Das Beatmungsschlauchsystem wird entsprechend der Klinik-/Abteilungsstandards gewechselt. Das Robert Koch-Institut (RKI) empfiehlt einen Beatmungssystemwechsel nicht häufiger als alle 7 Tage (➤ 16.3).

5.2.3 Passive Befeuchtungssysteme

Passive Befeuchtungssysteme sollten zwischen den Tubus/die Trachealkanüle und das Y-Stück des Beatmungsschlauchsystems bzw. die Tubusverlängerung angebracht werden, da sie hier am effektivsten wirken.

WICHTIG

Wirksamkeit vs. Risiko der Sekretverlegung

Je näher das passive Befeuchtungssystem am Patienten (Tubus) platziert ist, desto besser ist seine Wirkung. Die ideale Platzierung ist direkt an Tubus bzw. Trachealkanüle, hier ist jedoch die **Gefahr einer Sekretverlegung** am größten, zudem kann durch das Gewicht des Filters Zug auf den Tubus/die Trachealkanüle entstehen. Daher sind die Filter in der Praxis oft zwischen Tubusverlängerung und Y-Stück angebracht, wo sie etwas weniger effektiv sind. Dabei können Tubusverlängerungen mit kleinem oder variablem Totraum verwendet werden.

Aufbau passiver Befeuchtungssysteme

Die äußere Hülle des passiven Atemgasbefeuchters besteht aus festem Kunststoff (➤ Abb. 5.3). Darin befinden sich hygroskopische (wasseranziehende) Materialien, z. B. spezielle Papiere, Schwämme aus Zellulose, Polyurethan oder Polyethylen. Diese Materialien nehmen die Wärme und Feuchtigkeit der Exspirationsluft auf und speichern sie. Bei manchen Filtern sind die hygroskopischen Materialien zusätzlich mit Magnesium-, Kalzium- oder Lithiumsalzen beschichtet. Dies verbessert die Leistung (Speicherkapazität) der Filter.

Funktion passiver Befeuchtungssysteme

Passive Befeuchtungssysteme imitieren die **Funktion der Nase** (daher auch die Bezeichnung „künstliche Nase"). Die Feuchtigkeit der Ausatemluft kon-

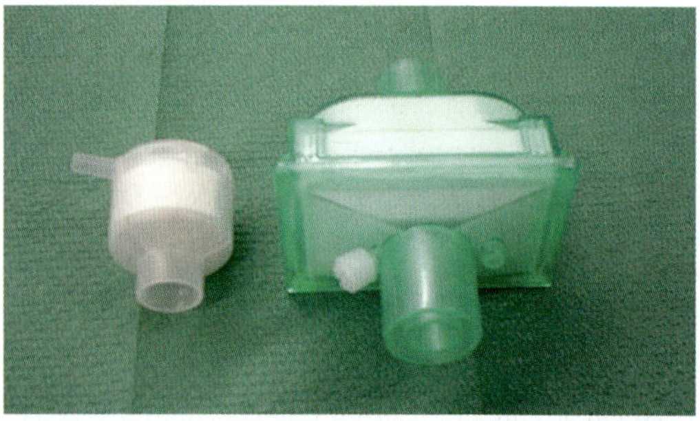

Abb. 5.3 Passive Atemgasbefeuchter. Rechts für beatmete Patienten (je ein Anschluss für Beatmungsschlauchsystem und [Verlängerung von] Tubus/Trachealkanüle), links passiver Befeuchter für Patienten, die spontan über eine Trachealkanüle atmen mit Anschluss für Sauerstoffzufuhr. [M251]

densiert und wird mit der Wärme in den hygroskopischen Stoffen eines Filters gespeichert. Bei der nachfolgenden Inspiration geben die Filter die gespeicherte Feuchtigkeit und Wärme wieder ab (daher auch die Bezeichnung *Heat and Moister Exchanger* [HME], d. h. Wärme- und Feuchtigkeitsaustauscher). Dadurch wird die Inspirationsluft in ausreichendem Maß angefeuchtet und erwärmt. Die Befeuchtungsleistung wird schon nach kurzer Zeit erreicht.

Zusätzlich dienen viele HME auch als Bakterien- und Partikelfilter. Dies kann auf mechanischem oder elektrostatischem Weg erfolgen.

Auswahl der HME-Filter

Die verschiedenen erhältlichen HME-Filter unterscheiden sich hinsichtlich Befeuchtungs- und Erwärmungsleistung, Totraumvolumen, Beatmungswiderstand und Standzeit. Dies sind gleichzeitig die **Kriterien,** die maßgeblich sind für die **Auswahl von HME-Filtern:**

- Die hinter dem HME-Filter gemessene Feuchtigkeitsmenge variiert zwischen 20 und 32,2 mg H_2O/l Atemluft, die Temperatur zwischen 28 und 32 °C. Die Befeuchtungsleistung eines HME-Filters gilt als gut, wenn sie über 30 mg/l Atemluft [29] liegt und wenn der Wasserverlust des Filters weniger als 7 mg H_2O/l Atemluft beträgt.
- Das Totraumvolumen der Filter variiert zwischen 30 und über 100 ml. In Kombination mit einer Tubusverlängerung zur Zugentlastung („Gänsegurgel") kann das Totraumvolumen auf 130 ml ansteigen. Grundsätzlich sollte das Totraumvolumen eines HME-Filters so gering wie möglich sein (< 50 ml; [29]) und den funktionellen Totraum um nicht mehr als 40 % erhöhen.
- Bei Bedarf sollte ein Anschluss zur Atemgasanalyse vorhanden sein (CO_2-Port).
- Der Widerstand des Filters sollte möglichst gering sein (< 2 mbar bei Flow von 60 l/Min.; wie hoch der Widerstand eines Filters ist, kann den Herstellerangaben entnommen werden).

Weitere Kriterien für die Auswahl sind die **Standzeit** des HME-Filters (i. d. R. 24 oder 48 Stunden, längere Standzeiten werden diskutiert) sowie der Preis.

Passive Befeuchtungssysteme für intubierte/tracheotomierte Patienten unter maschineller (Langzeit-)Beatmung müssen die DIN-EN-ISO-9360–1:2009-Norm, HME für Patienten mit künstlichem Luftweg unter Spontanatmung müssen die DIN-EN-ISO-9360–2:2009-Norm erfüllen.

Vorteile, Nachteile und Kontraindikationen passiver Befeuchtungssysteme

Passive Atemgasbefeuchter haben gegenüber den aktiven Befeuchtungssystemen folgende **Vorteile:**

- Sie sind erheblich preiswerter
- Sie sind energieunabhängig (wichtig v. a. bei Transport des Patienten)
- Eine Überhitzung der Atemgase ist ausgeschlossen

Passive Atemgasbefeuchter werden sowohl für kurzzeitige (Nach-)Beatmungen als auch in der Langzeitbeatmung eingesetzt.

Nachteile gegenüber den aktiven Befeuchtungssystemen sind:

- Der Filter kann durch abgehustetes Trachealsekret verlegt werden, diese Gefahr besteht vor allem bei stark verschleimten, tracheotomierten Patienten, bei denen keine Tubusverlängerung zwischen Filter und Trachealkanüle eingebaut ist. Bei **Sekretverlegung** des Filters ist eine maschinelle Beatmung evtl. nicht mehr in vollem Umfang (Erhöhung des Beatmungsdrucks bzw. Abnahme des Tidalvolumens) oder im Extremfall (bei totaler Verlegung des Filters) gar nicht mehr möglich. Patienten, die teilweise oder vollständig spontan atmen, sind bei einer Sekretverlegung des Filters besonders gefährdet, da die Verlegung die Atemarbeit enorm erhöht. Der verlegte Filter muss umgehend ausgetauscht werden.
- Als problematisch wird die Tatsache angesehen, dass der Filter den funktionellen Totraum vergrößert (➤ 1.3.4). Die durch den Filter und ggf. die Tubusverlängerung bedingte **Totraumvergrößerung** beträgt bei Erwachsenen etwa 30–150 ml.
- Der Filter erhöht den **Durchatemwiderstand** und damit die Atemarbeit. Bei beatmeten Patienten ist dies wenig relevant, bei teilweise oder vollständig spontan atmenden Patienten jedoch sollte darauf geachtet werden, dass die Durchatemwi-

5

derstände nicht zu sehr ansteigen. Als tolerabel gilt ein Anstieg von 2 mbar bei einem Flow von 60 l/Min. bei spontan atmenden Patienten.

Bezüglich einer VAP (➤ 5.1.1) gibt es nach derzeitigem Kenntnisstand *keinen* Unterschied zwischen aktiven und passiven Befeuchtungssystemen.

Kontraindiziert sind HME-Filter bei:

- Deutlich unterkühlten Patienten (Körpertemperatur < 32 °C, z. B. bei Kühlung nach Reanimation)
- Sehr zähem und/oder blutigem Trachealsekret
- Patienten, bei denen die Ausatemluft (teilweise) nicht durch das Beatmungssystem geleitet wird (z. B. offener Pneumothorax, ungeblockter Cuff, Leckagen)
- Sehr niedrigen Tidalvolumina, da der Anteil der Totraumventilation zu groß wäre

5

WICHTIG

HME-Booster

HME-Booster stellen eine Mischform der aktiven und passiven Befeuchtung dar. Dabei wird über eine semipermeable Membran (Goretex®) zusätzlich Wärme und Feuchtigkeit zugeführt. Diese Membran befindet sich im Booster-T-Stück, das sich zwischen Patient und HME befindet. Über eine Zuleitung wird Wasser (ca. 3 ml/Stunde) in dieses T-Stück geführt und dort erwärmt. Der Wasserdampf wird entsprechend dem Konzentrationsgefälle ins Beatmungssystem geleitet. Dadurch wird die Funktion des HME ergänzt.

5.3 Seitengetrennte Beatmung

DEFINITION

Seitengetrennte Beatmung (*Independent Lung Ventilation,* kurz *ILV*): Getrennte Beatmung der beiden Lungenflügel, evtl. mit unterschiedlichem Beatmungsmuster. Seitengetrennte Beatmung erfolgt über einen Doppellumentubus oder (selten) eine Doppellumen-Trachealkanüle. Zur Beatmung sind in der Regel zwei Respiratoren notwendig, die oft synchronisiert werden.

5.3.1 Indikationen zur seitengetrennten Beatmung

Eine seitengetrennte Beatmung ist indiziert, wenn eine Lungenerkrankung einseitig besonders ausgeprägt ist und andere Maßnahmen (z. B. bestimmte Beatmungsstrategien oder Lagerungen) die Situation nicht verbessern können. Bei einseitig besonders stark ausgeprägter Lungenerkrankung besteht bei der konventionellen Beatmung die Gefahr, dass der überwiegend gesunde Lungenflügel überdehnt und der überwiegend erkrankte Lungenflügel nicht ausreichend belüftet wird. Mittels seitengetrennter Beatmung ist es möglich, den überwiegend gesunden Lungenflügel mit einem geringeren und den überwiegend erkrankten mit einem höheren Beatmungsdruck zu beatmen. Bei entzündlichen Lungenerkrankungen und bei Blutungen kann eine seitengetrennte Beatmung das Risiko vermindern, dass Blut bzw. Eiter in den intakten Lungenflügel übertritt.

Zu den **Lungenerkrankungen, die eine einseitige Beatmung erforderlich machen können**, gehören:

- Pneumonie (➤ 2.3.1)
- ARDS (➤ 2.3.4)
- Aspiration
- Lungenkontusion (➤ 2.3.12), -embolie (➤ 2.3.6), -blutung, -abszess oder -ödem (➤ 2.3.7)
- Bronchopleurale Fistel und Bronchusstumpfinsuffizienz
- Thoraxtrauma mit Zerreißung von Lungengewebe (Gefahr der Gasembolie)
- Behandlungsresistente einseitige Atelektase
- Große Emphysemblasen
- Einseitige Lungentransplantation

Darüber hinaus kann eine seitengetrennte Beatmung notwendig sein bei thoraxchirurgischen Eingriffen, wenn zur Erleichterung des chirurgischen Vorgehens ein Lungenflügel vorübergehend „stillgelegt" werden muss. Dies ist dann keine seitengetrennte Beatmung im eigentlichen Sinn mehr, vielmehr spricht man hier von einer *Ein-Lungen-Beatmung,* da der stillgelegte Lungenflügel meist lediglich mit einem geringen Frischgasflow durchspült wird.

5.3.2 Durchführung der seitengetrennten Beatmung

Doppellumenintubation

Vorbereitung

Die Vorbereitung des Patienten und des Materials entspricht weitgehend der bei der oralen Intubation (➤ 6.7). Zusätzlich sind erforderlich:

- Doppellumentubus (➤ Abb. 6.28) mit zugehörigem Führungsstab und Konnektoren. Wichtig ist die Überprüfung der Dichtigkeit beider Cuffs. Die Kontrolle des trachealen Cuffs entspricht der beim Endotrachealtubus (➤ 6.5.2). Der bronchiale Cuff sollte mit maximal 3 ml Luft geblockt werden. Grundsätzlich sollte der Doppellumentubus so groß wie möglich gewählt werden, um den Strömungswiderstand niedrig halten zu können und das Absaugen über den Tubus zu erleichtern.
- Intubations-Bronchoskop (➤ 6.9.1 und ➤ Abb. 6.37) zur Tubuslagekontrolle (selten erfolgt die Lagekontrolle des Doppellumentubus ausschließlich mittels Auskultation des Thorax).

Durchführung

Das Vorgehen entspricht bis zum Punkt „Einführen des Tubus" dem bei der oralen Intubation (➤ 6.8.1). Der Arzt führt den Doppellumentubus zunächst unter Sicht durch die Stimmritze in die Trachea ein, entfernt dann den Führungsstab, dreht den Tubus um 90° in die Richtung des Bronchus, der intubiert werden soll, und schiebt den Tubus dann bis zum Auftreten eines leichten Widerstands vor.

Abschließend werden beide Cuffs geblockt und der Patient über beide Tubuslumen beatmet. Darunter müssen seitengleiche Atemgeräusche auskultierbar und seitengleiche Thoraxexkursionen beobachtbar sein. Ist nur ein Lungenflügel belüftet, liegt der Tubus zu tief (beide Tubuslumen liegen im Hauptbronchus). In diesem Fall müssen beide Cuffs entblockt und der Tubus zurückgezogen und neu geblockt werden.

Bei (absehbar) schwieriger Intubation kann der Doppellumentubus auch mithilfe eines Intubationsfiberskops eingeführt werden (fiberoptische Intubation ➤ 6.9). Je nach Größe des Doppellumentubus sind dazu spezielle (besonders dünne) Intubationsfiberskope erforderlich.

Tubuslagekontrolle

Ist die Belüftung beider Lungenflügel bei Beatmung über beide Tubuslumen gegeben, wird nacheinander jeweils ein Tubuslumen abgeklemmt und kontrolliert, welcher Lungenflügel darunter belüftet ist. Es darf jeweils auf der „abgeklemmten" Seite kein Atemgeräusch auskultierbar sein, während die „nicht abgeklemmte" Seite belüftet sein muss.

Typische Fehllagen des Doppellumentubus sind:
- Zu tiefe Intubation des richtigen Hauptbronchus (beide Lumen enden im Bronchus)
- Nicht ausreichende Intubationstiefe (beide Lumen enden in der Trachea)
- (Korrekte) Lage im falschen Hauptbronchus (das bronchiale Lumen endet im falschen Bronchus)

WICHTIG

Bronchoskopische Lagekontrolle

Trotz sorgfältiger Auskultation kann es sehr schwierig sein, die **Lage des Doppellumentubus** sicher zu bestimmen, insbesondere wenn aufgrund der einseitig ausgeprägten Lungenerkrankung die Atemgeräusche verändert sind. Deshalb wird die abschließende definitive Lagekontrolle i. d. R. mittels Bronchoskopie vorgenommen.

Zur bronchoskopischen Lagekontrolle wird das Bronchoskop meist in das tracheale Lumen eingeführt und etwas über die Öffnung des Lumens in der Trachea hinaus vorgeschoben. Bei korrekter Tubuslage sind die Karina (Bifurkation) und der im richtigen Hauptbronchus liegende bronchiale Cuff zu sehen.

Alternative: Endobronchialblocker

Ist bei einem bereits konventionell intubierten Patienten eine seitengetrennte Beatmung erforderlich, kann der Einsatz eines Endobronchialblockers erwogen werden. Endobronchialblocker sind Ballonkatheter, die unter bronchoskopischer Sicht über den liegenden Endotrachealtubus in den Haupt- oder Lappenbronchus vorgeschoben werden (➤ Abb. 5.4). Auch eine Platzierung in einem Segmentbronchus ist möglich. Derzeit sind v. a. der *Endobronchialblocker nach Arndt* und der *Endobronchialblocker nach Cohen* (mit schwenkbarer Spitze zur besseren Platzierung) in Gebrauch. Wesentlicher **Vorteil** des Endobronchialblockers gegenüber der Doppellumenintubation ist, dass der Endotrachealtubus belassen werden kann, d. h. eine Umintubation mit Doppellumentubus und der damit verbundene kurzfristige Verlust eines sicheren Atemwegs entfällt.

Nachteile sind das sehr enge Lumen des Endobronchialblockers (dadurch erschwertes Absaugen) und das vergleichsweise hohe Dislokationsrisiko.

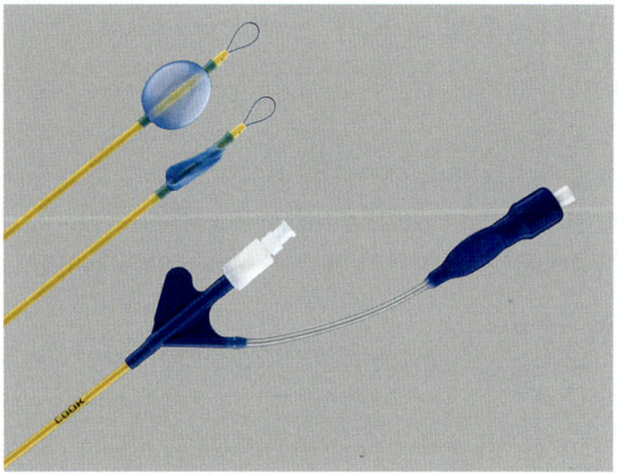

Abb. 5.4 Spitze (oben geblockt, Mitte entblockt) und äußeres Ende (unten) eines Endobronchialblockers. [V602]

Zudem kann über den Endobronchialblocker lediglich Sauerstoff insuffliert bzw. CPAP appliziert werden, eine weiterreichende Beatmung des Lungenbereichs hinter dem Endobronchialblocker ist nicht möglich.

Technik der seitengetrennten Beatmung

Die Beatmung erfolgt mit zwei Respiratoren, wobei ein Gerät als „Master" („Herr"), das andere als „Slave" („Sklave") eingestellt wird. Die Geräte werden über ein Schnittstellenkabel verbunden. Das Master-Gerät übernimmt die Kontrolle. Wichtig ist es trotzdem, bei beiden Geräten die gleiche Frequenz einzustellen, falls es zu einer unbeabsichtigten Trennung der Geräte kommt.

Es werden drei Master-Slave-Beziehungen unterschieden (> Abb. 5.5):

- **Synchrone ILV:** Beide Respiratoren beginnen gleichzeitig mit der Inspiration, das I:E-Verhältnis ist identisch.
- **Asynchrone ILV:** Beide Respiratoren beginnen gleichzeitig mit der Inspiration, das I:E-Verhältnis ist jedoch unterschiedlich (bei gleicher Zeitdauer des Ventilationszyklus).
- **Inverse ILV:** Der Slave-Respirator beginnt mit der Inspiration sobald am Master-Respirator die Exspiration beginnt.

Alternativ kann die seitengetrennte Beatmung auch erfolgen über:

- Zwei unabhängig voneinander arbeitende Respiratoren (*unsynchronisierte ILV*).

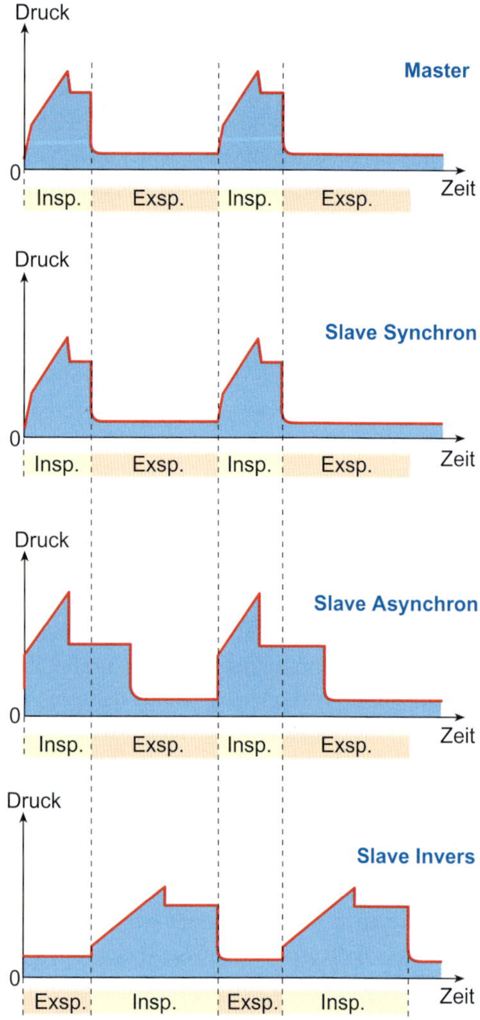

Abb. 5.5 Verschiedene Master-Slave-Beziehungen bei der seitengetrennten Beatmung. [L157]

- Einen Respirator, der beide Lumen ventiliert. Dazu ist ein spezieller y-förmiger Adapter notwendig, der beide Tubuslumen zu einem zusammenführt, das an die Beatmungsschläuche angeschlossen wird. Indiziert ist diese Form der seitengetrennten Beatmung bei entzündlichen Erkrankungen oder Blutungen (hier dient der Doppellumentubus dem Schutz des nicht bzw. weniger stark geschädigten Lungenflügels).
- Kombination von Intensivrespirator und CPAP-Gerät oder Gerät zur Hochfrequenzbeatmung.

Vorteile, Nachteile und Gefahren

Die seitengetrennte Beatmung ermöglicht es, jeden Lungenflügel entsprechend den erkrankungsbedingten Veränderungen mit unterschiedlichen Beatmungsparametern zu beatmen, z. B. verschieden hohes PEEP-Niveau, unterschiedliches Atemzeitverhältnis, angepasstes Tidalvolumen bzw. unterschiedlicher Beatmungsdruck.

Diesem Vorteil stehen jedoch Nachteile und gravierende Risiken gegenüber: **Nachteilig** sind die i. d. R. notwendige tiefe Sedierung und ggf. auch Relaxierung des Patienten und der hohe technische Aufwand, der umfangreiche Überwachungsmaßnahmen erfordert.

VORSICHT!

Risiken der seitengetrennten Beatmung

Hauptgefahren sind eine *Lageveränderung des Tubus*, z. B. nach einer Umlagerung des Patienten, mit nachfolgender Verschlechterung der Beatmungssituation, sowie im Extremfall eine *Ruptur des tracheobronchialen Systems*, die insbesondere dann droht, wenn der Tubus unter Druck oder Zug gerät und gleichzeitig die Cuffs sehr stark geblockt sind. Wegen dieser Risiken wird die seitengetrennte Beatmung nur sehr selten und i. d. R. für maximal 48 Stunden angewendet.

5.3.3 Pflege bei seitengetrennter Beatmung

Die Pflege des Patienten mit seitengetrennter Beatmung ist wegen des hohen technischen Aufwands und der meist schweren Form der Grunderkrankung sehr aufwändig. **Spezielle Aspekte der Pflege** bei seitengetrennter Beatmung sind:

- Um eine Lageveränderung des Doppellumentubus zu vermeiden wird der Patient so wenig und so schonend wie möglich umgelagert. Bei der Lagerung des Kopfs achten die Pflegenden darauf, äußerst schonend vorzugehen und ein starkes Beugen, Drehen oder Strecken des Halses zu vermeiden, da dies geringe Lageveränderungen des Tubus nach sich ziehen kann. In den meisten Kliniken führen die Pflegenden die notwendigen Umlagerungen des Patienten zusammen mit dem Arzt durch, der dann i. d. R. nach jeder Umlagerung des Patienten eine Tubuslagekontrolle (ggf. bronchoskopisch) durchführt, um die korrekte Tubuslage sicherzustellen. Evtl. wird der bronchiale Cuff zur Umlagerung des Patienten entblockt (Arztrücksprache).
- Die Pflegenden überwachen und dokumentieren die seitengetrennte Beatmung z. B. mittels zwei Beatmungsprotokollen (ein Protokoll pro Respirator).

Zum endotrachealen Absaugen können nur relativ dünnlumige Absaugkatheter verwendet werden. Angaben darüber, welche Absaugkatheterstärke verwendet werden kann, finden sich meist auf der Bedienungsanleitung des Tubus. Das Absaugen sollte durch zwei Pflegende erfolgen (eine hält den Tubus fest), um auch geringe Lageveränderungen des Tubus zu vermeiden. Nach dem Absaugen ist eine Tubuslagekontrolle erforderlich (Auskultation).

KAPITEL

6 Atemwegssicherung und endotracheale Intubation

Rainer Wagner, Gottfried Scheuermann

6.1 Maßnahmen zum Freimachen und Freihalten der oberen Atemwege

Rainer Wagner

In manchen Fällen, insbesondere in der unmittelbar postoperativen Phase sowie bei bewusstseinsgetrübten oder bewusstlosen Patienten, ist eine **Verlegung der oberen Atemwege** die Ursache für eine akute respiratorische Insuffizienz. Diese ist meist bedingt durch eine Sekretansammlung im Rachenraum oder in den Atemwegen und/oder ein Zurücksinken der Zunge (bei Bewusstlosen erschlafft die gesamte Skelettmuskulatur einschließlich der Zungenmuskulatur; liegt der Betroffene auf dem Rücken, sackt die Zunge der Schwerkraft folgend in den Rachenraum, wo sie den Kehlkopf verlegen kann).

Bei den betroffenen Patienten müssen die Atemwege rasch freigemacht und – abhängig vom Zustand des Patienten – kurz- oder längerfristig durch geeignete Maßnahmen freigehalten werden.

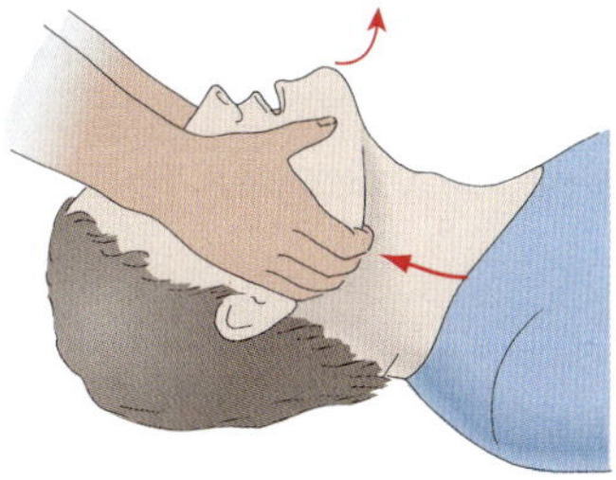

Abb. 6.1 Esmarch-Handgriff: Mit beiden Händen die Kieferwinkel umfassen, Mund des Patienten öffnen und den Unterkiefer so nach vorn schieben, dass die untere Zahnreihe vor der oberen liegt. [L190]

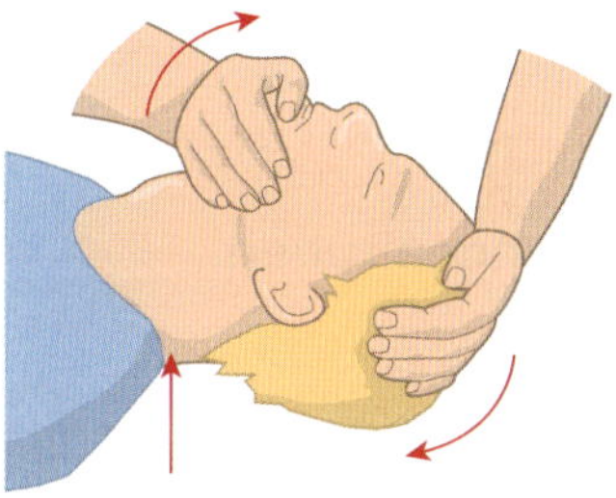

Abb. 6.2 Überstrecken des Kopfes zum Freimachen der Atemwege. [L138]

6.1.1 Obere Atemwege frei machen

Ist ein Zurücksinken der Zunge die Ursache für eine Verlegung der Atemwege, können spezielle Lagerungstechniken bzw. Handgriffe eingesetzt werden, um die **Atemwege wieder frei zu machen.** Eine wichtige Technik ist der **Esmarch-Handgriff** (auch *Esmarch-Heiberg-Handgriff*): Der Kopf des Patienten ist leicht überstreckt, die Pflegende umgreift mit den Fingern beide Kieferwinkel, die Daumen liegen am Kinn des Patienten. Der Mund wird geöffnet und der Unterkiefer vorsichtig nach vorn gezogen, sodass die untere Zahnreihe *vor* der oberen liegt (➤ Abb. 6.1). Dadurch wird der Zungengrund von der Rachenhinterwand abgehoben und die Luftwege sind in diesem Bereich maximal weit offen. Zudem ermöglicht der Esmarch-Handgriff eine gute Einsicht in Mund und Rachen. Erbrochenes, Blut, Fremdkörper (auch lockere Zahnprothesen) oder Sekret können manuell entfernt oder abgesaugt werden.

Das **Freihalten der Atemwege** erfolgt abhängig von der Situation des Patienten durch die speziellen Handgriffe (Esmarch-Handgriff, Überstrecken des Kopfs), Einführen von Pharyngealtuben, Intubation (➤ Kap. 6.8) oder Tracheotomie (➤ Kap. 7).

Endotracheales Absaugen ➤ 10.4

Absaugen des Rachenraums ➤ 6.11.2

Setzt unter Anwendung des Esmarch-Handgriffs wieder eine ausreichende Spontanatmung ein (Thorax hebt und senkt sich, exspiratorischer Luftstrom ist spürbar, seitengleiche Atemgeräusche sind auskultierbar, Sauerstoffsättigung steigt wieder an, Zeichen der respiratorischen Insuffizienz bessern sich), kann der Griff langsam gelockert werden. Kommt es danach wieder zum Zurückfallen der Zunge, ist evtl. die Einlage eines Pharyngealtubus sinnvoll (➤ 6.4).

Eine weitere Möglichkeit zum Freimachen der Atemwege ist das einfache Überstrecken des Kopfs: Kinn anheben, eine Hand unter den Nacken des Patienten, die andere auf seine Stirn legen und den Kopf leicht überstrecken (➤ Abb. 6.2).

VORSICHT!

Freimachen der Atemwege bei Verdacht auf HWS-Verletzung!

Patienten mit V.a. Verletzungen der Halswirbelsäule werden i.d.R. mittels HWS-Schiene (Halskrause, z.B. Stifneck) stabilisiert, bis eine HWS-Fraktur ausgeschlossen ist. Ein Überstrecken des Kopfes soll wegen der Gefahr einer Verletzung des Rückenmarks vermieden werden.

Bei V.a. HWS-Verletzung können die Atemwege mittels modifiziertem Esmarch-Handgriff (*Jaw Thrust*, Kopf bleibt ohne Überstreckung, während man mit beiden Händen den Unterkiefer des Patienten nach oben schiebt) freigehalten werden. Währenddessen stabilisiert ein Helfer Kopf und Hals des Patienten (Inline-Immobilisation). [30]

Ist eine Intubation erforderlich, wird die Halswirbelsäule manuell stabilisiert (manuelle Inline-Stabilisation, MILS) oder der Patient wird fiberoptisch intubiert [31].

6.1.2 Pharyngealtuben

DEFINITION

Pharyngealtuben *(Rachentuben):* Gebogene Tuben aus Gummi oder Kunststoff, die über Mund *(Oropharyngealtuben)* oder Nase *(Nasopharyngealtuben)* in den Rachen eingeführt werden und die Atemwege freihalten, indem sie ein Zurücksinken der Zunge verhindern (Naso- und Oropharynx ➤ Abb. 1.2).

Oropharyngealtuben nach Guedel

Oropharyngealtuben nach Guedel **(Guedeltuben)** gibt es in verschiedenen Größen. Sie sind so geformt, dass sie – bei korrekt ausgewählter Größe – ein Zurücksinken der Zunge verhindern bzw. beheben können (korrekte Lage eines Guedeltubus ➤ Abb. 6.4). Die geeignete Größe wird durch Abmessen des Abstands zwischen Mundwinkel und Ohrläppchen ermittelt.

Im Bereich der Zahnreihen ist die Wand des Guedeltubus besonders fest. Dadurch ist gewährleistet, dass der Patient nicht durch Zusammenbeißen der Zähne das Lumen des Guedeltubus verschließen kann. Aus diesem Grund wird der Guedeltubus häufig auch als Beißschutz bei oral intubierten Patienten eingesetzt (ein Zubeißen des Endotrachealtubus ist dann nicht mehr möglich).

Über das Lumen des Guedeltubus kann der Rachenraum des Patienten abgesaugt werden. Bei der

Tab. 6.1 Wahl der Größe bei Guedeltuben. Guedeltuben sind i.d.R. mit einer **Farbkodierung** versehen, d.h. Tuben einer bestimmten Größe haben eine Farbmarkierung, die an der äußeren Platte sichtbar ist. Die Farbkodierungen der Herstellfirmen sind jedoch *uneinheitlich*, deshalb ist es wichtig, sich darüber zu informieren, welche Farbe welcher Größe entspricht. [V821]

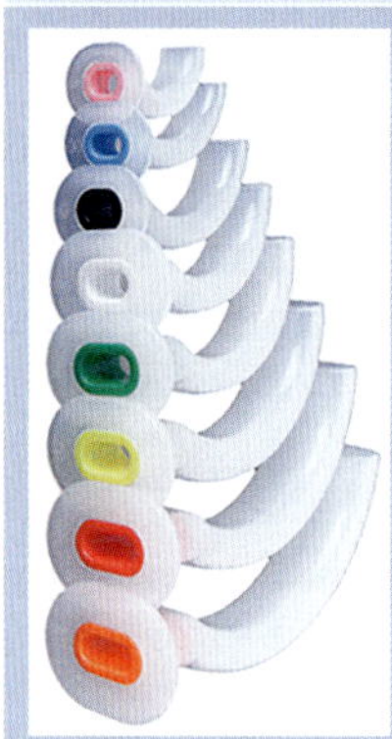

Größe	Geeignete Patientengruppe
000, 00	Früh- und Neugeborene, Säuglinge
0	Kleinkinder
1	Kinder
2	Jugendliche
3	Erwachsene (klein)
4	Erwachsene (normal)
5	Erwachsene (sehr groß – selten erforderlich)

manuellen Beatmung mit Maske und Beutel (➤ 6.2) entweicht die Atemluft auch über das Lumen des Guedeltubus.

Gängige Größen von Guedeltuben und jeweils geeignete Patientengruppe ➤ Tab. 6.1

Einführen und korrekte Lage eines Guedeltubus ➤ Abb. 6.3 ➤ Abb. 6.4

Der **VBM-Guedeltubus** (Firma VBM Medizintechnik GmbH ➤ Abb. 6.5) unterscheidet sich von den herkömmlichen Guedeltuben durch zwei Merkmale: Das Lumen des Tubus ist seitlich offen (dies erleichtert das Absaugen über das Lumen und die Reinigung des Tubus) und an der Deckplatte befindet sich eine Aussparung zur Fixierung des Endotrachealtubus.

VORSICHT!

- Der Guedeltubus kann durch Reizung an Zungengrund, Gaumen, Zäpfchen und Rachenhinterwand starken **Würgereiz** mit der Gefahr des **Erbrechens** auslösen. Deshalb beim Einführen darauf achten, dass die Schutzreflexe weitgehend erloschen sind.
- Zu klein gewählte Guedeltuben können den Zungengrund gegen die Rachenhinterwand drücken und dadurch die Verlegung der Atemwege verstärken.
- Zu groß gewählte Guedeltuben können den Kehldeckel auf den Kehlkopfeingang drücken und dadurch die Atemwege verschließen. Zudem können sie einen Laryngospasmus auslösen (➤ 6.14.5).
- Bei längerer Liegedauer besteht die Gefahr von Druckulzera an Lippen/Zunge.

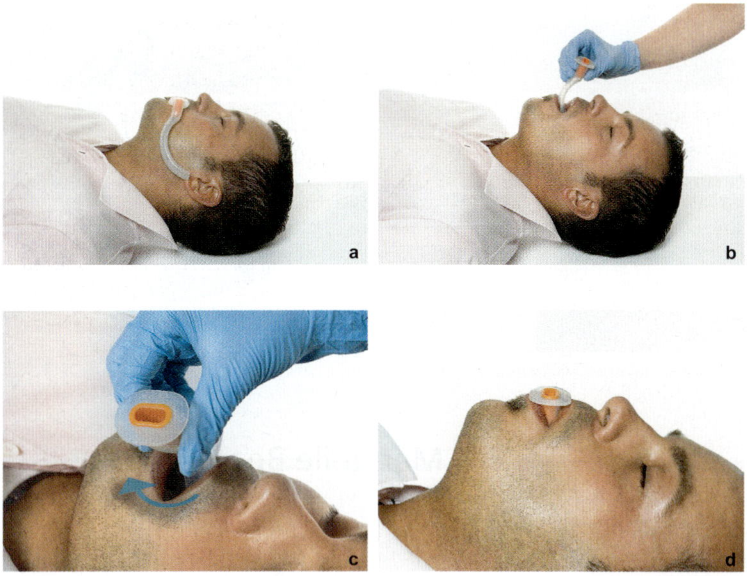

Abb. 6.3 Einführen eines Guedel-Tubus:
a) Größenermittlung des Guedel-Tubus
b) Guedel-Tubus „umgekehrt" einführen (Biegung zeigt dabei nach unten)
c) Guedel-Tubus beim Einführen um 180° drehen
d) Guedel-Tubus vorsichtig vorschieben, bis die äußere Platte unmittelbar den Lippen aufliegt [J747]

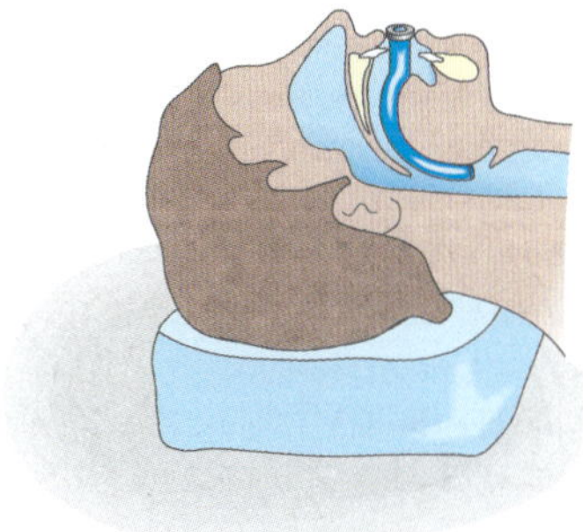

Abb. 6.4 Richtige Lage eines Guedeltubus (die Spitze muss ca. 1 cm oberhalb der Epiglottis liegen). [L157]

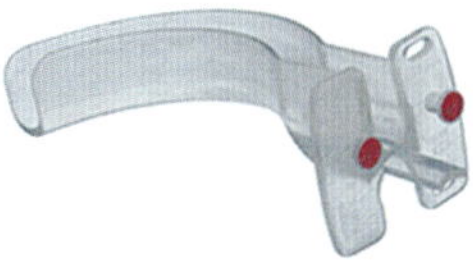

Abb. 6.5 VBM-Guedeltubus mit seitlich offenem Lumen. [V348]

Nasopharyngealtuben

Auch **Nasopharyngealtuben** (*Wendltuben,* ➤ Abb. 6.6) bestehen aus Gummi oder Kunststoff und sind in verschiedenen Größen verfügbar. Sie sind relativ weich und flexibel. Die geeignete Tubuslänge wird durch Messung des Abstands zwischen Nasenspitze und Ohrläppchen ermittelt.

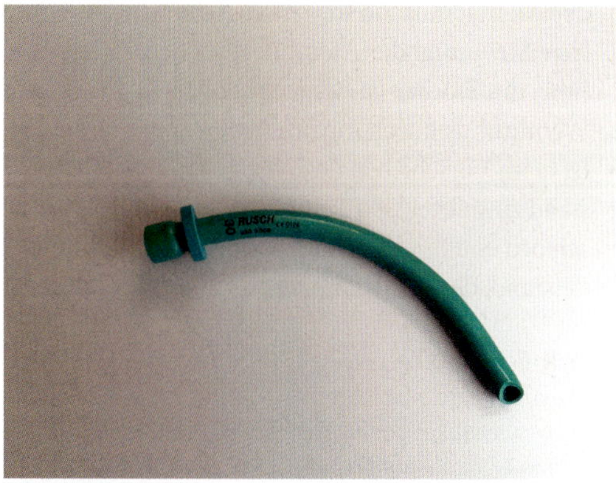

Abb. 6.6 Wendl-Tubus (Nasopharyngealtubus). [M251]

Einführen des Wendltubus (➤ Abb. 6.7):

- Passende Größe des Tubus auswählen (Kinder 20–24 Ch, Jugendliche 26 Ch, Erwachsene klein 28 Ch, mittel 30 Ch, groß 32 Ch). Wichtige Richtwerte: Der Wendltubus sollte nicht dicker sein als der Klein- bzw. Ringfinger des Patienten, die richtige Länge entspricht dem Abstand zwischen Nasenspitze und Ohrläppchen des Patienten.
- Wendltubus mit Gleitgel (z. B. Xylocain-Gel®) bestreichen.
- Nasenspitze etwas anheben.

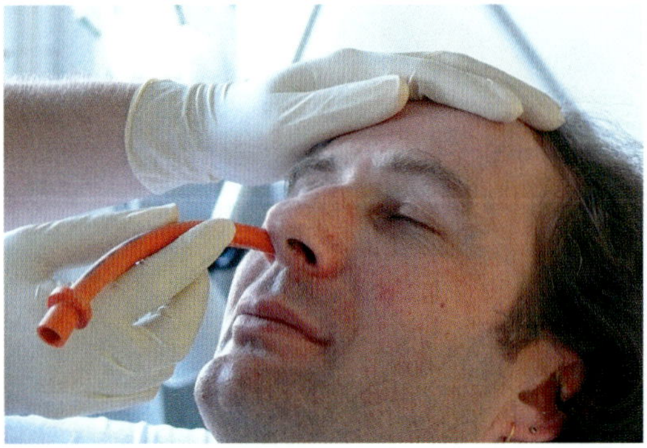

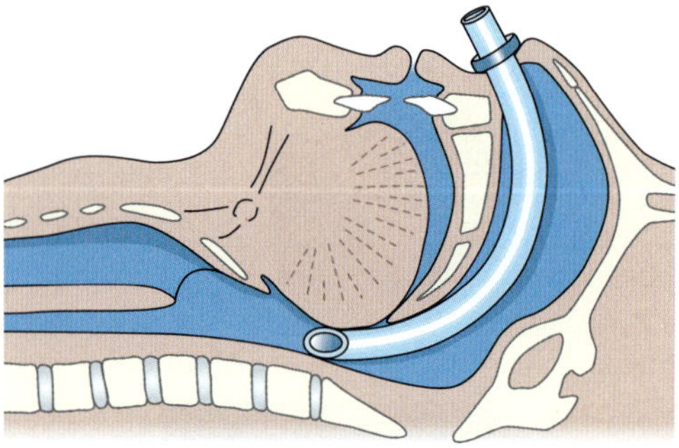

Abb. 6.7 Einführen (links) und richtige Lage (rechts) eines Wendltubus. [M251, L157]

- Wendltubus vorsichtig senkrecht in den unteren Nasengang einführen und in den Rachen vorschieben. Dabei den Unterkiefer etwas anheben, damit der Zungengrund nicht zum Kehlkopf hin abgedrängt wird. Wendltubus unter Kontrolle der Atemgeräusche so weit vorschieben, bis eine freie Strömung der Atemluft über den Tubus fühl- und hörbar ist. Gegebenenfalls Lage des Wendltubus durch Zurückziehen korrigieren.
- Ist beim Vorschieben des Wendltubus ein Widerstand zu spüren, den Tubus durch das andere Nasenloch einführen. Gelingt auch dies nicht ohne Widerstand, den nächstdünneren Tubus verwenden.

VORSICHT!

Trotz vorsichtigem Einführen kann es zu Verletzungen der Nasenschleimhaut kommen mit der **Gefahr** von Blutungen und einer pulmonalen Aspiration. Zu tief eingeführte Wendltuben (zu lange Tuben) können starken Würgereiz mit der Gefahr von Erbrechen und nachfolgender Aspiration sowie einen Laryngospasmus auslösen (➤ 6.14.5).

PFLEGEPRAXIS

Im Gegensatz zu Guedeltuben werden Wendltuben auch von Patienten mit erhaltenen Schutzreflexen i.d.R. gut toleriert. Bei der Übernahme eines Patienten mit liegendem Wendltubus muss die Durchgängigkeit überprüft werden, da es leicht zu Verkrustungen im Innenlumen kommen kann. Der Wendltubus muss mindestens einmal täglich gewechselt werden, bei Bedarf häufiger.

6.2 Manuelle Beatmung

Rainer Wagner

DEFINITION

Bei der **manuellen Beatmung** (Beatmung „von Hand") wird mithilfe eines Beatmungsbeutels Luft über eine Gesichtsmaske, eine Larynxmaske, einen Larynx-, Endotrachealtubus oder eine Trachealkanüle in die Lunge des Patienten geblasen. Im klinischen Sprachgebrauch wird der Begriff manuelle Beatmung überwiegend für die Beatmung mit Beatmungsbeutel und -maske verwendet und dann auch als *Maskenbeatmung* oder *Masken-Beutel-Beatmung* bezeichnet.

Endotrachealtuben ➤ 6.5
Trachealkanülen ➤ 7.1

6.2.1 Beatmungsbeutel

Beatmungsbeutel sind i.d.R. aus Kunststoff gefertigt. Die Beutel sind so aufgebaut, dass der Anwender mit einer Hand die Luft aus dem Beutel pressen kann. Nach dem Ausdrücken dehnen sich die Beutel von selbst vollständig aus und füllen sich dabei mit Luft. Beatmungsbeutel sind in verschiedenen Größen mit jeweils unterschiedlichen Hubvolumina verfügbar (➤ Abb. 6.8), z.B. Baby-Beutel mit ca. 200 ml Hubvolumen, Kinderbeutel mit ca. 350 ml Hubvolumen und Beutel für Erwachsene mit ca. 1 000 ml Hubvolumen (die Hubvolumina variieren abhängig von der Herstellfirma). ➤ Tab. 6.2 zeigt unterschiedliche Beutelgrößen am Beispiel des Resu®-Beatmungsbeutels (Firma Laerdal).

Abb. 6.8 Verschieden große Beatmungsbeutel, hier Beutel der Firma Laerdal für Säuglinge, Kinder und Erwachsene. Die Beatmungsbeutel sind jeweils mit einem Reservoirbeutel versehen, dadurch ist eine manuelle Beatmung mit höherer Sauerstoffkonzentration möglich (Richtwerte Beutelgrößen ➤ Tab. 6.2). [V089]

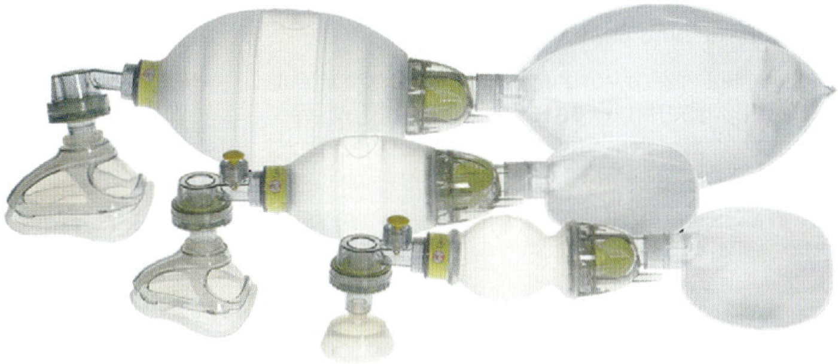

Tab. 6.2 Laerdal-Silikon-Beatmungsbeutel. Richtwerte der verschiedenen Beutelgrößen.

	Beatmungsbeutel für Erwachsene	Beatmungsbeutel für Kinder	Frühgeborenenbeutel
Gewicht des Patienten	> 25 kg	2,5–25 kg	< 2,5 kg
Rauminhalt des Beutels	1 600 ml	500 ml	240 ml
Maximales Tidalvolumen	Ca. 800 ml	Ca. 320 ml	Ca. 150 ml
Volumen Reservoirbeutel	2 600 ml	600 ml	600 ml
Kompression mit	ganzer Hand	ganzer Hand	Daumen und 2–3 Finger
Der **Totraum der Patientenventile** beträgt **ca. 7 ml** bei allen Beutelgrößen			

PFLEGEPRAXIS

Im klinischen Sprachgebrauch werden Beatmungsbeutel oft entsprechend des jeweiligen Herstellers benannt, z. B. Ambu-Beatmungbeutel (kurz Ambubeutel).

Bei **Kombibeuteln** ist der Beutel in verschiedene Segmente unterteilt. Mit diesen Beatmungsbeuteln können sowohl Kinder als auch Erwachsene mit den passenden Volumina beatmet werden (z. B. Hanau-Life® Beatmungsbeutel der Firma Wero-medical oder Combibag® Beatmungsbeutel der Firma Weinmann).

An patientenfernen Ende des Beatmungsbeutels ist ein **Ansaugventil** (Einwegventil) angebracht, über das nach Ausdrücken des Beutels Raumluft oder Sauerstoff aus dem O_2-Reservoirbeutel in den Beutel gesaugt wird. Außerdem befindet sich hier der Anschlussstutzen für den Sauerstoffschlauch.

Am anderen (patientennahen) Ende des Beatmungsbeutels ist das auswechselbare **Nicht-Rückatemventil** angebracht, das an die Gesichtsmaske, den Tubus oder die Trachealkanüle angeschlossen werden kann. Dieses Ventil gewährleistet, dass die Exspirationsluft des Patienten nicht zurück in den Beutel gelangen kann, sondern in die Umgebung abströmt. Die Atemventile von Beatmungsbeuteln für Säuglinge und Kinder sind immer mit Überdruckventilen ausgestattet, die einen zu hohen Beatmungsdruck verhindern. Bei Beatmungsbeuteln für Erwachsene gibt es Atemventile mit oder ohne Überdruckventil. So ist z. B. der Combibag® Beatmungsbeutel mit einem zweistufigen Sicherheitsventil ausgestattet, das den Beatmungsdruck wahlweise auf 20 mbar (für die Maskenbeatmung bzw. die Beatmung von Kindern) oder 60 mbar (für die Beatmung von Erwachsenen über Endotrachealtubus) begrenzt.

Meist besteht die Möglichkeit, an das Atemventil des Beatmungsbeutels ein PEEP-Ventil aufzusetzen oder am Ventil einen PEEP einzustellen. Dies ist vor allem bei der vorübergehenden manuellen Beatmung von Patienten wichtig, die mit PEEP beatmet werden (Beatmung mit PEEP ➤ 3.2.4).

Einweg-Beatmungsbeutel (z. B. Ambu SPUR II oder Laerdal The BAG™) ersetzen zunehmend die herkömmlichen Mehrweg-Beatmungsbeutel.

PFLEGEPRAXIS

Grundausstattung Beatmungsbettplatz

An jedem Bett eines beatmeten Patienten muss jederzeit ein **funktionsbereiter Beatmungsbeutel** zur Verfügung stehen, um den Patienten im Bedarfsfall, z. B. bei technischen Defekten am Respirator, manuell beatmen zu können. In der Regel werden dazu Beatmungsbeutel mit Sauerstoffreservoir verwendet, damit der Patient bei Bedarf mit 100 % Sauerstoff beatmet werden kann.

Zu empfehlen ist, dass zusätzlich auch eine **passende Beatmungsmaske** bereitliegt, um im Fall einer unbeabsichtigten Extubation oder Dekanülierung eine Masken-Beutelbeatmung vornehmen zu können. Auf vielen Intensivstationen wird an jedem Patientenbettplatz – auch bei nicht beatmeten Patienten – ein Beatmungsbeutel mit einer passenden Beatmungsmaske für den Notfall bereitgehalten. Wo dies nicht üblich ist, müssen Beatmungsbeutel und -masken in Reichweite bereitliegen.

Die Pflegenden vergewissern sich jeweils zu Schichtbeginn, dass Beatmungsbeutel und -masken vorhanden sind und überprüfen den Beatmungsbeutel auf seine Funktionsfähigkeit (erfolgt auf manchen Stationen vor dem Verpacken und Sterilisieren).

6

Funktionskontrolle

Um zu gewährleisten, dass der am Patientenbett bereitgehaltene Beatmungsbeutel funktionstüchtig ist, muss vor dem ersten Einsatz eine **Funktionskontrolle** durchgeführt werden. In den meisten Kliniken erfolgt dies, wenn der Beutel gewechselt wird, d. h. wenn ein Beatmungsbeutel neu am Patientenbett deponiert wird, und zusätzlich meist auch jeweils zu Schichtbeginn.

Zur Funktionskontrolle gehört die Überprüfung von:

- **Ansaugventil:** Nach dem Ausdrücken des Beutels muss dieser sich selbst wieder entfalten. Beim Abdichten des Ansaugventils und des O_2-Stutzens darf er sich nicht selbst füllen. Beim Öffnen des O_2-Stutzens kann er sich langsam und beim Öffnen des Ansaugventils muss er sich schnell wieder füllen.
- **Nicht-Rückatemventil:** Dazu Testlunge am Auslassventil anbringen. Beim Ausdrücken des Beutels muss sich das Atemventil zur Testlunge hin öffnen. Die Testlunge muss sich langsam füllen. Während des Leerens der Testlunge muss das Ventil geschlossen bleiben.
- **Dichtigkeit des Beutels:** Atemventil zuhalten, gleichzeitig den Beatmungsbeutel leicht zusammendrücken und prüfen, ob Luft aus dem Beutel verloren geht.
- **Druckbegrenzungsventil:** Prüfung wie oben, jedoch den Beutel kräftig zusammendrücken. Dabei muss Luft aus dem Überdruckventil entweichen. Im Zweifelsfall Druckmanometer an den Ventilauslass anschließen und Beutel kräftig ausdrücken. Dabei muss das Manometer 35–45 cmH_2O anzeigen.

In der Regel legen die Herstellfirmen fest, welche Funktion des Beatmungsbeutels wie zu überprüfen ist. Daher immer auch die **Gebrauchsanleitungen der Herstellfirmen** beachten.

6.2.2 Beatmungsmasken

Beatmungsmasken gibt es als Nasen-, Mund-Nasen- oder Gesichtsmasken. Im klinischen Sprachgebrauch werden die Mund-Nasen-Masken oft als Gesichtsmasken bezeichnet, obwohl sie genau genommen nur Mund und Nase umschließen, und die das gesamte Gesicht umschließenden Masken als Vollgesichts- oder Ganzgesichtsmasken. Letztere kommen nur bei der nichtinvasiven Beatmung (NIV ➤ Kap. 4) zum Einsatz.

Für die manuelle Beatmung werden **Mund-Nasen-Masken (Gesichtsmasken)** verwendet. Diese umschließen Mund und Nase des Patienten.

Gesichtsmasken für Erwachsene

Gesichtsmasken für Erwachsene haben meist einen weichen, teils aufblasbaren Randwulst, der es ermöglicht, die Maske den Gesichtskonturen des Patienten anzupassen und sie gleichzeitig gegen die Außenwelt abzudichten (➤ Abb. 6.9). Alle Masken haben einen genormten Anschlussstutzen (22 mm ID), an den das Atemventil des Beatmungsbeutels bzw. die Beatmungsschläuche angeschlossen werden können. Meist verfügen diese Masken auch über Vorrichtungen zum Befestigen von *Haltebändern* (z. B. mit Häkchen versehene Ringe, die um den Anschlussstutzen gelegt werden). Damit können die Masken längerfristig (z. B. zum Masken-CPAP,

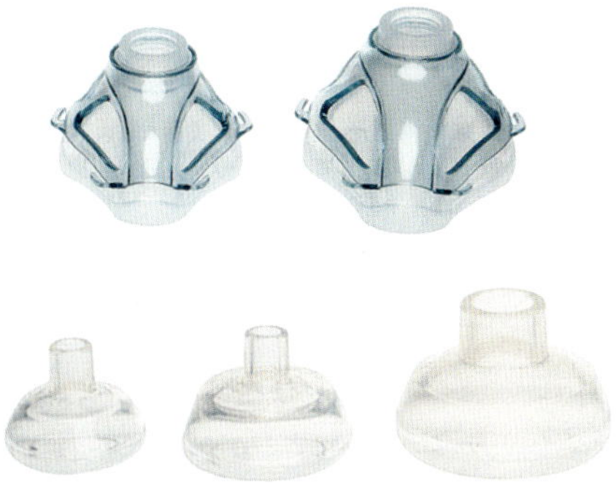

Abb. 6.9 Verschieden große Gesichtsmasken zur manuellen Beatmung von Erwachsenen (oben), Kindern und Säuglingen (unten). [V089]

➤ Abb. 4.3) so am Kopf des Patienten befestigt werden, dass Mund und Nase dicht umschlossen sind.

Gesichtsmasken für Kinder

Für **Früh- und Neugeborene, Säuglinge und Kleinkinder** werden spezielle Masken mit minimalem Totraum bevorzugt *(Rendell-Baker-Masken;* Größen 0–3). Diese Masken passen sich der typischen kindlichen Gesichtskontur an. Alternativ stehen für kleine Kinder runde Masken mit weichem Wulst zur Verfügung (➤ Abb. 6.9).

VORSICHT!

Bei der Maskenbeatmung erhöht sich der funktionelle Totraum (➤ 1.3.4) des Patienten um das **Totraumvolumen der Maske** (Luftmenge zwischen Innenwand der Maske und Gesicht des Patienten). Dies ist vor allem für kleine Kinder, Säuglinge und Neugeborene relevant. Daher werden bei diesen Patienten besondere Masken mit kleinstmöglichem Totraum verwendet.

6.2.3 Technik der manuellen Beatmung

Manuelle Beatmung mit Gesichtsmaske und Beatmungsbeutel

Zur **manuellen Beatmung mit Gesichtsmaske und Beatmungsbeutel** steht man am günstigsten hinter dem Kopf des Patienten, also am Kopfende des Patientenbetts. Zur manuellen Beatmung eines intubierten oder tracheotomierten Patienten ist dies nicht notwendig.

Zur **Durchführung** der Masken-Beutel-Beatmung geht man wie folgt vor:

- Passenden Beatmungsbeutel (Erwachsenen-, Kinder- oder Babybeutel ➤ Tab. 6.2) falls erforderlich mit der Sauerstoffzufuhr bzw. einem Sauerstoff-Reservoirbeutel verbinden und Sauerstoffflow einstellen.
- Passende Maske (diese muss Nase und Mund vollständig umschließen) fest mit dem Atemventil des Beatmungsbeutels verbinden (Masken- und Beutelachse stehen rechtwinklig zueinander).
- Sicherstellen, dass die oberen Atemwege des Patienten frei sind (kein Fremdkörper im Mund-Rachen-Raum, z. B. zurückgerutschte Zahnprothese). Gegebenenfalls obere Atemwege freimachen (➤ 6.1.1)
- Guedeltubus einlegen (➤ Abb. 6.3).
- Kopf lagern und Maske fixieren:
  - Den Kopf des Patienten leicht überstrecken („Schnüffelposition“ oder verbesserte Jackson-Position ➤ Abb. 6.32). Esmarch-Handgriff durchführen (➤ 6.1.1) und diesen mit Mittel-, Ring- und kleinem Finger der linken Hand halten.
  - Mit der rechten Hand die Gesichtsmaske an der Nasenwurzel aufsetzen und nach unten klappen.
  - Mit Daumen und Zeigefinger der linken Hand die Maske fest auf das Gesicht des Patienten halten. Daumen und Zeigefinger umfassen dabei den Maskenkonus C-förmig, daher wird dieser Griff auch *C-Griff* genannt (➤ Abb. 6.10).
- Patienten beatmen. Dazu mit der rechten Hand den Beatmungsbeutel rhythmisch komprimieren. Zwischen den Inspirationen auf genügend Zeit für die Ausatmung des Patienten und das Wiederbefüllen des Beatmungsbeutels achten. Beatmungsfrequenz und -hubvolumen richten sich nach den patientenspezifischen Erfordernissen, entscheidend sind vor allem Alter und Körpergröße des Patienten (➤ 1.3.3).

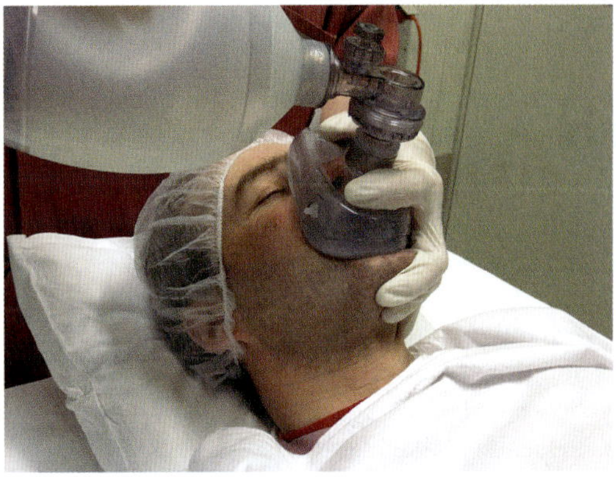

Abb. 6.10 Manuelle Beatmung mit Beatmungsbeutel und Gesichtsmaske. Der **C-Griff** (Daumen und Zeigefinger umgreifen den Maskenkonus C-förmig) ermöglicht es, die Maske längere Zeit dicht auf Mund und Nase des Patienten halten zu können. [M251]

PFLEGEPRAXIS

Manuelle Beatmung im Notfall

Um im Notfall unverzüglich handeln zu können, müssen alle Pflegenden einer Intensivstation die **Technik der manuellen Beatmung** erlernen und sicher beherrschen. Dies umfasst auch die Kenntnis der spezifischen Risiken (Aspirationsgefahr, unten). Während der manuellen Beatmung muss die lückenlose Überwachung des Patienten sichergestellt sein.

Wirksamkeit der manuellen Beatmung kontrollieren

Während der manuellen Beatmung den Patienten beobachten. Für eine wirksame manuelle Beatmung sprechen folgende Kriterien:

- Der Thorax des Patienten hebt sich während der Inspiration und senkt sich während der Exspiration.
- Die Maskenkuppel beschlägt während der Exspiration für kurze Zeit.
- Das Nicht-Rückatemventil öffnet sich während der Inspiration und ist während der Exspiration verschlossen.
- Die Sauerstoffsättigung bessert sich bzw. ist im Normbereich.
- Gesicht und Lippen des Patienten sind rosig bzw. vorbestehende Zeichen einer respiratorischen Insuffizienz bessern sich.

In Ausnahmefällen wird zusätzlich eine BGA durchgeführt (Werte für pO_2 und pCO_2 sollten im Normbereich sein ➤ Tab. 2.11).

VORSICHT!

Schwierigkeiten bei der manuellen Beatmung

- Bei hohem Beatmungsdruck Kopf etwas mehr überstrecken. Falls noch nicht erfolgt Guedeltubus einlegen (➤ Abb. 6.3).
- Bei Undichtigkeit zwischen Maskenrand und Gesicht C-Griff lösen und Finger neu anlegen. Besteht Leck weiter, Maske neu auf dem Gesicht positionieren. Gegebenenfalls größere oder kleinere Maske verwenden.
- Besonders schwierig ist die Masken-Beutel-Beatmung bei adipösen, zahnlosen oder kachektischen Patienten. Hier die Maske mit beiden Händen halten (*doppelter C-Griff*, d. h. rechte Hand bildet spiegelbildliches C) und durch weitere Person Beatmung vornehmen lassen.
- Bei schwerwiegenden Verletzungen oder Fehlbildungen im Gesichtsbereich ist eine manuelle Beatmung mit Gesichtsmaske evtl. unmöglich. Diese Patienten müssen dann ggf. notfallmäßig intubiert werden.

Eine **schwierige Maskenbeatmung** ist zu erwarten, wenn der Patient mindestens 2 der folgenden Kriterien erfüllt (auch ➤ Kap. 8):

- Adipositas (BMI > 30 kg/m^2)
- Fehlende Zähne
- Vollbart
- Lebensalter > 55 Jahre
- Schnarchen in der Anamnese

Achtung Bei der Masken-Beutel-Beatmung besteht **Aspirationsgefahr** durch Insufflation von Luft in den Magen, insbesondere wenn der Beatmungsdruck über 15–20 mbar ansteigt (dann ist der *Ösophagusverschlussdruck* überschritten, d. h. der Druck im unteren Ösophagussphinkter, der den Magen zum Ösophagus hin abdichtet). Die Masken-Beutel-Beatmung darf deshalb bei nicht-nüchternen Patienten (Kriterien ➤ 6.11) nur mit äußerster Vorsicht und nach Ausschöpfen aller Alternativen eingesetzt werden.

Dann ist darauf zu achten, dass ein hoher Beatmungsdruck, große Tidalvolumina, eine rasche Inspiration und ein PEEP vermieden werden. War die manuelle Beatmung schwierig, sollte der Patient nach erfolgter Intubation eine Magensonde erhalten, um die eventuell insufflierte Luft wieder aus dem Magen entweichen zu lassen.

Vorsicht ist geboten bei Patienten mit:

- Frontobasaler Schädelfraktur wegen Gefahr der zerebralen Luftinsufflation.
- Laryngozele (Erweiterung einer Ausbuchtung im Kehlkopfraum) wegen Gefahr der vollständigen Verlegung der Atemwege auf Glottisebene.
- HWS-Erkrankungen oder -Verletzungen wegen Gefahr einer Rückenmarkschädigung beim Überstrecken des Kopfs.

6

Tab. 6.3 Beispiele von erreichbaren O_2-Konzentrationen bei der manuellen Beatmung mit dem Laerdal-Silikon-Beatmungsbeutel für Erwachsene (➤ Abb. 6.8).

O_2-Flow (l/Min.)	Atemhubvolumen (ml) × Beatmungsfrequenz (pro Minute) = O_2-Konzentration in % mit Reservoirbeutel (ohne Reservoirbeutel)			
	400 × 12	**400 × 24**	**600 × 12**	**600 × 24**
3	78 (38)	51 (39)	58 (34)	40 (34)
8	100 (44)	100 (44)	100 (40)	68 (40)
15	100 (51)	100 (50)	100 (47)	100 (47)

Erreichbare O_2-Konzentration bei der manuellen Beatmung

Wie hoch die inspiratorische Sauerstoffkonzentration bei der manuellen Beatmung mit Gesichtsmaske und Beatmungsbeutel ist, hängt ab von:
- Eingestelltem O_2-Flow
- Atemhubvolumen
- Beatmungsfrequenz
- Evtl. eingesetztem Reservoirbeutel zur Beatmung

Beispielhafte Sauerstoffkonzentrationen bei verschiedenen Atemhubvolumina und Beatmungsfrequenzen, jeweils mit und ohne Verwendung eines Reservoirbeutels ➤ Tab. 6.3.

Aufbereitung von Beatmungsbeuteln und Gesichtsmasken

Beatmungsbeutel einschließlich Nicht-Rückatemventil und Beatmungsmasken, die nicht zum Einmalgebrauch bestimmt sind, müssen nach Gebrauch entsprechend der jeweiligen Herstellerangaben aufbereitet werden. In welchen Zeitabständen die Beatmungsbeutel und -masken aufbereitet werden, ist von Klinik zu Klinik sehr unterschiedlich. Häufig wird wie folgt vorgegangen:
- Werden zur manuellen Beatmung eines intubierten oder tracheotomierten Patienten Beatmungsfilter (➤ 5.2.3) verwendet (d.h. auf den Iso-Konnektor vor dem Nicht-Rückatemventil wird ein Beatmungsfilter gesteckt, der dann bei der manuellen Beatmung zwischen Ventil und Tubus bzw. Trachealkanüle sitzt), muss lediglich der Beatmungsfilter nach Herstellerangaben (z.B. alle 24 Stunden) ausgewechselt werden. Beatmungsbeutel einschließlich Nicht-Rückatemventil werden meist einmal wöchentlich gewechselt bzw. spätestens dann, wenn sie beim Patienten nicht mehr benötigt werden.
- Werden keine Beatmungsfilter verwendet, wird das Nicht-Rückatemventil alle 24–48 Stunden (in manchen Häusern auch nur einmal wöchentlich) bzw. bei Verschmutzung (z.B. mit Sekret) öfter gewechselt. Der Beatmungsbeutel wird meist einmal in der Woche gewechselt.Gesichtsmasken werden meist alle 24–48 Stunden gewechselt (nur wenn sie benutzt werden. Falls sie nur vorsorglich, d.h. für den Notfall am Patientenbett liegen, ist ein regelmäßiger Wechsel nicht notwendig).

6.3 Indikationen zur endotrachealen Intubation

Rainer Wagner

DEFINITION

Endotracheale Intubation *(ETI):* Einführen eines Endotrachealtubus i.d.R. unter Sicht mittels Laryngoskop (➤ 6.4) durch den Kehlkopf hindurch in die Trachea. Die Spitze des Endotrachealtubus samt dem Cuff (➤ 6.5.2), der den Tubus zur Trachealwand hin abdichtet, liegt unterhalb der Stimmritze. Zwei Formen:
- **Orale Intubation:** Einführen des Endotrachealtubus durch den Mund. Indiziert zur Beatmung im Notfall sowie zur Beatmung während einer Narkose, zur (kurzzeitigen) Beatmungstherapie und zu Untersuchungen
- **Nasale Intubation:** Einführen des Endotrachealtubus durch die Nase und Vorschieben über unteren Nasengang und Rachen durch den Kehlkopf hindurch in die Trachea. In ausgewählten Situationen (selten) indiziert zur längerfristigen Beatmungstherapie sowie zur Narkosebeatmung, wenn eine orale Intubation aufgrund der OP-Technik nicht möglich ist. Kontraindiziert bei Mittelgesichts- und Schädelbasisfrakturen

sowie bei massiven Blutgerinnungsstörungen. Zwei Techniken:

- *Nasale Intubation unter Sicht.* Einstellen des Kehlkopfeingangs mittels Laryngoskop (➤ 6.4) und Vorschieben der Tubusspitze mittels Intubationszange (z. B. Magillzange ➤ 6.6.2).
- *Blinde nasale Intubation.* Voraussetzung ist, dass der Patient spontan atmet. Vorsichtiges Einführen des Tubus und Vorschieben jeweils während der Inspiration. Dabei auf das Atemgeräusch am Tubusansatz achten und Tubus bis zur entsprechenden Längenmarkierung in die Trachea vorschieben. Selten angewandte Technik.

Fiberoptische (bronchoskopische) Intubation ➤ 6.9

Häufigste **Indikation** für eine endotracheale Intubation in der Intensivmedizin ist die Notwendigkeit einer maschinellen Beatmung, etwa wegen massiver respiratorischer Insuffizienz (➤ Kap. 2), die nicht als NIV (nichtinvasive Beatmung ➤ Kap. 4) vorgenommen werden kann.

Daneben ist eine Intubation indiziert zum Freihalten der Atemwege, etwa bei zunehmendem Ödem im Larynxbereich, sowie zum Schutz vor Aspiration bei fehlenden Schutzreflexen und zur Erleichterung des endotrachealen Absaugens (auch ➤ Tab. 6.4).

Tab. 6.4 Indikationen, Vorteile und Nachteile von oraler und nasaler Intubation im Vergleich zur Tracheotomie (➤ Kap. 7).

	Orale Intubation	Nasale Intubation	Tracheotomie
Indikationen	• Atemwegssicherung im Notfall • Kurz dauernde Beatmung (7–10 Tage)	• Atemwegssicherung bei Verletzungen, Erkrankungen und OPs von Mund, Kiefer und Zähnen	• Langzeitbeatmung • Notfalltracheotomie (Koniotomie ➤ 8.3) bei Verlegungen der oberen Luftwege z. B. durch Ödem infolge Verletzungen • Bei Z. n. Laryngektomie
Vorteile	• Technisch relativ einfach und rasch durchführbar • Im Vergleich zur nasalen Intubation können kürzere und großlumigere Tuben verwendet werden (geringerer Strömungswiderstand, ➤ 1.3.5)	• Mundpflege einfach durchführbar • Sichere Tubusfixierung möglich • Wird vom wachen Patienten besser toleriert als oraler Tubus	• Mundpflege einfach durchführbar • Sichere Fixierung möglich • Keine Larynxschäden • Wird vom wachen Patienten besser toleriert als Endotrachealtubus (→ geringerer Sedativa- und Analgetikabedarf) • Bei erhaltenen Schutzreflexen ist u. U. Essen und Trinken möglich, mit speziellen Kanülen/-aufsätzen ist Sprechen möglich • Kleinerer Totraum • Großlumige Trachealkanülen möglich (geringer Strömungswiderstand, ➤ 1.3.5)
Nachteile und Komplikationen	• Wird vom wachen Patienten schlechter toleriert als nasaler Tubus oder Trachealkanüle • Mundpflege ist schlechter durchführbar • Tubusfixierung ist schwieriger • Gefahr von Larynxschäden	• Technisch schwieriger und zeitaufwendiger als orale Intubation • Im Vergleich zur oralen Intubation sind längere Tuben mit geringerem Tubuslumen erforderlich (höherer Strömungswiderstand, ➤ 1.3.5) • Gefahren: Verletzungen der Nasenschleimhaut, Larynxschäden, **Sinusitis** (Entzündung der Nasennebenhöhlen)	• Invasiver Eingriff • Gefahren: Blutung, Infektion, Schleimhautläsion durch schlecht sitzende Trachealkanülen, evtl. mit nachfolgender Ausbildung narbiger Stenosen • Tracheomalazie (Erweichung der Knorpelspangen der Luftröhre als Folge einer Kompression) • Sichtbare Narbe

6

VORSICHT!

Wegen der **Gefahr der Sinusitis** (mögliche Sepsisquelle) wird nur sehr zurückhaltend nasal intubiert und alternativ ein oraler Tubus auch längerfristig belassen bzw. frühzeitig eine Tracheotomie vorgenommen.

6.4 Laryngoskope

Rainer Wagner

DEFINITION

Laryngoskop: Gerät, das dem Betrachten des Kehlkopfeingangs dient. Unterschieden in:

- Laryngoskope zur *direkten Laryngoskopie*, d.h. zur unmittelbaren Sicht auf den Larynxeingang. Dazu muss eine gerade Sichtachse auf den Kehlkopfeingang geschaffen werden
- Larnygoskope zur *indirekten Laryngoskopie*. Dabei wird das Bild (Sicht auf Larynxeingang) mittels eines optischen Systems auf ein Okular übertragen oder mittels einer Kamera an der Spatelspitze aufgenommen und elektronisch auf einen Monitor übertragen. Im Gegensatz zur direkten Laryngoskopie muss die oropharyngo-laryngeale Achse *nicht* eingestellt werden, d.h. eine Reklination des Kopfs zur Intubation ist *nicht* erforderlich („Blick um die Ecke").

6.4.1 Konventionelle Laryngoskope

Konventionelle Laryngoskope bestehen aus einem *Handgriff* und einem *Spatel:*

- Der **Handgriff** besteht aus Metall oder Kunststoff und ist außen rau oder geriffelt, um einen guten Halt zu gewährleisten und zu verhindern, dass er dem Anwender aus der Hand rutscht. Am oberen Ende des Handgriffs befindet sich die Einrastvorrichtung für den Spatel. Im Inneren des Handgriffs befinden sich Batterien oder Akkus.
- Der **Spatel** besteht ebenfalls meist aus Metall, selten aus Kunststoff. Bei den ganz überwiegend verwendeten **Fiberglaslaryngoskopen** (auch *Kaltlichtlaryngoskope* oder *Fiberoptiklaryngoskope*) befindet sich die Lichtquelle im Handgriff direkt unter der Gelenkstelle. Von dort wird das Licht über Fiberglasbündel an die Spatelspitze weitergeleitet. Spatel gibt es in verschiedenen Formen und Größen für Kinder und Erwachsene.

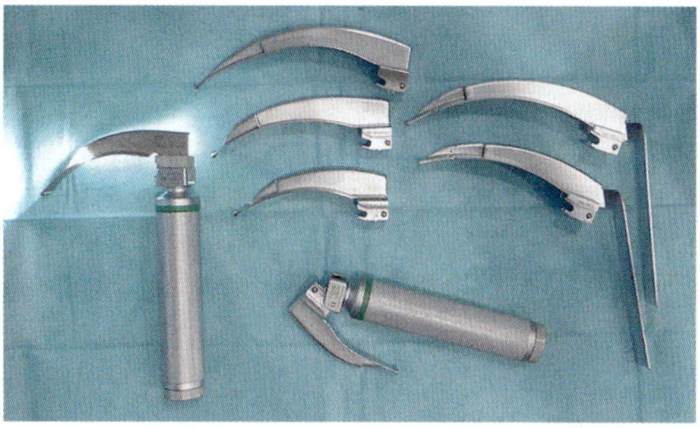

Abb. 6.11 Konventionelle Laryngoskope mit gebogenen Spateln. Durch Hochziehen und Einrasten wird die Lichtweiterleitung hergestellt: Das Laryngoskop ist einsatzbereit. Rechts zwei Laryngoskopspatel nach Mc Coy (siehe Text). [M251]

Durch ein Scharniergelenk wird der Spatel fest mit dem Handgriff verbunden und eingerastet. Damit ist die Lichtweiterleitung hergestellt und das Laryngoskop ist funktionsbereit (➤ Abb. 6.11).

Funktionsprüfung des Laryngoskops ➤ 6.7.1

Laryngoskope zum Einmalgebrauch

Sowohl Laryngoskop-Handgriffe als auch die zugehörigen Spatel in verschiedenen Formen und Größen sind zunehmend auch als **Einmalprodukte** im Einsatz. Die Handgriffe bestehen aus Metall oder Kunststoff und sind mit Batterien bestückt. Einmal-Laryngoskopspatel bestehen entweder aus Kunststoff oder aus Metall und sind in der gebogenen (Macintosh) oder in der geraden (Miller) Form erhältlich.

Vorteile von Einmal-Laryngsokopen sind das Vermeiden von Kreuzinfektionen durch kontaminierte Laryngoskope und die Kostenersparnis (keine Kosten für Reinigung, Desinfektion, Sterilisation).

Laryngoskopspatel

Laryngoskopspatel gibt es in verschiedenen Formen und Größen für Erwachsene und Kinder. Die verschiedenen Spatel sind jeweils nach ihren Konstrukteuren benannt, z.B. Macintosh-Spatel. Im Wesentlichen wird unterschieden zwischen *gebogenen* und *geraden* Spateln (➤ Tab. 6.5):

- **Gebogene Spatel** (z.B. nach Macintosh, Siker oder Mirror) sind gekrümmt und passen sich

Tab. 6.5 Verschiedene Größen gebogener und gerader Spatel (hier Macintosh- und Miller-Spatel) sowie geeignete Patientengruppen.

Patientengruppe	Macintosh-Spatel		Miller-Spatel	
	Größe	Länge in cm	Größe	Länge in cm
Frühgeborene	–	–	Nr. 0	7,5
Neugeborene und Kleinkinder	Nr. 1	9	Nr. 1	10,2
Kinder	Nr. 2	10,8	Nr. 2	15,5
Erwachsene	Nr. 3	13	Nr. 3	19,5
Erwachsene (Überlänge)	Nr. 4	15,5	Nr. 4	20,5

damit der Form der Zunge an. Gebogene Spatel werden so eingeführt, dass die Spatelspitze zwischen Zungengrund und Epiglottis (Kehldeckel) liegt. Durch Zug in Richtung des Handgriffs richtet sich die Epiglottis auf und die Stimmritze wird sichtbar (➤ Abb. 6.12). **Vorteile** des gebogenen Spatels sind: relativ viel Platz für den Tubus in der Mundhöhle, geringere Gefahr von Zahnschäden sowie von Quetschungen der Epiglottis. **Nachteil:** Bei kleinen Kindern ist das Aufrichten der (relativ langen) Epiglottis erschwert. Bei der Intubation von größeren Kindern und Erwachsenen werden i. d. R. gebogene Spatel verwendet

- **Gerade Spatel** (z. B. nach Miller, Jackson-Wisconsin oder Foregger) werden so eingeführt, dass die Epiglottis auf die Spatelspitze „aufgeladen" wird, d. h. die Spatelspitze drückt den Kehldeckel zum Zungengrund hin (➤ Abb. 6.12). Durch leichten Zug in Richtung des Handgriffs wird die Stimmritze sichtbar. Gerade Spatel werden überwiegend zur Intubation von Früh- und Neugeborenen sowie von kleinen Kindern verwendet, da die bei diesen Patienten relativ große Epiglottis mit einem gebogenen Spatel kaum aufgerichtet werden kann. Das Aufladen der Epiglottis mit dem geraden Spatel dagegen ermöglicht eine bessere Sicht auf die Stimmritze. Von **Vorteil** ist, dass der Tubus während des Einführens besser kontrolliert und insgesamt leichter eingeführt werden kann. **Nachteilig** sind die Gefahr der Schädigung der Schneidezähne sowie die Gefahr eines *Glottisödems* (insbesondere nach mehrfachem Aufladen der Epiglottis, auch ➤ 6.14.5).
- Der *Miller-Spatel* ist gerade, lediglich die Spitze ist etwas gebogen. Im Gegensatz dazu ist der *Jackson-Wisconsin-Spatel* vollkommen gerade, wobei sich die Schienung für die Zunge zum distalen Ende hin verbreitert. Dieser Spatel kann nur eingesetzt werden, wenn sich der Mund ganz öffnen lässt.

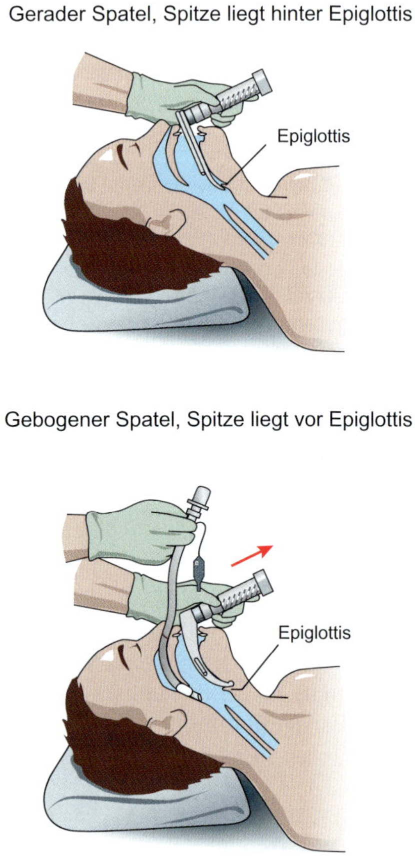

Abb. 6.12 Einstellen des Kehlkopfs mit Laryngoskop. Oben mit geradem Spatel, unten mit gebogenem Spatel. [L157]

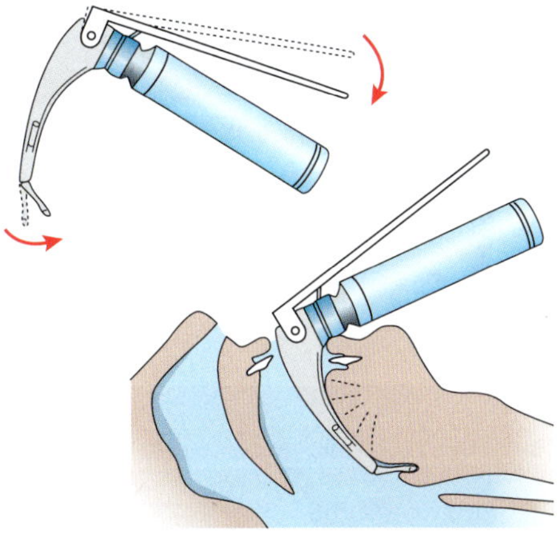

Abb. 6.13 Funktionsprinzip des Hebel-Laryngoskopspatels nach McCoy®. [L157]

Hebel-Laryngoskopspatel nach McCoy®

Der **Hebel-Laryngoskopspatel nach McCoy®** verfügt über eine Spatelspitze, die über einen außen angebrachten Hebel bewegt werden kann (➤ Abb. 6.13). Sobald das Laryngoskop in die korrekte Position vorgeschoben ist, kann der Arzt über den außen angebrachten Hebel die Laryngoskopspitze anheben. Dadurch wird die Epiglottis angehoben und der Blick auf die Stimmritze wird frei (➤ Abb. 6.13). Der McCoy®-Laryngoskopspatel wird vielfach eingesetzt bei Intubationsschwierigkeiten, etwa bei Patienten mit Struma oder kurzem, dickem Hals. In manchen Kliniken wird er wegen des Vorteils der geringeren Gefahr von Zahnschädigungen (falsches „Hebeln" wird vermieden) auch bei Routine-Intubationen verwendet.

Die Laryngoskopspatel nach McCoy® sind in vier verschiedenen Größen erhältlich.

6.4.2 Bullard-Laryngoskop®

Das **Bullard-Laryngoskop®** (➤ Abb. 6.14) ist eine Kombination aus normalem Kaltlicht-Handgriff und speziellem Spatel, der über eine Fiberglasoptik (vergleichbar der am Bronchoskop ➤ 6.9.1) sowie einen Arbeitskanal verfügt, über den gespült, abgesaugt, Sauerstoff verabreicht oder eine flexible Zange eingeführt werden kann.

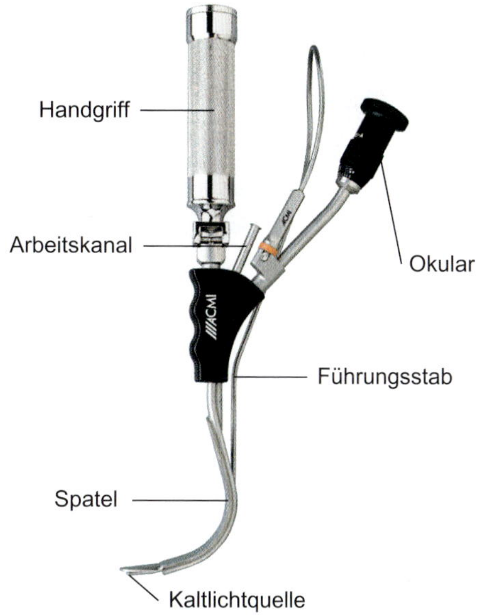

Abb. 6.14 Bullard-Laryngoskop®. [V217]

Die fiberoptische Vorrichtung ermöglicht den (indirekten) Blick auf die Stimmritze. Mit der über den Arbeitskanal eingeführten flexiblen Zange kann der Tubus z. B. am Murphy-Auge gefasst und in den Kehlkopfeingang vorgeschoben werden.

Das Bullard-Laryngoskop® kommt vor allem bei unerwartet schwieriger Intubation zum Einsatz, wenn eine nasale fiberoptische Intubation nicht möglich ist (➤ 6.9.3). Die Intubation mit dem Bullard-Laryngoskop® ist technisch einfacher als die alternative orale fiberoptische Intubation, Voraussetzung ist jedoch Erfahrung im Umgang mit dem Gerät. Sie kann auch eingesetzt werden, wenn nur eine geringe Mundöffnung möglich ist (➤ Abb. 6.31) oder eine eingeschränkte Beweglichkeit der HWS vorliegt bzw. der Kopf nicht überstreckt werden darf.

6.4.3 Airtraq®-Laryngoskop

Das **Airtraq®** ist ein zum Einmalgebrauch bestimmtes einteiliges Laryngoskop mit Optik- und Arbeitskanal. Im Optikkanal ist eine Kaltlichtquelle eingebaut, die am äußeren Laryngoskopende ein- bzw. ausgeschaltet wird (➤ Abb. 6.15) Vor Beginn der

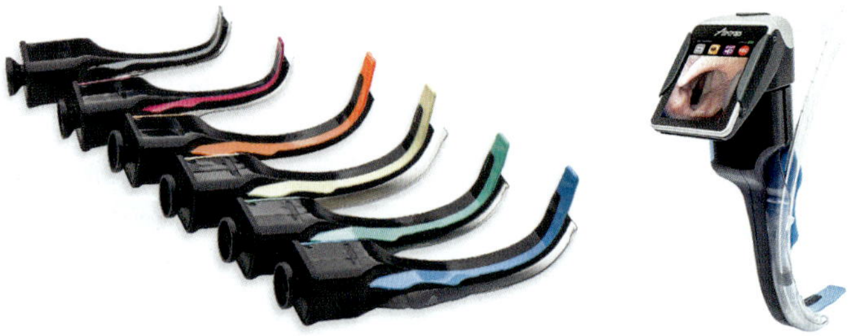

Abb. 6.15 Das Airtraq®-Laryngoskop ist in 6 verschiedenen (farbkodierten) Größen erhältlich (links). Der Tubus wird vor dem Einführen des Laryngoskops in den Führungskanal eingelegt (rechts). [U375]

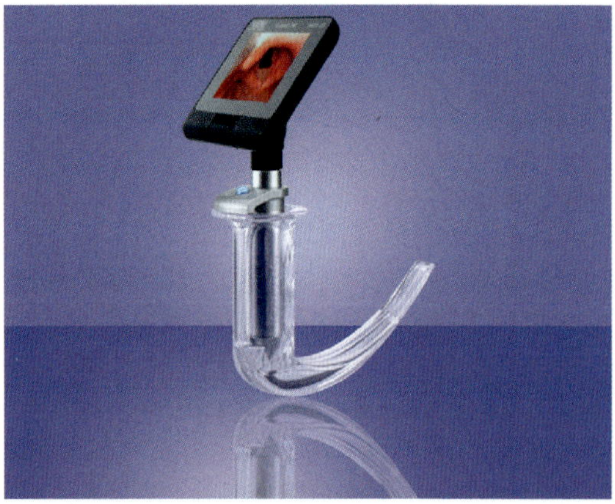

Abb. 6.16 Videolaryngoskope, hier das C-MAC®S mit einteiligen Spateln zum Einmalgebrauch (Firma Karl Storz). [V221]

Intubation werden Arbeitskanal und Tubus mit Gleitgel versehen, dann wird der Tubus so in den Arbeitskanal eingeführt, dass die Tubusspitze nicht über das Laryngoskopende hinausragt (Gefahr der Beschädigung des Cuffs).

Das **Einführen** des Airtraq®-Laryngoskops entspricht i. d. R. der Technik bei der konventionellen Laryngoskopie mit gebogenem Spatel (➤ Abb. 6.12), das Vorschieben erfolgt in der Mittellinie der Zunge unter Sicht. Erweist sich diese Einführtechnik als schwierig, kann alternativ die Rotationstechnik eingesetzt werden. Dabei wird das Gerät um 180° rotiert eingeführt und nach Passieren der Zunge in die übliche Position gedreht. Abschließend wird die Spatelspitze zwischen Zungengrund und Epiglottis positioniert (wie beim Macintosh-Spatel). Die korrekte Positionierung der Spatelspitze des Airtraq®-Laryngoskops ist notwendig, um den Tubus vorschieben zu können.

6.4.4 Videolaryngoskope

Videolaryngoskope zum mehrmaligen Gebrauch sind ähnlich aufgebaut wie herkömmliche Laryngoskope (Handgriff und Spatel), Geräte zum Einmalgebrauch bestehen aus einer transparenten Einweg-Hülle, in die das eigentliche Laryngoskop eingeführt wird (➤ Abb. 6.16). Ihre Besonderheit ist eine meist in die distale Spatelspitze eingebaute Kamera. **Vorteile** gegenüber der herkömmlichen Laryngoskopie:

- Deutlich vergrößertes Blickfeld, das auf einen externen Monitor übertragen wird. Dies erleichtert die Intubation unter erschwerten Bedingungen. Häufig lässt sich mittels Videolaryngoskopie eine sehr gute Darstellung des Kehlkopfeingangs auch in solchen Fällen erreichen, in denen eine direkte Sicht auf die Glottis nicht möglich ist (Cormack-Lehane-Grad ≥ III, ➤ 6.7.2 und ➤ Abb. 6.31).
- Außenstehende können die Intubation verfolgen und dadurch die Technik schneller erlernen. Auch Hilfestellungen von Zuschauenden sind möglich.
- Der Intubationsvorgang erfolgt schonender, weil übermäßige Manipulationen vermieden werden. Dies ist v. a. bei Intubationsschwierigkeiten relevant.

Die **derzeit gebräuchlichen Videolaryngoskope** (z. B. GlideScope [Firma Verathon Medical], McGrath® [Firma Aircraft Medical], C-MAC® [Firma Karl Storz] ➤ Abb. 6.16) unterscheiden sich vor allem hinsichtlich der Spatelformen und -größen.

Klinische Studien zeigen, dass Videolaryngoskope die Visualisierung laryngealer Strukturen nach Cormack und Lehane (➤ Abb. 6.31) im Vergleich mit der direkten Laryngoskopie deutlich verbessern. Zudem gelingt die Intubation auch bei schwierigem Atemweg häufiger, und es sind weniger Intubationsversuche erforderlich. [32]

Die Videolaryngoskopie ist auch in der *Leitlinie Atemwegsmanagement* der DGAI sowohl für das Vorgehen bei erwartet als auch bei unerwartet schwierigem Atemweg als eine Möglichkeit aufgeführt (➤ Kap. 8). Der erfolgreiche Einsatz von Videolaryngoskopen bei problematischer Atemwegssicherung setzt jedoch eine regelmäßige Anwendung der Technik auch bei unproblematischen Intubationen voraus.

Nachteilig ist der relativ hohe Anschaffungspreis der Videolaryngoskope und (Einmal-)Spatel.

6.5 Endotrachealtuben

Rainer Wagner

6.5.1 Aufbau eines Endotrachealtubus

Derzeit verwendete **Endotrachealtuben** bestehen überwiegend aus PVC (mit oder ohne Silikonbeimischung) und sind zum Einmalgebrauch bestimmt. Kennzeichnend sind (➤ Abb. 6.17):

- Am äußeren Ende jedes Tubus befindet sich ein *Norm-Konnektor* mit 15 mm Außendurchmesser nach ISO (Tubuskennzeichnung). Damit ist es möglich, die unterschiedlich dicken Endotrachealtuben an die genormten Beatmungsschläuche, Beatmungsbeutel etc. anzuschließen.
- Der Tubus ist mehr oder weniger stark gekrümmt, die Tubuswand ist formstabil (knickstabil) und besteht aus gewebefreundlichem, thermoplastischem Material, d. h. es wird bei Erwärmung etwas weicher. Dadurch passt sich der Tubus gut den anatomischen Strukturen an.
- In der Regel ist die Tubuswand transparent. Dies hat den Vorteil, dass Sekretablagerungen und ein Beschlagen der Innenwand bei der Exspiration beobachtbar sind.
- Die Innenwand des Tubus ist glatt, damit Führungsstäbe, Absaugkatheter oder Bronchoskope gut eingeführt und wieder entfernt werden können.

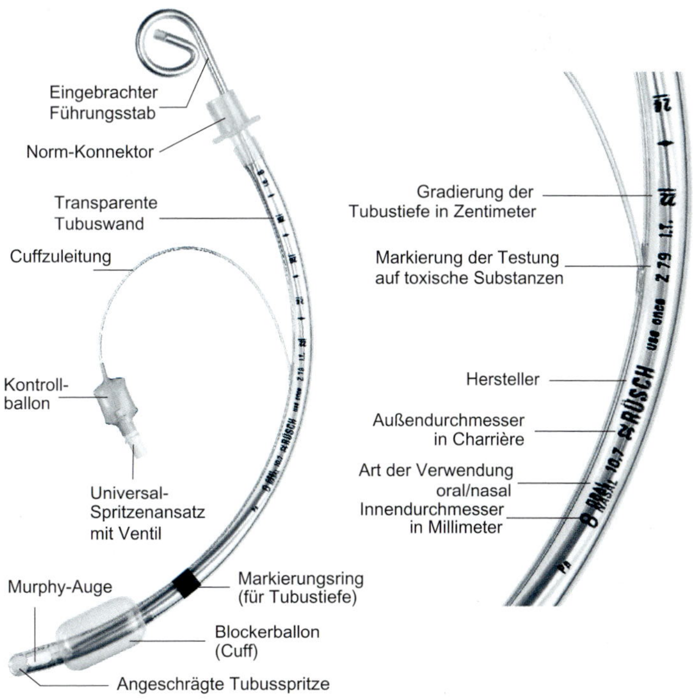

Abb. 6.17 Aufbau eines Endotrachealtubus, hier ein Magill-Tubus mit „Murphy-Auge" (links, mit eingeführtem Führungsstab [➤ 6.6.1]) und Kennzeichnung des Endotrachealtubus (rechts). [V420]

- Oberhalb der Tubusspitze befindet sich der **Cuff** (Blockerballon), der dem Abdichten des Tubus zur Trachealwand hin dient (➤ 6.5.2). Zum Blocken des Cuffs wird Luft in die Cuffzuleitung gepumpt. Die Cuffzuleitung ist in die Tubuswand eingelassen und an ihrem äußeren Ende mit einem Ventil und einem Kontrollballon versehen. *Ausnahme:* Endotrachealtuben für Kinder bis ca. 8 Jahre haben keinen Cuff.
- Oberhalb des Cuffs befindet sich bei einigen Tuben ein dicker schwarzer Markierungsring, der zur Orientierung für die korrekte Intubationstiefe dient (➤ Abb. 6.17).
- Manche Tuben bieten die Möglichkeit einer *subglottischen Sekretabsaugung.* Bei diesen Tuben ist ein zusätzliches Lumen in die Tubuswand eingelassen, das in einer Öffnung oberhalb des Cuffs endet. Außen endet dieses Lumen in einer separaten Zuleitung. Über diese kann das Sekret, das sich über dem Cuff (in der sogenannten „Jammerecke") ansammelt, abgesaugt werden (➤ Abb. 6.26).
- Die Tubusspitze ist leicht abgeschrägt, dies erleichtert die Passage des Tubus durch die Stimmritze. Zudem vergrößert dies die Öffnungsfläche und reduziert damit die Gefahr einer Verlegung der Tubusöffnung. Bei manchen Tuben befindet sich seitlich der Tubusspitze eine weitere Öffnung, das sog. *Murphy-Auge,* das die Öffnungsfläche weiter vergrößert (und damit die Gefahr einer Verlegung der Öffnungsfläche verringert) und die Belüftung der rechten oberen Lungenabschnitte verbessern soll.

Tubuskennzeichnung

Die derzeit gebräuchlichen Endotrachealtuben sind nach **ISO** (International Organisation for Standardisation) **gekennzeichnet.** Auf die Tubuswand aufgedruckt sind (➤ Abb. 6.17):

- Innendurchmesser (kurz ID) in Millimeter
- Tubusumfang in Charrière (kurz Ch, 1 Ch = 1 French, etwa 1/3 mm). Wird der Charrière-Wert durch 3 geteilt, ergibt sich der Wert für den Außendurchmesser (kurz AD) in Millimeter
- Zentimeter-Graduierung (gibt Auskunft über die Intubationstiefe)
- Hersteller
- Art der Anwendung: „Oral", „Nasal" oder „Oral/Nasal". Gibt an, wie der jeweilige Tubus einzusetzen ist (diese Beschreibung findet sich nicht auf allen Tuben)

Zusätzlich sind die Tuben mit je einem Röntgenstreifen versehen. Die Aufschrift „I. T." (Implantation Tested) oder „Z-79" ANSI (American National Standard Institute – Committee Z-79 on Anaesthesia Equipment of the USA Standards Institute) auf der Verpackung zeigt an, dass der Tubus getestet und frei von toxischen Substanzen ist.

WICHTIG

Wichtige Größenangaben bei Endotrachealtuben

Entscheidende Größen sind der **Innendurchmesser** (kurz ID) in Millimeter und der **Außendurchmesser** in Charrière (kurz Ch) ➤ Abb. 6.18.

- Für die **Intubation** ist es günstig, einen Endotrachealtubus mit möglichst geringem Tubusumfang (und damit geringem Außendurchmesser) zu verwenden, da damit die Passage durch den Kehlkopf erleichtert ist. Zudem ist bei Verwendung dünner Tuben die Gefahr von Stimmbandschädigungen und Intubationsverletzungen, z. B. der Nasenschleimhaut, sowie von Druckulzera durch den Tubus geringer.
- Für die **Beatmung** ist es wichtig, einen Tubus mit möglichst großem Innendurchmesser zu verwenden, da der Strömungswiderstand des Tubus mit zunehmendem ID sinkt. Außerdem ist die Gefahr einer Tubusverlegung umso geringer, je größer der Innendurchmesser ist. Auch eine eventuelle Bronchoskopie ist einfacher durchführbar.

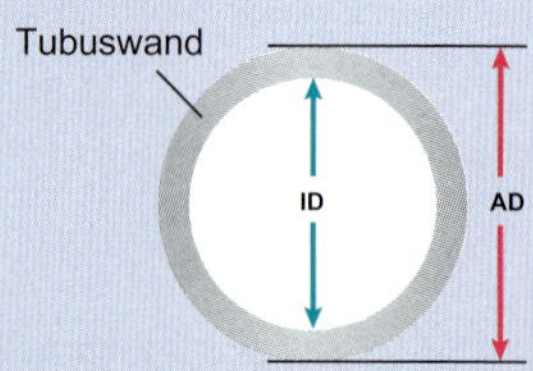

Abb. 6.18 Querschnitt durch einen Endotrachealtubus. Der äußere Durchmesser (AD, rot) ist eine entscheidende Größe für den Intubationsvorgang, der innere Durchmesser (ID, blau) ist maßgeblich für die Beatmungstherapie. Vergleichbares gilt für Trachealkanülen (➤ 7.1). [L157]

Abhängig von den Erfordernissen beim Patienten wählt der Arzt die geeignete Tubusgröße aus (Richtwerte ➤ Tab. 6.6).

6.5.2 Blockerballon (Cuff)

Der **Blockerballon** (*Cuff* oder *Blockermanschette*) wird über einen gesonderten Zuleitungsschlauch, der in oder auf der konkaven Seite der Tubuswand verläuft, mit Luft aufgeblasen. Am freien Ende des Zuleitungsschlauchs befindet sich der sog. Pilot- oder Kontrollballon (➤ Abb. 6.17). Mithilfe des Kontrollballons lässt sich überprüfen, ob der Cuff geblockt ist.

Der Cuff hat folgende **Funktionen:**

- Fixierung des Tubus in der Mitte der Trachea.
- Abdichten des Raums zwischen Tubus und Trachealwand, sodass
  - keine Luft in Richtung Kehlkopf entweichen kann.
  - eine Aspiration von Magensaft, Schleim, Blut, Erbrochenem etc. verhindert wird.

WICHTIG

Mikroaspiration

Der Cuff dichtet den Raum zwischen Tubus und Trachealwand nicht absolut ab. Insbesondere entlang von Längsfalten der Cuffwand können kleinste Kanälchen zwischen Cuff und Trachealwand entstehen, die sogenannten *Cuffstraßen*. Über diese sind **Mikroaspirationen** von Sekret aus dem Rachenraum trotz korrekt geblocktem, „dichtem" Cuff möglich.

Die Mikroaspirationen von keimhaltigem Sekret begünstigen als wesentlicher Risikofaktor die Entstehung einer ventilatorassoziierten Pneumonie (VAP, Beatmungspneumonie ➤ 5.1.1).

Neue Cuffmaterialien und -formen sollen Cuffstraßen und damit Mikroaspirationen verhindern (Mikrocuff, TaperGuard™-Tubus siehe unten).

Hochdruckcuff und Niederdruckcuff

Grundsätzlich wird unterschieden zwischen dem Hochdruckcuff und dem Niederdruckcuff:

- Der **Hochdruckcuff** (Hochdruckballon) benötigt nur ein geringes Füllvolumen. Daher entsteht schnell ein hoher Cuffdruck (oft zwischen 80 und 150 cm H_2O) mit der Gefahr einer Schädigung der Trachealschleimhaut. Wegen diesem Risiko werden Tuben mit Hochdruckcuffs beim beatmungspflichtigen Intensivpatienten praktisch nicht eingesetzt.
- Der **Niederdruckcuff** (Niederdruckballon, auch Hi-Lo-Cuff, d. h. High-volume-low-pressure Cuff) benötigt ein größeres Füllvolumen, der Cuffdruck ist jedoch relativ niedrig und damit das Risiko für Schädigungen der Trachealschleimhaut vermindert. Zudem passen sich Niederdruckcuffs besser dem Querschnitt der Trachea an als Hochdruckcuffs. Für die Beatmung von Patienten auf Intensivstationen werden daher fast ausschließlich Tuben mit Niederdruckcuff verwendet.

VORSICHT!

Der Druck im Blockerballon (*Cuffinnendruck* oder kurz **Cuffdruck**) entspricht dem auf die Trachealschleimhaut einwirkenden Druck. Ist der Cuffdruck über längere Zeit höher als der durchschnittliche kapillare Perfusionsdruck in der Trachealwand (ca. 35 mmHg, ➤ Abb. 6.19), kann es – insbesondere bei langzeitbeatmeten Patienten – zu Durchblutungsstörungen mit nachfolgenden teils irreversiblen Trachealschädigungen kommen, z. B. Ulzerationen der Schleimhaut und Schädigung der Knorpelstrukturen. Um dies zu vermeiden, sollte der **Cuffdruck möglichst unter 30 cm H_2O** gehalten werden. Ist ein höherer Cuffdruck zum Abdichten des Cuffs erforderlich, ist der Tubus evtl. zu klein und muss gegen einen größeren ausgetauscht werden (Arztrücksprache).

Grundsätzlich gilt: Den Cuff nur so weit blocken, dass er sicher dicht ist.

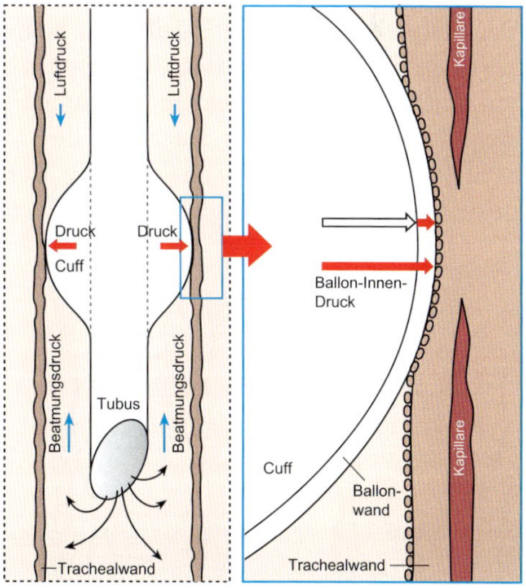

Abb. 6.19 Der **Cuffdruck** dieses Tubus ist höher als der kapillare Perfusionsdruck der Trachealschleimhaut. Dadurch ist die Durchblutung an der Kontaktfläche Cuff-Trachealwand unterbrochen und es können irreversible Schäden an der Trachealwand entstehen. [L157]

6

PFLEGEPRAXIS

Cuffdruck und Lagewechsel

Weil die Trachea im Querschnitt nicht gleichmäßig rund ist, können Lageveränderungen des Patienten eine **ungewollte Erhöhung des Cuffdrucks** auf Werte > 30 cm H_2O bewirken [36]. Deshalb sollte nach jeder Umlagerung eines intubierten oder tracheotomierten Patienten eine Cuffdruckkontrolle erfolgen.
Auch der Beatmungsdruck hat Auswirkungen auf den Cuffdruck (➤ Abb. 6.20).

Cuffdruck-Kontrolle ➤ 6.13.1

Besondere Cuffmaterialien und -formen

Bei Endotrachealtuben mit **Mikrocuff** (z. B. MICROCUFF®-Endotrachealtubus oder KimVent-Microcuff®-Endotrachealtubus) besteht die Wand des Cuffs aus einer ultradünnen Polyurethanfolie (Stärke ca. 6 bis 10 µm) mit nur sehr geringer Compliance. Dadurch sollen Cuffstraßen auf ein Minimum reduziert werden. Der Mikrocuff ist zudem insgesamt länger und zylindrisch geformt; Sekret kann zwar noch in die oberen Öffnungen der minimalen Cuffstraßen eindringen, aber nicht mehr am Cuff entlang bis in die Trachea gelangen.

Der Cuff des **TaperGuard™-Tubus** ist konisch (tapered) geformt, d. h. er wird zur Tubusspitze hin schmaler. Dies soll eine effizientere Abdichtung bewirken. Zusätzlich verfügt der Tubus über die Möglichkeit der subglottischen Sekretabsaugung. Durch diese beiden Besonderheiten sollen Mikroaspirationen mit dem Risiko von Beatmungspneumonien (VAP, ➤ 5.1.1) reduziert werden.

Cuffhernie

Eine **Cuffhernie** ist eine sehr seltene Komplikation, bei der sich der geblockte Cuff in der Trachea Richtung Lunge vorwölbt und die Tubusöffnung einengt oder verschließt. Dadurch kann während der Exspiration die Luft nur noch eingeschränkt oder – bei kompletter Verlegung des Tubuslumens – gar nicht mehr nach außen strömen. Der Beatmungsdruck steigt massiv an, die Atemhubvolumina sinken, der Allgemeinzustand des Patienten verschlechtert sich rasch (Schocksymptome).

Cuffhernien entstehen insbesondere bei Verwendung von Latextuben.

NOTFALL!

Verlegung des Tubuslumens

Eine **Cuffhernie** ist eine seltene Ursache für eine Verlegung des Tubuslumens. Sehr viel häufiger sind eingedicktes Trachealsekret oder Blutgerinnsel ursächlich.

- Bei V. a. Verlegung des Tubuslumens durch Sekret oder Blut Patienten endotracheal absaugen, ggf. Bronchiallavage durchführen, um eingetrocknetes Sekret zu lösen (➤ 10.4).
- Bei V. a. Cuffhernie, wenn ein Absaugen nicht möglich ist, Tubus entblocken. Ist danach wieder eine Beatmung möglich, ist eine Cuffhernie wahrscheinlich und der Tubus muss gewechselt werden.

Bei kompletter Verlegung des Tubuslumens mit akuter Erstickungsgefahr sofort Arzt benachrichtigen und schnellstens Umintubation vorbereiten.

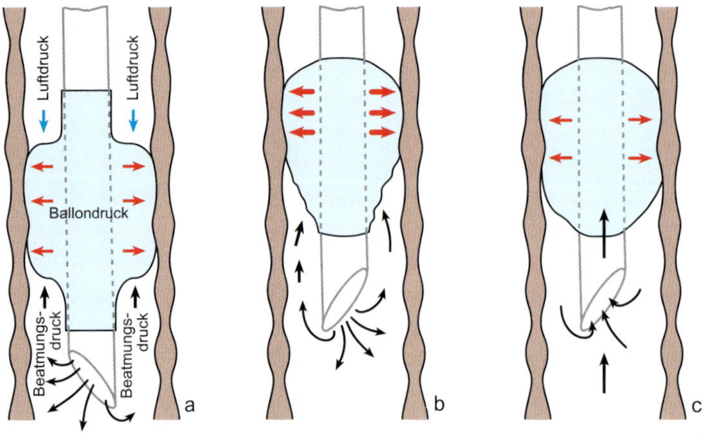

Abb. 6.20 Der **Beatmungsdruck hat Auswirkungen auf den Cuffdruck:** Während der Inspiration wird der Cuff durch den Beatmungsdruck komprimiert – und zwar umso mehr, je höher der inspiratorische Beatmungsdruck ist (**a**). Dadurch steigt der Cuffdruck während der Inspiration an (**b**) und fällt während der Exspiration ab (**c**). [L157]

Cuffdruck und Narkosebeatmung

Wird der Patient zu Narkosezwecken mit einem Sauerstoff-Lachgasgemisch (O_2/N_2O) beatmet und wurde der Cuff zuvor mit Raumluft geblockt, kommt es zur Lachgasdiffusion in den Cuff. Dadurch steigt der Cuffdruck an und muss daher während der Narkose regelmäßig überprüft und ggf. entlastet werden. Umgekehrt diffundiert das Lachgas nach Beendigung der Lachgaszufuhr wieder aus dem Cuff, der Cuffdruck sinkt ab und evtl. wird der Cuff undicht und muss nachgeblockt werden.

Cuffdruck-Kontrolle ➤ 6.13.1

6.5.3 Gebräuchliche Tubusarten und -formen

Für die unterschiedlichsten Anforderungen in Anästhesie und Intensivmedizin wurden eine Fülle von Endotrachealtuben entwickelt, die sich bezüglich des Tubusmaterials, der Tubusform und der Art der Cuffblockung unterscheiden. Im Folgenden sind die Tuben beschrieben, die auf den Intensivstationen zur Beatmungstherapie verwendet werden:

- **Magill-Tubus** (➤ Abb. 6.21). Tubus mit genormtem Krümmungsradius. Standardtubus für die orale oder nasale Intubation.
- **Spiral-Tubus** (Woodbridge-Tubus ➤ Abb. 6.22). Tubus, in dessen Wand eine Metallspirale eingearbeitet ist. Dadurch ist der Tubus enorm flexibel und kann trotzdem nicht abknicken. Wegen der hohen Flexibilität ist zur Intubation ein Führungsstab erforderlich (➤ 6.6.1). Bei Spiral-Tuben aus Latex kann es leichter zu Cuffhernien kommen (➤ 6.5.2).

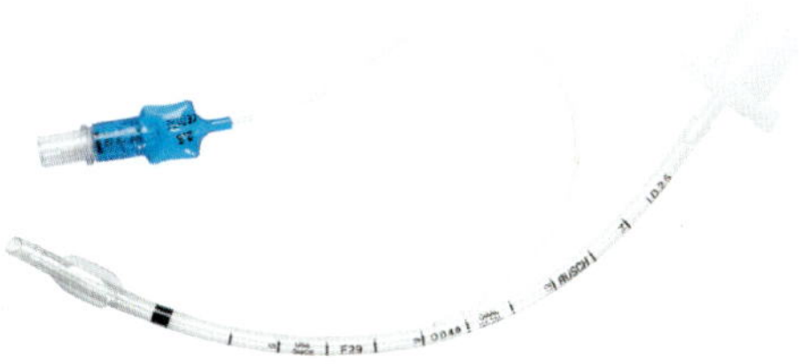

Abb. 6.21 Magill-Tubus. [V420]

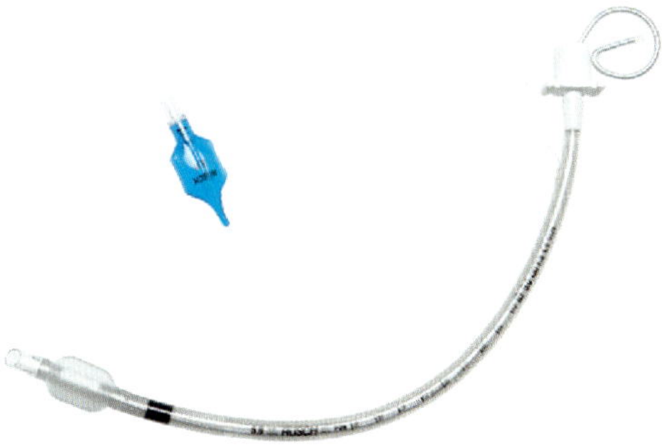

Abb. 6.22 Spiral-Tubus (Woodbridge-Tubus). [V420]

Ist beim Patienten eine MRT erforderlich, muss zuvor der Spiral-Tubus gegen einen Tubus ohne Metallteile ausgetauscht werden!

- **Oxford-Non-Kinking-Tubus** (kurz *ONK-Tubus*, ➤ Abb. 6.23). Der ONK-Tubus ist rechtwinklig gekrümmt, verhältnismäßig starr und kann nicht abknicken. Er kann nur zur oralen Intubation verwendet werden. Durch die rechtwinklige Krümmung kann der Tubus nicht versehentlich zu tief eingeführt werden und eine einseitige Intubation ist damit praktisch ausgeschlossen.
- **EDGAR-Tubus** (*Endobronchial Drug and Gas Application during Resuscitation*, d. h. endobronchiale Medikamenten- und Sauerstoffverabreichung während Reanimation, ➤ Abb. 6.24). Der Aufbau dieses Tubus entspricht dem des Magill-Tubus, zusätzlich ist ein dünner Schlauch in die Tubuswand eingearbeitet, der an der Tubusspitze endet und über den flüssige Medikamente direkt in die Trachea bzw. die großen Bronchien injiziert werden können.
- **RAE-Tubus** (*Rind-Adair-Elwyn-Tubus*). Dieser Tubus ist so geformt, dass er sehr gut abgeleitet und fixiert werden kann. Der orale RAE-Tubus (➤ Abb. 6.25 links) ist so geformt, dass er gut am Kinn befestigt werden kann, der nasale RAE-Tubus (➤ Abb. 6.25 rechts) kann zur Stirn hin abgeleitet und dort fixiert werden.
- **Fome-Cuff-Tubus**. Bei diesem nur noch sehr selten eingesetzen Tubus besteht der Cuff aus schwammartigem, sehr weichem und gewebefreundlichem Polyurethangewebe, das sich aufgrund seiner Eigenelastizität in der Trachea entfaltet und dort nur einen relativ geringen Druck

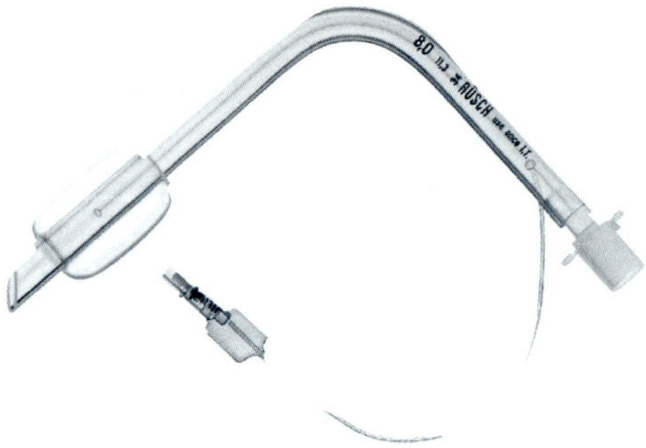

Abb. 6.23 Oxford-Non-Kinking-(ONK-)Tubus. [V420]

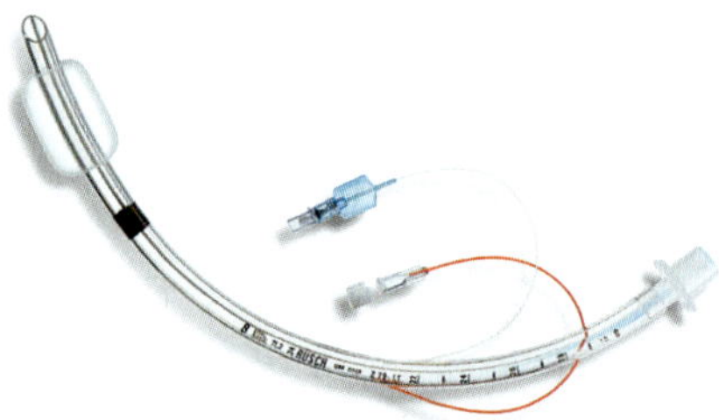

Abb. 6.24 EDGAR-Tubus. [V420]

6

auf die Schleimhaut ausübt. Zur Intubation muss die Luft zuerst aus dem Cuff entfernt und die Cuffzuleitung abgeklemmt werden. Während der Beatmung kann die Cuffzuleitung mit einem speziellen, zwischen Tubus und Beatmungssystem eingefügten Konnektor verbunden werden. Dadurch wird der Cuff während der Inspiration zusätzlich geblockt und während der Exspiration entlastet.

- **Hi-Lo®-Trachealtubus mit Lanz®-Ventil** (➤ Abb. 6.26, Hi-Lo = High volume-Low pressure, d.h. hohes Volumen, niedriger Druck). Dieser Tubus verfügt über ein spezielles Cuffsystem, das einen konstant niedrigen Cuffdruck von ca. 22–25 cm H_2O gewährleistet und damit die Gefahr von Schleimhautschäden der Trachea durch den Cuff minimiert. Ein in das System eingebautes Regelventil sorgt für einen zeitlich verzögerten, situationsangepassten Druckausgleich zwischen dem Cuff und dem relativ großen äußeren Kontrollballon. Die Funktion des Regelventils ist allerdings nur gewährleistet, wenn der Cuff zunächst mit ca. 40 ml Luft gefüllt wird. Die manuelle Cuffdruck-Messung ist nicht erforderlich; kontrolliert werden muss nur die Funktionsfähigkeit des Ventils. *Wichtig:* Die Blockerspritze oder das Cuffdruck-Messgerät dürfen nicht ständig mit dem Lanz®-Ventil konnektiert sein, da der Ventilmechanismus sonst nicht funktionieren kann.
- Besonderheiten des **Venner PneuX™**-Endotrachealtubus (➤ Abb. 6.27) sind die Möglichkeit der subglottischen Spülung bzw. Absaugung (über insgesamt drei Lumen, d.h. oberhalb des Cuffs befinden sich drei Öffnungen) und der Low-Volume-, Low-Pressure-Cuff aus Silikon. Dieser ist über die Cuffzuleitung mit dem zugehörigen Cuffdruck-Regler verbunden, der den Cuffdruck kontinuierlich kontrolliert und konstant bei 30 cm H_2O hält.
- **Bronchialtuben** dienen der Intubation eines Hauptbronchus.
- **Einlumige Bronchialtuben** zur rechts- oder linksseitigen bronchialen Intubation ermöglichen die Beatmung beider oder des intubierten Lungenflügels. **Doppellumige Bronchialtuben** *(Doppellumentuben)* (z.B. Carlens-, White- oder Robertshaw-Tubus ➤ Abb. 6.28) bestehen aus jeweils einem trachealen Lumen, das im unteren Drittel der Trachea endet, und einem bronchialen Lumen, dessen Ende im rechten oder linken Hauptbronchus liegt. Der Tubus verfügt über

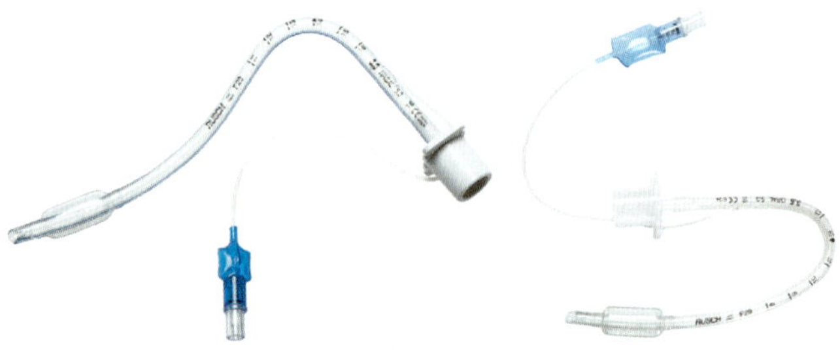

Abb. 6.25 RAE-Tubus. Links ein oraler, rechts ein nasaler RAE-Tubus. [V420]

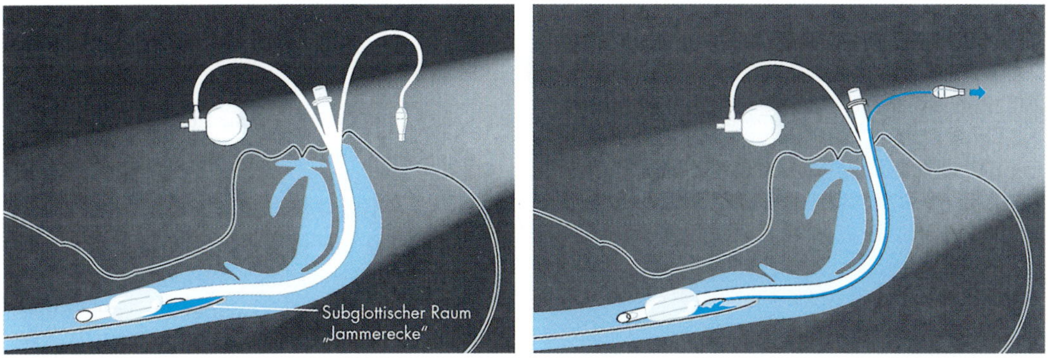

Abb. 6.26 Hi-lo-Evac/Lanz®-Trachealtubus mit der zusätzlichen Möglichkeit im subglottischen Raum („Jammerecke") abzusaugen. [U244]

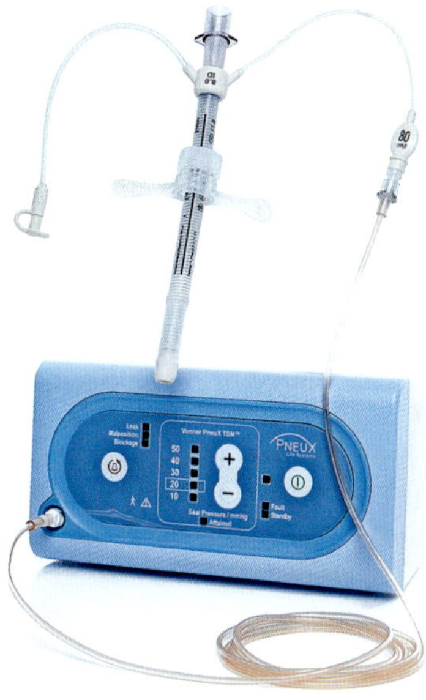

Abb. 6.27 Venner PneuX™ System und zugehöriger Cuffdruckregler. [V370]

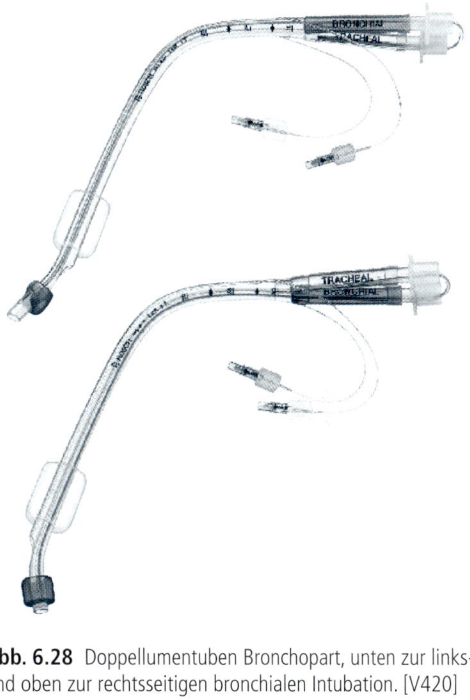

Abb. 6.28 Doppellumentuben Bronchopart, unten zur links- und oben zur rechtsseitigen bronchialen Intubation. [V420]

zwei Blockermanschetten (Cuffs): Einen *proximalen Cuff* (trachealer Cuff) in der Trachea und einen *distalen Cuff* (bronchialer Cuff) im Hauptbronchus. Der Doppellumentubus wird i. d. R. oral unter Sicht in die Trachea eingeführt und blind in den entsprechenden Bronchus vorgeschoben. Die korrekte Lage wird durch Auskultation der Lunge sowie ggf. durch Bronchoskopie überprüft (Blocken, Lagekontrolle und Komplikationen des Doppellumentubus ➤ 5.3.2). Doppellumentuben ermöglichen eine seitengetrennte Beatmung (➤ 5.3).

6.6 Hilfsmittel zur Intubation

Rainer Wagner

6.6.1 Führungsstab

Führungsstäbe (auch *Einführungsmandrin* oder *Stylet*) sind stabile, verformbare Metallstäbe, die i. d. R. kunststoffummantelt sind (➤ Abb. 6.29). Die

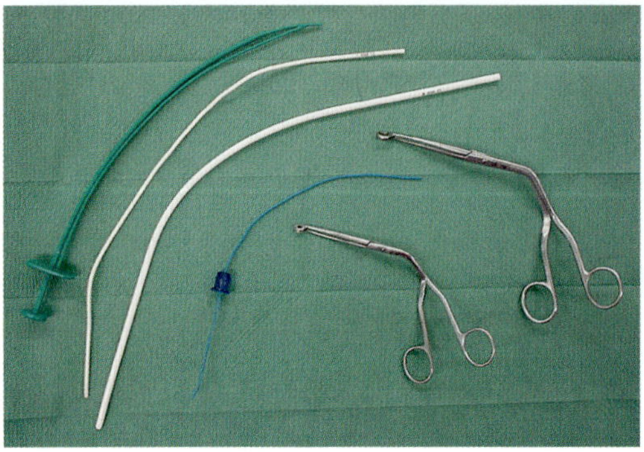

Abb. 6.29 Führungsstäbe (links) und zwei verschieden große Intubationszangen (rechts). [M251]

Spitze des Führungsstabs ist abgerundet und weich (atraumatisch). Führungsstäbe sind als Einmalartikel oder zur Mehrfachverwendung erhältlich. Einmalprodukte haben teilweise eine besondere Oberflächenbeschichtung, die den Führungsstab gleitfähig macht.

Führungsstäbe werden bei Bedarf zur oralen Intubation verwendet. Sie dienen dazu, einem Tubus mehr Stabilität zu verleihen (etwa dem extrem flexiblen Spiral-Tubus, ➤ Abb. 6.22) bzw. dem Tubus bei schwieriger Intubation eine bestimmte Form zu geben, etwa eine starke Krümmung (z. B. die Form eines Hockeyschlägers).

Zur Intubation wird der Führungsstab so in den Tubus eingeführt, dass die Spitze des Führungsstabs *proximal* der Tubusöffnung endet, d. h. der Führungsstab darf *nicht* über die Tubusspitze hinausragen, um Verletzungen zu vermeiden. Um dies zu gewährleisten wird das oben aus dem Endotrachealtubus herausragende Ende des Führungsstabs umgebogen oder mit der an manchen Führungsstäben vorhandenen Arretiervorrichtung fixiert, sodass er während der Intubation nicht im Tubus nach vorn rutschen kann.

VORSICHT!

Manche Führungsstäbe haben eine besondere Oberflächenbeschichtung, die die Gleitfähigkeit des Führungsstabs im Tubus sicherstellt. Führungsstäbe ohne eine solche Beschichtung müssen vor dem Einführen in den Tubus **gleitfähig** gemacht werden, z. B. mit sterilem Gleitgel, damit sie nach der Intubation problemlos aus dem Tubus entfernt werden können.

In Ausnahmefällen benutzt der Arzt den Führungsstab als Leitschiene zur Intubation. Dann lässt er die Spitze des Führungsstabs etwas über die Tubusöffnung herausragen, schiebt sie durch die Stimmritze hindurch etwas in die Trachea vor und führt dann den Tubus über den Führungsstab hinweg in die Trachea ein. Dieses Verfahren darf wegen der Verletzungsgefahr nur mit atraumatischen Führungsstäben und sehr vorsichtig vorgenommen werden.

Spezielle Einführungsmandrins sind ähnlich aufgebaut wie kunststoffummantelte Führungsstäbe, jedoch wesentlich länger (ca. 80 cm). Ihre abgerundete Spitze ist weich, sodass die Verletzungsgefahr gering ist. Ihr Einsatz ist indiziert, wenn die Stimmritze nicht einsehbar ist, weil die Epiglottis nicht aufgerichtet werden kann. Zur Intubation wird der Tubus auf den Einführungsmandrin aufgefädelt, dann wird der Einführungsmandrin eingeführt, die Epiglottis unterfahren und der Mandrin in die Trachea vorgeschoben. Über den Einführungsmandrin, der als Leitschiene dient, wird dann der Tubus in die Trachea vorgeschoben.

Das C-MAC® Video Stylet bietet zum einen die Vorteile einer starren Intubations-Optik, zum andern durch die abwinkelbare Spitze auch die von flexiblen Intubations-Endoskopen. Zusätzlich ermöglicht das Gerät die Darstellung und Dokumentation von Bildern/Videos auf dem Monitor.

Tubuswechsler ➤ Abb. 6.40

6.6.2 Intubationszangen

Die **Intubationszange** dient dazu, bei der nasalen Intubation den Tubus unter Sicht im Rachen zu fassen und in die Trachea vorzuschieben (Durchführung nasale Intubation, ➤ 6.8.2). Intubationszangen sind entsprechend den anatomischen Verhältnissen des Mund-Rachen-Raums geformt, sodass sie bei der Intubation nicht die Sicht versperren (➤ Abb. 6.29).

Um zu vermeiden, dass die geriffelten Zangenspitzen die dünne Wand des Cuffs beschädigen, fasst der Arzt die Tubusspitze mit der Intubationszange immer ober- oder unterhalb des Cuffs. In manchen Kliniken ist es auch üblich, die Zangenspitzen zu armieren, z. B. mit Pflaster, um eine Beschädigung des

Cuffs zu vermeiden. Sehr häufig wird die *Intubationszange nach Magill* eingesetzt.

6.6.3 Medikamente zur Intubation

Die Intubation wird im Regelfall mit einem **intravenösen Kurzanästhetikum** und einem **Muskelrelaxans** durchgeführt. Der zusätzliche Einsatz von **Opioiden** ist angezeigt, wenn eine Reflexdämpfung und/oder Analgesie erreicht werden soll.

Gebräuchliche Hypnotika, Opioide und Muskelrelaxanzien zur Intubation sowie Anhaltswerte für die Dosierung der Medikamente ➤ Tab. 6.7. Im Einzelfall sind folgende Faktoren mitentscheidend für die Dosierung:

- Alter, Gewicht und körperlicher Zustand des Patienten sowie ggf. Gewöhnung
- Stärke des zu erwartenden Stimulus bzw. Schmerzes
- Interaktion mit anderen Medikamenten
- Psychologische und Umgebungsfaktoren, z. B. extreme Unruhe oder Angst

Bei besonderer Indikationsstellung, z. B. bei massiver Aspirationsgefahr oder schwerer Beeinträchtigung der Herz-Kreislauf-Funktion, kann eine Intubation auch in Lokalanästhesie (Xylocain®-Spray) oder Neuroleptanalgesie unter fortbestehender Spontanatmung des Patienten vorgenommen werden **(Wachintubation).** Hierfür scheint insbesondere Fentanyl gut geeignet; Husten- und Würgereflex werden gut unterdrückt, der Patient bleibt kooperativ und toleriert den Tubus.

Des Weiteren wird zur Intubation gelegentlich **Atropinsulfat** (Atropin®) verwendet. In der Dosierung von 0,3–0,6 mg i. v. oder i. m. ist es geeignet, die Speichelproduktion zu hemmen. Dies erleichtert die Darstellung der Atemwege, was insbesondere dann hilfreich ist, wenn wegen Intubationsschwierigkeiten fiberoptisch intubiert werden muss.

Da während der Intubation immer mit kardiovaskulären Nebenwirkungen bzw. Komplikationen gerechnet werden muss, sind grundsätzlich entsprechende **Notfallmedikamente** bereitzuhalten (z. B. Akrinor®, Suprarenin®).

6.7 Vorbereitung der Intubation

Rainer Wagner

6.7.1 Vorbereitung des Materials

Zur **oralen Intubation** richten die Pflegenden folgende Materialien (➤ Abb. 6.30):

- Laryngoskop (➤ 6.4)
- Endotrachealtubus (geeignete Größe ➤ Tab. 6.6) plus jeweils den nächstgrößeren und den nächstkleineren Tubus mit Norm-Konnektor
- Führungsstab (entsprechend dem ID des Tubus; ➤ 6.6.1)
- Guedeltuben (➤ 6.1.2)
- 10 ml-Spritze oder Cuffdruckmesser zum Blocken des Cuffs
- Anästhesierendes Gleitgel (z. B. Xylocain-Gel)
- Material zur Tubusfixierung
- Beatmungsbeutel mit Maske und Sauerstoffanschluss, ggf. mit Reservoir (➤ 6.2.1)
- Funktionstüchtige Absauganlage und Absaugkatheter
- Anästhetika und Notfallmedikamente entsprechend Arztanordnung bzw. klinikinternen Richtlinien (Beispiele ➤ Tab. 6.7)
- Stethoskop, Einmalhandschuhe
- Kapnographie-Meßgerät (*Kapnometer* oder *Kapnograph*) zur CO_2-Bestimmung (z. B. Emma Notfall-Kapnograph; ➤ Abb. 10.6)

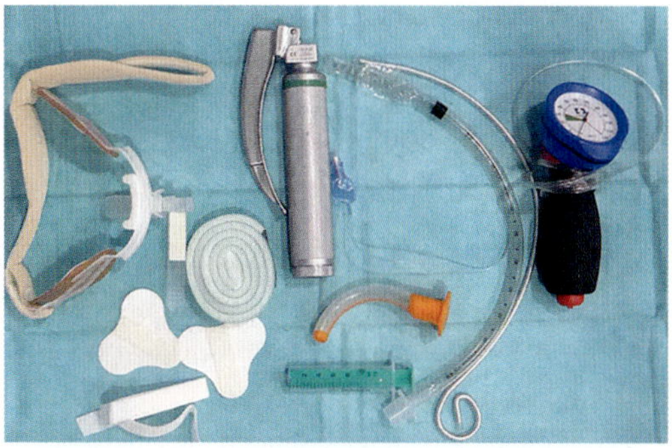

Abb. 6.30 Materialien zur Intubation. Zusätzlich zu den abgebildeten Materialien werden immer auch Anästhetika (siehe Text) und Notfallmedikamente sowie ein Beatmungsbeutel und eine funktionsfähige Absauganlage mit verschieden dicken Absaugkathetern bereitgestellt. [M251]

Tab. 6.6 Richtwerte für die Auswahl der Tubusgröße.

Kinder	ID in mm	Charrière
Frühgeborene (< 2 kg)	2,5	12
< 6 Mon. (5–7 kg)	3–3,5	14–16
7–18 Mon. (7–11 kg)	3,5–4,0	16–18
2–4 Jahre (12–17 kg)	4,5–5,0	20–22
4–6 Jahre (17–22 kg)	5,0–5,5	22–24
6–10 Jahre	5,5–6,5	24–28
Größere Kinder u. Jugendliche	6,5–7,5	28–32
Erwachsene		
Frauen	7,5–8,5	32–36
Männer	8,0–9,5	34–40

Faustregel für die Bestimmung der **Tubusgröße bei Kindern** (2–14 Jahre):
- Innerer Durchmesser = (Alter : 4) + 4,5
- Charrière = Alter + 17

- Bei **nasaler Intubation** zusätzlich Intubationszange (z. B. nach Magill; ➤ 6.6.2)

PFLEGEPRAXIS

Funktionskontrolle

Zur Intubation muss eine **funktionstüchtige Absaugvorrichtung** mit verschieden großen Absaugkathetern bereitstehen, um im Bedarfsfall unverzüglich Sekret aus dem Mund-Rachen-Raum absaugen und damit die Aspirationsgefahr minimieren zu können. Das Laryngoskop, der ausgewählte Endotrachealtubus sowie der Beatmungsbeutel und die Sauerstoffquelle werden vor Beginn der Intubation auf ihre **Funktionsfähigkeit** hin überprüft (Funktionsprüfung Laryngoskop und Endotrachealtubus siehe unten, Beatmungsbeutel ➤ 6.2.1).

Funktionsprüfungen

Vor der Intubation müssen das Laryngoskop und der Cuff des ausgewählten Tubus auf ihre **Funktionsfähigkeit** hin überprüft werden:
- Den für den Patienten passenden Laryngoskopspatel auf den Handgriff aufsetzen, einrasten und die Lichtqualität überprüfen. Mögliche Ursachen einer schlechten Lichtqualität bzw. nicht funktionierender Beleuchtung sind leere Batterien bzw. Akkus sowie fehlender Kontakt zwischen Handgriff und Spatel (nicht richtig eingerastet).
- Wichtig: Das Licht des Laryngoskops muss optimal hell sein, um die Intubation nicht unnötig zu erschweren.
- Den Cuff des ausgewählten Tubus auf Dichtigkeit überprüfen. Dazu die Tubusverpackung am Konnektorende des Tubus öffnen, den Cuff blocken und ca. 1 Minute geblockt lassen. Dabei den Tubus in der Verpackung belassen. Anschließend prüfen, ob Luft aus dem Cuff entwichen ist (ggf. durch leichten Druck auf die Verpackung über dem Cuff). Ist der Cuff weiter gut mit Luft gefüllt, kann er entblockt und der Tubus verwendet werden. Ist der Cuff undicht, muss der Tubus ausgewechselt werden.

Auch die Absaugvorrichtung, der Beatmungsbeutel (➤ 6.2.1) und ggf. das Beatmungsgerät werden – falls nicht im Rahmen von Routinekontrollen bereits geschehen – auf ihre Funktionsfähigkeit hin überprüft. In den meisten Kliniken ist es darüber hinaus üblich, vor jeder Intubation einen Absaugkatheter an die Absauganlage anzuschließen, um im Bedarfsfall sofort absaugen zu können.

PFLEGEPRAXIS

Besonderheiten bei Patienten mit COVID-19

Die Intubation eines COVID-19-Patienten gilt – wie auch andere Manipulationen an den Atemwegen bei dieser Erkrankung – als Hochrisiko-Intervention bezüglich der **Aerosolbelastung** der Raumluft. Zum Schutz vor einer Infektionsübertragung ist daher das Tragen der **persönlichen Schutzausrüstung (PSA)** erforderlich. Diese ist klinikintern festgelegt und umfasst i .d. R.:
- FFP-2 oder -3-Maske
- Schutzbrille bzw. Visier
- Handschuhe
- Flüssigkeitsabweisender Kittel
- Haube/Haarschutz

Manche Kliniken verwenden zusätzlich **Intubationsschutzvorrichtungen** aus transparentem Kunststoff (auch *Intubationsboxen* oder *Aerosolboxen* genannt) mit Öffnungen für die Arme des Intubierenden und der Assistenz. [33]

COVID-19 ➤ 2.3.5

6.7.2 Vorbereitung des Patienten

Sofern zeitlich möglich informiert der Arzt den Patienten über die Notwendigkeit der bevorstehenden Intubation, deren Ablauf und die anschließende (Beatmungs-)Therapie (Ausnahme: Notfallintubation).

Bei Kindern, bewusstlosen oder desorientierten Patienten informiert er zusätzlich die gesetzlichen Vertreter bzw. die nächsten Angehörigen des Patienten.

Wird ein Patient geplant intubiert und ist eine Langzeitintubation abzusehen, informieren die Pflegenden ihn möglichst vor der Intubation über Kommunikationsmöglichkeiten und -hilfsmittel (➤ 10.6.5).

Zahnprothesen werden entfernt. Eine gründliche Reinigung des Mund- und Rachenbereichs vor der Intubation ist empfehlenswert.

Zur Intubation sollte der Patient nüchtern sein. Ist dies nicht der Fall, z. B. im Notfall oder bei verzögerter Magen-Darm-Passage, müssen bei der Intubation besondere Maßnahmen ergriffen werden, um eine Aspiration zu verhindern (➤ 6.11).

PFLEGEPRAXIS

Überwachung während Intubation

Um kardiopulmonale Komplikationen während der Intubation rasch erkennen und behandeln zu können, muss der Patient – falls noch nicht geschehen – an einen **Überwachungsmonitor** angeschlossen werden. Folgende Parameter werden i. d. R. während der Intubation kontinuierlich überwacht:

- Herzfrequenz (EKG)
- Sauerstoffsättigung (Pulsoxymetrie)
- Blutdruck (nichtinvasive oder invasive Blutdruckmessung)

Einschätzen von Intubationsschwierigkeiten

Vor der Intubation prüft der Arzt, ob Hinweise auf mögliche **Intubationsschwierigkeiten** vorliegen. Dazu begutachtet er beim Patienten:

- Das Gesicht, insbesondere im Mund- und Nasenbereich (verletzungs- oder erkrankungsbedingte Veränderungen, z. B. Fehlbildungen, Narben, Tumoren oder Ödeme?).
- Mund und Rachen (Zahnstellung, lockere Zähne, Erkrankungen, Verletzungen, Voroperationen oder Fehlbildungen im Mund-Rachen-Raum? Kiefersperre?). Wichtig sind hier insbesondere:
  - die *Mundöffnung* (je kleiner die Mundöffnung desto schwieriger die Intubation).
  - die *Sichtbarkeit des weichen Gaumens* bei geöffnetem Mund (je schlechter der weiche Gaumen sichtbar desto schwieriger die Intubation, ➤ Abb. 6.31).
- Den Hals. Wichtig ist dabei die Beweglichkeit der HWS (z. B. eingeschränkt bei Wirbelsäulenerkrankungen oder nicht erlaubt bei V. a. Verletzungen der HWS) und eine mögliche Struma, die eine Verlagerung und/oder Einengung der Trachea verursachen kann (dies ist vor allem im Röntgenbild erkennbar).

Tab. 6.7 Gebräuchliche intravenöse Kurzanästhetika, Opioide und Muskelrelaxanzien zur Intubation. Gemeinsame Nebenwirkung von i. v. Kurzanästhetika und Opioiden ist die dosisabhängige Atemdepression und ein mehr oder weniger stark ausgeprägter Blutdruckabfall (Ausnahme: Etomidat hat nur geringe hämodynamisch bedeutsame Nebenwirkungen).

I. v.-Kurzanästhetika		Opioide		Muskelrelaxanzien	
Substanz (Bsp. Handelsname)	**Dosierung mg/kg KG**	**Substanz (Bsp. Handelsname)**	**Dosierung µg/kg KG**	**Substanz (Bsp. Handelsname)**	**Dosierung mg/kg KG**
Thiopental (Trapanal®)	2–5	Fentanyl (Fentanyl®Janssen)	1–5	Atracurium (Tracrium®)	0,3–0,4
Methohexital (Brevimytal®)	1–3	Alfentanil (Rapifen®)	5–10	Cis-Atracurium (Nimbex®)	0,1–0,2
Etomidat (Hypnomidate®)	0,15–0,3	Sufentanil (Sufenta®)	0,3–1	Pancuronium (Pancuronium®)	0,08–0,12
Diazepam (Valium®)	0,2–1,0	Remifentanil (Ultiva®)	0,1–0,5	Rocuronium (Esmeron®)	0,6–1,2
Midazolam (Dormicum®)	0,15–0,3			Vecuronium (Norcuron®)	0,08–0,1
Flunitrazepam (Rohypnol®)	0,02			Mivacurium (Mivacron®)	0,2–0,25
Propofol (Disoprivan®)	1,5–2,5			Succinylcholin (Pantholax®)	0,5–1,5

6

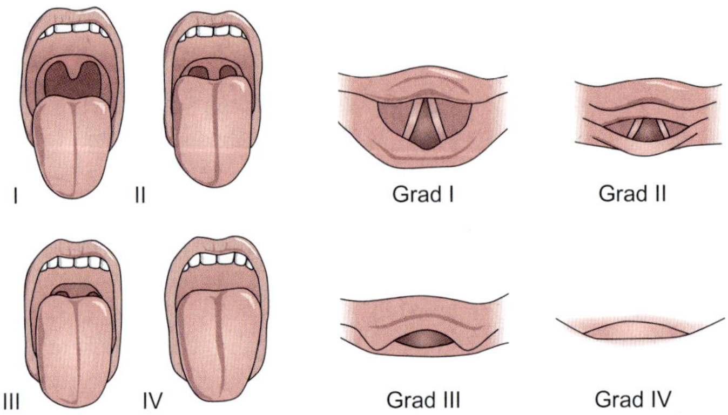

Abb. 6.31 Mallampati-Klassifikation (modifiziert nach Samsoon und Young, links) und Klassifikation der Laryngoskopiebefunde nach Cormack und Lehane (rechts). [L157]

Auch eine mangelnde Kooperationsbereitschaft bzw. -fähigkeit des Patienten kann die Intubation erheblich erschweren.

Sind Intubationsschwierigkeiten absehbar, informiert der Arzt die assistierenden Pflegenden und ordnet ggf. die Bereitstellung besonderer Materialien an, etwa spezielle Tuben und Tubuseinführhilfen, oder führt eine fiberoptische Intubation durch (➤ 6.9). Wichtig ist eine standardisierte Vorgehensweise (Algorithmus) der Station bzw. Abteilung. Die Mitarbeiter müssen diesen Algorithmus kennen und die notwendigen Materialien und Geräte bedienen können (➤ 8.1).

6

WICHTIG

Untersuchungen zur Einschätzung von Intubationsschwierigkeiten

Zu den am häufigsten eingesetzten Untersuchungen gehören die Mallampati-Klassifikation, die Klassifikation nach Cormack und Lehane sowie der Patil-Test.

- Bei der Klassifikation nach **Mallampati** (modifiziert nach *Samsoon und Young*) wird die Einsehbarkeit des Oropharynx bei maximal weit geöffnetem Mund und herausgestreckter Zunge beurteilt (➤ Abb. 6.31). Unterschieden werden vier Grade. Die Mallampati-Klassifikation weist eine relativ hohe Zahl falsch-positiver Ergebnisse auf (ca. 50 %), d. h. viele Patienten, deren Intubation als schwierig eingeschätzt wurde, konnten ohne wesentliche Probleme konventionell intubiert werden [34].
- Bei der Klassifikation nach **Cormack und Lehane** wird die Einsehbarkeit der Glottis unter direkter Laryngoskopie beurteilt. Die Einteilung erfolgt auch hier in vier Grade (➤ Abb. 6.31):
  - Grad I: Glottis ist vollständig sichtbar
  - Grad II: Nur der hintere Teil der Glottis ist sichtbar
  - Grad III: Nur die Epiglottis (Kehldeckel) ist sichtbar
  - Grad IV: Keine der genannten Strukturen ist sichtbar
- Beim **Patil-Test** wird der Abstand zwischen Kinnspitze und Vorderseite des Schildknorpels (thyreomentaler Abstand) bei maximal überstrecktem Hals ermittelt. Je geringer der Abstand ist, desto schwieriger die Intubation.

Der **multifaktorielle Risikoindex nach Arné** erfasst und bewertet 7 Einzelkriterien (u. a. Mallampati und Patil-Test). Ab einer Gesamt-Punktzahl > 11 ist eine schwierige Intubation wahrscheinlich.

Wichtig: Die genannten Untersuchungen sagen nichts aus über eventuelle intrathorakale Atemwegsobstruktionen und lassen auch keine Rückschlüsse darauf zu, ob der Patient über eine Gesichtsmaske ausreichend beatmet werden kann!

Bei Laryngoskopiebefunden nach Cormack und Lehane von Grad II–IV können einfache **Handgriffe** die Sicht verbessern, dazu gehören insbesondere die **OELM** bzw. die **BURP**-Manöver:

- Bei der **OELM** *(Optimal External Laryngeal Manipulation)* führt der Arzt das Laryngoskop ein und führt mit der freien (meist rechten) Hand so lange Manipulationen am Kehlkopf des Patienten durch, bis die Position mit der bestmöglichen Sicht auf die Stimmritze gefunden ist. Die assistierende Pflegende versucht dann, den Kehlkopf des Patienten in dieser Position zu halten, während der Arzt intubiert.
- Beim **BURP** *(Backwards Upwards Rightwards Pressure)*-Manöver wird der Schildknorpel von außen zuerst nach *hinten* gegen die Halswirbel-

säule, dann so weit wie möglich nach *oben* und schließlich nach *rechts* (max. 2 cm) gedrückt.

HEAVEN-Kriterien zur Einschätzung der Atemwege vor Notfallintubation ➤ 8.1

Positionierung des Patienten zur Intubation

Zur Intubation muss der Patient auf dem Rücken liegen. Bis auf ein kleines Nackenkissen entfernen die Pflegenden alle Lagerungskissen im Bereich des Oberkörpers aus dem Patientenbett. Kurz vor der Intubation wird das Nackenkissen gegen eine feste, etwa 10 cm dicke Unterlage ausgetauscht (spezielles Intubationskissen, zusammengefaltetes Frotteetuch oder Laken). So entsteht die für die Intubation hilfreiche „Schnüffelposition" (verbesserte Jackson-Position, ➤ Abb. 6.32).

Erst unmittelbar vor Beginn der Intubation wird der Patient in flache Rückenlage gebracht (Ausnahme: Nicht nüchterne Patienten werden meist in Kopftief- oder leichter Oberkörperhochlage intubiert). Dies ist insbesondere für ateminsuffiziente Patienten wichtig, da die Atmung in Oberkörperhochlage sehr viel leichter ist als in flacher Rückenlage und eine respiratorische Insuffizienz in flacher Rückenlage daher rasch dekompensieren kann.

PFLEGEPRAXIS

Platz schaffen

Vor der Intubation am Kopfende des Patientenbetts Platz schaffen. Dazu ggf. Bettbügel, Monitorkabel, Infusionsleitungen, Drainagen etc. so platzieren, dass der intubierende Arzt am Kopfende des Betts ausreichend Bewegungsspielraum hat und seine Position im Notfall rasch ungehindert verlassen kann.

6.8 Durchführung der oralen und nasalen Intubation

Rainer Wagner

Sowohl bei der oralen als auch bei der nasalen Intubation arbeiten die Pflegenden und der Arzt „Hand in Hand". Die Aufgabenteilung (wer macht was?) kann dabei von Klinik zu Klinik etwas variieren, z. B. ist es in manchen Kliniken üblich, dass der Arzt selbst die Lunge auf korrekte Tubuslage abhört, bevor der Tubus fixiert wird, in anderen Kliniken ist das eine Aufgabe der assistierenden Pflegenden. Da der Arzt während des Intubationsvorgangs i. d. R. ununterbrochen in den Rachen des Patienten blickt, ist es sehr wichtig, dass die Pflegenden den Ablauf und eventuell auftretende Schwierigkeiten kennen, um Veränderungen beim Patienten erkennen, ärztliche Anordnungen ohne weitere Erklärungen durchführen und bei auftretenden Schwierigkeiten jeweils rasch und richtig reagieren zu können.

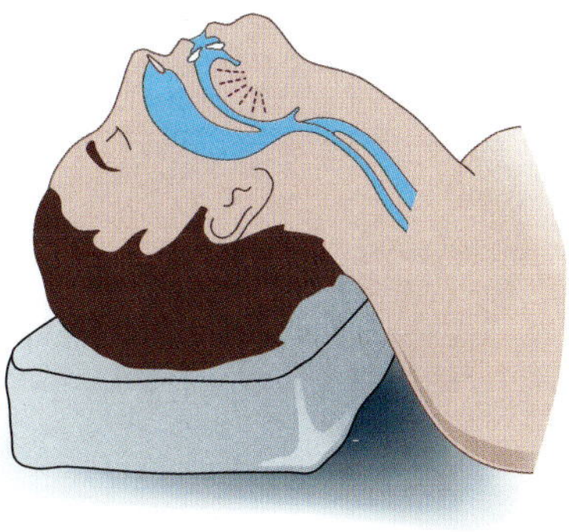

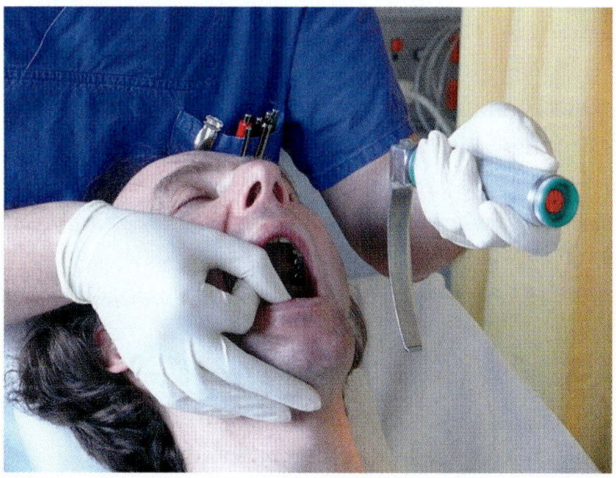

Abb. 6.32 Links: Lagerung des Kopfs zur Intubation („Schnüffelposition" oder verbesserte Jackson-Position). Rechts: Öffnen des Munds und Einführen des Laryngoskops. [L157, M251]

6.8.1 Orale Intubation

Einführung von Bronchialtuben ➤ 5.3.2

Nicht-nüchterner Patient ➤ 6.11

Bei der **oralen Intubation** gehen der Arzt und die assistierende Pflegeperson i. d. R. wie folgt vor (Aufgabenteilung kann variieren):

- *Arzt und Pflegende:* Händedesinfektion. Einmalhandschuhe anziehen.
- *Pflegende:* Tubus und Führungsstab (falls zur Intubation erforderlich) mit Gleitgel bestreichen (Tubus lässt sich dadurch leichter in die Trachea einführen und Schleimhaut wird weniger traumatisiert). Gegebenenfalls Führungsstab in den Tubus einführen (➤ 6.6.1). Am Monitor akustisches Herzfrequenzsignal oder Ton für Pulsoxymetrie einstellen (in den meisten Kliniken üblich, um Sättigungsabfall und Herzrhythmusstörungen sofort erkennen zu können).
- *Arzt:* Informiert den Patienten über Beginn der Intubation. **Präoxygenierung,** d. h. der Patient atmet für 3–5 Minuten 100 % Sauerstoff über eine Gesichtsmaske, die ihm der Arzt dicht vor Mund und Nase hält. Ziel: Schaffung einer „Sauerstoffreserve" für die kurze Zeit des Intubationsvorgangs, in der der Patient weder atmet und noch beatmet wird. Während der Präoxygenierung:
  - *Pflegende:* Auf Arztanordnung Verabreichen eines Hypnotikums und selten **Präcurarisieren** (Gabe geringer Mengen nicht depolarisierender Muskelrelaxanzien, z. B. 1–2 mg Pancuronium, um Muskelfaszikulationen durch Succinylcholin zu vermeiden).
  - *Arzt:* **Beatmung über Maske,** nachdem der Patient nach Gabe der Medikamente eingeschlafen ist. Gegebenenfalls Einführen eines Guedeltubus zur Erleichterung der Maskenbeatmung (Durchführung Masken-Beutelbeatmung ➤ 6.2.3). Bestehen keine Hinweise auf einen schwierigen Atemweg (➤ Kap. 8), kann nach Erreichen einer ausreichenden Narkosetiefe das Muskelrelaxans verabreicht werden [32].
- *Pflegende:* Auf Arztanordnung Verabreichen des Muskelrelaxans. **Laryngoskop** so **anreichen,** wie es in den Mund des Patienten eingeführt wird (Spatel nach unten, Spatelspitze zeigt zum Fußende des Betts hin).
- *Arzt:* Nach Eintritt der Wirkung des Muskelrelaxans Kopf des Patienten leicht reklinieren (in „Schnüffelposition" bringen), mit der rechten Hand den **Mund** des Patienten **öffnen** und Laryngoskop in die linke Hand nehmen. **Laryngoskop einführen** (dazu die Zunge etwas nach links drängen, um freie Sicht zu schaffen) und **Kehlkopf einstellen.**
- *Pflegende:* **Tubus** so **anreichen,** wie er eingeführt wird (Tubusspitze zeigt nach unten in Richtung Fußende des Patientenbetts), und dem Arzt das Tubusende, das später außerhalb des Munds liegt, in die rechte Hand geben. Gegebenenfalls auf Arztanordnung **Krikoiddruck** (*Sellick-Handgriff*) durchführen (leichter Druck mit Daumen und Zeigefinger von außen auf den Ringknorpel, dadurch bessere Sicht auf den Kehlkopfeingang und Verschluss des Ösophagus durch Verlagerung des Ringknorpels nach hinten).
- *Arzt:* **Tubus einführen.** Dabei Tubus so weit vorschieben, bis der Cuff hinter den Stimmbändern nicht mehr zu sehen ist bzw. eine am Tubus angebrachte Markierung (knapp oberhalb des Cuffs) gerade noch sichtbar ist (➤ Abb. 6.33 und ➤ Abb. 6.34).
- *Pflegende:* **Tubus** mit ca. 5–10 ml Luft **blocken** (Ausnahmen: Tubus mit Fome-Cuff – hier nur Zuleitungsschlauch zum entblockten Cuff öffnen

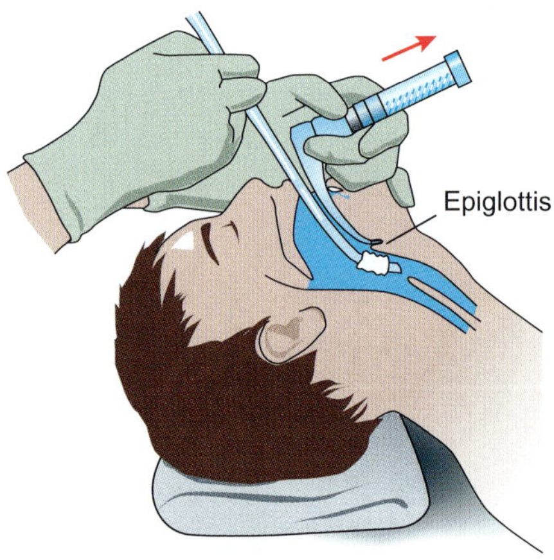

Abb. 6.33 Orale Intubation. Durch Zug in Richtung des Laryngoskop-Handgriffs richtet sich die Epiglottis auf und die Stimmritze wird einsehbar. [L157]

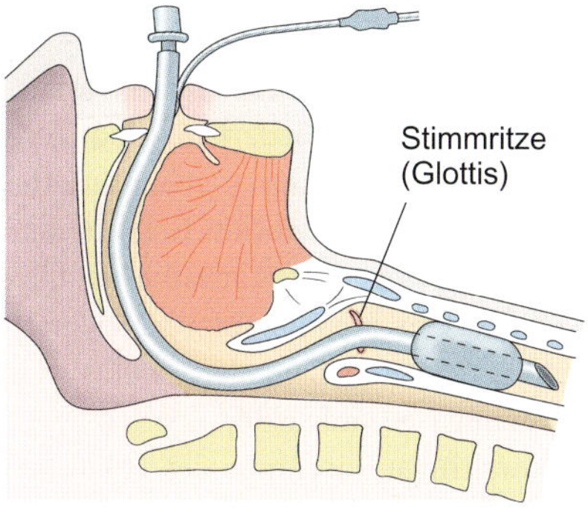

Abb. 6.34 Korrekte Lage eines oralen Endotrachealtubus. Der geblockte Cuff befindet sich knapp unterhalb der Stimmritze (Glottis). [L190]

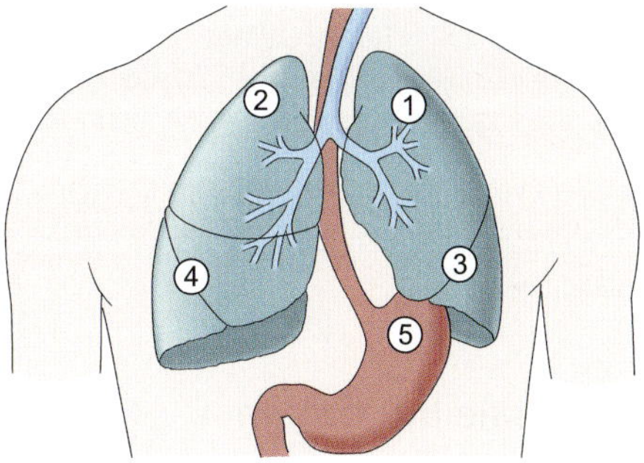

Abb. 6.35 Auskultationspunkte zum Ausschluss einer zu tiefen (bronchialen) Tubuslage. Zunächst werden die Atemgeräusche über den oberen, dann die über den unteren Lungenabschnitten auskultiert. Wurde der Tubus zu tief eingeführt (einseitige Intubation, beim Erwachsenen meist in den rechten Hauptbronchus), sind nur über einem (meist dem rechten) Lungenflügel Atemgeräusche hörbar. Evtl. verlegt der in den rechten Hauptbronchus eingeführte Tubus den Abgang des oberen Lappenbronchus, dann sind auch über der rechten Lungenspitze keine Atemgeräusche auskultierbar. Abschließend wird zur Sicherheit über der Magengrube abgehört (blubberndes Geräusch als Hinweis auf eine Intubation des Ösophagus?). [L190]

– und Tubus mit Lanz®-Ventil; hier sind mindestens 40 ml Luft zum Blocken nötig).

- *Arzt:* **Laryngoskop entfernen,** Beatmungsbeutel oder Beatmungsgerät anschließen (i. d. R. zunächst manuelle Beatmung mit dem Beatmungsbeutel zur Tubuslagekontrolle, erst dann Anschluss an Respirator. Dabei Thorax auf seitengleiche Exkursionen und Tubus auf Beschlagen mit Wasserdampf während der Exspiration beobachten).
- **Tubuslagekontrolle** (dabei Tubus festhalten oder provisorisch fixieren):
  - Möglichst unmittelbar nach der Intubation den Patienten an die **Kapnometrie** anschließen (➤ 10.2.5). Eine Fehlintubation ist sicher ausgeschlossen, wenn der $etCO_2$-Wert über mehrere Atemzyklen über 15–20 mmHg liegt.
  - Auskultation des Thorax (Abhören der Lunge: seitengleiche Atemgeräusche über beiden Lungenflügeln?) zum Ausschluss einer zu tiefen (bronchialen) Intubation. Auskultationspunkte ➤ Abb. 6.35.
  - Im Zweifelsfall (selten) ist eine fiberoptische (bronchoskopische) Lagekontrolle erforderlich.
- *Pflegende:* **Tubusfixierung.** Verschiedene Möglichkeiten je nach Patientensituation und klinikinternen Richtlinien (➤ 6.13.4), meist mit industriell vorgefertigten speziellen Tubusfixiermaterialien. **Cuffdruckkontrolle** und ggf. Veränderung des Cuffvolumens durch Abziehen oder Nachinjizieren von Luft aus dem bzw. in den Cuff, meist über das Cuffdruckmessggerät.
- *Arzt oder Pflegende:* Gegebenenfalls Guedeltubus oder Beißschutz einlegen, um zu verhindern, dass der Patient auf den Tubus beißt und das Tubuslumen dadurch verschließt.
- *Pflegende:* **Dokumentation** der Intubation einschließlich Intubationstiefe (Zentimeter-Markierung des Tubus auf Höhe der vorderen Zahnreihe. Richtwerte: Männer 22–24 cm, Frauen: 20–22 cm, Kinder: [Lebensalter : 2] + 12) und der verabreichten Medikamente. Gegebenenfalls Röntgenkontrolle des Thorax veranlassen (Arztanordnung).

Pflege bei oraler Intubation ➤ 6.13.2

PFLEGEPRAXIS

Patientenbeobachtung

Während der Intubation beobachten die Pflegenden den Patienten (insbesondere Hautfarbe) und achten auf die am Bildschirm des Überwachungsmonitors angezeigten Messwerte. Bedrohliche Veränderungen, z. B. Bradykardie infolge eines Vagusreizes durch den Tubus, teilen sie umgehend dem intubierenden Arzt mit.

VORSICHT!

Eine nicht erkannte **Tubusfehllage** ist eine lebensbedrohliche Komplikation! Bestehen Zweifel an der korrekten Tubuslage, muss der Tubus ggf. entfernt und der Patient über eine Maske mit 100 % Sauerstoff beatmet werden. Erst danach kann ein erneuter Intubationsversuch erfolgen (Vorgehen bei unerwartet schwieriger Intubation ➤ 8.1.2).

6.8.2 Nasale Intubation

Die Durchführung der nasalen Intubation unter Sicht entspricht im Wesentlichen der oralen Intubation (➤ 6.8.1). Lediglich in der Vorbereitung der Nase sowie beim Einführen des Tubus unterscheiden sich die beiden Techniken.

Vorbereitung: Zur nasalen Intubation wird i. d. R. ein Endotrachealtubus ausgewählt, dessen ID 0,5–1 mm kleiner ist als der für den Patienten passende orale Tubus (dies erleichtert das Vorschieben des Tubus durch die Nase und reduziert damit das Risiko von Verletzungen der Nasenschleimhaut).

- Evtl. tastet der Arzt vor Beginn der Intubation die vorgesehene Nasenseite mit dem kleinen Finger aus, um den Verlauf des Nasengangs und eventuelle Verengungen festzustellen.
- Evtl. Cuffschutz über die Tubusspitze stülpen (zum Schutz des Cuffs vor Beschädigung während der Passage des Tubus durch die Nase; wird entfernt, sobald die Tubusspitze im Rachen liegt).
- Einbringen von Nasentropfen zur Schleimhautabschwellung und Verminderung der Sekretproduktion. In der Regel werden beide Nasenseiten vorbereitet, damit bei Bedarf auf die andere Seite ausgewichen werden kann. Danach anästhesierendes Gleitgel (z. B. Xylocain-Gel®) in die Nasengänge einbringen (dies anästhesiert die empfindliche Nasenschleimhaut und erleichtert das Einführen des Tubus).

Durchführung (➤ Abb. 6.36):

- *Arzt:* Vorsichtiges Einführen des Tubus (steil nach unten weisend) in den unteren Nasengang und Vorschieben in den Hypopharynx. Gegebenenfalls vorher dünnen Absaugkatheter oder dünne Magensonde über den Nasengang in den Rachen vorschieben und Tubus über diese als Leitschiene dienende Sonde einführen. Beim Auftreten eines Widerstands Tubus etwas zurückziehen und Kopf weiter überstrecken. Gegebenenfalls Cuff zur Kontrolle im Rachen nochmals blocken, um Dichtigkeit zu prüfen (Cuff könnte während der Passage durch die Nase beschädigt worden sein).
- *Pflegende:* Laryngoskop anreichen.
- *Arzt:* Kehlkopf einstellen.
- *Pflegende:* Intubationszange anreichen (dem Arzt die Griffe der Intubationszange in die rechte Hand geben).
- *Arzt:* Tubusspitze mit der Intubationszange fassen und durch die Stimmritze in die Trachea einführen.

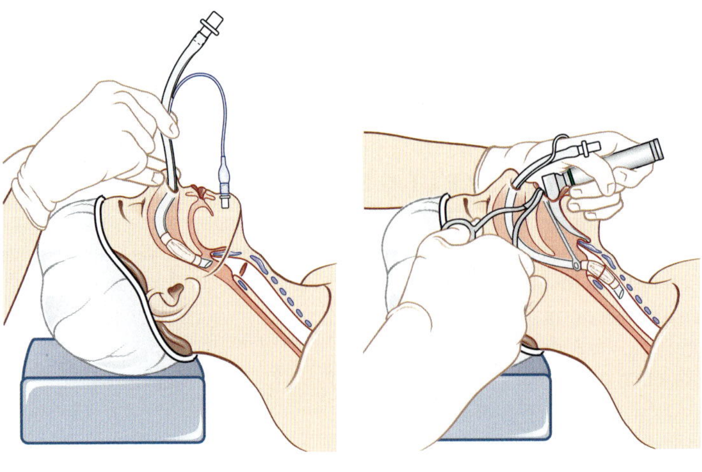

Abb. 6.36 Nasale Intubation. Der Tubus wird zunächst „blind" über den unteren Nasengang in den Hypopharynx vorgeschoben (links). Dann wird das Laryngoskop eingeführt, der Kehlkopf eingestellt und der Tubus mit der Intubationszange gefasst und unter Sicht in die Trachea eingeführt (rechts). [L126]

- *Pflegende:* Auf Arztanordnung Tubus vorsichtig vorschieben und/oder Krikoiddruck (➤ 6.8.1) ausüben.
- *Pflegende:* Cuff blocken und Tubus fixieren.
- *Arzt oder Pflegende:* Tubuslagekontrolle (➤ 6.8.1).
- *Pflegende:* Verabreichte Medikamente und Intubationstiefe dokumentieren (notiert wird die Zentimeter-Markierung am Naseneingang).

Pflege bei nasaler Intubation ➤ 6.13.3

VORSICHT!

Zur nasalen Intubation muss immer das gesamte Material zur oralen Intubation bereitliegen, damit der Patient im Notfall oral intubiert werden kann.

6.9 Fiberoptische Intubation

Rainer Wagner

DEFINITION

Fiberoptische Intubation *(bronchoskopische Intubation):* Orale oder nasale Intubation mithilfe eines Bronchoskops, über das der Tubus in die Trachea vorgeschoben wird.

Eine **fiberoptische Intubation** ist indiziert, wenn eine schwierige Intubation absehbar bzw. eine konventionelle orale oder nasale Intubation nicht möglich ist, z. B. wegen Fehlbildungen oder Erkrankungen des Mund-Rachen-Raums oder bei großer Struma, welche die Trachea einengt oder zur Seite verdrängt, sowie bei Patienten, deren Halswirbelsäule nicht ausreichend bewegt werden kann oder darf, z. B. wegen HWS-Fraktur. Weitere Indikationen sind die unerwartet schwierige Intubation (➤ 8.1.2) und die Umintubation von Risikopatienten.

6.9.1 Intubations-Bronchoskope

Intubations-Bronchoskope (*Intubations-Fiberskope* ➤ Abb. 6.37) sind besonders dünne Bronchoskope, die speziell für die Intubation entwickelt wurden. Die verschiedenen Intubations-Bronchoskope unterscheiden sich u. a. in ihrem Außendurchmesser, der entscheidend dafür ist, ob ein bestimmtes Bronchoskop auch bei sehr geringem Tubuslumen, also z. B. bei Kindern oder Patienten mit Doppellumentuben (hier sehr geringer Durchmesser der einzelnen Lumen) eingesetzt werden kann.

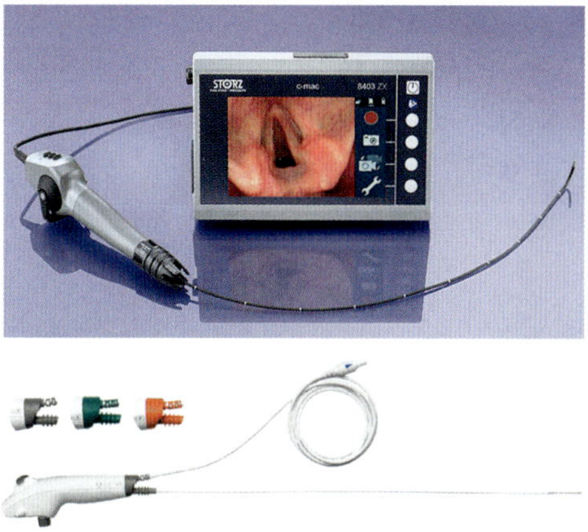

Abb. 6.37 Intubations-Bronchoskope, oben das flexible Intubations-Videoendoskop FIVE, unten das Einweg-Bronchoskop Ambu®aScope™3 Slim. [V221]

Einweg-Endoskope, z. B. das Ambu®aScope™3 Slim der Firma Ambu, haben gegenüber den herkömmlichen Endoskopen den Vorteil der ständigen Verfügbarkeit, d. h. Zeiten, in denen das Gerät nicht genutzt werden kann, z. B. wegen Aufbreitung, Wartung oder Reparatur, entfallen.

6.9.2 Vorbereitung der fiberoptischen Intubation

Grundsätzlich wird zur fiberoptischen Intubation immer das gesamte zur oralen Intubation erforderliche Material bereitgelegt (➤ 6.7.1). Zusätzlich bereiten die Pflegenden Folgendes vor:

- Intubations-Bronchoskop. Bronchoskop nach Herstellerangaben auf Funktionsfähigkeit prüfen.
- Sterile Handschuhe.
- Tubus, z. B. Magill-Tubus (Größe und Ersatzgrößen nach Arztrücksprache, Cuff auf Dichtigkeit kontrollieren ➤ 6.7.1), auch innen gleitfähig machen (z. B. mit sterilem Gleitgel) und ggf. den Normkonnektor entfernen (aufbewahren, wird nach erfolgreicher Intubation wieder auf den Tubus aufgesteckt).

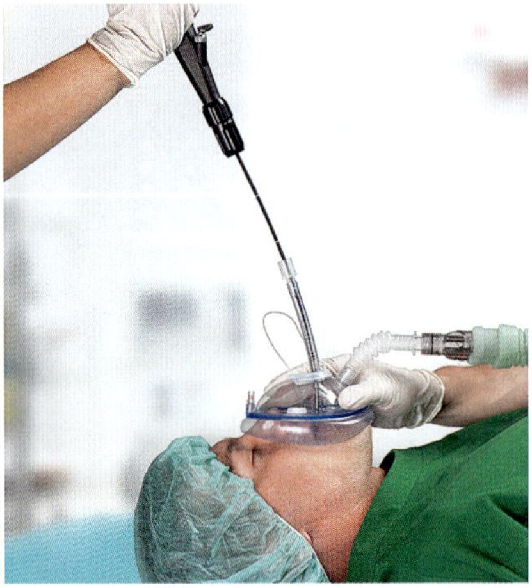

Abb. 6.38 Endoskopiemaske. Über die dehnbare Öffnung der Membran können Endoskop und Tubus vorgeschoben werden, während der Patient über die Maske beatmet wird. [V348]

- Spezieller Oropharyngealtubus für die fiberoptische Intubation (kurzer, transparenter Guedeltubus mit rundem Querschnitt, teils seitlich offen) z. B. Airway-Tubus® oder Optosafe-Tubus, dient als Leitschiene für Endoskop/Tubus und verhindert als Beißschutz Beschädigungen des Bronchoskops.
- Endoskopiemaske (➤ Abb. 6.38), alternativ Mainzer-Universaladapter® (kann an alle Beatmungsmasken angeschlossen werden).
- Gleitmittel und Antibeschlagmittel für Bronchoskop.
- Spüllösung für Bronchoskop (z. B. Aqua dest.).
- Lokalanästhetikum zur Anästhesie der Nasenschleimhaut und des Rachenraums, z. B. Xylocain-Gel 2 %® oder 10-prozentiges Xylocain-Pumpspray® (ein Sprühstoß = 10 mg). Die fiberoptische Intubation kann für den Patienten sehr unangenehm sein, deshalb ist die ausreichende Schleimhautanästhesie sehr wichtig.
- Evtl. Sauerstoffsonde (bei fiberoptischer Intubation des wachen Patienten).

Die **Vorbereitung des Patienten** entspricht der vor einer konventionellen oralen oder nasalen Intubation. Zusätzlich informiert der Arzt den Patienten über den Ablauf der fiberoptischen Intubation. Bei der geplanten fiberoptischen Intubation wird häufig eine Prämedikation durchgeführt mit einem Benzodiazepin (z. B. Midazolam oder Diazepam), häufig kombiniert mit einem Anticholinergikum (reduziert die Sekretproduktion und vermindert dadurch die Verdünnung des Lokalanästhetikums). In manchen Kliniken werden alternativ oder in Kombination mit Benzodiazepinen Opiate mit kurzer Wirkdauer (z. B. Remifentanil, ➤ Tab. 6.7) eingesetzt (Vorteil: Dämpfung des Hustenreflexes, dadurch Erleichterung der fiberoptischen Intubation; **Cave:** Bei zu hoher Dosierung Atemdepression und erhöhtes Aspirationsrisiko). Ist eine fiberoptische Intubation bei einem wachen Patienten geplant, so ist es nicht zwingend notwendig, dass der Patient zur Intubation auf dem Rücken liegt, vielmehr kann die fiberoptische Intubation beim wachen Patienten auch in Oberkörperhochlage bzw. am sitzenden Patienten sowie in Seitenlage durchgeführt werden.

6.9.3 Durchführung der fiberoptischen Intubation

Die fiberoptische Intubation kann sowohl am wachen (spontan atmenden) als auch am narkotisierten Patienten durchgeführt werden. In beiden Fällen kann sie nasal oder oral erfolgen.

Der wesentliche **Vorteil** der fiberoptischen Intubation des wachen Patienten ist die erhaltene Spontanatmung. Damit gibt es keine zeitliche Begrenzung für den eigentlichen Intubationsvorgang, da der Patient währenddessen spontan atmet. Bei der fiberoptischen Intubation des narkotisierten Patienten dagegen kann die Intubationszeit – je nach verwendeter Technik – begrenzt sein, sofern der Patient nicht über die Maske beatmet werden kann. **Voraussetzung** zur fiberoptischen Intubation eines wachen Patienten ist die Kooperation des Patienten; bei der fiberoptischen Intubation des narkotisierten Patienten ist dies nicht notwendig.

Fiberoptische Intubation des wachen Patienten

Bei der **fiberoptischen Intubation des wachen Patienten** werden das Intubations-Bronchoskop und der Tubus i. d. R. nasal eingeführt. Die nasale fiberoptische Intubation ist technisch einfacher als die orale fiberoptische Intubation. Zudem ist sie für den wachen Patienten angenehmer und die Gefahr einer Beschädigung des Bronchoskops ist geringer. Prinzipiell kann die fiberoptische Intubation des wachen Patienten jedoch auch oral erfolgen.

Nasale fiberoptische Intubation des wachen Patienten

- Einbringen von Nasentropfen zur Schleimhautabschwellung und Verminderung der Sekretproduktion (z. B. Nasivinetten®) in jedes Nasenloch.
- Geeignete Nasenseite feststellen (i. d. R. die Nasenseite, die besser durchgängig scheint).
- Lokalanästhesie der Nasenschleimhaut mit z. B. einem Sprühstoß Lidocain 10 % in jedes Nasenloch.
- Sauerstoffgabe über Nasensonde oder Maske (Beatmungsmaske mit Mainzer-Adapter oder Endoskopiemaske). Alternativ kann über die Endoskopiemaske während der fiberoptischen Intubation eine manuelle bzw. nichtinvasive Beatmung (NIV ➤ Kap. 4) erfolgen.
- Gegebenenfalls Gabe geringer Mengen eines Hypnotikums oder geringe Analgosedierung, z. B. mit Remifentanil nach Arztanordnung.
- Tubus auf das Intubations-Bronchoskop auffädeln und am äußeren Ende des Bronchoskops fixieren (an Fixiervorrichtung, alternativ mit Pflaster). Bronchoskop und Tubus mit anästhesierendem Gel bestreichen.
- Linse des Bronchoskops mit Antibeschlagmittel benetzen.
- Intubations-Bronchoskop in den unteren Nasengang einführen und unter Sicht bis zur Epiglottis vorschieben. Dort über Biopsiekanal Lokalanästhetikum applizieren zur Lokalanästhesie der Epiglottis (dabei Absaugung abstellen bzw. abklemmen).
- Wirkungseintritt des Lokalanästhetikums abwarten, dann Bronchoskop durch die Stimmritze hindurch bis zur Bifurkation (Karina) vorschieben. Währenddessen wiederholte Gabe von Lokalanästhetika (➤ Abb. 6.39).
- Injektion einer geringen Dosis eines Hypnotikums (Spontanatmung soll erhalten bleiben).
- Fixierung des Tubus am Bronchoskop lösen.
- Sobald der Lidreflex erloschen ist, Tubus über das Bronchoskop in die Trachea einführen (➤ Abb. 6.39).

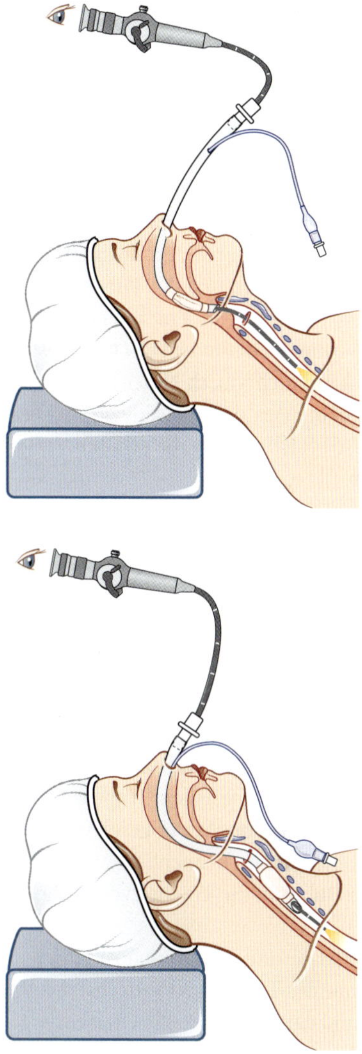

Abb. 6.39 Nasale fiberoptische Intubation eines spontanatmenden Patienten. Oben: Der Tubus ist über die Nase eingeführt und in den Hypopharynx vorgeschoben. Über den Tubus wird das Bronchoskop zunächst bis zum Kehlkopfeingang, nach Lokalanästhesie der Epiglottis dann bis in die Trachea eingeführt. Unten: Dann wird der Tubus über das Bronchoskop hinweg in die Trachea vorgeschoben. [L126]

- Bronchoskopische Lagekontrolle des Tubus: Tubusspitze muss wenige Zentimeter oberhalb der Bifurkation liegen.
- Cuff blocken. Intubations-Bronchoskop und ggf. Oropharyngealtubus sowie (Endoskopie-)Maske entfernen. Ggf. Konnektor anbringen und Respi-

rator anschließen oder manuelle Beatmung durchführen.
- Lunge auf seitengleiche Atemgeräusche abhören.
- Tubus fixieren (➤ 6.13.4).
- **Alternativ** kann zuerst der Tubus über die Nase bis in den hinteren Nasopharynx eingeführt werden. Über den Tubus wird dann zunächst der Rachenraum abgesaugt. Dann wird das Bronchoskop eingeführt, durch den Kehlkopf in die Trachea vorgeschoben und der Tubus über das Bronchoskop hinweg in die Trachea eingeführt. Vorteile dieser Methode: Die Optik des Bronchoskops kann nicht durch Nasensekret verlegt werden und die Weite der Nasengänge ist besser beurteilbar. Nachteilig ist die erhöhte Verletzungsgefahr.

Orale fiberoptische Intubation des wachen Patienten

Die **orale fiberoptische Intubation des wachen Patienten** hat den Vorteil, dass größere Endotrachealtuben verwendet werden können. Der Ablauf ist ähnlich dem der nasalen fiberoptischen Intubation, Unterschiede bestehen in folgenden Punkten:
- Lokalanästhesie des Oropharynx.
- Einführen eines speziellen Oropharyngealtubus (z. B. Airway-Tubus® oder geschlitzter Guedeltubus), über den das Bronchoskop und der Endotrachealtubus in die Trachea vorgeschoben werden.
- Nach Platzierung und bronchoskopischer Lagekontrolle des Tubus wird zunächst das Bronchoskop und dann der spezielle Oropharyngealtubus entfernt.

Fiberoptische Intubation des narkotisierten Patienten

Bei der **fiberoptischen Intubation des narkotisierten Patienten** wird der Tubus meist oral eingeführt. Dazu wird der Patient zunächst präoxygeniert, erhält ein Hypnotikum und wird mit Maske (spezielle Endoskopiemaske oder Gesichtsmaske mit Universaladapter) und Beatmungsbeutel beatmet. Anschließend wird ein Muskelrelaxans verabreicht und ein spezieller Oropharyngealtubus (Airway-Tubus®, dient gleichzeitig als Beißschutz) eingelegt. Unter Maskenbeatmung wird das Bronchoskop dann durch die Membran der Endoskopiemaske bzw. den Universaladapter hindurch über den Oropharyngealtubus in die Trachea vorgeschoben und der (zuvor auf das Bronchoskop aufgefädelte) Endotrachealtubus über das Bronchoskop eingeführt. Nachdem die korrekte Tubuslage bronchoskopisch kontrolliert wurde, werden das Bronchoskop und die Endoskopie-/Beatmungsmaske entfernt. Das weitere Vorgehen entspricht dann dem der fiberoptischen Intubation des wachen Patienten.

Bei der **nasalen fiberoptischen Intubation des narkotisierten Patienten** entfällt der Einsatz eines speziellen Oropharyngealtubus. Hier wird das Bronchoskop durch die Membran der Endoskopiemaske bzw. den Universaladapter der Maske über Nase und Rachen in die Trachea vorgeschoben und der Endotrachealtubus über das Bronchoskop eingeführt.

Eine weitere Möglichkeit der fiberoptischen Intubation ist die Einführung von Bronchoskop und Tubus über eine **Larynxmaske** (➤ 8.2.1).

6.10 Umintubation

Rainer Wagner

Eine **notfallmäßige Umintubation** (Tubuswechsel) kann notwendig werden bei:
- Verlegung des Tubuslumens, die nicht rasch anderweitig behoben werden kann, z. B. durch Bronchiallavage (➤ 10.4.6).
- Defektem Cuff.

Eine **geplante Umintubation** ist erforderlich, wenn bei einem beatmeten Patienten ein oraler Tubus mit Hochdruckcuff (selten in der Anästhesie verwendet) gegen einen Tubus mit Niederdruckcuff oder ein Tubus mit geringem Innendurchmesser gegen einen mit größerem Innendurchmesser ausgewechselt werden soll. Weiter ist eine geplante Umintubation notwendig, wenn von der oralen auf die nasale Intubation übergegangen werden soll (insgesamt sehr selten wegen des Risikos einer beatmungsassoziierten Pneumonie, ➤ 5.1.1) oder wenn bei nasaler Intubation die Nasenseite, durch die der Tubus eingeführt ist, gewechselt werden soll, z. B. wegen entstandener Druckulzera der Nasenschleimhaut.

6.10.1 Vorbereitung

Die Vorbereitung entspricht der zur konventionellen oralen bzw. nasalen Intubation (➤ 6.7.1 und ➤ 6.7.2). Evtl. wird ein *Tubuswechsler* verwendet (➤ Abb. 6.40). Dabei handelt es sich um einen ca. 80 cm langen dünnen Katheter, über den der Tubus in Seldinger-Technik gewechselt werden kann, d. h. der Tubuswechsler dient als Führungsschiene und stellt sicher, dass während des Tubusaustauschs der Zugang zur Trachea gesichert bleibt. Über den Tubuswechsler kann Sauerstoff verabreicht und mit dem Beatmungsbeutel beatmet werden. Tubuswechsler gibt es in verschiedenen Größen für die unterschiedlich dicken Endotrachealtuben.

Bei liegender Magensonde wird das Magensekret vor der Umintubation in einen Sekretbeutel abgeleitet oder abgesaugt. Auf Arztanordnung entfernen die Pflegenden die Magensonde unmittelbar vor der Umintubation, da eine liegende Magensonde als Leitschiene für Sekret aus dem Magen dienen kann und damit die Aspirationsgefahr während der Umintubation erhöht.

6.10.2 Durchführung

- Patient informieren und für 5–10 Minuten *präoxygenieren* (mit 100 % Sauerstoff beatmen)
- Auf Arztanordnung Verabreichen eines Hypnotikums und evtl. eines Muskelrelaxans
- Mund-Rachen-Raum absaugen und endotracheale Absaugung vornehmen
- Tubuswechsel:
  - **Oral → oral:** Mit Laryngoskop Kehlkopf einstellen (Arzt), neuen Tubus anreichen, alten Tubus entblocken und entfernen (Pflegende), neuen Tubus einführen (Arzt)
  - **Oral → nasal:** Nasalen Tubus und Nasenschleimhaut vorbereiten wie bei nasaler Intubation (➤ 6.7.2), nasalen Tubus in einen Nasengang einführen und in den Hypopharynx vorschieben (Arzt), Laryngoskop anreichen (Pflegende), Larynx einstellen (Arzt), Intubationszange anreichen, alten Tubus entblocken und entfernen (Pflegende), Tubus unter Sicht mithilfe der Intubationszange vorschieben (Arzt)
  - **Nasal → nasal:** Wegen der räumlichen Enge im Bereich der hinteren Nasenöffnung meist zuerst Umintubation von nasal auf oral (Larynx einstellen, nasalen Tubus entblocken und entfernen, oralen Tubus einführen) und dann oral/nasale Umintubation vornehmen wie oben beschrieben
- Cuff blocken und Patienten beatmen (manuell oder mit Respirator)
- Kontrolle der Tubuslage vornehmen (➤ 6.8.1)
- Tubus fixieren
- Patient an Respirator anschließen (falls zuvor manuell beatmet)
- Umintubation dokumentieren (Tubusart und -größe, Intubationstiefe, Cuffdruck)

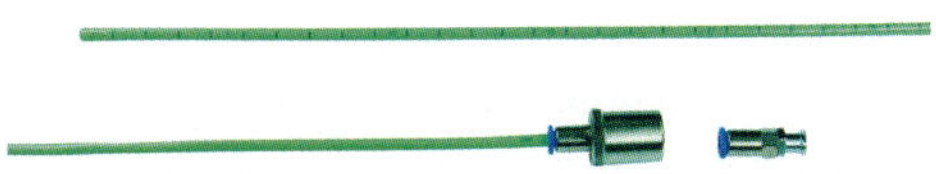

Abb. 6.40 Spitze (oben) und äußeres Ende des insgesamt 83 cm langen Tubuswechslers RAI (Firma VBM-medical). Der angebrachte 15 mm ISO-Konnektor kann an den Beatmungsbeutel oder die Beatmungsschläuche angeschlossen werden. Alternativ kann über den Luer-Lock-Konnektor (rechts unten) ein Jet-Ventilator angeschlossen werden. [V348]

6.11 Intubation des nicht nüchternen Patienten

Rainer Wagner

DEFINITION

Als **nicht nüchtern** im anästhesiologischen Sinn gelten:
- Patienten, die in den zurückliegenden 6 Stunden gegessen oder geraucht bzw. in den letzten 2 Stunden klare Getränke zu sich genommen haben
- Patienten mit Blutungen des oberen Gastrointestinaltrakts (z. B. Ösophagusvarizenblutung)
- Patienten mit Erkrankungen, die mit einer erhöhten Nüchternsekretion oder einer verlängerten Entleerungszeit des Magens einhergehen (z. B. Ileus oder Magenausgangsstenose)
- Patienten, die nach einem Unfall erstversorgt werden
- Schwangere im letzten Trimenon

VORSICHT!

Aspirationsgefahr

Wird ein nicht nüchterner Patient intubiert, besteht die Gefahr, dass es während des Intubationsvorgangs zur **Regurgitation** (Zurückfließen) und **Aspiration von Mageninhalt** kommt. Um dies zu verhindern, ist beim nicht nüchternen Patienten ein spezielles Vorgehen bei der Intubation erforderlich. Dazu gehören besondere Maßnahmen bei der Vorbereitung und der Durchführung der Intubation.

6.11.1 Vorbereitung

Zusätzlich zu den üblichen Vorbereitungen einer oralen Intubation (➤ 6.7) werden bei der Intubation eines nicht nüchternen Patienten folgende Maßnahmen ergriffen:

- Ggf. Einführen einer dicklumigen *Magensonde* und Drainage und/oder Absaugen des Magensekrets. Dies garantiert zwar nicht, dass der Magen anschließend leer ist, reduziert aber den Druck im Magen und vermindert damit das Risiko einer Regurgitation. Unmittelbar vor der Intubation wird die Magensonde dann meist wieder entfernt, da sie ansonsten als Leitschiene für Magensekret dienen und damit das Zurückfließen von Magensekret in den Rachenraum fördern kann. Ausnahme: In manchen Kliniken werden spezielle Magensonden mit einem Ballon am distalen Ende verwendet, der in aufgeblasenem Zustand den Mageneingang verschließen und eine Regurgitation damit verhindern soll.
- Falls genug Zeit ist Gabe von Antazida und/oder Antiemetika 1–2 Stunden vor der Intubation (umstritten).
- Grundsätzlich *durchsichtige* Gesichtsmasken verwenden.
- Dicklumigen Absaugkatheter an die Absauganlage anschließen und Absauggerät anschalten (während der Intubation angeschaltet lassen, damit im Bedarfsfall sofort abgesaugt werden kann).
- Ausgewählten Tubus grundsätzlich mit einem Führungsstab versehen und Blockerspritze aufsetzen.

6.11.2 Durchführung

Die Zeitdauer des eigentlichen Intubationsvorgangs (Zeit, in der es möglicherweise zur Regurgitation kommt) muss kurz gehalten werden. Deshalb wird der nicht nüchterne Patient grundsätzlich *oral* intubiert (Ausnahme: Sind Intubationsschwierigkeiten zu erwarten, empfiehlt sich die fiberoptische Intubation des wachen Patienten ➤ 6.9.3).

In folgenden Punkten unterscheidet sich die Durchführung der Intubation beim nicht nüchternen Patienten von der beim nüchternen Patienten:

- **Lagerung.** Der Patient wird entweder in *Anti-Trendelenburg-Lage* (30–45°-Oberkörperhochlagerung, auch *umgekehrte Trendelenburg-Lage*) oder in *Trendelenburg-Lage* (40°-Kopftieflage), ggf. in Kombination mit 90°-Seitenlage, gelagert. Dabei ein Abknicken des Oberkörpers wegen des höheren Drucks auf das Abdomen vermeiden.
- **Präoxygenieren** (➤ 6.8.1). *Keine manuelle Beatmung* mit Maske und Beatmungsbeutel (Gefahr der Magenblähung; dadurch erhöhtes Risiko einer Regurgitation)!
- **Präcurarisieren** (selten). Gabe geringer Mengen eines nicht depolarisierenden Muskelrelaxans, um den erhöhten intraabdominellen Druck durch die succinylbedingten Muskelfaszikulationen zu verringern.
- **Crush-Intubation** (auch *Nicht-nüchtern-Intubation, Blitzintubation* oder *Rapid Sequence Induction, RSI*): Zur Erhöhung der Sicherheit empfiehlt sich die Durchführung mit drei Personen:
  - *Pflegende:* Auf Arztanordnung Gabe des Hypnotikums und sofort danach des depolarisierenden Muskelrelaxans, auf Arztanordnung sofort danach Krikoiddruck (➤ 6.8.1, diesen halten bis der Tubus eingeführt und geblockt ist) und Laryngoskop anreichen.
  - *Arzt:* Sofort nach Relaxansgabe Maske entfernen, Kehlkopf einstellen.
  - *Pflegende:* Tubus anreichen (ggf. dabei mit einer Hand den Krikoiddruck halten).
  - *Arzt:* Rasch intubieren, Tubus sofort blocken.
- Weiteres Vorgehen entsprechend dem der oralen Intubation.

VORSICHT!

Bei **Erbrechen** den Krikoiddruck (Sellick-Handgriff) lösen, da es ansonsten zu Verletzungen des Kehlkopfs oder einer Ruptur des Ösophagus kommen kann!

6.12 Auswirkungen und Komplikationen der endotrachealen Intubation

Rainer Wagner

WICHTIG

Physiologische Funktion der Nase entfällt

Durch die endotracheale Intubation wird die **physiologische Funktion der Nase** (Erwärmung und Befeuchtung der Atemluft) ausgeschaltet (➤ 1.1). Beim intubierten Patienten müssen daher Beatmungsfilter oder Befeuchtungs- und Erwärmungsgeräte eingesetzt werden, welche die Atemluft erwärmen und befeuchten (Atemgasklimatisierung ➤ 5.2).

Bei den Komplikationen durch die endotracheale Intubation werden **Frühkomplikationen** (sofort auftretende Komplikationen durch den Intubationsvorgang) von **Spätkomplikationen** unterschieden, die erst im Verlauf der Beatmungstherapie auftreten.

6.12.1 Frühkomplikationen

Zu den frühen Komplikationen der endotrachealen Intubation gehören:

- **Erfolglose Intubation** (d. h. die Intubation gelingt nicht), z. B. wegen ausgeprägten anatomischen Veränderungen. Vorgehen bei schwieriger Intubation ➤ 8.1 und ➤ Abb. 8.1.
- **Larynx lässt sich nicht einstellen.** Lagerung des Kopfs überprüfen und ggf. korrigieren (kann zu stark überstreckt oder zu flach gelagert sein). Lage des Laryngoskops überprüfen (kann nicht weit genug oder zu weit eingeführt sein), ggf. längeren oder kürzeren Spatel verwenden.
- **Beschädigung der Zähne** (ab- oder ausbrechen). Um dies zu verhindern, Zug auf das Laryngoskop immer nur in Richtung des Handgriffs, niemals „hebeln" (➤ Abb. 6.33). Bei erfolgten Zahnschäden umgehend den ausgebrochenen Zahn bzw. das abgebrochene Zahnstück entfernen, um zu verhindern, dass es aspiriert wird. Vollständig oder partiell luxierte Zähne sollten schnellstmöglich reimplantiert werden (vollständig luxierte Zähne in physiologischer Kochsalzlösung aufbewahren).
- **Verletzungen** der Mund- oder Nasenschleimhaut, selten auch der Rachenmandeln, evtl. mit (massiven) Blutungen oder Ödembildung.
- **Aryknorpelluxation** (Luxation der pyramidenförmigen, dem Ringknorpel aufsitzenden Stellknorpel, an denen die Stimmbänder befestigt sind). Diese seltene Komplikation zeigt sich erst nach der Extubation durch Heiserkeit bis hin zum Flüstern.
- **Perforation von Pharynx, Ösophagus oder Trachea.** Diese Komplikation tritt sehr selten und meist im Zusammenhang mit einer schwierigen Intubation auf. Frühe Symptome sind ein subkutanes Emphysem oder ein Pneumothorax (➤ 2.3.11).
- **Intubation des Ösophagus** (Fehlintubation). Der Tubus liegt nicht in der Trachea sondern im Ösophagus. Es sind keine Thoraxbewegungen zu sehen, über der Lunge sind i. d. R. keine Atemgeräusche auskultierbar, das Kapnogramm zeigt keine CO_2-Abatmung. Der Patient zeigt mehr oder weniger rasch die Zeichen einer Hypoxämie; über dem Epigastrium ist ein blubberndes Geräusch auskultierbar. *Gefahr:* Aufblähen des Magens, Regurgitation von Magensekret und Aspiration. *Vorgehen:* Entweder geblockten Tubus als Aspirationsschutz im Ösophagus liegen lassen und mit zweitem Tubus erneuten Intubationsversuch unternehmen *oder* Tubus entfernen, Patienten nochmals präoxygenieren und erneut intubieren. Nach gelungener Intubation Magensonde legen, um den Magen zu entlasten.
- **Einseitige Intubation** (Tubusspitze liegt in einem Hauptbronchus, bei Erwachsenen meist im rechten Hauptbronchus). Folge: Einseitig abgeschwächtes oder aufgehobenes Atemgeräusch. Vorgehen: Tubus entblocken, etwas zurückziehen und erneut blocken. Danach abermalige Kontrolle der Tubuslage.
- **Tubus liegt nicht tief genug** (wurde nicht tief genug eingeführt oder ist etwas herausgerutscht). Häufig liegt der Cuff in der Stimmritze und zum Abdichten ist ein hoher Cuffdruck notwendig oder das Abdichten gelingt trotz hohem Cuffdruck nicht. *Gefahr:* Schädigung der Stimmbänder. *Vorgehen:* Intubationstiefe prüfen (Zentimeter-Markierung in Höhe der Zahnreihe), Tubus entblocken (zuvor Rachenraum absaugen), etwas

vorschieben und erneut blocken. Danach Tubuslagekontrolle mit Laryngoskop.
- **Aspiration von Mageninhalt.** *Gefahr:* Verlegung der Atemwege wenn festes bzw. dickflüssiges Sekret aspiriert wird, **Mendelson-Syndrom** (akutes toxisches Lungenödem) wenn saurer Magensaft (pH < 2,5) aspiriert wird. *Symptome:* Rasselgeräusche, abgeschwächte oder fehlende Atemgeräusche durch Verlegung der Atemwege, Zeichen der Hypoxämie. *Vorgehen:* Patienten sofort in Kopftieflage bringen, Rachenraum freimachen (absaugen mit dicklumigem Absaugkatheter, ggf. digital ausräumen), schnellstmöglich intubieren und endotracheal absaugen *bevor* der Patient beatmet wird. Gegebenenfalls bronchoskopisch absaugen, insbesondere bei festsitzendem Aspirat.
- **Kreislaufreaktionen,** z. B. Bradykardie oder Tachykardie, Hypertonie oder Hypotonie, etwa als Folge einer vagalen Reaktion durch Manipulationen im Rachenraum, Hypoxie, zu oberflächlicher Sedierung oder vorbestehender Herzinsuffizienz. Im Extremfall Asystolie durch Vagusreflex.
- **Tubusobstruktion** durch eingedicktes Sekret, Blut, Fremdkörper, Abknicken des Tubus oder Cuffhernie (➤ 6.5.2).
- **Halsbeschwerden** treten relativ häufig (25–60 %) und meist in Form von Halsschmerzen, Schluckbeschwerden oder Heiserkeit auf. In der Regel klingen die Beschwerden nach 2–3 Tagen ab. Falls sie länger als ca. 4 Tage dauern, sollte ein HNO-Arzt hinzugezogen werden.

6.12.2 Spätkomplikationen

Zu den Spätkomplikationen (Langzeitschäden) der endotrachealen Intubation gehören:
- **Ulzerationen der Trachealschleimhaut, Drucknekrosen von Trachealknorpeln** (evtl. mit Trachealstenosen oder Tracheomalazie) insbesondere durch zu hohen Cuffdruck. Wichtig ist es deshalb, den Cuffdruck regelmäßig zu kontrollieren und unter 30 cm H_2O zu halten (➤ 6.13.1).
- **Stimmbandschäden** können von vorübergehender Heiserkeit bis hin zu Stimmbandlähmungen (Rekurrensparese) reichen. Mögliche Ursachen sind Druck auf den N. recurrens durch ungeeigneten Tubus oder zu starke Blockung bei verminderter Elastizität der Trachea oder Überdehnung des N. recurrens beim Überstrecken des Kopfes zur Intubation.
- Bei nasaler Intubation **Mittelohrentzündung** durch Verlegung der Ohrtrompete (Tuba Eustachii) oder **Sinusitis.**
- **Ventilatorassoziierte Pneumonie** (**VAP**, *Beatmungspneumonie* ➤ 5.1.1).

Begünstigende Faktoren für das Auftreten von Spätkomplikationen sind:
- *Intubationsdauer.* Je länger der Patient intubiert ist, desto größer das Risiko für Spätkomplikationen.
- *Alter und Geschlecht.* Die Atemwege von Säuglingen und Kleinkindern sind besonders empfindlich, da sie eng und die Schleimhäute dünn sind. Deshalb gilt: Je jünger ein Patient desto höher das Risiko für Spätkomplikationen. Darüber hinaus sind Frauen durchschnittlich anfälliger für Spätkomplikationen als Männer, da die Luftwege enger und die Schleimhäute dünner sind.
- *Mechanische Reizung.* Manipulationen am Tubus (z. B. beim endotrachealen Absaugen) oder durch Kopfbewegungen des Patienten können zu mechanischen Reizungen von Larynx- und Trachealschleimhaut führen.
- *Sprechversuche des Patienten.* Sprechversuche des endotracheal intubierten Patienten (z. B. während der Entwöhnung vom Respirator) können Stimmbandreizungen hervorrufen und sollten daher, wenn möglich, unterbleiben.

6.13 Pflege bei oraler und nasaler Intubation

Gottfried Scheuermann

Endotracheales Absaugen ➤ 10.4

Sowohl die orale als auch die nasale Intubation erfordern besondere Pflegemaßnahmen, die dazu dienen, Schäden und Komplikationen durch den Tubus bzw. die Tubusfixierung zu vermeiden bzw. frühzeitig erkennen und behandeln zu können.

PFLEGEPRAXIS
Manipulationen am Tubus

Manipulationen am Tubus können sehr unangenehm sein, Würge- und Hustenreiz auslösen. Daher bei Maßnahmen, die mit **Manipulationen am Tubus** verbunden sind, den Patienten angemessen informieren und ggf. rechtzeitig vorher ein Analgetikum verabreichen.

6.13.1 Cuffdruckkontrolle

Cuff (Blockermanschette): Funktion, Formen, Cuffdruck ➤ 6.5.2

Sofern die Cuffdruckkontrolle nicht kontinuierlich erfolgt, wird beim intubierten Patienten der Cuff mehrmals täglich auf Dichtigkeit und Druck kontrolliert, um sicherzustellen, dass er weder zu gering noch unnötig stark geblockt ist. Auf den meisten Intensivstationen ist es üblich den Cuffdruck jeweils zu Schichtbeginn sowie nach jedem Lagewechsel des Patienten zu prüfen (➤ 6.13.1).

VORSICHT!

Der Cuffdruck sollte grundsätzlich **zwischen 20–30 cm H_2O** und damit unterhalb des Perfusionsdrucks der Trachealschleimhaut gehalten werden. Ein anhaltend hoher Cuffdruck birgt die Gefahr von Schädigungen der Trachealschleimhaut und der Knorpelstrukturen der Trachea (auch ➤ 6.5.2 und ➤ 6.12.2).

Geräte zum Messen des Cuffdrucks

Zum Messen des Cuffdrucks stehen verschiedene **Geräte** zur Verfügung.

Manuelle Cuffdruckmesser werden überwiegend zur Cuffdruckkontrolle eingesetzt:

- Herkömmliche manuelle Cuffdruckmesser (➤ Abb. 6.41a) sind handliche Geräte, die über drei Funktionen verfügen:
  - Am Manometer kann der Cuffdruck abgelesen werden. An den meisten Geräten ist der Bereich, in dem der Cuffdruck nach Möglichkeit gehalten werden sollte („unproblematischer" Cuffdruck), grün, und der Bereich eines zu hohen Cuffdrucks rot gekennzeichnet.
  - Über den Pumpballon kann der Cuff unter fortlaufender Cuffdruckkontrolle nachgeblockt werden.
  - Ein seitlicher Hebel bzw. Schraubverschluss ermöglicht das Ablassen von Luft aus dem Cuff.

VORSICHT
Versehentliche Entlüftung des Cuffs

Studien zeigen, dass es bei dieser scheinbar einfachen Maßnahme beim Ungeübten leicht zu einer unbeabsichtigten Entleerung (Deflation) des Cuffs kommen kann; wird dadurch eine Aspiration ausgelöst, kann eine VAP (Beatmungspneumonie ➤ 5.1.1) entstehen! [35]

- Die digitale Spritze zur Cuffdruckmessung (AG-Cuffill, ➤ Abb. 6.41c, d) erlaubt zusätzlich die Bestimmung des Cuffvolumens, wenn sie zum Blocken des Cuffs bei der Intubation eingesetzt wird. AG-Cuffill ist limitiert auf 100 Messungen (automatische Countdown-Funktion)
  - Zur Cuffdruckmessung Spritze luftleer machen und an die Cuffzuleitung anschließen. Cuffdruck an der Digitalanzeige ablesen (Cuffdruck schwankt atemabhängig).
  - Zur Cuffdruck-Anpassung (nachblocken oder entlasten des Cuffs) Luft mittels Spritze abziehen oder zufügen. Cuffdruck kann währenddessen abgelesen werden.

Automatische Cuffdruckmesser (z. B. Tracoe® cuff pressure control der Firma Servox oder Cuff Controller der Firma VBM, ➤ Abb. 6.41b; Venner PneuX™ ➤ Abb. 6.27). Dies sind Geräte, die über einen Zuleitungsschlauch mit dem Cuff verbunden werden und den Cuffdruck kontinuierlich anzeigen. An den meisten Geräten wird der gewünschte Cuffdruck eingestellt und das Gerät hält diesen automatisch aufrecht, ggf. durch Nachblocken bzw. Ablassen von Luft aus dem Cuff. Manche Geräte können auch atemsynchron blocken, d. h. einen höheren Druck in der Inspirationsphase und einen niedrigeren während der Exspiration erzeugen. Insgesamt sind diese Geräte wenig in Gebrauch, da sie vergleichsweise teuer sind und keine Auskunft über die Dichtigkeit des Cuffs geben.

Respiratorgesteuerte Cuffdrucküberwachung: Manche Respiratoren bieten die Möglichkeit der Cuffdrucküberwachung, z. B. über die Funktion IntelliCuff® an Geräten der Firma Hamilton medical. Eingestellt wird lediglich der **Modus** (manuell oder automatisch). Im **manuellen Modus** hält der Respirator automatisch den eingestellten Cuffdruck auf-

6

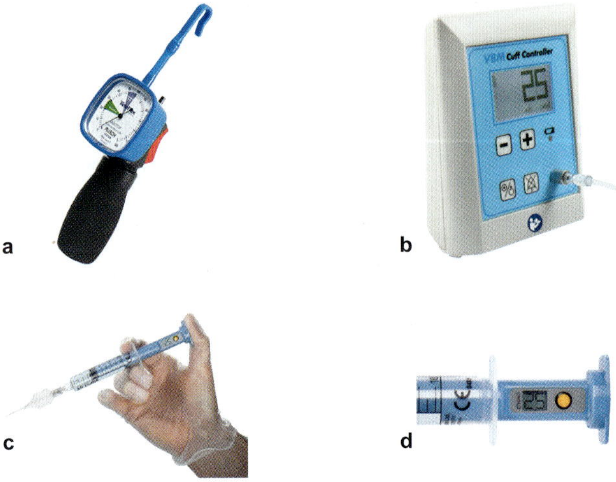

Abb. 6.41 Cuffdruck-Messgeräte.
a: Manueller Cuffdruckmesser Endotest (Fa. Rüsch).
b: Automatischer Cuffdruckmesser Cuff Controller (Fa. VBM).
c: AG-Cuffill, Anpassung des Cuffdrucks, hier durch nachblocken,
d: Digitalanzeige des Cuffdrucks beim AG-Cuffill. [V420, V348]

recht, im **automatischen Modus** regelt der Respirator den Cuffdruck abhängig vom Beatmungsdruck.

Manuelle Cuffkontrolle

Die **manuelle Cuffkontrolle** kann entweder mittels (digitaler) Einmalspritze oder mit dem manuellen Cuffdruckmesser durchgeführt werden. In der Regel erfolgt die Cuffdruckkontrolle:

- Im Rahmen der Intubation/des Einführens einer Trachealkanüle
- Nach Manipulationen an Tubus/Trachealkanüle, z. B. Tubusumlagerung
- Nach einem Lagewechsel/Umlagerung des Patienten (hierdurch kann eine potentiell bedrohliche Veränderung des Cuffdrucks ausgelöst werden [36])
- Im Rahmen der Mundpflege (➤ 6.13.2)

Nur noch selten wird das **Vorgehen mit Entblocken des Cuffs** bis zur hörbaren Undichtigkeit praktiziert:

- Patienten über die geplante Maßnahme informieren.
- Falls nicht bereits im Rahmen vorhergehender Maßnahmen geschehen, Rachenraum gründlich absaugen. Zusätzlich subglottische Absaugung, wenn Tubus bzw. Trachealkanüle diese Möglichkeit bietet.
- Stethoskop etwa auf Höhe des Cuffs am Hals aufsetzen.
- (Digitale) Einmalspritze oder manuellen Cuffdruckmesser an Cuffzuleitung anschließen. Dann so lange langsam Luft aus dem Cuff ablassen bzw. aspirieren, bis der Cuff hörbar undicht ist (blubberndes Geräusch). Dann den Cuff vorsichtig blocken, bis das blubbernde Geräusch nicht mehr hörbar ist. Zur Sicherheit noch etwas Luft zugeben.
- Cuffdruck ablesen, Cuffdruckmessgerät entfernen.
- Cuffdruck dokumentieren.

Dieses Vorgehen ermöglicht es zwar, den Cuff mit dem geringstmöglichen Volumen und Druck zu blocken, birgt jedoch die **Gefahr einer Aspiration von über dem Cuff stehenden Sekret,** wenn der Vorgang zu schnell durchgeführt wird (bei langsamer Durchführung ist die Undichtigkeit nur zu hören, wenn während des Spitzendrucks Luft seitlich am Cuff vorbei nach oben strömt). Deshalb wird es in den meisten Kliniken *nicht* mehr praktiziert, sondern lediglich die Dichtigkeit und der Cuffdruck (muss im „grünen Bereich" sein) geprüft.

PFLEGEPRAXIS

Bei Tuben mit integrierter Ausgleichsmöglichkeit für den Cuffdruck (z. B. Tuben mit Lanz-Ventil®, Brandt-Tubus®, Tubus mit Fome-Cuff®) muss jeweils nur die Dichtigkeit bzw. Funktionsfähigkeit des Cuffs, nicht jedoch der Cuffdruck kontrolliert werden (➤ 6.5.3).

Mögliche Ursachen eines hohen Cuff-drucks

Verschiedene Zustände können dazu führen, dass zum Blocken des Cuffs ein hoher Druck erforderlich (> 30 cmH_2O) ist:

- Der Tubus ist im Vergleich zur Trachea zu klein gewählt. Je größer der Abstand zwischen Außendurchmesser des Tubus und Innendurchmesser der Trachea ist, umso größer ist der notwendige Druck zum Blocken des Cuffs.
- Der Tubus ist nicht weit genug eingeführt bzw. ein Stück herausgerutscht und liegt mit dem Cuff in der Glottis. Notwendige Maßnahmen ➤ 6.12.1.
- Die Trachea ist relativ groß, die Stimmritze verhältnismäßig eng, d. h. die Tubusgröße ist zwar richtig gewählt, zum Blocken des Cuffs ist jedoch ein relativ hoher Druck erforderlich.
- Wird bei einem Patienten postoperativ erstmals eine Cuffkontrolle durchgeführt, kann der Cuffdruck relativ hoch sein, weil im Rahmen einer Inhalationsanästhesie Lachgas in den Cuff diffundiert sein kann. Nach Entblocken und erneutem Blocken des Cuffs sollte der Cuff dann bei einem Cuffdruck < 30 cmH_2O dicht sein.

WICHTIG

Der **Querschnitt der Trachea** ist nicht rund (wie der Cuff des Tubus), sondern i. d. R. **hufeisenförmig**; dies kann die Abdichtung zusätzlich erschweren.

Mögliche Ursachen von Leckagen

Wird der Cuff, nachdem er korrekt geblockt wurde, im Verlauf immer wieder undicht (Respirator alarmiert dann meist untere AMV-Grenze oder untere Beatmungsdruckgrenze) oder lässt er sich gar nicht mehr abdichten, können folgende Störungen vorliegen:

- Das Ventil, der Kontrollballon (Pilotballon ➤ Abb. 6.17) oder die Cuffzuleitung ist undicht (Leckage). In diesem Fall muss der Tubus baldmöglichst ausgewechselt werden (Tubuswechsel ➤ 6.10). Um die Zeit bis zum Tubuswechsel zu überbrücken, kann der Zuleitungsschlauch versuchsweise geschient werden (Ultima ratio im Notfall!). Dazu eine Plastikverweilkanüle (ohne Mandrin!) so in den Zuleitungsschlauch einführen, dass das defekte Schlauchstück abgedichtet ist.
- Der Cuff (Blockermanschette) ist undicht. Auch in diesem Fall muss der Tubus beim beatmeten Patienten umgehend gewechselt werden (Tubuswechsel ➤ 6.10). Evtl. kann durch Erhöhung des Atemminutenvolumens oder Umstellen auf druckkontrollierte Beatmung eine kurzzeitige Leckagekompensation erreicht werden (Beatmungsmuster nur nach Rücksprache mit dem Arzt verändern).
- Kontrollballon, Cuffzuleitung und Cuff sind intakt, aber der Beatmungsdruck steigt kontinuierlich an. Dadurch kann Luft aus dem Tracheobronchialsystem am korrekt geblockten Cuff vorbei nach außen entweichen (typischerweise immer während der Inspiration). Ein Nachblocken des Cuffs dichtet diesen dann zunächst wieder ab. Steigt der Beatmungsdruck weiter an, kann es erneut zu Undichtigkeiten kommen. Ist der Anstieg des Beatmungsdrucks unabwendbar (z. B. durch die notwendige invasive Beatmung verursacht), muss der Cuff jeweils nachgeblockt, d. h. ein steigender Cuffdruck in Kauf genommen werden. Steigt der notwendige Cuffdruck dauerhaft über ca. 30 cmH_2O an, kann evtl. durch eine Änderung der Respiratoreinstellung Abhilfe geschaffen werden.

VORSICHT!

Ein **defekter Tubus** bzw. eine **defekte Trachealkanüle** muss schnellstmöglich gewechselt werden, um den Patienten nicht unnötig zu gefährden!

6.13.2 Mundpflege bei oraler Intubation

Bei oraler Intubation ist die Mundpflege, bedingt durch den Tubus, zum einen deutlich erschwert und zum andern für den Patienten oft auch sehr unangenehm durch die mehr oder weniger starken Manipulationen am Tubus.

Wie bei anderen Schwerkranken so ist auch beim oral intubierten Patienten das **Ziel der Mundpflege** die Aufrechterhaltung bzw. Wiederherstellung einer physiologischen Mundflora, das Gesunderhalten von Zähnen und Zahnfleisch sowie die Soor- und Parotitisprophylaxe. Bereits entstandene Schädigungen, z. B. Infektionen der Mundschleimhaut, sollen behandelt werden.

Zudem ist die regelmäßige Mundpflege eine wichtige Maßnahme zur Prävention einer ventilatorassoziierten Pneumonie (VAP, ➤ 5.1.1): Trockene Mundschleimhaut und Zahnbelag aufgrund unzureichender Mundhygiene begünstigen die Entwicklung einer VAP.

Die **Mundpflege bei oraler Intubation** umfasst das Absaugen von Sekret aus Mund und Rachen, die Inspektion und Reinigung der Mundhöhle (einschließlich Zahnpflege), die Umlagerung und Neufixierung des Tubus und die Lippenpflege. Sofern der Tubus über die Möglichkeit einer subglottischen Spülung/Absaugung verfügt, wird auch diese im Rahmen der Mundpflege vorgenommen. Diese „komplette" Mundpflege wird auf den meisten Intensivstationen ca. zwei- bis dreimal täglich durchgeführt. Zwischendurch wird lediglich das Sekret aus dem Mund-Rachen-Raum abgesaugt und die Mundhöhle gereinigt (ohne Zähneputzen). Diese „kleine" Mundpflege erfolgt auf den meisten Stationen etwa 2- bis 4-stündlich. Inzwischen haben verschiedene Studien nachgewiesen, dass eine systematisch durchgeführte Mundpflege bei Beatmungspatienten die Entwicklung einer VAP (➤ 5.1.1) reduzieren kann.

WICHTIG

Die Anwendung eines **Mundpflegeprotokolls** wird empfohlen, da es die VAP-Häufigkeit reduzieren kann. Weiter wird auch eine Verbesserung der Compliance und der Inspektion bzw. Beurteilung der Mundschleimhaut und der Zähne beschrieben. [37]

Das Deutsches Netzwerk für Qualitätsentwicklung in der Pflege (DNQP) veröffentlichte im September 2021 den *Expertenstandard Förderung der Mundgesundheit in der Pflege.* Wesentliche Empfehlungen zur Mundpflege bei intubierten Patienten sind: [38]

- Mundpflege zu zweit durchführen und Hilfsmittel einsetzen, die ein Zubeißen verhindern. Zwei- bis dreimal täglich sollten die Zähne je drei Minuten lang mit einer weichen Zahnbürste gereinigt werden, anschließend erfolgen die Zungenreinigung, die Tubusumlagerung und die Lippenpflege.
- Schwammbürsten und Wattestäbchen nur kurzfristig verwenden, da Zahnbürsten effektiver sind. Alternativ können getränkte Tupfer mit Pean-Klemme, Korn- oder Magillzange eingesetzt werden.
- Beim Einsatz der Lösungen ist folgendes zu beachten:
  - Zur Mundspülung kann 15 ml xylithaltige Lösung verwendet werden.
  - **Chlorhexidin** führt zwar in einem gewissen Rahmen zur Reduktion von Bakterien, sollte aber nicht langfristig zum Einsatz kommen, weil es zur Verfärbung von Zahnprotesen usw. führen kann. Beim Einsatz von flouridhaltigen Substanzen muss ein zweistündiger zeitlicher Abstand eingehalten werden. Bei Patienten mit Chemo- oder Radiotherapie im Bereich von Kopf und Hals darf Chlorhexidin nicht verwendet werden, bei oraler Mukositis wird es ebenfalls nicht empfohlen.
  - **Glycerinhaltige Mundpflegestäbchen oder Zitronensäure** können den Zahnschmelz erweichen, führen zur Austrocknung der Mundschleimhaut und senken den normalen pH-Wert von 6–7 auf 1–4, was zu Schmerzen, Irritationen im Mund und erhöhtem Kariesrisiko führt.
  - **Wasserstoffperoxid** schädigt die Mundschleimhaut und wird als unangenehm empfunden.
  - Nelkenöl (Wirkstoff Eugenol) wird eine toxische Wirkung und ein Allergierisiko zugeschrieben.
  - **Leitungswasser** sollte wegen der Kontaminationsgefahr nicht benutzt werden.

Im Folgenden sind die spezifischen Aspekte der Vorbereitung und Durchführung einer „kompletten" Mundpflege beim oral intubierten Patienten beschrieben. Grundlegende Informationen zur Mundpflege Schwerkranker sind der entsprechenden Fachliteratur zu entnehmen.

Vorbereitung der Mundpflege

Die „komplette" Mundpflege ist am einfachsten durchzuführen, wenn der Patient auf dem Rücken mit erhöhtem Oberkörper liegt. Die „kleine" Mundpflege kann auch in Seitenlage vorgenommen werden.

- Insbesondere bei „kompletter“ Mundpflege Maßnahme mit anderen Pflegemaßnahmen abstimmen; Mundpflege z. B. nicht unmittelbar nach Verabreichung von Sondenkost durchführen, da Manipulationen am Tubus Würge- und Hustenreiz auslösen können und dadurch die Gefahr einer Regurgitation von Mageninhalt steigt.
- Patienten informieren.
- Materialien bereitlegen:
  - Händedesinfektionsmittel.
  - Einmalhandschuhe, evtl. saugfähige Unterlage.
  - Mundpflegeutensilien, i. d. R. industrielle vorgefertigte Einmalsets (➤ Abb. 6.42).
  - Holzspatel o. ä.
  - Ggf. Guedeltubus um Mund offen zu halten.
  - Ggf. Lichtquelle.
  - Ggf. NaCl 0,9 % oder Mundspüllösung.
  - Material zum Absaugen des Mund-Rachen-Raums und zum endotrachealen Absaugen (➤ 10.4).
  - Material zum Blocken des Cuffs und zur Cuffdruckkontrolle (➤ Abb. 6.41).
  - Material zum Fixieren des Tubus (➤ 6.13.4).
  - Abwurf in Reichweite stellen.

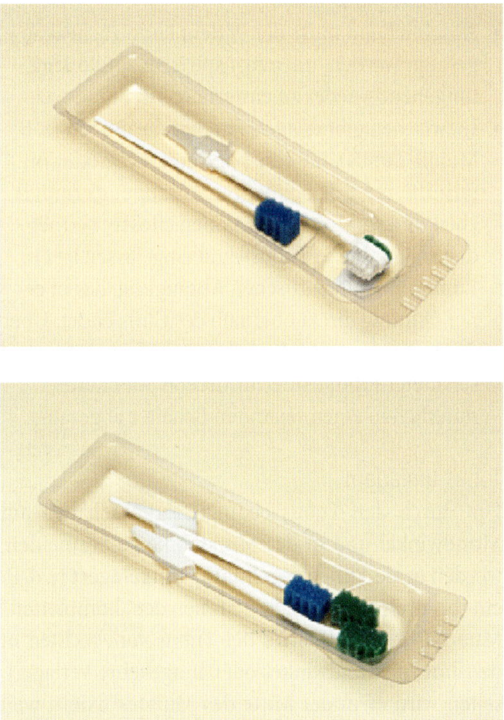

Abb. 6.42 Einmalset für die Mundpflege. Oben ein Set mit Saugzahnbürste für die komplette Mundpflege, unten eines mit verschiedenen Saugtupfern für die „kleine" Mundpflege. Viele Hersteller bieten zusammengestellte Sets an, die den Tagesbedarf abdecken und z. B. aus 6 Packungen bestehen (2 jew. mit Saugzahnbürste, 4 jew. mit Saugtupfern). Vielfach sind auch einmalverpackte Mundpflegelösungen (für kleine Mundpflege) bzw. Schleimhautantiseptika (für komplette Mundpflege) enthalten. [K115]

Durchführung der Mundpflege

Absaugen von Sekret aus Mund und Rachen

Beim intubierten Patienten sammelt sich häufig Sekret im Mund und im Rachenraum an. Dieses Sekret wird zunächst abgesaugt, um dann die Mundhöhle inspizieren und reinigen zu können.

Dazu ggf. zunächst die Tubusfixierung so ändern, dass die Mundhöhle frei zugänglich ist (**Vorsicht:** Tubus muss dabei entweder sicher fixiert bleiben oder zweite Pflegeperson muss den Tubus halten, um eine **versehentliche Extubation** zu verhindern).

Dann den **Mund-Rachen-Raum** mit Einmalabsaugkatheter gründlich **absaugen.** Insbesondere beim Absaugen des Rachenraums Patienten genau überwachen, da Manipulationen im Rachen einen Vagusreiz (mit dadurch bedingter Bradykardie) auslösen können.

Inspektion der Mundhöhle

Zu Beginn inspizieren die Pflegenden die Mundschleimhaut, Zähne und Zahnfleisch, Lippen und Zunge – ggf. mithilfe einer Taschenlampe und eines Spatels – auf krankhafte Veränderungen wie Entzündungen, Beläge, Blutungen oder Ulzera. Auch die Beurteilung der Speichelproduktion und des Geruchs gehören zum standardisierten Asessment.

Reinigung der Mundhöhle

Die **Reinigung der Mundschleimhaut** erfolgt in aller Regel mit Einmal-Saugtupfern (➤ Abb. 6.42). Dazu den Saugtupfer mit (evtl. im Set enthaltener) Mundpflegelösung befeuchtet und an die Absaugung anschließen. Dann die Mundhöhle gründlich säubern, gleichzeitig intermittierend absaugen.

Zähne putzen

Hat der Patient noch eigene Zähne und bestehen keine Kontraindikationen (vor allem massive Blutgerinnungsstörungen), putzen die Pflegenden dem Patienten die Zähne, i. d. R. mit einer Einmal-Saugzahnbürste (➤ Abb. 6.42). Dabei wie folgt vorgehen:

- Sicherstellen, dass der Cuff dicht geblockt ist (➤ 6.13.1).
- Die Einmal-Saugzahnbürste mit Mundpflegelösung befeuchten und an die Absaugung anschließen. Zähne und Zahnfleischrand vorsichtig aber gründlich bürsten. Während des Zähneputzens kann – durch Verschließen der Öffnung am Handgriff der Zahnbürste – Sekret aus dem Mund abgesaugt werden.
- Zahnzwischenräume mit Zahnseide oder Interdentalbürsten reinigen.
- Anschließend Mundhöhle spülen. Dazu den Absaugkatheter in die Mundhöhle einlegen und während laufender Absaugung die Zahnreihen mit geeigneter Lösung mittels Spritze, Pipette, Schwämmchen oder Tupfer gründlich spülen.
- Mundschleimhaut reinigen wie oben beschrieben.
- Abschließend Rachenraum und - wenn ein entsprechender Tubus eingesetzt - subglottischen Raum absaugen (siehe unten).
- Ggf. einliegenden Guedeltubus reinigen bzw. ersetzen.

PFLEGEPRAXIS

Im Vergleich zur Verwendung von Tupfern oder Schwämmchen zum Zähneputzen hat das Putzen mit der Zahnbürste den **Vorteil der besseren Keimreduktion.** [38]

Zunge reinigen

Beläge auf der Zunge können mit der Saugzahnbürste (ggf. schwammartige Rückseite verwenden) entfernt werden. Alternativ spezielle Zungenreiniger (der Zungenform angepasste Bürsten mit relativ kurzen festen Borsten) verwenden.

Reinigung des subglottischen Raums

Sekret, das sich im subglottischen Raum (Raum direkt oberhalb des Cuffs, auch als „Jammerecke“ bezeichnet ➤ Abb. 6.26), ansammelt, stellt ein besonderes Problem dar, da die hier enthaltenen Krankheitskeime über Mikroaspirationen in das Tracheobronchialsystem gelangen können. Gleichzeitig ist das Sekret in diesem Bereich besonders schwer zugänglich. Spezielle Tuben bieten die Möglichkeit, dieses Sekret herauszuspülen bzw. direkt aus der „Jammerecke“ abzusaugen:

- („Spültuben“) mit Möglichkeit zur Spülung des subglottischen Raums (➤ Abb. 6.26). Diese verfügen über eine Öffnung unmittelbar über dem Cuff, die über eine spezielle Zuleitung zugänglich ist. Über diese Zuleitung kann der subglottische Raum abgesaugt oder gespült werden. Wichtig: Vor der Spülung Dichtigkeit des Cuffs sicherstellen. Dann Spüllösung (100 ml Aqua dest.) mit Infusionsleitung an die Zuleitung anschließen und einlaufen lassen. Währenddessen den Rachenraum sorgfältig absaugen.
- Abschließend muss der Patient endotracheal abgesaugt werden, um evtl. aspirierte Spüllösung umgehend wieder zu entfernen.
- Inzwischen gibt es auch Endotrachealtuben (z. B. Mahul-Tubus), die eine kontinuierliche oder intermittierende subglottische Absaugung ermöglichen und so Mikroaspirationen effektiv vermeiden sollen. In die Tubuswand eingelassen ist ein Lumen zur subglottischen Absaugung, das in einer Öffnung direkt oberhalb des Cuffs endet. Über dieses Lumen wird das Sekret mittels zwischengeschalteter Pumpe intermittierend oder kontinuierlich in einen separaten Behälter abgesaugt.

Tubus umlagern

Um durch den Tubus bedingte Druckschäden am Mundwinkel und in der Mundhöhle zu vermeiden, werden **orale Tuben regelmäßig umgelagert** (i. d. R. ein- bis dreimal täglich im Rahmen der „kompletten“ Mundpflege). Meist wird der Tubus vom rechten in den linken Mundwinkel oder umgekehrt verlagert, selten wird er in der Mitte des Mundes fixiert, weil dies für den Patienten meist unangenehmer und die Fixierung des Tubus hier schwieriger ist.

Beim Umlagern von einem Mundwinkel in den anderen wie folgt vorgehen:

- Material zum Fixieren des Tubus bereitlegen (➤ 6.13.4).
- Sekret aus dem Mund-Rachen-Raum absaugen (falls nicht bereits geschehen).

- Einmalhandschuhe anziehen.
- Tubusfixierung lösen. Dabei fixiert die zweite Pflegeperson den Tubus so, dass auch bei plötzlichen Kopfbewegungen des Patienten die Tubuslage unverändert bleibt. Dazu die Hand, die den Tubus hält, am Kopf des Patienten abstützen (z. B. über dem Ober- oder Unterkieferknochen oder dem Jochbein). Bei Kopfbewegungen folgt die Hand dadurch automatisch der Bewegung.
- Intubationstiefe kontrollieren (cm-Markierung am Tubus in Höhe der Zahnreihe).
- Gegebenenfalls Pflasterreste etc. vorsichtig mit geeigneten Materialien entfernen.
- Äußeres Ende des Tubus mit einer Hand festhalten. Mit zwei Fingern der anderen Hand (Zeige- und Mittelfinger) den Tubus in der Mundhöhle schienen, vorsichtig über den Zungengrund hinweg in den gegenüberliegenden Mundwinkel schieben, ohne dabei die Intubationstiefe zu verändern. *Vorsicht:* Zum Selbstschutz ggf. Beißschutz während der Maßnahme belassen.
- Intubationstiefe erneut kontrollieren.
- Tubus neu fixieren (➤ 6.13.4).
- Gegebenenfalls Beißschutz einlegen (z. B. industriell vorgefertigte Materialien, Guedeltubus oder Mullbinde). Dieser verhindert eine Einengung oder den kompletten Verschluss des Tubuslumens sowie Verletzungen der Zunge durch das Zusammenbeißen der Zähne.
- Tubuslagekontrolle mittels Auskultation durchführen (➤ 6.8.1 und ➤ Abb. 6.35).

In manchen Kliniken ist es üblich, abschließend den Cuff zu entblocken und neu zu blocken, um eine evtl. Faltenbildung am Cuff zu beheben. In jedem Fall wird abschließend der Cuffdruck kontrolliert, die Dichtigkeit des Cuffs überprüft und endotracheal abgesaugt.

VORSICHT!

Zum Umlagern muss die Tubusfixierung komplett entfernt werden, d. h. es droht die **Gefahr einer versehentlichen Extubation,** insbesondere bei sehr unruhigen Patienten. Auf den meisten Intensivstationen ist es deshalb üblich, die Tubusumlagerung grundsätzlich zu zweit durchzuführen.

Lippenpflege

Abschließend die Lippen auf evtl. Druckschädigungen durch den Tubus hin inspizieren und großzügig mit geeigneter Creme einfetten, z. B. Panthenolsalbe, wasserbasierte Feuchtigkeitscreme oder „Vitamin A- und D-Creme".

6.13.3 Nasenpflege bei nasaler Intubation

Bei nasaler Intubation sind besondere Pflegemaßnahmen an der Seite der Nase erforderlich, durch die der Tubus eingeführt ist. Die **Nasenpflege bei nasaler Intubation** wird i. d. R. ein- bis zweimal täglich durchgeführt. Dabei wird wie folgt vorgegangen:

- Material bereitlegen: dünne Einmal-Absaugkatheter (z. B. Ch 8), Einmalhandschuhe, mehrere dünne Watteträger, isotonischer NaCl-Lösung, Nasensalbe, Material zum Fixieren des Tubus (➤ 6.13.4).
- Patienten informieren.
- Tubusfixierung lockern, sodass die Nasenöffnung gut einsehbar ist.
- Sekrete um den Tubus herum vorsichtig mit dünnem Absaugkatheter entfernen.
- Nasenschleimhaut mit Watteträger (mit isotonischer NaCl-Lösung getränkt) reinigen, dabei evtl. vorhandene Verkrustungen vorsichtig entfernen.
- Nase auf Druckstellen hin inspizieren. Sind Druckstellen zu beobachten, Arzt informieren. Evtl. muss eine Umintubation (➤ 6.10) oder eine Tracheotomie (➤ Kap. 7) vorgenommen werden.
- Nasensalbe auf einen Watteträger aufbringen und rings um den Tubus auf die Nasenschleimhaut auftragen.
- Gegebenenfalls Tubus polstern (z. B. mit Schaumstoff).
- Tubus neu fixieren (➤ 6.13.4).

Bei nasaler Intubation ist die Gefahr einer versehentlichen Extubation während der Nasenpflege sehr viel geringer als bei oraler Intubation während der Mundpflege. Daher kann die Nasenpflege bei nasaler Intubation in aller Regel von einer Pflegenden alleine vorgenommen werden. Ausnahme: Sehr unruhige Patienten.

VORSICHT!

Bei Patienten mit massiven **Gerinnungsstörungen** äußerst behutsam vorgehen, da auch kleine Verletzungen der sehr gut durchbluteten Nasenschleimhaut relativ starkes und lang anhaltendes Nasenbluten nach sich ziehen können.

6.13.4 Tubusfixierung

Die **Tubusfixierung** dient dazu, Lageveränderungen des Tubus, insbesondere eine versehentliche Extubation, zu verhindern. Zudem soll die Tubusfixierung verhindern, dass Bewegungen der Beatmungsschläuche (z. B. durch Manipulationen, aber evtl. auch durch Kondenswasseransammlungen im Schlauchsystem) auf den Tubus und damit auf die Trachealschleimhaut übertragen werden.

Die Tubusfixierung wird i. d. R. mindestens einmal täglich und zusätzlich bei Bedarf (z. B. Durchfeuchtung des Fixierungsmaterials) gewechselt; Ausnahme: Verwendung von Materialien zur langfristigen Fixierung, z. B. Anchor fast (➤ Abb. 6.45).

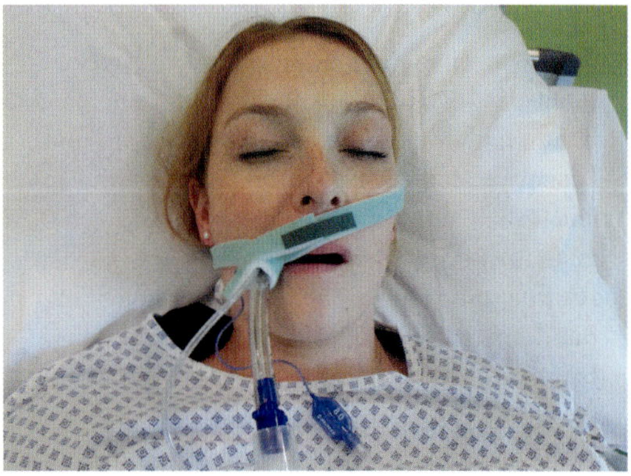

Abb. 6.44 Fixierung eines oralen Tubus mit klebefreiem Fixierband (Klettverschluss). [M251]

Methoden zur Tubusfixierung

Grundsätzlich sind sowohl bei oraler als auch bei nasaler Intubation die folgenden Methoden der Tubusfixierung möglich:

- **Pflasterfixierung.** Dabei werden Pflasterstreifen zirkulär am Tubus aufgeklebt, überkreuzt und auf der Gesichtshaut befestigt. Die Pflasterfixierung ist relativ fest und damit etwas sicherer als die Fixierung mit klebefreien Bändern. Daher ist sie besonders für sehr unruhige Patienten geeignet. *Nachteilig* ist die Gefahr von Hautschäden durch den relativ häufig notwendigen Wechsel der Pflasterstreifen. Diese Gefahr besteht besonders bei empfindlicher Haut und Ödemen im Gesichtsbereich (➤ Abb. 6.43). Daher wird die Pflasterfixierung in der Intensivmedizin – im Gegensatz zur Anästhesie - praktisch nur noch im Notfall eingesetzt, etwa im Rahmen einer Reanimation.

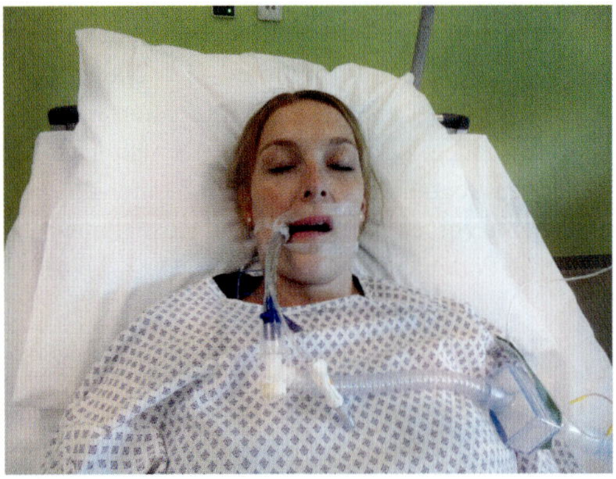

Abb. 6.43 Pflasterfixierung eines oralen Tubus. [M251]

- **Klebefreie Fixierbänder.** Hier werden verschiedene, meist industriell vorgefertigte Materialien verwendet. Insgesamt sind klebefreie Fixierbänder weniger sicher als die Pflasterfixierung, d. h. die Gefahr einer unbeabsichtigten Lageveränderung des Tubus ist etwas größer. Dem steht der Vorteil der Hautfreundlichkeit gegenüber.
  - Industriell vorgefertigte *Fixierbänder* (➤ Abb. 6.44) sind ein- oder zweiteilige Bänder aus hautfreundlichem Kunststoff, die mit Klettverschluss bzw. -verschlüssen versehen sind. Am Tubus werden sie meist auf einem zirkulär angebrachten Pflasterstreifen fixiert, der ein Abrutschen des Fixierbands verhindern soll (z. B. TuBo-Clip® oder TuBo-Fix®). Beim TuBo-Grip® sorgt ein Silikonstreifen für sicheren Halt des Bands am Tubus.
  - Manche dieser Fixierbänder bestehen aus einem weichen Nackenpolster und einem Vorderteil mit **integriertem Beißschutz.** Das Vorderteil wird mit Klettbändern am Nackenpolster befestigt. Der Tubus wird in den Beißschutz eingelegt und fixiert: beim Thomas Endotracheal Tubushalter (T-Holder® Firma Laerdal Medical) mittels Schnellspannschraube, beim Endofix® mit Klettverschluss und beim Rescuefix® mit Klammer (beide Firma VBM).
- Zunehmend eingesetzt werden Fixierungsmaterialien, bei denen der Tubus mit speziellen Bän-

dern fixiert wird, die an auf den Wangen des Patienten angebrachten Halteplatten mit Klettverschluss befestigt werden.
Beim Secutape® (Fa. TechniMed) werden zwei Basisplatten (aus Polyestervlies oder Hydrokolloid) auf die Wangen aufgebracht. Das zugehörige Gewebeband ist mittig mit einer Klebefläche zur Fixierung versehen. Die distalen Enden des Bandes werden mittels Klettverschluss an den Basisplatten fixiert. Zur Mundpflege muss lediglich das Band gelöst werden.
Beim Anchor Fast® (Fa. Hollister Intercorporated, ➤ Abb. 6.45) bestehen die beiden Basisplatten auf den Wangen aus Hydrokolloid-Material. An diesen Basisplatten ist eine gepolsterte Schiene befestigt, die unmittelbar oberhalb der Oberlippe liegt und an der eine Fixiervorrichtung für den Tubus angebracht ist. Diese Fixiervorrichtung kann auf der Schiene seitlich bewegt werden. Dies ermöglicht die Umlagerung des Tubus *ohne* Lösen der Fixierung. Zusätzlich sind an den Basisplatten Fixierlaschen für das Halteband angebracht, das unterhalb der Ohren um den Nacken des Patienten geführt wird (2 Finger sollten zwischen Nackenband und Hinterkopf passen). Die Tubusfixierung erfolgt mittels Klebeband, das um den Tubus gelegt wird, der in der Klemmvorrichtung fixiert wird (die alternative Ausführung mit Schraubverschluss ist für den Einsatz im Rettungsdienst konzipiert).
Der Hersteller empfiehlt, den Tubus mindestens alle 2 Stunden seitlich neu zu positionieren, um Druckschäden durch den Tubus zu minimieren und Lippen und Haut kontrollieren zu können.

Fixierung oraler Tuben

Im Folgenden ist die Fixierung oraler Tuben mit Pflasterstreifen und mit klebefreien Klettbändern beschrieben:

- **Pflasterfixierung eines oralen Tubus** (➤ Abb. 6.43):
  - Zwei Pflasterstreifen zurechtschneiden (Länge: Pflasterstreifen soll über beide Wangen reichen).
  - Alte Pflasterreste entfernen.
  - Schädigungen der Haut im Bereich der Wangen oder Lippen ggf. mit Hautschutzplatten abdecken (alternativ Pflasterstreifen an intakten Hautregionen aufkleben oder klebefreie Fixierbänder verwenden).
  - Ersten Pflasterstreifen an der Wange aufkleben, möglichst faltenfrei oberhalb der Oberlippe zum Tubus führen, zirkulär um den Tubus anbringen und auf der gegenüberliegenden Wange befestigen. Wichtig: Dabei dürfen keine Hautfalten entstehen, sondern der Pflasterstreifen muss allen Hautfalten folgen.
  - Zweiten Pflasterstreifen *entweder* oberhalb des ersten Pflasterstreifens ebenfalls im Bereich über der Oberlippe befestigen (deckt dann den ersten Pflasterstreifen teilweise ab), zirkulär

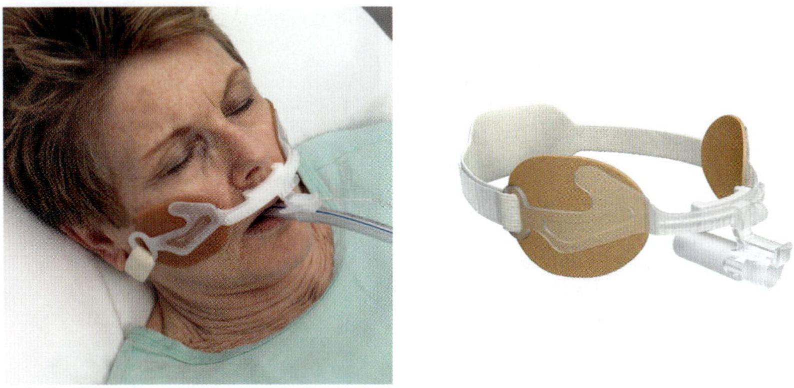

Abb. 6.45 Anchor Fast® System zur Tubusfixierung. Der Tubus wird in der Klemmvorrichtung fixiert, die in der Schiene seitlich bewegt werden kann. [U143]

6

um den Tubus führen und auf derselben Wangenseite unterhalb der Unterlippe zurückführen *oder* Pflasterstreifen unterhalb der Unterlippe zum Tubus führen, diesen umwickeln und restlichen Pflasterstreifen auf der gegenüberliegenden Wangenseite anbringen.
  - Auf vielen Stationen ist es üblich das Pflaster am Ende des Pflasterstreifens umzuschlagen; dadurch bildet sich eine kleine Lasche, und die Fixierung kann im Notfall schneller entfernt werden.
- **Fixierung mit klebefreiem Fixierband** (➤ Abb. 6.44):
  - Am Tubus unmittelbar vor Eintritt an den Lippen zirkulären Pflasterstreifen anbringen.
  - Fixierband im Bereich des Pflasterstreifens zirkulär fest um den Tubus wickeln.
  - Band um den Kopf des Patienten führen (günstig: auf einer Seite oberhalb, auf der anderen Seite unterhalb des Ohrs).
  - Fixierband mit Klettverschluss schließen.

PFLEGEPRAXIS

Patientensicherheit vs. Hautschutz

Grundsätzlich muss die Fixierung des oralen Tubus so sicher und hautschonend wie möglich sein.
Bei der **Auswahl des Fixierungssystems** beachten:
- Patientensicherheit (je unruhiger der Patient desto sicherer die Fixierung)
- Hautzustand (je empfindlicher die Haut an den Fixierungsstellen desto hautschonender die Fixierung)

Vor allem bei Patienten, die in Bauchlagerung gebracht werden, oder bei Verletzungen/Erkrankungen im Gesichtsbereich kann sich die sichere Tubusfixierung schwierig gestalten. Eine Alternative sind hier reißfeste, nicht dehn- oder saugfähige Gewebebänder, die für diesen Zweck entwickelt wurden, oder Fixiermaterialien, die an auf den Wangen aufgebrachten Basisplatten befestigt werden (siehe oben).

Fixierung nasaler Tuben

Ein nasaler Tubus soll so fixiert sein, dass das Tubuslumen mittelständig in der Nasenöffnung liegt, d. h. der Tubus soll zu keiner Seite hin besonderen Druck ausüben. Auch nasale Tuben werden i. d. R. mit klebefreiem Fixierband befestigt. Nur in Ausnahmefällen werden Pflasterstreifen zur Fixierung verwendet.

Bei beiden Methoden wird am Tubus ein zirkulärer Pflasterstreifen unmittelbar vor Eintritt des Tubus in die Nasenöffnung angebracht. Dieser dient gleichzeitig als Markierung für die Intubationstiefe.

- **Fixierung des nasalen Tubus mit klebefreiem Fixierband:**
  - Fixierband über dem zirkulären Pflasterstreifen am Tubus befestigen, z. B. indem das Band einmal zirkulär um den Tubus geführt und festgezogen wird.
  - Dann das Band so um den Kopf des Patienten führen, dass es auf einer Seite oberhalb, auf der anderen unterhalb des Ohrs liegt. Dies verhindert ein Abrutschen des Bandes in den Nacken bzw. nach oben – beides hätte eine Lockerung der Fixierung zur Folge. Um Druckstellen am Ohr, insbesondere im oberen Bereich der Ohrmuschel, zu verhindern, beim nächsten Fixieren des Tubus die Seiten wechseln, d. h. auf der Seite, an der das Band oberhalb des Ohrs befestigt war, das Band unterhalb des Ohrs um den Kopf führen.
  - Abschließend das Fixierband befestigen, i. d. R. mittels Klettverschluss (➤ Abb. 6.46).
- Zur **Pflasterfixierung eines nasalen Tubus** gibt es verschiedene Möglichkeiten:
  - Schmalen Pflasterstreifen (ca. 15 cm lang) halb schräg über die Nase bis zum Tubus führen, Tubus zirkulär umwickeln und Pflasterstreifen auf der gegenüberliegenden Nasenseite befestigen. Gegebenenfalls zweiten Pflasterstreifen etwas oberhalb des ersten in gleicher Weise fixieren.

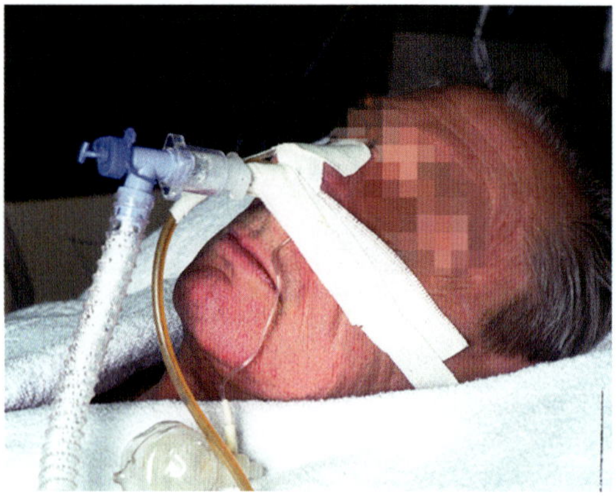

Abb. 6.46 Fixierung eines nasalen Tubus mit industriell vorgefertigtem klebefreiem Fixierband. [K183]

– Breiten Pflasterstreifen (ca. 10–12 cm lang) längs ungefähr bis zur Mitte einschneiden. Nicht eingeschnittenen Teil des Pflasterstreifens längs auf dem Nasenrücken befestigen, sodass der Tubus genau zwischen den beiden eingeschnittenen Teilen des Pflasterstreifens liegt. Zuerst den einen, dann den anderen Teil des eingeschnittenen Pflasterstreifens zirkulär um den Tubus führen und dann auf einem Nasenflügel aufkleben. Besonders empfindliche oder bereits geschädigte Haut im Bereich von Nasenrücken oder Nasenflügeln ggf. mit Hautschutzplatten abdecken und Pflasterstreifen darauf befestigen.

6.14 Extubation

Rainer Wagner

Wie bei der Intubation so arbeiten auch bei der **Extubation** Pflegende und Arzt „Hand in Hand". Der Arzt legt fest, wann der Patient extubiert wird.

6.14.1 Voraussetzungen zur Extubation

Die **Extubation** des beatmeten Patienten ist möglich, sobald die Beatmung nicht mehr invasiv erfolgen muss, sondern als NIV (nicht-invasive Beatmung) weitergeführt werden kann (Kriterien für die NIV ➤ Kap. 4).

PFLEGEPRAXIS

Grundsätzlich: Extubation so früh wie möglich

Grundsätzlich ist ein standardisierter Ablauf der Beatmungsentwöhnung empfehlenswert (*Weaning,* ➤ Kap. 13), dessen Verlauf im Weaningprotokoll ersichtlich ist.
Damit sollen sowohl eine zu lang hinausgezögerte als auch eine verfrühte Extubation, die beide mit spezifischen Risiken verbunden sind, vermieden werden.

Die folgenden **Extubationskriterien** gelten vor allem für Patienten, die nach der Extubation spontan atmen sollen (z. B. postoperativ nach einer Intubationsnarkose. Kriterien NIV ➤ Kap. 4):

- Die Spontanatmung des Patienten ist ausreichend:
  - Atemfrequenz (< 35/Min.) und Atemzugvolumen (> 5 ml/kg KG).
  - PEEP-Bedarf < 9 cm H_2O.
- Die Blutgaswerte liegen im Normbereich (bei Raumluftatmung bzw. geringem F_iO_2). Ausnahme: Bei bestehender Lungenerkrankung werden auch schlechtere Werte akzeptiert (richtungweisend sind hier die Ausgangswerte des Patienten):
  - p_aO_2 > 60 mmHg (bei F_IO_2 < 0,4).
  - p_aCO_2 < 50 mmHg.
- Die Herz-Kreislauf-Verhältnisse sind stabil.
- Die Körpertemperatur liegt im Normbereich (kein hohes Fieber und keine Untertemperatur).
- Die Schutzreflexe (insbesondere Husten- und Schluckreflex) sind vorhanden.
- Der Patient verfügt über ausreichende Muskelkraft (kann z. B. Augen öffnen, Kopf heben, Hand drücken).
- Es bestehen keine massiven Schwellungen oder Blutungen im Bereich der Atemwege.
- Ein kontinuierliches Monitoring und engmaschige Überwachung durch die Pflegenden in der Zeit nach der Extubation sind gewährleistet.

6.14.2 Vorbereitung der Extubation

Die Extubation des zuvor beatmeten Patienten erfolgt immer in **Reintubationsbereitschaft,** d. h. die Pflegenden legen die Materialien zur oralen/nasalen Intubation bereit. Ob dabei ein Tubus vorbereitet (mit Gleitgel versehen und Cuff auf Dichtigkeit geprüft) oder lediglich bereitgelegt wird, ist von Klinik zu Klinik und oft auch von Fall zu Fall unterschiedlich. War die Intubation des Patienten zuvor schwierig, werden auch die entsprechenden Materialien, etwa besondere Spatel, Tubuswechsler oder ein Intubations-Fiberoskop bereitgehalten und erfahrenes Fachpersonal hinzugezogen.

VORSICHT!

Vor der Extubation eines beatmeten Patienten abklären, ob eine eventuelle Re-Intubation problemlos möglich scheint. Ist dies nicht der Fall, muss geklärt werden, welche Geräte/Materialien zur Extubation bereitgestellt werden müssen.

6

Vorbereitung der Materialien

Die Pflegenden legen folgende **Materialien** bereit und prüfen ggf. deren Funktionsfähigkeit:

- Material und Medikamente zur Intubation (➤ 6.7.1 und ➤ 6.6.3), ggf. zusätzliches Material, wenn die Intubation zuvor schwierig war (möglichst Intubationswagen mit Zubehör für schwierige Intubation)
- Absauggerät und verschieden dicke Absaugkatheter
- Sterile und unsterile Einmalhandschuhe
- Sauerstoffmaske, ggf. mit Reservoirbeutel, Sauerstoffsonde
- Einmalspritze zum Entblocken des Cuffs
- Zellstofftücher o. Ä.
- Ggf. Materialien und Geräte für die anschließende NIV (➤ Kap. 4)

Vorbereitung des Patienten

6

Der Arzt oder die Pflegenden informieren den Patienten über die bevorstehende Extubation. In der Zeit vor der Extubation (4–6 Stunden) wird die enterale Nahrungs- oder Flüssigkeitszufuhr (z. B. Sondennahrung) eingestellt. Zur Extubation positionieren die Pflegenden den Patienten wenn möglich auf den Rücken in Oberkörperhochlage. Liegt beim Patienten eine Magensonde, wird ein Sekretbeutel angeschlossen, sodass der Mageninhalt ablaufen kann. Gegebenenfalls wird der Mageninhalt vor der Extubation abgesaugt.

Nebenlufttest ➤ 6.14.5

6.14.3 Durchführen der Extubation

- Patienten ggf. präoxygenieren (100 % Sauerstoff für 5–10 Minuten).
- Mund und Rachen gründlich absaugen, ggf. auch Magensekret über liegende Magensonde absaugen, ggf. Magensonde entfernen.
- Tubusfixierung lösen (Pflaster ggf. mit Wasser oder Pflasterentferner aufweichen).
- Tubus von den Beatmungsschläuchen diskonnektieren (falls noch angeschlossen).
- Endotracheal absaugen (➤ 10.4).
- Cuff entblocken.
- Patienten auffordern, tief einzuatmen (dadurch öffnen sich die Stimmbänder, wodurch Stimmbandverletzungen beim Herausziehen des Tubus vermieden werden) und Tubus *während* der Inspirationsphase zügig entfernen. In manchen Kliniken ist es üblich, den Tubus unter Sog zu entfernen, d. h. der Absaugkatheter wird durch den Tubus in die Trachea eingeführt und unter Sog gesetzt. Dann wird der Cuff entblockt und der Tubus zusammen mit dem Absaugkatheter entfernt. Nachteil dieser Methode ist die Gefahr der Atelektasenbildung. Vorteil: Das Sekret über dem Cuff, das beim Absaugen des Rachenraums evtl. nicht vollständig entfernt werden konnte, wird abgesaugt und kann damit nicht aspiriert werden.
- Patienten zum Abhusten auffordern und falls nötig Mund-Rachen-Raum absaugen.
- Über eine Gesichtsmaske dem Patienten sauerstoffangereicherte und ggf. angefeuchtete Luft zuführen (Sauerstoffflow nach Arztanordnung) bzw. bei Bedarf NIV beginnen.
- Insbesondere nach Langzeitbeatmung Atmung, Herzfrequenz, Sauerstoffsättigung und Blutdruck kontinuierlich überwachen, Blutgasanalyse durchführen (i. d. R. erste BGA ca. 20 Min. nach der Extubation, falls nicht zuvor Komplikationen auftreten).
- Tubuswechsler (falls eingeführt; ➤ 6.10.1) weiterhin liegen lassen, um rasch Reintubation vornehmen zu können. Über den Tubuswechsler kann auch Sauerstoff verabreicht und im Notfall eine Beatmung vorgenommen werden.

6.14.4 Pflege des frisch extubierten Patienten

Überwachung der Vitalparameter

Um eine respiratorische Insuffizienz (➤ Kap. 2) des frisch extubierten Patienten rasch erkennen und behandeln zu können, wird der Patient in der Zeit unmittelbar nach der Extubation besonders sorgfältig überwacht (Überwachung des Patienten unter NIV ➤ Kap. 4):

- Die am Überwachungsmonitor eingestellten Grenzwerte kontrollieren, insbesondere die

Grenzwerte für Herzfrequenz, Blutdruck, Atemfrequenz und Sauerstoffsättigung, und ggf. der aktuellen Patientensituation anpassen.
- Hautfarbe und Bewusstseinslage des Patienten engmaschig kontrollieren.
- Atmung des Patienten beobachten (Atemfrequenz? Atemtiefe? Schluckbeschwerden? Hustenstoß ausreichend? Zeichen einer erschwerten Atmung z. B. wegen Sekretretention?), ggf. Lunge abhören.
- Blutgasanalysen durchführen (Häufigkeit der Kontrollen nach Zustand des Patienten).

Positionierung, Atemgymnastik und Mobilisation

Die Pflegenden **positionieren** den frisch extubierten Patienten auf dem Rücken in Oberkörperhochlage, falls nicht erkrankungs- oder operationstechnisch bedingt andere Lagerungen notwendig sind. Insbesondere langzeitintubierte bzw. -beatmete Patienten können am besten atmen, wenn sie nahezu aufrecht im Bett sitzen. Atemerleichternd ist auch eine Hochlagerung beider Arme auf Kissen o. Ä. sowie die „Herzbett-Position" (Oberkörper aufgerichtet, Beine abgesenkt). Die Pflegenden achten darauf, den Patienten so zu lagern, dass er nicht im Bett nach unten rutschen kann (dadurch verengen sich die Zwischenrippenräume und die Atmung wird erschwert) bzw. korrigieren die Position, falls der Patient im Bett nach unten gerutscht ist.

So früh wie möglich beginnen **Maßnahmen zur Vertiefung der Atmung** und zur **Sekretmobilisation** (z. B. Atemgymnastik, Lagerungsdrainagen, Inhalationen oder Vibrationsmassage, ➤ 11.8). Diese Maßnahmen führen die Pflegenden in Kooperation mit den zuständigen Physiotherapeuten durch (i. d. R. ist klinikintern geregelt, welche Maßnahmen von den Pflegenden und welche von den Physiotherapeuten übernommen werden).

Häufig ist auch intermittierendes Masken-CPAP (über Nasen- oder Gesichtsmaske, ➤ Abb. 4.3) erforderlich.

Zum frühestmöglichen Zeitpunkt wird der Patient dann **mobilisiert:**
- Wurde der Patient bereits während der Beatmungstherapie mobilisiert, bereitet die Mobilisation nach der Extubation i. d. R. keine Probleme.
- Erfolgt die erste Mobilisation des zuvor beatmeten Patienten erst nach der Extubation, besprechen die Pflegenden mit dem Arzt, ob und wann der Patient mobilisiert werden darf. Insbesondere bei (frisch)operierten Patienten sind bei der Mobilisation evtl. besondere Maßnahmen erforderlich, etwa wenn der Patient nach Hüft- oder Kniegelenkoperationen ein Bein nicht belasten darf oder wegen Gefäßoperationen die Hüfte nicht abknicken soll. Bei der ersten Mobilisation achten die Pflegenden darauf, den Patienten nicht zu überfordern, d. h. sie helfen dem Patienten zunächst, sich an den Bettrand zu setzen. Ist dies ohne (Kreislauf-)Probleme möglich, kann der Patient kurz aufstehen, sich dann evtl. auf einen bereitgestellten Stuhl setzen oder einige Schritte umhergehen.
  Wie viel der Patient bei der ersten Mobilisation „schafft", ist immer auch von der Dauer der vorangegangenen Beatmungstherapie abhängig. Nach einer Langzeitbeatmung sind meist nur kleine Mobilisationsschritte möglich (➤ 11.6).

Essen und Trinken

Liegen keine Kontraindikationen vonseiten der Erkrankung oder der Operation vor und ist die Spontanatmung des Patienten stabil (d. h. eine Reintubation ist nicht wahrscheinlich), darf der Patient i. d. R. 1–4 Stunden nach der Extubation vorsichtig die ersten **Trinkversuche** unternehmen. Dazu setzen die Pflegenden den Patienten im Bett auf. Als Getränke eignen sich Tee (kein Früchtetee wegen des Säureanteils) oder stilles Mineralwasser, die bei einer möglichen Aspiration nur geringe Komplikationen verursachen.

Anfangs soll der Patient nur in kleinen Schlucken trinken. Insbesondere bei Patienten, die nicht aufrecht sitzen dürfen, kann es hilfreich sein, den Patienten mithilfe eines Trinkhalms trinken zu lassen (der Patient kann dann besser steuern, wie viel Flüssigkeit er in den Mund nimmt).

PFLEGEPRAXIS

Viele Patienten haben nach der Extubation oder Dekanülierung einen **gestörten Schluckakt.** Deshalb sollte frühzeitig eine logopädische Evaluation und ggf. Therapie erfolgen, um Aspirationen zu vermeiden.
Nach erfolgreicher Extubation oder Dekanülierung benötigen die Patienten neben einer intensiven physio- oder atemtherapeutischen Unterstützung häufig auch noch NIV oder HFOT (➤ Kap. 4).

Wann und was der Patient **essen** kann bzw. darf, hängt maßgeblich von seiner Grunderkrankung, der evtl. durchgeführten Operation sowie seiner Kau- und Schluckfähigkeit ab.

PFLEGEPRAXIS

Stimmbänder schonen

Insbesondere Patienten, die längere Zeit intubiert waren, sollten unmittelbar nach der Extubation ihre Stimmbänder schonen und **wenig sprechen,** obwohl dies oft im Gegensatz zur berechtigten Freude der Patienten steht, wieder sprechen zu können. Bleiben über Tage Störungen der Phonation (z. B. Heiserkeit) oder Schluckstörungen bestehen, wird der Arzt ein HNO-Konsil veranlassen, um die Ursache und eine mögliche Therapie zu klären.

Dokumentation

In der Patientenkurve dokumentieren die Pflegenden:

- Spezifische Maßnahmen vor, während und nach der Extubation
- Zeitpunkt der Extubation
- Ggf. Parameter der NIV (➤ Kap. 4)
- Ggf. Art und Menge der Sauerstoffverabreichung
- Besondere Vorkommnisse während/nach der Extubation
- Befinden und Vitalparameter des Patienten

6.14.5 Komplikationen bei und nach der Extubation

Während bzw. unmittelbar nach der Extubation drohen zahlreiche **Komplikationen**. Bedeutsam sind vor allem:

- Glottisödem (Larynxödem, siehe unten)
- Laryngo- oder Bronchospasmus (siehe unten)
- Verletzungen der Stimmbänder
- Schleimhautläsionen
- Würgereiz, Erbrechen und Aspiration
- (Fortbestehende) respiratorische Insuffizienz (➤ Kap. 2)

VORSICHT!

Ungeplante Extubation

Insbesondere bei agitierten Patienten kann es trotz Schutzmaßnahmen (engmaschige Überwachung des Patienten, angepasste Analgosedierung) zur **Selbstextubation** kommen, die oft eine umgehende Reintubation erfordert. Diese kann massiv erschwert sein, da der Cuff bei der Extubation geblockt war (dadurch können Schleimhautschwellungen insbesondere im Bereich der Glottis verursacht werden). **Sofortmaßnahmen** sind:

- Arzt benachrichtigen
- Gegebenenfalls Hilfe herbeiholen
- Ausreichenden Gasaustausch sicherstellen
  - Gegebenenfalls Sauerstoff verabreichen (Sonde, Maske)
  - Gegebenenfalls Masken-Beutel-Beatmung
- Reintubation vorbereiten (➤ 6.7)

Bei bekannt schwierigen Atemwegen oder bei zu erwartenden Schwierigkeiten kann vor der Extubation evtl. ein Tubuswechsler über den Tubus in die Trachea eingeführt werden, der nach der Extubation für Stunden bis Tage verbleibt und über den im Notfall wieder schnell intubiert werden kann (➤ Abb. 6.40).

Glottisödem

DEFINITION

Glottisödem (*Larynxödem*): Akutes Kehlkopfödem im Bereich der Epiglottis (Kehldeckel, ➤ Abb. 1.2). Häufig allergisch bedingt. *Leitsymptom:* Inspiratorischer Stridor.

Betroffen sind meist kleine Kinder (die Epiglottis ist hier besonders groß und die Schleimhaut empfindlicher als bei größeren Kindern und Erwachsenen). **Ursache** des Glottisödems ist oft eine traumatische Intubation (viele Intubationsversuche und Einsatz von Hilfsmitteln wie z. B. Führungsstäbe oder Einführungsmandrins ➤ 6.6.1). Auch nach operativen Eingriffen am Kehlkopf droht ein Glottisödem.

Symptome eines Glottisödems sind inspiratorischer Stridor, Heiserkeit und Dyspnoe. **Therapiert**

wird das Glottisödem mit Kortikosteroiden, die evtl. auch schon 20–30 Minuten vor der Extubation verabreicht werden, wenn ein Glottisödem wahrscheinlich ist.

Gegebenenfalls kann auch vor der Extubation ein **Nebenlufttest** durchgeführt werden. Dazu wird der Cuff des Tubus nach Messung des in- und exspiratorischen Tidalvolumens am Beatmungsgerät entblockt und die Differenz aus ex- und inspiratorischen Tidalvolumen innerhalb der ersten sechs Atemzüge bestimmt (Nebenluftvolumen). Ist die Differenz größer als 110 ml, ist das Auftreten eines Glottisödems sehr unwahrscheinlich.

Laryngospasmus

DEFINITION

Laryngospasmus *(Stimmritzenkrampf):* Akuter anhaltender Spasmus der Kehlkopfmuskulatur mit Einengung der Glottis (Stimmritze).

Vom Laryngospasmus ist der **Glottisverschlussreflex** abzugrenzen, bei dem die Einengung der Glottis mit der Beseitigung des auslösenden Stimulus verschwindet. Beim **Laryngospasmus** dagegen hält der Spasmus auch nach Beseitigung des auslösenden Stimulus an.

Ein Laryngospasmus entsteht häufig durch eine Irritation der Atemwege, z. B. durch:

- Erbrochenes, Sekrete und Blut in den oberen Atemwegen
- Einführen oraler oder nasopharyngealer Tuben bei zu flacher Narkose bzw. Analgosedierung
- Extubation während des Exzitationsstadiums

Auch Schmerzreize bei nicht ausreichender Narkosetiefe bzw. Analgosedierung können einen Laryngospasmus verursachen.

Abhängig davon, ob der Kehlkopf nur teilweise (partiell) oder vollständig verlegt ist, zeigt der Patient folgende **Symptome:**

- Bei *partieller Verlegung* Stridor und krächzende Atemgeräusche.
- Bei *totalem Verschluss* ruckartige paradoxe Atembewegungen, Einziehungen der Brustwand in den Zwischenrippenräumen während der Inspiration, Vorwölbung des Abdomens während der Exspiration und Einziehung während der Inspiration („schlingerndes Schiff"). Darüber hinaus sind keine Atemgeräusche auskultierbar, eine Beatmung ist nicht möglich.

Wird nicht umgehend therapiert, kommt es zu Hypoxie und Hyperkapnie. Bei länger anhaltendem Laryngospasmus zeigen sich die Zeichen der respiratorischen Insuffizienz (➤ Kap. 2).

Die **Therapie** besteht in:

- Beseitigung des auslösenden Reizes durch z. B. Absaugen oder Unterbrechen der Schmerzstimuli
- Gegebenenfalls Vertiefung der Narkose bzw. Analgosedierung
- Verabreichen von 100 % Sauerstoff über eine dicht sitzende Maske (dazu in Schnüffelposition bringen und Esmarch-Handgriff anwenden, ➤ Abb. 6.1 und ➤ 6.1.1)

Kommt es darunter nicht rasch zur Besserung, kann der Laryngospasmus durch Muskelrelaxation mit 10–20 mg Succinylcholin durchbrochen und der Patient intubiert werden. Führt auch dies nicht zum Erfolg, ist evtl. eine Koniotomie indiziert (➤ 8.3).

KAPITEL

7 Tracheotomie und Dekanülierung

Frank Kirsch

DEFINITION

Tracheotomie: Eröffnung der Trachea im vorderen Halsbereich (die so geschaffene Öffnung heißt **Tracheostoma**) und Einführen einer Trachealkanüle in das Tracheostoma (➤ Abb. 7.1). Zwei Techniken:

- **Punktionstracheotomie** *(perkutane [Dilatations-] Tracheotomie, PDT, minimalinvasive Tracheotomie).* Punktion der Trachea von außen durch die Haut hindurch und Aufdehnen der Punktionsstelle bis die Öffnung (Tracheostoma) groß genug ist, um die Trachealkanüle einführen zu können.
- **Konventionelle Tracheotomie.** Operativ angelegtes Tracheostoma (Öffnung der Luftröhre). Wird das Tracheostoma für längere Zeit benötigt, wird es als *epithelisiertes Tracheostoma* angelegt, d.h. Teile der Trachea werden „aufgeklappt" und mit der Halshaut vernäht. Meist als *sekundäre*, selten als *primäre Tracheotomie* (siehe unten).

Das Tracheostoma (Verbindungsstelle zwischen Außenwelt und Trachea) liegt unterhalb des Kehlkopfs, d.h. die Trachealkanüle liegt - im Gegensatz zum Endotrachealtubus - *nicht* im Kehlkopf und zwischen den Stimmbändern. Deshalb behindert sie den Patienten weniger stark beim Schlucken. Spezielle Trachealkanülen bzw. Kanülenaufsätze ermöglichen dem tracheotomierten Patienten das Sprechen.
Im Notfall **Koniotomie** (*Krikotomie* ➤ 8.3) mit Inzision zwischen Ring- und Schildknorpel. Die **Mini-Tracheotomie** (➤ 7.4) dient lediglich der erleichterten Bronchialtoilette.

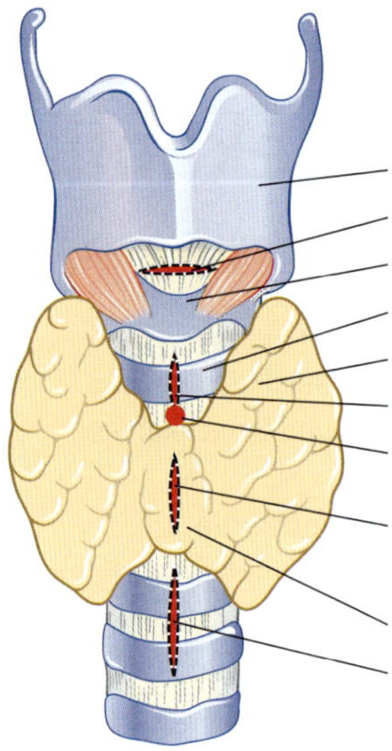

Abb. 7.1 Lokalisation der Tracheotomie. Bei der Punktionstracheotomie liegt der Punktionsort meist zwischen 2.–4. Trachealring. Bei der konventionellen Tracheotomie werden entsprechend dem Operationsverfahren die obere (T. superior), mittlere (T. media) und untere (T. inferior) Tracheotomie unterschieden.
Koniotomie ➤ 8.3 [L126]

Indikationen, Vorteile und Nachteile der Tracheotomie im Vergleich zu oraler und nasaler Intubation ➤ Tab. 6.4

PFLEGEPRAXIS

Tracheotomie auf der Intensivstation

Eine **Tracheotomie zur Atemwegssicherung bei invasiver Beatmung** wird heute praktisch ausschließlich als Punktionstracheotomie vorgenommen. Dabei erfolgt die Tracheotomie auf der Intensivstation, d.h. der bei der konventionellen Tracheotomie erforderliche Transport des Patienten in den OP entfällt.
Wesentlicher **Nachteil** der Punktionstracheotomie im Vergleich zur konventionellen Tracheotomie ist die *Instabilität des Stomakanals* in den ersten Tagen nach der Tracheotomie (➤ 7.2.3).

Primäre und sekundäre Tracheotomie

Eine **primäre Tracheotomie** (Tracheotomie ohne vorherige orale oder nasale Intubation) ist indiziert, wenn ein Patient nicht intubiert werden kann, z.B. wegen Erkrankungen oder Verletzungen des Larynx. Im Notfall wird meist zunächst eine *Koniotomie* (➤ 8.3) durchgeführt, selten die vergleichsweise risikoreiche Notfalltracheotomie.

Eine **sekundäre Tracheotomie** (Tracheotomie nachdem der Patient zuvor über einen oralen oder nasalen Tubus beatmet wurde) ist indiziert, wenn eine Langzeitbeatmung absehbar ist, wenn durch den Endotrachealtubus Läsionen im Bereich des Pharynx oder Larynx entstanden sind (z.B. Druckulzera) sowie zur Erleichterung der Respiratorentwöhnung (*Weaning* ➤ Kap. 13).

WICHTIG

Bester Zeitpunkt für die Tracheotomie

Der **günstigste Zeitpunkt** für eine sekundäre Tracheotomie bei Langzeitbeatmung ist nach wie vor umstritten. Grundsätzlich wird zwischen Früh- und Spättracheotomie unterschieden, wobei keine eindeutigen Zeiten definiert sind. Meist wird bei einer Tracheotomie innerhalb der ersten 8 Beatmungstage von *Frühtracheotomie* gesprochen, eine Tracheotomie nach dem 8. Beatmungstag gilt meist als *Spättracheotomie*.

Die S3-Leitlinie *Invasive Beatmung und Einsatz extrakorporaler Verfahren bei akuter respiratorischer Insuffizienz* [24] empfiehlt wegen möglicher schwerwiegender Komplikationen **keine Frühtracheotomie** bei invasiv Beatmeten (Ausnahme: Patienten, bei denen eine Beendigung der invasiven Beatmung nicht absehbar ist [39]), d.h. die Entscheidung über den Zeitpunkt der Tracheotomie soll individuell für den jeweiligen Patienten getroffen werden.

Die *Consensus Conference of Artificial Airways in Patients Receiving Mechanical Ventilation* der *American Association for Respiratory Care* empfiehlt folgendes Vorgehen:

- Wenn der künstliche Atemweg voraussichtlich weniger als 7–10 Tage erforderlich ist, sollte die translaryngeale Intubation bevorzugt werden.
- Nach Ablauf von 7 Tagen soll eingeschätzt werden, ob der Patient innerhalb der nächsten 7–10 Tage extubiert werden kann. Ist dies voraussichtlich möglich, kann der Tubus belassen werden. Ist dies voraussichtlich nicht der Fall, sollte tracheotomiert werden.
- Ist aller Wahrscheinlichkeit nach der künstliche Atemweg länger als 21 Tage erforderlich, sollte der Patient so früh wie möglich tracheotomiert werden.
- Kann die Zeitdauer für den künstlichen Atemweg nicht eingeschätzt werden und besteht keine dringliche Indikation für eine frühe Tracheotomie, sollte täglich neu geprüft werden, ob eine Tracheotomie indiziert ist.

Die *Leitlinie Prolongiertes Weaning* empfiehlt bei Patienten, die ein hohes Risiko für ein prolongiertes Weaning haben und bei denen eine NIV nicht möglich ist, die Tracheotomie frühzeitig (4.–7. Tag nach der Intubation) zu erwägen. Ist eine dauerhafte Abhängigkeit wahrscheinlich, sollte das Tracheostoma operativ angelegt werden. [39]

Passageres und endgültiges Tracheostoma

Das Tracheostoma eines beatmeten Patienten ist i.d.R. **passager** (vorübergehend), d.h. es wird wieder verschlossen, wenn eine Beatmung bzw. ein Freihalten der Atemwege mittels Tracheotomie nicht mehr notwendig ist. Ein **endgültiges** Tracheostoma ist erforderlich nach Laryngektomie (vollständiger Entfernung des Kehlkopfs, z.B. bei malignen Larynxtumoren). [39]

7.1 Trachealkanülen

7.1.1 Aufbau von Trachealkanülen

Trachealkanülen sind in vielen verschiedenen Ausführungen erhältlich. Sie unterscheiden sich insbesondere in folgenden Punkten:

- **Cuff.** Beatmete Patienten benötigen **blockbare Trachealkanülen.** Diese haben einen Cuff, der – wie bei Endotrachealtuben – in unterschiedlichen Ausführungen (Hochdruck-/Niederdruckcuff, Foam [Schaumstoff]-Cuff oder Cuff mit selbstregulierendem System, z. B. Venner PneuX, ➤ Abb. 6.27) und Formen (rund, zylindrisch, konisch) erhältlich ist. Beim beatmeten Patienten werden praktisch ausschließlich Niederdruckcuffs verwendet.
- Trachealkanülen ohne Cuff **(nicht-blockbare Trachealkanülen)** kommen zum Einsatz, wenn das Tracheostoma lediglich offen gehalten werden muss, aber keine Beatmung (mehr) erforderlich ist, z. B. bei Patienten, die oft endotracheal abgesaugt werden müssen.
- **Material.** Trachealkanülen zur Beatmung bestehen immer aus *Kunststoff* (teils spiralarmiert, d. h. mit in die Kanülenwand eingearbeiteter Metallspirale; Spiraltubus ➤ 6.5.3). Der Kunststoff ist durchsichtig, sodass ein Beschlagen der Kanülenwand während der Exspiration sowie Sekretablagerungen sichtbar sind. Am äußeren Ende der Kanüle befindet sich der Norm-Konnektor, der es ermöglicht die Kanüle an das Ventil eines Beatmungsbeutels bzw. an die Beatmungsschläuche anzuschließen.
  Metallkanülen (i. d. R. aus Silber) kommen nur noch sehr selten bei Dauerkanülenträgern zum Einsatz, die keine Beatmung benötigen.
- **Einteilige Trachealkanülen** haben keine Innenkanüle. **Zweiteilige Trachealkanülen** bestehen jeweils aus einer Außen- und einer *Innenkanüle* (auch Einsatz oder „Seele“ genannt). Zur Reinigung (etwa von Sekretablagerungen) wird die Innenkanüle aus der Außenkanüle herausgenommen und anschließend wieder eingesetzt bzw. gewechselt. **Mehrteilige Trachealkanülen** bestehen aus der Außen- und verschiedenen Innenkanülen (z. B. eine Innenkanüle mit der Option des Sprechens und eine mit Normkonnektor).

- **Halteplatte** *(Kanülenschild)* mit Öffnungen zum Befestigen von Kanülenhaltebändern. Die Halteplatte ist bei vielen Trachealkanülen fest mit der Kanüle verbunden, bei manchen ist die Halteplatte verstellbar. Bei letzteren wird die Halteplatte – nachdem die Kanüle in die Trachea eingeführt wurde – mit der integrierten Fixiermöglichkeit entsprechend den Gegebenheiten beim Patienten so an der Trachealkanüle festgeschraubt, dass sie der Haut aufliegt ohne zu drücken.
  Auf der Halteplatte ist i. d. R. der **Markierungscode** aufgedruckt, der Angaben zum Kanülenaufbau enthält, meist Größe, Durchmesser (ID und AD) und Krümmungswinkel. Zusätzliche Angaben sind z. B. bei Kanülen der Firma Rüsch: C (Kanüle mit Cuff), P (Kanüle mit Phonation, d. h. Möglichkeit zu sprechen) oder CP (Kanüle mit Cuff und Phonation).
- Möglichkeit der **subglottischen Absaugung** (➤ 6.5.1), ➤ Abb. 7.2
- **Krümmung/Biegewinkel.** Standardkanülen sind im Mittelteil etwa rechtwinklig gekrümmt. Die Krümmung kann aber auch kreisbogenförmig verlaufen, z. B. als Viertelkreisbogen bei einem 90°-Winkel.
- **Sprechoption** (Phonation) siehe unten.

VORSICHT!

Trachealkanülen mit in die Wand eingearbeiteter Metallspirale müssen vor einer MRT gegen metallfreie Trachealkanülen ausgetauscht werden.

7.1.2 Sprechaufsätze und Sprechkanülen

WICHTIG

Sprechen mit Trachealkanüle

Damit ein Patient trotz Trachealkanüle sprechen kann, muss Ausatemluft durch die Glottis (Stimmritze) strömen (➤ 1.1). Dies ist nur möglich, wenn
- die Trachealkanüle *keinen* Cuff hat *oder*
- der Cuff entblockt ist (Beatmungsparameter dazu ggf. anpassen, z. B. PEEP erhöhen) *oder*
- eine Sprechkanüle eingesetzt ist.

Das ist z. B. auch unter Entblockung und Anpassung der Beatmungsparameter (z. B. Erhöhung PEEP) möglich oder bei spontantmenden Patienten durch das Verschliessen der Kanülenöffnung während der Exspiration mittels Handschuh (entspricht dem Prinzip eines Sprechaufsatzes) [39].

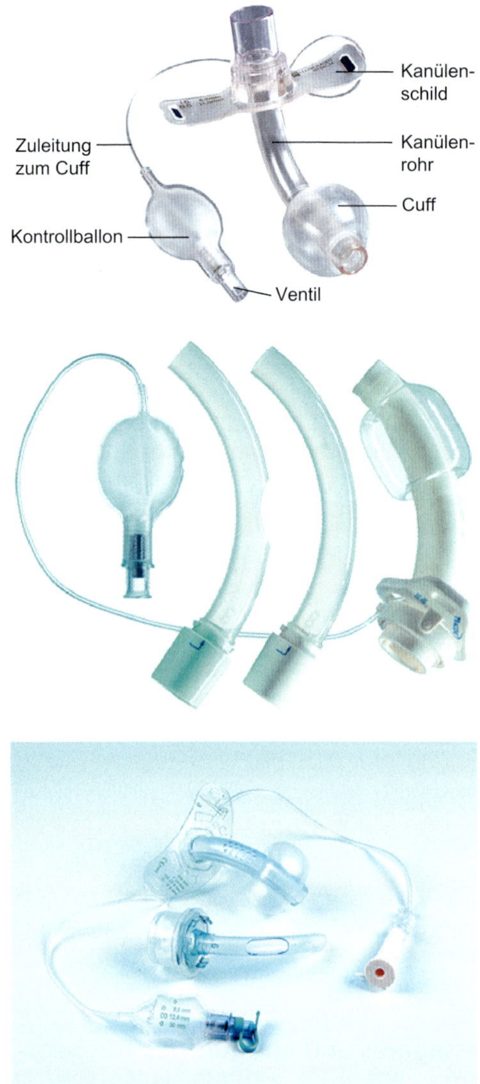

Abb. 7.2 Verschiedene **Tracheostomie-Kanülen**. Oben: Trachealkanüle mit Cuff. Mitte: Gefensterte Trachealkanüle mit Niederdruckmanschette und flexiblem Kanülenschild. Unten: Blockbare Sprechkanüle mit subglottischer Absaugung und zusätzlicher Innenkanüle. [U244, M270, M858]

Sprechaufsätze werden auf den Norm-Konnektor der Trachealkanüle aufgesetzt. Sie funktionieren wie ein Ventil:

- Bei herkömmlichen Sprechaufsätzen ist das Ventil offen, während der Patient einatmet, d. h. die Luft strömt von außen in die Lunge des Patienten. Während der Ausatmung verschließt sich das Ventil und die Luft aus der Lunge strömt über den physiologischen Weg nach außen, also an der Trachealkanüle vorbei durch den Kehlkopf. Dadurch kann der Patient sprechen.

- Im Gegensatz dazu befindet sich die Ventilmembran beim **Passy-Muir-Sprechventil** in einer geschlossenen Grundposition. Die Ventilmembran öffnet sich bei der geringsten Inspiration und schließt nach Beendigung der Inspiration sofort dicht ab, ohne einen Ausatemdruck aufbauen zu müssen.

  Diese Ventile können auch in das Beatmungssystem integriert werden. **Vorsicht:** Weil der Cuff unbedingt entblockt sein muss, ist die inspiratorische Unterstützung sowie die Überwachung der Beatmung schlechter! [40]

Neben der Sprechfunktion ermöglichen diese Aufsätze auch ein Husten und Räuspern und damit eine Reinigung des subglottischen Raums.

Manche Sprechaufsätze bieten neben der genannten Ventilfunktion die Möglichkeit der Atemgasfiltrierung (passive Atemgasklimatisierung ➤ 5.2.3) und/oder eine Anschlussmöglichkeit für Sauerstoff (➤ Abb. 7.3).

Sprechkanülen unterscheiden sich hinsichtlich des Aufbaus und der Anwendung:

- Sprechkanülen mit **Phonationsöffnung** bestehen i. d. R. aus der Trachealkanüle mit Fensterung oder Siebung im Krümmungsbereich plus mindestens zwei Innenkanülen: einer *geschlossenen,* die während der Beatmung verwendet wird, und einer *gefensterten* oder *gesiebten.* Diese wird zum Sprechen eingesetzt und (falls nicht standardmäßig eingebaut) mit einem Sprechventil versehen. Die Einatmung erfolgt dann über die Kanüle, die Ausatemluft nimmt den physiologischen Weg über die Trachea zum Kehlkopf und zu den Stimmbändern hin. Bei Verwendung dieser Kanülen muss sichergestellt sein, dass die Phonationsöffnungen von Tracheal- und Innenkanüle übereinanderliegen und frei durchgängig sind. Dies kann ggf. endoskopisch überprüft werden. Bei den meisten Sprechkanülen empfehlen die Hersteller, die Kanüle zum Benutzen der Sprechfunktion zu entblocken (die Ausatemluft kann dann sowohl durch Kanüle und Phonationsöffnung als auch neben der Kanüle entlang Richtung Kehlkopf strömen). Eine **Sonderform** ist die Blom®-Kanüle, die **während maschineller Beatmung** verwendet werden kann. Die Innenkanüle ist so aufgebaut, dass die Phonationsöffnung während der Inspiration geschlossen und während der Exspiration offen ist. Dadurch ist das Sprechen jeweils in den Exspirationsphasen möglich (➤ Abb. 7.4).
- Bei Sprechkanülen, die mit **Zufuhr von „Sprechluft"** arbeiten (z. B. Vocalaid- oder Suctionaid-Kanüle) ist ein zusätzliches Lumen in die Kanülenwand eingelassen, das über eine Öffnung über

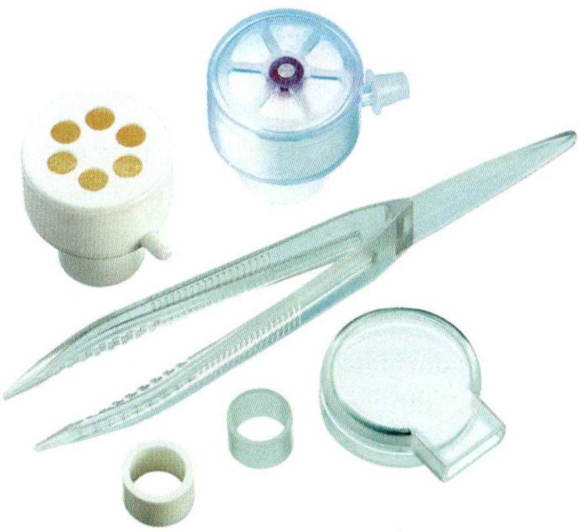

Abb. 7.3 Sprechaufsatz *Spiro Sprechventil* (Firma Teleflex Medical) mit Filterfunktion und Sauerstoffanschluss. [V420]

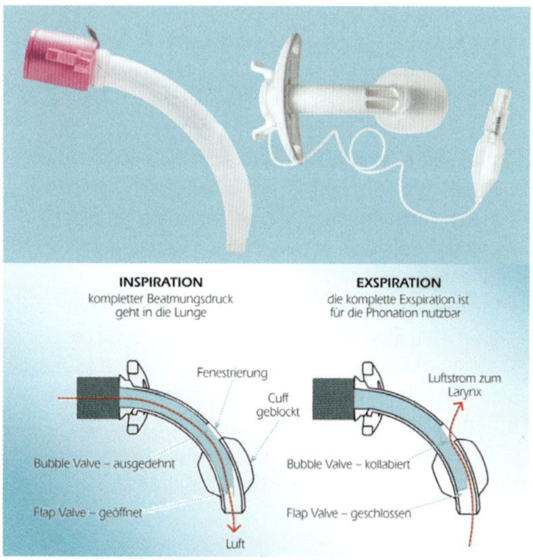

Abb. 7.4 Blom®-Trachealkanüle. Oben rechts die Kanüle, links die zugehörigen Innenkanüle. Die unteren Abbildungen zeigen den Luftstrom während In- und Exspiration. [V420]

dem Cuff verfügt. Das Lumen endet außen mit einem speziellen Konnektor, über den „Sprechluft“ zugeführt und reguliert werden kann (Flow: ca. 4–6 l/Min.). Verschließt man die Öffnung am Konnektor, gelangt ein Luftstrom durch die Stimmritze und der Patient kann sich artikulieren. Vorteilhafter Nebeneffekt: Über das zusätzliche Lumen kann Sekret, das sich über dem Cuff angesammelt hat, abgesaugt werden (➤ Abb. 7.2 unten).

VORSICHT!

Beim **Einsatz von Sprechaufsätzen** beachten:

- Wird der Sprechaufsatz auf eine konventionelle (nicht gefensterte) Trachealkanüle aufgesetzt, **muss der Cuff** der Trachealkanüle **entblockt** sein, ansonsten könnte der Patient nur ein- aber nicht ausatmen und würde ersticken! Auch bei Trachealkanülen mit Phonationsöffnung wird i. d. R. empfohlen, den Cuff beim Benutzen eines Sprechaufsatzes zu entblocken (Herstellerangaben beachten).
- Weil der Cuff entblockt und die Beatmung diskonnektiert werden muss, können Sprechaufsätze nur bei Patienten eingesetzt werden, deren (Beatmungs-) Situation stabil ist und die zumindest kurzzeitig ausreichend spontan atmen können! Vor dem Entblocken des Cuffs den Rachen gründlich absaugen, um zu verhindern, dass Sekret nach Entblocken des Cuffs Richtung Trachea fließt und aspiriert wird. Trachealkanülen mit subglottischer Absaugung erleichtern dies.
- Falls möglich und erforderlich während der Anwendung über den entsprechenden Adapter des Sprechventils Sauerstoff verabreichen.
- Den Patienten während der Anwendung des Sprechaufsatzes sehr genau beobachten (Sprechaufsatz kann rasch z. B. durch Sekret verlegt werden. Sauerstoffsättigung? Zeichen der Hypoxämie ➤ 2.4.1) und bei Bedarf den Cuff blocken, ggf. Innenkanüle tauschen (gefensterte entfernen und geschlossene einsetzen) und den Patienten wieder mit dem Respirator verbinden.
- Die Atemarbeit (*Work of Breathing,* ➤ 1.3.1) ist durch den Sprechaufsatz oft erhöht, während die Atemgasklimatisierung deutlich schlechter ist [39].

Beim **Einsatz von Sprechaufsätzen oder Sprechkanülen** müssen die Platzverhältnisse oberhalb des Cuffs groß genug sein, um die Ausatmung auf physiologischem Weg zu ermöglichen. Der Patient kann ansonsten nicht (vollständig) ausatmen.

Elektronische Kommunikationshilfsmittel ➤ 10.6.5

7.2 Punktionstracheotomie

DEFINITION

Bei der **Punktionstracheotomie** (*perkutane [Dilatations-]Tracheotomie, PDT, minimalinvasive Tracheotomie)* wird die Trachea zunächst punktiert und über die Punktionskanüle ein Führungsdraht eingeführt, über den dann die Trachealkanüle eingeführt wird. Heute sind vor allem die **Verfahren** nach *Ciaglia* und *Griggs,* die *translaryngeale Tracheotomie nach Fantoni* sowie die *kontrollierte perkutane Dilatationstracheotomie mit PercuTwist* gebräuchlich.

Kontraindiziert ist eine Punktionstracheotomie bei:

- Schwerwiegenden anatomischen Veränderungen im Halsbereich, z. B. infolge Struma, Tumoren, Entzündungen oder Traumata
- Infektionen im Punktionsbereich
- Instabile HWS (z. B. bei Fraktur)
- Schwere, nicht korrigierbare Gerinnungsstörungen
- Schwierigen Intubationsverhältnissen (bei [versehentlicher] Dekanülierung vor dem 10. p. o.-Tag muss – wegen des instabilen Tracheostomas – i. d. R. zunächst endotracheal intubiert werden)
- Notwendigkeit eines endständigen Tracheostomas

Beim Vorliegen von Kontraindikationen ist eventuell eine konventionelle Tracheotomie angezeigt (➤ 7.3).

7.2.1 Vorbereitung der Punktionstracheotomie

Vorbereitung des Patienten

Der Arzt informiert den Patienten und evtl. auch seine gesetzlichen Vertreter über die geplante Tracheotomie und holt die *Einverständniserklärung* ein. Zur Tracheotomie bleibt der Patient *nüchtern.*

Weitere **Vorbereitungen des Patienten:**

- Es werden die üblicherweise vor einem operativen Eingriff durchgeführten Laborparameter (insbesondere Blutbild und Blutgerinnung) untersucht, sowie ein aktuelles EKG und Röntgen-Thoraxbild angefertigt.
- Gerinnungsaktive Medikamente müssen rechtzeitig reduziert bzw. abgesetzt werden.

- Liegt eine Magensonde, wird an diese ein Sekretbeutel zur Drainage des Magensekrets angeschlossen. Gegebenenfalls wird zusätzlich unmittelbar vor der Tracheotomie der Mageninhalt über die Magensonde abgesaugt.
- Die Pflegenden positionieren den Patienten zur Tracheotomie auf den Rücken und führen vor Beginn der Tracheotomie eine sorgfältige Mundpflege durch. Die EKG-Elektroden und die Monitorkabel werden so platziert, dass kein Kabel auf dem Oberkörper stört. Gegebenenfalls müssen Wundverbände an Kinn, Hals oder Brustkorb entfernt werden. Bei Männern ist ggf. eine Rasur im Punktionsbereich erforderlich.

Während der Tracheotomie werden kontinuierlich sowohl die Herzfrequenz als auch die Sauerstoffsättigung akustisch und der Blutdruck überwacht.

Vorbereitung des Materials

Abhängig von der geplanten Methode und dem verwendeten Punktionsset variiert das benötigte Material etwas. Die folgende Auflistung ist daher nur eine Richtlinie und muss von den Pflegenden ggf. angepasst werden. Benötigt werden i. d. R. die folgenden **Materialien:**

- Lagerungshilfsmittel um Kopf stabil überstreckt lagern zu können
- Saugfähige, wasserdichte Unterlage
- Ggf. Material zur Lokalanästhesie der Punktionsstelle
- Medikamente zur Kurznarkose
- Sterile Handschuhe, sterile Kittel, Mundschutz, Kopfhaube
- Hautdesinfektionsmittel
- Sterile Abdecktücher
- Endoskopie-Aufsatz für Tubus
- Set zur Punktionstracheotomie (dies enthält i. d. R. die speziell für die Methode notwendigen Instrumente, z. B. verschieden große Dilatatoren); Beispiel ➤ Abb. 7.5
- Passende Trachealkanüle (plus eine größere und eine kleinere Kanüle)
- Ggf. zusätzliche sterile Instrumente, z. B. Skalpell, Schere, Klemme
- Bronchoskop einschließlich Antibeschlagmittel, Gleitmittel und Spüllösung
- Verbandsmaterial

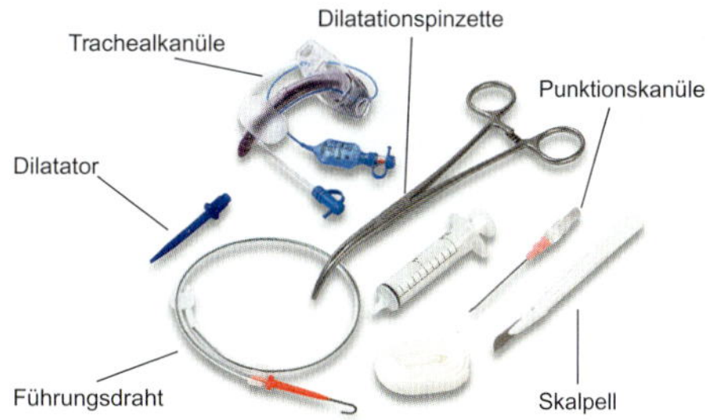

Abb. 7.5 Punktionsset für die Punktionstracheotomie nach Griggs (Firma Smith Medical). [V090]

7.2.2 Durchführung der Punktionstracheotomie

Bei der Punktionstracheotomie arbeiten die Pflegenden mit mindestens zwei Ärzten zusammen (ein Arzt bronchoskopiert, ein Arzt punktiert). Dabei wird wie folgt vorgegangen (➤ Abb. 7.6):

- Durchführender Arzt legt Mund- und Haarschutz an, führt die chirurgische Händedesinfektion durch und zieht einen sterilen Kittel an.
- Durchführen einer Kurznarkose mit Opioid und Hypnotikum.
- Patient mit überstrecktem Kopf lagern. Dazu ein kleines festes Kissen oder eine Lagerungsrolle unter die Schultern legen und den Kopf ggf. mit Polster oder Kopfring lagern.
- Saugfähige Unterlage unter Kopf, Hals und Schultern legen.
- Rachenraum gründlich absaugen (ggf. unter Sicht mittels Laryngoskop), evtl. Rachenspülung mit antiseptischer Lösung, z. B. Hexetidin.
- Lokalanästhesie der Punktionsstelle (falls keine Allgemeinanästhesie erfolgt), Hautdesinfektion des Punktionsbereichs (Hals, Kinn, oberer Brustkorb) und Abdecken mit sterilen Tüchern.
- Bronchoskop in den Tubus einführen, Tubus entblocken und unter Sicht in den epiglottischen Bereich zurückziehen (um Beschädigung durch Punktion zu vermeiden), dort neu leicht blocken.
- Punktionsstelle mit dem Bronchoskop darstellen („Diaphanoskopie“, d. h. Durchleuchtung mittels Lichtquelle) und die Punktion bronchoskopisch kontrollieren.
- Punktionsstelle von außen palpieren, mittels Diaphanoskopie lokalisieren und Trachea mit Kanüle und aufgesetzter Spritze punktieren. Ansaugen

7

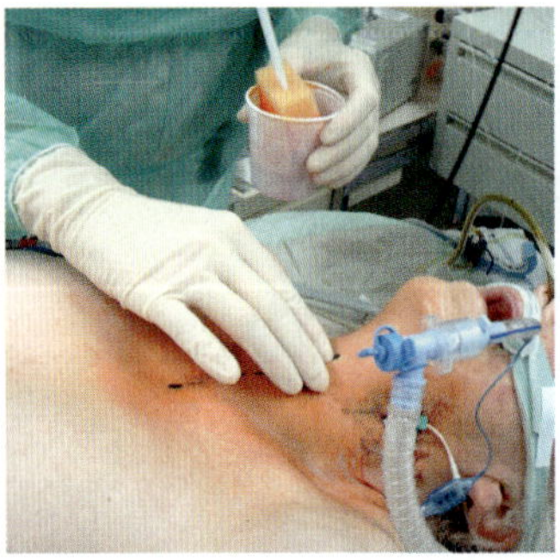

Palpation der Punktionsstelle und Hautdesinfektion

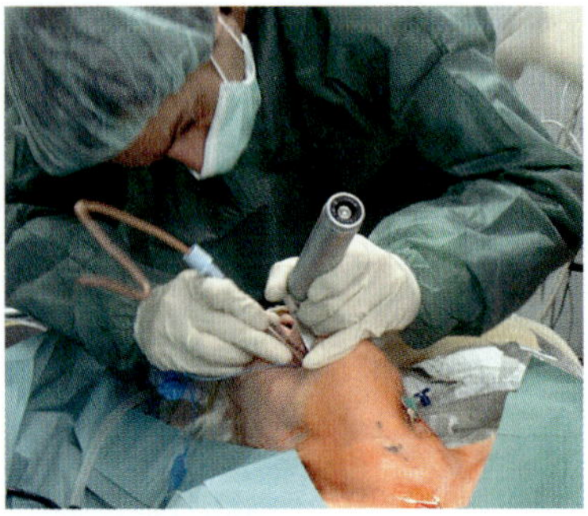

Der bronchoskopierende Arzt zieht den Endotrachealtubus unter Sicht zurück ...

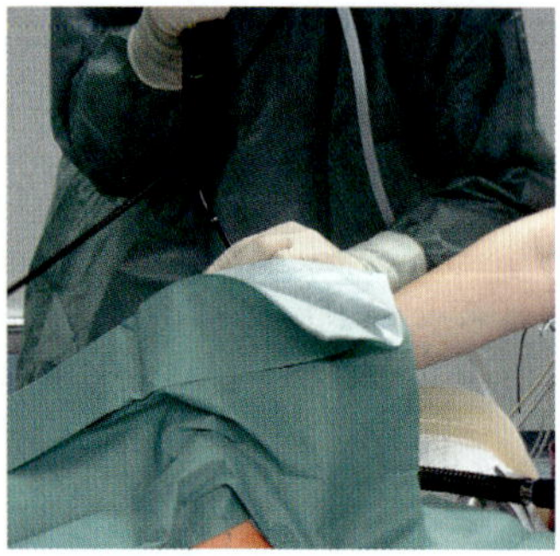

... und führt das Bronchoskop ein. Gleichzeitig wird die Punktionsstelle steril abgedeckt.

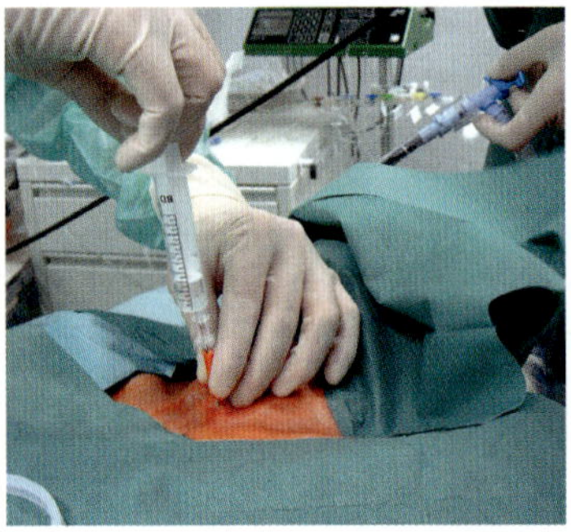

Punktion mit aufgesetzter Spritze, Aspiration und ...

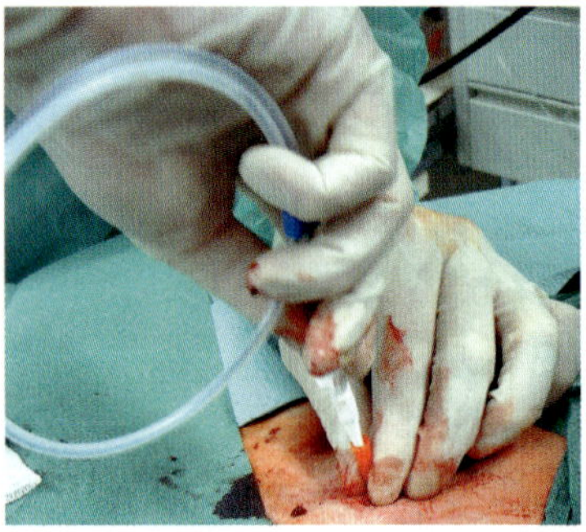

... Einführen des Führungsdrahtes.

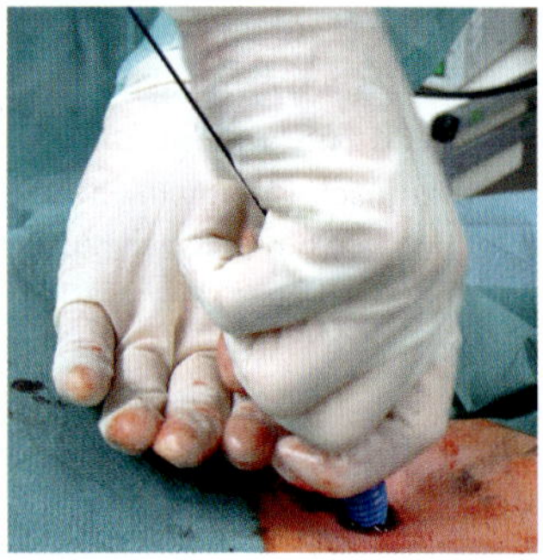

Der Dilatator wird über den Führungsdraht geschoben und in die Halsweichteile eingeschraubt.

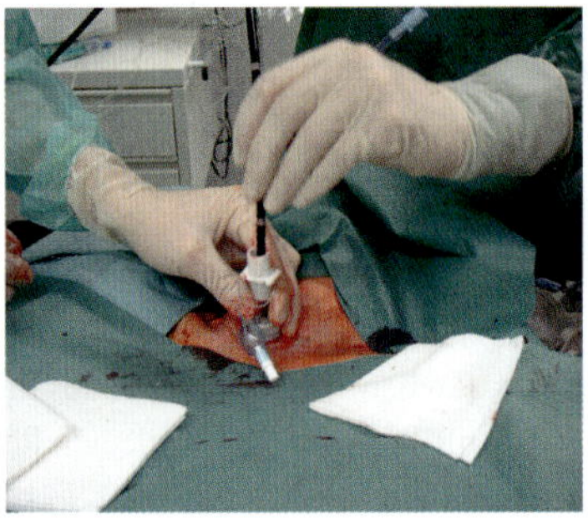

Danach entfernt der Arzt den Dilatator, führt über den Führungsdraht die Trachealkanüle ein und überprüft deren Lage bronchoskopisch.

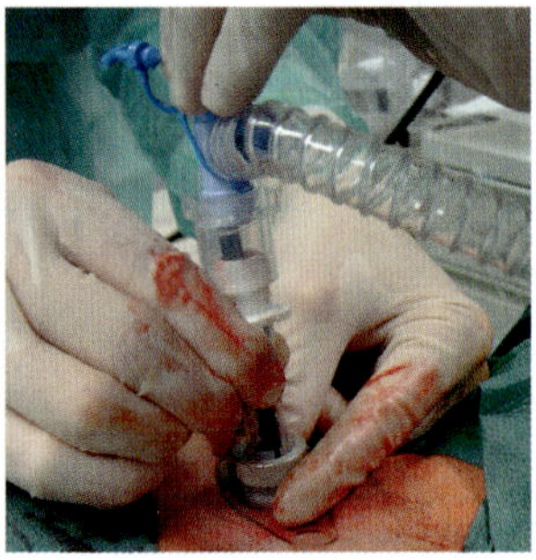

Ist die korrekte Kanülenlage gesichert, kann die Beatmung angeschlossen werden.

Abb. 7.6 Durchführung der Punktionstracheotomie, hier mit der PerkuTwist Methode. [M251]

von Luft zeigt Eintritt in die Trachea an (besonders gut zu sehen, wenn zuvor NaCl 0,9 % in die Spritze gefüllt wurde).

- Führungsdraht einführen (ggf. Inzision und stumpfe Präparation der Tracheavorderwand, bronchoskopische Kontrolle). Im weiteren Verlauf unterscheiden sich die verschiedenen Verfahren:
  - **Verfahren nach Ciaglia.** Einführen eines Führungskatheters und danach nacheinander mehrerer angefeuchteter Dilatatoren zunehmender Stärke, bis das Tracheostoma weit genug ist, um die Trachealkanüle einführen zu können.

  Eine Weiterentwicklung dieses Verfahrens ist die **Einschritt-Dilatationstracheotomie nach Ciaglia.** Dabei wird – anstelle mehrerer Dilatatoren – nur ein konisch zulaufender Dilatator **(BlueRhino™-Dilatator)** so weit einge-

führt, bis die erforderliche Tracheostoma-Weite erreicht ist (Markierungen am Dilatator). Dann Dilatator entfernen und Trachealkanüle über den Führungsdraht einführen.
- **Verfahren nach Griggs.** Über den Führungsdraht Dilatator einführen und darüber die Punktionsstelle so weit aufbougieren, dass eine spezielle Pinzette eingeführt werden kann. Durch Öffnen der Dilatationspinzette wird die Punktionsstelle aufgeweitet, in die dann über den Führungsdraht die Trachealkanüle eingeführt wird.
- **Translaryngeale Dilatationstracheotomie nach Fantoni.** Führungsdraht unter bronchoskopischer Kontrolle nach oral durch den Tubus hindurch vorschieben. Rachen absaugen, Patienten extubieren und mit sehr dünnem Tubus (im Punktionsset enthalten) reintubieren (darüber weiter beatmen). Trachealkanüle am oralen Ende des Führungsdrahts fixieren, durch Zug auf den Führungsdraht an der Punktionsstelle Trachealkanüle vorsichtig durch Rachen und Kehlkopf hindurch in die Trachea und durch die Punktionsstelle hindurch zur Hälfte nach außen ziehen. Dann Kanüle um 180° drehen.
- **Dilatationstracheotomie nach der Perku-Twist-Methode.** PerkuTwist Dilatator befeuchten (aktiviert die hydrophile Beschichtung), über den Führungsdraht einführen und vorsichtig, anfangs mit leichtem Druck, im Uhrzeigersinn in die Halsweichteile drehen. Das Gewinde schneidet sich durch die Weichteile und die Trachealwand. Sobald der bronchoskopierende Arzt den zylindrischen Teil des Gewindes in der Trachea sehen kann, ist die größtmögliche Dilatation erreicht. Dann Dilatator zurückdrehen und über den noch liegenden Führungsdraht Trachealkanüle einführen.

- Korrekte Kanülenlage bronchoskopisch (alternativ mitttels Ultraschall) kontrollieren.
- Trachealkanüle blocken, Beatmungssystem anschließen und Endotrachealtubus entfernen.
- Trachealkanüle mit sterilen Schlitzkompressen umlegen und mit Haltebändchen fixieren. Dabei darauf achten, dass Fixierung weder zu fest noch zu locker ist (1–2 Querfinger sollte man zwischen Haut und Haltebändchen schieben können).
- Cuffdruck kontrollieren (➤ 6.13.1).
- Umgebung der Punktionsstelle säubern, Lagerungshilfsmittel und Vliesunterlage entfernen, EKG-Elektroden ggf. wieder auf dem Brustkorb platzieren, durchnässte oder zuvor entfernte Wundverbände im Punktionsbereich erneuern.
- Patienten bequem lagern, i. d. R. zunächst in Rückenlage, da meist eine Röntgenkontrolle im Anschluss an die Punktionstracheotomie erforderlich ist.
- Bronchoskop spülen, reinigen und aufbereiten, sonstiges (Einmal-)Material aufbereiten bzw. entsorgen.
- Maßnahme dokumentieren (Trachealkanülengröße, Cuffdruck).
- Ersatzkanülen (verwendete Größe und eine Größe kleiner) und Trachealspreizer (Trachealspekulum) am Patientenbett bereitlegen für den Fall einer versehentlichen Dekanülierung.

Alternativ zur bronchoskopischen Kontrolle kann die Punktionstracheotomie auch **ultraschallgesteuert** erfolgen. Eine Sonografie *vor* der PDT kann Auskunft z. B. über die Gefäßsituation im Punktionsbereich geben. [39]

VORSICHT!

Intra- und extratracheale Blutungen

(Tracheobronchiale) Blutungen während der Punktionstracheotomie können i. d. R. durch das Einführen der Trachealkanüle gestoppt werden. Nur selten ist es notwendig, die Blutung mittels chirurgischer Maßnahmen zum Stillstand zu bringen.

7.2.3 Vorteile und Nachteile der Punktionstracheotomie

Vorteile der Punktionstracheotomie gegenüber der konventionellen Tracheotomie sind der nicht notwendige Transport des Patienten in den OP, die geringere Blutungs- und Infektionsrate sowie der i. d. R. schnelle und unkomplizierte Verschluss des Tracheostomas. **Nachteilig** ist, dass das Tracheostoma in den ersten 7–10 Tagen nach einer Punktionstracheotomie sehr instabil ist und – sobald die Trachealkanüle entfernt wird (z. B. bei versehentlicher

Dekanülierung oder beim ersten Trachealkanülenwechsel) – rasch kollabiert. Ein umgehendes Wiedereinführen einer Trachealkanüle nach einer versehentlichen Dekanülierung ist i. d. R. *nicht* möglich, vielmehr muss der Patient zunächst oral intubiert werden, um die Beatmung weiterführen zu können. Zudem können bei der Punktionstracheotomie im Vergleich zur konventionellen Tracheotomie nur Trachealkanülen mit relativ geringem Durchmesser eingesetzt werden.

7.3 Konventionelle Tracheotomie

Bei beatmeten Patienten werden konventionelle Tracheotomien nur sehr selten durchgeführt.

Indikationen für eine konventionelle Tracheotomie sind:

- Schwerwiegende Veränderungen der anatomischen Verhältnisse im Halsbereich, z. B. infolge Struma, Tumoren, Entzündungen oder Traumata
- Infektionen im Punktionsbereich
- Schwierige Intubationsverhältnisse (eine Punktionstracheotomie ist hier kontraindiziert, weil bei [versehentlicher] Dekanülierung vor dem 10. p. o.-Tag wegen des instabilen Tracheostomas i. d. R. zunächst endotracheal intubiert werden muss)
- Absehbar prolongierte Beatmung und prolongiertes Weaning
- Notwendigkeit eines endständigen Tracheostomas

Die **Kontraindikationen** entsprechen denen bei geplanten elektiven chirurgischen Eingriffen (z. B. massive Gerinnungsstörungen oder Infektionen im Operationsgebiet).

Vorbereitung

Der Arzt klärt den Patienten bzw. seine gesetzlichen Vertreter über den Eingriff auf und holt die Einverständniserklärung ein. Zudem kontrolliert er die üblicherweise vor einem operativen Eingriff durchgeführten Laborparameter (insbesondere Blutbild und Blutgerinnung) sowie ein aktuelles EKG und Röntgen-Thoraxbild des Patienten. Meist werden zur konventionellen Tracheotomie zwei Erythrozytenkonzentrate bereitgestellt. Die Pflegenden sorgen für eine Haarkürzung im Operationsfeld (falls dies nicht routinemäßig im OP vorgenommen wird) und bereiten den Transport des Patienten in den OP vor (Transport des beatmeten Patienten ➤ 10.7).

Durchführung

Konventionelle Tracheotomien sind operative Eingriffe, die unter aseptischen Bedingungen im OP vorgenommen werden. Nur in Ausnahmefällen kann eine konventionelle Tracheotomie auf der Intensivstation durchgeführt werden. In diesem Fall werden dann alle notwendigen Materialien herbeigeschafft und Chirurg oder HNO-Arzt sowie Instrumentierpersonal kommen auf die Intensivstation (d. h. auf der Intensivstation müssen „Operationssaalbedingungen" geschaffen werden).

Vorteile und Nachteile der konventionellen Tracheotomie

Wesentlicher **Vorteil** gegenüber der Punktionstracheotomie ist die Stabilität des Tracheostomas. Das Wiedereinführen einer Trachealkanüle nach (versehentlicher) Dekanülierung gelingt i. d. R. ohne Probleme. Zudem ist das Tracheostoma meist etwas größer, d. h. es können Trachealkanülen mit größerem Durchmesser eingesetzt werden. **Nachteile** sind der – meist aufwändige und für den Patienten belastende – Transport in den OP, die etwas höhere Komplikationsrate (Infektionen, Blutungen) und ggf. die Notwendigkeit eines Zweiteingriffs zum Verschluss des Tracheostomas.

7.4 Mini-Tracheotomie

Die **Mini-Tracheotomie** entspricht weitgehend der Koniotomie mit dem Unterschied, dass bei der Mini-Tracheotomie nur eine sehr dünne *Absaugkanüle* in die Trachea eingeführt wird. Dadurch behält der Patient die Fähigkeit zu sprechen und abzuhusten.

Zudem kann über die Kanüle Sauerstoff verabreicht werden. Eine **Beatmung** ist über die Kanüle jedoch **nicht möglich!**

Indiziert ist eine Mini-Tracheotomie bei Patienten die ausreichend spontan atmen können, jedoch sehr häufig endotracheal abgesaugt werden müssen.

Durchführung

Die Durchführung entspricht weitgehend der bei der Koniotomie (➤ 8.3). Nach der Hautinzision wird zunächst eine Einführhilfe in die Trachea vorgeschoben, über die dann die Kanüle eingeführt wird. Ist die Kanüle platziert, wird die Einführhilfe entfernt (Kanüle dabei festhalten) und die Kanüle fixiert.

Pflege

Soll über die Kanüle Sauerstoff verabreicht werden, wird der im Set enthaltene Norm-Konnektor auf die Kanüle aufgesetzt. Auf diesen Konnektor kann man eine künstliche Nase aufsetzen und diese mit der Sauerstoffquelle verbinden (➤ Abb. 7.7).

Die Absaugkanüle kann – solange sie nicht zum Absaugen oder Sauerstoff verabreichen eingesetzt wird – abgestöpselt werden.

VORSICHT!

Das endotracheale Absaugen über eine Mini-Tracheotomie ist nur mit maximal 10 Ch dicken Absaugkathetern möglich! Die Pflegenden achten darauf, dass am Bettplatz des Patienten mit Mini-Tracheotomie ausreichend dünne Absaugkatheter vorrätig sind.

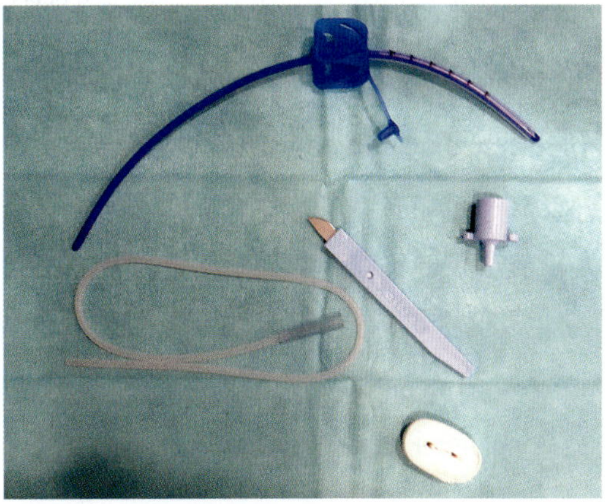

Abb. 7.7 Mini-Trach-II-Set®. [M251]

7.5 Komplikationen

Das Spektrum möglicher **Komplikationen** bei bzw. nach Punktionstracheotomien und konventionellen Tracheotomien ist gleich, insgesamt ist jedoch die Komplikationsrate bei bzw. nach Punktionstracheotomien geringer.

7.5.1 Komplikationen der Tracheotomie

Zu den **Komplikationen der Tracheotomie** gehören:

- **Kanülenfehllage.** Dabei wurde die Trachealkanüle entweder bereits bei der Tracheotomie falsch platziert (sehr selten) oder sie ist im Verlauf disloziert (z. B. im Rahmen eines Trachealkanülenwechsels oder einer Umlagerung des Patienten).
- **Blutungen.** Diese können bereits während der Tracheotomie oder unmittelbar danach auftreten. Selbst geringe Blutungen können für den Patienten lebensbedrohlich sein, wenn das Blut in die Trachea läuft und dort die Atemwege verlegt. Deshalb ist es sehr wichtig, den Patienten in den ersten Stunden nach der Tracheotomie engmaschig auf eine mögliche Nachblutung hin zu überwachen.
- **Pneumothorax** durch Verletzungen der Pleura bei der Tracheotomie (sehr selten).

7.5.2 Komplikationen bei liegender Trachealkanüle

- *Versehentliche Dekanülierung* (siehe unten).
- *Verlegung der Trachealkanüle* (siehe unten).
- *Infektion des Tracheostomas.* Greift evtl. auf die Knorpelstrukturen der Trachea und das Mediastinum über.
- *Druckulzera der Trachealschleimhaut.* Ursache sind oft schlecht sitzende Kanülen oder eine zu starke Blockung des Cuffs.
- *Tracheoösophagealfisteln.* Diese entstehen wahrscheinlich durch *Verletzungen der Tracheahinterwand,* z. B. beim Punktieren und Aufdehnen der

Punktionsstelle bei der Punktionstracheotomie (➤ 7.2).
- *Hautemphysem.* Dabei entweicht Luft in die Weichteile des Halses, insbesondere in die Unterhaut. Es entstehen teils massive Schwellungen, die unter typischem Knistern („Schneeknirschen") wegdrückbar sind. Mögliche Ursachen sind eine Kanülenfehllage oder eine zu kleine Kanüle (Luft entweicht neben der Kanüle). Je nach Ursache muss entweder die Lage der Kanüle korrigiert oder eine größere Kanüle eingeführt werden.
- *Granulationsgewebe* im Bereich des Tracheostomas. Dies kann zur Einengung des Trachealumens führen.
- *Trachealstenosen.* Diese bilden sich im Bereich des Tracheostomas oder - seltener - des Cuffs der Trachealkanüle. Risikofaktoren sind Infektionen des Stomas, trachealmukosale Ischämien durch zu hohen Cuffdruck, höheres Lebensalter, Steroidtherapie, Adipositas, prolongierte Kanülenliegedauer und hoher Punktionsort mit Verletzung des Krikoidknorpels. Nach der Einführung von Trachealkanülen mit HiLo-Cuff ist die Häufigkeit von Trachealstenosen deutlich zurückgegangen. Trachealstenosen zeigen sich erst *nach* der Dekanülierung (Entfernung der Trachealkanüle).
- *Tracheomalazie.* Erweichung von Trachealknorpeln mit nachfolgendem Stabilitätsverlust der Trachea infolge lang anhaltender Kompression durch die Kanüle oder den Cuff.

Versehentliche Dekanülierung

Starker Zug an der Trachealkanüle oder an den mit der Kanüle verbundenen Beatmungsschläuchen sowie Manipulationen des Patienten an der Trachealkanüle können eine **versehentliche Dekanülierung** zur Folge haben. Eine ungenügende Fixierung, eine unzureichende Cuffblockung sowie Husten, Pressen oder Würgen können eine versehentliche Dekanülierung fördern.

PFLEGEPRAXIS

Ersatzkanülen bereitlegen

Um bei einer versehentlichen Dekanülierung rasch eine neue Trachealkanüle einführen zu können, achten die Pflegenden darauf, dass in Reichweite des tracheotomierten Patienten immer **Ersatztrachealkanülen** bereitliegen (eine Kanüle der verwendeten Größe und eine Kanüle eine Nummer kleiner) und Einführhilfen (Trachealspreizer), bereitgehalten werden.

NOTFALL!

Kann bei einer **versehentlichen Dekanülierung** eines beatmeten Patienten nicht sofort problemlos eine neue Trachealkanüle eingeführt werden, sofort den Arzt benachrichtigen und den Patienten ggf. mit Beatmungsbeutel und Gesichtsmaske beatmen (➤ 6.2.3). Dabei das Tracheostoma abdecken (z. B. mit sterilen Kompressen), sodass die Beatmungsluft nicht durch das Tracheostoma entweicht. Kann der Patient kurzzeitig spontan atmen, ist es evtl. auch ausreichend, ihm bis zum Wiedereinsetzen einer Trachealkanüle bzw. bis zur endotrachealen Intubation Sauerstoff zuzuführen.

Verlegung der Trachealkanüle

Eingedicktes Trachealsekret, Blut, Fremdkörper oder eine Cuffhernie können das Lumen der Trachealkanüle teilweise oder vollständig verlegen. Dadurch ist die maschinelle Beatmung mehr oder weniger stark beeinträchtig, i. d. R. steigt der Beatmungsdruck an bzw. fällt das Tidalvolumen ab (je nach Beatmungsform). Im Extremfall, d. h. bei kompletter Verlegung des Lumens, ist keine Beatmung mehr möglich.

Wichtige Maßnahmen, die insbesondere ein Eindicken des Trachealsekrets und eine zunehmende **Verlegung der Trachealkanüle** verhindern sollen, sind die ausreichende Klimatisierung (Anfeuchtung und Erwärmung) der Atemgase ➤ 5.2), ein regelmäßiger Trachealkanülenwechsel (➤ 7.7), das regelmäßige endotracheale Absaugen sowie Maßnahmen zur Sekretmobilisation.

VORSICHT!

Bei **V. a. Verlegung des Kanülenlumens** zunächst rasch endotracheal absaugen, ggf. Bronchiallavage durchführen (➤ 10.4.4), um eingetrocknetes Sekret zu lösen. Bei V. a. Cuffhernie (➤ 6.5.2) Trachealkanüle entblocken. Ist die Kanüle danach wieder durchgängig, ist eine Cuffhernie wahrscheinlich und die Trachealkanüle muss gewechselt werden.

Bei **kompletter Verlegung** des Kanülenlumens mit akuter Erstickungsgefahr muss umgehend ein Trachealkanülenwechsel erfolgen.

7

7.6 Pflege bei Tracheotomie

Bei tracheotomierten Patienten sind **spezielle Pflegemaßnahmen** erforderlich, um die Schäden bzw. Komplikationen, die durch die Tracheotomie, die Trachealkanüle bzw. deren Fixierung bedingt sind, zu verhindern bzw. frühzeitig erkennen und behandeln zu können.

Zu den speziellen Pflegemaßnahmen bei tracheotomierten Patienten gehören die regelmäßige Cuffkontrolle, die Lagekontrolle und Fixierung der Trachealkanüle sowie der regelmäßige Verbandswechsel am Tracheostoma. Auf vielen Intensivstationen gehört außerdem der regelmäßige Trachealkanülenwechsel zu den Aufgaben der Pflegenden (➤ 7.7).

Bei zwei- bzw. mehrteiligen Kanülen (Außen- und Innenkanüle[n]) ist eine regelmäßige Reinigung der Innenkanüle(n) mit geeigneten Lösungen erforderlich.

PFLEGEPRAXIS

Häufig leiden Patienten mit Trachealkanülen unter **Schluckstörungen (Dysphagie).** Diese sollten mittels Tests durch z. B. Logopäden ausgeschlossen bzw. therapiert werden. **Schluckversuche** sollten unter möglichst physiologischen Bedingungen erfolgen (Entblocken der Trachealkanüle, möglichst aufrechte, sichere Sitzposition, homogene, breiige Konsistenz der Nahrung; Getränke müssen zu Beginn häufig eingedickt werden).
Zur **Nahrungsaufnahme und zum Trinken** sollten tracheotomierte Patienten möglichst eine entblockte Trachealkanüle sowie einen Sprechaufsatz haben.

7.6.1 Cuffdruckkontrolle bei Trachealkanülen

Beim tracheotomierten Patienten muss – wie beim intubierten Patienten auch – der Cuff der Kanüle regelmäßig (alle 6–8 Stunden) auf Dichtigkeit und den Druck im Cuff kontrolliert werden. Grundsätzlich sollte der Cuffdruck auch bei tracheotomierten Patienten nicht höher als 30 cmH_2O sein (ist ein höherer Cuffdruck notwendig, ist ggf. eine größere Trachealkanüle erforderlich). Die zur Cuffkontrolle eingesetzten Geräte sowie die Durchführung entsprechen denen bei intubierten Patienten (➤ 6.13.1).

Muss der tracheotomierte Patient nicht mehr beatmet werden, wird der Cuff gelegentlich zunächst entblockt, bevor die Trachealkanüle endgültig entfernt wird (Dekanülierung ➤ 7.8). Muss der Patient auch nach der Beatmungstherapie tracheotomiert bleiben und es besteht keine Aspirationsgefahr, wird anstelle der blockbaren Trachealkanüle eine Kanüle ohne Cuff eingesetzt.

7.6.2 Verbandswechsel am Tracheostoma

Auf den meisten Intensivstationen wird bei tracheotomierten Patienten der **Verband am Tracheostoma** mindestens einmal täglich und zusätzlich bei Bedarf, z. B. Durchfeuchtung der Kompressen, unter aseptischen Bedingungen gewechselt. Ziel ist es, die Wunde zu kontrollieren, das Tracheostoma und die unmittelbare Umgebung sauber und trocken zu halten, sowie Schäden der Haut um das Tracheostoma herum zu verhindern.

Vorbereitung des Verbandwechsels

- Benötigtes **Material** richten und so bereitlegen, dass es bequem mit einer Hand erreicht werden kann, während die andere Hand die Trachealkanüle fixiert:
  - Einmalhandschuhe (je nach Methode evtl. sterile).
  - Kompressen.
  - Watteträger.
  - NaCl-Lösung und/oder Hautdesinfektionslösung (je nach Methode bzw. Zustand des Tracheostomas).
  - Gegebenenfalls sterile Pinzette (je nach Methode).
  - Trachealkompresse. I. d. R. werden industriell vorgefertigte geschlitzte Kompressen verwendet, die in vielen verschiedenen Ausführungen erhältlich sind. Die Trachealkompresse soll das Kanülenschild polstern, austretendes Sekret aufnehmen und nicht mit dem Tracheostoma verkleben.

PFLEGEPRAXIS

Keinesfalls selbst eingeschnittene Kompressen verwenden, da sich Fäden lösen und in die Wunde gelangen können. Alternativ können zwei herkömmliche Kompressen verwendet werden, die – jeweils einmal gefaltet – rechts und links neben das Tracheostoma gelegt werden.

7

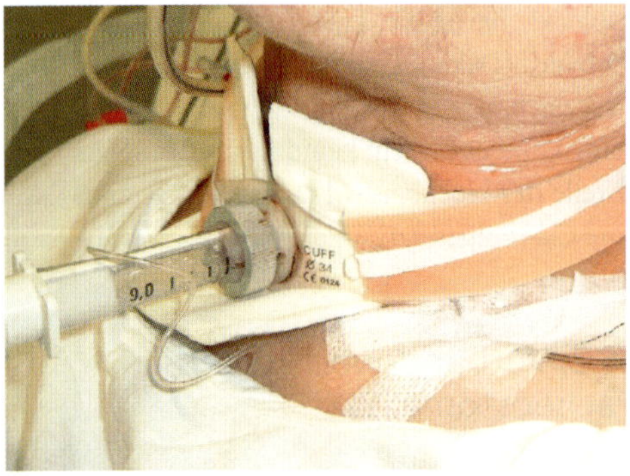

Abb. 7.8 Halteband für Trachealkanüle. [M251]

- Fixierband (Bsp. ➤ Abb. 7.8).
- Gegebenenfalls Mundschutz und Schutzkleidung/-brille (z. B. bei Patienten mit multiresistenten Keimen, massiver Sekretproduktion und starkem Husten).

• Patienten informieren und so lagern, dass das Tracheostoma gut zugänglich ist.
• Bei unruhigen Patienten wegen der Gefahr einer Dekanülierung zu zweit arbeiten.

Durchführung des Verbandswechsels

Nachfolgend ist das **Vorgehen beim Verbandswechsel durch eine Pflegeperson** beschrieben. Bei unruhigen Patienten empfiehlt es sich, zu zweit zu arbeiten.

• Hände desinfizieren, Einmalhandschuhe anziehen.
• Mit einer Hand die Trachealkanüle fixieren (so lange, bis die Kanüle wieder mittels Halteband fixiert ist), mit der anderen das Halteband lösen, die benutzte Kompresse entfernen und mittels Watteträger (getränkt mit NaCl-Lsg. oder Hautdesinfektionsmittel, je nach klinikinterner Richtlinie) die Umgebung des Tracheostomas reinigen. Evtl. Blutkrusten mit NaCl-Lösung aufweichen und vorsichtig entfernen.
• Haut um das Tracheostoma herum inspizieren. Bei unauffälliger Umgebung des Tracheostomas ist es in manchen Kliniken üblich, auf eine Hautdesinfektion zu verzichten. In anderen Kliniken wird grundsätzlich eine Hautdesinfektion durchgeführt. Bei Anzeichen für lokale Infektionen (beispielsweise Rötungen, Pustelbildung) ggf. Abstrich abnehmen und antiseptische Lösungen auftragen.
• Bei *unauffälligem Tracheostoma*: Neue Kompresse unterlegen. Auch hier werden klinikabhängig verschiedene Vorgehensweisen praktiziert. *Entweder* sterilen Handschuh anziehen, Kompresse damit fassen und unterlegen *oder* Kompresse mit steriler Pinzette fassen und unterlegen.
  Bei *Hautreizung/Rötung/Mazeration am Tracheostoma* Hautschutz auftragen, z. B. Cavilon™ Hautschutzcreme.
  Bei *Druckstellen am Tracheostoma* können Hautschutzplatten aufgebracht und über einen längeren Zeitraum belassen werden.
• Halteband (bei Bedarf frisches) wieder an der Kanüle anbringen. Dabei darauf achten, dass das Band weder zu straff noch zu locker angebracht ist (➤ 7.6.3).
• Kontrolle der Trachealkanülenlage (➤ 7.6.3) und des Cuffdrucks (➤ 7.6.1).

7.6.3 Lagekontrolle und Fixierung der Trachealkanüle

Lagekontrolle

Auch beim tracheotomierten Patienten muss regelmäßig (üblich z. B. jeweils zu Schichtbeginn) und immer nach Manipulationen an der Trachealkanüle die regelrechte **Lage der Kanüle kontrolliert** werden. Dies erfolgt wie beim intubierten Patienten (➤ 6.8.1) durch:

• Inspektion des Patienten auf seitengleiche Thoraxexkursionen.
• Kapnographie.
• Kontrolle der korrekten Kanülenfixierung (siehe unten).
• Auskultation der Lunge auf seitengleiche Atemgeräusche. Dazu den Patienten ggf. mit dem Beatmungsbeutel beatmen (Auskultationspunkte ➤ Abb. 6.35).

Fixierung von Trachealkanülen

Die **Fixierung der Trachealkanüle** soll unbeabsichtigte Lageveränderungen der Kanüle verhindern.

Dazu dient die an der Trachealkanüle angebrachte Halteplatte, an der das Fixierband angebracht wird.

Viele Kanülen verfügen auch über Fixiermechanismen, z. B. eine Feststellschraube, mit der die Halteplatte auf einer bestimmten Höhe der Kanüle fixiert wird. Bei diesen Modellen wird nach dem Einsetzen der Trachealkanüle die Halteplatte so fixiert, dass sie der Haut unmittelbar aufliegt und nicht verrutschen kann. In den meisten Kliniken ist es üblich, die Kanüle direkt oberhalb des Feststellmechanismus mit einer Markierung zu versehen (z. B. mit wasserunlöslichem Filzstift), um Lageveränderungen der Kanüle rasch erfassen zu können.

Die Halteplatte weist an beiden Seiten Öffnungen zum Befestigen der Fixierbänder auf. Hautfreundliche Fixierbänder (überwiegend aus Schaumstoff) sind in den unterschiedlichsten Ausfertigungen auf dem Markt. Bei besonders empfindlicher oder ödematös geschwollener Haut sowie starker Schweißbildung am Hals kann es sinnvoll sein, das verwendete Fixierband mit saugfähigen Kompressen zu unterlegen, um Mazerationen der Haut zu verhindern.

PFLEGEPRAXIS

Fixierung weder zu locker noch zu fest anbringen

Eine zu lockere Fixierung birgt die Gefahr einer versehentlichen Dekanülierung (➤ 7.5.2), eine zu feste Fixierung kann Hautläsionen und venöse Abflussbehinderungen verursachen.
Als Richtlinie gilt: 1–2 Finger sollte die Pflegende zwischen Haut und Fixierband durchschieben können.

7.6.4 Besonderheiten bei Patienten nach Laryngektomie

Nach einer **Laryngektomie** (totaler Entfernung des Kehlkopfs) ist eine normale Stimmbildung (Phonation, ➤ 1.1) nicht mehr möglich. Um dem Patienten dennoch eine sprachliche Kommunikation zu ermöglichen, stehen verschiedene **Verfahren** zur Verfügung:

- **Ruktusstimme** *(Ösophagusersatzstimme):* Der Patient lernt, Luft in die Speiseröhre zu drücken und kontrolliert abzugeben. Muskeln und Schleimhaut des oberen Ösophagus werden dabei zur Phonation genutzt.
- **Shunt-Ventil** (*Stimmprothese, Stimmfistel*): In eine operativ geschaffene Verbindung zwischen Ösophagus und Trachea wird ein Ventil platziert. Zur Stimmbildung wird das Tracheostoma verschlossen (zugehalten) → Luft gelangt über das Ventil in den Ösophagus und kann dann wie bei der Ruktusstimme zur Phonation genutzt werden.
- Die elektronische **Sprechstimme** („Elektrolarynx") kommt zum Einsatz, wenn o. g. Verfahren nicht möglich sind. Das Gerät erzeugt einen Grundton, der – wenn das Gerät an den Hals oder Mundboden angelegt ist, in den Rachen und Mund übertragen wird. Das gleichzeitige Formen von Lauten mit Lippen und Zunge ermöglicht eine verbale Kommunikation.

Alle genannten Kommunikationsmöglichkeiten müssen – möglichst mit Unterstützung durch logopädische Therapie – erlernt und geübt werden.

7.7 Trachealkanülenwechsel

Ein **Trachealkanülenwechsel** ist erforderlich bei:

- Undichtem Cuff
- Verlegung der Kanüle z. B. mit eingetrocknetem Sekret oder Blut

In vielen Kliniken ist es üblich, die Trachealkanüle in regelmäßigen Zeitabständen zu wechseln, um eine Verlegung der Kanüle durch zunehmende Sekretablagerungen zu verhindern und um das Risiko einer Wundinfektion am Tracheostoma zu verringern. Darüber hinaus geben auch die Kanülenhersteller vielfach Wechselintervalle vor.

PFLEGEPRAXIS

Erster Trachealkanülenwechsel

Der erste Trachealkanülenwechsel sollte frühestens 7–10 Tage nach einer Tracheotomie erfolgen. Erst dann hat sich ein stabiler Kanal gebildet, durch den die neue Kanüle eingeführt werden kann. Dies gilt besonders für die Punktionstracheotomie (➤ 7.2).

Trachealkanülen dürfen nicht länger als 29 Tage im Tracheostoma eingesetzt sein, weil sie sonst als Implantat betrachtet werden und der Hersteller keine

Gewährleistung mehr übernimmt, d. h. spätestens nach 29 Tagen muss die Trachealkanüle gewechselt werden.

7.7.1 Vorbereitung

Vorbereitung des Patienten

- Sicherstellen, dass die Aspirationsgefahr gering ist. Häufig werden die Regeln der „Nüchternheit" wie für eine Operation eingehalten.
- Patienten informieren und mit erhöhtem Oberkörper positionieren (20–40°-Oberkörperhochlage). Kopf leicht überstrecken.
- Sorgfältige Mundpflege und Absaugen des Rachenraums.
- Bei liegender Magensonde/PEG Magensekret ablaufen lassen und ggf. zusätzlich absaugen.

Vorbereitung des Materials

Die Pflegenden bereiten folgende Materialien vor und prüfen ggf. deren Funktionsfähigkeit (➤ Abb. 7.9):

- Absaugung
- Absaugkatheter in verschiedenen Stärken
- Sterile Einmalhandschuhe
- Sterile Tupfer, sterile Watteträger
- Hautdesinfektionslösung
- Blockerspritze, Cuffdruckmessgerät
- Steriles Abdecktuch
- Trachealkanülen (vorgesehene Kanülengröße plus eine Nummer kleiner und eine Nummer größer). Cuff der vorgesehenen Kanüle auf Dichtigkeit prüfen und Kanüle mit anästhesierendem Gleitgel versehen
- Trachealkanülenband
- Trachealkompressen, ggf. beschichtet (mit Metall oder Kunststoff) um Verkleben mit dem Tracheostoma zu vermeiden
- Trachealspreizer (Trachealspekulum)
- Evtl. Einführhilfe bzw. Führungsmandrin
- Abwurfbehälter

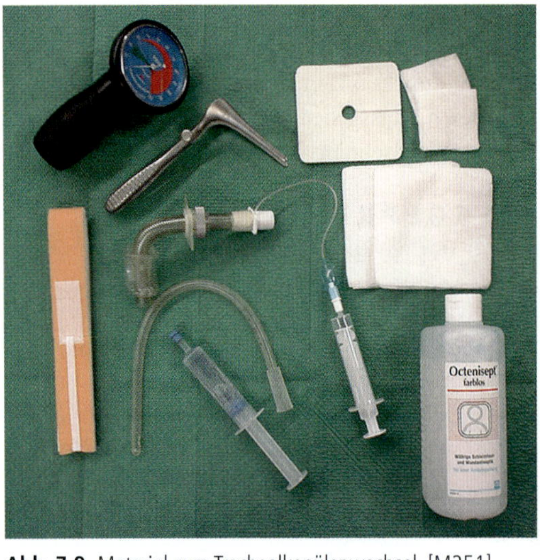

Abb. 7.9 Material zum Trachealkanülenwechsel. [M251]

7.7.2 Durchführung

Die **Durchführung des Trachealkanülenwechsels** stellt eine *ärztliche Tätigkeit* dar, die an Pflegefachpersonen delegiert werden kann.

VORSICHT!

Mögliche **Komplikationen des Trachealkanülenwechsels** können rasch lebensbedrohlich werden:

- Neue Trachealkanüle lässt sich nicht einführen, z. B. wegen Instabilität oder Schwellungen des Tracheostomas
- Kanülenfehllage, v. a. ins vordere Mediastinum
- Durch die Manipulation Auslösen eines
  - Starken Hustenreizes, dadurch evtl. Erbrechen und Aspirationsgefahr
  - Bronchospasmus

Auf vielen Intensivstationen ist es üblich, dass der erste Kanülenwechsel nach der Tracheotomie immer vom bzw. in Anwesenheit des Arztes durchgeführt wird. Die Pflegenden assistieren ihm dabei. Ist der erste Trachealkanülenwechsel problemlos, sind die folgenden Kanülenwechsel Aufgabe der Pflegenden. Dabei arbeiten die Pflegenden dann zu zweit (eine Pflegeperson assistiert, eine führt den Kanülenwechsel durch). Grundsätzlich achten die Pflegenden darauf, den Kanülenwechsel nur dann durchzuführen, wenn der Arzt auf der Intensivstation anwesend ist, sodass der Patient im Bedarfsfall rasch endotracheal intubiert werden kann.

Beim **Wechsel einer geblockten Trachealkanüle** eines beatmeten Patienten wird wie folgt vorgegangen:

- Patienten präoxygenieren (100 % Sauerstoff für 5–10 Minuten), um eine Hypoxie während des Kanülenwechsels zu vermeiden

- Am Überwachungsmonitor Herzfrequenzüberwachung einstellen, akustische Überwachung der Sauerstoffsättigung während des Kanülenwechsels sicherstellen
- Hygienische Händedesinfektion durchführen und keimarme Einmalhandschuhe anziehen
- Mund-Rachenraum gründlich absaugen
- Befestigung der Kanüle lösen und Verband entfernen (Kanüle dabei von assistierender Pflegenden festhalten lassen)
- Patient vom Respirator diskonnektieren und endotracheal absaugen (➤ 10.4.4)
- Das weitere Vorgehen hängt davon ab, ob der Kanülenwechsel mit oder ohne Einführhilfe vorgenommen wird:
  - **Mit Einführhilfe.** Nach dem Absaugen sterile Einmalhandschuhe anziehen, Einführhilfe (bei manchen Kanülen im Set enthalten) einführen, alte Kanüle entblocken, über die Einführhilfe hinweg entfernen, Tracheostoma reinigen/desinfizieren und neue Kanüle vorsichtig über die als Leitschiene dienende Einführhilfe einbringen (ggf. Tracheostoma mittels Spekulum etwas weiten).
  - **Ohne Einführhilfe.** Während des endotrachealen Absaugens beim Ausführen des Absaugkatheters alte Kanüle vom Helfer entblocken lassen, Patienten tief einatmen lassen und Kanüle unter endotrachealem Absaugen entfernen. Tracheostoma reinigen/desinfizieren, ggf. Tracheostoma mittels Spekulum etwas weiten und neue Kanüle vorsichtig entsprechend dem Öffnungsverlauf einführen (➤ Abb. 7.10).
- Cuff blocken
- Patienten an Respirator bzw. CPAP-System oder künstliche Nase anschließen
- Cuffdruck kontrollieren (➤ 6.13.1)
- Neuen Verband steril anlegen und Kanüle fixieren
- Auskultation der Lungen auf seitengleiche Belüftung
- Kontrolle der Atmungs-/Beatmungsparameter (z. B. CO_2 als Indikator für endotracheale Lage)
- Patienten bequem positionieren
- Akustische Überwachung von Sauerstoffsättigung abschalten

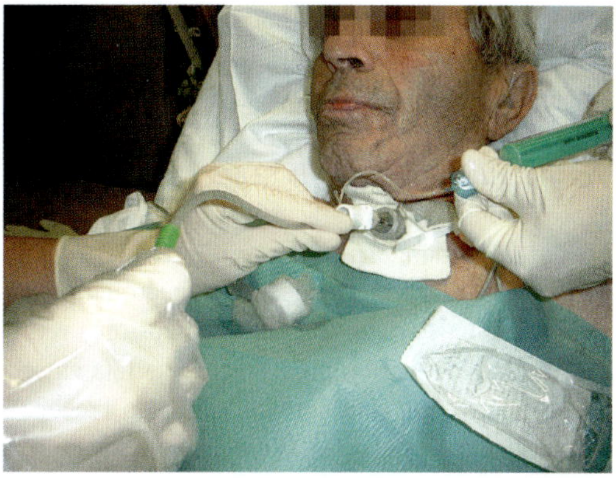

Die Fixierung der Trachealkanüle ist gelöst. Während des endotrachealen Absaugens die Trachealkanüle vom Helfer entblocken lassen und dann unter endotrachealem Absaugen entfernen.

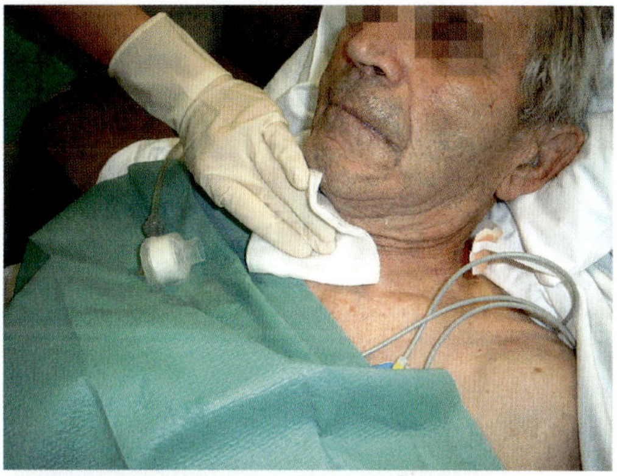

Das Tracheostoma reinigen und desinfizieren, ...

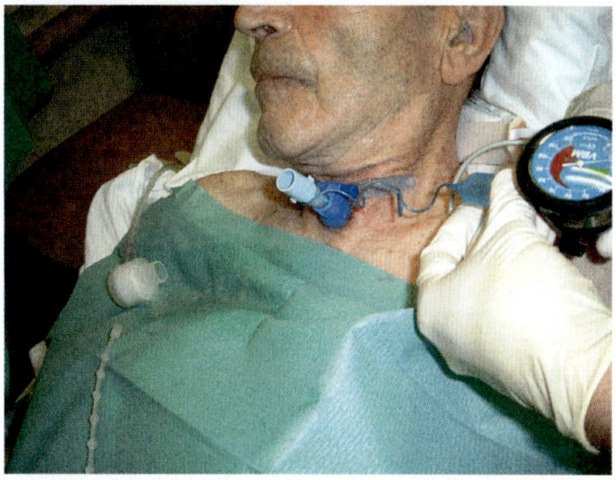

..., dann die neue Trachealkanüle entsprechend dem Öffnungsverlauf einführen, blocken und fixieren.

Abb. 7.10 Trachealkanülenwechsel, hier ohne Verwendung einer Einführhilfe. [M251]

- Material entsorgen und Maßnahme dokumentieren (eingesetzte Kanülengröße, ggf. Schwierigkeiten beim Kanülenwechsel, Cuffdruck)

Muss der Patient auch während des Kanülenwechsels beatmet werden, ggf. Patienten oral intubieren, dabei Tubus bis zur Trachealkanüle vorschieben. Alte Trachealkanüle entblocken und entfernen, Patienten über den Endotrachealtubus beatmen. Dabei Tracheostoma steril abdecken. Tracheostoma reinigen und desinfizieren, neue Trachealkanüle einsetzen, blocken und Patienten über die neue Trachealkanüle beatmen. Abschließend Endotrachealtubus wieder entfernen.

PFLEGEPRAXIS

Überwachung nach dem Kanülenwechsel

Durch den Trachealkanülenwechsel kann es zu (Nach-) Blutungen und/oder vermehrter Sekretbildung kommen. Die Pflegenden beobachten den Patienten in den ersten Stunden nach dem Kanülenwechsel daraufhin.

7.8 Entfernen der Trachealkanüle

7

Die Voraussetzungen zur **Entfernung der Trachealkanüle (Dekanülierung)** und die Vorbereitung des Materials entsprechen denen zur Extubation (➤ 6.14.1).

Vorbereitung des Patienten

Der Arzt oder die Pflegenden informieren den Patienten über die bevorstehende Dekanülierung und stellen sicher, dass die Aspirationsgefahr gering ist. Häufig werden die Regeln der „Nüchternheit" wie für eine Operation eingehalten.

Zur Entfernung der Trachealkanüle wird der Patient in Oberkörperhochlage gebracht. Liegt beim Patienten eine Magensonde oder PEG, wird ein Sekretbeutel angeschlossen, sodass der Mageninhalt ablaufen kann. Ggf. wird der Mageninhalt abgesaugt.

Durchführung

Ob der Patient sofort komplett oder „schrittweise" dekanüliert wird, hängt von den klinikinternen Gepflogenheiten sowie von der Dauer der vorangegangenen Beatmungstherapie und eventuellen Schwierigkeiten bei der Intubation bzw. Tracheotomie ab:

- Bei der sofortigen **kompletten Dekanülierung** wird der Patient zunächst im Rachenraum und endotracheal abgesaugt, bevor die Trachealkanüle entblockt und entfernt wird.
- Bei der **schrittweisen Dekanülierung** wird die Trachealkanüle zunächst entblockt belassen oder durch eine Trachealkanüle ohne Cuff ersetzt. Der Patient kann dann durch die Trachealkanüle *und* über den physiologischen Weg atmen (wichtig: Atemluft klimatisieren, z. B. durch Anbringen einer künstlichen Nase). Dadurch ist es möglich, den Patienten weiterhin bei Bedarf endotracheal abzusaugen und zu überprüfen, ob die Atmung über den physiologischen Weg problemlos möglich ist (in manchen Fällen bildet sich Granulationsgewebe zwischen Tracheostoma und Glottis, das die Atmung behindert) und ob der Patient abhusten kann. Sind die Atemwege frei, kann der Patient abhusten und ist der Schluckreflex vorhanden, wird die Kanüle entfernt.

Abschließend wird das Tracheostoma mit einem sterilen Verband luftdicht abgedeckt. In der Regel verschließt sich das Tracheostoma spontan innerhalb weniger Tage. Operativ angelegte plastische (epithelisierte) Tracheostomata müssen chirurgisch verschlossen werden, d. h. die Wundränder werden angefrischt und das Tracheostoma mittels Naht verschlossen.

Ggf. erhält der Patient O_2-angereicherte Luft über eine Gesichtsmaske oder eine Sauerstoffsonde.

Pflege

Die **Pflege des frisch dekanülierten Patienten** entspricht der nach der Extubation (➤ 6.14.4). Dazu kommt der regelmäßige Verbandswechsel am Tracheostoma (Häufigkeit nach Bedarf bzw. mindestens einmal pro Tag) mit Inspektion der Wunde.

Treten nach der Dekanülierung Beschwerden im Kehlkopfbereich auf, insbesondere Heiserkeit und

Schluckstörungen, die sich im Verlauf der folgenden Tage nicht deutlich bessern, informieren die Pflegenden den Arzt, ggf. erfolgt eine Kontroll-Tracheoskopie durch den HNO-Arzt.

Platzhalter zum Offenhalten des Tracheostomas

Soll die Trachealkanüle zwar entfernt, das Tracheostoma jedoch offen gehalten werden (z. B. bei Patienten mit extrem hoher Sekretproduktion, die noch nicht selbstständig abhusten können), können sog. **Platzhalter** (*Tracheostoma-Stents* ➤ Abb. 7.11) eingesetzt werden. Diese sind in den Größen 4, 5, 6, 8 und 10 mm ID erhältlich. Platzhalter halten zum einen das Tracheostoma offen (die bei der Tracheotomie geschaffene Öffnung kann sich nicht verschließen), zum andern dichten sie das Tracheostoma zur Außenluft hin ab, wenn der beiliegende Verschlussstopfen auf die Kanüle aufgesetzt ist. Der wichtigste **Vorteil** von Platzhaltern ist die Möglichkeit der raschen Rekanülierung. Werden Platzhalter anstelle von entblockten Trachealkanülen oder Trachealkanülen ohne Cuff eingesetzt, hat dies weitere Vorteile:

- Vereinfachte Spontanatmung (weniger Widerstand), dadurch weniger Atemarbeit
- Normalisierung der Nahrungsaufnahme

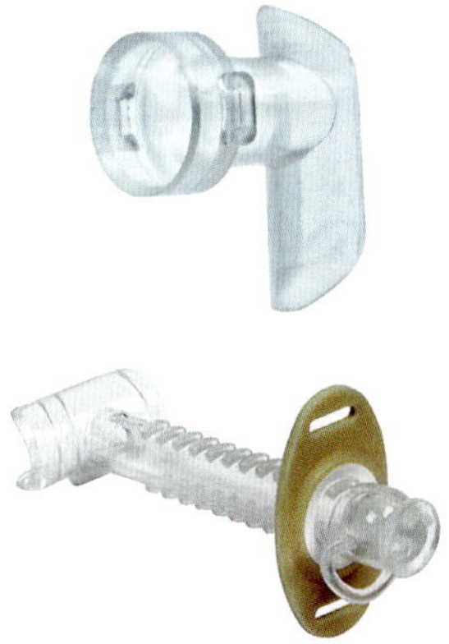

Abb. 7.11 Beispiele für **Platzhalter zum Offenhalten des Tracheostomas:** Oben der Platzhalter nach Wollenberg mit 22-mm-Adapterring am äußeren Ende (kompatibel zu handelsüblichen Filter- und Ventilsystemen, z. B. passive Atemgasbefeuchter), unten der Tracheo-Safe mit Kanülenschild und Verschlussstopfen (hier geschlossen). [V156, V394]

- Reaktivierung des Hustenstoßes durch Glottis- und funktionellen Tracheostomaverschluss (➤ 1.1.2)
- Sekretabsaugung/Bronchoskopie einfacher möglich
- Ermöglichen der natürlichen Phonation, dadurch Verbesserung der Kommunikation

Komplikationen sind Ulzerationen der Trachealschleimhaut, Sekretansammlung und Dislokation.

KAPITEL

8 Der schwierige Atemweg

Rainer Wagner

Im Verlauf des Intubationsvorgangs können praktisch jederzeit Schwierigkeiten auftreten, die einzelnen Maßnahmen am Patienten durchzuführen – v. a. Beatmung über Maske, Einstellen des Kehlkopfs mit Laryngoskop und Einführen des Tubus in die Trachea. Der Begriff **„schwierige Intubation"** bezieht sich genau genommen lediglich auf den Vorgang des Einführens des Tubus in die Trachea, als Überbegriff für Schwierigkeiten im Verlauf der Intubation wurde von der ASA *(American Society of Anesthesiologists)* der Begriff **„schwieriger Atemweg"** geprägt. Im klinischen Sprachgebrauch werden die Begriffe jedoch oft synonym verwendet.

DEFINITION

Schwieriger Atemweg – schwierige Intubation

Schwieriger Atemweg *(Difficult Airway)*: Situation, in der es für einen Anästhesisten schwierig oder unmöglich ist, eine Maskenbeatmung oder Laryngoskopie durchzuführen bzw. eine supraglottische Atemwegshilfe (SGA) oder einen Endotrachealtubus zu platzieren.

- **Schwierige Maskenbeatmung:** Trotz korrekter Kopflagerung gelingt die Maskenbeatmung wegen nicht vermeidbarer Leckagen oder zu hohem Beatmungswiderstand nicht **(SaO_2 < 90 % bei FiO_2 100 %).** Meist finden sich klinische Zeichen wie fehlende thorakale Atembewegungen, fehlende, ungenügende oder spastische Atemgeräusche, Zyanose, Magenblähung, fehlende oder ungenügende Volumenmessung der Ausatemluft sowie die klinischen Zeichen der Hypoxie und Hyperkapnie (Technik der manuellen Beatmung ➤ 6.2.3).
  Häufigkeit: schwierige Maskenbeatmung 2 %, Maskenbeatmung nicht möglich 0,15 %. [32]
- **Schwierige pharyngeale Atemwegsfreihaltung:** Die Einlage eines pharyngealen Instruments (z. B. Larynxmaske, Larynxtubus, Combitubus) ist auch nach mehreren Versuchen nicht möglich, sodass keine ausreichende Beatmung erfolgen kann.
- **Schwierige Laryngoskopie:** Es ist auch nach mehreren Versuchen nicht möglich, unter konventioneller (direkter) Laryngoskopie Teile der Stimmbänder einzusehen. Häufigkeit: 1,5–8,0 %. [32]
- **Schwierige Intubation:** Für die erfolgreiche Einlage eines Endotrachealtubus benötigt der Anästhesist mehr als 3 Versuche oder länger als 10 Minuten.

Der schwerwiegendste Fall ist die **Cannot Ventilate – Cannot Intubate – Situation:** Der Patient kann weder über die Gesichtsmaske beatmet noch intubiert werden (Häufigkeit: 1/13 000–1/25 000). [32]

8.1 Vorgehen bei schwieriger Intubation

Das Vorgehen bei schwieriger Intubation bzw. schwieriger Maskenbeatmung hängt wesentlich davon ab, ob die Schwierigkeiten unerwartet auftreten oder bereits vorhersehbar waren (**Einschätzen von Intubationsschwierigkeiten** ➤ 6.7.2).

WICHTIG

HEAVEN-Kriterien zur Einschätzung von Intubationsschwierigkeiten bei Notfallintubation

Im Vergleich zu den üblicherweise eingesetzten Untersuchungen zur Einschätzung von Intubationsschwierigkeiten (v. a. *Mallampati-Klassifikation* und *Klassifikation nach Cormack und Lehane*, ➤ 6.7.2) berücksichtigen die HEAVEN-Kriterien auch physiologische Parameter und eignen sich daher zur Abschätzung von Intubationsschwierigkeiten bei Notfallintubationen.[42]

Die **HEAVEN-Kriterien** beinhalten:

- **H**ypoxämie (≤ 93 % Sauerstoffsättigung bei initialer Laryngoskopie)
- **E**xtremes of Size (Körperausmaße; Kinder ≤ 8 Jahre oder stark übergewichtige Patienten)
- **A**natomic Challenge (anatomische Herausforderung, v. a. strukturelle Abnormitäten einschließlich Traumata oder Fremdkörper, aber auch z. B. große Zunge oder kurzer Hals)
- **V**omit/Blood/Fluid (Erbrechen/Blut oder andere klinisch signifikante Flüssigkeitsverluste)
- **E**xsanguination (massiver Blutverlust/Anämie mit Kreislaufinstabilität, limitiert u. a. tolerierbare Apnoezeiten)
- **N**eck (Einschränkung der Nackenbeweglichkeit, dadurch u. U. Einschränkung der Lagerungsfähigkeit)

8

8.1.1 Vorgehen bei erwartet schwieriger Intubation

Die **erwartet schwierige Intubation** wird nur von bzw. im Beisein eines erfahrenen Anästhesisten vorgenommen. Auch die Pflegefachperson sollte Erfahrung bei der Assistenz schwieriger Intubationen haben bzw. von einem erfahrenen Kollegen unterstützt werden.

Bei der erwartet schwierigen Intubation versucht der Arzt – wenn möglich – das Bewusstsein und die Spontanatmung des Patienten so lange zu erhalten, bis der Atemweg entweder mit einem Endotrachealtubus oder einer Larynxmaske gesichert ist. Methode der Wahl (Goldstandard) ist die **fiberoptische Intubation des wachen Patienten** (➤ 6.9.3).

Fehlt die dazu notwendige Kooperationsfähigkeit des Patienten, wird der Arzt versuchen, zumindest die Spontanatmung des Patienten zu erhalten, bis der Tubus oder die Larynxmaske eingeführt ist.

Gegebenenfalls muss der Patient bei erwarteten Intubationsschwierigkeiten in eine Klinik verlegt werden, die über mehr alternative Möglichkeiten verfügt. Ist dies nicht möglich, kann in Ausnahmefällen auch eine fiberoptische Intubation des narkotisierten Patienten (➤ 6.9.3) oder eine primäre Tracheotomie in Lokalanästhesie durchgeführt werden.

8.1.2 Vorgehen bei unerwartet schwieriger Intubation

Nicht immer kann der Arzt Intubationsschwierigkeiten im Vorfeld erkennen. Trotz sorgfältiger Evaluierung kann ein schwieriger Atemweg und eine damit verbundene schwierige Intubation nicht bei allen Patienten sicher vorherbestimmt werden. Treten bei einem „unauffälligen" Patienten Intubationsschwierigkeiten auf, wird i. d. R. nach einem festgelegten Schema (Algorithmus, ➤ Abb. 8.1) vorgegangen, um die Sauerstoffversorgung des Patienten aufrechtzuerhalten. Entscheidend ist dabei, ob eine **Maskenbeatmung** möglich ist oder nicht (➤ 6.2.3):

- Ist eine **Maskenbeatmung möglich,** kann die Intubation erneut versucht werden, nachdem die direkte Laryngsokopie optimiert wurde. Gegebenenfalls zu erneuten Intubationsversuchen Hilfe herbeirufen (lassen). Dabei können dann verschiedene Intubationshilfsmittel (z. B. spezielle Laryngoskopspatel ➤ 6.4.2, Videolaryngoskope ➤ 6.4.4 oder Führungshilfen ➤ 6.6.1) oder Handgriffe (z. B. Krikoiddruck ➤ 6.8.1) eingesetzt werden. Gelingt die Intubation auch damit nicht, kann eine fiberoptische Intubation über Maske oder Intubations-Larynxmaske vorgenommen werden (➤ 8.2.1). **Wichtig:**
  - Sauerstoffsättigung während der Maßnahmen permanent kontrollieren und Patienten zwischen den einzelnen Intubationsversuchen über Gesichts- bzw. Larynxmaske beatmen, um ausreichende Oxygenierung sicherzustellen.
  - Traumatische Intubationsversuche unbedingt vermeiden! Diese könnten Schleimhautschwellungen, Verletzungen und/oder Blutungen verursachen, die dann ihrerseits die Maskenbeat-

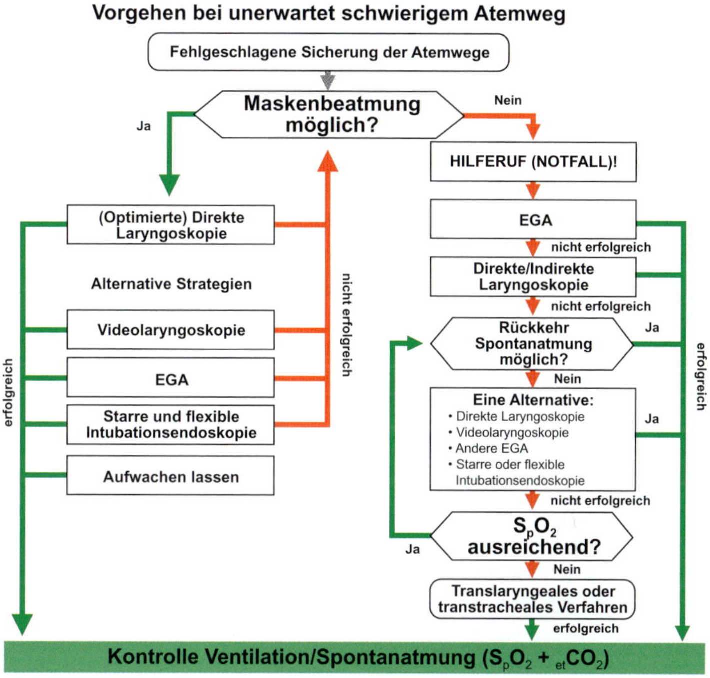

Abb. 8.1 Algorithmus „Vorgehen bei unerwartet schwierigem Atemweg" (aus der S1-Leitlinie Atemwegsmanagement [32], erarbeitet von der *Kommission Atemwegsmanagement* der DGAI; Algorithmus wird derzeit aktualisiert). EGA = Extraglottische Atemweghilfe (➤ 8.2.1) [F653]

mung erschweren oder unmöglich machen, d. h. der Patient kann dann weder über Maske beatmet noch intubiert werden (*Can't Ventilate, Can't Intubate-Situation*).

- Ist eine **Maskenbeatmung nicht möglich,** darf der Patient auch *nicht* relaxiert werden. Mittels Guedeltubus und Optimierung der Kopfposition (Kopf reklinieren und ggf. Esmarch-Handgriff, ➤ Abb. 6.1) wird der Arzt versuchen, eine Maskenbeatmung doch noch zu ermöglichen.
  - Gelingt dies, können anschließend *maximal zwei Intubationsversuche* unter direkter Laryngoskopie erfolgen.
  - Gelingt die Maskenbeatmung nicht, muss ggf. umgehend Hilfe herbeigerufen werden. Es kann versucht werden, den Patienten über eine Intubations-Larynxmaske (ILMA, ➤ 8.2.1) zu beatmen. Gelingt dies, kann evtl. eine fiberoptische Intubation über die Larynxmaske vorgenommen werden. Gelingt auch dies nicht, sind der Einsatz eines Combi-Tubus oder eines Larynxtubus (➤ 8.2.2) möglich. Alternativ kann eine orale fiberoptische Intubation versucht werden (falls Material sofort verfügbar). Ultima Ratio (letzte Möglichkeit) ist die Koniotomie (➤ 8.3) oder die Notfalltracheotomie.

WICHTIG

Vorrangig: Oxygenierung

Ziel des Vorgehens bei der unerwartet schwierigen Intubation ist die **Aufrechterhaltung einer ausreichenden Oxygenierung** (*nicht* die Intubation)!

Inzwischen haben viele Länder **Leitlinien zum Airway Management** veröffentlicht. Für Deutschland bietet die *S1 Leitlinie Atemwegsmanagement* der Deutschen Gesellschaft für Anästhesiologie und Intensivmedizin (DGAI) eine gute Orientierung für das systematische Vorgehen. Die Empfehlungen der ASA und der DGAI unterscheiden sich nur geringfügig. **Schwerpunkte der Empfehlungen** sind:

- *Prädiktoren* (Hinweise) für eine schwierige Atemwegssicherung sollen erfasst werden (Problem bei früheren Anästhesien? Anästhesieausweis vorhanden?).
- Neben einer assistierenden Person sollte ein weiterer Arzt/Assistent zumindest in Rufweite sein.
- Jede Klinik sollte einen *Algorithmus zum Management des schwierigen Atemwegs* haben, der allen möglicherweise Beteiligten bekannt ist. Die im Algorithmus implementierten Instrumente und Techniken müssen bekannt sein und beherrscht werden.

- Jede Anästhesieabteilung, Notaufnahme oder Intensivstation sollte über ein *portables System zum Management des schwierigen Atemwegs* verfügen, in welchem ausreichende Alternativ- und Notfallinstrumente vorgehalten werden (Notfallwagen schwierige Intubation ➤ 8.2).
- Probleme und Vorgehensweise bei der Atemwegssicherung sind detailliert zu dokumentieren.
- Der Patient muss nach der Intervention informiert werden (Gespräch und Ausstellen eines Anästhesieausweises).

8.2 Hilfsmittel zur Sicherung der Atemwege bei schwieriger Intubation

PFLEGEPRAXIS

Notfallwagen schwierige Intubation

Insbesondere bei der unerwartet schwierigen Intubation werden oft rasch hintereinander verschiedene Hilfsmittel benötigt, die *nicht* Bestandteil der Standardvorbereitung einer Intubation sind (➤ 6.7). Um im Bedarfsfall nicht unnötig Zeit zu verlieren, sollte auf der Intensivstation ein **Notfallwagen** bereitstehen, der alle eventuell benötigten Hilfsmittel für eine **schwierige Intubation** enthält. Dazu gehören i.d.R. (Zusammensetzung kann klinikspezifisch variieren):

- Flexibles Intubations-Bronchsokop einschließlich Material zur fiberoptischen Intubation (➤ 6.9.1)
- Gesichtsmasken sowie Guedel- und Wendltuben in verschiedenen Größen
- Überlange Laryngoskopspatel
- Alternative Laryngoskope, z.B. McCoy® oder Bullard-Laryngoskop® (➤ 6.4.1 und ➤ 6.4.2)
- Führungsstäbe, Bougies (Führungsstäbe, die eine Erweiterung/Aufdehnung des Atemwegs ermöglichen), Tubuswechsler (➤ 6.10 und ➤ Abb. 6.40)
- Zungen-Fasszange
- Verschieden große Larynxmasken und Intubations-Larynxmasken
- Mainzer-Universaladapter, Optosafe-Tubus, geschlitzter Oropharyngealtubus (➤ Abb. 6.5)
- Combi-Tuben (➤ 8.2.2)
- Larynxtubus (➤ 8.2.2)
- Instrumentarium für die Jet-Ventilation (sofern entsprechendes Gerät vorhanden; ➤ 3.3.12 Hochfrequenzbeatmung)
- Koniotomie-Sets (➤ 8.3)
- Skalpelle
- Material zur Transilluminationstechnik (➤ 8.2.3)

8.2.1 Extraglottische Atemwegshilfen

DEFINITION

Extraglottische Atemwegshilfe (EGA, *supraglottische Atemwegshilfe*): Hilfsmittel zum Offenhalten der Atemwege im Bereich des Oropharynx (➤ Abb. 1.2). Unterschieden in:

- **Larynxmasken** *(Kehlkopfmasken)*, die oberhalb der Glottis (Kehldeckel) enden
- **Ösophageale Verschlusstuben,** deren distales Ende i.d.R. im Ösophagus liegt

Im Gegensatz zum Endotrachealtubus passiert die EGA die Stimmritze *nicht*.

Larynxmasken

Standard-Larynxmasken (SLMA) bestehen aus einem flexiblen Schaft (vergleichbar einem Endotrachealtubus), an dessen äußerem (oberen) Ende sich ein Norm-Konnektor befindet. Das untere Ende geht in eine ovale Maske mit aufblasbarem Randwulst (Cuff der Larynxmaske) über, der bei korrekter Lage die Larynxmaske gegen Rachen und Ösophagus abdichtet.

Die Larynxmaske bietet folgende **Vorteile:**

- Kann rasch eingeführt und korrekt positioniert werden.
- Keine Passage der Stimmritze, Stimmbänder werden geschont.
- Der große Cuff macht die Kehlkopfpassage unmöglich, damit ist auch eine einseitige Intubation praktisch ausgeschlossen.
- Guter Sitz auch bei älteren zahnlosen Patienten oder Kindern.

Larynxmasken gibt es in verschiedenen Größen. Entscheidend für die Auswahl ist das Körpergewicht des Patienten. Die Luftmenge zum Blocken des Cuffs hängt von der Größe der Larynxmaske ab (➤ Tab. 8.1). Wegen der im Vergleich zur Intubation relativ hohen Cuffvolumina wird zum Blocken des Cuffs eine 10–50 ml-Spritze verwendet.

- **Vor dem Einführen** der Larynxmaske wird der Cuff auf Dichtigkeit geprüft und entlüftet.
- Unmittelbar **nach dem Einführen** (vor dem Fixieren) wird der Cuff geblockt. Durch das Blocken positioniert sich die Larynxmaske i. d. R. selbstständig in die korrekte Lage um den Kehlkopfeingang (schwarzer Streifen an der konvexen

8

Tab. 8.1 Gängige Größen von Larynxmasken, entsprechende Patientengruppe und Luftmenge zum Blocken des Cuffs.

Größe der Larynxmaske	Gewicht des Patienten (kg)	Cuffvolumen (ml)	Länge (cm)
1	< 6,5	2–5	10
2	6,5–20	7–10	11,5
2,5	20–30	12–15	12,5
3	30–70	15–20	19
4	70–90	25–30	19
5	> 90	35–40	20

Seite der Larynxmaske sollte nach Einführen und Positionieren gegenüber der Oberlippe sichtbar sein).

VORSICHT!

Während des Blockens die Larynxmaske nicht mit den Händen fixieren – dies behindert die korrekte Positionierung.

Die **LMA-ProSeal™** (➤ Abb. 8.2) ist eine Weiterentwicklung der Standard-Larnynxmaske, die die Gefahr einer Mageninsufflation und Aspiration minimieren soll. Ihr Cuff ist etwas erweitert (dadurch verbesserte Abdichtung zum Pharynx hin) und neben dem Beatmungstubus ist ein weiteres Lumen integriert, das in der Maskenspitze endet. Über dieses Lumen kann eine Magensonde eingeführt und der Magen abgesaugt und die korrekte Maskenlage (fiberoptisch) gesichert werden.

Die **Intubations-Larynxmaske** (*kurz* **ILM,** internationaler Freiname **Intubating Laryngeal Mask Airway** *kurz* **ILMA,** Handelsname **LMA-Fastrach®**, ➤ Abb. 8.3) kommt vor allem bei der schwierigen Intubation zum Einsatz, um die Beatmung sicherzustellen. Über die LMA-Fastrach® kann dann blind oder bronchoskopisch ein spezieller Endotrachealtubus (LMA Fastrach™ Endotrachealtubus, 6–8 mm ID) vorgeschoben werden. Die ILM vereint die sehr guten Beatmungseigenschaften einer SLM mit einer erfolgreichen blinden Intubation in über 90 % bei supraglottischen Intubationshindernissen. Ein *Aspirationsschutz besteht nicht.*

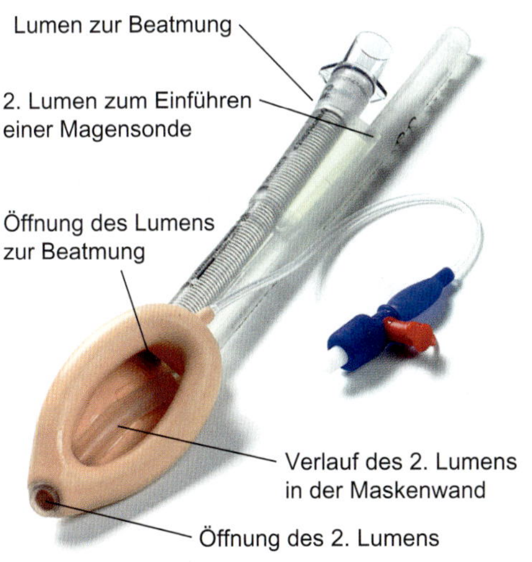

Abb. 8.2 Die LMA-ProSeal ist eine Weiterentwicklung der Standard-Larynxmaske. [V346]

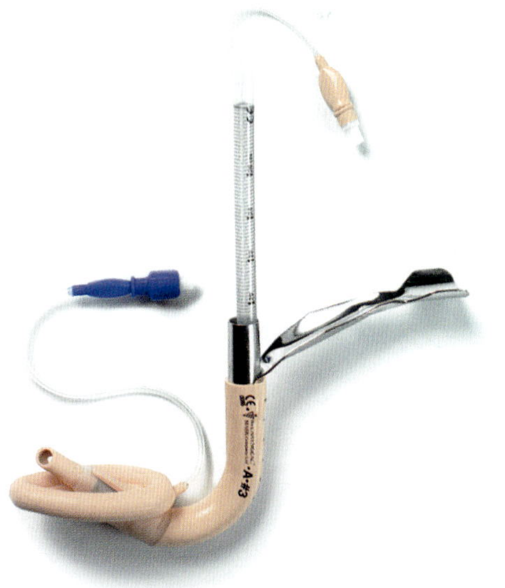

Abb. 8.3 Intubations-Larynxmaske LMA-Fastrach®, hier mit eingeführtem Endotrachealtubus. [V346]

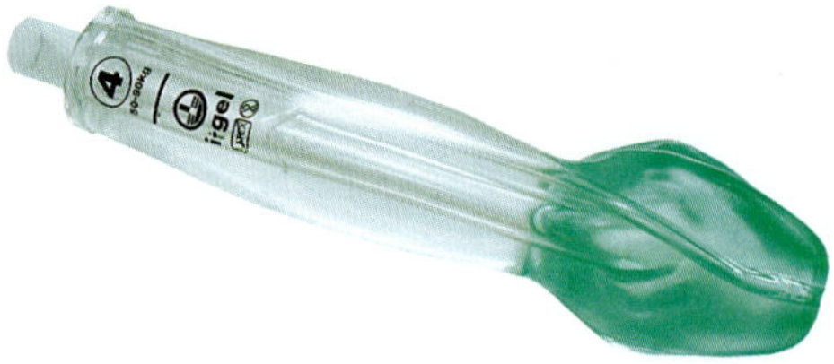

Abb. 8.4 I-Gel-Larynxmakse. [V592]

Eine Sonderform der ILM ist die **C-Trach™**, bei der eine Intubationslarynxmaske mit einer Kamera und einem Videomonitor gekoppelt wird, d. h. die Intubation über die LMA erfolgt unter Sicht.

Sowohl für die C-Trach™ als auch für die LMA-Fastrach® sind hohe Erfolgsraten der Intubation beschrieben (96,2 %). Noch besser, jedoch technisch aufwändiger, ist die Kombination mit einem Bronchoskop, um die Intubation über die Larynxmaske unter Sicht durchzuführen.

Die **I-Gel®-Larynxmaske** (➤ Abb. 8.4) ist eine Kehlkopfmaske *ohne* aufblasbaren Cuff. Die Abdichtung erfolgt durch das bei der Herstellung verwendete spezielle thermoplastische Material, das bei Körpertemperatur fest an der Mund- und Rachenschleimhaut des Patienten anhaftet. Die I-Gel-Larynxmaske verfügt über einen in die Wand eingearbeiteten Kanal, der an der Maskenspitze endet. Über diesen Arbeitskanal kann Mageninhalt abgesaugt werden.

Die Maske ist in verschiedenen Kinder- und Erwachsenengrößen erhältlich (Größen sind farbkodiert). Die Beatmungsqualität mit der I-Gel-Maske ist mit der beim Einsatz einer Kehlkopfmaske vergleichbar.

Die Larynxmaske **Ambu® AuraGain™** ist eine anatomisch geformte Larynxmaske mit aufblasbarem Cuff, integriertem Lumen zum Einführen einer Magensonde und der Möglichkeit zur endotrachealen Intubation: Unter Verwendung eines flexiblen Endoskops kann ein zuvor auf das Endoskop aufgefädelter Standardtubus über die Larynxmaske platziert werden. Ambu® AuraGain™-Larynxmasken sind in insgesamt 8 Größen für Kinder und Erwachsene erhältlich. Die verschiedenen Größen sind farbkodiert und ermöglichen die Einführung unterschiedlich großer Endotrachealtuben (Größe: 3,5 bis max. 8 mm ID).

8.2.2 Ösophageale Verschlusstuben

Combi-Tubus

Der **Combi-Tubus** ist ein spezieller Doppellumentubus mit dem - unabhängig davon, ob er in der Trachea oder im Ösophagus liegt - beatmet werden kann (➤ Abb. 8.5).

Der Combi-Tubus verfügt über **zwei Lumen** und **zwei Cuffs:**

- Ein Lumen ist unten offen, das andere hat mehrere Öffnungen im pharyngealen Teil, ist jedoch unten verschlossen. Beide Lumen können über Norm-Konnektoren mit dem Beatmungsbeutel oder dem Respirator verbunden werden.

8

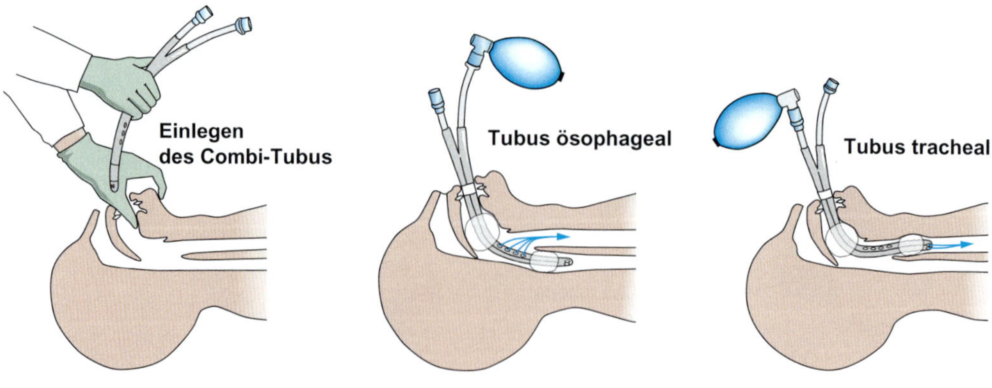

Abb. 8.5 Combi-Tubus. Mitte: Nach dem blinden Einführen liegt der Tubus i. d. R. im Ösophagus. Dann wird über das Lumen mit den pharyngealen Öffnungen beatmet. Liegt der Tubus in der Trachea, wird über das unten offene Lumen beatmet. [L157]

- Ein oropharyngealer Cuff befindet sich oberhalb der pharyngealen Öffnungen, ein distaler Cuff befindet sich oberhalb des unten offenen Lumens.

Der Combi-Tubus wird blind oral eingeführt und so weit vorgeschoben, bis die beiden Ringmarken auf Höhe der Zahnreihen liegen. Dann wird wie folgt vorgegangen:

- Blocken des oropharyngealen Cuffs mit 80–100 ml Luft (dadurch Abdichtung des Mund-Rachen-Raums und Stabilisierung des Tubus).
- Blocken des distalen Cuffs mit 10–15 ml Luft:
  - Liegt der Combi-Tubus im Ösophagus (dies ist bei blinder Intubation die Regel), dichtet der Cuff den Ösophagus ab. Bei Beatmung über das Lumen mit den pharyngealen Öffnungen ist die Lunge belüftet (Thorax hebt und senkt sich, Atemgeräusche sind auskultierbar, Kapnographie zeigt atemabhängige Schwankungen des p_ECO_2).
  - Liegt der Combi-Tubus in der Trachea, dichtet der Cuff die Trachea ab. Bei Beatmung über das Lumen mit den pharyngealen Öffnungen sind keine Atemgeräusche auskultierbar. In diesem Fall wird dann über das unten offene Lumen beatmet.

Combi-Tuben für Erwachsene gibt es in zwei Größen (jeweils eine für Patienten die kleiner bzw. größer als ca. 175 cm sind).

Die **Vorteile** beim Einsatz des Combi-Tubus sind die relativ einfache Einführtechnik, die geringe Komplikationsrate und der weitgehende Schutz vor Aspiration auch bei ösophagealer Lage des Tubus. **Nachteilig** sind:

- Halsbeschwerden nach der Intubation (relativ häufig).
- Cuffs perforieren leicht, z. B. durch Knochenfragmente (etwa bei Gesichtstrauma) oder scharfkantige Zahnfragmente, wodurch eine Umintubation erforderlich wird.
- Relativ großer Außendurchmesser und vergleichsweise schlecht formbares Material, dadurch größere Rate an Verletzungen (z. B. Hämatome, Stimmbandverletzungen, Nervenschädigungen). Eine lebensgefährliche Komplikation beim Einführen des Combitubus ist die Ösophagusperforation.
- Relativ hoher Preis.

Kontraindiziert ist der Combi-Tubus bei Kindern unter 16 Jahren bzw. Patienten < 150 cm Körpergröße, bei Erkrankungen des Kehlkopfs, z. B. Kehlkopftumor, Ödem oder Laryngospasmus sowie bei subglottischer Obstruktion.

VORSICHT!
Liegt der Combi-Tubus im Ösophagus (dies ist die Regel), ist ein **endotracheales Absaugen** über den Tubus *nicht* möglich!

Larynxtubus

Der **Larynxtubus** (**LT**, ➤ Abb. 8.6) ist ein am distalen Ende verschlossener Ein-Lumen-Tubus mit zwei Cuffs (ähnlich dem Combi-Tubus). Der untere (distale) Cuff dichtet den Ösophagus ab, der obere (proximale) Cuff den Rachenraum. Zwischen den beiden Cuffs liegt die Öffnung für die Beatmung. Der Larynxtubus ist in 6 Größen erhältlich (jeweils farbkodierter Konnektor, z. B. transparent für Neugeborene und violett für große Erwachsene). Die beiliegende Blockerspritze ist ebenfalls mit Farbmarkierungen versehen, um ein Befüllen der Cuffs mit der korrekten Luftmenge zu gewährleisten.

Der Larynxtubus wird blind eingeführt. Als Hilfe zur Positionierung sind am proximalen Tubusende 3 Markierungen angebracht. Nach dem Einführen

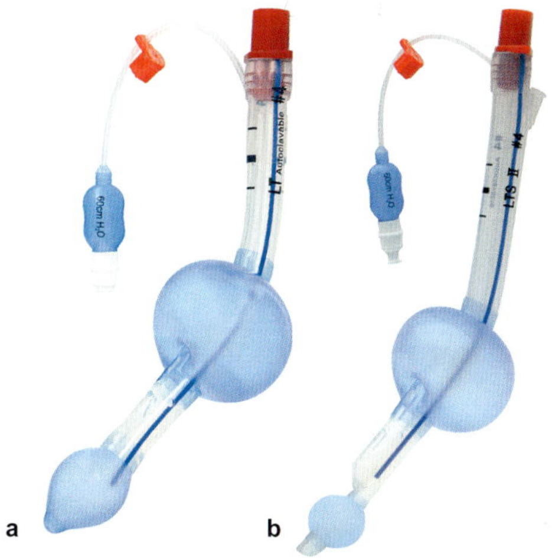

Abb. 8.6 Larynxtubus (LT, links) und Larynxtubus Suction (LTS, rechts). Beide Tuben enden blind, **zwischen den beiden Cuffs** befindet sich die **Öffnung für die Beatmung.** Der LTS verfügt zusätzlich über einen Drainagekanal zur Entlastung des Magens. [V348]

werden beide Cuffs über eine gemeinsame Zuleitung geblockt. Die Tubuslagekontrolle erfolgt ähnlich wie bei der endotrachealen Intubation (Inspektion, Auskultation von Lunge und Magengrube, Kapnometrie ➤ 6.8.1).

Der Larynxtubus eignet sich besonders gut dafür, in Notfallsituationen rasch eine suffiziente Beatmung und damit eine ausreichende Sauerstoffversorgung sicherzustellen. In Kombination mit einer Magensonde ist auch ein effektiver Aspirationsschutz möglich.

Eine Weiterentwicklung des Larynxtubus ist der **Larynxtubus Suction** (LTS, ➤ Abb. 8.6), der zusätzlich über einen Drainagekanal verfügt, über den eine Magensonde eingeführt werden kann. Dies ist insbesondere relevant bei nicht nüchternen Patienten. Der Larynxtubus Suction ist in drei Größen für Erwachsene erhältlich.

Eine Weiterentwicklung ist der **Intubationslarynxtubus** mit Drainagekanal **(iLTS-D)**, der speziell für Patienten mit schwierigem Atemweg entwickelt wurde. Besonderheiten sind der Drainagekanal zur Platzierung einer Magensonde und die Möglichkeit der fiberoptischen Intubation über den Intubationslarynxtubus (Tubusgröße maximal 8 mmID). Der Intubationslarynxtubus iLTS-D ist in zwei Größen erhältlich (eine Größe für Patienten von 125–155 cm Körpergröße und eine für Patienten ≥ 155 cm).

PFLEGEPRAXIS

Die korrekte Lage des Intubationslarynxtubus muss durch das Legen einer Magensonde durch den Drainagekanal verifiziert werden. Der Cuffdruck im unteren (distalen) Cuff sollte so früh wie möglich auf maximal 60 cm H_2O, der im oberen (proximalen) Cuff aus 20–30 cm H_2O begrenzt werden.

8.2.3 Transilluminationstechnik

Bei der insgesamt selten eingesetzten **Transilluminationstechnik** wird der Tubus blind oral oder nasal über einen speziellen Einführungsmandrin mit beleuchteter Spitze (gebräuchlich ist derzeit das Trachlight®) eingeführt.

Das Trachlight® ist ein in der Länge veränderbarer kunststoffummantelter Führungsstab (Führungsdraht oder -stilett), dessen innere Metallführung herausnehmbar ist. An der Spitze befindet sich die batteriebetriebene Lichtquelle, am oberen Ende ein Handgriff mit Klemmvorrichtung für den Tubus und eine Warnleuchte, die bei zu langer Intubationsdauer (> 30 Sek.) aufleuchtet. Der Tubus wird so auf das Trachlight® aufgefädelt, dass die Spitze des Trachlight® bündig mit dem Tubus abschließt bzw. maximal 1–2 cm aus dem Tubus herausragt (dann Spitze des Trachlight® in Hockeyschlägerform biegen).

Der leuchtende Führungsstab wird (möglichst bei dunkler Umgebung) oral eingeführt und blind in Richtung Larynx bis zur Stimmbandebene vorgeschoben. Ist das Licht in diesem Bereich von außen sichtbar (sog. „Transillumination" der Halshaut), kann der Tubus über das Trachlight® in die Trachea vorgeschoben und der Führungsstab zurückgezogen werden. Wenn kein oder nur ein geringer Leuchteffekt zu sehen ist, befindet sich die Spitze des Trachlight® im Ösophagus.

Die **Vorteile** der Transilluminationstechnik sind eine kurze Intubationszeit bei relativ geringem technischem Aufwand, nur geringe vegetative Begleitreaktionen und das Vermeiden von Zahnschäden auch unter extrem schwierigen Intubationsbedingungen. Zudem ist die Technik relativ einfach erlernbar.

Kontraindiziert ist die Technik bei Adipositas, ausgeprägter Struma und stark eingeschränkter HWS-Beweglichkeit.

8.2.4 Intubationstracheoskop

Das **Intubationstracheoskop** (im klinischen Alltag auch *Notrohr* genannt) ist eine Kombination aus Laryngoskop und starrem Bronchoskop, das bei schwieriger Intubation zum Darstellen des Kehlkopfeingangs eingesetzt werden kann.

Der Hauptteil des Instruments ist ein starres Rohr, an dessen Ende sich ein Handgriff mit Batterien und eine Lichtquelle befinden (wie beim konventionellen Laryngoskop), die den Intubationsweg ausleuchtet. Über einen Schlauchansatz besteht die Möglichkeit, das Intubationstracheoskop an einen Beatmungsbeutel oder in der Anästhesie an ein Kreisteil anzuschließen.

Voraussetzungen für die Anwendung des Intubationstracheoskops sind:

- Die HWS kann bzw. darf stark überstreckt werden

- Die Mundöffnung ist ausreichend
- Mundhöhle und Oropharynx sind passierbar

Bei Verwendung des Intubationstracheoskops führt der Arzt zunächst ein Laryngoskop ein und belässt es.

Dann wird der Kopf des Patienten extrem überstreckt, das Notrohr bis zum Kehlkopfeingang vorgeschoben und dort um 90° gedreht, um Verletzungen durch die abgeschrägte Spitze zu vermeiden.

Danach schiebt der Arzt das Notrohr durch die Stimmritze in die Trachea vor, führt über das Notrohr einen elastischen Tubuswechsler ein, entfernt das Notrohr und führt den Endotrachealtubus über den Tubuswechsler ein.

Indikationen für den Einsatz des Intubationstracheoskops sind Tumore in Oropharynx, Zungengrund und Kehlkopf, große aspirierte Fremdkörper (können vor der Intubation über das Intubationstracheoskop entfernt werden), Narben und Abszesse im Kehlkopfbereich. Diese Veränderungen stellen für flexible Instrumente oft ein unüberwindliches Intubationshindernis dar.

Mit dem Notrohr ist eine deutlich höhere Kraftübertragung zur Überwindung der behindernden Ursache möglich.

8.2.5 Tritube® und Ventrain®

Hauptanwendungsbereiche des extrem dünnen **Tritube®-Tubus** (➤ Abb. 8.7) mit einem Außendurchmesser (AD) von nur 4,4 mm sind die Larynx- bzw. Trachealchirurgie sowie die konventionelle Tracheotomie. Er kann aber auch eine **Intubation bei deutlich verengtem Atemweg,** etwa durch Tumor oder Verletzung, ermöglichen.

Der Tubus verfügt über **drei Lumen:**

- Beatmungs-Lumen (ID < 3 mm)
- Lumen zur kontinuierlichen intratrachealen Druckmessung
- Lumen zum Blocken/Entblocken des High-Volume-Low-Pressure Cuffs

Ein dem Tubus einliegender Führungsmandrin muss vor der Intubation ggf. mit Gleitmittel benetzt bzw. (bei nasaler Intubation) entfernt werden.

WICHTIG

Der Tritube®-Tubus kann ausschließlich zusammen mit dem Ventrain®- und dem Evone®-Beatmungssystem verwendet werden und ist geeignet für Patienten mit einem Körpergewicht > 40 kg.

Die **manuelle Beatmung über den Tritube®** erfolgt mit dem Ventrain®-Beatmungssystem (➤ Abb. 8.8), das an eine Sauerstoffquelle angeschlossen wird (Sauerstoff-Flow 10–15 l/Min.)

- Die **Inspiration** beginnt mit dem Verschließen beider Auslassöffnungen mit Zeigefinger und Daumen.
- Sobald der Daumen angehoben und damit die Gasauslassöffnung geöffnet ist, beginnt die **Exspiration.** Der durch das Gerät fließende Gasstrom reisst Luft aus dem Seitenkanal (Verbindung zum Patienten) mit und unterstützt dadurch die Exspiration aktiv (daher auch die Bezeichnung *Expiratory Ventilation Assistance,* kurz EVA-Technologie). Dies ermöglicht eine Verkürzung der Exspirationszeit, wodurch auch das Airtrapping-Risiko

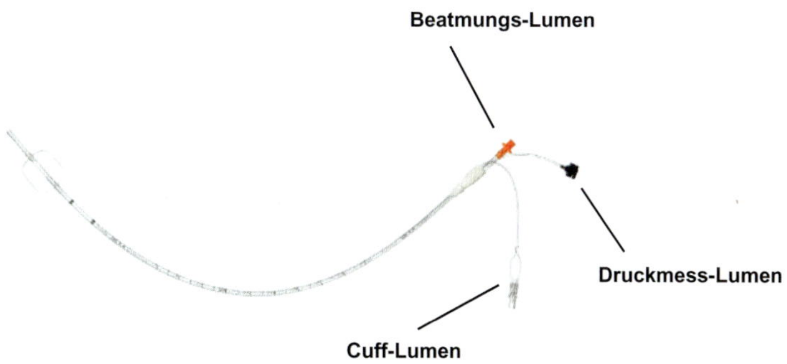

Abb. 8.7 Tritube®-Tubus. [B1004]

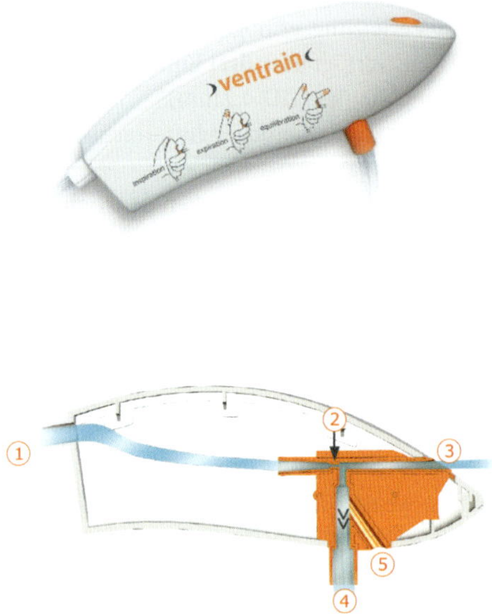

① Einlass des Anschlussschlauchs an die medizinische O_2-Versorgung
② Enger Öffnungsdurchmesser zur Erhöhung der Gasgeschwindigkeit
③ Ausgangsöffnung des Gasflusses
④ Verbindung zum Patienten
⑤ Äquilibrierungsöffnung

Abb. 8.8 Ventrain®-Beatmungssystem, oben Ansicht von außen, unten Schemazeichnung der Funktionsweise. Die **Inspiration** beginnt mit dem Schließen von ❺ mit dem Zeigefinger und ❸ mit dem Daumen. Die **Exspiration** beginnt mit dem Öffnen von ❸ durch Anheben des Daumens (❺ bleibt geschlossen) [V1004]

(➤ 3.2.1) mit allen damit verbundenen Gefahren reduziert ist. Zudem ist dadurch ein erhöhtes Atemminutenvolumen möglich.

Der Anschluss einer Kapnometrie im Seitenstromverfahren ist möglich (➤ 10.2.5).

8.3 Koniotomie

DEFINITION

Koniotomie *(Krikotomie):* Spaltung des Ligamentum cricothyreoideum (Band zwischen Schild- und Ringknorpel) und Einführen einer Trachealkanüle über die so geschaffene Öffnung (➤ Abb. 7.1). Notfallmaßnahme bei Erstickungsgefahr durch Verlegung der oberen Luftwege (z. B. bei Glottisödem, Fremdkörpern oder Kehlkopftumoren) und nicht möglicher endotrachealer Intubation.

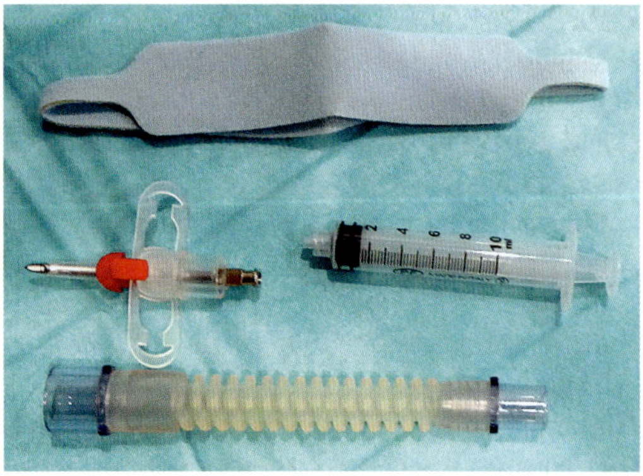

Abb. 8.9 Koniotomiebesteck Tracheoquick (Fa. Rüsch). Das Set enthält neben dem eigentlichen Koniotomiebesteck auch eine Spritze, ein Halsband zur Fixierung der Kanüle und eine Tubusverlängerung mit Konnektoren zum Anschließen eines Beatmungsbeutels an die Kanüle. [M251]

Die **Koniotomie** ist eine **Notfallmaßnahme,** die bei Patienten eingesetzt wird, die nicht endotracheal intubiert und auch nicht mit Maske und Beatmungsbeutel beatmet werden können, d. h. es steht kaum oder keine Zeit zur Vorbereitung des Patienten bzw. des Materials zur Verfügung. Deshalb bieten viele Hersteller Notfall-Koniotomiesets an, welche die unbedingt notwendigen Materialien zur Durchführung einer Koniotomie beinhalten (➤ Abb. 8.9). Sind im Notfall (außerhalb der Klinik) keine speziellen Materialien greifbar, kann die Koniotomie auch mit einem scharfen Messer, z. B. einem Taschenmesser, erfolgen.

Durchführung

Die Koniotomie muss i. d. R. so rasch wie möglich erfolgen, um die Atemwege des Patienten frei zu machen. Daher entfallen ggf. manche Punkte der im folgenden dargestellten **Durchführung der Koniotomie** bzw. erfolgen nicht nacheinander, sondern gleichzeitig:

- Sterile Handschuhe anziehen, Patienten informieren.
- Patienten mit überstrecktem Kopf lagern, dazu ggf. festes kleines Kissen o. Ä. unter die Schultern oder in den Nacken legen.
- Vordere Halsregion desinfizieren und steril abdecken.

- Mit der linken Hand Kehlkopf fixieren, mit der rechten Hand Lig. cricothyreoideum zwischen Schild- und Ringknorpel aufsuchen.
- Evtl. Lokalanästhesie des Punktionsorts.
- Quere Hautinzision (➤ Abb. 8.10). Das weitere Vorgehen hängt davon ab, ob ein Notfallkoniotomiebesteck verwendet wird oder nicht (z. B. Tracheoquick [Firma Rüsch] mit oder ohne Cuff, Airfree [Firma Mediland] oder Quicktrach II [Firma VBM] – letzteres verfügt über einen integrierten Cuff):
  - Bei Verwendung eines **Notfallkoniotomiebestecks** Notfall-Kanüle im Winkel von 90° einstechen, mittels Spritze prüfen, ob die Kanülenspitze in der Trachea liegt (Aspiration von Luft zeigt korrekte Lage) und Kanüle im 45°-Winkel vorschieben, bis Stopper der Haut aufliegt. Stopper und Koniotomienadel samt Spritze entfernen, dabei Kanüle festhalten. Abschließend Kanüle mit Halteband fixieren und ggf. Verbindungsschlauch anschließen, um Beatmungsbeutel bzw. Respirator anschließen zu können.
  - Alternativ die Inzisionsstelle mit Trachealspekulum, Klemme o. Ä. spreizen und dünnen Tubus einführen (z. B. ID 6,0 für Frauen bzw. ID 7,0 für Männer). Gegebenenfalls Führungsstab zum Einführen des Tubus benutzen. Tubus blocken und fixieren.
- Auskultation der Lungen auf korrekte Lage der Kanüle bzw. des Tubus.
- Gegebenenfalls Beatmung des Patienten.

PFLEGEPRAXIS

Vorübergehende Atemwegssicherung

Die Koniotomie dient lediglich der **vorübergehenden Sicherung der Atemwege.** Sobald der Patient sich stabilisiert hat, muss eine regelrechte Tracheotomie erfolgen. Die wichtigsten **Komplikationen der Koniotomie** sind Blutungen (durch Verletzung von Hautgefäßen), Verletzungen von Schildknorpel und Stimmbändern (bei zu weit oben angesetzter Inzision) bzw. Ringknorpel und Schilddrüse (bei zu weit unten angesetzter Inzision), Verletzung der Tracheahinterwand und des Ösophagus (bei zu tiefer Inzision) sowie Kanülen- oder Tubusfehllagen.

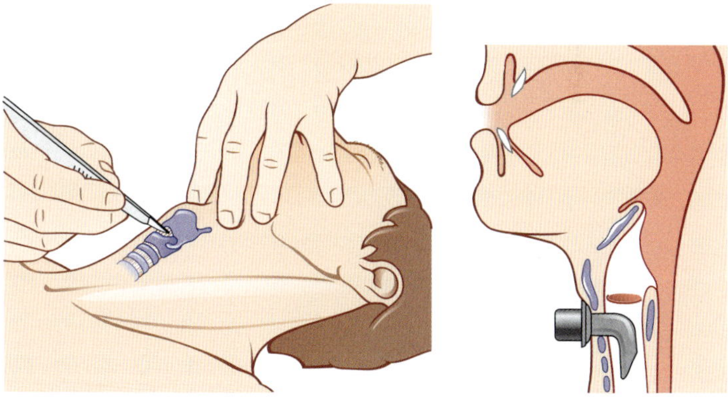

Abb. 8.10 Koniotomie (Krikotomie). Links: Spaltung des Lig. cricothyreoideum. Rechts: Korrekte Lage der Koniotomiekanüle. [L126]

8

KAPITEL

9 Beatmungsstrategien bei bestimmten Erkrankungen

Frank Kirsch

Bestimmte Erkrankungen bringen spezielle Beatmungsprobleme bzw. -anforderungen mit sich. Dies hat zur Entwicklung von **speziellen Beatmungsstrategien** geführt, die zum Ziel haben, die spezifischen Risiken einer Beatmung bei der entsprechenden Erkrankung zu vermeiden. Im Folgenden sind grundlegende Aspekte der Beatmung von Patienten mit ARDS, erhöhtem Hirndruck, COPD und Status asthmaticus sowie Adipositas und in der Palliativmedizin beschrieben. Dies soll vor allem dem Verständnis dienen (weshalb wird ein Patient mit COPD anders beatmet als ein Patient mit ARDS?) und den Pflegenden eine grobe Orientierung geben.

Nicht selten widersprechen sich Beatmungsstrategien, z. B. bei Patienten mit Schädel-Hirn-Trauma und vorbestehender COPD. Dann wird der Arzt die Beatmung jeweils der aktuellen Patientensituation anpassen.

WICHTIG

Grundsätzlich gilt:

- Invasive Beatmung möglichst vermeiden, z. B. durch NIV oder (nasale) High-Flow-Therapie (Ausnahme: $P_aO_2/FiO_2 \leq 150$ bzw. absolute Indikation zur invasiven Beatmung)
- Möglichst Beatmungsform, die Spontanatmung in In- und Exspiration ermöglicht
- Protektive Beatmungseinstellungen wählen:
  - Ziel: SaO_2 90–94 %, p_aO_2 60–80 mmHg
  - PEEP ausreichend hoch einstellen
  - $V_T \leq 6$ ml/kg IBW (bei höherem Tidalvolumen möglicherweise Ausbildung einer VILI, ➤ 5.1.1)
- Beatmungsdruck möglichst ≤ 30 mbar
- Driving Pressure (Differenz zwischen endinspiratorischem Druck und PEEP) möglichst ≤ 14 mbar

Ausnahmen und individuelle Nutzen-Risikoabwägung bei schwerem ARDS, Rechtsherzversagen und erhöhtem ICP.

Detaillierte Informationen zu häufigen, eine respiratorische Insuffizienz auslösenden Erkrankungen von Lunge und Thorax ➤ Kap. 2.3

9.1 Beatmung bei ARDS

Beim **ARDS** (➤ 2.3.4) sind die pathologischen Veränderungen i. d. R. ungleichmäßig über die Lunge verteilt, d. h. neben gesunden Lungenabschnitten gibt es pathologisch veränderte (mit entzündlichen Infiltraten, Ödem, Atelektasen), die sich vor allem in den dorsobasalen Lungenabschnitten finden. Eine derart veränderte Lunge wird auch **Baby Lung** (nach Gattinoni) genannt, weil nur Teile der Lunge belüftet sind und für den Gasaustausch zur Verfügung stehen, d. h. die verfügbare Gasaustauschfläche entspricht nicht mehr der eines Erwachsenen, sondern der eines kleinen Kindes. Die **Gefahr** besteht in einer Überdehnung und damit einer Schädigung der noch gesunden, gut belüfteten Lungenabschnitte.

Ziel der Beatmungstherapie beim ARDS ist es, einen ausreichenden Gasaustausch sicherzustellen und dabei gleichzeitig die noch gesunden Lungenabschnitte zu schützen und die veränderten Lungenabschnitte wieder für den Gasaustausch nutzbar machen.

Als Richtlinie für die Beatmung bei ARDS gilt die Formel **P2R2** (nach Gattinoni):

- *Protect the Ventilated Lung* (schütze die noch gesunden, belüfteten Lungenabschnitte)
- *Prevent Oxygen Toxicity* (vermeide zu hohe „toxische" Sauerstoffkonzentrationen, ➤ 3.2.3)
- *Recruit the Infiltrated, Atelectatic and Consolidated Lung* (Wiedereröffnung infiltrierter, atelektatischer und konsolidierter Lungenabschnitte)
- *Reduce the Anatomic and Alveolar Deadspace* (vermindere den anatomischen und alveolären Totraum ➤ 1.3.4)

WICHTIG

Richtwerte für die Beatmung bei ARDS

- Zu hohen Inspirationsdruck vermeiden (Ziel ≤ 30 mbar). Geeignete Beatmungsformen sind die druckkontrollierte Beatmung (PCV ➤ 3.3.3) oder BIPAP (➤ 3.3.4).
- PEEP hoch genug um die Alveolen offen zu halten ($PEEP_{gesamt}$ > 10–20 mbar); die Höhe des PEEP ist oft von der erforderlichen Sauerstoffkonzentration abhängig (➤ Tab. 3.1) und sollte individuell eingestellt werden.
- Zu hohe Tidalvolumina vermeiden (Ziel ≤ 6 ml/kg KG). Um trotz geringer Tidalvolumina eine ausreichende alveoläre Ventilation sicherzustellen, kann die Atemfrequenz relativ hoch eingestellt werden (20–30/Min., ggf. auch > 30/Min.), dabei auf größtmögliche Totraumminimierung achten (➤ Abb. 9.1).
- Zusätzlich oft ein Atemzeitverhältnis (I : E) von 1 : 1 (➤ 3.2.1) bzw. tolerieren eines relativ hohen pCO_2 (*permissive Hyperkapnie* ➤ 12.6) bis p_aCO_2 ≤ 55 mmHg bzw. pH ≥ 7,25.
- Inspiratorische Sauerstoffkonzentration (FiO_2) möglichst ≤ 0,6 (Ziel: p_aO_2 60–80 mmHg, S_aO_2 > 90 %).

Wenn möglich Atemtätigkeit des Patienten erhalten und unterstützende Beatmungsverfahren wählen (Zwerchfellaktivität reduziert die Bildung von dorsobasalen Atelektasen und verhindert das Entstehen einer VIDD ➤ 5.1.3).

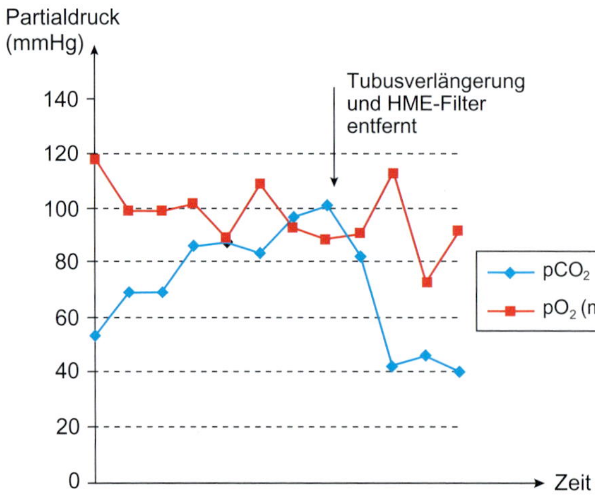

Abb. 9.1 Beim ARDS kann die Verringerung des Totraums am Beatmungssystem ausschlaggebend sein. Die Grafik zeigt den Verlauf von p_aO_2 und p_aCO_2 bei einer 30 jährigen Patientin mit ARDS. Durch Entfernung von Tubusverlängerung und HME-Filter (Wechsel auf aktive Atemgasklimatisierung) konnte der Totraum um ca. 120 ml reduziert werden. Dadurch stieg die alveoläre Ventilation (➤ 1.3.4) – ohne Änderungen der Beatmungsparameter – von 3,6 auf 6,9 l/Min. an. [A400, M251]

9

Die **Invasivität der Beatmung bei ARDS** ist abhängig vom Schweregrad:

- Bei schwerem ARDS ($p_aO_2/FiO_2 \leq 100$ mmHg) sollte der Patient invasiv beatmet werden. Die invasive Beatmung wird ggf. ergänzt um Bauchlagerung, extrakorporale CO_2-Eliminierung, Relaxierung (wenn möglich ≤ 48 Stunden), inhalatives NO (➤ 12.3) und/oder ECMO (➤ 12.1.2).
- Bei mildem oder moderatem ARDS kann ein Therapieversuch mit nasaler High-Flow-Therapie oder NIV erfolgen. Voraussetzung ist ein erfahrenes Team: Der Patient muss intensiv überwacht und bei Verschlechterung umgehend intubiert werden können.

Manche Beatmungsgeräte können mittels PV-Tool den unteren und oberen Umschlagpunkt bestimmen (➤ 15.4.8 und ➤ Abb. 15.10).

VORSICHT!

PEEP-Verlust

Wird das Beatmungssystem geöffnet, z. B. zum endotrachealen Absaugen oder zur Bronchoskopie, kommt es in weniger als einer Sekunde zum **totalen PEEP-Verlust.** Insbesondere in den erkrankten Lungenabschnitten baut sich der PEEP nur langsam wieder auf und es besteht die Gefahr der Atelektasenbildung (➤ 2.2.4). Deshalb bei Patienten mit ARDS wenn möglich ein geschlossenes Absaugsystem verwenden (➤ 10.4.5) und nicht öfter als unbedingt notwendig absaugen.

9.1.1 Lungenprotektive Beatmung

Unter **lungenprotektiver Beatmung** (*Lung Protective Ventilation* oder **„baby lung concept"**) versteht man eine Beatmung mit *geringstmöglichem Inspirationsdruck* und ausreichend *hohem PEEP,* d. h. es ergibt sich eine *kleinstmögliche Druckamplitude.* Zur optimalen Einstellung von PEEP und Inspirationsdruck können die sog. **Inflection Points** (Knickpunkte) in der Druck-Volumen-Kurve der Lunge bestimmt werden (auch ➤ Abb. 1.10):

- Zur **Ermittlung des Lower Inflection Point** (unterer Knickpunkt) wird der PEEP während volumenkontrollierter Beatmung in kleinen Schritten gesteigert und jeweils die Compliance (➤ 1.3.5) berechnet. Der untere Knickpunkt liegt knapp unterhalb des PEEP-Niveaus mit der besten Compliance. Zur Beatmung wird der **PEEP oberhalb des Lower Inflection Points** eingestellt.
- Zur **Ermittlung des Upper Inflection Point** (oberer Knickpunkt) wird während druckkontrollierter Beatmung die Compliance bei verschiedenen Druckniveaus errechnet. Der obere Inflection Point liegt knapp über dem Inspirationsdruck mit der besten Compliance. Zur Beatmung wird der **Inspirationsdruck unterhalb des Upper Inflection Point** eingestellt.

Durch diese Einstellung sollen einerseits Atelektasen wiedereröffnet *(Slow Alveolar Recruitment)* und offengehalten, andererseits Scherkräfte reduziert (➤ 5.1.1) und eine Überdehnung verhindert werden (➤ Abb. 1.10).

9.1.2 Open Lung Concept

Das **Open Lung Concept** (nach Lachman) dient dem raschen Wiedereröffnen *(Fast Alveolar Recruitment)* und Offenhalten von atelektatischen Lungenbezirken (**„open the lung and keep the lung open"**). Dazu wird der Inspirationsdruck kurzfristig, d. h. für etwa 30–60 Sekunden, auf sehr hohe Werte angehoben (ca. 40–60 mbar). Gleichzeitig wird der PEEP auf insgesamt (d. h. eingestellter und intrinsischer PEEP) 20–25 mbar eingestellt. Der hohe Inspirationsdruck soll die Atelektasen eröffnen, der hohe PEEP soll sie offenhalten. Nach dieser Wiedereröffnung *(Recruitment)* werden der Inspirationsdruck und auch der PEEP in kleinen Schritten reduziert.

Der Nutzen dieser Manöver wird derzeit in Frage gestellt, weil bei Patienten, deren Beatmung lediglich nach der $PEEP/F_IO_2$-Tabelle (➤ Tab. 3.1) eingestellt wurde, eine niedrigere Sterblichkeit hatten.
Open Lung Tool ➤ 15.4.8

9.1.3 Andere Rekrutierungsmanöver

Neben dem Verfahren nach Lachman werden in der Praxis verlängerte Inspirationszeiten, schrittweise PEEP-Erhöhungen, vergrößerte Tidalvolumina, Seufzer-Beatmung und eine Erhöhung des Plateaudrucks zur Rekrutierung eingesetzt. Dabei ist es wichtig, dass der Beatmungsdruck ausreichend lange erhöht wird, um die kollabierten Alveolen zu eröffnen.

Die Manöver sollten insbesondere in der Frühphase eines ARDS durchgeführt werden, wenn trotz differenzierter Beatmungseinstellungen und Bauchlagerung keine zufriedenstellenden Sauerstoffwerte erreicht werden.

Neuere Untersuchungen zeigen, dass es Patienten gibt, die gut auf Rekrutierungsmanöver ansprechen, aber auch Patienten, bei denen sich trotz hohem PEEP nur wenige Lungenbereiche wieder rekrutieren lassen und bei denen der hohe PEEP u. U. eher schädlich wirkt. Daher sollen die genannten Maßnahmen nur nach individueller Abwägung vorgenommen werden.

9.2 Beatmung bei erhöhtem Hirndruck

9.2.1 Hirndruck und Hirndurchblutung

Der **Hirndruck** (Druck im Schädelinnern, auch *Intracranial Pressure,* kurz **ICP**) liegt normalerweise bei 5–15 mmHg. Verschiedene Erkrankungen, insbesondere ein Schädel-Hirn-Trauma, ein Hirnödem, intrakranielle Blutungen oder ein Hirntumor, können den Hirndruck erhöhen, da es zu einer Volumenzunahme im Schädelinnern kommt.

Die **Durchblutung des Gehirns** unterliegt normalerweise einer Autoregulation, d. h. beim Gesunden ist die **Hirndurchblutung** (zerebraler Blutfluss, auch *Cerebral Blood Flow,* kurz **CBF**) bei einem mittleren arteriellen Druck (kurz MAD) von ca. 60–150 mmHg immer gleich (bei Patienten mit Hypertonie ist der MAP-Bereich etwas nach oben verschoben). Verschiedene Zustände können diese Autoregulation aufheben.

Ist die Autoregulation aufgehoben, erfolgt die Hirndurchblutung passiv und ist vom **zerebralen Perfusionsdruck** (*Cerebral Perfusion Pressure,* kurz **CPP**) abhängig. Der zerebrale Perfusionsdruck wiederum errechnet sich aus dem mittleren arteriellen Druck (kurz *MAD* oder *MAP,* d. h. *Mean Arterial Pressure* = diastolischer Druck) + ⅓ (systolischer Druck – diastolischer Druck) und dem Hirndruck:

$$CPP = MAP\text{-}ICP$$

Ziel der Intensivtherapie bei erhöhtem Hirndruck ist es, den **CPP > 60–70 mmHg** zu halten, um eine ausreichende Durchblutung des Gehirns zu gewährleisten. Dies geschieht in erster Linie durch Senken des erhöhten Hirndrucks (z. B. Beseitigen der intrakraniellen Raumforderung, Entfernung eines Teils der Schädelkalotte, Liquorentnahme). Zudem wird, z. B. mittels Infusionsbehandlung zum Ausgleich eines Flüssigkeitsdefizits und/oder Katecholamintherapie, der mittlere arterielle Druck ausreichend hoch gehalten.

9.2.2 Kontrollierte Hyperventilation

WICHTIG

Hirndurchblutung und p_aCO_2

Veränderungen des p_aCO_2 wirken sich auf die Hirndurchblutung aus:

- Eine **Hyperkapnie** (p_aCO_2 > 45 mmHg) bewirkt eine Dilatation der Hirngefäße. Die Durchblutung des Gehirns und damit das intrakranielle Blutvolumen nehmen zu, der Hirndruck steigt.
- Eine **Hypokapnie** (p_aCO_2 < 35 mmHg) bewirkt eine Kontraktion der Hirngefäße. Die Durchblutung des Gehirns und das intrakranielle Blutvolumen nehmen ab, der Hirndruck sinkt. Ab einem p_aCO_2 < 25 mmHg nimmt die Hirndurchblutung soweit ab, dass die Gefahr einer zerebralen Ischämie besteht.

Diese Auswirkungen treten rasch, d. h. innerhalb weniger Minuten, ein.

Die hirndrucksenkende Wirkung einer Hypokapnie hat die Intensivmedizin in der Vergangenheit versucht zu nutzen. Patienten mit erhöhtem Hirndruck, insbesondere Patienten mit Schädel-Hirn-Trauma wurden **kontrolliert hyperventiliert,** d. h. am Respirator wurden hohe Tidalvolumina und hohe Beatmungsfrequenzen eingestellt, um einen p_aCO_2 von ca. 30 mmHg zu erzielen.

Es hat sich jedoch gezeigt, dass die hirndrucksenkende Wirkung einer Hypokapnie zeitlich begrenzt ist. Nach ca. 24 Stunden normalisiert sich die Hirndurchblutung trotz anhaltend niedriger p_aCO_2-Werte, d. h. der Hirndruck steigt dann wieder an. Zudem birgt die Hypokapnie die Gefahr, dass die Hirndurchblutung zu stark gedrosselt wird und die Sauerstoffversorgung des Gehirns dadurch unzureichend ist.

Deshalb wird eine kontrollierte Hyperventilation nicht prophylaktisch und auch bei erhöhtem Hirndruck nur zur **vorübergehenden Absenkung des Hirndrucks** angewendet. In der modernen Intensivmedizin wird die kontrollierte Hyperventilation vor allem eingesetzt, um bei Patienten mit extrem hohem Hirndruck mit Gefahr der Einklemmung (Herniation) den Hirndruck kurzfristig, i. d. R. zur Überbrückung bis zur neurochirurgischen OP, zu senken. Wegen der Gefahr einer Sauerstoffminderversorgung des Gehirns sollte dies möglichst unter Kontrolle der zerebrovenösen und transkutanen Sauerstoffsättigung erfolgen (S_jO_2 und t_pO_2).

9.2.3 Richtwerte für die Beatmung bei erhöhtem Hirndruck

- Grundsätzlich sind sowohl eine volumen- als auch eine druckkontrollierte Beatmung sowie assistierte Beatmungsformen, z. B. BIPAP oder SIMV, möglich. Welche Beatmungsform zur Anwendung kommt hängt von Art und Ausmaß der Grunderkrankung sowie evtl. Begleiterkrankungen oder -verletzungen ab. Dabei ist zu beachten:
  - Eine **volumenkonstante Beatmung** (volumenkontrollierte oder druckkontrollierte volumenkonstante Beatmungsformen, z. B. PRVC oder IPPV-Autoflow® ➤ 3.3.2) ist das Beatmungsverfahren der Wahl bei Patienten mit erhöhtem Hirndruck ohne Begleiterkrankungen oder -verletzungen der Lunge. Günstig ist, dass durch die Volumenkonstanz der p_aCO_2 nicht wesentlich schwankt. Ungünstig sind evtl. Steigerungen des Beatmungsdrucks, die eine Verschlechterung des venösen Rückstroms aus den Hirngefäßen mit nachfolgender Erhöhung des Hirndrucks verursachen können. Bei volumenkontrollierter Beatmung ist daher eine enge Einstellung der oberen Beatmungsdruckgrenze sehr wichtig.
  - Eine **druckkontrollierte Beatmung** (PCV ➤ 3.3.3) wird vor allem dann eingesetzt, wenn gleichzeitig eine Lungenerkrankung oder -verletzung vorliegt, also z. B. bei Patienten mit Schädel-Hirn- und Thoraxtrauma. Günstig ist, dass dabei hohe Beatmungsdrücke mit der Gefahr eines Hirndruckanstiegs vermieden werden. Ungünstig ist die Volumeninkonstanz, die – bei Verschlechterung der pulmonalen Situation – zur Erhöhung des p_aCO_2 mit nachfolgender Steigerung des Hirndrucks führen kann.
  - **Assistierte Beatmungsformen** können i. d. R. dann eingesetzt werden, wenn der Patient nicht mehr tief sediert bzw. evtl. zusätzlich relaxiert werden muss, d. h. nach Abklingen der Akutphase und Stabilisierung des Patienten. Günstig ist, dass unter assistierter Beatmung der mittlere thorakale Druck (mittlerer Beatmungsdruck) i. d. R. niedriger ist als bei kontrollierter Beatmung. Damit ist der venöse Rückstrom aus den Hirngefäßen besser und die Gefahr eines beatmungsbedingten Hirndruckanstiegs geringer. Es besteht jedoch die Gefahr, dass die Spontanatmung des Patienten zu oberflächlich ist, d. h. es kommt zur Hypoventilation mit Anstieg des p_aCO_2 und in der Folge des Hirndrucks.
- Das **Tidal-** bzw. **Atemminutenvolumen** und die **Beatmungsfrequenz** werden so eingestellt, dass ein p_aCO_2 von ca. 35 mmHg gehalten bzw. eine mäßige Hyperventilation (p_aCO_2 30–35 mmHg) erreicht wird. p_aCO_2-Werte > 40 mmHg sollen wegen des damit verbundenen Hirndruckanstiegs, p_aCO_2-Werte < 30 mmHg wegen der Gefahr einer zerebralen Ischämie vermieden werden (kontinuierliche Überwachung mittels Kapnografie, ➤ 10.2.5).
- Das **Atemzeitverhältnis** wird auf 1:2–1:1,5 eingestellt. Eine IRV-Beatmung (➤ 3.2.1) sollte vermieden werden, weil sie mit einem Anstieg des mittleren thorakalen Drucks (mittlerer Beatmungsdruck) verbunden ist.
- Ein geringer **PEEP** (5–8 mbar) zur Aufrechterhaltung der funktionellen Residualkapazität (physiologischer PEEP ➤ 3.2.4) wirkt sich i. d. R. nicht nachteilig auf den Hirndruck aus. Ist aufgrund von Oxygenierungsproblemen ein PEEP von 10–14 mbar notwendig, sollte eine Überwachung des ICP und CPP erfolgen, um einen weiteren gravierenden Hirndruckanstieg umgehend zu bemerken. Dies ist insbesondere dann wichtig, wenn der Hirndruck bereits massiv erhöht ist und kei-

ne Kompensationsmöglichkeiten (vor allem Verschiebung von Liquor aus den Ventrikeln in den Spinalkanal) mehr zur Verfügung stehen.

- Zielgröße für die **inspiratorische Sauerstoffkonzentration** (F_iO_2) sind ein p_aO_2 von 80–100 mmHg und eine Sauerstoffsättigung (S_aO_2) ≥ 97 % [26].
- Ggf. gelten die Grundsätze der lungenprotektiven Beatmung (➤ 9.1.1) mit *Ausnahme* der permissiven Hyperkanpie.

PFLEGEPRAXIS

Positionierung

Die günstigste **Position des Patienten mit erhöhtem Hirndruck** ist die Rücken- bzw. 30°-Seitenlagerung, jeweils mit *erhöhtem Oberkörper* und achsengerechter Positionierung des Kopfs (damit freier venöser Abfluss gewährleistet ist). Lagerungsmaßnahmen des Patienten gehen i. d. R. mit einer Erhöhung des Hirndrucks einher und sollten daher auf das notwendigste beschränkt werden. Sind zur Verbesserung der Oxygenierung häufige Lagerungsmaßnahmen bzw. die 135°-Seiten- oder Bauchlagerung erforderlich, sind evtl. Rotationsbetten angezeigt, die eine genaue Positionierung des Kopfs ermöglichen (➤ 11.8.5).

9.3 Beatmung bei COPD und Asthma bronchiale

9.3.1 Beatmung bei COPD

Bei COPD (➤ 2.3.2) kann es durch die dauernde Einengung der Atemwege zur unvollständigen Entlüftung der Alveolen und in der Folge zur Ausbildung eines Intrinsic-PEEP kommen (➤ 3.2.4). Dadurch nimmt die funktionelle Residualkapazität (FRC ➤ Tab. 1.1) zu, was wiederum eine Kompression des pulmonalen Kapillarstrombetts mit nachfolgender Rechtsherzbelastung nach sich ziehen kann. Infolge des Intrinsic-PEEP muss der Patient mit COPD sehr viel mehr Atemarbeit leisten als ein Lungengesunder (je höher der Intrinsic-PEEP desto größer die Atemarbeit), d. h. die Atemmuskulatur kann sich auch sehr viel schneller erschöpfen. Aus diesem Grund ist die Respiratorentwöhnung (➤ Kap. 13) bei einem Patienten mit schwerer COPD häufig schwierig und langwierig.

WICHTIG

Möglichst nichtinvasiv

Der Patient mit schwerer COPD wird **nach Möglichkeit nichtinvasiv** beatmet, um die meist schwierige und lang dauernde Respiratorentwöhnung zu umgehen (➤ Kap. 4). Die NIV muss frühzeitig beginnen, damit die Intubationsrate und damit die Letalität gesenkt werden kann. Die Indikation zur Intubation bzw. Tracheotomie wird bei Patienten mit COPD sehr restriktiv gestellt.

Als **Richtwerte** gelten:

- **Inspirationsdruck** möglichst ≤ 30 mbar. Geeignet sind die druckkontrollierte Beatmung (PCV ➤ 3.3.3), BIPAP (➤ 3.3.4), druckunterstützte Beatmung (➤ 3.3.7) oder PAV, also Beatmungsformen mit einem *dezelerierenden Flow* (➤ 3.2.2; bei konstantem Flow flutet das Gas langsamer an, es kann zu Lufthunger kommen).
- **PEEP.** Bei schwerer COPD besteht i. d. R. ein Intrinsic-PEEP, der die Atemarbeit des Patienten erhöht und ungünstige Nebenwirkungen mit sich bringt (siehe oben). Ein Extrinsic-PEEP der *kleiner* ist als der Intrinsic-PEEP vermindert die Atemarbeit und ist daher beim COPD-Patienten sinnvoll. Wichtig ist jedoch, dass der PEEP deutlich unterhalb des Intrinsic-PEEP eingestellt wird (Faustregel: maximal 80 % des Intrinsic-PEEP), da ansonsten die bereits krankheitsbedingt überblähte Lunge weiter überdehnt wird, was die ungünstigen Nebenwirkungen verstärkt. Meist wird initial ein PEEP von 3–8 mbar eingestellt (dieses PEEP-Niveau liegt in aller Regel deutlich unter dem Intrinsic-PEEP bei schwerer COPD).
- Normales **Atemzeitverhältnis** bzw. verlängerte Exspirationszeit (I:E 1:2–1:4), sodass genügend Zeit zur Exspiration bleibt.
- Kurze **Inspirationsanstiegszeit** (steile Rampe), da ein zu geringer Inspirationsflow zu Beginn der Inspiration beim COPD-Patienten die Atemarbeit erhöht.
- **Beatmungsfrequenz** eher niedrig (8–16/Min.). Je höher die Beatmungsfrequenz desto kürzer die Exspirationszeit (bei gleichbleibendem I:E-Verhältnis) und desto größer die Gefahr einer Zunahme des Intrinsic-PEEP.
- **Tidalvolumen** und **Atemminutenvolumen** werden i. d. R. anhand des pH-Werts (Ziel: pH > 7,35) und nicht wie sonst üblich nach dem p_aCO_2 ge-

9

steuert, um eine „Überbeatmung" zu vermeiden. Ein zu rasches Absenken des p_aCO_2 soll vermieden werden, da hierdurch ein Bronchospasmus verstärkt und Elektrolytverschiebungen und Herzrhythmusstörungen ausgelöst werden können.
- Die **inspiratorische Sauerstoffkonzentration** wird so eingestellt, dass p_aO_2-Werte von 60–80 mmHg erreicht werden. Höhere Werte sind zu vermeiden, da sie beim COPD-Patienten den Atemantrieb dämpfen (Atemantrieb bei COPD nicht – wie physiologisch – über erhöhten p_aCO_2, sondern über verminderten p_aO_2). Grundsätzlich werden die „Normalwerte" des Patienten angestrebt, d. h. die p_aO_2-Werte, an die er adaptiert ist.

Bei völliger Erschöpfung der Atemmuskulatur (*Respiratory Muscle Fatigue*) wird der Arzt den Patienten ggf. kontrolliert beatmen mit einer Beatmungsfrequenz die etwas über der Spontanatemfrequenz des Patienten liegt (dadurch wird der spontane Atemantrieb des Patienten unterdrückt). Der Patient muss dann keinerlei Atemarbeit leisten (auch nicht triggern) und seine erschöpfte Atemmuskulatur kann sich erholen. Dazu kann eine Sedierung notwendig sein.

Anzustreben sind eine frühzeitige Extubation und ein Umstieg auf eine nichtinvasive Beatmung.

9.3.2 Beatmung bei Status asthmaticus

Beim **Status asthmaticus** hält eine schwere Atemwegsobstruktion über Stunden bis Tage an (➤ 2.3.3). Eine Intubation und maschinelle Beatmung ist indiziert, wenn es mit anderen therapeutischen Maßnahmen (insbesondere Bronchospasmolytika) nicht gelingt, die Atemwegsobstruktion zu bessern bzw. sich die Atemwegsobstruktion weiter verschlimmert. Richtungweisend sind die klinischen Symptome und die Blutgasanalyse:
- Erschöpfung der Atemmuskulatur, d. h. der Patient kann die notwendige Atemarbeit nicht mehr leisten (Zeichen ➤ 2.4.1)
- Respiratorische Azidose (➤ 1.6.2) mit hohem, im Verlauf weiter steigendem p_aCO_2
- Später Bradypnoe und Schnappatmung

Muss der Patient intubiert und beatmet werden, ist auf Folgendes zu achten:
- Geeignet ist die druckkontrollierte Beatmung (PCV ➤ 3.3.3) oder BIPAP (➤ 3.3.4).
- Wegen der Atemwegsobstruktion ist ein hoher Inspirationsdruck erforderlich, um ein ausreichendes Tidalvolumen verabreichen zu können. Wegen den negativen Auswirkungen und Komplikationen eines zu hohen Beatmungsdrucks (➤ 5.1) soll der **Inspirationsdruck** dennoch so gering wie möglich gehalten werden (Ziel: ≤ 40 mbar). Eine Hyperkapnie wird insbesondere zu Beginn der Beatmung meist toleriert (zugunsten eines geringstmöglichen Inspirationsdrucks) und nur langsam gesenkt (Ziel: pH > 7,2).
- Da beim Status asthmaticus sowohl die Inspiration als auch die Exspiration erschwert sind, wird die **Beatmungsfrequenz** eher niedrig eingestellt (ca. 10/Min.), sodass genügend Zeit für In- und Exspiration zur Verfügung steht. Das **Atemzeitverhältnis** wird i. d. R. auf 1:2 bis 1:4 eingestellt. Durch die relativ lange Exspirationszeit soll eine weitere Überblähung der Lunge vermieden werden.
- Durch die massive Atemwegsobstruktion kann sich ein **Intrinsic-PEEP** aufbauen (➤ 3.2.4). Ein **Extrinsic-PEEP** kann die Atemarbeit erleichtern, sollte jedoch immer unterhalb des Intrinsic-PEEP liegen, um eine weitere Überblähung der Lunge zu verhindern.
- Die **inspiratorische Sauerstoffkonzentration** wird zunächst so hoch wie nötig eingestellt, um die Hypoxämie rasch zu beheben. Anschließend wird die F_IO_2 dann zurückgenommen bis der p_aO_2 zwischen 60–80 mmHg liegt
- Gegebenenfalls Heliox-Inhalation (➤ 12.4).

9.4 Beatmung bei Adipositas

DEFINITION

Adipositas (englisch *Obesity*): Übergewicht mit Body-Mass-Index (BMI) > 30 kg/m². Einteilung nach WHO in drei Schweregrade:
- Grad I: BMI 30–34,9.
- Grad II: BMI 35–39,9.
- Grad III (**Adipositas per magna,** *morbide Adipositas*): BMI > 40.

Adipöse Patienten stellen häufig aufgrund ihrer Vor- und Begleiterkrankungen und der veränderten Lungenmechanik hohe Anforderungen an die Auswahl der geeigneten Therapie sowie an das Personal.

Bereits die **Intubation** kann deutlich erschwert sein, v.a. aufgrund des Halsvolumens, der eingeschränkten Kiefer-Beweglichkeit und der verringerten Lungenvolumina (geringere Sauerstoffreserve, dadurch kleineres Zeitfenster für den Intubationsvorgang).

Häufig kommt es bei adipösen Patienten zu COPD (➤ 2.3.2) oder Asthma bronchiale (➤ 2.3.3), Pneumonie (➤ 2.3.1), Schlafapnoe sowie Obesitas-Hypoventilationssyndrom (OHS ➤ Kap. 14); letztere erfordern oft eine nächtliche Heimbeatmung. Weiter leiden viele adipöse Patienten an kardiovaskulären sowie Stoffwechselerkrankungen wie z.B. arterielle Hypertonie und Diabetes mellitus.

Durch das hohe Körpergewicht verändern sich die **Lungenvolumina:** FEV_1, forcierte Vitalkapazität, funktionale Residualkapazität sowie exspiratorisches Reservevolumen (➤ 1.3.3) sind teilweise deutlich vermindert. Ab einem BMI > 40 kg/m² kommt es zu einer Verringerung des Residualvolumens und der totalen Lungenkapazität, bis in extremen Fällen die FRC fast dem Residualvolumen entspricht. Die **Atemarbeit** ist aufgrund der restriktiven Veränderungen deutlich erhöht, es kommt häufiger zu Ausbildung von **Atelektasen** (➤ 2.2.4), die länger persistieren, dadurch werden die ohnehin verringerten Lungenvolumina zusätzlich eingeschränkt. Die **Aspirationsgefahr** ist deutlich erhöht.

Richtwerte für die Beatmung adipöser Patienten

WICHTIG

Maßgeblich: Ideales Körpergewicht

Bei der Einstellung der Tidalvolumina ist das **ideale Körpergewicht** maßgeblich (*Ideal Body Weight*, kurz **IBW**). Die Beatmung folgt den Prinzipien der lungenprotektiven Beatmung (➤ 9.1.1) mit einem PEEP ≥ 10 mbar.

- Beatmungsdruck < 30 mbar bei V_t von 6 ml/kg IBW, ggf. permissive Hyperkapnie erwägen.
- Ggf. Bauchlagerung, dabei engmaschige Kontrolle von Nieren- und Leberfunktion.
- Inspiratorische Sauerstoffkonzentration (➤ 3.2.3) so einstellen, dass p_aO_2-Werte von 60–80 mmHg bzw. eine Sauerstoffsättigung ≥ 90 % erreicht werden. Der p_aCO_2-Wert sollte ca. 40–60 mmHg betragen bei einem pH von ≥ 7,25.
- Da adipöse Patienten häufig Atelektasen entwickeln, können wiederholte Rekrutierungsmanöver notwendig sein (➤ 9.1).
- PEEP sollte > 10 mbar betragen und nach der PEEP-F_iO_2 Tabelle (➤ Tab. 3.1) eingestellt werden, um Atelektasen zu vermeiden.
- Patienten mit deutlich erhöhtem Oberkörper positionieren, eine „schiefe Ebene" kann u.U. hilfreich sein, um die FRC zu erhöhen.
- Nach Möglichkeit druckorientierte Beatmungsformen (➤ 3.3.3) mit der Möglichkeit des „Mitatmens" wählen, um dorso-basale Atelektasen zu vermeiden.
- Flache Sedierung (RASS 0 bis -1). Bei tiefer Sedierung täglichen Aufwachversuch und Spontanatmungsversuch (➤ 13.3) erwägen.
- Extubation (➤ 6.14), ggf. gefolgt von NIV (➤ Kap. 4), zum frühestmöglichen Zeitpunkt.

Weitere Maßnahmen

Nach der Extubation benötigen die Patienten aufgrund der oben genannten Vorerkrankungen eine besonders sorgfältige **Überwachung.** Häufig profitieren adipöse Patienten von einer CPAP-Therapie (➤ 3.3.8). Trotz der Adipositas müssen die Patienten adäquat ernährt werden.

Häufig ist für die Patienten ein Spezialbett und Spezialequipment (Mobilisationsstuhl, Lifter und ähnliches) erforderlich. Ist die Station nicht entsprechend ausgestattet, können diese auch gemietet werden.

9.5 Beatmung bei COVID-19

COVID-19 (SARS-CoV-2-Infektion) ➤ 2.3.5

Bei einem P_aO_2 ≤ 55 mmHg (ohne zusätzlichen Sauerstoff) und einer Atemfrequenz ≥ 30/Min. sollte zunächst die Therapie mit HFOT begonnen werden. [42]

Ist die Sättigung darunter > 92 % (bzw. 88 % bei COPD) wird die Therapie fortgesetzt und alle 1–2

Stunden überprüft, ob die HFOT (noch) erfolgreich ist.

Ansonsten wird ein Therapieversuch mit Maskenbeatmung durchgeführt. Hier kann CPAP (10 mbar) oder NIV (PEEP 5–10 mbar, DU 6–10 mbar) zum Einsatz kommen. Auch dabei wird der Erfolg engmaschig überwacht. Bei einer zunehmenden Verschlechterung des Zustands (AF >30, P_aO_2/F_iO_2 < 150 mmHg) sollte eine Intubation erwogen werden, spätesten bei P_aO_2/F_iO_2 < 100 mmHg muss intubiert werden, sofern eine invasive Beatmung indiziert ist. Eine lungenprotektive Beatmung sollte durchgeführt werden (➤ 9.1.1). Ergänzend ist häufig auch die Bauchlagerung indiziert.

Bei einer zunehmenden Verschlechterung erfolgt eine ECMO (➤ 12.1.2).

PFLEGEPRAXIS

Insbesondere während der HFOT oder einer Maskenbeatmung ist die Gefahr groß, dass sich Mitarbeiter infizieren. Ein konsequentes Tragen der Schutzausrüstung ist daher unerlässlich. Für Betroffene und deren Angehörige ist v. a. das Besuchsverbot sehr belastend (➤ 2.3.5).

9.6 Beatmung von Palliativpatienten

Oft kommt es erst im Verlauf der Intensivbehandlung zu einer **Therapiezieländerung:** Wenn klar wird, dass eine Heilung für den Patienten nicht mehr möglich ist, steht die palliative Begleitung des Patienten im Fokus. Patientenverfügungen sowie Gespräche mit dem Patienten und seinen Angehörigen klären, welche Therapien und Formen der Begleitung der Betroffene sich für die Palliativsituation wünscht und v. a. auch welche er ablehnt.

DEFINITION

Die Deutsche Gesellschaft für Palliativmedizin (DGP) definiert **Palliativmedizin** als „aktive, ganzheitliche Behandlung von Patienten mit einer nicht heilbaren, progredienten und weit fortgeschrittenen Erkrankung mit begrenzter Lebenserwartung". Entsprechend steht nicht mehr die Behandlung der Grunderkrankung im Vordergrund, sondern die **Verbesserung der Lebensqualität.**

Ziel der Beatmungstherapie von Palliativpatienten ist vorrangig die Linderung der meist als sehr belastet erlebten Dyspnoe. Maßgeblich dabei sind die Angaben des Patienten; objektive Parameter wie Atemfrequenz, Sauerstoffsättigung und BGA erfassen die subjektiv erlebte Dyspnoe i. d. R. nicht. Zudem soll die Therapie die Kommunikations- und geistige Leistungsfähigkeit des Patienten möglichst erhalten.

Palliativpatienten sollten frühzeitig über die Möglichkeit einer invasiven und nichtinvasiven Beatmung informiert werden, damit sie sich dann im Bedarfsfall für oder gegen eine bestimmte Beatmungsform entscheiden können.

Therapierbare Ursachen einer Atemnot (z. B. Pneumothorax, Lungenödem, Pleuraerguss oder Aszites aufgrund kardialer Dekompensation, Pneumonie) sollten bei Einverständnis des Patienten umgehend behandelt werden. [43]

PFLEGEPRAXIS

Terminal Extubation und terminales Weaning

Das Beenden einer begonnenen Beatmungstherapie bei Palliativpatienten kann erfolgen durch:

- **Terminales Weaning** mit schrittweiser Reduktion der Beatmung, z. B. zurücknehmen von F_iO_2, PEEP, Tidalvolumen und Beatmungsfrequenz. Der Beatmungszugang (Endotrachealtubus oder Trachealkanüle) bleibt erhalten. Das terminale Weaning ist weniger drastisch und belastend für Patient und Angehörige, kann jedoch den Sterbeprozess deutlich verlängern.
- **Terminale Extubation** ohne vorherige Beatmungsreduktion. Dadurch ist ein vergleichsweise „natürlicherer" Sterbeprozess möglich. Für die Angehörigen ist das Begleiten und Abschied nehmen oft einfacher, wenn der Sterbende nicht an ein Beatmungsgerät angeschlossen ist. Zudem ermöglicht die terminale Extubation evtl. auch eine Verlegung des Patienten etwa auf eine Palliativstation.

Wichtig ist in jedem Fall eine gute Aufklärung des Patienten und seiner Angehörigen sowie die engmaschige Kontrolle des Patienten auf Symptome von **Schmerzen, Luftnot, Angst oder Stress** sowie ggf. die entsprechende Therapie.

9

WICHTIG

Linderung der Atemnot

Evtl. kann eine NIV oder HFOT die belastende Atemnot lindern. Ggf. ist dazu eine medikamentöse Unterstützung (z. B. mit Morphin) notwendig. Dabei ist dem Patienten auch Essen und Trinken sowie das Gespräch mit seinen Angehörigen möglich.
Eine Sauerstoffgabe lindert bei Patienten ohne Hypoxämie die Luftnot *nicht*. Hier ist ein Gefühl der Frischluftzufuhr, z. B. mittels Taschenventilator, hilfreich (Ausnahme: COPD-Patienten).

KAPITEL

10 Pflege des beatmeten Patienten

Gottfried Scheuermann, Frank Kirsch

Die maschinelle Beatmung, insbesondere die invasive Beatmung, hat Auswirkungen auf viele Lebensbereiche des Patienten. Entsprechend umfasst die Pflege des beatmeten Intensivpatienten eine ganze Reihe spezieller Maßnahmen. Einen guten Überblick über diese speziellen Maßnahmen bietet das Pflege- und Beatmungskonzept (nach Nydahl und Rothaug 2010, ➤ Abb. 10.1).

10.1 Auf- und Übernahme eines beatmeten Patienten

Gottfried Scheuermann

10.1.1 Vorbereiten eines Beatmungsbettplatzes

Ist die Aufnahme eines beatmeten Patienten, z. B. aus dem OP oder der Notaufnahme, geplant, bereiten die Pflegenden den **Beatmungsbettplatz** vor. Muss ein bisher nicht beatmeter Intensivpatient intubiert und beatmet werden, platzieren die Pflegenden die für die Beatmungstherapie notwendigen Geräte und Materialien am Patientenbett.

Grundsätzlich ist ein Beatmungsbettplatz ausgestattet mit:

- Einem **Beatmungsgerät.** Mit welchem Gerät der Patient beatmet wird, hängt vor allem von Art und Umfang der geplanten Beatmungstherapie, der Grunderkrankung sowie evtl. notwendigen Transporten des Patienten ab. Gegebenenfalls entscheiden die Pflegenden nach Rücksprache mit dem Arzt, welches Gerät eingesetzt wird. Das Gerät wird an die Notstromsteckdose angeschlossen.
- Ein **Beatmungsbeutel** mit Sauerstoffanschluss, Reservoirbeutel, ggf. Filter und PEEP-Ventil damit die manuelle Beatmung im Bedarfsfall mit annähernd 100 % Sauerstoff durchgeführt werden kann (➤ Abb. 6.8).
- **Beatmungsmasken** um den Patienten im Fall einer versehentlichen Extubation oder Dekanülierung manuell mit Maske und Beutel beatmen zu können (➤ Abb. 6.10).
- Medikamente zur Intubation, Sedativa, Notfallmedikamente bzw. Notfallwagen auf Station.
- Funktionstüchtiges **Laryngoskop.**
- **Endotrachealtuben** (beim Erwachsenen in der Regel die Größen 7,0, 7,5 und 8,0) Gleitgel, Führungsstab, Magillzange, Blockerspritze und Cuff-

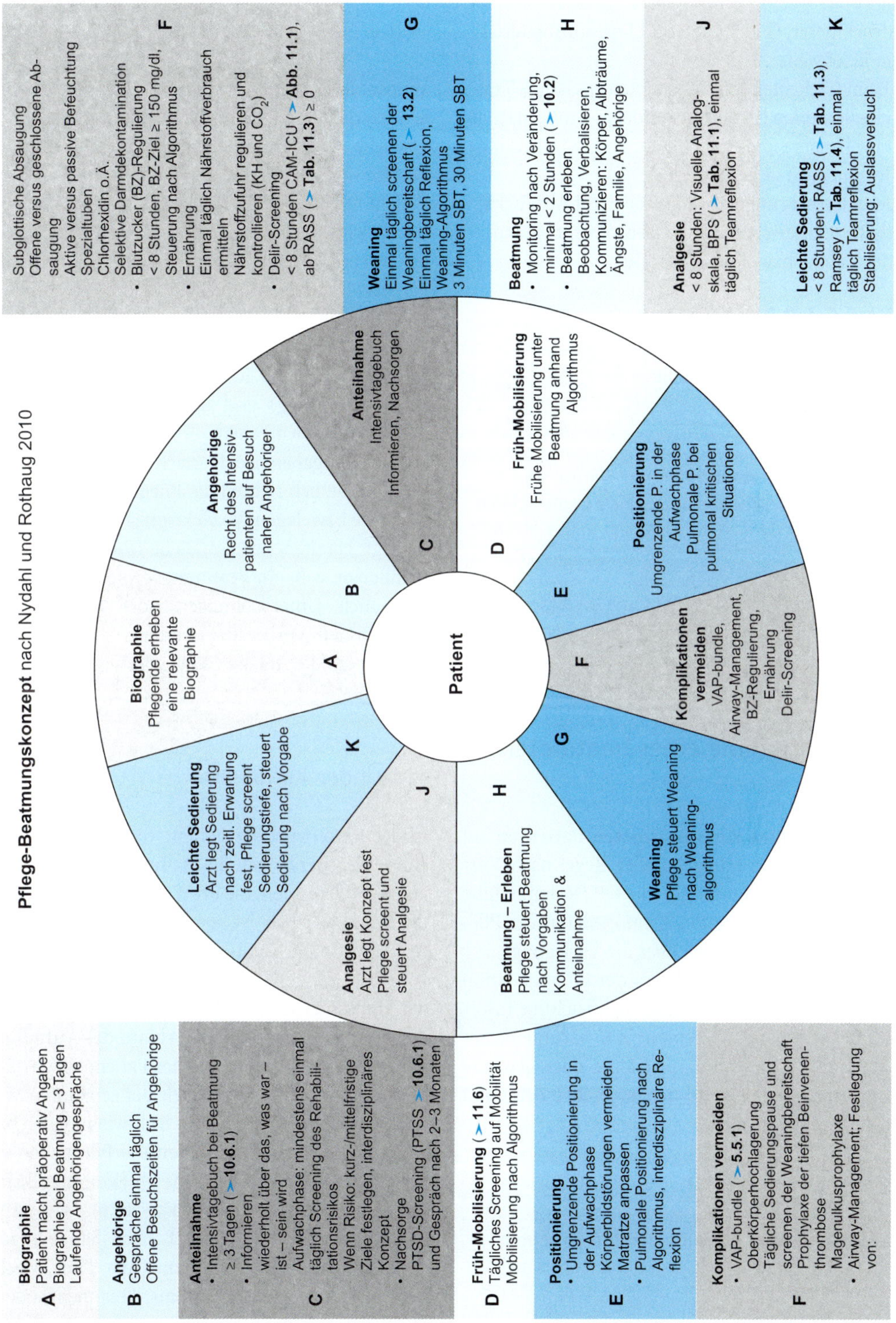

Abb. 10.1 Das **Pflege-Beatmungskonzept** (nach Nydahl und Rothaug 2010) gibt einen Überblick über die Kernprozesse sowie die zugehörigen Maßnahmen in der Pflege beatmeter Patienten. Ausführungen zu den einzelnen Punkten sind in diesem Kapitel enthalten oder finden sich im ➤ Kap. 11 (A2F-Bundle). Informationen zur Ernährung und Blutzuckerregulierung sind der entsprechenden Intensivpflege-Fachliteratur zu entnehmen. [L143, F671]

druckmeser, Güdeltuben und Fixationsmaterial in Reichweite.
Beim tracheotomierten Patienten zusätzlich **Trachealkanülen** (in der verwendeten Größe, dazu je eine kleinere und eine größere Kanüle), Gleitmittel und ein Trachealspreizer.
- Funktionstüchtige Absauganlage mit Absaugkathetern unterschiedlicher Größe entsprechend der Tubus- bzw. Kanülengröße.

PFLEGEPRAXIS

Einheitliche Anordnung

Entsprechend des ersten Leitsatzes der CRM-Prinzipien (Crew Resource Management zur Verbesserung der Teamperformance) „Kenne deine Arbeitsumgebung" ist - sofern es die baulichen Voraussetzungen der Intensivstation zulassen - die **Anordnung der Geräte und Materialien** an einem Beatmungsbettplatz **immer gleich**. Dies erleichtert die Arbeitsabläufe und trägt wesentlich dazu bei, dass im Notfall, wenn jeder Handgriff „sitzen" muss, zügig gearbeitet werden kann.
Wegen der Arbeitsplatzsicherheit sowie aus hygienischen Gründen darauf achten, dass Kabel und Leitungen von Geräten nicht auf dem Boden liegen (Stolperfalle).

10.1.2 Aufnahme eines beatmeten Patienten

Die **Neuaufnahme eines beatmeten Patienten** auf die Intensivstation erfolgt in aller Regel nach Voranmeldung, d. h. Mitarbeiter aus OP, Notaufnahme oder den Allgemeinstationen informieren die Pflegenden der Intensivstation über die Verlegung.

Meist erhalten die Mitarbeiter der Intensivstation im Rahmen dieser Anmeldung auch wichtige Informationen über den Patienten, z. B. Grunderkrankung, spezielle Beatmungsprobleme oder geplante Maßnahmen, und es wird der ungefähre Zeitpunkt der Verlegung mitgeteilt.

PFLEGEPRAXIS

Aufnahme durchführen

Bei der **Aufnahme eines beatmeten Patienten** arbeiten die Pflegenden nach Möglichkeit zu zweit (die für den Patienten verantwortliche und eine weitere Pflegende), um die Zeitdauer, in der der Patient noch nicht an Respirator, Überwachungsmonitor sowie Infusions-(spritzen)pumpen etc. angeschlossen ist, möglichst kurz zu halten. Dies ist umso wichtiger, je kritischer der Zustand des Patienten ist.

Vorbereitung der Aufnahme

Wurde der Patient angekündigt, bereiten die Pflegenden den Bettplatz für die Beatmungstherapie vor (➤ Abb. 10.2). Eventuell ist es auch notwendig, ein Bett für den Patienten vorzubereiten, etwa wenn der Patient mit einer Liege auf die Station gebracht wird. I. d. R. wird die Vorbereitung anhand einer Checkliste vorgenommen, in der alle notwendigen Utensilien und Kontrollen aufgelistet sind.

Kurz vor dem geplanten Aufnahmezeitpunkt schalten sie den Überwachungsmonitor und den Respirator ein (i. d. R. stations- bzw. klinikinterne Grundeinstellung) und überprüfen deren Funktionsfähigkeit (Kurzcheck; Funktionskontrolle laut Herstellerangaben i. d. R. nach Aufrüsten des Geräts). Zusätzlich richten die Pflegenden eine Patientenkurve bzw. legen die elektronische Patientenakte an. Ggf. bereiten sie zusätzliche Überwachungsprotokolle vor, z. B. ein Beatmungsprotokoll. Evtl. können auch Untersuchungen oder therapeutische Maßnahmen vorbereitet werden, z. B. Laborkontrollen oder die Anlage von venösen oder arteriellen Zugängen.

Ablauf der Aufnahme

In der Regel wird der Patient von einem Arzt und einer Pflegeperson auf die Station gebracht und dort von der Pflegenden, die im Weiteren für den Patienten verantwortlich ist, sowie dem diensthabenden Arzt der Intensivstation übernommen. Abhängig vom Zustand des Patienten (z. B. vitales Risiko) sowie klinikinternen Standards variiert der im Folgenden beispielhaft dargestellte **Ablauf der Aufnahme.** Arbeiten bei der Aufnahme des Patienten zwei Pflegende zusammen, können viele der genannten Maßnahmen parallel erfolgen. So früh wie möglich bzw. so früh wie sinnvoll begrüßen die Pflegenden den Patienten und stellen sich ihm vor (Kommunikation mit dem beatmeten Patienten ➤ 10.6).
- **Übergabe** des Patienten z. B. nach dem (evtl. modifizierten) ADMIST-Schema (Age, Time, Mechanism, Injury, Signs/Sympoms, Treatment) oder ABCDE-Schema (Airway, Breathing, Circulation, Disability, Enviroment). Alle Beteiligten unterbrechen - wenn möglich - ihre Tätigkeiten für die Zeit der Übergabe und hören zu (vergleiche

10

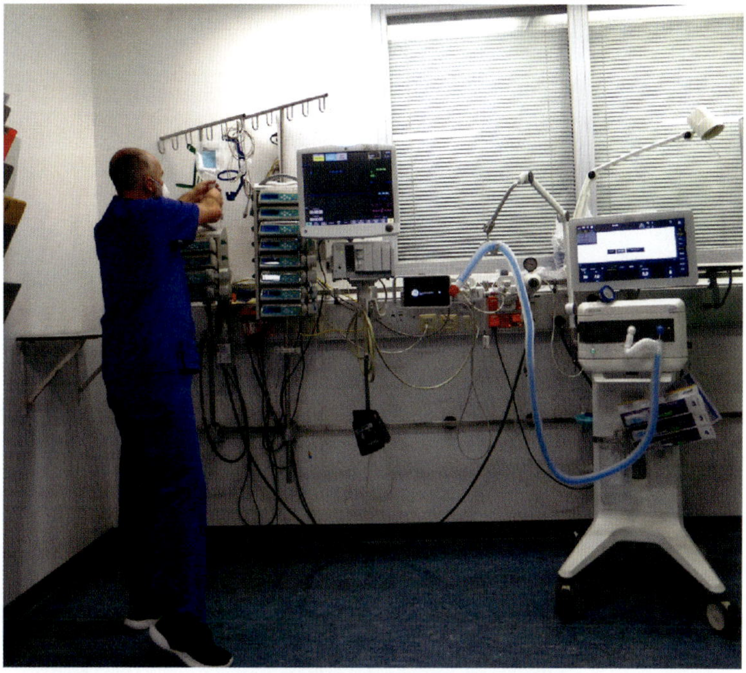

Abb. 10.2 Intensivbettplatz, vorbereitet für die Aufnahme eines beatmeten Patienten. [M251]

Team-Time-Out)! Damit ist gewährleistet, dass das gesamte Team den gleichen Informationsstand hat.

- Gegebenenfalls Umlagern des Patienten in das Intensivpflegebett.
- Einstellen der **Beatmungsparameter** (nach Rücksprache mit dem übergebenden/übernehmenden Arzt).
- Anschließen des Patienten an das **Beatmungsgerät,** Auskultation der Lunge auf seitengleiche Belüftung, Cuffkontrolle (➤ 6.13.1). Kontrolle der vom Beatmungsgerät gemessenen Werte, z. B. Atemminutenvolumen, -Tidalvolumen, -frequenz und Spitzendruck; ggf. Adaption der Alarmgrenzen.
- Anschließen des Patienten an den **Überwachungsmonitor** (EKG, Sauerstoffsättigung, invasive und/oder nichtinvasive Blutdruckmessung, Kapnometrie, evtl. weitere Überwachungsfunktionen, z. B. ICP).
- Einstellen von **Infusionen und Infusionsspritzenpumpen**. Infusionsleitungen auf korrekte Konnektion, Dichtigkeit und Durchgängigkeit kontrollieren und übersichtlich platzieren. Kontrolle der Medikamentendosierungen und Infusionszufuhr. Welches Medikament, welche Infusion läuft an welchem venösen Zugang?
- Sonden und Drainagen zugfrei positionieren und korrekte Ableitung sicherstellen.
- Dokumentation der bisherigen Maßnahmen.

PFLEGEPRAXIS

Auf Selbstschutz achten

Insbesondere bei Notfallpatienten (z. B. Unfallverletzte), aber auch bei frisch operierten Patienten finden sich häufig Verunreinigungen der Haut mit Blut und/oder Körpersekreten. Es empfiehlt sich daher dringend, zur Aufnahme Handschuhe und evtl. auch Schutzkleidung zu tragen. Bei **unklarem Infektionsstatus,** z. B. bezgl. COVID-19, bis zum Ausschluss der Infektion alle Hygienemaßnahmen einhalten, die bei der entsprechenden Infektion erforderlich sind.

Im weiteren Verlauf kontrollieren die Pflegenden – sofern noch nicht geschehen – dann die in der Checkliste „Übernahme eines beatmeten Patienten" genannten Punkte (➤ Tab. 10.1) und erstellen sobald wie möglich eine auf einer Pflegeanamnese basierende Pflegeplanung. Dabei berücksichtigen sie die bei Beatmungspatienten deutlich erhöhte Dekubitus-, Pneumonie- und Thrombosegefahr.

Tab. 10.1 Beispiel für eine **Checkliste zur Übernahme eines beatmeten Patienten.** Art und Umfang der Kontrollen variieren patienten- und klinikabhängig.

Notfallausstattung	• **Absaugung:** Funktionsfähigkeit kontrollieren, Vorrat an Absaugkathetern und sterilen bzw. keimarmen Handschuhen überprüfen Bei Verwendung **geschlossener Absaugsysteme:** Nächster Wechsel? • **Beatmungsbeutel:** Funktionskontrolle des Beatmungsbeutels, O_2-Reservoir bzw. Sauerstoffschlauch angeschlossen? Ggf. PEEP-Ventil? Sauerstoffgerät funktionsbereit? Beatmungsmaske vorhanden?
ET-Tubus/ Trachealkanüle	• **Tubus-/Kanülenlage:** Auskultation der Lungen auf beidseitige gleichmäßige Belüftung, Intubationstiefe (Längenmarkierung an Zahnreihe), Fixierung (ausreichend sicher, nicht zu eng?) • **Cuff:** Dichtigkeit überprüfen, Cuffdruck messen (➤ 6.13.1)
Beatmung	• Eingestellte **Beatmungsform, Beatmungsparameter** (aktuelle Einstellung mit verordneter Einstellung vergleichen), **Alarmgrenzen** (ggf. der aktuellen Beatmungssituation anpassen) • Atemmechanik, thorakale und abdominelle Exkursionen? • Atemgeräusche (evtl. endotracheales Absaugen erforderlich? Pathologische Atemgeräusche?) • Beatmungsschlauchsystem: Letzter bzw. nächster Wechsel?
Atemgasbefeuchtung (➤ 5.2)	• **Aktive Atemgasbefeuchter:** Wasserstand prüfen und ggf. steriles Wasser nachfüllen bzw. Einmal-Sterilwasserbehälter auswechseln, Atemgastemperatur kontrollieren, ggf. Platzierung der Kondenswasserabscheider kontrollieren (müssen sich am tiefsten Punkt des Beatmungsschlauchs befinden) • **Passive Atemgasbefeuchter:** Verunreinigung durch Sekret? Letzter bzw. nächster Wechsel?
(Monitor) Überwachung	• **Alarmgrenzen** überprüfen und der aktuellen Situation anpassen • Darstellung der überwachten Parameter, v. a. EKG und Pulsfrequenz (Kurven, Trends), prüfen und ggf. optimieren • **Blutdruck** – Invasiv: Platzierung des Transducers kontrollieren, Null-Abgleich durchführen, Darstellung der Druckkurve prüfen (korrekter Kurvenverlauf?) – Nichtinvasiv: Zeitintervall (Einstellung prüfen), Breite und Position der Blutdruckmanschette? • Pulsoxymetrie: Sitz des Aufnehmerclips prüfen, ggf. Messort wechseln • Kapnometrie: Null-Abgleich, Überprüfen und ggf. korrigieren der eingestellten Alarmgrenzen • Gegebenenfalls weitere Überwachungsfunktionen prüfen, z. B. ICP-Messung (Hirndruck-Messung), PAP (Pulmonalarteriendruck)-Messung, ZVD, PICCO® • Alle Kabel übersichtlich und zugfrei platzieren, Stolperfallen vermeiden
Medikamente und Infusionen	• **Infusionspumpen und -spritzenpumpen** auf Inhalt, Dosierung, Laufgeschwindigkeit und mögliche Inkompatibilitäten überprüfen *Beschriftung:* Welches Medikament/welche Infusion ist an welchem Zugang angschlossen? • Dichtigkeit und Durchgängigkeit der **Infusionsleitungen** sowie richtige Stellung der integrierten Mehrfachverbindungen (z. B. 3-Wege-Hähne) kontrollieren • Einsatzzeiten von Infusionsfiltern (falls im Einsatz) kontrollieren (nächster Wechsel?) • Leitungen übersichtlich und zugfrei platzieren
Allgemeine Patientenkontrolle	• **Bewusstseinslage** und **Allgemeinzustand** kontrollieren, z. B. mittels Überwachungsscore (z. B. Ramsey- oder RASS-Score, ➤ Tab. 11.3), ggf. Delir-Screening (z. B. mit CAM-ICU oder ICDSC ➤ 11.5.1) • Grobe **neurologische Einschätzung,** z. B. Vigilanz, Orientierung, Pupillenstatus, Extremitätenbewegungen • Psychische Situation und Bedürfnisse des Patienten erfassen (soweit möglich) • **Schmerzstatus** erheben (z. B. mit Schmerzskala, ➤ 11.2.1) • Wirkung von Medikamenten (Opiaten, Sedativa, Muskelrelaxanzien) beurteilen) • Hautzustand/Hautfarbe feststellen (Gefährdung bzw. Schädigungen?) • Ernährungszustand überprüfen (Mangelernährung?) • **Positionierung:** Korrekte Lagerung und Dauer der Positionierung überprüfen, Antidekubitussystem • **Verbände** (Nachblutung? sichere Fixierung?) • **Drainagen:** Sekret (Aussehen, Menge?), Soghöhe, sichere Fixierung und freier Sekretabfluss? Bei Thoraxdrainagen eingestellten Sog und Wasserschloss überprüfen. Bei externer Ventrikeldrainage eingestellte Höhe des Drainagebehältnisses kontrollieren • Gastrointestinalsonden auf korrekte Lage, ausreichende Fixierung und Ableitung des Sekrets prüfen • Letzte **Laborwerte** (insbes. Information über relevante Laborwerte wie Hb, Hk, BZ, Elektrolyte, Gerinnung, Blutgasanalyse, Säure-Basen-Haushalt etc.) • Ausscheidungen: Urinableitung kontrollieren, letzter Stuhlgang?

10.1.3 Übernahme eines beatmeten Patienten

Die **Übernahme eines beatmeten Patienten** von einer Schicht zur nächsten erfolgt auf den meisten Intensivstationen im Patientenzimmer nach einem festgelegten Standard. In der Regel begrüßt die übernehmende Pflegende zuerst den Patienten und stellt sich ihm vor, dann folgt das Übergabegespräch und abschließend die Kontrollen des Patientenzustands sowie der Überwachungs- und Therapiemaßnahmen („Übergabecheck" ➤ Tab. 10.1). Diese Kontrollen führen die Pflegenden der abgebenden und der übernehmenden Schicht zusammen durch.

Übergabegespräch

In der Regel erfolgt zunächst ein **Übergabegespräch,** in dem die übergebende die übernehmende Pflegende über den Verlauf der vergangenen Schicht sowie den aktuellen Stand des Patienten (bzgl. Pflege, Behandlung, geplante Maßnahmen etc.) informiert. Wichtig dabei ist ein strukturiertes Vorgehen, damit nichts vergessen wird. I. d. R. ist die Struktur stationsintern festgelegt.

Die Pflegenden führen das Übergabegespräch am Patientenbett durch. In manchen Fällen ist es jedoch auch sinnvoll, Informationen außerhalb der Hörweite des Patienten auszutauschen, beispielsweise wenn der Patient sehr unruhig und ängstlich ist oder Verdachtsdiagnosen diskutiert werden. Wichtig: Grundsätzlich davon ausgehen, dass der Patient alles hören kann!

Übergabecheck

Nach dem Übergabegespräch führt die übernehmende Pflegende eine Reihe von Kontrollen durch (**Übergabecheck**, Umfang ist i. d. R. stationsintern festgelegt, Bsp. ➤ Tab. 10.1). Damit soll sichergestellt werden, dass bestimmte Maßnahmen, die der Patientensicherheit dienen, in regelmäßigen Mindestabständen durchgeführt werden, z. B. Kontrolle der Alarmgrenzen, und der Beatmungsbettplatz immer vollständig mit allen erforderlichen Materialien ausgerüstet ist.

PFLEGEPRAXIS

Dient der Patientensicherheit

Kontrollmaßnahmen nicht als Misstrauen anderen Pflegenden gegenüber werten! Der **Übergabecheck** dient letztlich der Sicherheit des beatmeten Patienten und trägt wesentlich dazu bei, dass die verantwortliche Pflegende sich zu Beginn der Schicht einen umfassenden Überblick über die Situation des Patienten, mögliche Komplikationen und die anstehenden Maßnahmen verschaffen kann.

10.2 Überwachung des beatmeten Patienten

Gottfried Scheuermann

Wegen möglicher Komplikationen, z. B. technische Defekte am Respirator, Diskonnektion des Beatmungsschlauchsystems oder Veränderungen der Lungenfunktion, müssen beatmete Patienten kontinuierlich überwacht werden. Diese **kontinuierliche Überwachung** umfasst mindestens die Überwachung der Beatmung, der Herz-Kreislauf-Funktion (Herzfrequenz, meist auch Blutdruck), des SpO_2 und $etCO_2$ und wird mittels Überwachungsmonitor und der Überwachungsfunktionen des Respirators gewährleistet.

Abhängig vom Zustand bzw. der Erkrankung des Patienten kommen weitere Überwachungsparameter dazu, z. B. die Körpertemperatur, PiCCO® oder der ICP (Hirndruck ➤ 9.2.1).

Zusätzlich zur kontinuierlichen apparativen Überwachung wird der Patient **klinisch überwacht,** z. B. Vigilanz, Atemmechanik, Hautzustand, Rekapillarisierungszeit, Urinausscheidung oder Pupillenreaktion.

Im Folgenden sind nur die Überwachungsparameter ausführlich dargestellt, die hauptsächlich der Überwachung der Beatmungstherapie dienen. Die allgemeine Überwachung eines Intensivpatienten, die auch Basis der Überwachung des beatmeten Patienten ist, wird als bekannt vorausgesetzt. Nähere Informationen dazu entnehmen Sie bitte der entsprechenden Fachliteratur.

10.2.1 Kontrollen des Respirators und des Beatmungsschlauchsystems

Um technische Defekte am Respirator im Verlauf der Beatmungstherapie erkennen und angemessen reagieren zu können, muss die verantwortliche Pflegende das betreffende Gerät kennen (Einweisung nach Medizinproduktegesetz muss erfolgt sein ➤ 16.1) und möglichst auch Erfahrung im Umgang mit dem Gerät haben. Hat eine Pflegende im Umgang mit einzelnen Respiratoren noch wenig Erfahrung, sollte sie immer erfahrene Kollegen zu Rate ziehen, sobald Unsicherheiten im Umgang mit dem Gerät auftauchen.

Während der Beatmungstherapie kontrollieren die Pflegenden regelmäßig das **Beatmungsschlauchsystem** auf zug- und abknickfreie Lage. Sind aktive Atemgasbefeuchter (➤ 5.2.2) im Einsatz, überprüfen sie außerdem regelmäßig die Einstellung der Atemgastemperatur, den Füllungsstand des Sterilwasserbehälters sowie ggf. die korrekte Platzierung der Kondenswasserabscheider (Wasserfallen). Passive Atemgasbefeuchter werden regelmäßig auf eventuelle Verlegungen (z. B. durch abgehustetes Bronchialsekret) überprüft.

Manche Respiratoren müssen in bestimmten Intervallen gewartet werden, z. B. immer nach 1 000 Betriebsstunden. In diesem Fall muss der Respirator ggf. im Verlauf der Beatmungstherapie ausgetauscht werden, um die fällige Wartung vornehmen zu können.

10.2.2 Überwachen der Beatmungsparameter

Beatmungsparameter ➤ 3.2
Beatmungskurven, Loops und Trenddarstellungen ➤ 15.3

Während der Beatmungstherapie kontrollieren die Pflegenden regelmäßig die einzelnen **Beatmungsparameter.** Dabei wird sowohl geprüft, wie die einzelnen Parameter eingestellt sind als auch die Reaktion des Patienten, z. B. was vom Respirator tatsächlich verabreicht bzw. vom Patienten evtl. zusätzlich geatmet wird.

Welche Beatmungsparameter am Respirator eingestellt werden und welche sich aus der Einstellung ergeben, hängt wesentlich von der Beatmungsform ab (Beatmungsformen ➤ 3.3). So werden z. B. bei druckkontrollierter Beatmung die Beatmungsfrequenz und der Inspirationsdruck eingestellt, das Atemhubvolumen ergibt sich aus der Einstellung und der pulmonalen Situation des Patienten (➤ 3.3.3), bei volumenkontrollierter Beatmung dagegen werden Beatmungsfrequenz und Atemhub- bzw. -minutenvolumen eingestellt und der Inspirationsdruck ergibt sich (➤ 3.3.2).

An den gebräuchlichen Respiratoren müssen für die wichtigsten Beatmungsparameter (inspiratorische Sauerstoffkonzentration, Inspirationsdruck, Atemhub- bzw. -minutenvolumen) **Grenzwerte** eingestellt werden: Bei Erreichen der Grenzwerte wird akkustischer und optischer Alarm ausgelöst. Damit ist gewährleistet, dass bestimmte Beatmungsparameter nicht unbemerkt unter oder über die eingestellten Grenzwerte abfallen bzw. ansteigen.

PFLEGEPRAXIS

Beatmungsgrenzwerte einstellen

Die Pflegenden kontrollieren regelmäßig (meist zu Schichtbeginn und jeweils nach Änderungen der Respiratoreinstellung) die eingestellten **Beatmungsgrenzwerte** (Alarmgrenzen) und passen sie ggf. der aktuellen Beatmungssituation an.
Wichtig: Alarmgrenzen weder zu eng einstellen (Gefahr häufiger Fehlalarme, die den Patienten stören ober vom Personal aufgrund der Häufigkeit ignoriert werden) noch zu großzügig setzen (Gefahr, dass Komplikationen nicht bzw. zu spät erkannt werden).
An den meisten modernen Beatmungsgeräten werden die Alarmgrenzen geräteseitig festgelegt, d. h. der Respirator legt die Alarmgrenzen jeweils der Beatmungssituation angepasst fest; diese voreingestellten Alarmgrenzen werden dann lediglich bestätigt oder – falls erforderlich – vom Anwender anders eingestellt. In jedem Fall kontrollieren die Pflegenden auch hier, ob die **Alarmgrenzen der Patientensituation angemessen** eingestellt sind.

WICHTIG

Richtwerte zur Einstellung der Beatmungsgrenzwerte

- *Inspiratorische Sauerstoffkonzentration:* jeweils 5–10 Vol. % unter und über dem eingestellten F_iO_2
- *(Be-)Atmungsfrequenz:* Abhängig v. a. von der eingestellten Beatmungsform und dem Zustand des Patienten (➤ 3.2.1)
- *Beatmungsvolumina* (Atemhub- und -minutenvolumen): 20 % über und unter dem eingestellten bzw. (bei augmentierender Beatmung) gewünschten Wert
- *Inspirationsdruck:* 10 mbar über dem endinspiratorischen Druck, jedoch möglichst nicht höher als 35 mbar (wegen Gefahr des pulmonalen Barotraumas ➤ 5.1.1).

10

Inspiratorische Sauerstoffkonzentration

Einstellung der insp. Sauerstoffkonzentration und Sauerstofftoxizität ➤ 3.2.3
Um eine falsch hohe oder falsch niedrige Einstellung der **inspiratorischen Sauerstoffkonzentration** sowie eine technische Störung rasch erkennen zu können, empfiehlt es sich, die Alarmgrenzen relativ eng einzustellen (5–10 Vol. % unter und über dem eingestellten F_iO_2).

Ursache für eine Alarmierung der Sauerstoffkonzentration können Störungen im Gasmischer oder in der Sauerstoffzelle sein. Störungen der Gasversorgung werden an den gebräuchlichen Respiratoren i. d. R. zusätzlich alarmiert, d. h. es wird ein Alarm für die untere Einstellung der Sauerstoffkonzentration und Gasversorgungsalarm ausgelöst.

Beatmungsfrequenz

Beatmungsfrequenz und Atemzeitverhältnis ➤ 3.2.1
Die Überwachung der (Be-)**Atmungsfrequenz** dient dem frühzeitigen Erkennen einer Tachy- bzw. Bradypnoe. Diese Gefahr ist umso größer, je höher der Spontanatemanteil einer Beatmungsform ist:

- Bei kontrollierter Beatmung (➤ 3.3.2) ist der Patient i. d. R. passiv, d. h. bei ordnungsgemäßer Funktion des Respirators wird die eingestellte Beatmungsfrequenz auch verabreicht und weder unter- noch überschritten. Löst der Patient jedoch den zugeschalteten Trigger aus (➤ 3.2.5), werden zusätzliche Atemzüge verabreicht. Daher kann die tatsächliche Beatmungsfrequenz *höher* sein als die eingestellte.
- Bei Beatmungsformen mit hohem Spontanatemanteil, z. B. BIPAP mit geringer Differenz zwischen oberem und unterem Druckniveau (➤ 3.3.4) oder inspiratorische Druckunterstützung (➤ 3.3.7) kann sowohl eine Tachypnoe als auch eine Bradypnoe bis hin zur Apnoe auftreten.

Mögliche Ursachen für eine sehr hohe (Be-)Atmungsfrequenz sind Angst, Unruhe, Schmerzen sowie eine beginnende respiratorische Erschöpfung des Patienten (klinische Zeichen und mögliche Ursachen ➤ 13.6). Eine zu geringe Atemfrequenz kann z. B. durch eine Opiatüberdosierung oder eine intrazerebrale Erkrankung bedingt sein.

WICHTIG

Beatmungsfrequenz-Alarmgrenzen

Die Einstellung der **Alarmgrenzen für die Beatmungsfrequenz** hängt wesentlich von der eingestellten Beatmungsform und dem Zustand des Patienten ab. So können z. B. die Grenzwerte bei einem Patienten, der schon weitgehend entwöhnt ist und bei dem größere Schwankungen der Atemfrequenz toleriert werden, großzügiger eingestellt werden als bei einem Patienten, der sehr invasiv beatmet wird und möglichst keine Atemarbeit leisten soll, um den Sauerstoffbedarf so gering wie möglich zu halten.
Grundsätzlich gilt: Die untere Alarmgrenze nicht unter 8/Min. einstellen, um eine Bradypnoe rechtzeitig zu erkennen. Die obere Alarmgrenze (Hechelüberwachung) nicht über 30–35/Min. einstellen, um eine drohende respiratorische Erschöpfung rechtzeitig zu bemerken.
Bei der **Hechelatmung** mit sehr hoher Atemfrequenz und kleinem Tidalvolumen kann das Atemminutenvolumen (AMV) zwar innerhalb des gewünschten Bereichs liegen, das Totraumvolumen (VD) ist jedoch relativ hoch und die alveoläre Ventilation sehr gering (➤ 1.3.4 und ➤ Tab. 1.2). Dies kann zur respiratorischen Erschöpfung führen, wenn der Patient die erforderliche Atemarbeit nicht mehr leisten kann.

Im Fall einer **Apnoe** (Atemstillstand) während der Beatmungstherapie geben gebräuchliche Respiratoren Alarm (*Apnoe-Alarm*) und beginnen nach einer gewissen (vorgegebenen oder einstellbaren) Zeit eine **Fail-Safe-Ventilation** (auch *Apnoe-Beatmung* oder *Back-up-Ventilation* ➤ 3.3.11). Die Apnoezeit (Dauer bis zum Einsetzen der Fail-Safe-Ventilation) wird i. d. R. auf 15 Sekunden eingestellt.

Beatmungsvolumina

Die meisten gebräuchlichen Respiratoren ermöglichen die Einstellung einer oberen und einer unteren Alarmgrenze des **Atemminutenvolumens.** Bei manchen Geräten können zusätzlich Grenzwerte für das Tidalvolumen eingestellt werden, um eine Hechelatmung oder Überblähung der Lunge zu vermeiden.

Für die Einstellung der Alarmgrenzen des Atemminutenvolumens werden Werte von ca. 20 % über und unter dem eingestellten AMV empfohlen. Auch hier gilt: Je kritischer der Zustand des Patienten, desto enger die Grenzwerteinstellung.

WICHTIG

Abweichungen Tidalvolumen

Im Exspirationsteil des Beatmungssystems wird das **Tidalvolumen** (Atemhubvolumen) gemessen. Ist das hier gemessene Volumen *geringer* als das eingestellte/verabreichte Atemhubvolumen, ist davon auszugehen, dass Luft an irgendeiner Stelle des Beatmungssystems oder über die Lunge des Patienten entweicht (z. B. bei undichtem Cuff oder Pleurafistel; ➤ Tab. 10.2). In diesem Fall überprüfen die Pflegenden das Beatmungssystem auf eine mögliche Leckage (alle Konnektionsstellen, Gasentnahmestellen und Öffnungen für Temperatursensoren kontrollieren und Dichtigkeit des Cuffs sowie ggf. des geschlossenen Absaugsystems überprüfen) und kontrollieren bei Patienten mit liegender Thoraxdrainage diese hinsichtlich Zeichen einer Pleurafistel (Digitalanzeige oder Luftverlust über Wasserschloss).

Beatmungsdruck

An den gebräuchlichen Beatmungsgeräten werden i. d. R. der Beatmungsspitzendruck, der Plateaudruck, der PEEP (positiv-endexspiratorischer Druck, ➤ 3.2.4) und der Mitteldruck (*Mean Airway Pressure,* MAP) gemessen und angezeigt. Die Möglichkeit einer Grenzwerteinstellung besteht meist nur für den **Beatmungsspitzendruck** (obere Druckgrenze, auch als „Stenosealarm" bezeichnet). An manchen Respiratoren kann, z. B. im Masken- oder NIV-Modus, auch eine untere Druckgrenze (Diskonnektionsalarm) eingestellt werden.

Tab. 10.2 Mögliche Ursachen für Abweichungen des gemessenen AMV gegenüber dem eingestellten Wert.

Erreichtes AMV > eingestelltes AMV	Erreichtes AMV < eingestelltes AMV
• Patient triggert zusätzliche Atemzüge mit physiologischem Tidalvolumen, d. h. die aktuelle Atemfrequenz liegt *über* dem eingestellten Wert • Zu hoch eingestellte Druckunterstützung, dadurch unerwünscht hohe Tidalvolumina • Selbsttriggerung des Respirators, z. B. bei zu empfindlich eingestellter Triggerschwelle (➤ 3.2.5)	• Leckage im Beatmungsschlauchsystem • Cuff undicht • Luftverlust über Pleurafistel • Beatmungsdruckniveau (Driving Pressure) zu niedrig eingestellt • Atemhübe werden nicht vollständig verabreicht, weil Beatmungsdruckgrenzen erreicht werden (z. B. wegen Atemwegssekret, weil Patient hustet oder bei Verschlechterung der Lungencompliance, etwa bei ARDS)
• Fehlmessung, z. B. wegen Defekt, fehlerhafter Eichung oder Feuchtigkeit/Verschmutzung in der Messvorrichtung (Flowsensor)	

WICHTIG

Einstellen der Beatmungsdruckgrenzen

Die **obere Druckgrenze** (Stenosealarm) wird auf ca. 10 mbar über dem erreichten Beatmungsspitzendruck eingestellt, jedoch möglichst nicht höher als 35 mbar (Gefahr eines pulmonalen Barotraumas bei höherem Beatmungsspitzendruck). Sobald während der Beatmung die eingestellte Druckgrenze erreicht wird, gibt der Respirator Alarm und schaltet auf Exspiration um, unabhängig davon, ob das eingestellte Atemhubvolumen verabreicht wurde oder nicht, d. h. die Beatmung wird *volumeninkonstant.*

Die **untere Druckgrenze** wird auf wenige mbar unter dem endexspiratorischen Druck eingestellt.

Bei manchen Respiratoren muss die untere Druckgrenze auch so gewählt werden, dass der eingestellte untere Druck (einschl. PEEP) während der Inspiration überschritten werden muss. An vielen Respiratoren gibt es keine untere Grenzwerteinstellung für den Beatmungsdruck. Eine versehentliche Diskonnektion wird hier über die untere AMV-Grenze alarmiert.

Bei allen volumenkonstanten Beatmungsformen sind sowohl der Beatmungsspitzen- als auch der Plateaudruck maßgeblich vom eingestellten Atemhubvolumen und von Compliance und Resistance von Lunge und Thorax des Patienten abhängig (➤ Tab. 10.3).

Tab. 10.3 Mögliche Ursachen für einen plötzlichen Anstieg oder Abfall des Beatmungsdrucks.

Rascher Anstieg des Beatmungsdrucks	Rascher Abfall des Beatmungsdrucks
• Verlegung der Atemwege, z. B. durch Sekret oder weil Patient auf den Tubus beißt • Bronchospasmus • Einseitige (zu tiefe) Intubation (➤ 6.12.1) • Patient hustet oder atmet gegen Respirator • Abgeknickte oder verlegte Beatmungsschläuche oder -filter (z. B. durch Sekret oder Kondenswasser) • Cuffhernie (➤ 6.5.2) • (Spannungs-)Pneumothorax (➤ 2.3.11)	• Leckage im System • Undichtigkeit des Cuffs • (Versehentliche) Extubation oder Dekanülierung • Diskonnektion des Beatmungssystems • Luftverlust über Pleurafistel • Technischer Defekt des Respirators • Stromausfall oder Ausfall der Gasversorgung

10

- Bei volumenkontrollierter Beatmung ist der *Plateaudruck* (*Verteilungs-* oder *Pausendruck* ➤ Abb. 15.4) ein Maß für die Compliance der Lunge. Steigt er bei konstantem Inspirationsvolumen an, so ist dies ein Zeichen für eine Verschlechterung der Compliance (bei volumenkontrollierten Beatmungsformen). Daher wird der Plateaudruck regelmäßig kontrolliert und dokumentiert.
- Der *Beatmungsmitteldruck* (*Mean Airway Pressure,* MAP) ist ein rein rechnerisch ermittelter Wert und gibt Auskunft über zu- oder abnehmende Druckbelastung in der Lunge.

WICHTIG

Transpulmonaler Druck

Die treibende Kraft zur Entfaltung der Lunge ist der **transpulmonale Druck,** (p_{tp}), der sowohl das Füllungsvolumen der Lunge bestimmt als auch die Alveolen offen hält (Alveolarkollaps verhindert). Er errechnet sich wie folgt:

Transpulmonaler Druck (p_{tp}) =
Alveolardruck – Intrapleuraldruck

Manche Beatmungsgeräte ermöglichen die **Messung des transpulmonalen Drucks.** Dazu muss eine spezielle Ernährungssonde mit Ösophagusballon im unteren Ösophagus platziert werden. Der hier gemessene Druck wird dem intrapleuralen Druck gleichgesetzt.

Der Alveolardruck widerum wird durch den Atemwegsdruck (inspiratorischer Spitzen- bzw. Plateaudruck) repräsentiert.

Idealerweise liegen die Werte für den transpulmonalen Druck zwischen > 0 und < 14 mbar bzw. < 10–12 mbar (bei ARDS). Ist der transpulmonale Druck negativ, kommt es zum Alveolarkollaps, steigt er über 14 mbar an, kommt es zur Überdehnung der Alveolen.

Wichtig: Der transpulmonale Druck muss **während des gesamten Atemzyklus im positiven Bereich** bleiben, um einen Alveolarkollaps (Atelektasen) zu verhindern.

10.2.3 BGA

DEFINITION

Blutgasanalyse (kurz **BGA**); Einer der wichtigsten Überwachungsparameter der Beatmungstherapie. Emittelte Werte geben Auskunft über Sauerstoffversorgung, CO_2-Elimination sowie Säure-Basen-Haushalt (Normwerte und Abweichungen der BGA ➤ Tab. 2.11).

Wie häufig BGAs beim beatmeten Patienten kontrolliert werden, variiert abhängig von der Beatmungssituation und dem Zustand des Patienten stark. Auf den meisten Intensivstationen wird bei beatmeten Patienten mindestens 2–3 mal täglich und zusätzlich nach Veränderungen der Beatmungsparameter oder der Patientensituation eine BGA kontrolliert.

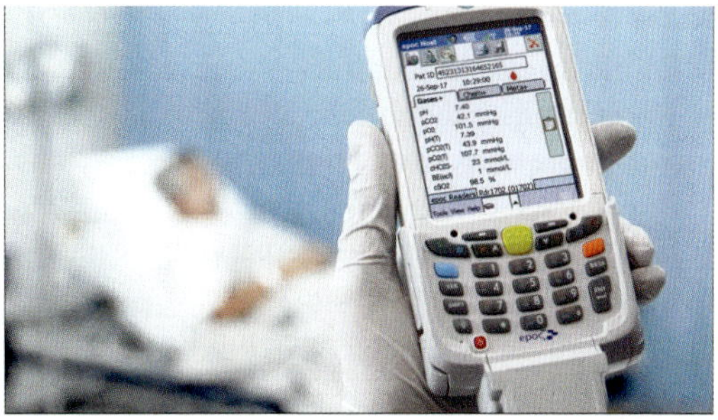

Abb. 10.3 Beispiel für ein System zur **bettseitigen BGA-Kontrolle,** hier das Epoc® Blutanalysesystem (Siemens Healthineers). [V543-001]

In der Regel ist die Probenentnahme für die BGA aus einer arteriellen Kanüle sowie die Durchführung der Analyse am BGA-Gerät auf der Station Aufgabe der Pflegenden. Je nach Geräte-Konfiguration werden i. d. R. weitere Parameter mitbestimmt, meist sind dies Hämoglobin, Elektrolyte, Blutzucker und Laktat.

Neuere Geräte ermöglichen die **bettseitige BGA-Kontrolle** (*Point of Care Testing,* kurz POCT, d. h. patientennahe Diagnostik) z. B. das Epoc®-System, bei dem Blutproben entnommen und mittels eines mobilen Geräts vor Ort analysiert werden ➤ Abb. 10.3. Die bettseitige BGA-Kontrolle ist insbesondere von Vorteil bei kritisch Kranken, bei denen häufige BGA-Kontrollen erforderlich sind, deren Ergebnisse rasch vorliegen sollten.

BGA-Entnahme aus liegender arterieller Kanüle

Bei der **BGA-Entnahme aus liegender arterieller Kanüle** gehen die Pflegenden wie folgt vor:

- Material richten: Beschriftete BGA-Monovette, ggf. 2-ml-Spritze, Entnahmeadapter, Einmalhandschuhe, Kompresse als Unterlage, Desinfektionsmittel.
- Patienten über die Maßnahme informieren.

- Am Überwachungsmonitor akustischen Alarm für den arteriellen Blutdruck unterdrücken.
- Einmalhandschuhe anziehen.
- Kompresse unterlegen.
- Desinfektion der Entnahmestelle.
- Entnahmeadapter aus der Verpackung nehmen und auf die BGA-Monovette stecken.
- **Entnahme aus Messsystemen mit Reservoir** (z. B. Eco Trans Monitoring Set®, Firma Smith Medical-PVB, ➤ Abb. 10.4):
  - Bedienknopf des Reservoirs *langsam* gegen den Uhrzeigersinn bis zum Anschlag drehen. Das so erzeugte Vakuum zieht durch das frei werdende Volumen im Zylinder des Reservoirs die stehende Flüssigkeitssäule ab und lässt unverdünntes Blut bis an die Punktionsstelle nachströmen (**Vorsicht:** Durch zu schnelles Drehen kann im Schlauchsystem ein zu hoher Vakuumfluss entstehen, die im Blut befindlichen Gase freisetzen und die Blutgasanalyse verfälschen).
  - 2-Wege-Hahn zwischen Reservoir und Entnahmestelle durch 90°-Drehung verschließen (dies verhindert eine Aspiration von verdünntem Blut aus Reservoir/Druckaufnehmer bei der Blutentnahme).
  - BGA-Monovette mit Adapter aufsetzen und Blut langsam aspirieren.
  - 2-Wege-Hahn an der arteriellen Kanüle verschließen (verhindert Austreten von Blut beim Entfernen des Entnahmeadapters), dann zuerst die BGA-Monovette (ggf. mit Entnahmeadapter) von der Entnahmestelle abnehmen, entlüften, mehrmals schwenken oder kreisen (vermischen) und verschließen, danach den Entnahmeadapter entfernen. Ggf. Blutreste an der Entnahmestelle entfernen.
  - Beide 2-Wege-Hahnen zur arteriellen Kanüle hin öffnen.
  - Verdünntes Blut aus dem Reservoir durch langsames Drehen des Bedienknopfs im Uhrzeigersinn zurück in die Arterie führen.
- Arterielles System so lange spülen, bis kein Blut mehr im Schlauch zu sehen ist. Vorsicht: Zu langes, kontinuierliches Spülen kann die Durchblutung der Hand vermindern. Deshalb ggf. Spülung immer wieder kurz unterbrechen.
- Ggf. akustischen Alarm am Überwachungsmonitor reaktivieren.
- Blutprobe sofort am BGA-Gerät analysieren.

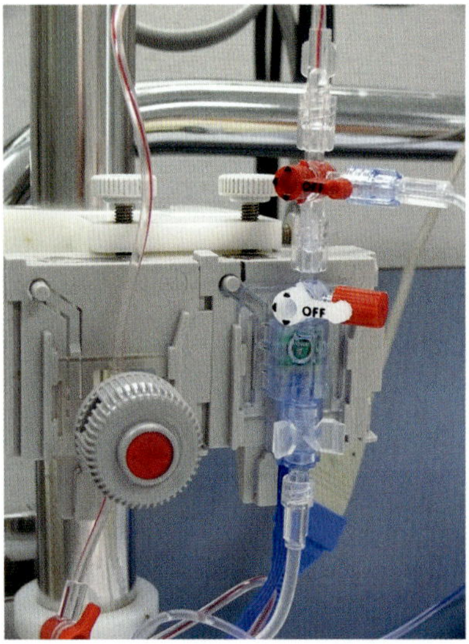

Abb. 10.4 Beispiel für ein arterielles Druckmesssystem mit Reservoir zur Blutentnahme (Eco Trans Monitoring Set® der Firma Smith Medical-PVB). [M251]

WICHTIG

Zeitpunkt der Kontrolle

Um verwertbare Ergebnisse zu erhalten, BGA nicht unmittelbar vor oder nach einer endotrachealen Absaugung oder unmittelbar nach dem Umlagern oder Mobilisieren des Patienten abnehmen.
Nach einer Veränderung der Beatmung mindestens 15 Minuten bis zur nächsten Blutgasanalyse warten, um einen *Steady State* (Stabilisation, ausreichende Zeit bis zum Wirkungseintritt) zu gewähren.

PFLEGEPRAXIS

Bei der BGA-Entnahme beachten:

- Es dürfen nur spezielle Spritzen mit sog. elektrolytkompensiertem Trockenheparin verwendet werden. Selbst hergestellte Entnahmespritzen führen zu Messwertverfälschungen.
- Vor der Blutentnahme die jeweils vom Hersteller des Messsystems angegebene Blutmenge aspirieren.
- Evtl. zusammen mit dem Blut aspirierte Luftblasen umgehend durch vorsichtiges Klopfen an den Spritzenrand aus der Monovette entfernen; erst danach bei verschlossenem Spritzenkonus Blutprobe vorsichtig durchmischen.

- Entnahmespritze unmittelbar vor Eingabe ins BGA-Gerät 10–15 Sek. behutsam rollen, um gleichmäßige Verteilung z. B. des Hämoglobins zu erreichen.
- Zu starkes Aspirieren sowie zu schnelles Einspritzen in das Analysegerät kann eine Hämolyse verursachen und damit die Ergebnisse verfälschen. Deshalb beides langsam vornehmen.
- Wenn die Körpertemperatur des Patienten von der Norm abweicht (sowohl Fieber als auch Untertemperatur), muss dies bei der Analyse berücksichtigt werden. Deshalb Entnahmeröhrchen ggf. entsprechend beschriften

Normwerte der BGA ➤ Tab. 2.11.

VORSICHT

- Eine einmalige arterielle Punktion oder kapilläre Entnahme kann zu einer **schmerzbedingten Hyperventilation** führen mit entsprechend verändertem p_aCO_2.
- Je größer die Zeitspanne von der Probenentnahme bis zur Analyse ist, desto größer ist die Gefahr von Veränderungen: Die Blutzellen metabolisieren den Blutzucker nach der Blutentnahme, verbrauchen dabei Sauerstoff und produzieren Kohlendioxid. Da diese Reaktion temperaturabhängig verläuft, wird oft eine Kühlung auf 0 °C empfohlen; dies führt jedoch zu einer höheren Durchlässigkeit der Kunststoffspritze für Sauerstoff, so dass dieser Messwert dadurch erhöht wird. Daher **möglichst sofortige Analyse des Blutes** anstreben, spätestens nach 15 Minuten.
- Ein Transport der Probe mit der **Rohrpost** führt bei einer Kontamination mit winzigen Luftblasen zu einem erhöhten p_aO_2.
- Ist eine Analyse innerhalb von 15–30 Minuten nicht möglich, muss eine Glasspritze verwendet werden, die dann in einem Eiswassergemisch auf 0 °C gekühlt wird. Eine Lagerung unter 0 °C kann zur Hämolyse und somit zur Kalium- und Kalziumfreisetzung führen. [44]

10.2.4 Pulsoxymetrie

DEFINITION

Pulsoxymetrie: Kontinuierliche, nichtinvasive, fotometrische Messung der peripheren arteriellen Sauerstoffsättigung (SpO_2) und der Pulsfrequenz.

SaO_2 Normwerte ➤ Tab. 2.11
Sauerstoffbindungskurve (Sauerstoffdissoziationskurve) ➤ Abb. 1.13

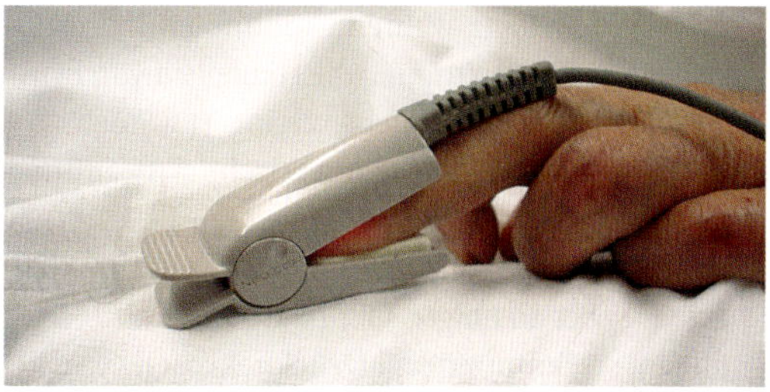

Abb. 10.5 Fingerclip zur Pulsoxymetrie. Spezielle Clips können alternativ auch an einem Zeh oder am Ohrläppchen befestigt werden. [M251]

Zur **Pulsoxymetrie** wird – je nach Gerät – ein Clip (➤ Abb. 10.5), eine flexible Sonde oder eine Manschette an einem Finger, einem Zeh, einem Ohrläppchen oder dem Nasenrücken des Patienten (bei Säuglingen alternativ auch die Hand) angeklemmt oder aufgeklebt.

Messprinzip

Clip, flexible Sonde oder Manschette bestehen jeweils aus einer Lichtquelle auf einer Seite und einer Fotozelle auf der anderen Seite. Die Lichtquelle sendet Licht zweier definierter Wellenlängen (rot und infrarot) durch das Gewebe. Ein Teil des Lichts wird dabei absorbiert. Oxygeniertes (mit Sauerstoff gesättigtes) Hämoglobin und nichtoxygeniertes Hämoglobin absorbieren das Licht unterschiedlich. Die Fotozelle registriert das durchtretende Licht, vergleicht die Absorption von infrarotem Licht (für reduziertes und oxygeniertes Hb annähernd gleich) und von rotem Licht (für beide Anteile maximal unterschiedlich) und bestimmt daraus die arterielle Sauerstoffsättigung.

Erfasst wird nur die Absorption durch pulsierendes (arterielles) Blut, nicht aber die Absorption durch Gewebe, stehendes (venöses) Blut oder Pigmente (daher auch die Bezeichnung *Puls*oxymetrie).

Praxis der Pulsoxymetrie

Beim beatmeten Patienten ist die kontinuierliche Messung der Sauerstoffsättigung obligat (Normwerte ➤ Tab. 2.11), da sie es ermöglicht, eine Hypoxämie rasch zu erkennen (je nach Gerät werden ca. 20–30 Sek. benötigt, um eine Messwertänderung anzuzeigen). Zudem kann während kontinuierlicher Messung der Sauerstoffsättigung die Häufigkeit von BGA-Kontrollen (siehe oben) meist verringert werden.

Wichtige Punkte für die **praktische Anwendung** sind:

- Klemmsensoren (Clips) können die Durchblutung des Gewebes an Finger, Ohr oder Zeh reduzieren und im schlimmsten Fall **Drucknekrosen** verursachen. Um dies zu verhindern, setzen die Pflegenden die Clips regelmäßig um (etwa alle 2 Stunden). Aus rechtlichen Gründen wird das Umsetzen des Clips in der Patientenkurve dokumentiert.
  Alternativ können **Einmal-Klebesensoren** z. B. für Finger oder Zehen eingesetzt werden.
- Die Pulsoxymetrie funktioniert nur dann einwandfrei, wenn das Gewebe, an dem gemessen wird, gut durchblutet ist. Ist dies nicht der Fall, z. B. wegen Kreislaufzentralisation oder pAVK, kommt es zu Fehlmessungen (falsch niedrige Werte). Dann ggf. den Clip an einer anderen, besser durchbluteten Körperstelle anbringen. Im Zweifelsfall Abgleich mit arterieller BGA.
  Den Sensor deshalb auch *nicht* distal von Blutdruckmanschetten, arteriellen Kanülen oder Druckverbänden anlegen.
- Körperbewegungen verursachen häufig **Artefakte** bei der Messung. Bei Alarm zunächst die Sauerstoffzufuhr kontrollieren, dann nach Störungsursache suchen.
- Mögliche Ursachen für Fehlmessungen sind zudem: dunkler Nagellack, starke Hautpigmentierung, venöse Pulsationen, z. B. bei Herzinsuffizienz, Ödemen an der Mess-Stelle sowie extrem niedrigen Hb-Werten (< 5 g/dl).

WICHTIG

Funktionelle und fraktionelle Sauerstoffsättigung

Das Hämoglobin im Blut kann nicht nur mit Sauerstoff gesättigt sein, sondern bindet auch andere Substanzen.

- **Oxyhämoglobin** (O_2Hb oder HbO_2) ist mit Sauerstoff gesättigtes Hämoglobin
- **Desoxyhämoglobin** ist das Hämoglobin, das *nicht* mit Sauerstoff beladen ist
- **Dyshämoglobin** ist mit anderen Substanzen gesättigt und reduziert deshalb die Sauerstoffbindungs- und -transportkapazität des Hämoglobins. Beispiele für Dyshämoglobin sind:
  - **Carboxyhämoglobin (COHb)** ist mit Kohlenmonoxid beladenes Hämoglobin (physiologischer Anteil 0,5–1,5 %). Erhöht bei Rauchern, starker Luftverschmutzung oder Rauchgasinhalation. Kohlenmonoxid ist geruchlos und führt bei der Einatmung anfangs zu unspezifischen Symptomen wie Kopfschmerz, Übelkeit und Schwindelanfällen, später zu Erbrechen, Atemnot, Tachykardie, Krämpfen und Koma. Die Affinität zu Hämoglobin ist 200–300-mal höher als die von Sauerstoff zu Hämoglobin. Liegt in der eingeatmeten Luft z. B. eine Konzentration von 0,5 % CO vor, kann dadurch 90 % des Hämoglobins für den Sauerstofftransport blockiert werden.
  - **Methämoglobin (MetHb)** entsteht bei Kontakt mit toxischen Substanzen oder kann als Nebenwirkungen von Medikamenten (z. B. Prilocain bei der Lokalanästhesie, Resorcin, Phenacetin oder Nitropräparaten) auftreten (physiologischer Anteil etwa 1–2 %). Symptome sind Pseudozyanose, Kopfschmerzen und Atemnot.
  - **Sulfhämoglobin** entsteht unter Einwirkung von Schwefelwasserstoff oder Überdosierung von Sulfonamiden.

Sowohl die einfache Pulsoxymetrie als auch die arterielle BGA messen lediglich die **funktionelle Sauerstoffsättigung,** d. h. das gesamte gesättigte Hämoglobin (keine Differenzierung zwischen HbO_2, COHb und MetHb). Nur wenn keine Dyshämoglobine vorhanden sind, entspricht dieser Wert dem Oxyhämoglobin.

Die **fraktionelle Sauerstoffsättigung** misst die Sättigung einzelner Hämoglobinfraktionen (Beispiel ➤ Tab. 10.4). Die Sensoren von S_pO_2-Messgeräten, die die fraktionelle Sauerstoffsättigung bestimmen können, arbeiten mit erheblich mehr Wellenlängen als übliche Sensoren und kommen vor allem im Rettungsdienst und bei der Feuerwehr zum Einsatz. Die fraktionelle Sauerstoffsättigung kann auch im Rahmen einer BGA ermittelt werden (➤ 2.5.1).

Bei pathologisch hoher Konzentration an Dyshämoglobin gibt sowohl die einfache Pulsoxymetrie als auch das Ergebnis einer einfachen BGA eine falsch hohe (funktionelle) Sättigung an. Erst die Sättigungsbestimmung der Hämoglobinfraktionen (fraktionelle Sättigung) objektiviert den Zustand des Patienten. Bei bestimmter Fragestellung kann zusätzlich die *gemischt-venöse Sauerstoffsättigung* sowie die *alveoloarterielle Sauerstoffpartialdruckdifferenz* (kurz $AaDO_2$, ➤ 1.4.1) bestimmt werden.

Tab. 10.4 Sauerstoff-Sättigung eines Patienten mit schwerer Rauchgasintoxikation. Die funktionelle Sättigung liegt mit 93 % etwas unterhalb des Normbereichs. Die lebensgefährliche Situation des Patienten wird erst bei der Messung der fraktionellen Sauerstoffsättigung deutlich: Lediglich 45 % des Hämoglobins sind mit Sauerstoff gesättigt!

Parameter	Funktionelle Sättigung	Fraktionelle Sättigung
Sauerstoff-Sättigung	93 %	
COHb		45 %
MetHb		3 %
O_2Hb		45 %

10.2.5 Kapnometrie

DEFINITION

Kapnometrie: Fotometrische Messung des Kohlendioxid-Partialdrucks in der Ausatemluft, insbesondere des endexspiratorischen CO_2-Partialdrucks ($p_{et}CO_2$).
Bei der **Kapnografie** wird zusätzlich der CO_2-Partialdruck in seinem zeitlichen Verlauf während des Atemzyklus grafisch als Kurve (*Kapnogramm*) dargestellt.

Messprinzip

Die Messung erfolgt durch Infrarot-Spektroskopie und beruht auf der Tatsache, dass Kohlendioxid Infrarotlicht absorbiert. Bei der Messung wird Infrarotlicht ausgesandt, die Absorption im Ausatemgas bestimmt und mit der Absorption eines Testgases (CO_2-frei) verglichen. Die Absorptionsdifferenz entspricht dem CO_2-Gehalt. Die Messung kann im **Seiten-** oder **Hauptstromverfahren** erfolgen:

- Beim **Seitenstromverfahren** (auch *Nebenstrom-* oder *Side-Stream-Verfahren*) wird über eine zwischen Endotrachealtubus bzw. Trachealkanüle und Y-Stück platzierte Zuleitung ständig eine geringe Menge Atemgas (ca. 20–200 ml pro Minute) abgesaugt und in die Messkammer geleitet. *Nachteile* des Verfahrens: Messung erfolgt verzögert (Luft muss zunächst in die Messkammer gesaugt werden) und kann die Messung des Atemminutenvolumens verfälschen, sofern die abgesaugte Luft dem System nicht wieder zugeführt wird. *Vorteil* gegenüber dem Hauptstromverfahren ist das geringere Gewicht in Tubusnähe.
- Beim **Hauptstromverfahren** (*Main-stream-Verfahren*) wird die Messkammer direkt zwischen Tubus bzw. Trachealkanüle oder Beatmungsmaske und Y-Stück platziert (Beispiel ➤ Abb. 10.6). Dieses Messverfahren ist genauer, da es patientennah erfolgt. *Nachteil* des Verfahrens ist das relativ hohe Gewicht der Messkammer (kann Zug auf den Tubus ausüben und dadurch die Extubationsgefahr erhöhen). Zudem muss die Messkammer immer aufrecht angebracht sein, um eine Flüssigkeits- oder Sekretansammlung auf den Fenstern des Adapters zu vermeiden, was die Messung stören würde.

Geräte zur Kapnografie sind entweder Bestandteil des Beatmungsgerätes oder Zusatzgeräte. Diese Zusatzgeräte gibt es als wiederverwendbare Geräte mit austauschbarer Einmalküvette (Beispiel ➤ Abb. 10.6) oder als Einmalgeräte (Beispiel ➤ Abb. 10.7), die direkt auf den Tubus aufgesetzt werden und das ausgeatmete CO_2 durch Farbumschlag anzeigen.

WICHTIG

Die **endtidale CO_2-Konzentration** (etCO_2) hängt ab von der:
- CO_2-Produktion (Stoffwechsel).
- CO_2-Elimination. Diese wiederum ist abhängig von der *Perfusion* der Lunge und der *Ventilation* (➤ 1.3.4 und ➤ 1.4.2). Beim beatmeten Patienten ist die Respiratoreinstellung maßgeblich (Atemminutenvolumen).

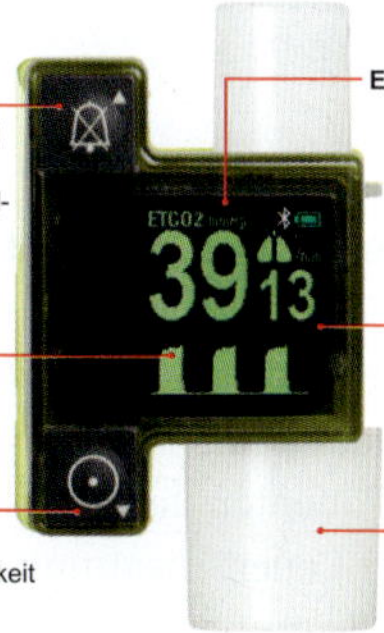

Abb. 10.6 EMMA-Notfallkapnograph. Angezeigt werden das etCO_2 und das Kapnogramm sowie die Atemfrequenz. Integriert ist ein zuschaltbares Alarmsystem mit einstellbaren Alarmgrenzen. Das Gerät ist batteriebetrieben. [V823]

10

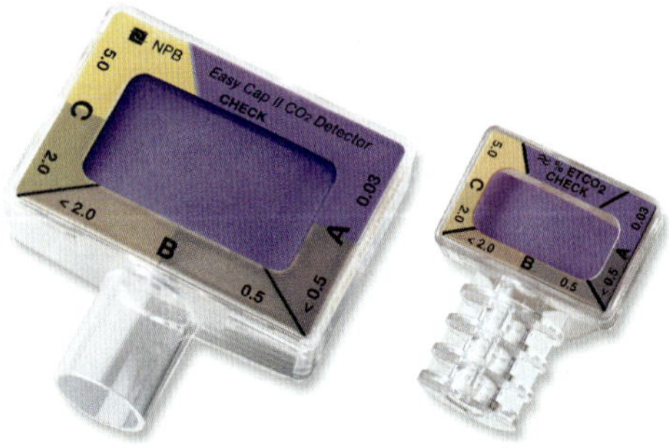

Abb. 10.7 Der Nellcor™ kolorimetrische CO_2-Detektor für Erwachsene (links) und Kinder (rechts) wird direkt auf den Tubus aufgesetzt und zeigt das abgeatmete CO_2 durch einen Farbumschlag von violett zu gelb an (Farbwechsel mit jedem Atemzug). Das Gerät wird hauptsächlich zur Tubuslagekontrolle während Intubation eingesetzt, benutzbar ist das Einmalprodukt für bis zu 2 Stunden. [U244]

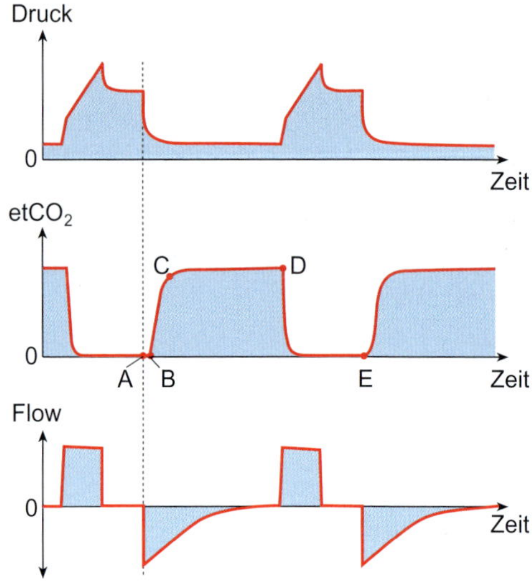

Abb. 10.8 Physiologische Kapnografiekurve (Mitte) mit Beatmungsdruck- (oben) und -flowkurve (unten):
A–B: Beginn der Exspiration, oberes Totraumvolumen wird entleert. Da diese Luft nicht am Gasaustausch teilgenommen hat, ist die CO_2-Konzentration praktisch Null.
B–C: Abatmung unteres Totraumvolumen und alveoläre Luft (Mischung aus Totraum- und Alveolarluft), dadurch rasch zunehmende CO_2-Konzentration (steiler Anstieg der Kurve)
C–D (alveoläres Plateau): Abatmung der CO_2-reichen Luft aus den Alveolen. Anstieg des Plateaus durch Mischung mit Luft aus Arealen mit reduziertem Gasaustausch
D entspricht dem endtidalen CO_2-Partialdruck ($etCO_2$ = endexspiratorischer CO_2-Partialdruck). Letzter Anteil alveolärer Luft. Unter bestimmten Voraussetzungen dem p_aCO_2 (CO_2-Gehalt des arteriellen Blutes ➤ Tab. 2.11) gleichzusetzen.
Normwert: 38–40 mmHg
D–E: Inspiration, d. h. frisches, CO_2-freies Gas strömt in die Lunge, daher steiler Abfall der Kurve auf die Grundlinie. [L157]

Das physiologische Kapnogramm

Der physiologische Kurvenverlauf des Kapnogramms gliedert sich in **5 Phasen** (➤ Abb. 10.8).

WICHTIG

Differenz zwischen $p_{et}CO_2$ und p_aCO_2

Bei erhöhter alveolärer Totraumventilation (➤ 1.3.4) ist der $etCO_2$ deutlich niedriger als der p_aCO_2. Mögliche Ursachen dafür sind eine Minderdurchblutung der Lunge, z. B. wegen Lungenembolie (➤ 2.3.6), Schock oder Herz-Kreislauf-Stillstand, oder eine Überblähung der Lunge, z. B. aufgrund einer COPD (➤ 2.3.2). Will man sichergehen, muss bei jedem Patienten eine einmalige vergleichende Blutgasanalyse durchgeführt werden, die aber nur so lange Gültigkeit hat, wie sich primär die Lungendurchblutung nicht ändert.

Veränderungen des Kapnogramms

Abweichungen des Kapnogramms vom physiologischen Kurvenverlauf können zum einen auf Veränderungen beim Patienten hinweisen (z. B. auf ein Schockgeschehen) oder beatmungsbedingt sein (z. B. Leckage im Beatmungssystem oder Sekretverlegung der Atemwege).

Überblick über mögliche Ursachen für verschiedenartige Veränderungen des Kapnogramms ➤ Tab. 10.5

VORSICHT!

Die Ausatmung von CO_2, die durch Kapnometrie ermittelt wird, gilt als **sicherstes Zeichen der erfolgreichen Intubation.** Befindet sich jedoch vor der Intubation noch CO_2 im Magen (z. B. durch kohlesäurehaltige Getränke) und liegt der Tubus ösophageal (➤ 6.12.1), kann anfangs noch CO_2 abgeatmet und in der Kapnografie nachgewiesen werden, die CO_2-Kurve sinkt jedoch mit jedem Atemzug treppenförmig ab.
Auch nach CO_2- und CO-Intoxikation oder Laparaskopien mit CO_2 können die ermittelten Messwerte verfälscht sein.

10

Tab. 10.5 Veränderungen des Kapnogramms und mögliche Ursachen.

Veränderung des $etCO_2$	Mögliche Ursachen
Plötzlicher Abfall des $etCO_2$ **gegen Null** (➤ Abb. 10.9a)	• Diskonnektion des Beatmungssystems • Abgeknickter Endotrachealtubus oder Beatmungsschlauch • Komplette Atemwegsobstruktion, z. B. durch Sekretverlegung • Lageveränderung des Tubus (versehentliche Extubation) • Funktionsstörung des Respirators
Plötzlicher Abfall des $etCO_2$ auf **niedrige Werte** (➤ Abb. 10.9b)	• Teilweise Verlegung der Atemwege, z. B. mit Sekret • Leckage im Beatmungsschlauchsystem
Exponentieller bzw. allmählicher Abfall des $etCO_2$ (➤ Abb. 10.9c)	• Lungenembolie • Plötzlicher Blutdruckabfall oder Schock • Herz-Kreislauf-Stillstand • Abfall der Körpertemperatur • Tiefe Analgosedierung • Hyperventilation
Anstieg des $etCO_2$ (➤ Abb. 10.9d)	• Plötzliche oder allmähliche alveoläre Hypoventilation • Erhöhung des Stoffwechsels (z. B. bei hyperthyreoter Krise) • Fieber, maligne Hyperthermie • Abrupter Blutdruckanstieg (z. B. durch Vasopressoren) • Gabe von Bikarbonat • Ausschleichen einer tiefen Analgosedierung
Konstant niedriger $etCO_2$ (➤ Abb. 10.9e)	• Hypothermie • Z. n. Schockgeschehen • Hyperventilation wegen zu hoch eingestelltem AMV • Respiratorisch kompensierte metabolische Azidose
Konstant niedriger $etCO_2$ bei **Kurvenform ohne Plateau** (➤ Abb. 10.9f)	• Unvollständige Entlüftung der Alveolen, COPD • Teilweiser Verschluss des Tubus bzw. der Trachealkanüle, z. B. wegen Abknickung • Bei Nebenstromverfahren: Zu hohe Probengasentnahme (speziell bei kleinen Kindern)
Konstant erhöhter $etCO_2$ (➤ Abb. 10.9g)	• Atemdepression, z. B. durch Medikamentenwirkung • Zu geringes AMV • Respiratorisch kompensierte metabolische Alkalose (➤ 1.6.2)

10.2.6 Elektrische Impedanztomografie (EIT)

DEFINITION

Elektrische Impedanztomografie (EIT): Nichtinvasives bildgebendes Verfahren, bei dem Veränderungen der *Impedanz* (Wechselstromwiderstand) in Körperabschnitten ermittelt und zu Schnittbildern verarbeitet werden. Die *absolute EIT* (a-EIT) lässt Rückschlüsse auf die Beschaffenheit von Körpergewebe zu, die *funktionelle EIT* (auch *relative EIT*) zeigt die Funktion einer Körperregion bzw. eines Organabschnitts ➤ Abb. 10.11.

In der Intensivmedizin wird die elektrische Impedanztomografie seit einigen Jahren zur **Überwachung der regionalen Lungenfunktion** (Lungen-EIT) eingesetzt, insbesondere bei Patienten mit ARDS, deren Lunge ungleichmäßig belüftet ist (überblähte und minderbelüftete Lungenabschnitte bestehen gleichzeitig ➤ 2.3.4). Hier kann die EIT wesentlich dazu beitragen, die Auswirkungen der Beatmungseinstellungen, vor allem bei und nach Recruitment-Manövern und Änderungen der PEEP-Einstellung darzustellen.

Messprinzip

Das Verfahren der elektrischen Impedanztomografie beruht darauf, dass sich die elektrischen Leitfähigkeiten biologischer Gewebe abhängig von ihrer Beschaffenheit und Funktion stark unterscheiden. Der Grund dafür ist der unterschiedliche Gehalt an freien Ionen: Körperflüssigkeiten und Muskulatur leiten elektrischen Strom deutlich besser als Fett-, Knochen- oder Lungengewebe. Das für die Lungen-EIT maßgebliche menschliche **Lungengewebe weist zudem zwei Besonderheiten auf:**

- Lungengewebe hat eine etwa fünffach geringere Leitfähigkeit als anderes Weichgewebe im Brustkorb (hoher Kontrast)
- Die elektrische Leitfähigkeit der Lunge schwankt zwischen maximaler Inspiration und Exspiration durch den sich verändernden Luftgehalt um ein Vielfaches, d. h. Veränderungen des Atemvolumens und des endexspiratorischen Luftgehalts der Lunge verändern die Impedanz.

Zur **Lungen-EIT** werden mehrere Oberflächenelektroden (8–32 Elektroden) gürtelförmig um den Tho-

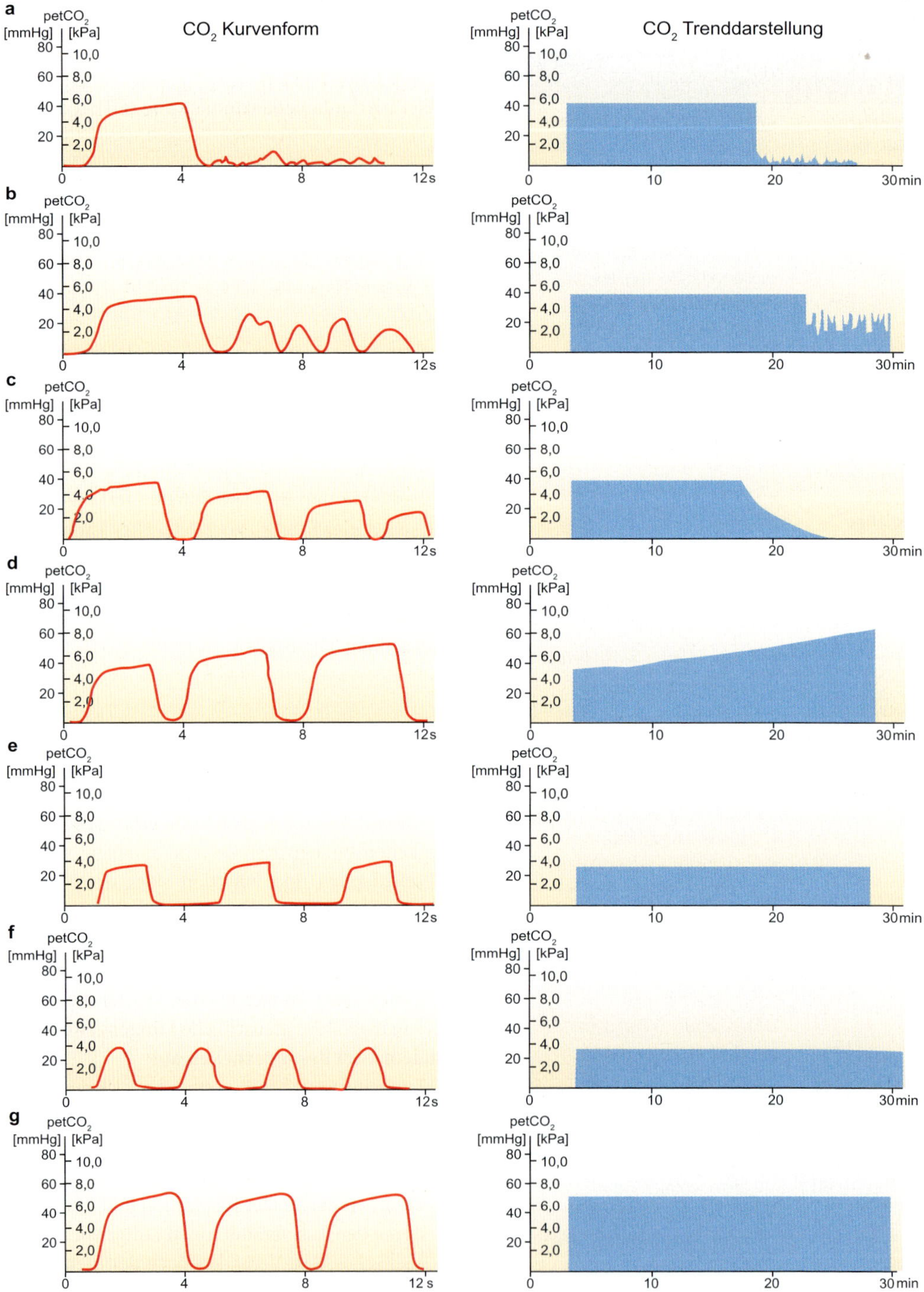

Abb. 10.9 Typische Veränderungen des Kapnogramms (links), jeweils mit Trenddarstellung (rechts). Mögliche Ursachen der einzelnen Veränderungen ➤ Tab. 10.5. [L157]

rax angelegt. Dann wird über ein Elektrodenpaar höherfrequenter Wechselstrom mit niedriger Amplitude eingespeist und simultan an den verbleibenden Elektroden das elektrische Potenzial gemessen. Anschließend dient das benachbarte Elektrodenpaar zur Stromeinspeisung, dann das übernächste usw. Stromabgabe und Spannungsmessung rotieren somit um den Brustkorb (➤ Abb. 10.10).

Nachdem jedes Elektrodenpaar einmal zur Stromabgabe genutzt wurde, kann aus den 208 Messergebnissen ein Schnittbild (Tomogramm) erstellt werden.

Die Aufnahmen stellen die Impedanzänderungen farbkodiert dar und informieren in räumlicher Auflösung darüber, an welcher Stelle in der Bildebene die Varianzen auftreten.

Für ein möglichst eindeutiges Messergebnis stehen verschiedene Filtereinstellungen zur Verfügung. Am häufigsten kommt der *Tiefpassfilter* zum Einsatz, der z. B. durch die Herztätigkeit bedingte Impedanzveränderungen eliminiert. Um lediglich durch die Beatmung hervorgerufene Impedanzänderungen darzustellen, wird er auf einen Wert zwischen Atem- und Herzfrequenz eingestellt.

Neue Funktionen sind die *Ventilationskontur* und ein *Artefaktfilter*. Sie vereinfachen die Betrachtung und optimieren die Interpretation der erzeugten Bilder. Dies ermöglicht eine individuellere Einstellung des Respirators.

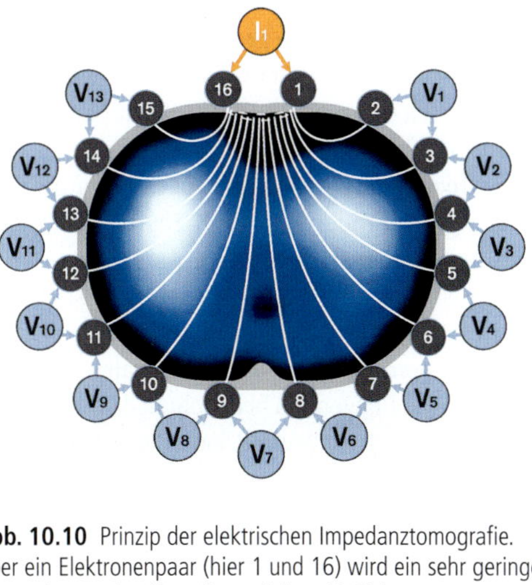

Abb. 10.10 Prinzip der elektrischen Impedanztomografie. Über ein Elektronenpaar (hier 1 und 16) wird ein sehr geringer Strom eingespeist, über die restlichen 13 Elektronenpaare wird die resultierende Spannung gemessen. [V162]

Praxis der EIT

Die benötigten Elektroden sind in einen flexiblen Gürtel eingearbeitet (5 Gürtelgrößen: S–XXL). Diese Elektrodengürtel sind für Patienten mit einem Thoraxumfang von 70–150 cm konzipiert und werden auf Höhe des 4.–6. ICR angelegt. Wichtig dabei ist, dass der Gürtel nur auf gesunder, unverletzter Haut angebracht werden darf (keine Wundverbände). Um Hautschäden (z. B. Spannungsblasen) durch den Gürtel zu vermeiden, ist die Dauer der kontinuierlichen Anwendung auf max. 24 Stunden beschränkt. Während dieser Zeit inspizieren die Pflegenden die betroffenen Hautareale regelmäßig. Zur Prophylaxe von Hautschäden ist es auch möglich, den Gürtel zwischendurch zu lösen.

Kontraindiziert ist die Lungen-EIT bei:

- Aktiven Implantaten (z. B. Herzschrittmacher oder implantierter Defibrillator) wegen möglicher Funktionseinschränkungen der Implantate.
- Adipositas (BMI $\geq$ 50) oder Gewebeödem, weil sich dadurch die Qualität des Signals möglicherweise verringert, d. h. es kann nicht sichergestellt werden, dass die erzeugten Bilder uneingeschränkt klinisch interpretierbar sind.

PFLEGEPRAXIS

Während eines CTs, MRTs oder konventionellem Röntgen muss die EIT unterbrochen werden.

Die Lungen-EIT ermöglicht Trenddarstellungen und Vergleiche zwischen der aktuellen Beatmungssituation und der zu einem früheren Zeitpunkt (➤ Abb. 10.11 und ➤ Abb. 10.12).

Zukünftig könnte es durch EIT möglich werden, auch die Lungenperfusion nichtinvasiv und kontinuierlich darzustellen. Damit wäre es dann möglich, Informationen über das Ventilations-Perfusionsverhältnis zu bekommen (Störungen im Ventilations-Perfusionsverhältnis sind häufig die Ursache für eine respiratorische Insuffizienz ➤ 2.2.4 und ➤ Tab. 2.1).

10.2.7 Klinische Überwachung der Beatmung

Zur **klinischen Überwachung** der Beatmungstherapie gehören neben der Inspektion des Patienten die

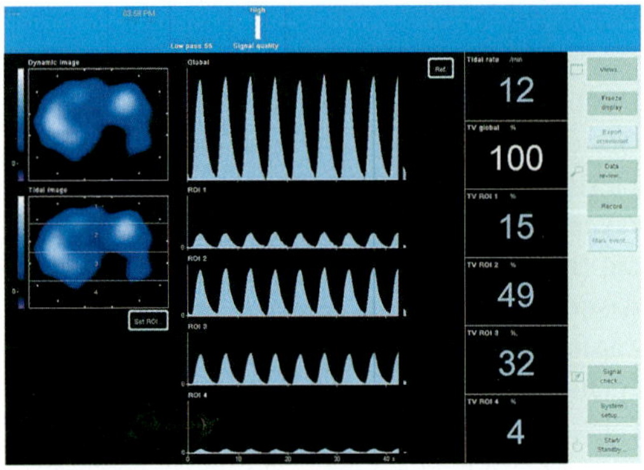

Abb. 10.11 Monitorbild der Lungen-EIT. Oben links das **dynamische Bild** mit der zugehörigen globalen Impedanzkurve (oben rechts). Das Bild unten links zeigt das **Tidalbild,** eingeteilt in *Regions of Interest (ROIs).* Vier ROIs können dargestellt und analysiert werden (unten rechts). [V162]

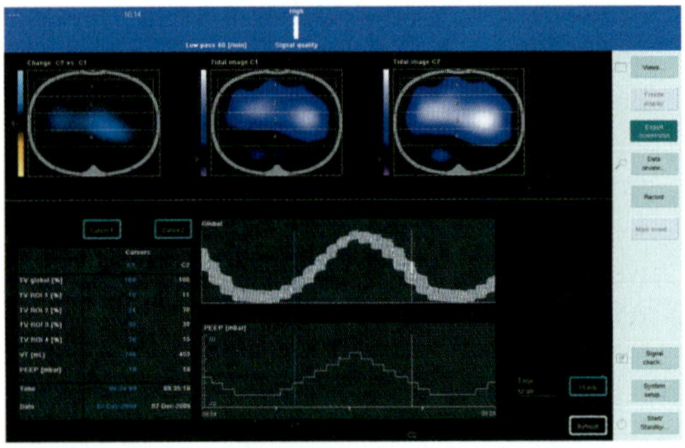

Abb. 10.12 Die **Referenzfunktion** ermöglicht den Vergleich von zwei EIT-Bildern, die mittels Cursor-Position ausgewählt werden können (mittleres Bild = Cursorposition 1, rechtes Bild = Cursorposition 2). Das Trendbild (links) zeigt die Veränderung, hier einen Zugewinn an Ventilation (blau dargestellt). Eine Verschlechterung der Ventilation wäre orange dargestellt. [V162]

Auskultation, Palpation und Perkussion des Thorax sowie die Überwachung von Compliance und Resistance von Thorax und Lunge.

In vielen Kliniken sind die genannten Untersuchungen Aufgabe des Arztes; auf manchen Intensivstationen gehören sie zumindest teilweise zum Aufgabenbereich der Pflegenden. Häufig gibt es auch Überschneidungen zwischen pflegerischen und ärztlichen Aufgabenbereichen. So ist es z. B. oft üblich, dass der Arzt den beatmeten Patienten mindestens einmal täglich im Rahmen der körperlichen Untersuchung des Patienten auskultiert, während die Pflegenden mehrfach täglich eine Auskultation der Lunge vornehmen, z. B. nach Manipulationen am Tubus oder der Trachealkanüle.

Inspektion

Wichtige Aspekte der **Inspektion** des beatmeten Patienten sind:

- Die **Überwachung von Atemfrequenz und -rhythmus.** Diese ist umso wichtiger, je höher der Spontanatemanteil der gewählten Beatmungsform ist (Überwachung der Beatmungsparameter, Beatmungsfrequenz ➤ 10.2.2). Zudem wird die Atemfrequenz kontinuierlich über den Respirator überwacht (i. d. R. verfügen die Geräte über eine obere Alarmgrenze; an manchen Respiratoren gibt es auch eine untere Alarmgrenze. Obligat ist auch ein Apnoealarm). Triggerbemühungen des Patienten und passende „Antwort" des Respirators?
- Die **Überwachung der Thoraxbeweglichkeit.** Dabei wird vor allem kontrolliert, ob sich die Brustwand atemsynchron auf beiden Seiten gleich stark bewegt. Eine einseitige Einschränkung der Thoraxbeweglichkeit kann z. B. bei einseitiger Intubation (➤ 6.12.1), Pneumothorax (➤ 2.3.11), Rippenserienfraktur (➤ 2.3.12), Atelektasen (➤ 2.2.4) oder einem Pleuraerguss auftreten. Bei instabilem Thorax ist evtl. eine paradoxe Atmung (➤ Abb. 2.6) zu beobachten (nur beim spontan atmenden Patienten). Ein Asthmaanfall bzw. die Erschöpfung des Zwerchfells oder der Interkostalmuskulatur zeigt sich evtl. durch den raschen Wechsel von Bauch- und Brustatmung.
- Die **Beobachtung der Haut** auf evtl. beatmungsbedingte Veränderungen, z. B. Kaltschweißigkeit als Zeichen der Hypoxämie.

Husten ist beim beatmeten Patienten meist ein Zeichen dafür, dass Atemwegssekret vorhanden ist, das abgesaugt werden muss (endotracheales Absaugen ➤ 10.4). Die Pflegenden beobachten das abgesaugte Atemwegssekret auf Menge, Farbe, Geruch und Beschaffenheit. Eine gelbliche bis grünliche Farbe des Sekrets weist z. B. auf eine Infektion im Respirationstrakt hin. Insbesondere während der Entwöhnung beobachten die Pflegenden den Patienten auf Zeichen der respiratorischen Erschöpfung (➤ 13.6).

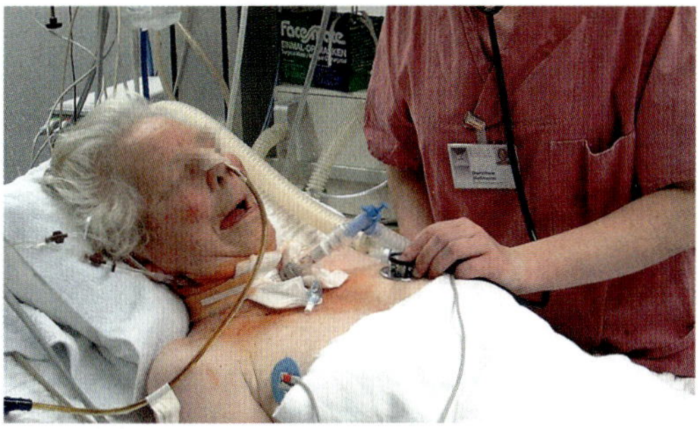

Abb. 10.13 Auskultation des Thorax bei einem beatmeten Patienten. [M251]

Auskultation

Auskultation der Lunge auf korrekte Tubuslage ➤ 6.8.1 und ➤ Abb. 6.35

Bei der **Auskultation** (Abhören) der Lunge (➤ Abb. 10.13) ist beim lungengesunden Beatmungspatienten das sogenannte *vesikuläre Atemgeräusch* zu hören. Es klingt über den peripheren Atemwegen *weich* und *säuselnd,* über der Trachea und den großen Atemwegen *laut* und *scharf.* Während der Inspiration ist das Geräusch lauter als während der Exspiration.

Pathologische Atemgeräusche sind:

- **Rasselgeräusche (RGs),** diese werden differenziert in *trockene* und *feuchte Rasselgeräusche:*
  - *Trockene Rasselgeräusche* entstehen, wenn Schleimfäden in den Luftwegen schwingen. Sie treten vor allem auf bei chronisch obstruktiver Bronchitis und Asthma bronchiale. Je nach Klangqualität werden brummende, schnarchende, giemende, pfeifende oder zischende RGs unterschieden.
  - *Feuchte Rasselgeräusche* sind auskultierbar, wenn sich Sekret oder Flüssigkeit in den Atemwegen oder der Lunge befindet. Unterschieden werden *feinblasige Rasselgeräusche* (klingen scharf und knackend und werden durch Flüssigkeit in den Alveolen verursacht) und *grobblasige Rasselgeräusche* (klingen laut und gurgelnd und entstehen durch Sekret in Trachea und Bronchien).
- Ein **Giemen** ist bei chronisch obstruktiven Lungenerkrankungen wie z. B. COPD oder Asthma bronchiale auskultierbar (➤ 2.3.2).
- Ein **Stridor** ist ein pfeifendes Atemgeräusch, das bei eingeengten Atemwegen zu hören ist. Der Stridor kann in- und/oder exspiratorisch auskultierbar sein. Ein *inspiratorischer Stridor* entsteht bei Verlegung oder Verengung der oberen Luftwege, ein *exspiratorischer Stridor* bei Einengungen der Bronchien, z. B. beim Bronchospasmus.
- Ein **hauchendes Atemgeräusch** kann durch Minderbelüftung der Lunge z. B. wegen Atelektasen auftreten.
- Ein **knarrendes Reibegeräusch** ist bei einer Pleuritis sicca durch entzündliche Veränderungen der Pleura zu hören.

PFLEGEPRAXIS

Auskultation beatmeter Patienten

Beim beatmeten Patienten sind die physiologischen **Atemgeräusche** meist deutlich **abgeschwächt** und zudem oft durch andere Geräusche **überlagert.** Hilfreich ist dann oft die Auskultation unter manueller Beatmung mit dem Beatmungsbeutel, um die Atemgeräusche besser differenzieren zu können.

Mittels Auskultation der Lunge kann man den Erfolg einer endotrachealen Absaugung kontrollieren: Durch Sekret in den großen Atemwegen bedingte grobblasige Rasselgeräusche sind nach einer erfolgreichen Absaugung nicht mehr auskultierbar.

Palpation

Mittels **Palpation** (Abtasten) des Thorax ist es möglich, ein Hautemphysem (Luftansammlung in der Subkutis, z. B. bei Rippenfrakturen, Pneumothorax oder Bronchusruptur) zu erkennen. Hier ist ein Knistern in der Haut zu spüren („Schneeknirschen").

Zusätzlich kann man ungleichmäßige Thoraxbewegungen feststellen. Dazu die Hände parallel so auf den Thorax des auf dem Rücken liegenden Patienten legen, dass sich die Daumen berühren (jeweils eine Hand pro Thoraxseite, Daumen zum Sternum hin). Bei normalen, seitengleichen Thoraxexkursionen bewegen sich die Daumen gleichmäßig auseinander und wieder aufeinander zu.

Ein bei der Palpation spürbares atemabhängiges Vibrieren kann Hinweis auf einen Sekretverhalt sein.

Perkussion

Bei der **Perkussion** (Beklopfen) des Thorax wird die Brustwand über beiden Lungenflügeln beklopft

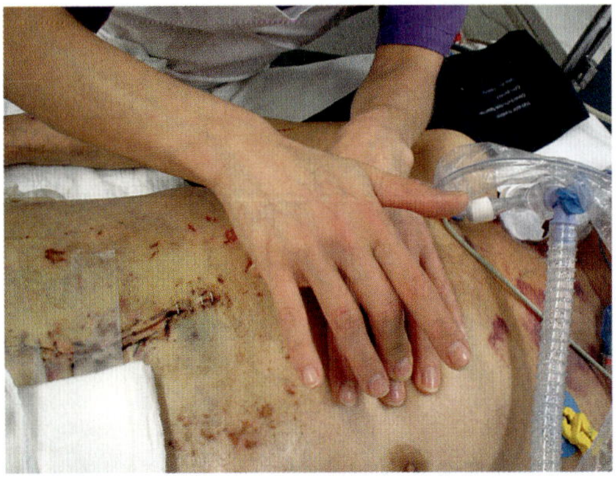

Abb. 10.14 Perkussion des Thorax bei einem beatmeten Patienten. [M251]

(➤ Abb. 10.14). Der Klang des Schalls lässt Rückschlüsse auf Vorgänge in der Lunge zu. Der normale Klopfschall klingt dumpf und tief (sonor). Bei vermehrter Luftansammlung z. B. wegen Lungenemphysem oder Pneumothorax ist der Klopfschall laut und dröhnend. Er wird als *hypersonor* oder „Schachtelton" bezeichnet. Ein hoher, gedämpfter und kurzer Schall weist auf einen Erguss oder Atelektasen (verminderter Luftgehalt) hin. Zudem können mittels Perkussion die Lungengrenzen festgestellt werden.

Die Perkussion der Lunge beim beatmeten Patienten setzt sehr viel Übung und Erfahrung voraus.

PFLEGEPRAXIS

Befunde der Auskultation und Perkussion ergänzen sich

- Auskultation und Perkussion jeweils auf beiden Thoraxseiten durchführen, um die Befunde miteinander vergleichen und somit den gesamten Verlauf besser beurteilen zu können.
- Während z. B. das Atemgeräusch sowohl bei einem Pneumothorax als auch bei einer Atelektase abgeschwächt ist bzw. völlig fehlen kann, ist der Klopfschall beim Pneumothorax hypersonor und bei einer Atelektase gedämpft. Bei einem Erguss ist das Atemgeräusch abgeschwächt und der Klopfschall gedämpft.

10

Überwachen von Compliance und Resistance

Compliance, Resistance ➤ 1.3.5

Compliance und Resistance sind wichtige Parameter, die Rückschlüsse auf die pulmonale Situation des Patienten zulassen und – im Verlauf betrachtet – über den Erfolg der Therapie bzw. den Verlauf der pulmonalen Erkrankung informieren. Manche Respiratoren bieten die Möglichkeit, die Resistance und/oder die Compliance zu messen und darzustellen (➤ 15.3.1). Unterschieden werden dabei die statische und die dynamische Compliance:

- Zur Messung der **statischen Compliance** wird das Volumen der Lunge langsam erhöht und mit dem dadurch steigenden Druck in der Lunge die exakte Compliance errechnet.
  Bei der *Super-Syringe-Methode* wird die Lunge oberhalb der FRC in kleinen Schritten von 50–100 ml gefüllt und bei jedem Schritt der zugehörige Druck in der Lunge gemessen. Daraus lässt sich die jeweilige Compliance berechnen - allerdings dauert diese Methode ca. 60 Sekunden. [45]
  Beim Messmanöver *Low-Flow-PV-Loop* am Beatmungsgerät erhält man ein Ergebnis, das gut mit der Super-Syringe-Methode korreliert.
- Die **dynamische Compliance** wird während der Beatmung des Patienten kontinuierlich am Gerät gemessen und angezeigt, d. h. es fließen auch die durch den Inspirationsflow bedingten Druckänderungen ein und „verfälschen" die Messwerte. Dennoch ermöglichen die Messwerte eine Einschätzung der Veränderung der Lunge.

10.2.8 Allgemeine Patientenüberwachung

Beatmungspatienten werden auf der Intensivstation kontinuierlich überwacht, um Veränderungen und Komplikationen rasch erkennen und ggf. behandeln zu können. Art und Umfang dieser Überwachung hängen wesentlich vom Zustand des Patienten und seiner Erkrankung ab.

PFLEGEPRAXIS

Routineüberwachung

1–2 stündlich bzw. bei elektronischer Dokumentation kontinuierlich werden Herzfrequenz, Blutdruck, Sauerstoffsättigung, $etCO_2$, Beatmungsparameter, Temperatur, Urinausscheidung und Laborwerte dokumentiert.

Je nach Patient kommen weitere Überwachungsparameter dazu, z. B. der ICP (Hirndruck ➤ 9.2.1) andere Hämodynamikparameter, z. B. PICCO oder pulmologische Daten wie z. B. Impedanztomografie.

Viele Messwerte und Beobachtungen, die sich aus der allgemeinen Überwachung eines Intensivpatienten ergeben, können auch wichtige Hinweise auf Veränderungen der pulmonalen Situation des Patienten oder Veränderungen der Beatmungstherapie geben. Wichtig sind vor allem die klinischen Zeichen der Hypoxie und der Hyperkapnie (➤ 2.4) sowie die Zeichen der respiratorischen Erschöpfung (➤ 13.6).

10.2.9 Röntgenkontrolle des Thorax

Beim beatmeten Patienten erfolgt in regelmäßigen Abständen sowie zusätzlich bei Bedarf eine **Röntgenaufnahme des Thorax,** die am Patientenbett aufgenommen wird. Diese dient der Verlaufsbeobachtung pulmonaler Veränderungen (z. B. Atelektasen, Infiltrate, Erguss) sowie dem Ausschluss (beatmungsbedingter) pulmonaler Komplikationen, z. B. eines Pneumothorax. Zudem können die korrekte Lage von intrathorakal liegenden Kathetern (z. B. ZVKs), Drainagen, des Tubus bzw. der Trachealkanüle dokumentiert werden. Röntgenaufnahmen des Thorax beim beatmeten Patienten werden i. d. R. auf der Intensivstation vorgenommen. Bei spezieller Fragestellung ist evtl. zusätzlich ein CT des Thorax erforderlich. Mittels mobilem CT-Gerät kann die Untersuchung auf der Intensivstation vorgenommen werden, die Bildqualität ist jedoch der eines stationären CTs unterlegen, weshalb auch der beatmete Patient i. d. R. zur Radiologie transportiert wird, um ein CT anzufertigen (Transport beatmeter Patienten ➤ 10.7).

PFLEGEPRAXIS

Röntgen-Thorax beim beatmeten Patienten

- Geplante Untersuchung wenn möglich auf andere geplante Pflege- oder Therapiemaßnahmen abstimmen (z. B. Röntgen-Untersuchung dann durchführen, wenn der Patient sowieso auf dem Rücken liegt).
- Patienten über die anstehende Untersuchung informieren.
- Gegebenenfalls vor der Untersuchung Sedativa verabreichen (nach ärztlicher Anordnung bzw. Rücksprache).
- Röntgenplatte vorsichtig unterlegen. Dazu den Patienten aufsetzen oder, wenn dies nicht möglich ist, z. B. wegen Wirbelsäulenfraktur, Patienten anheben oder drehen.
- Überwachung während der Untersuchung sicherstellen.
- Gegebenenfalls Strahlenschutz für den Patienten (Bleischürze auf Unterleib) und Mitpatienten sowie für Pflegende, falls sie in der unmittelbaren Umgebung des Patienten bleiben müssen.
- Röntgenplatte wieder entfernen und Patienten positionieren.
- Maßnahme dokumentieren.

10.2.10 Dokumentation der Beatmungstherapie

Im Vergleich zum nicht beatmeten Intensivpatienten ist beim Beatmungspatienten auch die **Dokumentation der Beatmungstherapie** erforderlich. Diese umfasst:

- Beatmungszugang: Endotrachealtubus oder Trachealkanüle (Typ, Größe, Lage), bei NIV Art des Interface (Maske/Helm)
- Am Respirator eingestellte Beatmungsform, Beatmungsparameter und Alarmgrenzen
- Beatmungsparameter, die sich aus der Respiratoreinstellung ergeben
- Art der Atemgasklimatisierung und ggf. Atemgastemperatur
- Cuffdruck
- BGA-Werte
- Nächster Wechsel von z. B. Beatmungsschlauchsystem, geschlossener Absaugung, Tubusverlängerung, CO_2-Küvette, HME

Zudem dokumentieren die Pflegenden alle Maßnahmen im Zusammenhang mit Intubation, Tracheotomie bzw. nichtinvasiver Beatmung, z. B. Tubusumlagerung, Verbandswechsel an der Trachealkanüle oder endotracheale Absaugung.

Handschriftliche Dokumentation

Die noch übliche **handschriftliche Dokumentation** der Beatmung erfolgt entweder in der **Patienten-Tageskurve** (meist ist hier ein Bereich für die Dokumentation der Beatmung vorgesehen) oder auf ge-

10

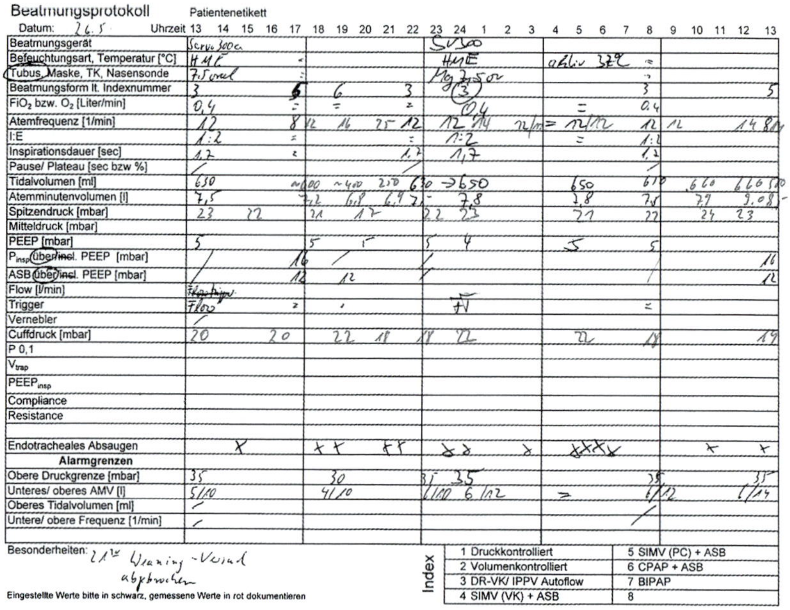

Abb. 10.15 Beispiel für ein handschriftliches Beatmungsprotokoll. [M251]

sonderten **Beatmungsprotokollen** (➤ Abb. 10.15). Der Vorteil der Beatmungsprotokolle gegenüber der Dokumentation in der Patientenkurve liegt darin, dass evtl. notwendige häufige Änderungen der Respiratoreinstellung übersichtlicher dokumentiert werden können (auf der Patienten-Tageskurve reicht dafür der Platz oft nicht aus). Nachteilig ist, dass die Parameter der Beatmung nicht mit anderen Parametern (z. B. Herz-Kreislauf-Werte, Medikamentengabe) aus einem Dokument und im zeitlichen Zusammenhang ersehen werden können.

PFLEGEPRAXIS

Anforderungen an handschriftliche Beatmungsprotokolle

Auch **Beatmungsprotokolle sind Dokumente** im Sinne des Informationsmanagements und dienen im Schadensfall evtl. als Beweismittel. Daher müssen sie den Anforderungen an ein Dokumentationssystem genügen, d. h. die Dokumentation muss strukturiert, gut nachvollziehbar, sicher, eindeutig, authentisch und zeitnah erfolgen. Zudem muss der Datenschutz für den Patienten gewahrt werden.

EDV-gestützte Dokumentation

Erfolgt die gesamte **Dokumentation EDV-gestützt** in sogenannten *Patienten-Daten-Management-Systemen* (kurz *PDMS*), ist das Beatmungsprotokoll Teil der elektronischen Patientenakte ➤ Abb. 10.16). Die **Vorteile** sind vielfältig: So können z. B. über digitale Schnittstellen die eingestellten bzw. ermittelten Beatmungsparameter direkt in die Dokumentation einfließen (dies spart zeitintensive handschriftliche Eintragungen), zusätzlich notwendige Formulierungen (z. B. für besondere Maßnahmen im Zusammenhang mit der Beatmungstherapie) können aus einem Menü gewählt werden, die Beatmungsparameter sind zeitlich exakt dokumentiert und können so – z. B. bei akuten Verschlechterungen – im zeitlich korrekten Zusammenhang zu anderen Veränderungen bzw. vorgenommenen Maßnahmen und Laborwerten gesehen werden (dadurch sind abgelaufene Vorgänge besser rekonstruierbar). Zudem entfällt das „Platzproblem", wenn innerhalb einer kurzen Zeitspanne sehr viel dokumentiert werden muss, etwa nach einer Reanimation.

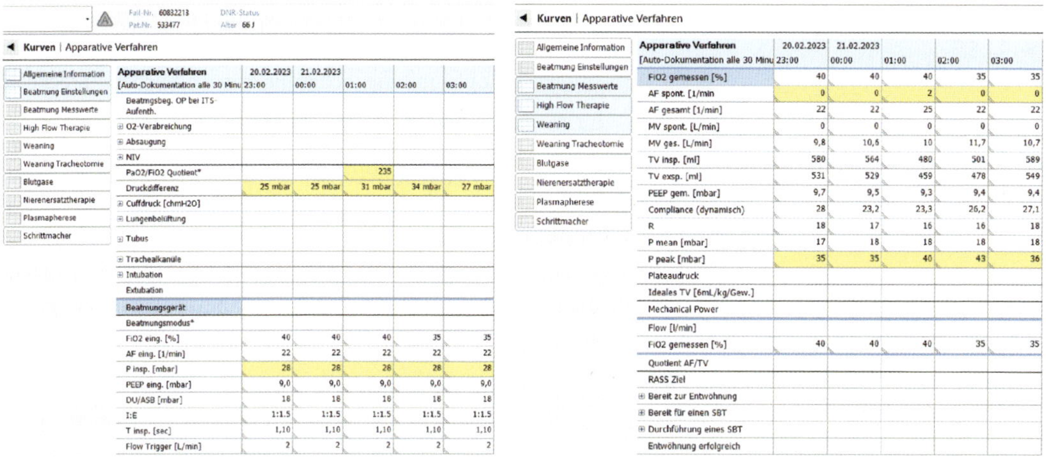

Fall-Nr. 60832213 DNR-Status
Pat.Nr. 533477 Alter 66 J

Kurven | Apparative Verfahren

Allgemeine Information
Beatmung Einstellungen
Beatmung Messwerte
High Flow Therapie
Weaning
Weaning Tracheotomie
Blutgase
Nierenersatztherapie
Plasmapherese
Schrittmacher

Apparative Verfahren [Auto-Dokumentation alle 30 Minu	20.02.2023 23:00	21.02.2023 00:00	01:00	02:00	03:00
Beatmgsbeg. OP bei ITS-Aufenth.					
⊞ O2-Verabreichung					
⊞ Absaugung					
⊞ NIV					
PaO2/FiO2 Quotient*			235		
Druckdifferenz	25 mbar	25 mbar	31 mbar	34 mbar	27 mbar
⊞ Cuffdruck [chmH2O]					
⊞ Lungenbelüftung					
⊞ Tubus					
⊞ Trachealkanüle					
⊞ Intubation					
Extubation					
Beatmungsgerät					
Beatmungsmodus*					
FiO2 eing. [%]	40	40	40	35	35
AF eing. [1/min]	22	22	22	22	22
P insp. [mbar]	28	28	28	28	28
PEEP eing. [mbar]	9,0	9,0	9,0	9,0	9,0
DU/ASB [mbar]	18	18	18	18	18
I:E	1:1.5	1:1.5	1:1.5	1:1.5	1:1.5
T insp. [sec]	1,10	1,10	1,10	1,10	1,10
Flow Trigger [L/min]	2	2	2	2	2

Kurven | Apparative Verfahren

Allgemeine Information
Beatmung Einstellungen
Beatmung Messwerte
High Flow Therapie
Weaning
Weaning Tracheotomie
Blutgase
Nierenersatztherapie
Plasmapherese
Schrittmacher

Apparative Verfahren [Auto-Dokumentation alle 30 Minu	20.02.2023 23:00	21.02.2023 00:00	01:00	02:00	03:00
FiO2 gemessen [%]	40	40	40	35	35
AF spont. [1/min	0	0	2	0	0
AF gesamt [1/min]	22	22	25	22	22
MV spont. [L/min]	0	0	0	0	0
MV ges. [L/min]	9,8	10,6	10	11,7	10,7
TV insp. [ml]	580	564	480	501	589
TV exsp. [ml]	531	529	459	478	549
PEEP gem. [mbar]	9,7	9,5	9,3	9,4	9,4
Compliance (dynamisch)	28	23,2	23,3	26,2	27,1
R	18	17	16	16	18
P mean [mbar]	17	18	18	18	18
P peak [mbar]	35	35	40	43	36
Plateaudruck					
Ideales TV [6mL/kg/Gew.]					
Mechanical Power					
Flow [l/min]					
FiO2 gemessen [%]	40	40	40	35	35
Quotient AF/TV					
RASS Ziel					
⊞ Bereit zur Entwöhnung					
⊞ Bereit für einen SBT					
⊞ Durchführung eines SBT					
Entwöhnung erfolgreich					

Abb. 10.16 Beispiel für eine EDV-gestützte Dokumentation der Beatmung. Einstellung (links) und Messwerte der Beatmung (rechts). [V824]

10.3 Bewegungsförderung (Positionierung)

Gottfried Scheuermann

DEFINITION

Der Überbegriff **Bewegungsförderung** beschreibt alle pflegerischen Handlungen, die die Bewegungsfähigkeit des Patienten im Sinne der Gesundheitsentwicklung fördern.

Die Begriffe „Lagerung/Umlagerung" wurden in den letzten Jahren zunehmend ersetzt durch die Begriffe **Position/Positionierung,** da diese Begriffe zum einen weniger sachlich sind (Waren werden gelagert, aber nicht Menschen) und zum andern das „Unterstützende" mehr betonen (*Positionieren* = die Eigenbewegung des Patienten unterstützen).

Sowohl im klinischen Sprachgebrauch als auch in der Literatur wird der Begriff „Lagerung" aber nach wie vor verwendet, insbesondere wenn die Bewegungsförderung überwiegend passiv erfolgt.

PFLEGEPRAXIS

Bewegung beeinflusst vitale Funktionen

Bewegung ist ein **zentrales Element des Lebens** und hat **Einfluss auf viele andere Lebensfunktionen.** Während sich gesunde Menschen praktisch immer bewegen (auch im Tiefschlaf), ist der beatmete Patient in seiner Bewegungsfähigkeit und -möglichkeit oft sehr eingeschränkt, sei es durch die Grunderkrankung (z. B. Para- oder Tetraplegie), eine notwendige Analgosedierung oder ggf. auch Relaxierung sowie durch zahlreiche Zu- und Ableitungen (Elektrodenkabel, Sonden, Drainagen, Katheter etc.). Deshalb unterstützen die Pflegenden den Patienten bei der regelmäßigen Umlagerung und – sofern möglich – bei der Mobilisation.

Im Bereich der Bewegungsförderung überschneidet sich der Arbeitsbereich der Pflegenden mit dem der Physiotherapeuten: Das (Um-)Lagern (Positionieren) fällt in den Verantwortungsbereich der Pflegenden, das aktive und passive Bewegen des Patienten gehört zum Aufgabenbereich der Physiotherapie. Auf vielen Intensivstationen ist es üblich, dass Pflegende und Physiotherapeuten bei der Mobilisation des Patienten zusammenarbeiten.

In den meisten Fällen ist die Lagerung eine rein pflegerische Tätigkeit. Bei manchen Patienten kann es jedoch erforderlich sein, dass ein Arzt an der Lagerung bzw. Mobilisation beteiligt ist, etwa wenn ein kreislaufinstabiler Patient in Bauchlage gebracht wird.

Im Folgenden wird lediglich auf die *Besonderheiten* der Positionierung beatmeter bzw. intubierter/tracheotomierter Patienten eingegangen; Grundlagenwissen zu Bewegungsförderung, Weichlagerung, Positionierung und Mobilisation eines Intensivpatienten entnehmen Sie bitte der entsprechenden Fachliteratur.

Einsatz von Spezialbetten zur kinetischen Therapie ➤ 11.8.5

10.3.1 Positionierung des beatmeten Patienten: Grundlagen

Die regelmäßige Umlagerung des beatmeten Patienten dient in erster Linie dazu, die Belüftung und Durchblutung der Lunge zu optimieren (Ventilations-/Perfusionsverhältnis ➤ 1.4.3) und die Entstehung von Dekubiti (Druckulzera) zu verhindern. Außerdem kann sie den Patienten darin unterstützen, den eigenen Körper besser wahrzunehmen (eine Veränderung der Körperposition bewirkt, dass der Patient andere Körperregionen wahrnimmt als zuvor). Bestimmte Lagerungen wirken zudem schmerzlindernd, z. B. die Hochlagerung geschwollener Extremitäten. Lagerungsdrainagen können dazu beitragen, dass Bronchialsekret aus bestimmten Lungenbereichen in die großen Atemwege abfließen kann (Lagerungsdrainagen ➤ 11.8.4).

PFLEGEPRAXIS

Bevorzugte Position

Jeder Mensch hat im Liegen eine oder mehrere Positionen, in denen er sich am wohlsten fühlt und am besten einschlafen kann. Dies gilt auch für beatmete Patienten. Im Pflegealltag kann es hilfreich sein, die **„Lieblingslage"** des Patienten zu kennen und einzusetzen – sofern die Lagerung aus therapeutischen Gründen nicht kontraindiziert ist – etwa wenn der Patient schlecht einschlafen kann. Deshalb informieren sich die Pflegenden über die bevorzugten Positionen des Patienten (den Patienten selbst oder seine Angehörigen fragen).

Auch beim beatmeten Patienten gilt: **Nur so wenig Lagerungshilfsmittel wie nötig** verwenden (je mehr Lagerungshilfsmittel verwendet werden, desto immobiler wird der Patient).

Der einfache Lagerungswechsel (z. B. von Rücken- in Seitenlage oder umgekehrt) wird meistens von zwei Pflegenden durchgeführt. Lagerungsmaßnahmen nach den Grundregeln der Kinästhetik können meist von einer Pflegenden alleine durchgeführt werden.

Zur inkompletten (früher als 135°-Bauchlagerung bezeichnet) oder kompletten Bauchlagerung sind in der Regel drei Pflegende und ein Arzt erforderlich. Eine der drei Personen ist für die Lagerung des Kopfs und die Sicherung von Tubus bzw. Trachealkanüle und Beatmungsschläuchen („lifelines") verantwortlich.

Einfache Wechsel der Körperposition (Rücken-, Seiten- und sitzende Lagerung) führen die Pflegenden i. d. R. eigenverantwortlich durch. Spezielle Lagerungen wie z. B. die (inkomplette) Bauchlagerung werden mit dem Arzt besprochen bzw. angeordnet.

PFLEGEPRAXIS

Kriterien

Welche Positionierungen oder Lagerungen beim Patienten jeweils durchgeführt werden sollen bzw. dürfen, hängt vom *Zustand des Patienten*, der *Beatmungssituation* sowie der *Grunderkrankung* und evtl. durchgeführten *operativen Eingriffen* ab (➤ Tab. 10.6). Bei den meisten beatmeten Patienten wird regelmäßig zwischen Rücken- und Seitenlagerung abgewechselt. Bei schwerwiegenden pulmonalen Erkrankungen, insbesondere beim ARDS, (➤ 2.3.4) wird vielfach auch die (inkomplette) Bauchlagerung vorgenommen (unten).

10.3.2 Allgemeine Maßnahmen vor, während und nach einem Positionswechsel

Jeder Lagewechsel kann die Herz-Kreislauf-Situation sowie den Gasaustausch des beatmeten Patienten (evtl. nur vorübergehend) verschlechtern. Deshalb sorgen die Pflegenden dafür, dass auch während der Umlagerung eine kontinuierliche Überwachung sichergestellt ist und beobachten den Patienten während und unmittelbar nach dem Umlagern auf Zeichen einer Verschlechterung von Kreislauf und Atmung.

Maßnahmen vor dem Positionswechsel

- Zeitpunkt der Umlagerung von Rücken- in Seiten- oder Bauchlage mit anderen pflegerischen und therapeutischen Maßnahmen abstimmen, z. B. Gabe von Sondenkost, Physiotherapie, geplante Untersuchungen (z. B. Röntgen), notwendige Kontrollen, die in Rückenlage durchgeführt werden müssen (z. B. Messung des intraabdominellen Drucks).

10

Tab. 10.6 Positionierungen für beatmete Patienten und ihre Auswirkungen auf die Beatmungssituation im Überblick [46].

Lagerung	Ziel	Effekte	Indikation
Oberkörperhochlagerung (➤ Abb. 10.17)	• Aspiration vermeiden • Bessere Toleranz der enteralen Ernährung • VAP-Prophylaxe • Zerebroprotektion	• Antireflux • ICP-Senkung	• Erhöhter Hirndruck • Bei Kontraindikation für Bauchlagerung
Seitenlagerung (➤ Abb. 10.18)	• Verbesserung des Gasaustauschs • Sekretmobilisation	• Verbesserung des Ventilations-Perfusionsverhältnisses (➤ 1.4.3 und ➤ 2.2.4) • Sekret aus den oben liegenden Lungenbereichen kann besser in die großen Atemwege abfließen	• Einseitige Lungenerkrankung
Inkomplette Bauchlagerung (➤ Abb. 10.19) und Bauchlagerung (➤ Abb. 10.20)	• Verbesserung des Gasaustauschs • Vermeiden beatmungsbedingter Lungenschäden (Lungenprotektion)	• Homogenisierung der Atemgasverteilung und der Lungendurchblutung • Reduktion des intrapulmonalen Shunts und der tidalen Hyperinflation • Verminderung des Pleuradruckgradienten • Veränderung der Atemmechanik	• Schweres ARDS (➤ 2.3.4) • Invasive Beatmung • $P_{Plat} > 30$ mbar
KLRT (kontiunierliche laterale Rotationstherapie ➤ 11.8.5)	• Verbesserung des Gasaustauschs • Sekretmobilisation • Atelektasenprophylaxe	• Verbesserung des Ventilations-Perfusionsverhältnisses (➤ 1.4.3 und ➤ 2.2.4) • Reduktion des EVLW (extravaskuläres Lungenwasser) • Verbesserte Sekretmobilisation in den jeweils oben liegenden Lungenbereichen	• ARDS (bei Kontraindikation für Bauchlagerung)

- In manchen Kliniken ist es üblich, bei Patienten, die kontinuierlich Sondenkost verabreicht bekommen, vor jeder oder vor bestimmten Lagerungsmaßnahmen (z. B. [inkomplette] Bauchlagerung) die Sondenkost-Verabreichung zu stoppen und das Magensekret abzuleiten, um eine Regurgitation von Sondenkost mit der Gefahr einer nosokomialen Pneumonie zu vermeiden. In den entsprechenden Empfehlungen, z. B. des RKI ist diese Maßnahme jedoch nicht enthalten.
- Patienten über die Maßnahme informieren.
- Bei oral intubierten Patienten, die in (inkomplette) Bauchlagerung gebracht werden sollen, Endotrachealtubus in den Mundwinkel lagern, der nach Positionswechsel oben liegen wird (Tubus ist dann leichter zugänglich, verursacht weniger Druck im Mundwinkel und die Gefahr einer Abknickung ist geringer), also z. B. in den linken Mundwinkel, wenn der Patient in inkomplette Bauchlage rechts gebracht wird (Tubus umlagern ➤ 6.13.2).
- Gegebenenfalls geschlossenes Absaugsystem (➤ 10.4.5) anbringen, insbesondere vor (inkompletter) Bauchlagerung; hygienisch einwandfreie offene endotracheale Absaugungen sind in dieser Lage i. d. R. nicht möglich
- Erforderliche Lagerungshilfsmittel bereitlegen
- Kontrollieren, ob sich Wasseransammlungen im Beatmungsschlauchsystem befinden und diese ggf. entfernen. Ansonsten besteht die Gefahr, dass die Flüssigkeit während des Umlagerns ins Tracheobronchialsystem gelangt
- Gegebenenfalls Kopfkissen entfernen bzw. vor Sekret schützen, saugfähige Unterlage im Gesichtsbereich unterlegen
- Patienten vor dem Wechsel der Position ggf. oral und/oder endotracheal absaugen

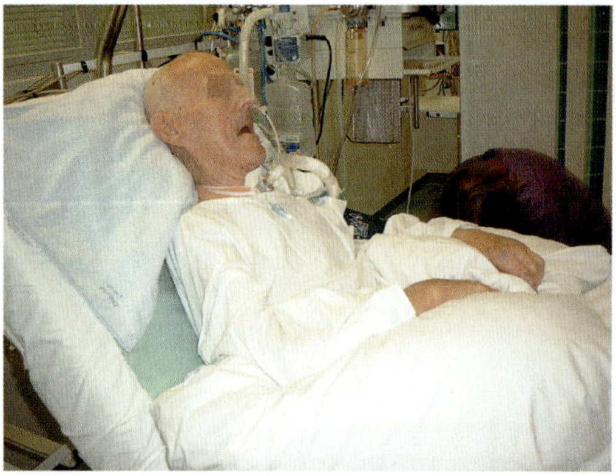

Abb. 10.17 Beatmeter Patient in sitzender Position. [M251]

- Händedesinfektion durchführen, Bettenschürze (z. B. Einmalschürze) und Schutzhandschuhe anziehen
- Absprechen, wie nacheinander vorgegangen werden soll (ausgewähltes Vorgehen sollte allen Beteiligten vertraut sein) und wer für was zuständig ist, insbesondere klären, wer die Sicherung der „lifelines“ übernimmt. Das „Kommando“ gibt die Person (nach Rückversicherung mit den anderen Beteiligten), die am Kopfende steht und für die Sicherung der Ventilation zuständig ist.

Maßnahmen während des Positionswechsels

Während des Positionswechsels achten die Pflegenden auf Folgendes:

- Tubus bzw. Trachealkanüle sowie die Beatmungsschläuche und weitere Zu- und Ableitungen, z. B. Urinkatheter, zentraler Venenkatheter, Drainagen oder Magensonde, dürfen nicht unter Zug geraten, unbemerkt abknicken bzw. schlimmstenfalls versehentlich herausgezogen werden. *Tipps:*
  - Beim Positionswechsel eines beatmeten Patienten zuerst den Kopf des Patienten mit Tubus bzw. Trachealkanüle und Beatmungsschläuchen annähernd in die neue Position bringen. Während des darauf folgenden Umlagerns des Körperstamms sind dann keine großen Bewegungen an Kopf und Beatmungsschläuchen mehr notwendig.
  - Muss der Patient im Bett in Längsrichtung bewegt werden, also z. B. zum Kopfende des Bettes hin, die Beatmungsschläuche aus der Halterung nehmen und mit der Hand, die den Kopf des Patienten unterstützt, durch das Y-Stück des Beatmungsschlauchs greifen. Das Y-Stück mit den beiden Beatmungsschläuchen auf der einen Seite und der Tubusverlängerung auf der anderen Seite liegt dadurch so auf dem Unter-

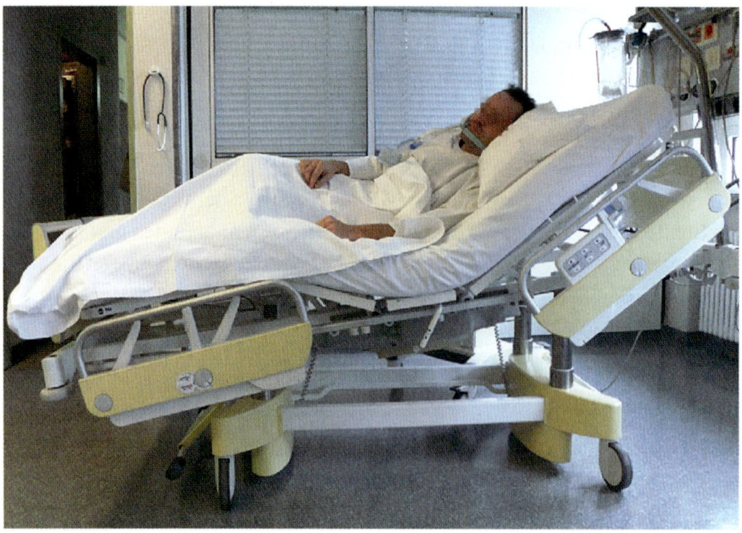

Abb. 10.18 Beatmeter Patient in Seitenlage. [M251]

arm, dass bei der Lageveränderung kein Zug auf den Tubus ausgeübt wird.
- Bei sedierten oder bewusstlosen und insbesondere bei relaxierten Patienten besteht durch den reduzierten bzw. aufgehobenen Muskeltonus beim Lagern die Gefahr der Luxation von Gelenken. Deshalb darauf achten, dass kein Zug auf einzelne Gelenke ausgeübt wird, z. B. Schultergelenk.

Maßnahmen nach dem Positionswechsel

Nachdem der Patient in die gewünschte Position gebracht wurde, führen die Pflegenden eine Reihe von **Kontrollen** durch, um lagerungsbedingte Komplikationen zu vermeiden. Dazu gehören:
- Tubus- bzw. Kanülenlage optisch (Lagemarkierung an der Zahnreihe bzw. Markierung an der Kanüle) und auskultatorisch überprüfen und die Beatmungsparameter kontrollieren. Beispielsweise kann sich bei druckkontrollierter Beatmung (➤ 3.3.3) durch die Lageveränderung (mit dadurch veränderter Compliance der Lunge) das Tidalvolumen verändern.
- Liegt beim Patienten eine nasogastrale Sonde, die den Schluckvorgang stören kann und das Aspirationsrisiko erhöht, wird der Patient – sofern keine Kontraindikation besteht – mit dem Oberkörper 30 bis 45° hochgelagert (Oberkörperhochlagerung ist Teil der meisten *VAP-Bundles* [VAP-Bündel] ➤ 5.1.1).
- Beatmungsschläuche sollten grundsätzlich nicht auf dem Patienten aufliegen. Falls dieses nicht zu umgehen ist, die Haut an der Auflagestelle polstern.
- Liegt der Patient mit dem Gesicht vom Respirator abgewandt, kann es sinnvoll sein, die Beatmungsschläuche oberhalb seines Kopfs auf dem Bett liegend zu positionieren
- Wunden oder besonders gefährdete Körperbereiche müssen ggf. frei gelagert werden. Dazu die Umgebung so abpolstern, dass der gefährdete Bereich keinen Kontakt zur Auflagefläche hat (Aufheben des Auflagedrucks). Der Umgebungsbereich ist dadurch einem höheren Auflagedruck ausgesetzt und muss daher engmaschig auf Veränderungen kontrolliert werden. Vorsicht: Keine zirkuläre Freilagerung (z. B. durch Sitzring), da hierdurch ringförmige Läsionen sowie Kompressionen von Gefäßen und Nerven entstehen können.
- Sicherstellen, dass der Patient nicht auf Leitungen, Schläuchen oder Drainagen liegt (Fehlfunktionen, Dekubitusgefahr).
- Bei hochgestelltem Kopfteil soll sich die Hüfte des Patienten am Übergang zum (höher gestellten) Kopfteil befinden. Dies vermeidet eine lagerungsbedingte Einschränkung der Atmung (häufig rutscht der Patient im Bett tiefer und der Knick in der Matratze führt zu einer Abknickung bzw. Einengung im Thoraxbereich oder schlimmstenfalls am Hals!)
- Kontrollieren, dass sich die Kondenswasserbehälter (Wasserfallen) am tiefsten Punkt des Beatmungssystems befinden.
- Sicherstellen, dass alle Zu- und Ableitungen zugfrei positioniert sind und ungehinderter Zu- bzw. Abfluss gewährleistet ist.
- Nach jeder Veränderung der Körperposition die Positionierung von Druckaufnehmern, z. B. zur invasiven Blutdruckmessung, kontrollieren und ggf. korrigieren.

Bei komplikationslosem Verlauf kann eine vorgenommene Position für 2–3 Stunden beibehalten werden, bevor der Patient erneut umgelagert wird (Ausnahme: [inkomplette] Bauchlagerungen sollen mind. 16 Stunden belassen werden, da der positive Effekt dieser Lagerungen teils erst nach längerer Zeit einsetzt). Auch beim Einsatz von Matratzenauflagen, Spezialmatratzen oder Spezialbetten zur Reduktion des Auflagedrucks wird der Patient – sofern keine Kontraindikationen bestehen – alle 2–3 Stunden umgelagert, um den positiven Effekt des Lagewechsels auf die Lunge zu nutzen.

10.3.3 Rücken-, Seiten- und sitzende Position

Rücken- und Seitenlagerung

Die **Rücken- und Seitenlagerung** ➤ Abb. 10.17, ➤ Abb. 10.18 sind die gebräuchlichsten Lagerungsarten beim beatmeten Patienten mit unkomplizierter Beatmungssituation zur Dekubitusprophylaxe und zur Verbesserung des pulmonalen Gasaustauschs.

PFLEGEPRAXIS

Möglichst Oberköperhochlagerung

Die Leitlinie *Lagerungstherapie und Frühmobilisation zur Prophylaxe oder Therapie von pulmonalen Funktionsstörungen* der DGAI (➤ 16.4.2) empfiehlt bei allen intubierten und beatmeten Patienten eine **30–45°-Oberkörperhochlagerung** (sofern keine Kontraindikation besteht), um einem Reflux von Mageninhalt mit nachfolgender VAP (➤ 5.11) vorzubeugen [46].

Die Oberkörperhochlage verbessert sowohl die Atemmechanik (veränderte Position des Zwerchfells) als auch die Oxygenierung. Zudem wird die Atemarbeit (WOB ➤ 1.3.1) reduziert, was vom allem beim Weaning (➤ Kap. 13) vorteilhaft ist.

In der Praxis wird diese Empfehlung oft nur über wenige Stunden des Tages oder gar nicht erreicht – meist liegt der Patient zu flach. Hilfreich ist der Einsatz eines Winkelmessers (objektiver als das Abschätzen des Winkels).

VORSICHT!

Eine **flache Rückenlage** ist bei beatmeten Patienten wegen ungünstigen Auswirkungen auf den pulmonalen Gasaustausch nicht empfehlenswert und sollte, falls doch nötig, so kurz wie möglich gehalten werden. Dies gilt insbesondere für Patienten mit schwerer Adipositas (BMI > 35 kg/m²).

Auch die **Trendelenburg-Lagerung** („Schocklage") ist sowohl für die Atemmechanik als auch für den pulmonalen Gasaustausch nachteilig und sollte deshalb nur zeitlich begrenzt bzw. bei Adipositas grundsätzlich nicht angewandt werden.

Das Umlagern des beatmeten Patienten von Rücken- in Seitenlage bzw. umgekehrt entspricht vom Vorgehen her dem beim nicht beatmeten Intensivpatienten. Unterschiede bestehen lediglich in Bezug auf die Sicherung von Tubus bzw. Trachealkanüle sowie der Beatmungsschläuche. Die hier notwendigen Maßnahmen sind im Abschnitt „Maßnahmen vor, während und nach einer Umlagerung" ausgeführt (siehe oben).

Allgemeine Informationen zur Durchführung von Rücken-, 30°- bzw. 90°-Seitenlagerung beim Intensivpatienten sind der entsprechenden Fachliteratur zu entnehmen.

PFLEGEPRAXIS

Effekt auf Gasaustausch

Zur Seitenlagerung wird eine Körperseite angehoben bzw. der Körper seitlich gedreht bis zu einem Winkel von max. 90°. Ein **positiver Effekt auf den pulmonalen Gasaustausch** ist allerdings erst ab einem **Drehwinkel von > 40°** nachweisbar [46].

Patienten mit einseitiger Lungenschädigung profitieren von einer 90°-Seitenlage, bei der die lungengesunde Seite unten liegt („good lung down").

Sitzende Position

Auch die **sitzende** (Knie- und Hüftgelenke sind gebeugt) oder **halbsitzende Position** (der Oberkörper wird gegenüber der flach liegenden unteren Extremität angehoben) beim beatmeten Patienten entspricht weitgehend der im Intensivbereich häufig eingesetzten Lagerung bei nicht beatmeten Patienten.

Wichtig beim beatmeten Patienten ist die Lagerung des Kopfs. Dieser muss vor allem bei sedierten bzw. relaxierten Patienten gegen seitliches Abkippen gesichert werden, z. B. mittels Lagerungskissen. Besteht bei beatmeten Patienten eine Herzinsuffizienz, wird oft auch die Herzbettlage eingesetzt. Dabei ist dann im Unterschied zur einfachen sitzenden Lagerung das Beinteil des Bettes stark abgesenkt, wodurch dann gleichzeitig die Beatmung erleichtert und das Herz entlastet wird.

Auch für beatmete adipöse Patienten (BMI > 35 kg/m²) ist die sitzende Position vorteilhaft. Für diese sowie für Patienten mit abdominellen Erkrankungen wird auch die Anti-Trendelenburg-Lagerung (erhöhter Oberkörper ohne Beugung der Hüfte) empfohlen.

VORSICHT!

Die Oberkörperhochlagerung (≥ 45°) kann eine **Hypotension** auslösen, besonders bei kontrolliert beatmeten Patienten, kontinuierlicher Analgosedierung, erhöhtem Bedarf an Vasopressoren, hohem PEEP oder hohem SAPS-II-Score. Hier wird eine Oberkörperhochlagerung von 30° empfohlen.

Die Oberkörperhochlagerung mit gebeugter Hüfte kann den in der Harnblase gemessenen **intraabdominellen Druck** fälschlicherweise erhöhen; als Alternative wird die Anti-Trendelenburg-Lagerung (ohne Beugung der Hüfte) empfohlen. [46]

Als mögliche weitere **Komplikationen der Oberkörperhochlagerung/sitzenden Position** sind eine Behinderung der pulmonalen Sekretclearance [29] sowie ein erhöhter Gewebsdruck im Sakralbereich beschrieben.

10.3.4 Bauchlagerung

DEFINITION

Bei der **Bauchlagerung** (auch 180°-Lage, *Face-Down-Prone-Position*, kurz *FDPP;* oder *Complete Prone Position*, kurz *CPP*)) ist der Patient – im Vergleich zur Rückenlage – um 180° gedreht.
Bei der **inkompletten Bauchlagerung** (auch *überdrehte Seitenlagerung, Near-Side-Prone-Position*, kurz *NSPP*, oder *Incomplete-Prone-Position*, kurz *IPP*) liegt der Drehwinkel bei **135 bis < 180°**.

Kinetische Therapie ➤ 11.8.5

Die **(inkomplette) Bauchlagerung** wird eingesetzt bei schweren, nichtkardial bedingten Lungenfunktionsstörungen (insbesondere Oxygenierungsstörungen), meist im Rahmen eines ARDS (➤ 2.3.4). Hierbei kommt es in Rückenlage häufig zu einer Minderbelüftung in den abhängigen Lungenabschnitten, die oftmals durch Sekretverhalt und/oder Störungen des Surfactant (➤ 1.2) gänzlich verschlossen sind und am Gasaustausch nicht mehr teilnehmen können (Atelektasen ➤ 2.2.4). Dadurch entsteht ein pulmonaler Rechts-links-Shunt (➤ 2.2.4) und die Sauerstoffversorgung des Organismus verschlechtert sich. Die Durchblutung der abhängigen Lungenabschnitte ist, bedingt durch das Schwerkraftprinzip, höher, daher resultiert eine Störung des Ventilations-Perfusionsverhältnisses (➤ 2.2.4).

PFLEGEPRAXIS

Bauchlagerung bei ARDS

Bei Patienten mit ARDS und einem Horrowitz-Index (p_aO_2/FiO_2) < 150 soll die Bauchlagerung frühzeitig erwogen, sofort nach Indikationsstellung durchgeführt und für mindestens 16 Stunden belassen werden (frühe prolongierte Bauchlagerung senkt die Mortalität). Mehrere Intervalle können den Gasaustausch zusätzlich verbessern. Nach jedem Lagerungswechsel muss die Beatmung im Sinne einer lungenprotektiven Therapie optimiert werden (p_{insp} < 30 cm H_2O, V_T< 6 ml/kg IBW oder < 4 ml/kg IBW wenn p_{insp} > 30 cm H_2O, Driving Pressure < 15 cm H_2O). [47]
Bei zerebralen Erkrankungen muss individuell zwischen Nutzen und Risiko abgewogen und der Hirndruck kontinuierlich überwacht werden (keine Seitendrehung des Kopfes!). Eine erhöhte Lagerung des Oberkörpers kann dabei (wie auch zur Reduktion des Augeninnendruckes) hilfreich sein. [24]
Primär sollte die **komplette Bauchlagerung** angewandt werden, da sie - im Vergleich zur inkompletten Bauchlagerung - einen stärkeren Effekt auf die Oxygenierung hat [46].
Der Patient sollte vor der Bauchlagerung hämodynamisch stabil und der Volumenhaushalt ausgeglichen sein; die Anwendung von Katecholaminen stellt *keine* Kontraindikation dar. Bei Adipositas sollte die Leber- und Nierenfunktion engmaschig kontrolliert werden.

WICHTIG

Wirkung der (inkompletten) Bauchlagerung

Sowohl die inkomplette als auch die komplette Bauchlagerung können den gestörten Gasaustausch wesentlich verbessern. Wahrscheinlich tragen folgende **Effekte** zur Besserung bei:

- Verbesserung der Belüftung der dorsobasalen Lungenabschnitte und Recruitment von Atelektasen
- Vergrößerung der effektiven Gasaustauschfläche (im dorsalen Bereich der Lunge liegt der größte Anteil des Lungenparenchyms)
- Optimierung des Ventilations-/Perfusionsverhältnisses (Reduktion des intrapulmonalen Rechts-Links-Shunts)
- Sekretdrainage aus den dorsalen Lungenbereichen

Insgesamt kann dadurch eine deutliche Verbesserung des Gasaustauschs, insbesondere der Oxygenierung, erreicht werden. Unklar ist noch, ob eine wiederholte Bauchlagerung auch zur Reduktion nosokomialer Pneumonien führt. [47]

Nicht alle Patienten reagieren (prompt) positiv im Sinne eines verbesserten Gasaustauschs. Der Anstieg von Sauerstoffsättigung und arteriellem Sauerstoffpartialdruck dauert unterschiedlich lang: Bei manchen Patienten tritt der positive Effekt der Lagerung relativ schnell nach der Umlagerung ein (z. B. schon nach 30 Min.), bei anderen erst nach mehreren Stunden, teils kann es auch bis zu 24 Stunden und länger dauern, bis sich ein positiver Effekt zeigt. *Non-Responder* zeigen keinen positiven Effekt, d. h. der Gasaustausch bessert sich nicht. Es ist jedoch möglich, dass ein Non-Responder nach wiederholten Lagerungen zum *Responder* wird.

Kontraindiziert ist die Bauchlagerung bei massiver Kreislaufinstabilität (manifestem Schock),vital bedrohlichen Herzrhythmusstörungen, dekompensierter Herzinsuffizienz oder instabiler Angina pectoris, bei erhöhtem Hirndruck (➤ 9.2) bzw. akutem Schädel-Hirn-Trauma sowie bei instabiler Wirbelsäule, instabilem Sternum oder operativ nicht versorgtem Gesichtstrauma. **Relative Kontraindikation** sind Thoraxwandinstabilität (z. B. Rippenserienfraktur), instabiles Becken (z. B. Beckenringfraktur), Herzrhythmusstörungen und spezielle abdominale Erkrankungen, z. B. Peritonitis mit offener Bauchbehandlung.

VORSICHT!

Eine **Reanimation** ist in (inkompletter) Bauchlagerung nicht möglich, d. h. der Patient muss im Notfall so rasch wie möglich zurück auf den Rücken gedreht werden. Da dies relativ viel Zeit in Anspruch nimmt, ist eine Bauchlagerung bei massiver Kreislaufinstabilität kontraindiziert. Im Zweifelsfall mit dem verantwortlichen Arzt besprechen, ob der Patient in Bauchlagerung gebracht werden soll oder nicht.

Komplikationen der (inkompletten) Bauchlagerung

Sowohl die inkomplette als auch die komplette Bauchlagerung sind mit zahlreichen **Komplikationen** behaftet, daher muss ihr Einsatz bei jedem Patienten immer sorgfältig gegen den Nutzen abgewogen werden.

Insgesamt sind die Komplikationen bei kompletter Bauchlagerung ausgeprägter als bei inkompletter (geringere Variationsmöglichkeiten, erhöhte Dekubitusinzidenz am Kopfbereich, ausgeprägtere Gesichtsödeme und eingeschränktere Beobachtungsmöglichkeit bei der Bauchlagerung), daher wird auf vielen Intensivstationen primär die inkomplette Bauchlagerung verwendet und nur in ausgewählten Fällen die komplette. Die inkomplette Bauchlagerung bietet zusätzlich den Vorteil, dass der Patient im Bedarfsfall rascher zurück auf den Rücken gelagert werden kann. Die Lagerung des Kopfs ist erleichtert, ebenso die Pupillenkontrolle und das endotracheale Absaugen, das Abdomen kann leichter entlastet werden.

Mögliche Komplikationen sind:

- Dislokation diverser Zu- und Ableitungen einschließlich des Beatmungszugangs während der Umlagerung
- Drucklasionen an Kopf, Mamillen, Knie und Füßen, Brust und Bauch
- Reflux oder Regurgitation von Mageninhalt
- Verlegung der Atemwege infolge der Sekretmobilisation
- Ausgeprägte Ödeme im Gesicht, insbesondere in der Augenregion

PFLEGEPRAXIS

Die Umlagerung in Bauchlage kann beim beatmeten Patienten zu einer (vorübergehenden) **Verschlechterung der Herz-Kreislauf-Verhältnisse** sowie des **Gasaustauschs** führen (z. B. Herzrhythmusstörungen, Beatmungsprobleme). Die kontinuierliche Überwachung der Beatmungs- und Kreislaufsituation (auch während des Drehmanövers) ist daher unerlässlich.

Meist tritt die Verschlechterung der Situation unmittelbar nach der Umlagerung auf, ist von Patient zu Patient unterschiedlich ausgeprägt und hält unterschiedlich lange an (oft 15–20 Min., dann langsame kontinuierliche Verbesserung). Nicht selten ist die Zustandsverschlechterung so ausgeprägt, dass sie nicht mehr toleriert werden kann. Dann muss der Patient rasch zurück in die Ausgangspositiongebracht werden. Deshalb bei und unmittelbar nach der Umlagerung in Bauchlage den Patienten genau überwachen und immer darauf gefasst sein, den Patienten notfalls rasch zurückzudrehen.

Sowohl die inkomplette als auch die komplette Bauchlagerung erfordern i. d. R. eine *gute Analgosedierung*, da sie ansonsten vom Patienten kaum toleriert werden können. Zudem ist der Einsatz von druckentlastenden Matratzen(auflagen) bzw. Betten sinnvoll, da der Patient wenn möglich relativ lang in der Lage verbleibt und daher die Gefahr von Druckschäden hoch ist.

Vorbereitung der Bauchlagerung

Die Pflegenden planen die Bauchlagerung des Patienten, stimmen v. a. den geplanten Zeitpunkt der Maßnahme im Team und mit dem Arzt ab und bereiten die Maßnahme vor (Einzelmaßnahmen ➤ Tab. 10.7).

WICHTIG

Team-Time-Out

Das Team, das die Maßnahme durchführt, sollte aus mind. 3 Pflegenden und mind. einem Arzt bestehen. Unmittelbar vor Beginn der Durchführung stellt das Team sicher, dass alle Vorbereitungen erfolgt sind, und bespricht den Ablauf (Wer hat welche Aufgabe? Wer führt das Kommando?). Zudem werden die nicht an der Maßnahme beteiligten Kollegen informiert.

Durchführung der inkompletten Bauchlagerung

Im Folgenden ist die Umlagerung des Patienten vom **Rücken in die inkomplette Bauchlagerung links** beschrieben (➤ Abb. 10.19). Bei der inkompletten

Tab. 10.7 Vor- und Nachbereitung Bauchlagerung (modifiziert nach *Checkliste Bauchlagerung*, der *Arbeitsgruppe Sektion Pflege der Deutschen Gesellschaft für Internistische Intensivmedizin und Notfallmedizin* [DGIIN]) [W1194]

Maßnahme	Vorbereitung	Nachbereitung
Augenpflege	Durchführen und Augen mit dünnem Pflaster verschließen, um kompletten Lidschluss zu gewährleisten	Kontrollieren, dass kein Druck auf die Augen ausgeübt wird
Nasenpflege	Durchführen und ggf. Fixierung der Magensonde erneuern	Fixierung der Magensonde kontrollieren
Mundpflege	• Durchführen, ggf. Tubus umlagern • Weiche, sichere Tubusfixierung wählen • Geschlossenes Absaugsystem anschließen	Tubusfixierung kontrollieren
Beatmung	• Cuffdruck kontrollieren und Lunge auskultieren • Ggf. Tubusverlängerung (Gänsegurgel) anbringen • Bei tracheotomierten Patienten Brustkorb erhöht lagern, damit kein Druck auf Trachealkanüle ausgeübt wird • Auf ausreichende Länge des Beatmungsschlauches achten • Beatmungsbeutel kontrollieren (einsatzbereit? An Sauerstoff angeschlossen?) • F_iO_2 auf 1,0 für die Dauer der Umlagerung	• Cuffdruck kontrollieren und Lunge auskultieren (Zahnreihenkontrolle möglich?) • Arterielle BGA 30 Min. nach Umpositionierung • F_iO_2- Einstellung nach BGA anpassen
Verbände	Ggf Verbandswechsel durchführen	Kontrollieren
Zu- und Ableitungen	• Sicher fixieren, ggf. unterpolstern, ggf. verlängern • Ableitungsbeutel leeren • Nicht notwendige Zugangsleitungen für die Umpositionierung entfernen	• Fixierungen kontrollieren • Zu- und Ableitungen übersichtlich, zug- und knickfrei lagern • Vorübergehend entfernte Zuleitungen wieder anbringen
Monitoring	• Alarmgrenzen Patientenbezogen einstellen • Pulstonquelle auf S_pO_2 und Lautstärke auf mind. 10 % stellen • EKG-Quelle auf Arterie oder automatisch setzen • EKG Elektroden anterior entfernen • Nichtrelevante Monitorkabel für die Umpositionierung entfernen	• EKG Elektroden am Rücken anbringen • EKG im Monitor Neuerlernen EKG-Quelle auf EKG setzen, Ableitungen II und V wählen (zur Beurteilung der ST-Strecke; CAVE: diese ist jetzt „gespiegelt") • Monitoring ggf. wieder vervollständigen • Nullabgleich aller invasiven Druckmessungen • Abdominelle Druckmessung in Betracht ziehen
Enterale Ernährung	• Stoppen und Magensonde absaugen • Ablaufbeutel anschließen	• Bis 30 ml/Std. • 4-stdl. Refluxkontrolle
Analgesie/ Sedierung	• RASS –4 für die Umpositionierung empfohlen • Bolusgaben der Sedierung bereithalten • Ggf. Muskelrelaxanzien	• RASS –2/–3 empfohlen • Ggf. Muskelrelaxanzien
Sonstiges	• Notfallmedikamente nach Rücksprache bereithalten, z. B. Noradrenalin • Intubationsmaterial bereithalten • Lagerunshilfsmittel bereitlegen	• Lagerung von Kopf und Extremitäten siehe Durchführung • Dokumentation der Maßnahme

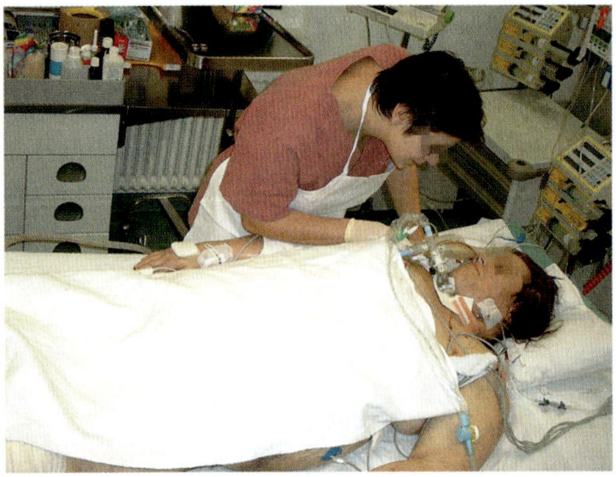

A: Die Pflegende informiert die Patientin über die bevorstehende Lagerungsmaßnahme (hier 135°-Seitenlage links)

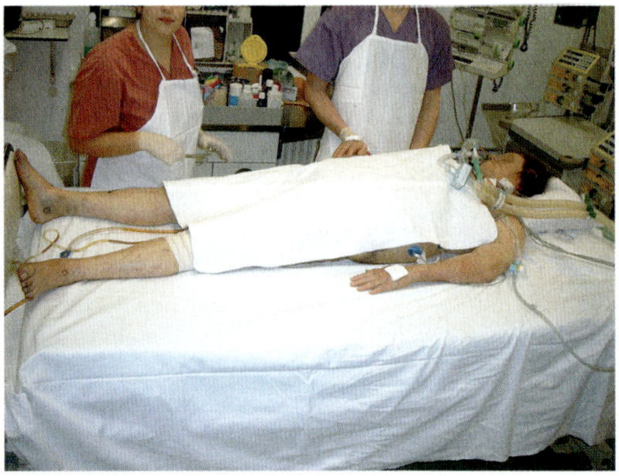

B: Die Pflegenden lagern die auf dem Rücken liegende Patientin an den rechten Bettrand.

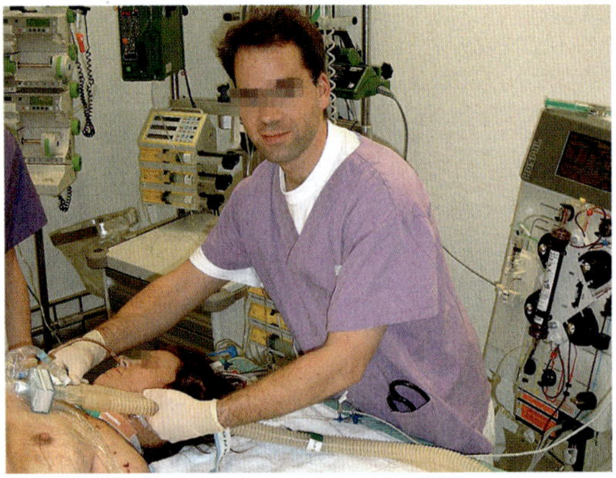

C: Eine Person – hier der Arzt – steht am Kopfende und übernimmt die Sicherung der „lifelines" (insbesondere Trachealkanüle und Beatmungsschläuche)

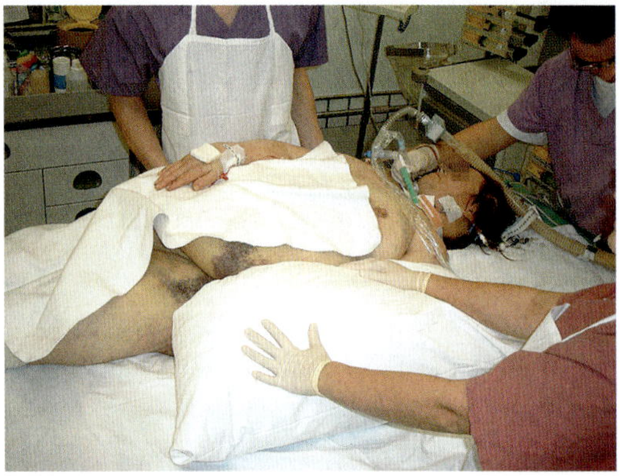

D: Neben die Patientin wird ein Lagerungskissen gelegt.

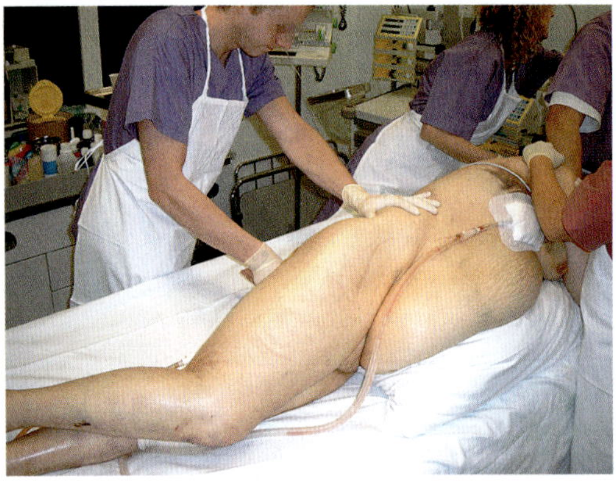

E: Die Pflegenden bringen die Patientin in Seitenlage ...

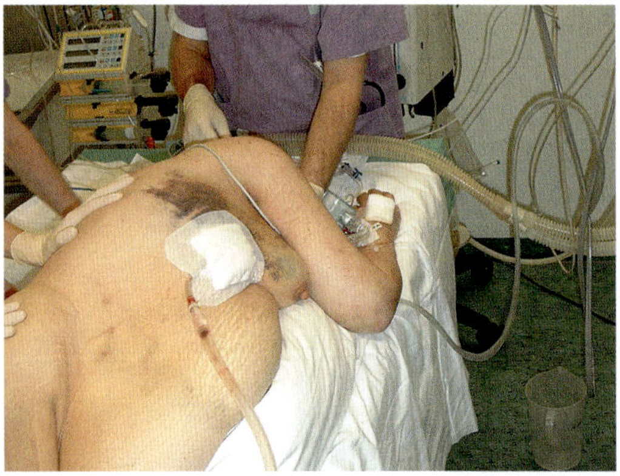

F: ... und drehen sie auf das Lagerungskissen.

Abb. 10.19 Durchführung der inkompletten Bauchlagerung. [M251]

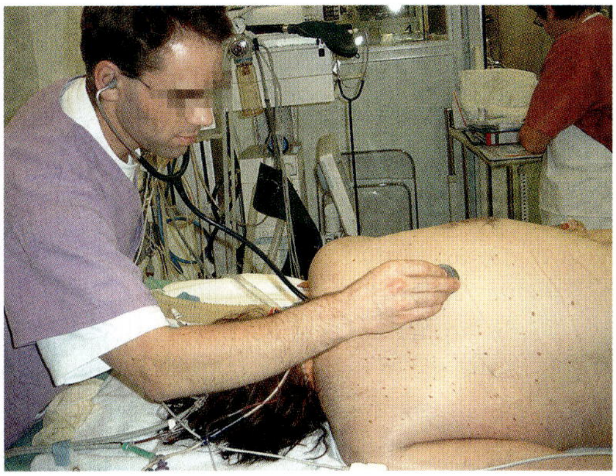

G: Auskultation der Lunge (seitengleiche Belüftung?).

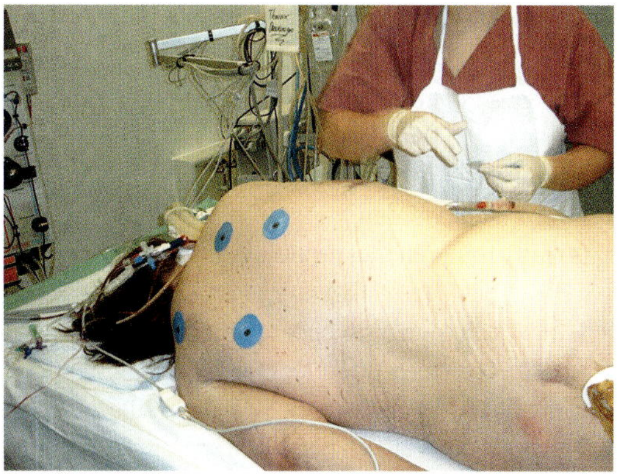

H: EKG-Elektroden am Rücken neu anbringen, EKG-Kabel befestigen und Elektroden am Brustbereich entfernen.

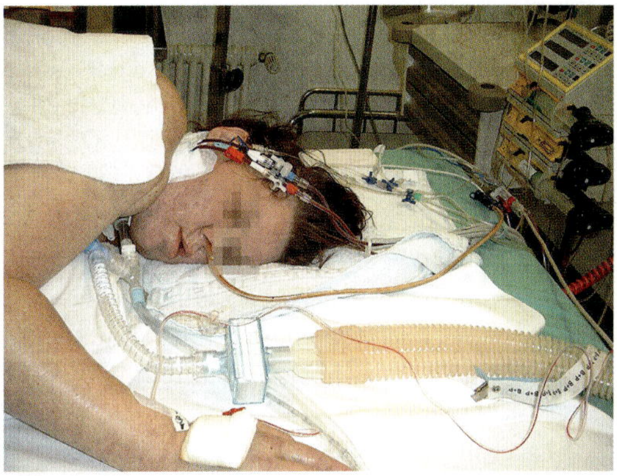

I: Den Kopf so lagern, dass auch auf das untere Auge kein Druck ausgeübt wird. Sicherstellen, dass unten liegendes Ohr nicht geknickt ist und frei bzw. weich gepolstert liegt.

Abb. 10.19 *(Forts.)*

Bauchlage rechts wird analog zur anderen Seite hin gearbeitet. Die Pflegenden gehen wie folgt vor (allgemeine vorbereitende Maßnahmen siehe oben):

- Lagerungshilfsmittel bereitlegen (Bettdecke, längs aufgerollt; alternativ 2–3 Lagerungskissen, ggf. Material zum Lagern und Polstern des Kopfs).
- Patienten informieren.
- Eine Person am Kopfende sichert die Beatmung sowie zentrale Zu- und Ableitungen.
- Zwei bis vier weitere Personen legen den Patienten in Rückenlage ganz an den Rand des Bettes (auf die rechte Seite des Bettes, wenn der Patient über die linke Seite gedreht werden soll, also im Beispiel an die rechte Bettkante).
- Längs aufgerollte Bettdecke (bzw. alternativ Lagerungskissen) auf die frei gewordene Bettseite legen.
- Patienten leicht zur Seite drehen (im Beispiel auf die rechte Seite) und den linken Arm unter den Körperstamm schieben. Liegt an diesem Arm eine Zu- oder Ableitung, z. B. eine arterielle Kanüle, für sichere Fixierung und zugfreie Lagerung während des Umlagerns sorgen. Gegebenenfalls vorher zusätzliche Infusionsverlängerung einbauen.
- Patienten vorsichtig auf die linke Seite drehen.
- Auf „halber Strecke“, also in ca. 90°-Seitenlage, EKG-Elektroden auf dem Rücken anbringen, EKG-Kabel vom vorderen Brustkorb entfernen und auf den Elektroden am Rücken befestigen, Elektroden vom vorderen Brustkorb entfernen.
- Patienten auf die aufgerollte Bettdecke drehen (diese stabilisiert den Patienten in der gewünschten Position). Dabei wird der unten liegende Arm wieder frei. Unten liegende Schulter etwas nach hinten lagern, sodass der Patient auf dem Brustkorb aufliegt. Gegebenenfalls auch das Becken etwas nach hinten ziehen. Unten liegenden Arm frei lagern.

- Kopf zur oben liegenden Körperseite drehen. Gegebenenfalls kleines Kissen oder individuell angefertigtes Polstermaterial zum Lagern des Kopfes verwenden. Wichtig:
  - Auf das unten liegende Auge darf kein Druck ausgeübt werden.
  - Kontrollieren, dass unten liegendes Ohr frei liegt bzw. nicht abgeknickt ist.
- Oben liegenden Arm neben dem Gesicht und komplett unterpolstert lagern, Hand liegt neben dem Kopf. Unten liegenden Arm parallel zum Körperstamm lagern mit leichter Innenrotation, ggf. polstern, z. B. bei peripheren Venenverweilkanülen am Handrücken.
- Das oben liegende Bein in physiologischer Mittelstellung auf der aufgerollten Bettdecke bzw. einem Lagerungskissen lagern. Unten liegendes Bein kann gestreckt oder leicht angewinkelt gelagert werden. Die Fußgelenke im rechten Winkel lagern.

Durchführung der kompletten Bauchlagerung

Bei der Umlagerung in Bauchlage wird der Patient über die 90°-Seitenlage auf den Bauch gedreht. Meist ist es sinnvoll, den Patienten über die zum Respirator hin gewandte Seite auf den Bauch zu drehen, weil dabei weniger Zug auf die Beatmungsschläuche ausgeübt wird. Ist dies unerheblich, z. B. weil der Respirator am Kopfende des Bettes positioniert ist, drehen die Pflegenden den Patienten über die Seite mit weniger Verletzungen (z. B. bei traumatologischen Patienten) bzw. weniger Zu- und Ableitungen.

Beim Umlagern des Patienten **von Rücken- in Bauchlage** gehen die Pflegenden wie folgt vor (Maßnahmen vor der Bauchlagerung ➤ Tab. 10.7):

- **Lagerungshilfsmittel** bereitlegen (3 Lagerungskissen, jeweils eines für Thorax, Becken und Unterschenkel; zur **Lagerung des Kopfs** z. B. kleines Kissen, spezieller Kopfring oder individuell angefertigtes oder industriell vorgefertigtes Lagerungsmaterial [49]).
- Patienten in Rückenlage zunächst ganz auf eine Seite des Bettes legen.
- Patienten leicht zur Seite drehen (von der Seite abgewandt, über die der Patient gedreht wird) und den Arm unter den Körperstamm schieben. Vorsicht: Befinden sich an diesem Arm Zu- oder Ableitungen, z. B. eine arterielle Kanüle, für sichere Fixierung und zugfreie Lage während der Umlagerung sorgen.
- Lagerungskissen für Thorax- und Beckenbereich quer vor Brustkorb bzw. Becken legen.
- Patienten zunächst in 90°-Seitenlage bringen. EKG-Elektroden auf dem Rücken anbringen, EKG-Kabel daran befestigen und EKG-Elektroden vom Brustkorb entfernen.
- Patienten auf den Bauch und damit gleichzeitig auf die Lagerungskissen drehen. Diese sollen so liegen, dass Brustkorb und Becken etwas erhöht gelagert sind, sodass das Abdomen frei liegt. Dadurch soll verhindert werden, dass Druck auf das Abdomen ausgeübt und dadurch das Zwerchfell nach oben gedrückt wird, was die Beatmung erschweren würde.
- **Kopf** so lagern, dass kein Druck auf Augen, Nase, Kinn und Endotrachealtubus ausgeübt wird. Möglichkeiten:
  - Lagerung des Kopfs wie bei der inkompletten Bauchlage (siehe oben). Dabei den Kopf leicht beugen, die Halswirbelsäule darf nicht überstreckt sein.
  - Lagerung des Kopfs ohne Seitwärtsdrehung, d. h. mit dem Gesicht nach unten (➤ Abb. 10.20). Dabei dann mit entsprechendem Lagerungs- bzw. Polstermaterial das Gesicht frei lagern. Manche Spezialbetten (z. B. Luftkissenbetten oder Betten zur kinetischen Therapie ➤ 11.8.5) verfügen über spezielle Kissen im Kopfbereich (Kissen mit Aussparungen im Gesichtsbereich), die eine freie Lagerung des Gesichts ermöglichen, oder bieten die Möglichkeit, die oberen Luftkissen bzw. Matratzenteile zur Bauchlagerung zu entfernen bzw. zu entlüften.
- Die **Arme** können entweder angewinkelt gelagert werden (Schultergelenk in physiologischer Mittelstellung, Ellenbogen angewinkelt, Hände liegen mit der Handfläche nach unten neben oder oberhalb des Kopfs) oder gestreckt parallel zum Körperstamm liegen (Handflächen liegen nach oben neben bzw. unterhalb des Beckens). *Wichtig:* Arme nicht mehr als 90° abduzieren! Vielfach ist es üblich, bei Patienten deren Bauchlagerung län-

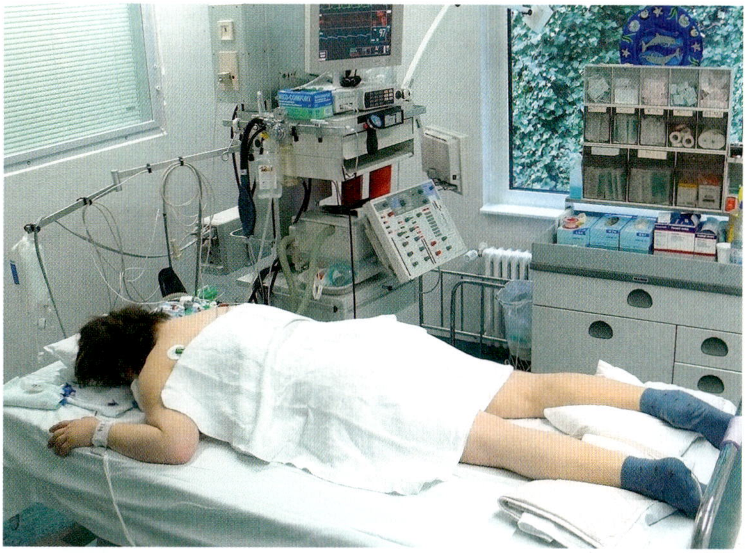

Abb. 10.20 Komplette Bauchlagerung. Der Kopf ist mit dem Gesicht nach unten so gelagert, dass das Gesicht frei liegt (kein Druck auf die Augen, Nase und im Mundbereich). [M251]

gerfristig beibehalten wird die Lagerung der Arme in kürzeren Intervallen zu ändern.

- Die **Beine** so lagern, dass kein Druck auf die Kniescheiben und die Zehen ausgeübt wird. Dazu Lagerungskissen keilförmig formen, mit der dünnen Seite zu den Knien und mit der dicken Seite zu den Füßen hin unter die Unterschenkel legen. Dadurch liegen Kniescheiben und Zehen frei. Während einer mehrstündigen Bauchlagerung empfiehlt es sich, die Position der Beine bzw. des Beckens etwa alle 2 Stunden zu variieren.

PFLEGEPRAXIS

Oberkörperhochlagerung

Eine abschließende Erhöhung des Oberkörpers (Anti-Trendelenburg-Lage, d. h. schiefe Ebene) kann die Beeinträchtigung anderer Organe (Augendruck, Hirndruck) reduzieren.

PFLEGEPRAXIS

Bauchlagerung nach Grundsätzen der Kinästhetik

Bei der **Bauchlagerung nach Grundsätzen der Kinästhetik** werden die „Massen" wie Kopf, Brustkorb, Becken, Arme und Beine einzeln nacheinander bewegt, was zu einem schonenden Vorgehen führt und die Belastung der Beteiligten reduziert [50].

Eine Variante dieses Vorgehens ist die Bauchlagerung unter Zuhilfenahme von zwei Leintüchern (**„Zwei-Leintuch-Methode"** [51]). Dabei wird wie oben beschrieben vorgegangen, Besonderheiten sind:

- Alle Drainagen, Katheter etc. längs des Patienten anordnen
- Das Leintuch, auf dem der Patient liegt, an den Längsseiten zum Patienten hin aufrollen
- Patienten mit einem zusätzlichen Leintuch, das von oben bis zu den Schultern des Patienten eingerollt ist, zudecken
- Die Pflegenden (2–3) stehen auf einer Seite des Bettes. Sie greifen jeweils mit einer Hand unter den Patienten (unter dem Leintuch) und einer über den Patienten (damit wird das zusätzliche Leintuch festgehalten). Dann ziehen sie den Patienten zu sich her und bringen ihn in 90°-Seitenlage
- Dann den Patienten auf das zusätzliche Leintuch kippen und mithilfe dessen den Patienten in Bauchlagerung bringen.

Sowohl für die inkomplette als auch für die komplette Bauchlagerung wird eine Dauer von mindestens 16 Stunden empfohlen, teils wird die Bauchlagerung auch bis zu 24 Stunden beibehalten (mit Mikrolagerung in zweistündlichen Abständen).

PFLEGEPRAXIS

Während der Bauchlagerung

- Lagerung und insbesondere Position des Kopfs stündlich kontrollieren und auf Druckschädigungen hin inspizieren
- Regelmäßige Lageveränderung des Kopfs und der Extremitäten (alle 1–2 Stunden)
- Beatmung engmaschig überwachen (vor allem zu Beginn der Lagerung)
- Enterale Ernährung mit ≤ 30 ml/Std. ist möglich, wenn der Reflux regelmäßig kontrolliert wird

Die **Bauchlagerung wird beendet,** wenn sich die Oxygenierung dauerhaft verbessert hat oder wenn die Maßnahme bzw. mehrere Lagerungsversuche erfolglos geblieben sind.

10.4 Bronchialtoilette

Gottfried Scheuermann

Beim nicht intubierten oder tracheotomierten Patienten kann zur Bronchialtoilette ein Absaugkatheter über Nase oder Mund (nasal bzw. oral) in die Trachea vorgeschoben werden. Auf dieses auch auf Allgemeinpflegestationen gebräuchliche Verfahren wird hier nicht eingegangen. Informationen hierzu entnehmen Sie bitte der entsprechenden Pflegeliteratur.

DEFINITION

Bronchialtoilette: Absaugen von Bronchialsekret bei Patienten, deren bronchiale Selbstreinigungsmechanismen (vor allem mukoziliäre Clearance und Husten) gestört sind. Kann blind erfolgen oder unter Sicht (bronchoskopisch). Beim blinden Absaugen intubierter oder tracheotomierter Patienten zwei Methoden:

- **Offene Absaugung.** Unterbrechung der Beatmung, Diskonnektion des Beatmungsschlauchsystems und Absaugen mit einem Einmalabsaugkatheter.
- **Geschlossene Absaugung.** Platzieren eines geschlossenen Absaugsystems (Absaugkatheter in steriler Hülle) zwischen Beatmungsschläuchen und Tubus/Trachealkanüle. Absaugung durch Vorschieben und unter Sog setzen des Absaugkatheters beim Zurückziehen während der Beatmung.

In Kombination mit dem Einbringen von isotonischer Kochsalzlösung, z.B. zum Lösen von stark eingetrocknetem Bronchialsekret, auch als **Bronchiallavage** bezeichnet.

In der Praxis kommen sowohl die **offene Absaugung** (*Open Suction System* kurz **OSS** oder *Open-ET-Suctioning,* kurz **OES**) als auch die **geschlossene Absaugung** (*Closed Suction System* kurz: **CSS**) zum Einsatz. Letztere insbesondere bei Patienten bei denen die kurzfristige Unterbrechung der Beatmung eine Gefährdung für den Patienten darstellt (z. B. PEEP-Verlust und rascher Abfall der Sauerstoffsättigung) oder eine offene Absaugung wegen einer bestimmten Lagerung (z. B. Bauchlagerung ➤ 10.3.4) oder aus hygienischen Gründen, z. B. bei Patienten mit COVID-19, nicht durchgeführt werden kann.

Tiefes und oberflächliches Absaugen

Unabhängig von der Methode wird zwischen oberflächlichem und tiefem Absaugen unterschieden:

- Beim **oberflächlichen Absaugen** wird der Absaugkatheter nur bis zur Spitze des Endotrachealtubus oder der Trachealkanüle eingeführt. Vorteil des oberflächlichen Absaugens: Der Absaugkatheter berührt die Trachealschleimhaut nicht und kann sie daher auch nicht verletzten.
- Beim **tiefen Absaugen** wird der Absaugkatheter bis zum Widerstand in der Trachea vorgeschoben.

Da dem tiefen Absaugen gegenüber dem oberflächlichen Absaugen kein Vorteil zugeschrieben wird, reicht i. d. R. die oberflächliche endotracheale Absaugung aus [52]. In der Praxis bestätigt sich dies jedoch oft *nicht.*

10.4.1 Indikationen zur Bronchialtoilette beim intubierten/tracheotomierten Patienten

WICHTIG

Effektives Husten nicht möglich

Der **intubierte bzw. tracheotomierte Patient** kann Bronchialsekret i.d.R. nicht (vollständig) abhusten, weil er den zum Hustenstoß notwendigen hohen intrathorakalen Druck nicht aufbauen kann, da durch den Tubus bzw. die Trachealkanüle ständig eine Öffnung des Tracheobronchialsystems zur Außenwelt hin besteht (Hustenstoß physiologisch: Nach dem Einatmen zunächst Ausatmen gegen die geschlossene Stimmritze. Dann plötzliche Öffnung der Stimmritze und Ausstoßen der Luft, ➤ 1.1).

10

Hauptindikation für eine Bronchialtoilette ist die Notwendigkeit, angesammeltes Sekret aus den Atemwegen zu entfernen. Daneben kann eine endotracheale Absaugung erforderlich sein, um Bronchialsekret für Untersuchungszwecke zu gewinnen, z. B. zur bakteriologischen Untersuchung im Rahmen des infektiologischen Monitorings (➤ 11.8.1).

Häufigkeit der Bronchialtoilette

Wie häufig ein intubierter bzw. tracheotomierter Patient abgesaugt werden muss, ist von Patient zu Patient sehr verschieden und muss individuell entschieden werden. Eine endotracheale Absaugung ist **notwendig** bei:

- Rasselnden Atemgeräuschen bzw. sichtbarem Sekret (z. B. im Tubus), v. a. wenn der Patient keinen spontanen Hustenstoß hat
- Erfolglosen Versuchen des Patienten, Sekret abzuhusten
- Groben Rasselgeräuschen bei der Auskultation
- Veränderungen der Beatmungsparameter, insbesondere Anstieg des Beatmungsdrucks (bei volumenkontrollierter Beatmung) oder Abfall des Tidalvolumens (bei druckkontrollierter Beatmung), die nicht auf offensichtlich andere Ursachen zurückzuführen sind, z. B. Abknickungen der Beatmungsschläuche oder Wasseransammlungen im Beatmungsschlauchsystem
- Sägezahnartige Muster auf dem Flow-Volumen-Loop (Hinweis auf Sekret in den Atemwegen; Loops ➤ 15.3.2)
- Klinische Zeichen der Hypoxie und Verschlechterung der Sauerstoffsättigung bzw. der Blutgasanalyse
- Verdacht auf Aspiration, sichtbare Zunahme der Atemarbeit bzw. entsprechender radiologischer Befund
- Nach einem Positionswechsel des Patienten (Umlagerung), nach Inhalation, Abklopfen oder Vibrationsmassage

Zudem führen die Pflegenden eine endotracheale Absaugung durch, wenn der Patient dies wünscht (in manchen Fällen spürt der Patient eine Sekretansammlung, bevor diese klinische Auswirkungen wie z. B. rasselnde Atemgeräusche hervorruft).

Die Indikationsstellung zur endotrachealen Absaugung ist komplex. Es ist viel Erfahrung erforderlich, um den geeigneten Zeitpunkt zum endotrachealen Absaugen zu erkennen.

Eine absolute **Kontraindikation** existiert *nicht.*

PFLEGEPRAXIS

So viel wie nötig – so wenig wie möglich!

Viele Patienten erleben das endotracheale Absaugen als äußerst bedrohlich, weil es für sie mit Schmerzen, massiver Atemnot und Erstickungsängsten verbunden ist. Besonders ausgeprägt sind diese Empfindungen, wenn die Absaugung mit einer Bronchiallavage verbunden ist. Die Pflegenden achten deshalb darauf, endotracheale Absaugungen **so schonend wie möglich** vorzunehmen.
In vielen Kliniken ist es üblich, Patienten, die über längere Zeit keine Anzeichen für die Notwendigkeit einer Bronchialtoilette zeigen, zumindest einmal pro Schicht abzusaugen. Damit soll verhindert werden, dass unbemerkte Sekretansammlungen im Tracheobronchialsystem des Patienten verbleiben bzw. das Lumen des Tubus der Trachealkanüle durch abgelagertes Sekret eingeengt wird. Zudem ist es so möglich, die Viskosität des Sekrets zu beurteilen (Maßnahmen zur Sekretolyse anpassen?).

Spezielle Geräte können anhand der am Tubus gemessenen Atemgeräusche Sekret in den Atemwegen und damit die Notwendigkeit des endotrachealen Absaugens erkennen (z. B. das TBA Care®-System). Am TBA Care®-System ist über ein Kabel ein Verbindungsstück angeschlossen, in den ein Mikrofon eingebaut ist. Dieses Verbindungsstück wird möglichst tubusnah ins Beatmungsschlauchsystem eingebaut. Das Gerät registriert Atemgeräusche und deren Veränderungen und gibt beim Vorhandensein von Sekret ein akustisches und optisches Signal.

Der Einsatz des Geräts soll es ermöglichen, den richtigen Zeitpunkt für die Absaugung objektiv erfassen zu können und dadurch unnötig häufiges Absaugen verhindern.

PFLEGEPRAXIS

Sogstärke nicht begrenzen

Absauggeräte sind entweder durch Druckluft (Venturi-Prinzip), durch Vakuum oder elektrisch angetrieben. Die am Gerät erzeugte **Sogstärke** ist regulierbar und kann am Manometer abgelesen werden. Die hier angezeigte Sogstärke ist jedoch *nicht* identisch mit der Sogstärke an der Spitze des Absaugkatheters: Der Strömungswiderstand im Verbindungsschlauch und im Absaugkatheter reduzieren den Sog. Zusätzliches Sekret im Absaugkatheter verringert den Sog zusätzlich, sodass der Sog an der Spitze des Absaugkatheters auf Null abfallen kann! Eine Begrenzung des Absaugsogs ist daher weder sinnvoll noch notwendig, da der Sogaufbau und damit auch der Absaugvorgang nur verlängert wird. [53]

Der vom Absauggerät produzierte Flow und die Größe des Sekretbehälters (korrekter: der noch nicht mit Flüssigkeit gefüllte Raum des Behälters) bestimmen die **Zeitdauer, bis der maximale Sog aufgebaut** ist.

Druckluftbetriebene Absauggeräte benötigen erfahrungsgemäß längere Zeit, um einen Sog aufzubauen. Ein Bakterienfilter verhindert, dass die durch das Venturiprinzip kontaminierte Luft ungereinigt in die Raumluft austritt. Füllt sich das Einmal-Sekretgefäß vollständig, wird der Sog unterbrochen um einen Sekreteintritt in das elektrische Gerät oder die Vakuumanlage auszuschließen.

10.4.2 Absaugkatheter

Bei **Absaugkathetern** wird unterschieden zwischen den konventionellen und den sog. „atraumatischen" Absaugkathetern. Die beiden Katheterarten unterscheiden sich im Aufbau und in der Anwendung (➤ Abb. 10.21):

- Die Katheterspitze **konventioneller Absaugkatheter** ist vorn geöffnet, seitlich davon befinden sich i. d. R. eine oder mehrere zusätzliche größere Öffnung(en).
- An der Katheterspitze **atraumatischer Absaugkatheter** befindet sich eine zentrale Öffnung, die von einem ringförmigen Wulst umgeben ist. Rings um diesen Wulst finden sich zusätzliche kleine Öffnungen. Damit soll ein gewisser Abstand der Katheterspitze zur Trachealschleimhaut gewährt werden, was Schäden an der Trachealschleimhaut verhindern soll.
  Die Hersteller von Absaugkathetern definieren „atraumatisch" nicht einheitlich. So werden teils auch Absaugkatheter mit großen seitlichen Öffnungen als „atraumatisch" bezeichnet.

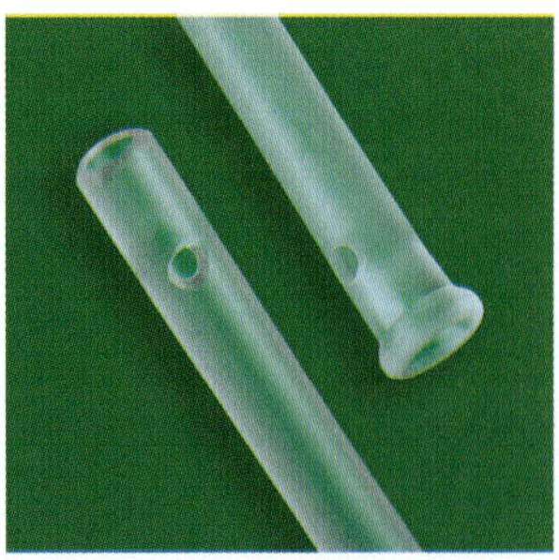

Abb. 10.21 Konventionelle (links) und atraumatische (rechts) Absaugkatheter unterscheiden sich im Aufbau der Katheterspitze. [K115]

PFLEGEPRAXIS

Faustregel für die Größe des Absaugkatheters

Der Außendurchmesser des Absaugkatheters sollte nicht größer sein als die Hälfte des Innendurchmessers des Endotrachealtubus bzw. der Trachealkanüle (➤ Tab. 10.8) [52].

Allerdings wird auch diese Regel kontrovers diskutiert, und in der Fachliteratur finden sich die unterschiedlichsten Empfehlungen. Zu beachten ist, dass beim dünneren Absaugkatheter der *Strömungswiderstand* exponentiell *ansteigt* und der Sog an der Spitze des Absaugkatheters entsprechend *abfällt* [53].

Bei **zu groß gewähltem Absaugkatheter** besteht die Gefahr, dass beim Absaugen zuviel Luft aus der Lunge abgesaugt wird (Gefahr der Hypoxie) und die Entstehung von Atelektasen (➤ 2.2.4) begünstigt wird. **Zu kleine Absaugkatheter** können das visköse Sekret nicht oder nur unzureichend entfernen und erfordern längere oder mehrere Absaugvorgänge.

Bei sehr zähem Trachealsekret ist das Einhalten dieser Empfehlung oft nur schwer oder gar nicht möglich, d. h. hier muss evtl. auf einen „zu großen" Absaugkatheter ausgewichen werden, um das Sekret entfernen zu können. Wegen der damit verbundenen Risiken sollte das jedoch die Ausnahme bleiben.

10.4.3 Allgemeine Maßnahmen vor, während und nach der Absaugung

Vorbereitung der Absaugung

- Patienten über die geplante Absaugung informieren
- Zur akustischen Überwachung bei instabilen Patienten den akustischen Sättigungston (mit sättigungsabhängiger Höhe des Tons) am Überwachungsmonitor einstellen, dadurch kann z. B. ei-

Tab. 10.8 Maximale Größe des Absaugkatheters abhängig vom ID des Tubus/der Trachealkanüle.

ID des Tubus/der Trachealkanüle	Max. Größe des Absaugkatheters in Ch (1 Ch = 1/3 mm)
7,0 mm	10
7,5 mm	12
8,0 mm	12
8,5 mm	14
9,0 mm	14
9,5 mm	16
10,0 mm	16

ne Hypoxämie oder Bradykardie infolge eines Vagusreizes beim Absaugen auch ohne Blick auf den Monitor frühzeitig erkannt (gehört) werden.
- **Präoxygenierung** mit einem F_iO_2 von z. B. 1,0 für 30–60 sec. (beim Erwachsenen): Entweder Absaugroutine starten (➤ 15.4.1) oder – falls diese Funktion am Respirator nicht verfügbar – FiO_2 kurzzeitig auf 100 % einstellen. Eine manuelle Ventilation wird nicht empfohlen.
- Ggf. akustischen Alarm des Respirators inaktivieren.

Maßnahmen während der Absaugung

- Während des Absaugvorgangs Patienten genau beobachten (➤ Tab. 10.9)
- Sauerstoffsättigung des Patienten während der Absaugung kontinuierlich mit Pulsoxymeter überwachen (Pulsoxymetrie ➤ 10.2.4).

PFLEGEPRAXIS

Der eigentliche Absaugvorgang (Zeit, in der der Patient nicht beatmet wird) sollte **maximal 15 Sek.** dauern. Um ein Gefühl dafür zu bekommen, wie lang diese kurze Zeit für den Patienten ist, empfiehlt es sich, einmal selbst für 15 Sekunden die Luft anzuhalten.

Nachsorge

- Patienten für mindestens eine weitere Minute hyperoxygenieren. Wurde zur Präoxygenierung die Absaugroutine gestartet, erfolgt die Postoxygenierung automatisch nach dem Wiederanschließen des Patienten an den Respirator.

Tab. 10.9 Häufige Komplikationen der endotrachealen Absaugung, ihre Symptome und entsprechende Maßnahmen. Weitere mögliche Komplikationen sind ein Anstieg des Augeninnendrucks, ein Bronchospasmus sowie eine Kontamination der Atemwege (Entzündungsreaktion mit z. B. gelbem Trachealsekret). Bei der offenen endotrachealen Absaugung kommt die Infektionsgefahr für das Personal durch den häufig keimhaltigen „Sprühnebel" hinzu, der mehrere Meter um den Tubus/die Trachealkanüle bzw. das Ansatzstück des Beatmungsschlauchsystems herum entstehen kann.

Komplikation	Symptome	(Sofort-)Maßnahmen
Vagusreiz	Bradykardie, Arrhythmie, im Extremfall Asystolie (optisch und akustisch am Monitor angezeigt)	• Absaugung sofort unterbrechen, Absaugkatheter aus der Trachea entfernen • Arzt benachrichtigen, falls sich die Störung nicht umgehend bessert • Ggf. (auf Arztanordnung) Medikamente verabreichen, z. B. Atropin®, Reanimation einleiten
Hypoxie	Symptome der Hypoxie ➤ 2.4.1	• Absaugung sofort unterbrechen, für ausreichende Beatmung sorgen • Ggf. geschlossenes Absaugsystem verwenden • Vorbeugend präoxygenieren und Absaugdauer kurz halten
Kreislaufreaktion, Hirndruckanstieg	Hypertonie oder Hypotonie, ICP ↑	• Absaugung sofort unterbrechen • Ggf. Analgosedierung anpassen
Schleimhautläsionen	• Blutiges Trachealsekret • Bronchoskopisch sichtbare Läsion	• Sehr vorsichtig und so wenig wie möglich absaugen • Bronchoskopie zur Kontrolle der Läsion

- Abgesaugtes Trachealsekret charakterisieren (als unauffällig gilt flüssiges, geruchloses, klares bis weißliches Trachealsekret):
  - *Farbe:* gelb bis grün weist auf Infektion, gelbweißlich auf Eiter und rötlich bis schwarz auf Blutung oder Gangrän hin.

  - *Konsistenz:* Dickflüssiges oder zähes Sekret kann durch Flüssigkeitsmangel, in Kombination mit Geruch durch Infektion bedingt sein. Trachealsekret, das außen am Absaugkatheter „klebt", ist zu zäh.
  - *Geruch:* leichter bis mäßiger Geruch weist auf eine Infektion hin, fauliger Geruch ist typisch für Gewebsuntergang (Gangrän).
- Den Patienten weiterhin beobachten (Atemgeräusche, Oxygenierung, Atemfrequenz und -muster, hämodynamische Parameter, Beatmungsparameter? Vigilanzänderungen? Hat der Absaugvorgang den gewünschten Effekt erzielt?), ggf. Lunge auskultieren.
- Gegebenenfalls nach kurzer Pause erneut absaugen (gesamten Vorgang wiederholen).
- Gegebenenfalls ist ein Recruitmentmanöver der Lunge indiziert (➤ 9.1.1).
- Alarme des Respirators wieder aktivieren, akustische kontinuierliche Überwachung von Herzfrequenz und Sättigung wieder ausschalten.
- Patienten über das Ende der Maßnahme informieren.
- Maßnahme, Menge und Beschaffenheit des Trachealsekrets sowie besondere Vorkommnisse (z. B. Bradykardie während des Absaugens) dokumentieren.

10.4.4 Offene endotracheale Absaugung

Bei der **offenen endotrachealen Absaugung** (➤ Abb. 10.22) werden Einmal-Absaugkatheter verwendet. Die Pflegenden achten darauf, dass ein ausreichender Vorrat an passenden Absaugkathetern am Patientenbett vorhanden ist, um den Patienten im Bedarfsfall umgehend absaugen zu können.

Vorbereitung der offenen Absaugung

Vorbereitung der Absaugung ➤ 10.4.3

- Beatmungsbeutel (mit Sauerstoffanschluss, Sauerstoffreservoir sowie ggf. Bakterienfilter und PEEP-Ventil) bereithalten
- Hohe PEEP-Werte ggf. vor der Absaugung schrittweise reduzieren. Dadurch soll eine schlagartige Erhöhung des venösen Rückstroms mit evtl. Rechtsherzbelastung sowie die Gefahr der Atelektasenbildung durch plötzliche Wegnahme eines hohen PEEP vermieden werden. Allerdings kann dieses Vorgehen ein Oxygenierungsproblem auslösen.

Durchführung der Absaugung

Allgemeine Maßnahmen während der Absaugung ➤ 10.4.3

- Hygienische Händedesinfektion, ggf. Schutzkittel, Mund-Nasenschutz und Schutzbrille anlegen (je nach klinikinterner Regelung sowie Erkrankung des Patienten).
- Absauganlage einschalten.
- Ggf. den Beatmungsschlauchkonnektor am Tubus- bzw. Trachealkanülenansatz etwas lockern.
- Keimarme (d. h. frische, unbenutzte und nicht durch z. B. Öffnen des Absaugventils kontaminierte) Einmal-Handschuhe anziehen.
- Verpackung des Absaugkatheters öffnen, Katheterende mit Fingertip des Absaugschlauchs verbinden.
- Sterilen Handschuh anziehen [27], steriles Handschuhpapier als Unterlage zum Ablegen des Beatmungsschlauchs bzw. Winkeladapters nutzen, dieses z. B. auf einer Freifläche des Bettes ablegen.
- Absaugkatheter mit der „sterilen" Hand aus der Verpackung nehmen, Katheterspitze ggf. mit etwas sterilem Gleitmittel versehen.
- Mit der „unsterilen" Hand Beatmungsschlauch vom Tubus/Trachealkanüle diskonnektieren und Schlauchende entweder auf der sterilen Fläche (Handschuhpapier) ablegen oder so am Haltearm des Respirators aufhängen, dass der Beatmungsschlauchansatz nicht kontaminiert wird. Dabei darauf achten, dass die Luft aus den Beatmungsschläuchen weder Richtung Patient noch in Richtung der Pflegenden strömt (Kontaminationsgefahr).
- Tubus bzw. Trachealkanüle mit der „unsterilen" Hand festhalten oder durch assistierende Pflegende halten lassen.
- Absaugkatheter vorsichtig und zügig einführen:
  - Atraumatische Absaugkatheter **mit Sog** vorschieben.

10

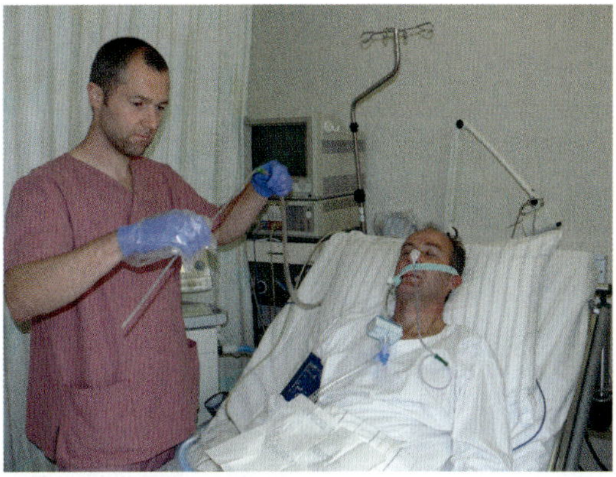

A: Verpackung des Absaugkatheters öffnen, Absaugschlauch anschließen und Katheter mit der „sterilen" Hand entnehmen. Absaugung einschalten.

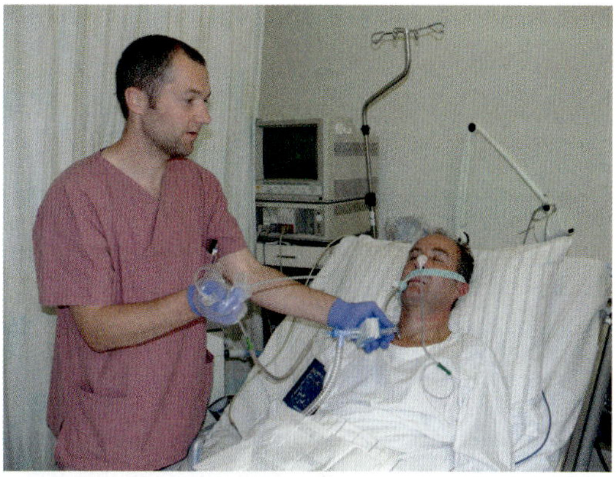

B: Patienten mit der „unsterilen" Hand vom Respirator diskonnektieren und Beatmungsschlauchansatz auf steriler Fläche (Handschuhpapier) ablegen. Mit der „unsterilen" Hand den Tubus festhalten.

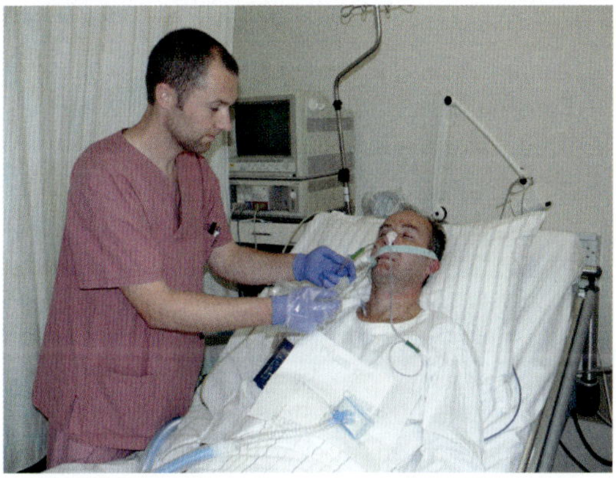

C: Absaugkatheter (hier konventioneller Katheter) ohne Sog vorsichtig und zügig einführen. Wie tief der Absaugkatheter eingeführt wird hängt davon ab, ob oberflächliches Absaugen ausreicht oder tiefes Absaugen erforderlich ist. Dann den Absaugkatheter langsam unter Sog zurückziehen.

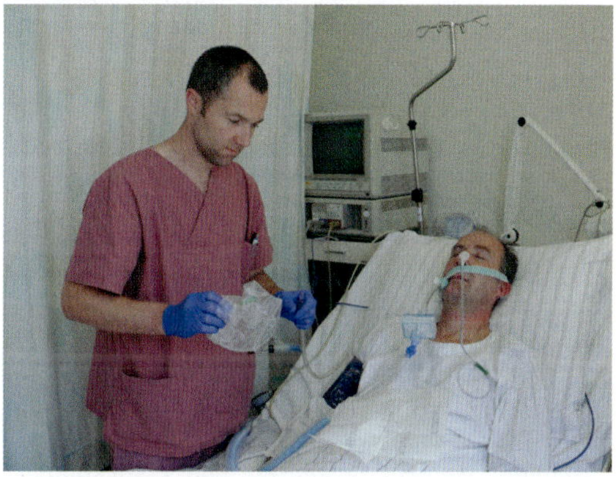

D: Absaugkatheter aus dem Tubus entfernen und Patienten wieder an den Respirator anschließen. Gegebenenfalls (z.B. falls weiterhin deutliche Rasselgeräusche zu hören sind) nach kurzer Pause Vorgang mit frischem Absaugkatheter wiederholen. Ansonsten Absaugkatheter entsorgen und Absaugschlauch durchspülen.

Abb. 10.22 Offene endotracheale Absaugung. [M251]

   - Konventionelle Absaugkatheter **ohne Sog** bis zum Widerstand einführen, dann ca. 0,5–1 cm zurückziehen und Sog aktivieren (dieses Vorgehen soll das Festsaugen der distalen Öffnung des Absaugkatheters verhindern).
- Katheter mit Sog zurückziehen.
  Ein leichtes Drehen des Absaugkatheters zwischen Daumen und Zeigefinger kann evtl. die Sekretelimination verbessern, eine Drehbewegung dagegen – ähnlich dem Rühren beim Kochen – ändert an der Spitze des Absaugkatheters nichts. Lässt sich an einer Position Sekret absaugen, verharrt man mit dem Absaugkatheter an dieser Stelle.
- Patienten wieder an den Respirator anschließen und postoxygenieren.
- Absaugkatheter entsorgen (z. B. locker um die „sterile" Hand wickeln, Handschuh über den Absaugkatheter ziehen und beides verwerfen).
- Absaugschlauch mit Spüllösung (keimarme Flüssigkeit [27]) durchspülen und in senkrechter Position aufhängen.
- Hände desinfizieren.

In manchen Kliniken ist es noch üblich, unmittelbar nach dem endotrachealen Absaugen die Lunge kurzzeitig zu „blähen", um Atelektasen, die durch den Sog während des Absaugens entstanden sind, wieder zu eröffnen. Dies kann entweder durch manuelle Beatmung erfolgen (2–3 tiefe Atemzüge mit dem Beatmungsbeutel; Nachteil: Beatmungsdruck und -volumen können nicht überwacht werden, Patient muss anschließend vom Beatmungsbeutel diskonnektiert und an den Respirator angeschlossen werden. Dadurch entfällt der PEEP und die Alveolen können wieder kollabieren) oder durch 2–3 vertiefte Beatmungen durch den Respirator. Dem fraglichen Nutzen dieser Maßnahme steht die **Gefahr einer kurzfristigen Überblähung der Lunge** entgegen, daher wird sie in vielen Kliniken nicht mehr routinemäßig durchgeführt.

Bronchiallavage

Bei sehr zähem oder blutig-borkigem Bronchialsekret kann eine **Bronchiallavage** durchgeführt werden. Dabei werden vor dem Absaugen 5–10 ml sterile 0,9-prozentige NaCl-Lösung in den Tubus bzw. die Trachealkanüle appliziert (Verabreichung möglichst mit der Inspiration des Patienten. Vorgehen bei geschlossener Absaugung ➤ 10.4.5). Danach wird der Patient kurzzeitig mit dem Beatmungsbeutel beatmet. Während dieser Zeit soll das eingetrocknete Bronchialsekret durch die Spüllösung aufgeweicht und gelöst werden. Anschließend wird der Patient endotracheal abgesaugt.

VORSICHT!

Insbesondere wache Patienten empfinden die Bronchiallavage als sehr unangenehm, da sie mit **massiver Atemnot, starkem Hustenreiz und Erstickungsgefühlen** verbunden ist. Zudem besteht bei häufiger Bronchiallavage die Gefahr einer Auswaschung des Surfactant (➤ 1.2). Weitere Probleme sind eine reduzierte Oxygenierung, Gefahr von Bronchospasmus, Tachykardie, Hirndruckanstieg und das Risiko einer Kontamination der unteren Luftwege durch dislozierte Bakterienkolonien [54]. Daher sollte diese Maßnahme *nicht* routinemäßig, sondern nur wenn unbedingt nötig und ggf. nach vorheriger Sedierung des Patienten (Arztrücksprache) durchgeführt werden.

Bessere Alternativen sind die adäquate Atemgasklimatisierung (➤ 5.2), mukolytische Medikamente und eine effektive Mobilisation des Sekretes (➤ 11.8; [54]).

Eine **kontinuierliche Atemgasklimatisierung** (➤ 5.2) trägt wesentlich dazu bei, dass das Bronchialsekret nicht eintrocknet. Damit kann eine gute Atemgasklimatisierung dem Patienten eine Bronchiallavage in vielen Fällen ersparen.

Wenn möglich ist die gezielte bronchoskopische Absaugung (➤ 10.4.6) der ungezielten Bronchiallavage vorzuziehen.

10

10.4.5 Geschlossene endotracheale Absaugung

Zur **geschlossenen endotrachealen Absaugung** (➤ Abb. 10.24) wird ein spezielles Absaugsystem zwischen die Beatmungsschläuche bzw. die Tubusverlängerung und den Tubus bzw. die Trachealkanüle eingebaut.

Geschlossene Absaugsysteme

Geschlossene Absaugsysteme bestehen aus (➤ Abb. 10.23, ➤ Abb. 10.24):

- Einem Ansatzstück mit zwei rechtwinklig zueinander stehenden Öffnungen (jeweils eine für Tubus/Trachealkanüle und Beatmungsschläuche)
- Einer Katheterschutzhülle, in der sich der sterile Absaugkatheter befindet
- Einem Saugventil mit Anschlussstutzen zum Anschluss des geschlossenen Absaugsystems an die Saugquelle

Ein Zugang für Spülungen befindet sich meist am Ansatzstück oder beim Saugventil.

Geschlossenes Absaugsystem anschließen

- Absaugsystem aus der Verpackung nehmen, dabei darauf achten, dass die Anschlüsse für Tubus/Trachealkanüle und für das Beatmungssystem steril bleiben
- Patienten vom Respirator diskonnektieren, Beatmungsschläuche an den dafür vorgesehenen Anschluss des geschlossenen Absaugsystems anschließen
- Geschlossenes Absaugsystem an den Tubus/die Trachealkanüle anschließen
- Datum und Uhrzeit des Systemwechsels auf dem Absaugsystem und in der Patientenkurve vermerken.

Geschlossene Absaugsysteme können bis zu 24–72 Stunden benutzt werden (Herstellerangaben beachten).

Mit dem geschlossenen System absaugen

Vorbereitung

Vorbereitung des Absaugens ➤ 10.4.3

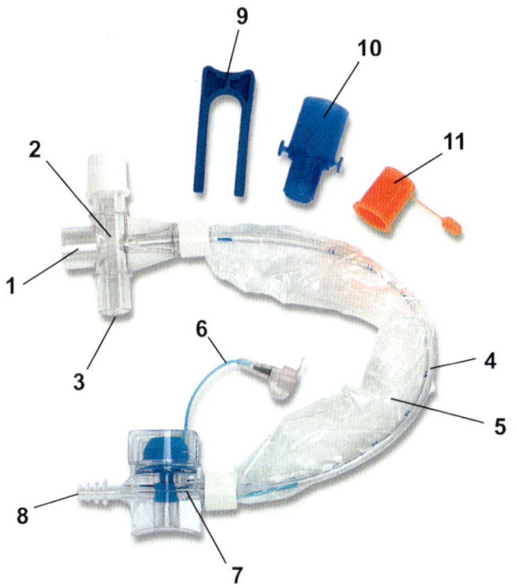

1 Konnektionsstelle für Endotrachealtubus/ Trachealkanüle
2 Doppelt drehbarer Adapter oder T-Stück
3 Öffnung zum Anschluss des Beatmungssystems
4 Absaugkatheter mit Markierungen zur Bestimmung der Einführtiefe
5 Transparente Schutzhülle zur Beobachtung der Tiefenmarkierung am Absaugkatheter und zur Sekretbeobachtung
6 Verschließbarer Spüleinsatz/Spülzugang, evtl. mit Rückschlagventil zur Installation von Spülflüssigkeit (Lavage) oder Reinigungsflüssigkeit (Durchspülen des Katheters nach dem Absaugvorgang). Manche Hersteller statten das geschlossene Absaugsystem mit zwei Zugängen aus.
7 Saugventil, teils Sicherung gegen versehentliche Betätigung
8 Verbindungsstück zum Absaugsystem/Absaugschlauch, evtl. mit Adapter
9 Dekonnektionskeil, mit dem die Verbindung zum Tubus/zur Trachealkanüle leicht gelöst werden kann
10 Adapter
11 Schutzkappe (Verpackung)

Abb. 10.23 Beispiel für ein geschlossenes Absaugsystem. [V090]

Zum Durchspülen des Katheters nach dem Absaugen werden ca. 5–10 ml sterile 0,9-prozentige NaCl-Lösung (in eine Spritze aufgezogen) benötigt.

Durchführung

Allgemeine Maßnahmen während der Absaugung ➤ 10.4.3

- Absaugschlauch ggf. an das Verbindungsstück des geschlossenen Absaugsystems anschließen, Sog einstellen.
- Konnektionsstelle Tubus/Trachealkanüle – Absaugsystem mit einer Hand festhalten.
- Mit der anderen Hand den Absaugkatheter ohne Sog (konventioneller Absaugkatheter) oder mit Sog (atraumatischer Absaugkatheter) einführen bis ein leichter Widerstand spürbar ist (tiefes Absaugen) oder nur bis zum distalen Ende des Tubus bzw. der Trachealkanüle (oberflächliches Absaugen).
- Falls eine *Bronchiallavage* erforderlich ist, etwas Spülflüssigkeit in den Spüleinsatz instillieren. Dabei nicht absaugen.
- Saugventil drücken (dadurch wird der Katheter unter Sog gesetzt) und Absaugkatheter vorsichtig in die Ausgangsposition zurückziehen. Gegebenenfalls nur intermittierend Sog erzeugen, um zu verhindern, dass der PEEP zu stark absinkt.
  Durch den Absaugvorgang kann es – infolge der Druck- und Volumenänderungen – zum Auslösen des Triggers und damit zum Start einer Inspiration kommen. Um das abgesaugte Gasvolumen teilweise mit Frischgasflow zu kompensieren, wird empfohlen, den Absaugvorgang während der Inspirationsphase durchzuführen.
- Absaugkatheter durchspülen. Dazu Spritze mit steriler NaCl-Lösung an den Spülzugang anschließen, NaCl langsam einspritzen und gleichzeitig Saugventil gedrückt halten.
- Abschließend Spülzugang wieder verschließen, Absaugschlauch vom System diskonnektieren und Sog abschalten.
- Maßnahme sowie besondere Vorkommnisse dokumentieren.

Vorteile, Nachteile und Indikationen der geschlossenen Absaugung

Vorteile und Nachteile

Hauptvorteil der geschlossenen Absaugsysteme ist die Tatsache, dass das Beatmungssystem nicht dis-

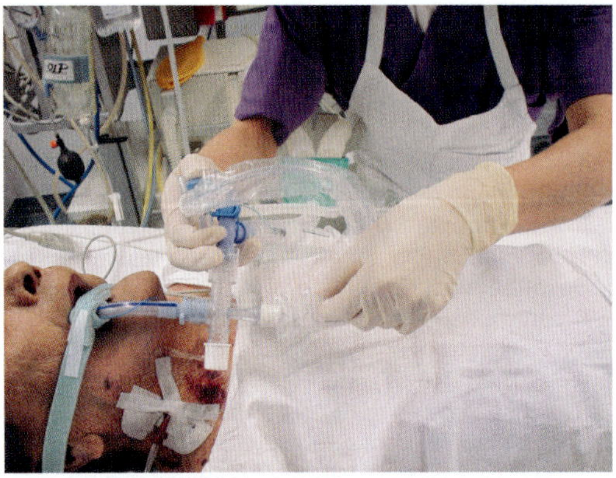

A: Den Absaugkatheter in der Hülle vorschieben bis ein leichter Widerstand spürbar ist.

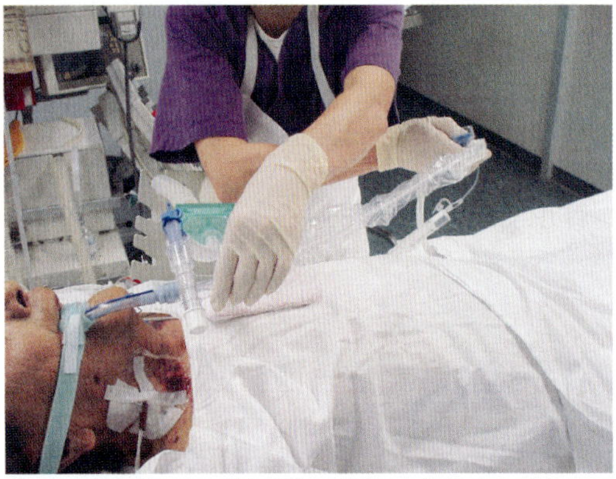

B: Dann das Saugventil betätigen (Absaugkatheter wird dadurch unter Sog gesetzt) und den Katheter langsam zurückziehen.

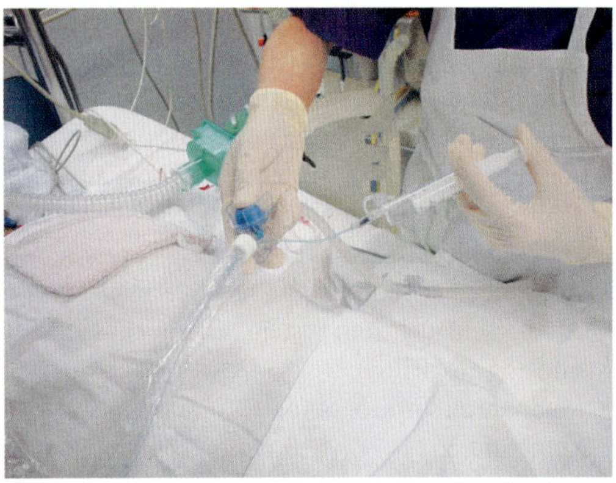

C: Abschließend den Absaugkatheter mit sterilem NaCl-Lösung 0,9% durchspülen.

Abb. 10.24 Absaugen mit dem geschlossenen System. [M251]

konnektiert werden muss, d. h. die Beatmung wird während des Absaugvorgangs fortgesetzt. Evtl. bleibt auch der positive Atemwegsdruck (teilweise) erhalten. Dadurch bleibt die Sauerstoffsättigung während des Absaugens weitgehend konstant (bei konventioneller Absaugung sinkt sie i. d. R. ab, und zwar umso mehr, je invasiver die Beatmung ist), die Hypoxiegefahr ist reduziert, Bradykardien treten seltener auf und der Patient erholt sich insgesamt schneller vom Absaugmanöver. **Weitere Vorteile** im Vergleich zur konventionellen Absaugung sind:

- Erleichtertes Absaugen bei speziellen Lagerungen, insbesondere bei überdrehter Seiten- und Bauchlagerung (hier ist nur mit dem geschlossenen Absaugsystem ein hygienisch korrektes Absaugen möglich)
- Verbreitung des Trachealsekrets im Umfeld des Patienten („Peep-shower") wird vermieden, dadurch Infektionsschutz für andere Patienten und Personal, insbesondere bei multiresistenten Erregern (MRE), COVID-19 und anderen Infektionskrankheiten des Patienten (bei der offenen Absaugung können Keime weit in der Umgebung verbreitet werden, z. B. wenn der Patient während des Absaugens hustet)
- Bei häufig notwendiger Absaugung Reduktion der Müllmenge und der Kosten
- Schneller (weniger zeitaufwendig)
- Wird vom Patienten i. d. R. besser toleriert
- PEEP bleibt weitgehend aufrechterhalten (nach konventioneller Absaugung kann es sehr lange dauern, bis der PEEP in allen Lungenbereichen wieder aufgebaut ist)

Nachteilig sind das relativ hohe Gewicht des Absaugsystems, das Zug auf den Tubus bzw. die Trachealkanüle verursachen kann, die Einschränkung der Beweglichkeit (System ist z. B. bei der Mobilisation des Patienten hinderlich) sowie die relativ hohen Kosten, falls der Patient nicht sehr häufig abgesaugt werden muss.

Eine Überlegenheit gegenüber dem offenen Absaugverfahren in Bezug auf die Pneumonieprävention konnte bisher nicht gezeigt werden. Der Wechsel des Systems muss nach Angaben des Herstellers erfolgen, das RKI empfiehlt Systeme, die längere Wechselintervalle zulassen. [27]

Indikationen

Aus den o. g. Vorteilen der geschlossenen Absaugsysteme ergeben sich die **Indikationen:**

- Massive respiratorische Insuffizienz und invasive Beatmung (F_iO_2 > 0,5, PEEP > 6–8 mbar, IRV mit Intrinsic-PEEP, Open-Lung-Konzept ➤ 9.1.2)

- Bradykardie und/oder massiver Abfall der Sauerstoffsättigung bzw. sehr langsame Erholung nach vorangegangenen Absaugungen
- Kreislaufinstabilität
- Bauchlagerung (➤ 10.3.4)
- Erhöhter Hirndruck
- Infektionen (z. B. HIV, Hepatitis C, Tuberkulose, COVID-19, multiresistente Keime), um Gefährdung des Personals zu reduzieren

Ein routinemäßiger Einsatz geschlossener Absaugsysteme wird jedoch nicht empfohlen [24]. Teilweise werden geschlossene Absaugsystem empfohlen für Patienten im akuten Lungenödem, zur Selbstabsaugung oder für immunsupprimierte Patienten.

10.4.6 Bronchoskopische Absaugung

DEFINITION

Bronchoskopischen Absaugung: Absaugung des Bronchialsekrets *unter Sicht* über ein flexibles Bronchoskop (➤ Abb. 6.37), das über Tubus oder Trachealkanüle in die unteren Atemwege des Patienten eingeführt wird.
Bronchoalveoläre Lavage (BAL): Bronchoskopische Absaugung, bei der zur Sekretentfernung Spülflüssigkeit eingebracht wird. Im Gegensatz zur Bronchiallavage (➤ 10.4.4) erfolgt die Spülung bei der BAL in der Lungentiefe, d. h. im Bereich der kleinsten Bronchien.

Eine **bronchoskopische Absaugung**, ggf. mit **bronchoalveolärer Lavage**, ist indiziert, wenn Bronchialsekret nicht durch eine offene oder geschlossene Absaugung entfernt werden kann oder wenn gezielt Sekret aus bestimmten Lungenabschnitten entnommen werden soll, z. B. bei Atelektasen oder zu Untersuchungszwecken.

Weitere Indikationen sind:

- V. a. Aspiration von Fremdkörpern oder Mageninhalt (Aspiration von Mageninhalt ➤ 6.12.1)
- (Massive) Blutungen im Bereich von Trachea und Bronchien
- Abklärung broncho-pulmonaler Symptome

Fiberoptische (bronchoskopische) Intubation ➤ 6.9

Vorbereitung der bronchoskopischen Absaugung

Vorbereitung des Patienten

- Patienten über die geplante Maßnahme informieren und auf den Rücken mit leicht erhöhtem Oberkörper lagern.
- Falls nicht bereits vorhanden Überwachung der Sauerstoffsättigung anschließen.
- QRS-Ton mit akustischer Überwachung der Sättigung am Monitor einstellen.
- Ggf. Sedierung des Patienten nach Arztanordnung bzw. Anästhesieverfahren z. B. Oberflächenanästhesie mit Spray, Kombination mit Analgosedierung.
- Anpassung der Beatmungsparameter nach Arztrücksprache. Ziel: Sicherung einer ausreichenden Oxygenierung während der Bronchoskopie, i. d. R. Beatmung mit 100 % Sauerstoff (häufig druckkontrollierte Beatmung. Bei volumenkontrollierter Beatmung evtl. Beatmungsfrequenz und obere Druckgrenze erhöhen). Alternativ Patienten ggf. manuell beatmen.

Insbesondere bei Tuben bzw. Trachealkanülen mit geringem Innendurchmesser füllt das Bronchoskop fast das gesamte Tubus- bzw. Trachealkanülenlumen, dadurch wird die Beatmung sehr schwierig. Eine Umintubation (➤ 6.10) bzw. ein Trachealkanülenwechsel (➤ 7.7) auf einen größeren Tubus/Trachealkanüle kann vorteilhaft sein.

Material zur bronchoskopischen Absaugung

Die Pflegenden bereiten das notwendige **Material** vor und prüfen ggf. die Funktionstüchtigkeit der Materialien:

- Absauganlage mit Absaugschlauch
- Bronchoskop (➤ 6.9.1)
- Schutzkittel, Kopfhaube, Mundschutz
- Sterile Handschuhe, steriles Lochtuch
- Spezieller Tubuskonnektor (Swivel-Konnektor), der ein Einführen des Bronchoskops während der Beatmung ermöglicht
- Material für die BAL: 100 ml isotonische Kochsalzlösung, Spritzen und Aufziehkanülen
- Steriles Aqua dest. oder sterile Kochsalzlösung zum Spülen des Bronchoskops während und nach der bronchoskopischen Absaugung
- Spezielles Gleitmittel sowie Antibeschlagmittel für das Bronchoskop

- Gegebenenfalls Medikamente, z. B. Sedativa, Analgetika, Muskelrelaxanzien sowie Notfallmedikamente; Notfallwagen in Reichweite
- Gegebenenfalls Probengefäß für Trachealsekret, das zu Untersuchungszwecken entnommen wird (wird zwischen Absauganschluss des Bronchoskops und Absaugschlauch eingefügt)

Durchführung der bronchoskopischen Absaugung

Der Arzt führt das Bronchoskop ein, betrachtet die einzelnen Lungenabschnitte und saugt gezielt Bronchialsekret ab. Bei nosokomialer Pneumonie soll die erste Portion des abgesaugten Sekrets verworfen und nur nachfolgende Proben für diagnostische Zwecke verwendet werden [27]. Die Pflegende fixiert den Tubus bzw. die Trachealkanüle mit einer Hand (dabei die Hand auf dem Gesicht bzw. dem Brustkorb des Patienten abstützen, um Dislokation des Tubus bzw. der Trachealkanüle zu vermeiden). Weiter assistieren die Pflegenden dem Arzt (z. B. Injektion von Spüllösung oder Medikamenten) und überwachen den Patienten. Dabei achten sie insbesondere auf Puls, Blutdruck, Sauerstoffsättigung und Atemminutenvolumen des Patienten. Sobald gravierende Veränderungen auftreten, z. B. Herzrhythmusstörungen oder ein Abfall der Sauerstoffsättigung, informieren sie umgehend den bronchoskopierenden Arzt. Ggf. muss die bronchoskopische Absaugung unterbrochen (d. h. Bronchoskop weitgehend aus dem Tracheobronchialsystem zurückziehen und abwarten, bis sich der Patient erholt hat) oder im Extremfall abgebrochen werden.

Mögliche **Komplikationen** sind Bronchospasmus, Hyperkapnie und/oder Hypoxie, Bradykardie (infolge Vagusreiz), Hypotonie, Verletzungen (z. B. Tracheo-Bronchusläsion oder -perforation, Blutung), oder Infektionen der Lunge. Die Komplikationsrate ist erhöht bei Patienten mit schweren Gerinnungsstörungen, vorbestehender therapieresistenter Hypoxämie, schwerer COPD und instabilem hämodynamischem Zustand.

Nachsorge

Der Arzt oder die Pflegenden informieren den Patienten darüber, dass die Maßnahme beendet ist. Anschließend entsorgen die Pflegenden das benötigte Material, sorgen für den Transport entnommener Sekretproben ins Labor und ggf. für die Wiederaufbereitung des Bronchoskops nach hausinternen Richtlinien (Einmal-Bronchoskope werden verworfen). Arzt oder Pflegende stellen die Beatmungsparameter wieder auf die Ausgangswerte bzw. entsprechend der aktuellen Situation des Patienten ein. Sind die Vitalzeichen stabil, wird die Überwachung auf das übliche Maß reduziert.

10.5 Überwachung beatmeter Patienten mit Thoraxdrainage

Gottfried Scheuermann

DEFINITION

Thoraxdrainage *(Pleuradrainage):* Kunststoffkatheter, der von außen zwischen den Rippen hindurch in den Pleuraspalt (➤ 1.2.3) eingeführt und dort zwischen den beiden Pleurablättern platziert wird. Kann mit oder ohne Sog betrieben werden.

Pneumo-/Hämatothorax und *Spannungspneumothorax* ➤ 2.3.11 und ➤ Abb. 2.5

Im Folgenden sind lediglich wenige Grundlagen sowie spezifische Aspekte ausgeführt, die sich auf die Anwendung von Thoraxdrainagen bei beatmeten Patienten beziehen. Grundlegende Informationen zum Thema „Thoraxdrainge" sind der entsprechenden (Intensivpflege-)Fachliteratur zu entnehmen.

Indikationen

Hauptindikationen für Thoraxdrainagen in der Intensivmedizin sind:

- Ableitung von Luft aus dem Pleuraspalt bei (Spannungs-)Pneumothorax (➤ 2.3.11) mit dem Ziel, dass die Lunge sich wieder entfalten kann. I.d.R. erfolgt dies *mit* Sog.
- Drainage von Blut beim Hämatothorax (➤ 2.3.11) bzw. von Sekreten/Exsudaten, meist

ohne Sog, selten (z. B. bei großen Flüssigkeitsmengen) mit Sog.

Daneben können über die Thoraxdrainage Arzneimittel instilliert werden, z. B. Zytostatika bei Pleurakarzinose, oder Spülungen zur Entfernung visköser Sekrete vorgenommen werden. Beides ist bei beatmeten Patienten sehr selten erforderlich.

Thoraxdrainagesysteme

Unterschieden werden konventionelle *Einweg-Thoraxdrainagesysteme* und *elektronisch betriebene Systeme.*

Einweg-Thoraxdrainagesysteme bestehen aus *3 Kammern* (hier beschrieben für das System in ➢ Abb. 10.25):

- Die *Sammelkammer*. Diese befindet sich i. d. R. direkt unter dem Anschluss zum Drainageschlauch und ist meist in mehrere Kammern unterteilt (aus der ersten gibt es einen Überlauf in die zweite Kammer usw.). Die Sammelkammer ist skaliert, sodass die Sekretmenge genau abgelesen werden kann.
- Das *Wasserschloss* in der Mitte ermöglicht den Austritt von Luft (aus dem Pleuraspalt nach außen) und verhindert gleichzeitig, dass Luft von außen in den Pleuraspalt gelangen kann.
- Die *Sogbegrenzungskammer* regelt über die seitliche Einstellung der roten Markierung des Drehrads den am Patienten wirkenden Sog.

Bei **elektronisch betriebenen Thoraxdrainagesystemen** (➢ Abb. 10.26) erzeugt eine elektronisch betriebene Pumpe den erforderlichen Sog (Soghöhe kann variabel eingestellt werden), d. h. die Pumpe ersetzt Wasserschloss und Saugkontrollkammer des konventionellen Systems. Das Sekret wird in einen auswechselbaren Auffangbehälter abgesaugt. Vorteile des Systems sind die integrierten Überwachungs- und Alarmfunktionen (bspw. wird Leckage-Menge angezeigt bzw. Diskonnektion alarmiert) sowie die kompakte Größe (deutlich kleiner als konventionelles System → vereinfacht die Mobilisierung des Patienten).

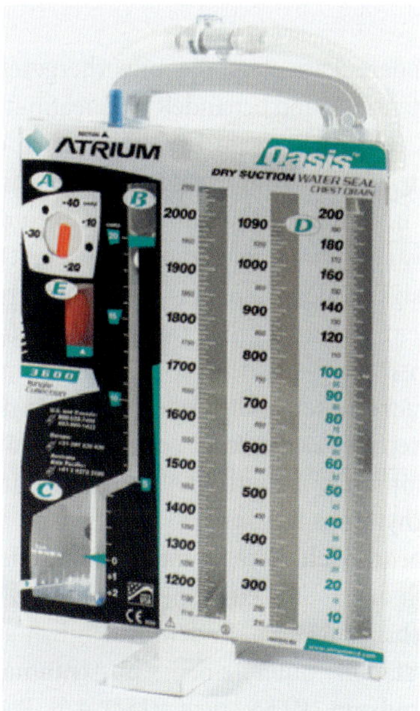

Abb. 10.25 Konventionelles Thoraxdrainageset Atrium Oasis™ (Fa. Cormed Medizintechnik) mit Sekretsammelkammern (D), Wasserschloss (C) und Sogbegrenzungskammer (A). [V825]

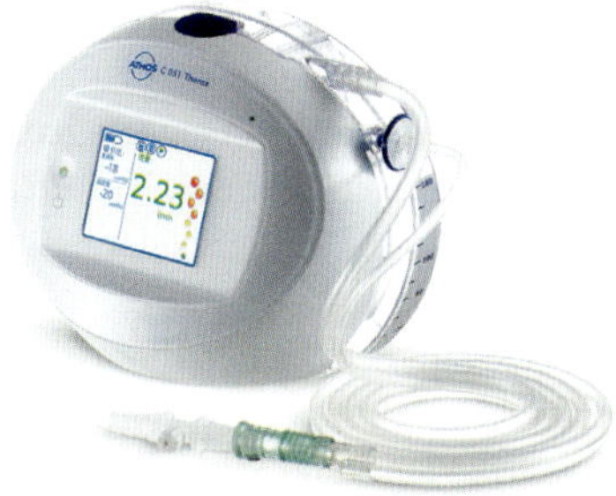

Abb. 10.26 Elektronisch betriebenes Throraxdrainagesystem (Fa. Atmos Medizintechnik). [V105]

Überwachung bei liegender Thoraxdrainage

- Drainageschlauch zugfrei positionieren. Konnektionsstellen ggf. zusätzlich mit Pflasterstreifen (längs) fixieren, um Diskonnektion zu verhindern.
- Drainageeintrittstelle regelmäßig inspizieren. Bei Infektionszeichen (Rötung, Schwellung, Schmerzen) Arzt informieren, ggf. Abstrich entnehmen.
- Thoraxdrainagesystem so positionieren, dass es nicht umkippen kann, z. B. bei der Mobilisation

10

des Patienten. Dadurch könnte die Funktion des Wasserschlosses aufgehoben werden und Luft von außen in den Pleuraspalt eindringen. Modernere Systeme verfügen über eine Universalhalterung, die an Infusionsständern oder Bettschienen befestigt werden kann.

- Bei Schmerzen im Bereich der Thoraxdrainage vor Verabreichung von Schmerzmitteln sicherstellen, dass die Luft- und Sekretableitung frei sind (keine Abknickungen im Schlauchsystem).
- Thoraxdrainage wenn überhaupt dann nur kurzzeitig abklemmen, z. B. zum Wechsel des Systems. Ist die Drainage länger abgeklemmt, kann rasch ein lebensbedrohlicher Spannungspneumothorax entstehen (➤ 2.3.11).
- Fördert die Drainage nach vorherigem stetigem Abfluss plötzlich kein Sekret mehr, ist der Drainageschlauch evtl. verlegt, z. B. durch ein Blutkoagel bei blutigem Sekret. Evtl. hilft ein Ausstreichen des Schlauchsystems zum Auffangbehälter hin.

VORSICHT!

- Beim **Transport eines Patienten** mit Thoraxdrainage darauf achten, dass entweder der Sog aufrecht erhalten wird (z. B. durch ein elektronisch betriebenes System mit Akku) oder das System nicht abgeklemmt ist, damit die Funktion des integrierten Überdruckventils erhalten bleibt.
- Umgehend Arzt informieren, wenn die Drainage plötzlich sehr viel mehr Sekret (insbesondere Blut) fördert als zuvor, bei neu aufgetretener Dyspnoe und/oder Tachykardie.

10.6 Kommunikation mit dem beatmeten Patienten

Frank Kisch

Im Folgenden wird nur auf die speziellen Aspekte eingegangen, die die Kommunikation zwischen den Pflegenden und dem beatmeten Patienten bzw. seinen Angehörigen betreffen. Grundlagen zu Kommunikationsarten, -modellen und -theorien etc. entnehmen Sie bitte der entsprechenden Fachliteratur.

Kommunikation, d. h. das In-Verbindung-treten von Mensch zu Mensch, ist ein **Grundbedürfnis** des Menschen. Der Wunsch zu kommunizieren ist besonders ausgeprägt bei Menschen, die sich in Extremsituationen befinden. Daher ist es nur allzu verständlich, dass das Kommunikationsbedürfnis des beatmeten Intensivpatienten enorm groß und sehr wichtig ist. Hier kann die Kommunikation der buchstäblich letzte Strohhalm sein, an den der Mensch sich klammert. Gleichzeitig gestaltet sich die Kommunikation mit dem beatmeten Patienten häufig durch vielfältige Einschränkungen und Hindernisse sehr schwierig.

PFLEGEPRAXIS

Nonverbale Kommunikation

Kommunikation geschieht zwar überwiegend verbal, d. h. durch das gesprochene oder geschriebene Wort, aber auch ohne Worte kommunizieren wir v. a. mittels Mimik, Gestik und Körperhaltung bewusst oder unbewusst (nonverbale Kommunikation). Da beatmete Patienten oft nur eingeschränkt oder gar nicht verbal kommunizieren können, ist es sehr wichtig, dass die Pflegenden auf die **„Körpersprache"** des Patienten achten.

10.6.1 Situation des beatmeten Patienten auf der Intensivstation

Insbesondere Patienten, die unvorhergesehen auf einer Intensivstation behandelt und beatmet werden müssen, z. B. nach einem Unfallgeschehen oder einer akuten Erkrankung, wissen oft zunächst nicht, wo und in welcher Situation sie sich befinden. Die Intensivstation trägt viel dazu bei, die Orientierungslosigkeit des Patienten noch zu verstärken: Viele, dem Patienten völlig fremde und ständig aktive Menschen, die oft in einer ihm unverständlichen Fachsprache miteinander reden, eine gänzlich ungewohnte Geräuschkulisse, unbekannte Räumlichkeiten sowie ein mitunter kaum erkennbarer Tag-Nacht-Rhythmus u. v. m.

Wie bedrohlich diese Situation empfunden wird, zeigt sich darin, dass ein hoher Prozentsatz der Patienten (bis zu 65 %) nach dem Aufenthalt auf einer Intensivstation unter einem **posttraumatischen Stresssyndrom (PTSS,** auch *PTSD,* d. h. *Post Traumatic Stress Disorder*) leiden. Mögliche Ursachen dieses Krankheitsbilds sind Krieg, Katastrophen, sexueller Missbrauch, aber auch Unfälle, schwere Erkrankungen oder eine Deprivation. Dabei übersteigt die Stärke des Traumas die momentane Verarbeitungsfähigkeit des Menschen. Symptome sind z. B. Albträume, Schlafstörungen, Angstzustände, Depressionen, „Flashbacks" aber auch vermehrte Suizidversuche. Die Bedrohlichkeit der Situation kann durch fehlende Hilfsmittel verstärkt werden, deshalb sobald als möglich Hilfsmittel wie z. B. Brille oder Hörgerät zur Verfügung stellen. Auch das Führen eines **Intensivtagebuchs** kann wesentlich dazu beitragen, dass der Patient die erlebte Behandlung auf der Intensivstation besser bewältigen kann.

Aktuelle Empfehlungen zur Behandlung der PTBS finden sich in der *S3-Leitlinie Posttraumatische Belastungsstörung* der deutschsprachigen Gesellschaft für Psychotraumatologie (DeGPT).

PFLEGEPRAXIS

Intensivtagebuch

Das **Intensivtagebuch** ist für bewusstseinsgetrübte bzw. bewusstlose oder sedierte Patienten gedacht, die längere Zeit beatmet werden (≥ 3 Tage). Hier notieren Pflegende, Ärzte, nahe Angehörige und andere beteiligte Therapeuten besondere Ereignisse und Entwicklungen des Patienten. Der Patient kann dann später mit Hilfe des für ihn geführten Tagebuchs die Zeit, die er selbst nicht bewusst erlebt hat und die vielen als ein „schwarzes Loch" scheint, nacherleben. Dies kann ihm helfen zu verstehen, was geschehen ist, und das unbewusst Erlebte zu verarbeiten. Zudem gibt es den Angehörigen das Gefühl, etwas für den Patienten tun zu können.
Weitere Infos unter http://www.intensivtagebuch.de.

Oft werden die Patienten im Lauf eines Tages von sehr vielen verschiedenen Menschen unangekündigt und auf unterschiedliche Art und Weise berührt. Dies kann beim Patienten Abwehrreaktionen hervorrufen und dazu führen, dass er sich mehr und mehr aus dieser „unangenehmen" und „feindlichen" Welt zurückzieht in eine Traumwelt, die für ihn dann „real" und „wirklich" ist. In dieser Situation versucht der Patient dann, seine Umgebung, also z. B. die Räumlichkeiten der Intensivstation, diverse Geräusche (z. B. auch Alarme) und Empfindungen in seine Traumwelt einzuweben.

In dieser Situation kommt den Pflegenden eine Schlüsselrolle zu. Sie verbringen i. d. R. die meiste Zeit am Patientenbett und haben damit mehr als Ärzte und Angehörige Gelegenheiten zur Kommunikation mit dem Patienten. Sie sind es, die ihm wieder Orientierungshilfen geben können. Häufig sind sie die Bezugsperson für den Kranken und damit auch diejenigen, die ihm erklären, was geplant ist bzw. gerade geschieht.

10.6.2 Basale Stimulation® als Möglichkeit der Kommunikation mit dem bewusstlosen Patienten

Das Konzept der **Basalen Stimulation**® (von A. Fröhlich entwickelt und von C. Bienstein in die Pflege übertragen) bietet insbesondere für die Pflege von Patienten, deren Fähigkeit zur Wahrnehmung, Bewegung und Kommunikation extrem beeinträchtigt ist, zahlreiche gute Möglichkeiten, um mit dem Patienten zu kommunizieren, seine Reaktionsfähigkeit zu fördern und ihn sanft aus seiner Bewusstseinseinschränkung „herauszulocken". Das Konzept geht zum einen davon aus, dass es eine völlige Bewusstlosigkeit nicht gibt, sondern dass die Betroffenen vielmehr über ein zwar extrem eingeschränktes, aber dennoch gewisses Maß an Wahrnehmungsfähigkeit verfügen, und zum andern, dass Kommunikation, Wahrnehmung und Bewegung eng miteinander zusammenhängen: „Wahrnehmung ist nur durch Bewegung möglich und Kommunikation baut auf Wahrnehmung auf".

Es würde den Rahmen dieses Buches sprengen, das Konzept der basalen Stimulation und die daraus abgeleiteten Möglichkeiten für die Intensivpflege umfassend darzustellen. Es sei auf das Buch *Nydahl, Bartoszek: „Basale Stimulation. Wege in der Pflege Schwerstkranker" (2020)* verwiesen.

An dieser Stelle finden sich daher nur einige Hinweise auf wichtige Pflegemaßnahmen, die im Zusammenhang mit dem Gespräch mit dem beatmeten Patienten stehen (in aller Kürze und ohne Anspruch auf Vollständigkeit):

- Verbale Kommunikation, z. B. Information des Patienten über eine geplante Maßnahme, mit Berührung unterstützen (am besten am Körperstamm, also z. B. im Bereich der Schulter, da sich hier die Wahrnehmung konzentriert). Dies verstärkt bei Patienten das Gefühl „ich bin gemeint".
- Reaktion des Patienten beobachten: Wurde ich verstanden? Gegebenenfalls Information wiederholen, dabei evtl. Wortwahl verändern.

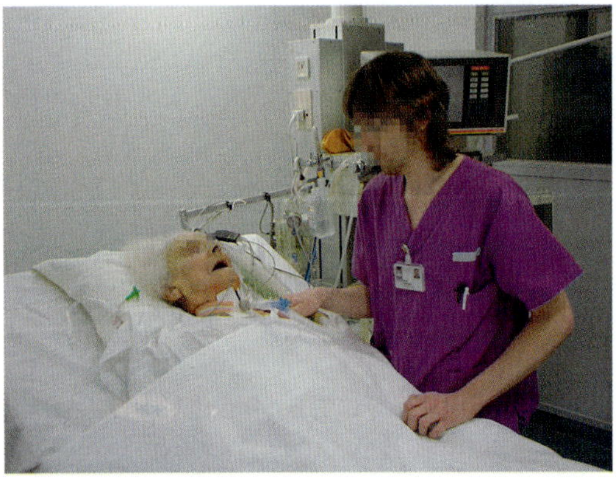

Abb. 10.27 Viele Patienten zeigen zwar keine deutlich wahrnehmbare Reaktion, können aber dennoch hören und spüren. Deshalb ist gerade für diese Patienten sowohl verbale als auch nonverbale Kommunikation sehr wichtig. [M251]

- Das Tempo des Patienten beachten und die Kommunikation darauf einstellen. Häufig nehmen beatmete Intensivpatienten Impulse sehr viel langsamer auf als gesunde Menschen. Die Geschwindigkeit der Pflegenden dagegen ist oft sehr schnell, d. h. sie geben dem Patienten viele Informationen in kurzer Zeit und erwarten auch rasche Reaktionen.
- Pflegemaßnahmen mit einer deutlichen Berührung am Körperstamm beginnen (Initialberührung) und beenden (➤ Abb. 10.27).

10.6.3 Kommunikationshindernisse erkennen und einschätzen

Um mit dem beatmeten Patienten angemessen kommunizieren zu können, ist es sehr wichtig, dass die Pflegenden **Kommunikationshindernisse** erkennen, aber auch die Ressourcen des Patienten einschätzen können. Dies ermöglicht es den Pflegenden, geeignete Kommunikationshilfsmittel für den Patienten auszuwählen, die es ihm ermöglichen, sich auszudrücken.

10

PFLEGEPRAXIS

Die **Kommunikationsfähigkeit** beatmeter Patienten variiert stark. Während sich manche Patienten mithilfe von Kommunikationshilfsmitteln präzise ausdrücken können, ist anderen z. B. nur ein Stirnrunzeln als Zeichen des Missfallens oder ein entspannter Gesichtsausdruck als Zeichen des Wohlbefindens möglich.

Nicht sprechen können

Das wesentliche Kommunikationshindernis des beatmeten Patienten ist die **Unfähigkeit zu sprechen,** bedingt durch den Tubus bzw. die Trachealkanüle. Bei tracheotomierten Patienten kann der Einsatz einer Sprechkanüle oder eines Sprechaufsatzes (➤ 7.1.1) erwogen werden.

Viele Patienten versuchen trotz Intubation oder Tracheotomie zu sprechen, was nicht nur sehr anstrengend ist und der maschinellen Beatmung oft zuwiderläuft, sondern für den Patienten auch sehr frustran sein kann, da er i. d. R. nicht verstanden wird. Insbesondere Patienten, die unvorhergesehen beatmet werden müssen, etwa nach einem Unfallgeschehen, müssen ggf. mehrfach erklärt bekommen, weshalb sie nicht sprechen können und wie sie sich alternativ verständlich machen können. Bei einer geplanten Intubation oder Tracheotomie kann dies schon im Vorfeld erfolgen.

Bewusstseinslage und Auffassungsgabe

Ein häufiges Hindernis bei der Kommunikation mit dem beatmeten Patienten sind Veränderungen der **Bewusstseinslage** und/oder der **Auffassungsfähigkeit** des Patienten. Beide – Bewusstseinslage und Auffassungsfähigkeit – können sowohl erkrankungsbedingt (z. B. Schädel-Hirn-Trauma, vorbestehende neuropsychiatrische Erkrankung) als auch durch eine medikamentöse Therapie (z. B. mit Sedativa oder Analgetika) beeinträchtigt sein. Dies kann sich im Verlauf der Beatmungstherapie ändern, daher ist es wichtig, dass die Pflegenden in regelmäßigen Abständen die Bewusstseinslage des Patienten kontrollieren und überprüfen, inwieweit er orientiert ist (zu Person und Situation, zeitlich und örtlich) und ob er auf Fragen/Ansprache angemessen reagiert. Hierbei sind Scores zur Überwachung der Analgosedierung und zum Delir-Screening hilfreich (➤ 11.5.1). Wichtig dabei: Eventuelle Schwerhörigkeit ausschließen bzw. entsprechende Hilfsmittel, z. B. Hörgerät, einsetzen.

Sprache

Bei Patienten, deren **Muttersprache** nicht Deutsch ist, klären die Pflegenden, ob der Patient Deutsch sprechen oder verstehen kann (viele Patienten können zwar fast kein Deutsch sprechen, aber recht gut verstehen). Weiter klären sie ab, welches die Muttersprache des Patienten ist und welche weiteren Sprachen der Patient evtl. spricht. Günstig ist es, wenn sich ein Dolmetscher findet, der bei Bedarf zwischen dem Patienten und den Behandelnden übersetzen kann. Eventuell können dies Angehörige des Patienten übernehmen. Wichtig ist, dass der Dolmetscher eine sowohl für die Behandelnden als auch für den Patienten vertrauenswürdige Person ist, der unvoreingenommen handelt. Da der Dolmetscher i. d. R. nicht immer verfügbar ist, kann es sinnvoll sein, sich einzelne Worte oder Sätze übersetzen und aufschreiben zu lassen, sodass man dem Patienten im Bedarfsfall ein Minimum an Erklärung geben bzw. ihn etwas fragen kann, z. B. „Wir werden sie jetzt auf die Seite lagern", „Haben sie Schmerzen?" oder „Ich bringe sie zu einer Untersuchung".

Lesen und Schreiben

Die wichtigste Kommunikationsmöglichkeit des Patienten, der nicht sprechen kann, ist das **Schreiben.** Deshalb ist es wichtig zunächst abzuklären, ob der Patient in der Lage ist, zu lesen und zu schreiben. Viele Patienten benötigen dazu Hilfsmittel, etwa eine Brille.

Die Fähigkeit zu lesen und zu schreiben kann zum einen unabhängig von der aktuellen Erkrankung beeinträchtigt sein, zum anderen können (Vor-)Erkrankungen ursächlich sein für eine Beeinträchtigung der Lese- oder Schreibfähigkeit, z. B. Lähmungen.

Motorik

Bei manchen Patienten reichen die feinmotorischen Fähigkeiten nicht aus, um schreiben zu können, die Grobmotorik ist jedoch so weit vorhanden, dass der Betroffenen z. B. auf bereits geschriebene Sätze oder Worte deuten kann oder dass ihm zumindest einfache Bewegungen möglich sind, die als Antworten auf Fragen verwendet werden können, z. B. Kopfnicken oder die Hand drücken bedeutet „ja", Kopfschütteln oder Hand ausstrecken bedeutet „nein".

10.6.4 Grundregeln für die Kommunikation mit dem beatmeten Patienten

Die Kommunikation mit dem beatmeten Patienten hat zum einen das **Ziel,** dem Patienten etwas mitzuteilen, z. B. Informationen über geplante Maßnahmen, aber auch Emotionen wie z. B. Anteilnahme, Verständnis, zum anderen soll sie ihm die Möglichkeit geben, sich mitzuteilen, also z. B. Bedürfnisse auszudrücken oder Fragen zu stellen.

Manche Patienten scheinen selbst nicht mehr zur Kommunikation fähig, d. h. sie reagieren nicht auf Fragen oder Ansprache. Vieles spricht dafür, dass auch diese Patienten sowohl verbale als auch nonverbale Kommunikation wahrnehmen. Deshalb ist es auch dann, wenn der Patient keinerlei Reaktion zeigt, enorm wichtig, mit ihm zu kommunizieren.

Die Grundregeln für das Gespräch mit dem beatmeten Patienten gelten daher ohne Einschränkung auch für diese Patienten.

PFLEGEPRAXIS

Bei der Kommunikation beachten

In jedem Fall achten die Pflegenden darauf, die Kommunikation mit dem beatmeten Patienten so zu gestalten, dass sie:

- Dem Patienten Orientierung gibt und ihm Sicherheit und Geborgenheit vermittelt.
- Dazu beiträgt, die Ängste des Patienten abzubauen.
- Das Selbstwertgefühl des Patienten stärkt.
- Dem Patienten Hoffnung vermittelt und ihm Mut macht.

Den Patienten mit seinem Namen ansprechen

„Wer mich mit meinem Namen anspricht, der kennt mich, der weiß was mir fehlt". Mit dem eigenen **Namen** angesprochen zu werden, kann dem Patienten sehr viel Sicherheit geben. Er fühlt sich dann nicht als „namenloser Fall" oder als „Nummer", sondern als Mensch, der den Behandelnden bekannt ist. Dies baut das Gefühl der Anonymität ab und bestärkt im Patienten das Gefühl, als Individuum wahrgenommen und behandelt zu werden. Nicht zuletzt nimmt ihm die namentliche Anrede die Angst, im häufig hektischen Alltag einer Intensivstation mit einem anderen Patienten verwechselt zu werden.

Sich selbst vorstellen

Die Organisation einer Intensivstation bringt es mit sich, dass der Patient im Lauf eines Tages mit sehr vielen verschiedenen Menschen in Kontakt kommt. Dies kann ihm die meist ohnehin beeinträchtigte Orientierung zusätzlich erschweren. Hilfreich ist es, wenn die Behandelnden leicht lesbare Namenschilder tragen und sich jeweils **mit Namen und Funktion vorstellen,** die für den Patienten zuständigen Pflegenden z. B. jeweils zu Schichtbeginn. Dies hilft dem Patienten, sich zu orientieren und trägt wesentlich dazu bei, die Anonymität der Intensivstation bzw. der Klinik abzubauen.

Einfach und verständlich sprechen

Jede unverständliche oder missverständliche Information kann die Angst des Patienten verstärken, insbesondere dann, wenn sie in medizinischer Fachsprache gegeben wurde. Es ist deshalb sehr wichtig, mit dem Patienten in einer ihm **verständlichen und einfachen Sprache** zu reden. Dies ist besonders wichtig bei Patienten, deren Auffassungsgabe beeinträchtigt ist.

Ein Problem in diesem Zusammenhang stellen (Fach-)Gespräche am Patientenbett dar, z. B. Übergabegespräche (➤ 10.1.3). In manchen Fällen ist es sinnvoll, ein solches Gespräch am Patientenbett zu führen und es nicht in einen Bereich außerhalb der Hörweite des Patienten zu verlegen. In diesem Fall achten die Pflegenden darauf, dass der Patient die Gesprächsinhalte entweder verstehen und einordnen kann, oder sie informieren ihn über das, was jetzt in einer ihm weitgehend unverständlichen Sprache besprochen wird, z. B. „Ich erkläre Frau S. jetzt, wie bei Ihnen das Beatmungsgerät eingestellt ist" oder „wir besprechen, wie ihre Wunde am Bein am besten versorgt werden kann".

Dem Patienten Orientierungshilfen geben

Bei vielen beatmeten Patienten ist insbesondere zu Beginn der Respiratortherapie, also z. B. nach einem Unfallgeschehen oder einem umfangreichen chirurgischen Eingriff, das **Zeitgefühl** stark gestört. Die Atmosphäre einer Intensivstation, wo oft unabhängig vom Tag-Nacht-Rhythmus eine konstante Betriebsamkeit herrscht, trägt dazu bei, dass das Zeitgefühl oft lange gestört bleibt. Daher ist es insbesondere anfangs wichtig, den Patienten immer wieder über Ort, Tag und Zeit, ggf. auch die Ursache des Intensivaufenthalts, zu informieren. Wenn möglich sollte der Patient auf eine Uhr (z. B. eine gut sichtbare Wanduhr oder die eigene Uhr des Patienten) und einen Kalender schauen können, um sich bei Bedarf über die Tageszeit zu informieren. Evtl. informieren die Pflegenden den Patienten auch über den Zweck der Behandlung, die voraussichtliche Dauer der Beatmung und den Therapieverlauf (z. B. „Sie konnten wegen der Lungenverletzung anfangs nicht selbst atmen, inzwischen werden sie nur noch teilweise beatmet und atmen einen Teil selbst mit dem Beatmungsgerät. Wie lange sie noch beatmet werden müssen ist unklar, wir hoffen aber, dass es nur noch wenige Tage dauert"). Dabei achten die Pflegenden darauf, dass sie nur fachlich richtige und ehrliche Auskünfte geben (keine falschen Hoffnungen wecken) und nur solche Informationen geben, zu deren Weitergabe sie befugt sind, also z. B. *keine* Informationen über medizinische Diagnosen.

Erklären, was geplant ist bzw. was geschieht

Jede Maßnahme am oder in der unmittelbaren Umgebung des Patienten, auch „kleine" Pflegetätigkeiten wie z. B. Routinekontrollen am Monitor oder Respirator, sollte dem Patienten in einfacher Weise erklärt werden, um Missverständnissen (z. B. „irgendetwas stimmt nicht mit mir") und evtl. damit verbundenen Ängsten vorzubeugen. Vor und während pflegerischer Maßnahmen achten die Pflegenden darauf, dem Patienten zu erklären, wie er bei der entsprechenden Maßnahme mithelfen kann bzw. wie er sich verhalten soll.

Auf nonverbale Reaktionen des Patienten achten

Viele Patienten können sich präzise verbal ausdrücken, etwa indem sie etwas aufschreiben oder auf geschriebene Sätze oder Bilder deuten. Bei Patienten, die dazu nicht in der Lage sind, ist es besonders wichtig, auf nonverbale Reaktionen zu achten. Dies können neben Veränderungen der **Mimik** (z. B. Stirnrunzeln, ängstlicher oder schmerzverzerrter Gesichtsausdruck), der **Körperhaltung** (z. B. entspannte oder angespannte Körperhaltung) oder starkem **Schwitzen** auch **Veränderungen der Vitalparameter** sein, z. B. eine Tachykardie, Hypertonie oder Hyperventilation als Ausdruck des Unbehagens oder der Angst. Um derlei Reaktionen einschätzen zu können ist es wichtig, dass die Pflegenden sich möglichst umfassend über die Gewohnheiten, Vorlieben und Abneigungen des Patienten informieren und ihn sehr genau beobachten. Wichtig: Bei Veränderungen der Vitalparameter immer auch evtl. erkrankungsbedingte Ursachen berücksichtigen. So kann z. B. eine Tachykardie Ausdruck von Angst oder Schmerz sein, sie kann aber auch durch einen Abfall des pO_2 infolge einer Verschlechterung des Gasaustauschs bedingt sein.

PFLEGEPRAXIS

Oft können **Angehörigen** die nonverbalen Reaktionen des Patienten sehr viel besser „verstehen" und einschätzen als die Pflegenden.

Hoffnung vermitteln

Kleinste Fortschritte können für den Patienten das sprichwörtliche „Licht am Horizont“ sein. Deshalb ist es sehr wichtig, Verbesserungen – auch minimale – nicht nur zu registrieren, sondern den Patienten auch darüber zu informieren. Dies kann ihn bestärken, die weitere evtl. schmerzhafte oder langwierige Behandlung durchzustehen.

PFLEGEPRAXIS

Kommunikation hat Auswirkung auf die Schmerzempfindung!

- Angst, Einsamkeit, Sorgen, Orientierungslosigkeit, Schlaflosigkeit und das Gefühl, die Kontrolle über das eigene Leben zu verlieren, **verstärken** die Schmerzen.
- Zuwendung, Verständnis, Ablenkung und das Gefühl, gut informiert zu sein und sich zurechtzufinden, **lindern** die Schmerzen.

10.6.5 Hilfsmittel, die es dem beatmeten Patienten ermöglichen zu kommunizieren

Sprechkanülen und Sprechaufsätze ➤ 7.1.1
Besonderheiten bei Laryngektomie ➤ 7.6.4

Eine ganze Reihe unterschiedlicher Hilfsmittel können es dem Patienten, der nicht sprechen kann, ermöglichen, sich auszudrücken. Da sich die Fähigkeiten des Patienten im Behandlungsverlauf ändern können, achten die Pflegenden darauf, dem Patienten immer die für ihn geeigneten Hilfsmittel zur Verfügung zu stellen. Diese sollten jeweils am Patientenbett griffbereit liegen (z. B. neben der „Klingel“), da die Patienten oft rasch etwas mitteilen möchten, z. B. Übelkeit, Atemnot oder Schmerzen.

- **Papier und Stift** sind die am häufigsten verwendeten Hilfsmittel. Günstig sind eine feste Unterlage und Filzstifte (schreiben auch wenn sie nicht nach unten, sondern z. B. waagrecht gehalten werden; Patient muss zum Schreiben keinen großen Druck ausüben). *Vorteil:* Papier und Stifte sind praktisch überall verfügbar. Zudem sind schriftliche Informationen i. d. R. einfach zu verstehen. *Voraussetzung:* Patient muss schreiben können und über die notwendige körperliche Kraft und Feinmotorik verfügen (➤ Abb. 10.28)
- **Buchstabentafel.** Dabei handelt es sich um (Magnet)tafeln, auf denen aus einem gewissen Vorrat von Buchstaben Worte bzw. Sätze gebildet werden können (➤ Abb. 10.29). *Vorteil:* Patienten, denen das Schreiben sehr schwerfällt oder deren Handschrift extrem schlecht lesbar ist, können mithilfe solcher Tafeln „schreiben“.

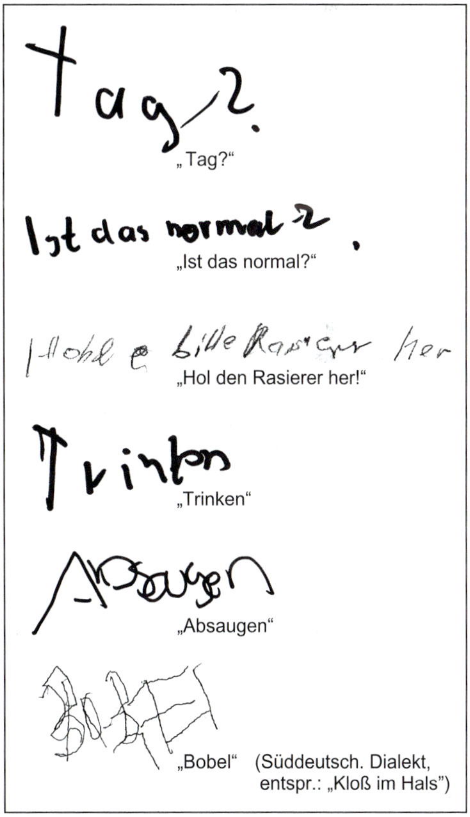

Abb. 10.28 Schriftliche Mitteilungen von verschiedenen beatmeten Patienten auf der Intensivstation. Das Aufschreiben gibt dem Patienten die Möglichkeit, differenziert und unmissverständlich auszudrücken, was er fragen oder mitteilen möchte. [M251]

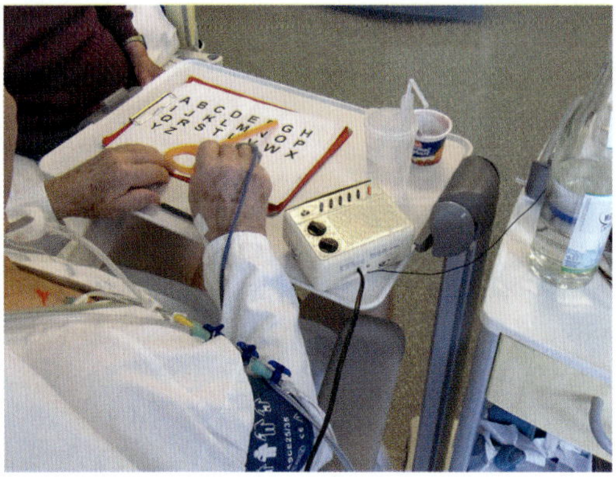

Abb. 10.29 Eine von Angehörigen gestaltete Buchstabentafel für einen langzeitbeatmeten Patienten. [M251]

Voraussetzung: Patient muss lesen und schreiben können.

- **Kommunikationstafeln.** Diese beinhalten häufige Zustände oder Fragen, die der Patient ausdrücken möchte, z. B. Durst, Juckreiz oder Atemnot, in einfachen Worten oder in Bildern.
  - Kommunikationstafeln, auf denen Sachverhalte in **Worten** ausgedrückt sind, haben den *Vorteil,* dass sie auch relativ einfach individuell für den Patienten hergestellt werden können. *Voraussetzung:* Der Patient muss lesen und auf die jeweilige Aussage/Frage deuten können.
  - Kommunikationstafeln, auf denen Sachverhalte in **Bildern** ausgedrückt sind, haben den *Vorteil,* dass sie auch benutzt werden können, wenn der Patient nicht lesen oder mit den Pflegenden nicht in einer gemeinsamen Sprache kommunizieren kann. *Voraussetzung:* Der Patient muss ausreichend gut sehen und die i. d. R. unmissverständliche Aussage der Bilder verstehen können.
- **Elektronische Kommunikationshilfsmittel.** Durch Berühren von Buchstabentasten können hiermit Worte und Sätze aufgeschrieben werden. *Vorteil:* Mitteilung kann effektiv und rasch erfolgen. *Voraussetzung:* Patient kann lesen und schreiben und ist in der Lage, mit dem Hilfsmittel umzugehen. *Nachteil:* Elektronische Kommunikationshilfsmittel sind relativ teuer und i. d. R. nicht routinemäßig auf den Intensivstationen verfügbar.
- **Smartphones.** Diese können genutzt werden, um mit Angehörigen, aber auch mit Mitarbeitern zu kommunizieren.
- **Tabletts.** Spezielle Apps ermöglichen es dem Patienten, durch „Antippen" zu zeigen, wo es schmerzt, wie er sich fühlt oder welche aktuellen Bedürfnisse/Wünsche er hat.
- **Körpersignale.** Mittels vereinbarter Körpersignale (z. B. Kopfnicken, Augenzwinkern) kann der Patient z. B. aus Kommunikations-Bildtafeln eine Mitteilung auswählen. Zudem können auf diese Weise Fragen geklärt werden, z. B. „Haben Sie Schmerzen?", nachdem zuvor Signale für „ja" und für „nein" vereinbart wurden. *Vorteil:* Ohne Hilfsmittel einsetzbar. *Voraussetzung:* Patient muss einfachste Bewegungen kontrolliert durchführen können. *Nachteil:* Erfordert häufig viel Geduld und Zeit, bis der Patient die gewünschte Mitteilung machen kann. Die Kommunikation über Körpersignale scheint anfänglich schwierig und sehr zeitaufwendig. Einmal geduldig eingeübt, eröffnet sie dem Patienten jedoch die Möglichkeit, sich ganz präzise und auch umfangreich mitzuteilen. So hat z. B. der Autor Jean-Dominique Bauby das Buch *Schmetterling und Taucherglocke* „geschrieben", obwohl er sich lediglich durch Augenzwinkern verständlich machen konnte.

Umgang mit Angehörigen ➤ 11.7

10.7 Transport beatmeter Patienten

Gottfried Scheuermann

Inner- und außerklinische Transporte, geplante und Notfalltransporte

Nicht selten müssen beatmete Patienten **innerhalb der Klinik** transportiert werden, etwa zu Untersuchungen oder therapeutischen Eingriffen, z. B. zum CT oder in den Operationssaal. Gelegentlich sind auch Transporte **in ein anderes Krankenhaus** erforderlich, z. B. in eine Spezialklinik bei bestimmten Verletzungen oder in eine Rehabilitationseinrichtung.

Bei innerklinischen Transporten (*Interhospitaltransport*, IHT) sind i. d. R. die Pflegenden der Intensivstation sowohl für die Vorbereitung des Transports als auch (zusammen mit dem Arzt) für die Durchführung zuständig. Manche Kliniken haben auch spezielle Teams für innerklinische Intensivtransporte, die dann beispielsweise auch ECMO-Patienten (➤ 12.1.2) transportieren. Wird der Patient in eine andere Klinik transportiert, bereiten die Pflegenden lediglich den Transport vor. Durchgeführt wird er dann i. d. R. vom zuständigen Rettungsdienst.

Der Transport eines beatmeten Patienten ist eine hochkomplexe und zeitaufwendige Maßnahme. Er kann sowohl **geplant** erfolgen, etwa zu einem vorhersehbaren operativen Eingriff oder **notfallmäßig** notwendig werden, etwa wenn bei massivem Hirndruckanstieg ein Kontroll-CT angefertigt werden muss.

WICHTIG

Vor jedem Transport eines beatmeten Patienten muss der verantwortliche Arzt das **Risiko gegen den Nutzen** für den Patienten abwägen. Gegebenenfalls muss eine Untersuchung oder ein Eingriff verschoben werden, um zunächst die Transportbedingungen zu optimieren (mitgeführte Geräte, begleitende Ärzte/Pflegende).

Im Folgenden ist das Vorgehen bei einem **geplanten innerklinischen Transport** beschrieben.

Im Notfall muss die Vorbereitung des Transportes so rasch wie möglich erfolgen, daher entfallen in diesem Fall dann nicht unbedingt lebensnotwendige Maßnahmen, etwa die Information der Angehörigen des Patienten. Was im Einzelfall entfallen kann, hängt von der Dringlichkeit des Transports ab und wird vom Arzt abhängig von der Patientensituation entschieden.

Wird der beatmete Patient zur Weiterbehandlung **in eine andere Klinik** verlegt, verfassen die Pflegenden einen Pflegeverlegungsbericht und bereiten die persönlichen Dinge des Patienten (z. B. Kleidung, Schuhe, Utensilien zur Körperpflege, Wertgegenstände) vor. Die Krankenunterlagen (ärztlicher und pflegerischer Verlegungsbericht, i. d. R. auch eine Kopie der Krankenakte) werden den Transport-Begleitpersonen übergeben. Die persönlichen Dinge des Patienten können ebenfalls den Transport-Begleitpersonen oder den Angehörigen mitgegeben werden.

10.7.1 Vorbereitung des Transports

Die Pflegenden oder der Arzt informieren den Patienten und ggf. auch seine Angehörigen über den bevorstehenden Transport. Die Aufklärung und evtl. das Einholen einer Einverständniserklärung zur geplanten Untersuchung bzw. zum geplanten Eingriff ist Aufgabe des Arztes.

PFLEGEPRAXIS

Den **Transport so vorbereiten,** dass während des Transports (➤ Tab. 10.10)
- die notwendige *Therapie* (z. B. Beatmung, medikamentöse Behandlung) weitergeführt werden kann,
- die *Überwachung* des Patienten sichergestellt ist und
- auftretende Probleme und *Komplikationen* sicher beherrscht werden können.

Zunächst klären die Pflegenden ab, wann der Patient am Untersuchungs- bzw. Behandlungsort sein soll. Ziel ist ein reibungsloser Transport *ohne Wartezeiten* (Strom, medizinische Gase und Medikamente sind während des Transports nur begrenzt vorhanden!). Sind genaue Zeitangaben nicht möglich, etwa bei einem geplanten operativen Eingriff, vereinbaren sie mit den zuständigen Klinikmitarbeitern, z. B. den Pflegenden im OP oder in der Anästhesie, eine genügend lange Vorlaufzeit für die Organisation des Transports (z. B. Pflegende im OP bitten, den Patienten ca. 30 Minuten früher abzurufen). Um die zur Vorbereitung des Transports notwendige Zeit abschätzen zu können, benötigen die Pflegenden viel Erfahrung im Umgang mit dem Transport beatmeter Patienten. Pflegende, die über diese Erfahrung noch nicht verfügen, sollten sich mit erfahrenen Pflegenden beraten bzw. diese um Mithilfe bitten. Sinnvoll ist es, einen kleinen „Zeitpuffer“ einzuplanen, da die Vorbereitung oft längere Zeit in Anspruch nimmt, als anfangs abzusehen war.

Die weiteren Vorbereitungen umfassen die Vorbereitung der Beatmung, der Überwachung und der weiteren Therapie während des Transports.

WICHTIG

Je besser die Planung und die Vorbereitung, desto einfacher und unkomplizierter verläuft der Transport (Proper Pretransport Planning Prevents Poor Performance, d. h. gute Planung beugt schlechter Durchführung vor).

Tab. 10.10 Checkliste Ausrüstungsgegenstände für den Transport beatmeter Patienten. Zusätzlich wird i.d.R. auch die Krankenakte des Patienten mitgeführt sowie ggf. Hilfsmittel zur Umlagerung des Patienten auf den Untersuchungs- oder Behandlungstisch.

Beatmung	• Material zur Sicherung der Atemwege, z.B. Material zur Intubation oder zum Trachealkanülenwechsel • Transportrespirator oder transportabler Intensivrespirator (Beatmungsform, -parameter und Alarme einstellen), ausreichende Sauerstoffversorgung (voraussichtlicher Bedarf plus Reserve) • Beatmungsbeutel mit Sauerstoffanschluss ggf. mit Reservoir, Beatmungsmaske(n) • Transportables Absauggerät, Absaugkatheter, (sterile) Handschuhe • Stethoskop
Überwachung	• Transportmonitor zur Überwachung von EKG, Beatmungsparametern, Blutdruck sowie ggf. weiteren Druckmessungen, z.B. Pulmonalisdruck oder Hirndruck (Alarmgrenzen der einzelnen Überwachungsparameter einstellen) • Protokoll o. Ä. zur Dokumentation der Überwachung während des Transports (evtl. Ausdruck aus Überwachungsmonitor) • Evtl. Taschenlampe zur Pupillenkontrolle • Stethoskop
Therapie	• Infusionspumpen, Infusionsspritzenpumpen in ausreichender Anzahl (ggf. mit Verlängerung der Infusionsleitungen) • Infusionslösungen, ggf. auch Blut oder Blutprodukte • Evtl. Druckinfusionsbeutel
Materialien für den Notfall	• Medikamente (z.B. Notfallmedikamente, Sedativa, Analgetika, Muskelrelaxanzien) • Evtl. Defibrillator • Evtl. Notfallkoffer, -rucksack
Sonstiges	• Handschuhe, Pflaster • Pflegerische und medizinische Unterlagen des Patienten • Gegebenenfalls transportable Stromquelle

Beatmung während des Transports

Die Pflegenden klären mit dem Arzt, wie der Patient während des Transports beatmet werden soll (welcher Respirator? Welche Beatmungsform?).

Beatmung mit Transportrespirator

Bei unkomplizierter Beatmungssituation kann der Patient i.d.R. während des Transports mit einem **Transportrespirator** (➤ 15.5) beatmet werden. Diese Geräte bieten eine mehr oder weniger geringe Auswahl an möglichen Beatmungsformen (bei manchen ist z.B. nur volumenkontrollierte Beatmung möglich). Ihr **Vorteil** liegt darin, dass sie relativ klein sind und daher bequem am Patientenbett angebracht werden können, und meist pneumatisch angetrieben werden, d.h. unabhängig von einer Stromquelle arbeiten. Wegen dieser Vorteile wird der Patient, wenn möglich, mit einem Transportrespirator beatmet, da dies den gesamten Transport wesentlich vereinfacht.

Die Pflegenden bereiten den Transportrespirator wie folgt vor:

- Falls nicht bereits geschehen: Beatmungsschläuche und ggf. passiven Atemgasanfeuchter am Transportrespirator anschließen.
- Funktionskontrolle des Transportrespirators (nach Herstellerangaben bzw. klinikinternen Standards) durchführen.
- **Sauerstoff-/Druckluftvorrat kontrollieren** (Gasvorat [l] = Flaschenvolumen [l] × Druck [bar]).
- **Sauerstoff-/Druckluftbedarf errechnen** (Frischgasbedarf/Minute = Atemminutenvolumen des Patienten plus Frischgasbedarf, der zum Betreiben des Geräts benötigt wird, siehe Kasten unten).

  Wichtig: Muss der Patient auch während der Untersuchung/Behandlung mit dem an die Sauerstoffflaschen angeschlossenen Transportrespirator beatmet werden oder ist es möglich, den Transportrespirator am Untersuchungs-/Behandlungsort an die zentrale Gasversorgung anzuschließen? Abhängig davon variiert der Frischgasbedarf enorm.
- Gegebenenfalls Sauerstoffflasche vor dem Transport austauschen (wenn nur noch sehr wenig Frischgas enthalten ist) oder zusätzliche Sauerstoffflasche mitnehmen und bei Bedarf während des Transports austauschen.
- Transportrespirator am Patientenbett befestigen, i.d.R. am Kopfende (Arzt oder Pflegender, der das Bett am Kopfende schiebt, hat dadurch immer die Sicht auf den Respirator).

- Beatmungsform und -parameter sowie Sauerstoffkonzentration einstellen (Arztrücksprache), Alarmgrenzen einstellen.

WICHTIG

Berechnung von Sauerstoffvorrat und Sauerstoffbedarf

Berechnungsgrundlage:
Betriebszeit Beatmung [Min.] = Sauerstoffvorrat [l]/Sauerstoffbedarf (l/Min., entspr. Minutenvolumen [l/min] × Sauerstoffkonzentration)
Beispiel: Der Patient wird mit dem Transportrespirator Medumat Standard beatmet. Einstellung: Air-mix (entspr. F_iO_2 0,6), AMV 6,0 l/Min. Die angeschlossene Sauerstoffflasche (5 l Rauminhalt) zeigt einen Flaschendruck von 80 bar.
Der *Sauerstoffvorrat* beträgt 5 l × 80 bar = 400 l
Der *Sauerstoffbedarf* beträgt 6,0 l/Min. × 0,6 = 3,6 l/Min., d.h. der Patient kann 111 Min. bzw. 1,8 Std. (400 : 3,6) beatmet werden. Wird der Respirator auf No-Air-Mix (F_iO_2 1,0) umgestellt, reicht der Sauerstoffvorrat nur für 66 Min. bzw. 1,1 Stunden.
Die Sauerstoffmenge, die das Gerät zum Antrieb benötigt (laut Herstellerangaben), muss jeweils dazugerechnet werden. Neuere Geräte zeigen auf dem Display je nach Geräteeinstellung den Sauerstoffverbrauch pro Minute an.

VORSICHT!

Ältere Transportrespiratoren verfügen teilweise nur über **sehr geringe Überwachungsmöglichkeiten** und haben i. d. R. **keine Alarmfunktion.** Daher ist beim Einsatz von Transportrespiratoren eine sehr genaue Überwachung des Patienten während des Transports erforderlich.

Beatmung mit Intensivrespirator

Viele Intensivrespiratoren sind auch für Transporte geeignet. Soll der Patient für einen Transport an „seinem Respirator" verbleiben, sind folgende Punkte sicher zu stellen:

- Ausreichende Akkukapazität (evtl. zusätzlichen externen Akku mitführen)
- Ausreichender Sauerstoffvorrat (siehe Kasten oben)
- Ausreichender Druckluftvorrat (entfällt bei FiO_2 1,0 bzw. wenn Respirator über Turbine verfügt)

Bei der Berechnung des Frischgasbedarfs berücksichtigen, ob der Respirator am Untersuchungs-/Behandlungsort an die zentrale Gasversorgung angeschlossen werden kann oder nicht.

VORSICHT!

Beim Transport eines beatmeten Patienten immer **Beatmungsbeutel und -maske mitführen,** um den Patienten bei Bedarf, z. B. technischer Defekt am Respirator, manuell beatmen zu können. Den Beatmungsbeutel ggf. mit einem Sauerstoffreservoirbeutel versehen (abhängig von der bisher benötigten Sauerstoffkonzentration). In vielen Kliniken ist es auch üblich, eine Beatmungsmaske und Intubationszubehör mitzuführen, um bei versehentlicher Extubation oder Dekanülierung eine Masken-Beutel-Beatmung vornehmen bzw. sofort wieder intubieren zu können.

Überwachung während des Transports

Für die Überwachung während des Transports sind verschiedene Überwachungsmonitore verfügbar, die die Überwachung verschiedener Parameter ermöglichen. Welche Parameter überwacht werden müssen ist von Patient zu Patient sehr verschieden. So kann es z. B. bei einem Patienten mit schwerem Schädel-Hirn-Trauma notwendig sein, während des Transports neben der Herzfrequenz und dem arteriellen Blutdruck auch den ICP (Hirndruck), die Sauerstoffsättigung, die exspiratorische CO_2-Konzentration (Kapnografie) und die Körpertemperatur zu überwachen, während bei anderen Patienten eine Überwachung von EKG, Blutdruck und Sauerstoffsättigung ausreichend ist. Die Pflegenden klären, welche Parameter beim Patienten überwacht werden müssen, und bereiten den Transportmonitor entsprechend vor (Grenzwerte für den jeweiligen Überwachungsparameter einstellen).

Außerdem sorgen sie dafür, dass ein Stethoskop verfügbar ist, damit der Patient vor, während (z. B. nach Umlagerungen) und nach dem Transport auskultiert werden kann.

Weiterführen der Therapie während des Transports

Zum Transport sollte die Infusionstherapie sowie die kontinuierliche Verabreichung von Medikamenten über Infusionsspritzenpumpen auf ein Minimum reduziert werden, um während des Transports die Übersicht zu wahren. Die Pflegenden besprechen mit dem Arzt, welche Infusionen bzw. Medikamente weitergegeben werden müssen und welche für die Dauer des Transports pausiert werden können. Werden kontinuierlich verabreichte Infusionen oder Medikamente für die Dauer des Transports abgesetzt, empfiehlt es sich, diese rechtzeitig vor Transportbeginn abzuschalten. Dadurch ist es möglich, gravierende Veränderungen des Zustands des Patienten (z. B. Blutdruckabfall nach Reduktion der Katecholaminzufuhr) vor Beginn des Transports zu bemerken und behandeln zu können.

Wenn geklärt ist, wie viele Infusions- und Infusionsspritzenpumpen mitgeführt werden müssen, sorgen die Pflegenden dafür, dass geeignete Halterungen am Patientenbett angebracht werden, und befestigen die Geräte daran. Außerdem prüfen sie, ob die Infusions- bzw. Medikamentenlösungen für die voraussichtliche Dauer des Transports ausreichen und wechseln sie ggf. vor dem Transport.

Außerdem kontrollieren die Pflegenden alle Drainagen und Ableitungen des Patienten und wechseln bzw. entleeren die Drainagebeutel ggf. vor dem Transport. Saugdrainagen, z. B. Thoraxdrainagen, müssen ggf. für die Dauer des Transports mit einer transportablen Saugeinrichtung verbunden werden.

PFLEGEPRAXIS

Materialien für den Notfall

Welche Materialien für einen eventuellen Notfall mitgenommen werden, ist von Klinik zu Klinik und oft auch von Fall zu Fall verschieden. Häufig werden die gängigen **Notfallmedikamente** (z. B. Adrenalin) sowie Sedativa, Opioide und Relaxanzien gerichtet und mitgenommen. In manchen Kliniken ist es auch üblich, **Intubationsbesteck** mitzuführen. Alternativ bietet sich das Mitführen eines **Notfallkoffers oder -wagens** an, der alle Materialien für den Notfall enthält.

Transportable Absauganlage

Transportable Absauganlagen arbeiten meist nach dem Venturi-Prinzip, d. h. Druckluft erzeugt einen Sog, indem sie umgebende Luft „mitreißt". In vielen Kliniken sind transportable Absauganlagen mit dem Transportrespirator kombiniert, d. h. eine Sauerstoffflasche speist beide Geräte. *Wichtig:* Das Absaugen mit diesen Systemen verbraucht sehr viel Frischgas! Deshalb darauf achten, den Patienten nur wenn unbedingt nötig mit der transportablen Absauganlage abzusaugen und nach Möglichkeit eine an die zentrale Gasversorgung angeschlossene Absauganlage zu benutzen.

Transportwagen

Verschiedene Hersteller bieten **Transportwagen** (*Transportvorrichtungen,* ➤ Abb. 10.30) für Intensivpatienten an. Am bzw. auf dem Transportwagen können sämtliche für den Transport notwendigen Geräte und Materialien – insbesondere der Respirator, das Absauggerät, der Monitor, diverse Infusionsspritzenpumpen und Infusionsbehälter – ergonomisch, sicher und übersichtlich platziert werden. Der Transportwagen wird am Patientenbett befestigt (eingeklinkt) und verlängert dadurch das Bett um die Länge des Transportwagens (wichtig: Sicherstellen, dass auch das so verlängerte Bett in den Aufzug passt!).

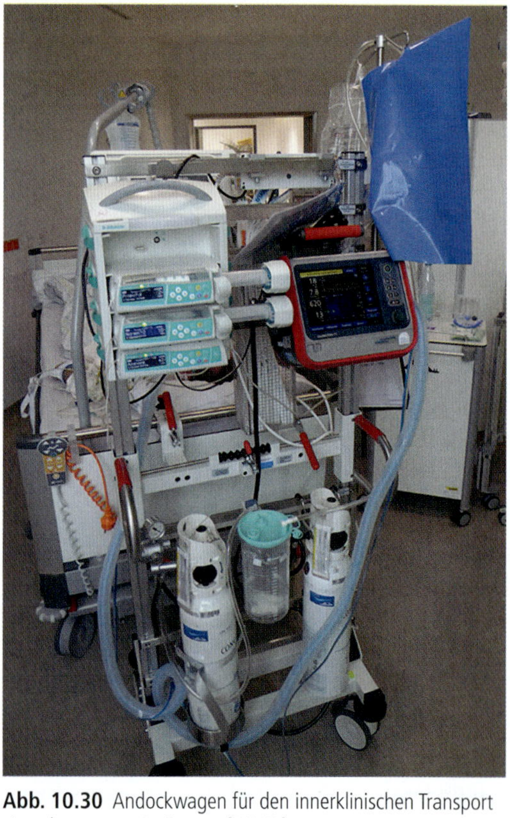

Abb. 10.30 Andockwagen für den innerklinischen Transport eines beatmeten Patienten. [M251]

10.7.2 Durchführung des Transports

Der Transport eines beatmeten Patienten sollte immer von mindestens **einem Arzt und einer Pflegenden** (idealerweise die für den Patienten zuständige Pflegende) durchgeführt werden. Soll der Patient unterwegs und am Bestimmungsort mit einem Intensivrespirator beatmet werden, ist meist eine zusätzliche Person für den Transport des Respirators erforderlich.

Unmittelbar vor Beginn des Transports stellen die Pflegenden sicher, dass am Bestimmungsort alles bereit ist für den sofortigen Beginn der Untersuchung bzw. des Eingriffs. Keinesfalls sollten Wartezeiten entstehen, etwa in der OP-Schleuse. Anschließend wird wie folgt vorgegangen:

- Infusionspumpen und -spritzenpumpen vom Netz trennen.
- Patient an Transportrespirator anschließen oder entsprechend umgerüsteten Intensivrespirator auf Transportbetrieb umstellen (Anschluss an externe Stromquelle sowie Sauerstoff- und ggf. auch Druckluftflaschen). Auf vielen Stationen ist es üblich, den Patienten eine gewisse Zeit mit dem Transportrespirator zu beatmen und dann eine BGA-Kontrolle durchzuführen. Sind die BGA-Werte akzeptabel, kann der Transport weiter vorbereitet bzw. durchgeführt werden. Bei dieser Vorgehensweise erfolgt dann der Anschluss des Patienten an den Transportrespirator als erstes (vor Umstellen der Infusionspumpen etc.).
- Kurze Phase der Beobachtung. Dabei prüfen, ob die Beatmung wie gewünscht erfolgt und die Kreislaufparameter weiter stabil sind (Ausnahme: Oft muss ein Patient trotz oder wegen instabilem Allgemeinzustand transportiert werden, etwa ein Patient mit Schädel-Hirn-Trauma oder massiver Blutung. In diesem Fall entscheidet der Arzt, ob der Patient trotz instabilem Zustand transportiert wird oder ob zunächst versucht wird, den Zustand des Patienten zu stabilisieren; gelegentlich müssen Patienten auch unter Reanimationsbedingungen transportiert werden).
- **Team-Time-Out** mit Reflektion wichtiger Informationen im Transportteam: Identifikation und Erkrankung des Patienten, medikamentöse Therapie (Welches Medikament läuft an welchem Venenzugang? Wo kann notfallmäßig ein Medikament verabreicht werden?), Zu- und Ableitungen sowie Beamtungsschema.
- Wird zum Transport ein Aufzug benötigt, diesen von einem Helfer bereithalten lassen.
- Patienten über den Beginn des Transports informieren.
- Patient zum Bestimmungsort transportieren, dabei Beatmung und Kreislaufparameter engmaschig überwachen.
- Patienten am Bestimmungsort ggf. umlagern, z. B. auf Untersuchungstisch. Leiter des Transportteams gibt dazu konkrete Anweisungen.
- Wenn nötig Respirator, Infusionspumpen und -spritzenpumpen und Monitor an Stromversorgung und zentrale Gasversorgung anschließen.
- Abhängig davon, ob der Patient zu einer Untersuchung oder zu einem therapeutischen Eingriff gebracht wurde:
  - Patienten an die Mitarbeiter der weiterbehandelnden Abteilung übergeben, z. B. an die Pflegenden/Ärzte der Anästhesie.
  - Während der Untersuchung beim oder in der Nähe des Patienten bleiben, um bei Bedarf intervenieren zu können. Ob der Arzt und/oder die Pflegenden beim Patienten bleiben, hängt vor allem von der Situation des Patienten ab.
- Während der Untersuchung oder Behandlung ggf. das Bett des Patienten richten oder frisches Bett bereitstellen.
- Nach der Untersuchung bzw. dem Eingriff den Patienten ggf. zurück ins Bett umlagern.
- Sämtliche Transportgeräte wieder auf Transportbetrieb umstellen (z. B. Transportrespirator wieder von der zentralen Gasversorgung nehmen und an die Sauerstoffflasche anschließen).
- Patienten zurück auf die Station oder zu einer weiteren Untersuchung/Behandlung (z. B. OP) transportieren.
- Auf der Station alle Geräte wieder ans Netz bzw. die zentrale Gasversorgung anschließen. Bei Verwendung eines Transportrespirators den Patienten wieder an den stationären Intensivrespirator anschließen.
- Patientencheck durchführen (➤ Tab. 10.1).
- Transport dokumentieren: Zustand des Patienten vor und nach Transport, Beatmung und Vitalparameter während des Transports, besondere Ereignisse und ggf. entsprechende Maßnahmen.

- Transportrespirator bzw. Intensivtransporteinheit (Andockwagen) reinigen und aufrüsten. Funktionskontrolle vornehmen.
- Ggf. kurze Fallbesprechung, um zukünftige Transporte zu optimieren.

10.8 Maßnahmen zur Infektionsprophylaxe

Frank Kirsch

Patienten auf der Intensivstation und hier insbesondere beatmete Patienten sind besonders gefährdet für nosokomiale Infektionen. Der **Surveillance** (engl. *Überwachung*) kommt eine große Bedeutung bei der Erkennung und Verringerung dieser Infektionen zu (vgl. §23 Infektionsschutzgesetz).

DEFINITION

Nosokomiale Infektionen (kurz *NI*, auch *Krankenhausinfektion*, kurz *KI*) sind Infektionen mit lokalen oder systemischen Infektionszeichen als Reaktion auf vorhandene Erreger oder deren Toxine, die im kausalen Zusammenhang mit einem Krankenhausaufenthalt stehen (die Infektion bestand vor dem Krankenhausaufenthalt nicht; der Infektionstag ist frühestens der 3. Tag des Krankenhausaufenthalts).
Eine nosokomiale Infektion kann auch *nach* dem Krankenhausaufenthalt auftreten, wenn sie in der Klinik erworben wurde.

Die **Gründe für die besondere Gefährdung beatmeter Patienten** sind vielfältig: Zum einen ist die Immunabwehr des Patienten häufig aufgrund seiner schweren Erkrankung geschwächt, zahlreiche künstliche Zu- und Ableitungen, allen voran der Endotrachealtubus bzw. die Trachealkanüle, aber auch z. B. ZVKs, arterielle Kanülen, suprapubische Blasenkatheter, Magensonden, Wund- und Thoraxdrainagen etc. stellen mögliche Eintrittspforten für Keime dar. Darüber hinaus ist das Risiko einer direkten Keimübertragung über kontaminierte Hände sehr hoch wegen der sehr häufigen Kontakte des Patienten mit Pflegenden, Ärzten und Therapeuten (zahlreiche Untersuchungen und Behandlungen, sehr viele Pflegehandlungen).

Um nosokomiale Infektionen beim beatmeten Patienten zu verhindern bzw. frühzeitig erkennen und behandeln zu können, sind besondere Maßnahmen erforderlich. Dazu zählen das bakteriologische Monitoring und Hygienemaßnahmen im Zusammenhang mit der Beatmungstherapie.

In den Kliniken sollten z. B. folgende Infektionen erfasst werden:

- Postoperative Wundinfektionen [55]
- Infektionen mit *Clostridioides difficile* Infektion (CDI)
- Device (durch Medizinprodukt wie z. B. Katheter) erworbene
  - Blutstrominfektion
  - Atemwegsinfektion
  - Harnwegsinfektionen

Neben dem Antibiotikaverbrauch wird auch das Erregerspektrum, insbesondere das Auftreten spezieller Resistenzen oder multiresistenter Keime erfasst. Die daraus folgenden Präventionsmaßnahmen erfolgen durch Information und Schulung des Personals.

Wichtige Gesetze und Richtlinien zur Hygiene bei Beatmungspatienten ➤ Kap. 16.3

10.8.1 Infektiologisches Monitoring

Das **Infektiologisches Monitoring** stellt eine Art „Frühwarnsystem" dar. Es dient dazu, mögliche Infektionsquellen und -verbreitungswege rasch zu erkennen und ggf. entsprechende Maßnahmen einzuleiten.

Um dies zu ermöglichen, werden beim beatmeten Patienten bestimmte mikrobiologische Untersuchungen vorgenommen. Dazu gehören die Untersuchungen von:

- Trachealsekret
- Urin
- Stuhl
- Katheter- bzw. Drainagespitzen
- Gegebenenfalls Wundsekret, Blut, Liquor oder sonstige Körpersekreten

Welche Untersuchung vorgenommen wird, legt die zuständige Hygienefachkraft der Klinik zusammen mit dem Krankenhaushygieniker und dem verantwortlichen Arzt der Intensivstation fest.

Die Durchführung der einzelnen Untersuchungen muss standardisiert ablaufen, damit die Ergebnisse vergleichbar sind.

PFLEGEPRAXIS

Bei der Durchführung bakteriologischer Untersuchungen beachten:

- Zum Eigenschutz bei der Probenentnahme Einmalhandschuhe tragen
- Das jeweilige Untersuchungsmaterial in ein geeignetes steriles Gefäß geben und dieses sofort verschließen
- Zeitpunkt bzw. Häufigkeit entsprechend der klinikinternen Richtlinien
- Untersuchungsmaterial korrekt lagern (z. B. Kühlschrank oder Brutschank) bzw. ins Labor transportieren
- Dokumentation

WICHTIG

Die Erfassung der Krankheitserreger der Patienten hat verschiedene **Vorteile:**

Ein Screening der Patienten bei Aufnahme auf potenziell gefährliche Erreger wie SARS-CoV-2 oder multiresistente Erreger (z. B. VRE, MRSA, MRGN) verhindert eine Verbreitung der Erreger.

Die Kenntnis des Erregers sowie dessen Antibiogramm (welche Antibiotika sind wirksam bzw. gegen welche Antibiotika ist der Erreger bereits resistent?) ermöglicht eine zielgerichtete Therapie. Dadurch können Kosten gespart sowie weitere Resistenzen verhindert werden.

10.8.2 Hygieneaspekte bei der Beatmungstherapie

Nachfolgend sind wichtige **Aspekte der Hygiene** im Zusammenhang mit der Beatmungstherapie aufgeführt. Grundlagenwissen in Bezug auf hygienisch einwandfreies Arbeiten ist dabei vorausgesetzt bzw. der entsprechenden Fachliteratur zu entnehmen.

Hygienerichtlinien bei Beatmungstherapie ➤ 16.3

Intubation und Tracheotomie

- Vor der Intubation/Tracheotomie sollte eine sorgfältige Reinigung des Mund-Nasen-Rachen-Raums erfolgen (falls genügend Zeit zur Verfügung steht).
- Bei zu erwartender Beatmungszeit > 72 Stunden Endotrachealtuben mit subglottischer Absaugung verwenden.
- Zur Intubation immer Einmalhandschuhe tragen (Durchführung Intubation ➤ 6.8).
- Eine Tracheotomie erfolgt unter sterilen Bedingungen (Durchführung Tracheotomie ➤ 7.2 und ➤ 7.3).
- Vor Manipulationen am Tubus/Tracheostoma bzw. vor einer Diskonnektion des Beatmungsschlauchsystems hygienische Händedesinfektion durchführen und Einmalhandschuhe anziehen.
- Die Pflege des Tracheostomas entspricht einer Wundbehandlung. Der Verband am Tracheostoma sollte mindestens einmal täglich und zusätzlich bei Bedarf gewechselt werden (Verbandwechsel am Tracheostoma ➤ 7.6.2).
- Das Intervall von Tubus-/Kanülenwechsel hängt u. a. von der Materialbeschaffenheit (siehe Herstellerangaben), der jeweiligen Anlage des Tubus/der Trachealkanüle und klinikinterner Regelungen ab. In vielen Kliniken ist der routinemäßige Wechsel z. B. nach 10 Tagen üblich.

Endotracheales Absaugen

Bronchialtoilette ➤ 10.4

- Eine Absaugeinheit darf nur für einen Patienten verwendet werden.
- Für jeden Absaugvorgang einen sterilen Handschuh anziehen und einen neuen sterilen Absaugkatheter verwenden (bei offener endotrachealer Absaugung).
- Intubierte/tracheotomierte Patienten bei Bedarf endotracheal absaugen.
- Während Absaugung Tubuskonnektor kontaminationsgeschützt ablegen.
- Zur Verflüssigung von Trachealsekret nur sterile NaCl-Lösung aus Einmalampullen verwenden.
- Nach Entfernen des Absaugkatheters das Schlauchsystem der Absaugvorrichtung mit einer eiweißlösenden Desinfektionslösung, Aqua dest. oder mit Leitungswasser durchspülen.
- Bei Verwendung einer Desinfektionslösung muss gewährleistet sein, dass kein Reflux der Lösung über den Absaugschlauch in den Absaugkatheter erfolgen kann (z. B. durch erhöhte Fixierung des Absaugschlauchs an einer Schiene).
- Ein Wechsel des Absaugsystems sollte nach Herstellerangaben erfolgen. Bei Verwendung von Einmalbehältnissen (z. B. Receptal®-Absaugbehälter) kann das Wechselintervall verlängert wer-

den (dann mindestens alle 14 Tage bzw. bei Verlegung des Patienten).

- Absaugschlauch täglich wechseln.
- Bei infektiösen Patienten empfiehlt sich der Einsatz von geschlossenen Absaugsystemen (➤ 10.4.5).

Beatmungsschlauchsystem

- Bei der Atemgasklimatisierung mit aktiven Befeuchtern (➤ 5.2.2) wird der Einsatz von Einmal-Sterilwassersystemen empfohlen.
- Das Kondenswasser in den Beatmungsschläuchen sollte ungehindert in die Wasserfallen abfließen können. Die Wasserfallen befinden sich am tiefsten Punkt des Beatmungsschlauchsystems, um die Bildung von Wasseransammlungen in den Schläuchen zu verhindern (ansonsten besteht die Gefahr, dass Wasseransammlungen ins Tracheobronchialsystem fließen).
- Wasserfallen mehrmals täglich entleeren. Flüssigkeit gilt als kontaminiert und muss unmittelbar entsorgt werden.
- Beatmungsschlauchsystem regelmäßig wechseln (Wechselintervalle abhängig von Art der Atemgasbefeuchtung (➤ 5.2) und klinikinternen Richtlinien; RKI empfiehlt einen Wechsel nicht häufiger als alle sieben Tage durchzuführen ➤ 16.3.1).
- Der Einsatz von integrierten Schlauchheizungen ist wegen deutlich geringerer Kondenswasserentwicklung von Vorteil.
- Die Oberflächen der Respiratoren inkl. der Bedienungsarmaturen werden zwangsläufig häufig von den Pflegenden und Ärzten berührt und sollten deshalb mindestens einmal täglich mit einer geeigneten Desinfektionslösung gereinigt werden.

PFLEGEPRAXIS

Hygienegerechtes Verhalten

Das konsequente hygienegerechte Verhalten der Pflegenden auf der Intensivstation kann lebensentscheidend für den beatmeten Patienten sein. Insbesondere der **Händehygiene** kommt hier eine tragende Bedeutung zu, da die Übertragung von Erregern über kontaminierte Hände nach wie vor einen Hauptübertragungsweg darstellt. Eine hygienische Händedesinfektion muss auch dann erfolgen, wenn zu einzelnen Tätigkeiten Einmalhandschuhe getragen werden, da die Handschuhe während der Tätigkeit beschädigt und damit durchlässig für Erreger werden können.

KAPITEL

11 Adjuvante Präventions- und Therapiemaßnahmen

Frank Kirsch, Gottfried Scheuermann

11.1 ABCDEF-Bundle: Übersicht

Frank Kirsch

WICHTIG

Intensivstationäre Patientinnen und Patienten sollen wach, aufmerksam, schmerz-, angst- und delirfrei sein, um an der eigenen Behandlung und Genesung aktiv teilnehmen zu können. Leitsatz der S3-Leitlinie Analgesie, Sedierung und Delirmanagement in der Intensivmedizin (DAS-Leitlinie 2020).

DEFINITION

Während die **DAS-Leitlinie** *Empfehlungen zur Analgesie, Sedierung und zum Delirmanagement* bei Kindern, Erwachsenen, älteren Patienten und speziellen Patientengruppen (etwa Brandverletzten, Schwangeren oder Polytraumatisierten) gibt, umfasst die **PADIS-Leitlinie** der Society of Critical Care Medicine (2018 [56]) Maßnahmen zur Vermeidung bzw. zum Umgang mit:

- **P**ain (Schmerz)
- **A**gitation (psychomotorische Erregung/Unruhe)
- **D**elirium (Delir)
- **I**mmobility (Immobilität)
- **S**leep Disruption (Schlafstörungen/-unterbrechungen)

Ein Möglichkeit, die PADIS-Leitlinie im Alltag einer Intensivstation umzusetzen, bietet das **ABCDEF-Bundle** (auch **A2F-Bundle**). Es umfasst sowohl pharmakologische als auch nicht-pharmakologische Maßnahmen zur Betreuung beatmeter Intensivpatienen [57]:

- **A**ssess, Prevent and Manage Pain (erfasse, verhindere und manage Schmerzen)
- **B**oth: Spontaneous Awakening Trials (SAT) and Spontaneous Breathing Trials (SBT) (sowohl täglicher Aufwach- als auch Spontanatemversuch)
- **C**hoice of Analgesia and Sedation (geeignete Schmerzmittel und Sedativa auswählen)
- **D**elirium: Assess, Prevent and Manage (Delir erfassen, verhindern und managen)
- **E**arly Mobility and Exercise (Frühmobilisierung und Bewegungsübungen)
- **F**amily Engagement and Empowerment (Engagement und Befähigung/Stärkung der Angehörigen)

Eine multizentrische Studie konnte zeigen, dass das Behandlungsergebnis umso besser war, je mehr dieser Maßnahmen umgesetzt wurden. [58]

11.2 A: Schmerzen erfassen, verhindern und managen

Frank Kirsch

11.2.1 Scores zur Überwachung der Analgesie

Zur **Überwachung der Schmerzintensität** bzw. der Wirkung von verabreichten Analgetika sollten Scores eingesetzt werden. Ein validierter Selbst- sowie Fremdeinschätzungsscore sollte auf der Station etabliert sein. Die Evaluation sollte ca. 8-stündlich sowie bei Bedarf (z. B. nach Analgetikagabe) erfolgen, um eine Über-, aber auch eine Unterversorgung zu erfassen und sich an den Behandlungszielen orientieren. Dieses wird, wenn möglich, mit dem Patienten festgelegt.

Geeignet sind z. B. die **NRS** (Numerische Rating Skala), bei der die Patienten auf einer Skala von 0 (kein Schmerz) bis 10 (stärkster vorstellbarer Schmerz bzw. unerträgliche Schmerzen) einen Zahlenwert angeben, und die ähnlich arbeitende **VAS** (Visuelle Analog Skala). Hier stellt der Patient auf einer Skala, die von „kein Schmerz" bis „stärkster vorstellbarer Schmerz bzw. unerträgliche Schmerzen" reicht, den seinen Schmerzen entsprechenden Wert ein. Auf der Rückseite der Skala ist ein Punktwert analog der NRS ablesbar.

PFLEGEPRAXIS

Bei beiden Skalen sollte der Wert unter 4 liegen.

11

Ist dies nicht möglich, werden validierte **Scores zur Fremdeinschätzung** verwendet, bei denen die Pflegenden die Analgesie abschätzen können, ohne dass dies zwingend die Mitarbeit des Patienten erfordert, z. B. die **BPS** (Behavioral Pain Scale ➤ Tab. 11.1), die sowohl bei intubierten als auch bei nicht-intubierten Patienten eingesetzt werden kann (BPS für intubierte, BPS-NI für nicht-intubierte Patienten).

Bei Demenzkranken hat sich die Benutzung der **BESD Skala** (**Be**obachtung von **S**chmerzen bei **De**menz) bewährt. Hier werden in einer Beobachtungszeit von ca. 2 Minuten folgende Punkte erfasst und (anhand vorgegebener Punktzahlen) bewertet:

- Atmung
- Negative Lautäußerung
- Gesichtsausdruck
- Körpersprache
- Trost (nicht nötig, möglich oder nicht möglich?)

Auch das **Critical-Care Pain Observation Tool (CPOT)** ist ein Score zur Fremdeinschätzung und kann sowohl für beatmete als auch für nicht-beatmete Intensivpatienten eingesetzt werden (➤ Tab. 11.2). Zur Anwendung des Tools ist eine Schulung erforderlich.

Tab. 11.1 Behavioral Pain Scale (BPS) zur Überwachung der Analgesie. Beurteilt werden 3 Kriterien, die Punktwerte pro Kriterium werden addiert. Die BPS für intubierte Patienten und die BPS-NI für nicht-intubierte Patienten unterscheidet sich lediglich beim 3. Kriterium (Adaption an das Beatmungsgerät bei intubierten bzw. Vokalisation bei nicht-intubierten Patienten).

Beobachtung von	Beschreibung	Punkte
Gesichtsausdruck	Entspannt	1
	Teilweise angespannt	2
	Stark angespannt	3
	Grimassieren	4
Obere Extremität	Keine Bewegung	1
	Teilweise Bewegung	2
	Anziehen der oberen Extremitäten mit Bewegung der Finger	3
	Ständiges Anziehen	4
Beatmete Patienten: **Adaptation an das Beatmungsgerät**	Toleration	1
	Seltenes Husten	2
	„Kämpfen" mit dem Respirator	3
	Kontrollierte Beatmung nicht möglich	4
Nicht-beatmete Patienten: **Vokalisation**	Keine Schmerz-Vokalisation	1
	Stöhnen ≤ 3 x/Min oder ≤ 3 Sek	2
	Stöhnen > 3 x/Min oder > 3 Sek	3
	Weinen oder verbale Äußerungen inklusive „Au", „Autsch" oder Atemanhalten > 3 Sek	4

PFLEGEPRAXIS

Zusätzlich zur Erfassung der Schmerzen beobachten und dokumentieren die Pflegenden auch subjektive und physiologische Parameter wie Bewegungen, Mimik, Tränenfluss sowie Schwitzen des Patienten und beobachten oder erfragen, ob das Abhusten, das Mobilisieren oder der Schlaf schmerzbedingt beeinträchtigt sind.

11.2.2 Medikamente zur Schmerztherapie

Häufig werden zur Schmerztherapie **Opioid-Analgetika** eingesetzt. Abhängig vom Wachheitszustand des Patienten, Schmerzen durch Traumata oder Operationen und der zu erwartenden Beatmungsdauer kommen unterschiedliche Medikamente zum Einsatz (Unterschiede hinsichtlich Wirkstärke und -dauer). Häufig werden die Medikamente *kontinuierlich* verabreicht, eine fraktionierte Gabe ist jedoch auch möglich. Bei der kombinierten Gabe von Analgetika und Sedativ-Hypnotika **(Analgosedierung)** sollten die Medikamente die gleiche Wirkdauer haben, sodass ihre analgetische und sedierende Wirkung beim Absetzen ungefähr zur gleichen Zeit abklingt. Insbesondere wenn nur eine kurzzeitige Analgosedierung notwendig ist, ist eine gute Steuerbarkeit (rascher Wirkeintritt, kurze Wirkdauer) der Medikamente wichtig. Bei einer kurzen Beatmung ist auch die Bolusgabe möglich, bei wachen und kooperativen Patienten kann das auch über PCA-Pumpen (*Patient Controlled Analgesie*, patientengesteuerte Schmerztherapie) erfolgen. Gebräuchliche Medikamente sind z. B. Piritramid (z. B. Dipidolor©), Fentanyl, Sufentanil oder Remifentanil

Tab. 11.2 Critical-Care Pain Observation Tool (CPOT), modifiziert nach Sessler et al (2008)

Kriterium	Beschreibung	Punkte
Gesichtsausdruck	Entspannt, neutral	0
	Angespannt (Stirnrunzeln, Augenbrauen zusammen- oder hochziehen, Augen zukneifen, Gesicht verziehen oder andere Änderungen der Mimik, z. B. Tränenfluss während schmerzhafter Prozeduren)	1
	Grimassieren/Gesicht verziehen (siehe oben *plus* festes Zukneifen der Augen)	2
Körperbewegungen	Bewegungslosigkeit (Keinerlei Bewegung, *nicht* gleichbedeutend mit Schmerzfreiheit)	0
	Schutzverhalten (langsame, vorsichtige Bewegungen; Berühren oder reiben der schmerzhaften Stelle)	1
	Unruhe (ziehen am Tubus, aufsitzen, bewegen der Extremitäten, nach dem Personal schlagen, aus dem Bett steigen)	2
Muskelanspannung	Entspannt (keine Gegenwehr bei passiven Bewegungen)	0
	Angespannt, steif (Gegenwehr bei passiven Bewegungen)	1
	Sehr angespannt oder steif (starke Gegenwehr bei passiver Bewegung, nicht möglich, sie auszuführen)	2
Adaption an das Beatmungsgerät *oder*	Tolerieren (keine Alarme, problemlose Beatmung)	0
	Wenige Alarme (Husten, aber Tolerieren)	1
	Ständige Alarme, Pressen („Kämpfen" gegen das Gerät)	2
Sprechen *(extubierter Patient)*	Stimme und Tonfall normal	0
	Seufzen, stöhnen	1
	Schreien, schluchzen	2

(➤ Tab. 6.7). Die Wirkung dieser zentral wirkenden Medikamente kann durch *peripher wirksame Analgetika* (z. B. Metamizol, Paracetamol, Diclofenac) sowie *Co-Analgetika* (α2-Antagonisten wie Clonidin oder Dexmedetomidin) unterstützt werden.

Wenn möglich, sollten auch **regionale Verfahren zur Schmerzbehandlung** eingesetzt werden. Hier kommt insbesondere die *Periduralanästhesie* zum Einsatz, die – neben der Analgesie – aufgrund ihrer sympathikolytischen Wirkung auch die Darmfunktion positiv beeinflusst.

PFLEGEPRAXIS

Ggf. Analgetikabolus

Bei pflegerischen und ärztlichen Maßnahmen, die (mutmaßlich) mit **Schmerzen** verbunden sind, z. B. endotracheales Absaugen, Verbandswechsel, Anlage von ZVK, VVK oder arterieller Kanüle, Entfernung von Drainagen oder Lagerungsmaßnahmen, ggf. rechtzeitig vor der Durchführung Analgetika(bolus) verabreichen. I. d. R. legt der Arzt Art und Dosierung des Analgetikabolus für den Bedarfsfall fest. Die Pflegenden beobachten den Patienten während der Maßnahmen jeweils daraufhin, ob der Schmerzmittelbolus ausreichend ist; ggf. besprechen sie mit dem Arzt Änderungen.

Nichtmedikamentöse Verfahren zur Schmerzlinderung wie Massagen, Kälteanwendungen, Musiktherapie oder Entspannungstechniken sollten in Erwägung gezogen werden.

11.3 B: Täglicher Aufwach- und Spontanatemversuch

Frank Kirsch

Bei Patienten mit einer Sedierung RASS ≤ –2 sollte, sofern keine Kontraindikationen vorliegen, ein täglicher Aufwachversuch sowie ein Spontanatemversuch durchgeführt werden. Da Patienten zunehmend nicht sediert werden, ist dieser tägliche Aufwachversuch nur bei tiefer sedierten Patienten notwendig.

Aufwachversuch (Spontaneous Awakening Trial [SAT]) ➤ 13.3

Spontanatemversuch (Spontaneous Breathing Trial [SBT]) ➤ 13.3

11.4 C: Auswahl geeigneter Schmerzmittel und Sedativa

Frank Kirsch

Scores zur Überwachung der Analgesie ➤ 11.2.1

Auf den meisten Intensivstationen gehört es zu den Aufgaben der Pflegenden, die **Sedierungstiefe** regelmäßig zu kontrollieren und zu dokumentieren (z. B. 4–8-stündlich bzw. einmal pro Schicht sowie bei gravierenden Veränderungen/Bedarf), mit dem geplanten, für jeden Patienten individuell festgelegten Sedierungsziel zu vergleichen und bei Differenzen entweder den Arzt zu benachrichtigen oder (vielfach innerhalb festgelegter Grenzen üblich) die Dosierung der Sedierung anzupassen. Hierzu werden wissenschaftlich anerkannte Scores verwendet. Gut geeignet ist beispielsweise der RASS (➤ Tab. 11.3).

Eine **apparative Überwachung** (*Bispektraler Index* siehe unten) sollte bei RASS-Werten unter –4 sowie bei neuromuskulär blockierten (relaxierten) Patienten erfolgen, um eine Über- bzw. Untersedierung zu erkennen.

VORSICHT

Bei unklaren Bewusstseinsstörungen, die z. B. bei einem hypoaktiven Delir vorkommen können, sollte ein EEG durchgeführt werden, um einen non-konvulsiven Status epilepticus auszuschießen.

PFLEGEPRAXIS

Die Überwachung der Sedierungstiefe sollte bei allen – auch nicht-beatmeten - Patienten der Intensivstation erfolgen, um ggf. sedierende Nebenwirkungen anderer Medikamente zu erkennen.

Ist die Analgie- bzw. Sedierungstiefe wie geplant (d. h. das Therapieziel ist erreicht), muss im weiteren Verlauf lediglich eine regelmäßige Kontrolle stattfinden. Ist die Analgosedierung zu tief, muss die

Tab. 11.3 Die **Richmond Agitation Sedation Scale** (RASS) ist der derzeit am häufigsten eingesetzte Score zur Überwachung der Sedierungstiefe. Beim beatmeten Patienten wird i. d. R. ein RASS von 0 bis –1 angestrebt. Eine tiefere Sedierung ist speziellen Situationen vorbehalten, z. B. extrem erhöhtem Hirndruck mit Gefahr der Einklemmung (➤ 9.2).

Wert	Bezeichnung	Beschreibung
+4	Streitlustig	Offenkundig aggressives und gewalttätiges Verhalten, unmittelbare Gefahr für das Personal
+3	Sehr agitiert	Zieht oder entfernt Schläuche oder Katheter, aggressiv
+2	Agitiert	Häufige ungezielte Bewegung, atmet gegen das Beatmungsgerät
+1	Unruhig	Ängstlich, aber Bewegungen nicht aggressiv oder lebhaft
0	Aufmerksam und ruhig	
–1	schläfrig	Nicht ganz aufmerksam, aber erwacht (Augen öffnen/Blickkontakt) anhaltend bei Ansprache (> 10 Sekunden)
–2	Leichte Sedierung	Erwacht kurz mit Blickkontakt bei Ansprache (< 10 Sekunden)
–3	Mäßige Sedierung	Bewegung oder Augenöffnung bei Ansprache (aber ohne Blickkontakt)
–4	Tiefe Sedierung	Keine Reaktion auf Ansprache, aber Bewegung oder Augenöffnung durch körperlichen Reiz
–5	Nicht erweckbar	Keine Reaktion auf Ansprache oder körperlichen Reiz

Therapie reduziert werden, ist sie zu oberflächlich, ist eine Erweiterung der Therapie erforderlich. Dies umfasst jeweils:

- Dosisanpassung der Analgetika, Sedativa und Relaxanzien
- Anpassung der Respiratoreinstellung
- Gegebenenfalls ergänzende therapeutische Maßnahmen, z. B. Gabe von Clonidin oder Dexmedetomidin

PFLEGEPRAXIS

In vielen Kliniken steuern erfahrene Fachpflegende die Analgosedierung des beatmeten Patienten anhand von Protokollen.

Dazu wird ein **RASS** (➤ Tab. 11.3) von **0 bis –1** angestrebt. Die tiefe Sedierung des Intensivpatienten ist bestimmten Situationen und Krankheitsbildern vorbehalten. Ansonsten ist beim beatmeten Patienten auf der Intensivstation eine individuelle **Analgesie und/oder eine Sedierung** notwendig. Diese soll:

- Eventuelle Schmerzen (häufig bedingt durch die Grunderkrankung) ausschalten
- Angst und Spannungszustände dämpfen (Anxiolyse)
- Den Patienten beruhigen, ihn gegenüber psychovegetativen Einflüssen abschirmen

Dabei gilt, dass die Analgosedierung nur so tief wie nötig und nur so lange wie notwendig eingesetzt werden soll, d. h. der jeweiligen Patientensituation angepasst werden muss. Dies setzt voraus, dass der Sedierungsgrad regelmäßig (i. d. R. alle 8 Std. und bei Bedarf) überprüft, mit der aktuell benötigten Sedierungstiefe verglichen und die Dosierung der Medikamente ggf. angepasst wird (zur Überprüfung von Analgesie und Sedierung Skalen verwenden, um objektive Einschätzung zu erhalten). In der Regel legt der Arzt die Sedierungstiefe (häufig tagsüber geringer als nachts) und die dazu erforderlichen Medikamente fest. Die Auswahl der Medikamente erfolgt u. a. abhängig von der voraussichtlichen Beatmungsdauer.

WICHTIG

Grundsätzlich gilt:

Eine **zu tiefe Sedierung** sollte grundsätzlich vermieden werden, weil sich dadurch die Beatmungsdauer i. d. R. verlängert und die Häufigkeit des Auftretens von Blutdruckabfällen, Schlafstörungen, einer VAP (➤ 5.1.1), eines posttraumatischen Stress-Syndroms bzw. eines Delirs steigt.

All dies verlängert den Krankenhausaufenthalt, steigert die Kosten und geht mit einer erhöhten Mortalität einher. Die Analgosedierung des beatmeten Intensivpatienten ist ein dynamischer Prozess: Treten im Verlauf neue Gegebenheiten auf, etwa eine drastische Verschlechterung der Allgemeinsituation, muss die **Analgosedierung der aktuellen Situation angepasst** werden. Grundsätzlich sollte die Sedierungstiefe mittels geeigneter Skalen überwacht werden (➤ 11.4.1).

PFLEGEPRAXIS

Zunehmend erfolgt die Beatmung von Intensivpatienten **ohne Sedierung,** auf eine Fixierung des Patienten wird dabei verzichtet. Dies erfordert jedoch eine gute Analgesierung sowie ausreichend Personal. Der wesentliche Vorteil dieses Vorgehens ist, dass der Patient mit seinen Angehörigen, den Pflegenden und Ärzten kommunizieren kann.

11.4.1 Scores zur Überwachung der Sedierungstiefe

Die derzeit zur **Überwachung der Sedierungstiefe** benutzten Scores sind:

- Die *Richmond Agitation Sedation Scale* (**RASS**, ➤ Tab. 11.3)
- Der *Ramsey Score* (auch *Ramsey Sedation Scale* [RSS] ➤ Tab. 11.4)
- Die *Riker Sedation Agitation Scale* (kurz SAS ➤ Tab. 11.5)
- Die *Motor Activity Assessment Scale* (kurz MASS) und die *Vancouver Interaction and Calmness Scale* (kurz VICS). Beide liegen auch in deutscher Übersetzung vor.

Ungeeignet zur Beurteilung der Sedierungstiefe ist die *Glasgow Coma Scale.*

PFLEGEPRAXIS

Anwendung der RASS

1. Patienten beobachten. Ist er wach und ruhig **(Score 0)**? Oder unruhig oder agitiert (**Score +1 bis +4** Beschreibung in ➤ Tab. 11.3)?
2. Ist der Patient nicht wach, ihn mit lauter Stimme namentlich ansprechen und auffordern, die Augen zu öffnen und den Sprechenden anzusehen („Herr Müller, bitte machen Sie die Augen auf und schauen mich an!"). Prüfen, wie lange der Patient den Blickkontakt halten kann:

Tab. 11.4 Modifizierter **Ramsay-Score.** Bei beatmeten Patienten wird i. d. R. ein Wert von R 2–R 3 angestrebt. Höhere Werte sind speziellen Situationen vorbehalten, z. B. stark erhöhter Hirndruck mit Gefahr der Einklemmung.

Ramsay-Score	Sedierungstiefe	Beurteilung
R 6	Tiefes Koma (keine Reaktion auf Schmerzreize)	Zu tief
R 5	Narkose (träge Reaktion auf starke Schmerzen)	Tief
R 4	Tiefe Sedierung (prompte Reaktion auf Schmerzen)	Adäquat
R 3	Sedierung (starke Reaktion auf Schmerzen, bedingt ansprechbar)	Adäquat
R 2	Kooperativ (Reaktion auf Ansprache, kooperativ, Beatmungstoleranz)	Adäquat
R 1	Agitiert, unruhig, Angst	Zu flach
R 0	Wach und orientiert	Wach

Tab. 11.5 Riker Sedation-Agitation Scale (SAS).

Score	Bezeichnung	Beschreibung
7	Gefährlich agitiert	Zieht am Tubus, versucht, Katheter etc. zu entfernen, versucht über das Bettgitter zu klettern, schlägt nach dem Personal, wirft sich von Seite zu Seite
6	Stark agitiert	Muss am Aussteigen/Verlassen des Betts gehindert werden, kaut auf dem Endotrachealtubus
5	Agitation	Ängstlich oder körperlich agitiert, beruhigt sich nach verbaler Aufforderung
4	Ruhig und ooperativ	Ruhig, leicht erweckbar, befolgt Aufforderungen
3	Sediert	Schwer erweckbar, nach Ansprache oder leichtem Schütteln wach, folgt einfachen Aufforderungen, schläft aber wieder ein
2	Stark sediert	Erweckbar auf körperliche Reize, kommuniziert nicht und folgt auch keinen Aufforderungen, Spontanbewegungen möglich
1	Nicht erweckbar oder Koma	Minimale oder keine Reaktion auf Schmerzreize, kommuniziert nicht und folgt keinen Aufforderungen

   - Patient erwacht, kann die Augen offen- und den Blickkontakt halten **(Score –1)**
   - Patient erwacht, Augenöffnen und Blickkontakt sind aber nicht anhaltend **(Score –2)**
   - Patient zeigt zwar eine Reaktion auf Ansprache, stellt aber keinen Blickkontakt her **(Score –3)**
3. Wenn der Patient *nicht* auf Ansprache reagiert, ihn durch leichtes Schütteln an den Schultern oder – wenn er auch darauf keine Reaktion zeigt – Reiben des Sternums stimulieren:
   - Patient zeigt eine Bewegung auf den körperlichen Reiz **(Score –4)**
   - Patient zeigt keinerlei Reaktion **(Score –5)**

WICHTIG

Bispektraler Index

Eine Möglichkeit, die Sedierungstiefe **apparativ** zu überwachen, ist die Erfassung des **bispektralen Index** (kurz **BIS**). Bei diesem v. a. in der Anästhesie zur Überwachung der Narkosetiefe eingesetzten Verfahren wird kontinuierlich ein EEG abgeleitet, analysiert und in Form eines Zahlenwerts (0–100) angegeben:

- 100–85 Wachheit/Erinnerung intakt
- 85–65 Sedierung
- 65–40 Allgemeinanästhesie
- 30–0 zunehmend Burst-Suppression-EEG bis zur Nulllinie

Manche Geräte geben zusätzlich zum Zahlenwert noch die Narkosetiefe mittels Buchstabe an (A = wach bis F = tiefe Narkose, diese Stadien werden jeweils noch unterteilt).

In der Intensivmedizin wird die Anwendung des **BIS empfohlen** für relaxierte Patienten sowie bei RASS-Werten unter –4. Hier wird - abhängig von der gewünschten Sedierungstiefe - meist ein Wert zwischen 60 und 70 angestrebt.

Eine sehr **tiefe Sedierung** wird nur noch bei wenigen Krankheitsbildern angestrebt, z. B. zur Verringerung des Stoffwechsels und Sauerstoffverbrauchs insbesondere des Gehirns (v. a. bei SHT mit erhöhtem ICP und drohender Einklemmung oder bei Status epilepticus), bei Lagerungstherapie (z. B. Prone-Position ➢ 10.3.4), bei ARDS oder Patienten, die sich nach Traumata oder Operationen nicht bewegen sollen sowie bei extremen Problemen mit der Beatmung, die anders nicht behoben werden können. [39]

11.4.2 Verwendete Medikamente

PFLEGEPRAXIS

Ziel ist ein RASS von 0 oder -1. Dies erfordert eine gute Analgesie (➢ 11.2). Auftretende Symptome wie Halluzinationen, Angst und Stress werden gezielt medikamentös und nichtmedikamentös behandelt.

Bei einer tiefen Sedierung kommen **Medikamente** zum Einsatz, die sich gut steuern lassen, damit die Patienten nach Absetzen/Reduzieren der Medikation schnell wach werden, kooperativ und beurteilbar sind. Dabei ist ein Monitoring der Sedierungstiefe wichtig.

Bei einer Beatmungsdauer bis zu 7 Tagen wird zur Sedierung häufig **Propofol** verabreicht. Es ist gut steuerbar, besitzt jedoch keine analgetische Wirkung, weshalb es z. B. mit Remifentanil kombiniert wird.

Eine genaue Überwachung der Patienten auf folgende **Nebenwirkungen** ist notwendig:

- Propofol-Infusionssyndrom (PRIS)
  - Herzrhythmusstörungen/Herzinsuffizienz
  - Metabolische Azidose
  - Rhabdomyolyse
  - Akutes Nierenversagen
- Abfall des MAP
- Erhöhung von Amylase, Lipase, Triglyceride (Propofol ist eine Fettemulsion!)

Benzodiazepine wie *Midazolam* sollten, wenn überhaupt, nur *bolusweise* verabreicht werden. Sie sind schlecht steuerbar und – bei kontinuierlicher Applikation - nachteilig in Bezug auf:

- Beatmungs- und damit Verweildauer auf der Intensivstation
- Posttraumatisches Stresssyndrom (PTSD, ➢ 10.6.1)
- Delir
- Angst/Depression

Sie können ggf. als ergänzende Medikamente in Kombination mit anderen Medikamenten bei speziellen Indikationen eingesetzt werden. [59]

Clonidin oder *Dexmedetomin* (Dexdor®) – beides **α2-Agonisten** – werden als unterstützende Substanz oft zusätzlich verabreicht oder als alleiniges Sedativum in Kombination mit Analgetika verwendet. Bei dieser Wirkstoffgruppe ist ein RASS bis –3 erreichbar. Selten kommen **Ketamin** oder **Barbiturate** zum Einsatz.

VORSICHT

Sowohl bei Analgetika als auch bei Sedativa auf **langsames Ausschleichen** achten, um eine Entzugssymptomatik zu vermeiden.

11.4.3 Inhalative Sedierung

DEFINITION

Inhalative Sedierung *(volatile Sedierung):* Sedierung des über Endotrachealtubus oder Trachealkanüle beatmeten Patienten mittels Narkosegasen (*Desfluran, Isofluran* und *Sevofluran*) bei einem Sedierungsziel-RASS ≤ –2.

Opioide oder Propofol können zusätzlich eingesetzt werden zur schnellen Vertiefung der Sedierung.

Als **technische Minimalvoraussetzung** für die inhalative Sedierung gelten:

- Endtidale Messung der Narkosegaskonzentration. Dazu gibt es verschiedene Systeme, die entweder die Narkosegaskonzentration in Volumenprozent anzeigen oder eine Voreinstellung des MAC-Werts ermöglichen (MAC = Minimale alveoläre Konzentration)
- Kapnometrie
- System zur Narkosegasfortleitung

Vorteil der inhalativen Sedierung ist die gute Steuerbarkeit, eine schnelle Erholung der kognitiven Fähigkeiten sowie eine schnellere Mobilisation der Patienten.

WICHTIG

Arbeitsplatzsicherheit

Die **Konzentration der Narkosegase in der Raumluft** muss unter 2 ppm (Parts per Million) liegen, um Anwesende zu schützen. Um dies zu erreichen, sind ein umsichtiger Umgang mit den Narkosegasen (insbesondere beim Befüllen der Spritzen bzw. Reservoire) und das Ausleiten der Narkosegase in die Atmosphäre bzw. das Binden in einem Anästhesiegasfilter erforderlich (Wechselintervall beachten). Ein hoher Umsatz der Raumluftanlage reduziert die Menge an Narkosegasen zudem effektiv.

11.4.4 Nebenwirkungen der Medikamente

Die wichtigsten **Nebenwirkungen** sind:

- **Verminderung der Darmtätigkeit** bis zur **Darmatonie.** Diese ist vor allem durch Opioide und α_2-Agonisten verursacht. Zur Prophylaxe bzw. Therapie dienen eine möglichst frühzeitige enterale Ernährung sowie ggf. die Gabe von motilitätssteigernden Pharmaka, z. B. orale Laxantien.
- **Toleranzentwicklung,** d. h. um denselben Sedierungsgrad zu erreichen werden höhere Dosierungen von Analgetika und Sedativa benötigt.
- **Delir** (akuter Verwirrtheitszustand). Davon sind insbesondere langzeitsedierte Patienten betroffen, bei denen die Analgosedierung rasch reduziert wird. Es kommt zu *Entzugssymptomen* (typischerweise extreme Unruhe, Tachykardie, Tachypnoe und starkes Schwitzen), die mit einer erheblichen Gefährdung für den Patienten einhergehen, z. B. Selbstgefährdung durch Manipulationen an Tubus oder Trachealkanüle. Durch langsames Ausschleichen der Analgosedierung sowie ggf. zusätzliche Therapie (z. B. Gabe von α_2-Agonisten bei Hyperaktivität oder Neuroleptika bei Halluzinationen) kann die Schwere eines Delirs nach Langzeitsedierung vermindert werden. *Achtung:* Ein Delir kann auch durch die Grunderkrankung (z. B. Schädel-Hirn-Trauma) oder eine Hypoxie ausgelöst werden. Dies muss beim Auftreten von Entzugssymptomen immer primär abgeklärt und ggf. behandelt werden (➤ 2.4.1).
- **Atemdepression** und Dämpfung des Hustenreflexes durch Opioide.

11.5 D: Delir erfassen, verhindern und managen

Frank Kirsch

DEFINITION

Delir (lat. *de lira ire*, d. h. „aus der Spur geraten", veraltete Bezeichnung *Durchgangssyndrom*): Akute, meist reversible fluktuierende (schwankende) Störung der Aufmerksamkeit, der Kognition und des Bewusstseins, oft verbunden mit Desorientiertheit, Störungen der Sprache oder auch der visuell räumlichen Wahrnehmung. Betrifft bis zu 80 % aller beatmeten Patienten.

Unterschieden in:

- **Hyperaktives Delir** mit gesteigerter motorischer Unruhe und ungeduldigem, evtl. aggressivem Verhalten
- **Hypoaktives Delir** mit motorischer und kognitiver Verlangsamung, verminderter Aktivität und Antriebslosigkeit bis hin zur Apathie

Weiter werden ein Delir *mit oder ohne Demenz*, ein *postoperatives* und ein *gemischtes Delir* unterschieden.

Die rein agitierte Form ist mit ca. 2 % relativ selten. Meist handelt es sich um Mischformen (ca. 30 %) und rein hypoaktive Delirzustände (ca 60 %), die oft nicht erkannt werden.

Abzugrenzen ist das **Alkoholentzugsdelir** *(Delirium tremens, Entzugsdelir)* als akut lebensbedrohliche Folge von chronischem Alkoholismus, das sich sowohl bezüglich der Krankheitsentstehung als auch der Therapie von den anderen Delirformen unterscheidet. [60]

WICHTIG

Regelmäßiges Screening

Häufig wird ein Delir ohne gezieltes Screening **nicht erkannt.** Deshalb sollen Patienten auf der Intensivstation 8-stündlich mittels eines geeigneten Scores (➤ 11.5.1) auf delirante Symptome überpüft werden.

Die **Ursachen** sind vielfältig und müssen rasch erkannt werden: Sowohl Infektionen als auch Medikamente oder z. B. Verschiebungen im Elektrolyt- oder Zuckerhaushalt können ein Delir auslösen. Auch eine Hypoxie, Durchblutungsstörungen oder ein Entzug können die Entwicklung eines Delirs begünstigen.

Übersicht über die Risikofaktoren für die Entwicklung eines Delirs ➤ Tab. 11.6

Ein Instrument, das die sichere Vorhersage eines Delirs erlaubt, existiert bislang nicht, d. h. das Risiko muss anhand bestehender Risikofaktoren individuell bestimmt werden.

Tab. 11.6 Wichtige Risikofaktoren für die Entwicklung eines Delirs.

Basisfaktoren	Behandlungsassoziierte Faktoren	Sonstige Faktoren
• Vorerkrankungen (Anzahl und Schwere) • Hohes biologisches Lebensalter • Vorbestehende kognitive Störungen und Bettlägrigkeit • Schwere der Erkrankung • Alkohol-, Nikotin- oder Medikamentenabhängigkeit • Chronische Schmerzzustände	• Tiefe Sedierung (Dauer, Tiefe) • Akute Erkrankungen, z. B. Sepsis • Metabolische Entgleisungen, z. B. Hypo- oder Hyperglykämie • Neurologische Erkrankungen, z. B. Apoplex • Bestimmte Medikamente (Benzodiazepine, Anticholinergika) • Katheter, Drainagen, Fixierungen	• Psychologische Faktoren, z. B. Angst • Soziale Faktoren, z. B. soziale Isolation • Iatrogene Faktoren, z. B. invasive Diagnostik • Umwelteinflüsse, z. B. veränderte Umgebung

VORSICHT!

Hypoxämie ausschließen

Eine **Hypoxämie** kann die Symptomatik eines Delirs verursachen. Deshalb beim Auftreten von Delirsymptomen immer einen Sauerstoffmangel ausschließen!

Problematisch für beatmete Patienten sind eventuelle **Folgekomplikationen:**

- Selbstgefährdung durch unkontrolliertes Entfernen von Kathetern und Drainagen
- Erschwerte Entwöhnung von der Beatmung (Weaning, ➤ Kap. 13)
- Erhöhtes Risiko für Infekte
- Kognitive Einschränkungen auch über den Klinikaufenthalt hinaus

Insgesamt ist die Letalität der betroffenen Patienten deutlich erhöht.

Beim Auftreten eines Delirs muss eine **organische Störung** (z. B. Infektionen, Hypoxie, Alkohol- oder Medikamentenentzug, Perfusionsstörung, endokrine oder metabolische Entgleisung) ausgeschlossen bzw. rasch behandelt werden.

11.5.1 Scores zum Delir-Screening

Scores zum Delir-Screening dienen dazu, ein Delir sicher erkennen zu können. Sie sollen möglichst einfach erlernbar sein und in der Durchführung möglichst wenig Zeit beanspruchen. Als besonders geeignet erwiesen haben sich:

- Confusion Assessment Method Intensive Care Unit (**CAM-ICU,** ➤ Abb. 11.1)
- Intensive Care Delirium Screening Checklist (**ICDSC**) erfasst folgende Parameter:
  - Veränderte Bewusstseinslage
  - Unaufmerksamkeit
  - Desorientierung
  - Halluzination, Wahnvorstellung oder Psychose
  - Psychomotorische Bewegung oder Retardierung
  - Unangemessene Sprechweise/Sprache oder Gemütszustand
  - Störung des Schlaf-Wach-Rhythmus
  - Wechselnde Symptomatik
- Nursing Delirium Screening Scale (**NU-DESC**) erfasst die Parameter:
  - Desorientierung
  - Unangemessenes Verhalten
  - Unangemessene Kommunikation
  - Illusionen/Halluzinationen
  - Psychomotorische Retardierung

PFLEGEPRAXIS

Sowohl der CAM-ICU als auch der ICDSC setzen eine **Schulung des Anwenders** voraus. Die Nu-DESC ist ohne großen Schulungsaufwand einsetzbar, die gemessenen Werte differieren allerdings abhängig vom Beobachter, weshalb sich bei Werten > 1 weitere Untersuchungen anschließen sollten.

Bei tief sedierten (RASS ≤ –3) und kognitiv eingeschränkten Patienten (z. B. mit Demenz) zum Delir-Screening Scores verwenden, die das Hauptaugenmerk auf die **Beobachtung des Patienten** legen, z. B. Nu-DESC oder ICDSC. Damit ist insbesondere ein hypoaktives Delir erkennbar.

11.5.2 Maßnahmen zur Vermeidung und Behandlung eines Delirs

Bei der Vermeidung bzw. Therapie eines Delirs stehen **nicht-pharmakologische Maßnahmen** im Vordergrund, die

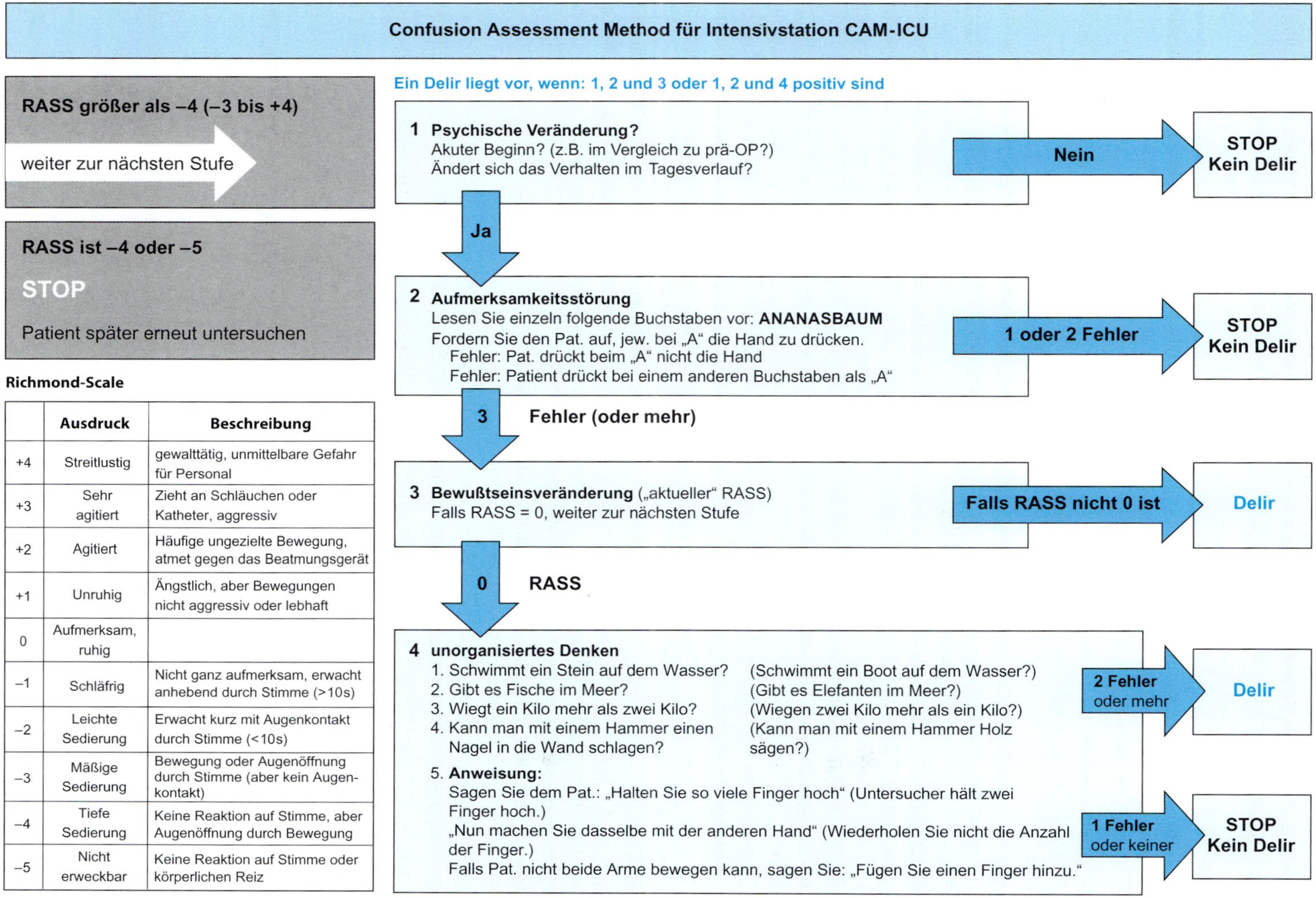

Richmond-Scale

	Ausdruck	Beschreibung
+4	Streitlustig	gewalttätig, unmittelbare Gefahr für Personal
+3	Sehr agitiert	Zieht an Schläuchen oder Katheter, aggressiv
+2	Agitiert	Häufige ungezielte Bewegung, atmet gegen das Beatmungsgerät
+1	Unruhig	Ängstlich, aber Bewegungen nicht aggressiv oder lebhaft
0	Aufmerksam, ruhig	
–1	Schläfrig	Nicht ganz aufmerksam, erwacht anhebend durch Stimme (>10s)
–2	Leichte Sedierung	Erwacht kurz mit Augenkontakt durch Stimme (<10s)
–3	Mäßige Sedierung	Bewegung oder Augenöffnung durch Stimme (aber kein Augenkontakt)
–4	Tiefe Sedierung	Keine Reaktion auf Stimme, aber Augenöffnung durch Bewegung
–5	Nicht erweckbar	Keine Reaktion auf Stimme oder körperlichen Reiz

Abb. 11.1 CAM-ICU als Beispiel für einen Score zum Delir-Screening (mit freundlicher Genehmigung von Dr. Ulf Guenther und Dr. E. Wesley Ely für die ICU Delirium and cognitive impairment study group [www.icudelirium.org]). [T732, T733]

- Stress und Angst reduzieren,
- die Orientierung des Patienten ermöglichen und
- den Tag-Nacht-Rhythmus aufrechterhalten bzw. wieder herstellen.

Die **medikamentöse Therapie** orientiert sich an den Symptomen. Zum Einsatz kommen vor allem:

- Neuroleptika (Haloperidol, Risperidon, Olanzapin, Quetiapin) bei psychotischen Symptomen und Halluzinationen
- Melatonin bei Störungen des Tag-Nacht-Rhythmus
- Kurzwirksame Benzodiazepine (bolusweise, niedrigdosiert) zur Angstreduktion
- Alpha-2-Agonisten bei Agitation, bei fluktuierender Symptomatik Medikamente mit kurzer kontextsensitiver Halbwertszeit, z. B. Propofol oder kurzwirksame Benzodiazepine
- Alpha-2-Agonisten, ggf. Betablocker bei vegetativer Symptomatik (z. B. Tränenfluss oder Schwitzen)
- Langwirksame Benzodiazepine (z. B. Diazepam, Lorazepam) bei Alkoholentzugsdelir

Stress

Intensivpatienten sind sowohl am Tag als auch in der Nacht vielen Maßnahmen ausgesetzt, die mit **Stress** einhergehen, vom Patienten als belastend empfunden werden und längere psychische oder kognitive Beeinträchtigungen nach sich ziehen können. Um dies zu verhindern, versucht man, die Stressoren (stressauslösende Faktoren) möglichst gering zu halten. Dies umfasst v. a. eine ruhige Umgebung, die einen Tag- Nacht Rhythmus ermöglicht, ein ruhiger und respektvoller Umgang mit dem Patienten und seinen Angehörigen, angemessene Informationen über geplante Maßnahmen sowie möglichst flexibel gestaltete Besuchszeiten, um Besuche der Angehörigen zu ermöglichen.

PFLEGEPRAXIS

Oft benötigen die Patienten nach dem Aufenthalt **psychotherapeutische Begleitung,** um die psychischen Folgen des Intensivaufenthalts zu verarbeiten. Ein Intensivtagebuch (➤ 10.6.1), in dem Pflegende, Ärzte und Angehörige wichtige Ereignisse im Verlauf der Intensivbehandlung notieren, ermöglichen es dem Patienten, die auf der Intensivstation verbrachte Zeit nachzuvollziehen.

Scoring-Verfahren gibt es noch nicht, deshalb achten Pflegende insbesondere auf Symptome wie Flucht- bzw. Abwehrverhalten, Vitalparameter sowie vegetative Symptome wie Anspannung, Tränenfluss oder Schwitzen. Hier hat sich der Einsatz von Alpha-2-Agonisten (z. B. Clonidin, Dexmedetomidin) bewährt.

Angst

Wenn Patienten während des Intensivaufenthaltes unter **Angst und Panik** litten, kommt es in der Folge häufig zu einer posttraumatischen Belastungsstörung. Um Angstzustände sicher erkennen und behandeln zu können, ist eine gute Beobachtung des Patienten auf Symptome von Angst/Panik wichtig (vegetative Symptome wie Tachykardie, Hypertonie, starkes Schwitzen?).

Zudem stehen Erfassungsinstrumente für Patienten in kurzer oder längerer Version zur Verfügung, z. B. die deutsche Fassung des State-Trait-Anxiety-Inventory (STAI), das Angst als (vorübergehenden) Zustand (State-Angst) und Persönlichkeitsmerkmal/Eigenschaft (Trait-Angst) erfasst.

Eine bolusweise Gabe von Benzodiazepinen kann zur Behandlung von Angstzuständen sowie bei agitierten Patienten erwogen werden.

Schlaf

Schlafmangel gilt - neben Schmerzen - als ein wichtiger Stressor für Patienten während des Intensivaufenthalts. **Schlafentzug** wird als ein wesentlicher Faktor zum Auslösen eines Delirs angesehen. Pflegende achten deshalb darauf, einen guten Tag-Nacht-Rhythmus zu fördern.

- **Tagsüber** aktivierende Maßnahmen:
  - Geistige Anregung (ggf. Brillen und Hörgeräte bereitstellen)
  - Orientierung ermöglichen. Uhr und evtl. auch Kalender im Sichtfeld des Patienten platzieren, wenn möglich für Tageslicht sorgen
  - Frühmobilisation
  - Therapien, z. B. Physio-, Atem-, Ergotherapie, Logopädie
  - Kontakt zu Angehörigen ermöglichen (lange Besuchszeiten, ggf. Telefonate oder Videokonferenz)

- **Abends und nachts** schlaffördernde Maßnahmen:
  - Ungestörte Schlafphasen ermöglichen (Raum abdunkeln, für Ruhe sorgen, ggf. Schlafbrillen, Ohrstöpsel)
  - Kopfhörer mit aktiver Geräuschunterdrückung
  - (Pflege)Maßnahmen am Patienten während der Nacht auf ein Minimum reduzieren
  - Medikation des Patienten hinsichtlich negativer Auswirkungen auf den Schlaf überprüfen

PFLEGEPRAXIS

Empfohlene **Maßnahmen zur Vermeidung bzw. zum schnellen Abklingen von Angst, Stress und Delir** sind:

- Entfernung von Kathetern und Drainagen zum frühestmöglichen Zeitpunkt
- Frühe enterale Ernährung

Das Auftreten eines Delirs ist auch für die **Angehörigen** oftmals eine sehr belastende Situation. Hilfreich ist es, die Angehörigen angemessen über das Krankheitsbild zu informieren und ihnen Möglichkeiten aufzuzeigen, den Heilungsverlauf positiv zu beeinflussen.

11.6 E: (Früh-)Mobilisation des beatmeten Patienten

Gottfried Scheuermann

DEFINITION

Mobilisation: Maßnahmen, die aktive oder passive Bewegungen einleiten bzw. unterstützen mit dem Ziel, die Bewegungsfähigkeit des Patienten zu fördern bzw. zu erhalten [46].

Frühmobilisation: Beginn der Mobilisation innerhalb der ersten 72 Std. nach der Aufnahme auf die Intensivstation.

Im Pflegealltag der Intensivstation wird i.d.R. erst dann von (Früh-)Mobilisation gesprochen, wenn der Patient aus seinem Bett herausbewegt oder zumindest an den Bettrand gesetzt wird (auch passiv, d.h. ohne seine „Mitarbeit").

Abhängig von der Aktivität des Patienten unterschieden in:

- **Passive Mobilisierung,** z.B. passiver Transfer auf den Mobilisationsstuhl mittels Rollboard oder Gleitbrett
- **Aktive Mobilisierung,** ggf. mit Unterstützung, z.B. Sitzen an der Bettkante, Stehen oder Gehen.

Grundsätzlich ist die **aktive Mobilisierung** des Patienten der passiven, etwa mittels Rollboard oder Krankenlifter, vorzuziehen, da sie seine Mobilität sehr viel mehr fördert und damit die negativen Auswirkungen der Immobilität vermindern kann.

PFLEGEPRAXIS

Negative Auswirkungen der Immobilität

Eine **Immobilität** beim (langzeit)beatmeten Patienten hat **negative Auswirkungen:**

- Vitalkapazität und Residualvolumen (➤ 1.3.3) sind reduziert, das Pneumonierisiko steigt (eingeschränkte Sekreteliminiation, erhöhte Aspirationsgefahr, Atelektasenrisiko).
- Generelles *„deconditioning"*, d.h. Entwicklung einer Schwäche mit schneller Ermüdbarkeit und Atrophie der muskulären Atempumpe und der Skelettmuskeln (Muskelkraft nimmt um bis zu 20 % pro immobilisierte Woche ab! ➤ 5.1.3 *Auf der Intensivstation erworbene Muskelschwäche*). Diese beginnt bereits Stunden nach der Immobilisation und geht mit einem Verlust an Knochenmasse (Osteoporose) einher. Beachtenswert ist, dass der Einsatz der geschwächten Muskulatur einen erhöhten Sauerstoffverbrauch zur Folge hat.
- Abnahme des Blutvolumens (evtl. mit nachfolgender orthostatisch bedingter Hypotension beim Mobilisieren), des kardialen Schlagvolumens und der maximalen Sauerstoffaufnahme (dadurch erhöhtes Risiko einer tiefen Venenthrombose), verzögerte Reaktion auf hämodynamische Veränderungen.
- Reduzierte Peristaltik des Gastrointestinaltrakts mit Obstipation bis hin zur Ileussymptomatik.
- Auswirkungen im ZNS, z.B. Delir (➤ 11.5), psychokognitive Defizite, Angst, emotionale Labilität, Depressionen und Schlafstörungen bis hin zum Abbau kognitiver Leistungen.
- Gefahr von Haut- und Weichteilschäden.

Selbst intensive Krankengymnastik und Bewegungsübungen im Bett können die negativen Effekte der Immobilisation zwar mildern, aber nicht aufheben; dies ist nur durch eine aktive Mobilisation zu erreichen.

Die **Mobilisation dient folgenden Zielen:**

- Verbesserung der Atmungs- und Beatmungssituation durch Vertiefen der Atmung und Optimieren des Ventilations-Perfusionsverhältnisses (ist am besten im Stehen und aufrechten Sitzen) mit einer Verkürzung der Beatmungszeit.
- Stabilisierung der kardiozirkulatorischen Funktionen, Verbesserung der Perfusion (zentral und peripher).
- Dekubitus-, Kontrakturen-, Obstipations- und Thromboseprophylaxe.

11

- Anregung der Sinne und Förderung der Körperorientierung und Vigilanz, damit auch Delirprophylaxe.
- Vermeidung bzw. Verbesserung der Atrophie (Rückbildung) des Bewegungsapparats (insbesondere der [Atem-]Muskulatur, aber auch der Knochenmasse).
- Verbesserung der Schlafqualität und Steigerung des Appetits (von Patient zu Patient unterschiedlich stark ausgeprägt).
- Steigerung des psychischen Wohlbefindens: Viele beatmete Patienten empfinden die Mobilisation als sichtbaren Fortschritt der Behandlung. Dies mindert das Krankheitsgefühl, hebt das Selbstwertgefühl und macht Mut für die weitere Behandlung. Zudem ist es dem Patienten möglich, seine Umgebung einmal aus einer neuen („normalen") Perspektive wahrzunehmen.

Ob und wie ein beatmeter Patient mobilisiert werden darf, hängt immer von seiner Grunderkrankung und dem aktuellen Zustand ab. Dabei ist die *Vigilanz* („Wachheit") des Patienten mit entscheidend, welche Mobilisationsform möglich ist (➤ Tab. 11.7). Grundsätzlich sollte die Mobilisation zum frühestmöglichen Zeitpunkt erfolgen (➤ Tab. 11.8). In aller Regel besprechen die Pflegenden mit dem zuständigen Arzt, wann ein Patient erstmals mobilisiert wird. Verläuft diese erste Mobilisation problemlos, führen die Pflegenden weitere regelmäßige Mobilisationen eigenverantwortlich durch, sofern sich der Allgemeinzustand des Patienten nicht gravierend ändert (➤ Abb. 11.2).

Tab. 11.7 Mobilisation des beatmeten Patienten in Abhängigkeit von seiner Vigilanz (Wachheit). RASS ➤ Tab. 11.3

Vigilanz des Patienten	Mobilisationsform (Bsp.)	Prophylaxe von
Tiefe Sedierung (RASS ≤ -3)	• Passives Bewegen • Passives Cycling	• Muskelabbau • Gelenkkontrakturen
Leichte/ mäßige Sedierung* (RASS -3 bis -1)	• Unterstütztes Sitzen im Bett/am Bettrand • Aktives Bewegen der Extremitäten • Passiver Transfer in Mobilisationsstuhl	Zusätzlich: • Schwäche, Muskelabbau (deconditioning) • Delir
Wach* (RASS ≥ 0)	• Stehen vor dem Bett • Aktives Cycling • Gehen auf der Stelle • Aktiver Transfer in Mobilisationsstuhl • (Unterstütztes) Gehen	Zusätzlich: • Lungenfunktionsstörungen (v. a. Störungen des Ventilations-Perfusionsverhältnis)

* Sofern keine schwerwiegende hämodynamische Instabilität vorliegt.

WICHTIG

Frühmobilisation

Die Frühmobilisation ist ein **Qualitätskriterium der Intensivmedizin und -pflege** [62] und soll anhand eines entsprechenden Assessments, klaren Kriterien (incl. Abbruchkriterien) und einem Algorithmus stufenweise durchgeführt werden (Bsp. ➤ Abb. 11.2). Spätestens 72 Stunden nach der Aufnahme auf der Intensivstation sollte zweimal täglich mit einer Dauer von mindestens je 20 Minuten mobilisiert werden! [46]
Kontraindikationen für eine Frühmobilisation sind eine akute myokardiale Ischämie, ein erhöhter Hirndruck, eine aktive Blutung oder ein agitiertes Delir.

11.6.1 Vorbereitung der Mobilisation

Grundvoraussetzung zur Mobilisation eines beatmeten Patienten sind stabile Herz-Kreislauf-Verhältnisse, d. h. die Pflegenden beobachten Puls und Blutdruck des Patienten vor einer geplanten Mobilisation (MAP 60–100 mmHg, syst. RR < 180 mmHg, Herzfrequenz 60–130/min. [unter niedriger Katecholamingabe], SaO_2 ≥ 88 %) und verschieben die Maßnahme ggf., wenn gravierende Veränderungen der Herz-Kreislauf-Situation eintreten.

Die **weitere Vorbereitung der Mobilisation** ist wesentlich davon abhängig, welche Art der Mobilisation geplant ist (das Gehen mit dem beatmeten Patienten erfordert deutlich mehr Vorbereitung als das Sitzen an der Bettkante):

- Mobilisation zeitlich planen, d. h. sinnvoll in den pflegerischen Ablauf integrieren, ggf. Rücksprache mit dem Arzt, um Überschneidungen mit geplanten diagnostischen oder therapeutischen Maßnahmen zu vermeiden.
- Geräte und Materialien bereitstellen, um kontinuierliches Monitoring während der Mobilisation zu gewährleisten.
- Ggf. mobiler Respirator, transportable Absaugmöglichkeit und Beatmungsbeutel bereitstellen.

Tab. 11.8 Kriterien für den Beginn und den Abbruch der (Früh-)Mobilisierung (PADIS-Leitlinie) [61]

System	Start-Kriterien	Abbruch-Kriterien
Kardiovaskulär	• Herzfrequenz 60–130/Min. • Systolischer Blutdruck 90–180 mmHg bzw. MAD 60–100 mmHg	• Herzfrequen < 60 bzw. > 130/Min. • Systolischer Blutdruck < 90 oder > 180 mmHg bzw. MAD < 60– > 100 mmHg
Respiratorisch	• Atemfrequenz 5–40/Min • $S_pO_2 \geq 88\,\%$ • $F_iO_2 < 0{,}6$, PEEP < 10 mbar • Beatmungszugang adäquat gesichert	• Atemfrequenz < 5 oder > 40/Min • $S_pO_2 < 88\,\%$ • Bedenken wegen Sicherheit des Beatmungszugangs
Neurologisch	Öffnet die Augen auf Ansprache	Bewusstseinsveränderungen wie Unfähigkeit, Aufforderungen zu befolgen, Schwindel, Gewalttätigkeit, Agitation
Andere	Keine • Neuen oder symptomatischen Arrhythmien • Myokardiale Ischämie, Herzschmerzen • Instabile Wirbelsäulenverletzung • Instabile Fraktur • Aktive/unkontrollierte Gastrointestinalblutung	• Neue auftretende oder symptomatische Arrhythmien • Myokardiale Ischämie, Herzschmerzen • Asynchronität mit der Beatmung • Sturz • Blutung • Entfernen oder Fehlfunktion eines Zugangs • Stress bei Patient oder Mitarbeitern
Femorale Zugänge, laufende Nierenersatzverfahren oder die Zufuhr vasoaktiver Medikamente sind *keine* Kontraindikation für den Beginn der Mobilisierung.		

- Abklären: Mit welchen Risiken ist während der Mobilisation zu rechnen? Wie kann dem vorgebeugt werden? Wie ist auf mögliche Komplikationen zu reagieren?
- Patienten informieren, ihm (insbesondere bei der ersten Mobilisation) Sinn und Ablauf der Maßnahme erklären, ggf. demonstrieren (ihm z. B. den Stuhl zeigen, auf dem er sitzen kann). Wenn möglich und sinnvoll auch den Zeitpunkt der Mobilisation mit dem Patienten besprechen, um die Maßnahme dann durchzuführen, wenn der Patient sich „fit" fühlt.
- Rücksprache mit den Kollegen: Zur Mobilisation des beatmeten Patienten werden mindestens zwei, je nach Situation des Patienten auch mehr Pflegende benötigt. Ein Facharzt sollte vor Ort bzw. sofort erreichbar sein.
- Geeignete Mobilisations-Hilfsmittel (z. B. Krankenlifter, Halte- bzw. Transfergurt, Drehscheibe, Bettleiter) sowie Stuhl, Sessel o. ä. für den Patienten auswählen und bereitstellen (i. d. R. werden spezielle fahrbare Mobilisationsstühle eingesetzt, die vielfältig verstellbar sind). Hilfsmittel ggf. zuvor auf Funktionsfähigkeit prüfen. Wenn möglich aktivierende Hilfsmittel bevorzugen, d. h. solche, die eine Mitarbeit des Patienten ermöglichen bzw. voraussetzen.
- Bei extrem adipösen Patienten Einsatz eines Spezialbetts mit Möglichkeit, über das Fußende des Betts aufzustehen, erwägen (➤ Abb. 11.12).
- Gegebenenfalls Antithrombosestrümpfe anziehen oder Beine wickeln, eventuell auch weitere Kleidung, z. B. Schlafanzughose, anziehen. Hausschuhe des Patienten (feste Schuhe, in denen der Patient sicher steht) bereitstellen. Evtl. benötigte weitere Kleidungsstücke, z. B. Bademantel, bzw. eine leichte Decke bereitlegen.
- Fixierung aller Zu- und Ableitungen sicherstellen (insbesondere Tubus bzw. Trachealkanüle). Ggf. Verlängerungen anbringen. Nicht unbedingt benötigte Zu- oder Ableitungen können eventuell vorübergehend entfernt werden.
- Wäsche zum Beziehen des Patientenbetts bereithalten.

11.6.2 Durchführung der Mobilisation

Zu Beginn besprechen die Pflegenden den Ablauf der Mobilisation und klären, wer für das Sichern von Tubus bzw. Trachealkanüle und Beatmungsschläuchen verantwortlich ist.

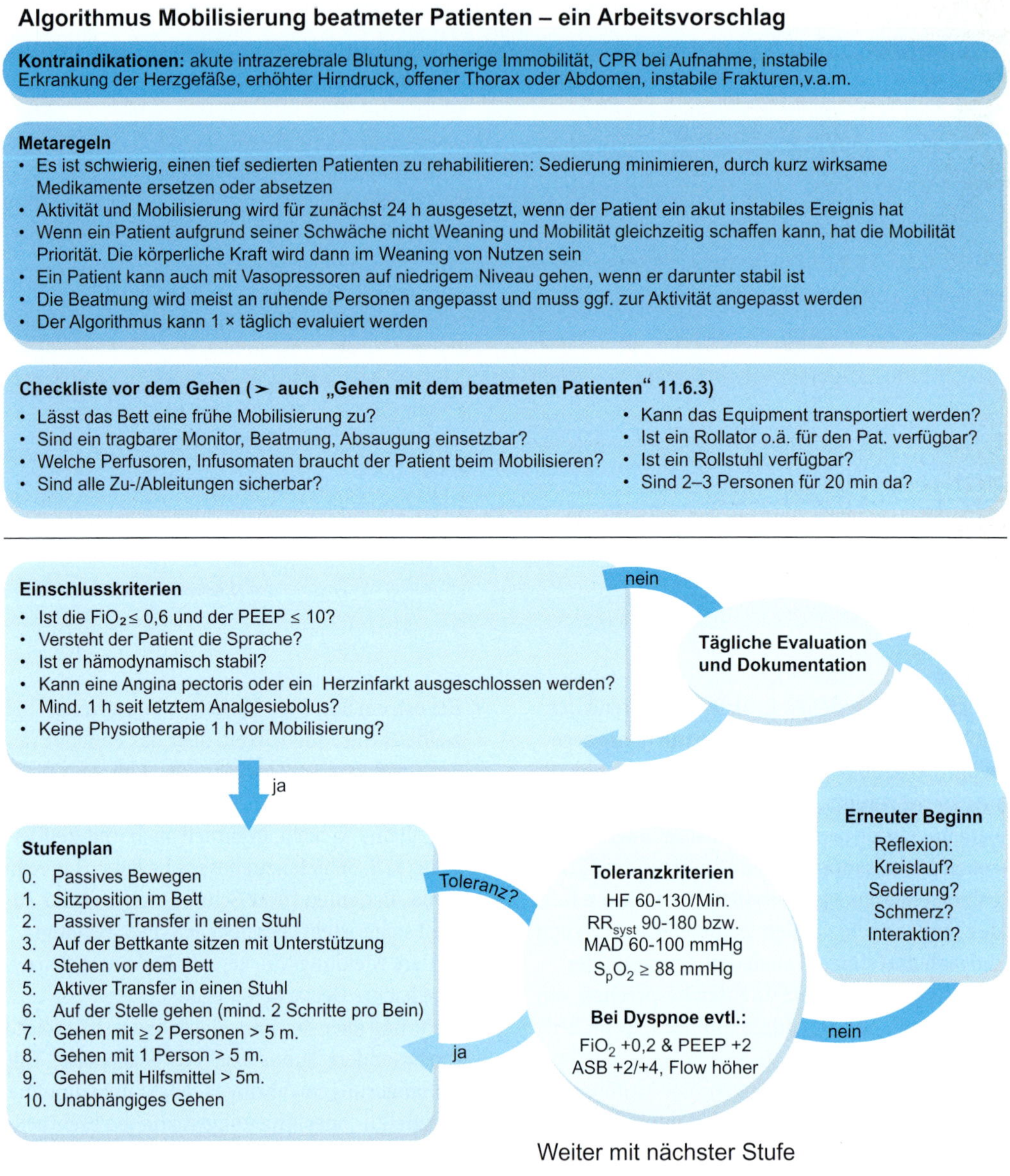

Abb. 11.2 Algorithmus Mobilisierung beatmeter Patienten (nach [61]). [F670, L138]

Vorgehen bei der **Mobilisation ohne Hilfsmittel vom Bett auf einen Stuhl** (➤ Abb. 11.4):

- Händedesinfektion und Anlegen von Einmalschürzen und Einmalhandschuhen.
- Beatmungsschläuche aus der Halterung nehmen und sicherstellen, dass während der Mobilisation kein Zug auf die Beatmungsschläuche und damit auf Tubus bzw. Trachealkanüle ausgeübt wird. Tipp: Mit der Hand, die den Kopf des Patienten hält, zuerst durch das Y-Stück der Beatmungsschläuche greifen – diese liegen dann auf dem Unterarm – und mit der Hand dann den Kopf des Patienten stützen.
- Patienten an die Bettkante setzen (nach den Regeln des rückenschonenden Arbeitens sowie kinästhetischen Gesichtspunkten). Wichtig: Der Pa-

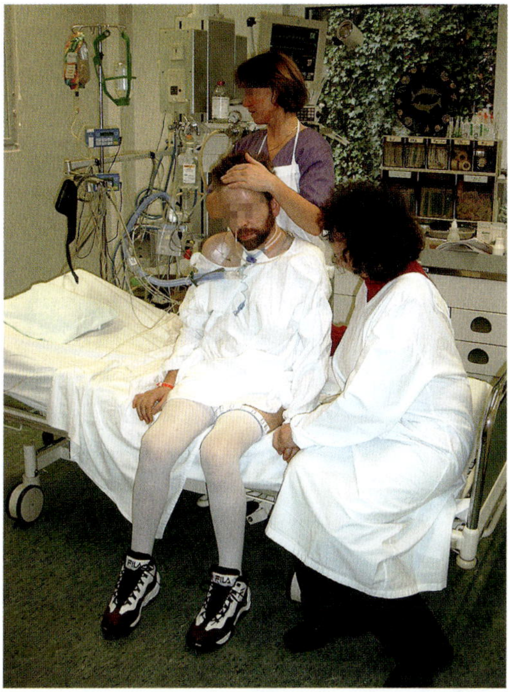

Abb. 11.3 Beatmeter Patient am Bettrand. [M251]

tient sollte dabei festen Boden unter den Füßen haben (ggf. Betthöhe verändern). Falls nicht bereits geschehen, dem Patienten feste Schuhe anziehen (➤ Abb. 11.3).

- Beobachten, wie der Patient den Lagewechsel verkraftet. Wenn möglich Patienten nach seinem Befinden fragen. Fühlt der Patient sich wohl und sind die Kreislaufverhältnisse stabil, kann weiter mobilisiert werden.
- Dem Patienten helfen, sich kurz vor das Bett zu stellen, sich etwas zu drehen und in den bereitgestellten Stuhl zu setzen. Wurde der Patient bereits mehrfach mobilisiert bzw. fühlt er sich kräftig genug, kann er mit Unterstützung der Pflegenden einige Schritte auf der Stelle bzw. neben dem Bett gehen (dabei darauf achten, dass Zu- und Ableitungen nicht unter Zug geraten).
- Patienten im Stuhl bequem positionieren und sicherstellen, dass er nicht zur Seite oder nach vorn kippen kann. Alle Zu- und Ableitungen übersichtlich und zugfrei positionieren, insbesondere Beatmungsschläuche. Kontinuierliche Überwachung sicherstellen (mindestens EKG, Blutdruck, Beatmungsparameter und Sauerstoffsättigung) und - vor allem bei den ersten Mobilisationen - den Patienten während des Sitzens genau beobachten und öfters nach seinem Befinden fragen. Meist kann der Patient anfangs gerade so lange auf dem Stuhl sitzen, bis sein Bett frisch bezogen ist. Später können die Mobilisationsphasen je nach Zustand und Wunsch des Patienten auf 1–2 Stunden ausgedehnt werden. Dann sorgen die Pflegenden dafür, dass der Patient sich bei Bedarf melden (Klingel in Reichweite) und evtl. - entsprechend seinen Bedürfnissen und Möglichkeiten - beschäftigen kann, z. B. Lesen, Musik hören oder Fernsehen.
- Bei problemlosem Ablauf erfolgt der Transfer zurück ins Bett in umgekehrter Reihenfolge.

Beim Einsatz von speziellen Mobilisationsstühlen, z. B. Mobilisations-Reharollstuhl Thekla II, kann der Patient in Rückenlage vom Bett auf den in Liegeposition eingestellten Mobilisationsstuhl umgelagert werden. Anschließend wird dann die gewünschte Sitz- oder Stehbrettposition eingestellt.

Moderne Intensivbetten bieten die Möglichkeit, den Patienten der (noch) nicht aus dem Bett heraus mobilisiert werden kann, sitzend zu positionieren, etwa indem das untere Bettdrittel abnehmbar ist.

Neue, speziell für die Intensivstation entwickelte **Robotiksysteme** zur Mobilisation beatmeter Patienten ermöglichen es, den Patienten im Bett in eine nahezu senkrechte Position zu bringen (Vertikalisierung, sozusagen kippbares Intensivbett) und gleichzeitig die Beinbewegungen aktiv oder passiv zu unterstützen (➤ Abb. 11.5). [63]

PFLEGEPRAXIS

Den Patienten nicht überfordern

Vor allem bei den ersten Mobilisationen überschätzen manche Patienten ihre Kraft. Sie reicht dann (trotz Unterstützung durch die Pflegenden) manchmal nicht mehr aus, um vom Stuhl aufzustehen und zurück ins Bett zu gelangen. Hier kann es dann hilfreich sein, für den Transfer zurück ins Bett Hilfsmittel einzusetzen, z. B. einen Patientenlifter. Damit kann vermieden werden, dass der Patient sich überanstrengt und Angst vor der nächsten Mobilisation hat bzw. diese ablehnt. Ist der Einsatz eines Patientenlifters zum Rücktransfer ins Bett absehbar, ist es – je nach Ausführung der Tragevorrichtung - evtl. sinnvoll, die entsprechenden Tragetücher schon auf dem Stuhl zu platzieren bevor der Patient hineingesetzt wird, dies erspart späteres mühsames Unterschieben der Tragetücher.

Treten während einer Mobilisation Zeichen einer Kreislaufschwäche oder eines drohenden Kreislaufkollaps auf, z. B. Schwindel, Übelkeit, Hypotonie, starkes Schwitzen, extrem blasse Haut oder Zyanose, helfen die Pflegenden dem Patienten, sich zügig zurück ins Bett zu legen.
Als **Kriterien für den Abbruch einer Mobilisation** gelten (➤ Tab. 11.8) [46]:
- Sauerstoffsättigung < 88 %
- Anstieg der Herzfrequenz > 20 % oder Herzfrequenz < 60 oder > 130/min
- Neu auftretende Herzrhythmusstörungen
- Systolischer RR > 180 mmHg oder MAP < 60 oder > 100 mmHg

Nach dem Transfer zurück ins Bett sorgen die Pflegenden dafür, dass der Patient bequem gelagert ist und sich ausruhen kann. Zudem kontrollieren sie die Lage und sichere Fixierung von Tubus bzw. Trachealkanüle und Beatmungsschläuchen, reaktivieren evtl. vorübergehend unterdrückte Alarme und schließen evtl. zuvor unterbrochene Zu- oder Ableitungen wieder an.

11.6.3 Gehen mit dem beatmeten Patienten

Voraussetzungen sind:
- Patient ist mit der Maßnahme einverstanden und kann mit den Pflegenden kommunizieren.
- Hämodynamische Stabilität.
- Stabile Beatmungssituation, BGA-Werte im Normbereich (bzw. innerhalb akzeptierter Grenzen bei chronischer Lungenerkrankung), PEEP-Bedarf ≤ 10 mbar.
- Patient kann im Liegen beide Beine anheben.
- In der Stunde vor dem Gehen keine Physiotherapie und keine Analgosedierung.
- Geeignetes Umfeld (v. a. genug Platz, ggf. Platz schaffen).
- Ausreichende Teambesetzung. Das Gehen mit dem beatmeten Patienten „bindet" drei Pflegende, von denen mindestens eine Erfahrung mit der Maßnahme hat. Das Team muss sowohl von der Anzahl als auch der Qualifikation groß genug sein, dies zu ermöglichen (➤ Abb. 11.6).

In der Regel besprechen die Pflegenden im therapeutischen Team mit den Physiotherapeuten und

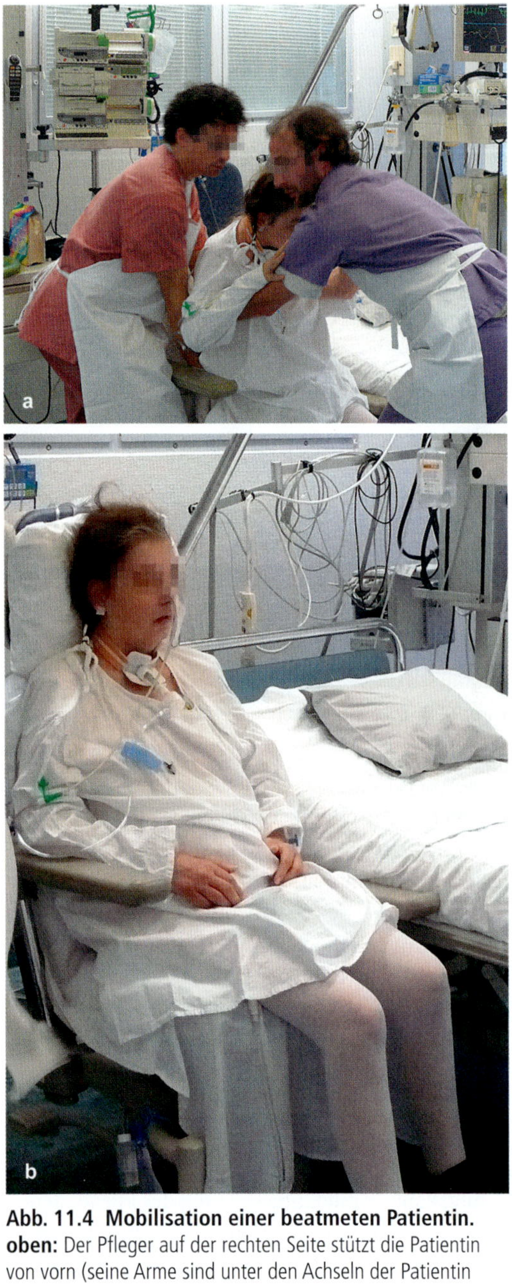

Abb. 11.4 Mobilisation einer beatmeten Patientin.
oben: Der Pfleger auf der rechten Seite stützt die Patientin von vorn (seine Arme sind unter den Achseln der Patientin durchgeführt und stützen ihren Rücken und die Schultern, seine Knie sind direkt vor denen der Patientin positioniert, dies stabilisiert ihre Beine), der Pfleger links stützt das Becken der Patientin von hinten ab.
unten: Neben vielen anderen Vorteilen verschafft die Mobilisation der beatmeten Patientin die Möglichkeit, ihre Umgebung aus einer neuen, „normalen" Perspektive zu betrachten. [M251]

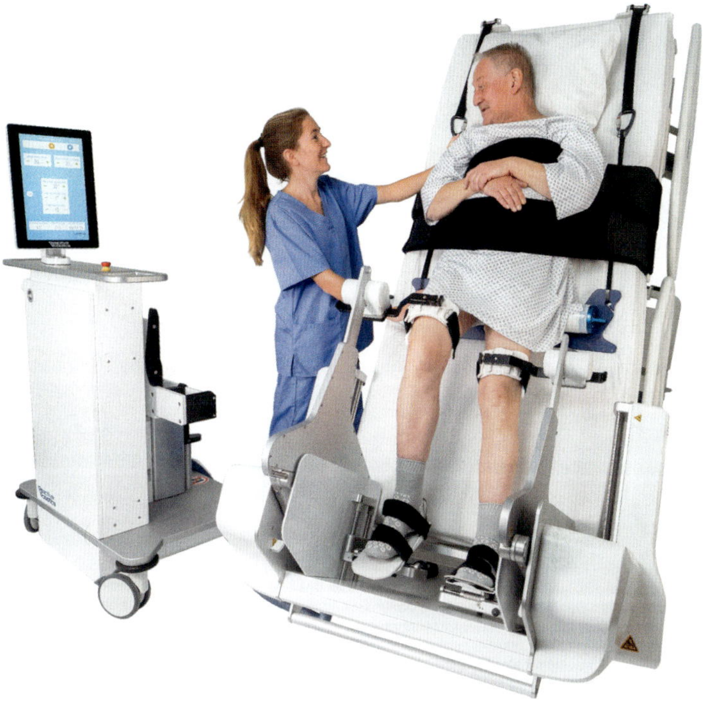

Abb. 11.5 Das VEMOTION (**V**ery **E**arly **Mo**bilisa**tion**) ermöglicht die stufenlos einstellbare Vertikalisierung des Patienten in Kombination mit robotergestützter Bewegungstherapie der Beine. [V1002]

Ärzten, ob und wie umfangreich das Gehen mit dem beatmeten Patienten möglich ist, welches Monitoring benötigt wird und wie die Beatmung während der Maßnahme erfolgen soll.

VORSICHT!

Bei massiven Verschlechterungen der Herz-Kreislauf- bzw. Beatmungssituation muss die Maßnahme abgebrochen werden.

Mögliche **Kontraindikationen** zum Gehen mit dem Patienten sind neurologische Erkrankungen (z. B. apoplektischer Insult oder erhöhter Hirndruck), kardiovaskuläre Erkrankungen (z. B. instabile koronare Herzkrankheit), Lungenerkrankungen (z. B. schwere COPD), Gefäßkatheter (z. B. großlumiger Femoralkatheter) oder Verletzungen bzw. operative Eingriffe (z. B. offenes Abdomen oder offener Thorax).

Nach der Mobilisation klären die Pflegenden anhand folgender Parameter, ob der Patient die Maßnahme toleriert hat:

- Herzfrequenz, Blutdruck und Sauerstoffsättigung (während des Gehens stabil? Veränderungen – wenn ja, wie ausgeprägt)?
- Zeichen körperlicher Erschöpfung und/oder Stresssymptome während bzw. unmittelbar nach dem Gehen, z. B. Unruhe, Zittern, starkes Schwitzen.

Abhängig davon planen sie die nächste Mobilisation (gleichbleibend, mit mehr oder weniger Belastung).

Zum Gehen mit dem beatmeten Patienten sollten Standards oder Stufenpläne vorliegen.

Detaillierte Informationen zum Thema „Mobilisation beatmeter Intensivpatienten“ bietet das Netzwerk Frühmobilisierung unter www.fruehmobilisierung.de.

PFLEGEPRAXIS

Frühmobilisation bei adipösen Patienten – Würde und Sicherheit

Die Frühmobilisation adipöser Patienten ist für die Pflegenden oft besonders herausfordernd, u. a. weil geeignete Hilfsmittel zur sicheren Mobilisation wie besondere Lifter, Gehhilfen oder Mobilisationsstühle, nicht vorrätig sind, sondern oft zuerst herbeigeschafft bzw. ausgeliehen werden müssen. Wichtig ist in jedem Fall die **respektvolle verbale und nonverbale Kommunikation** mit dem Patienten, da Übergewichtige besonders empfindlich auf Gesten oder Äußerungen reagieren die sie als abwertend empfinden.

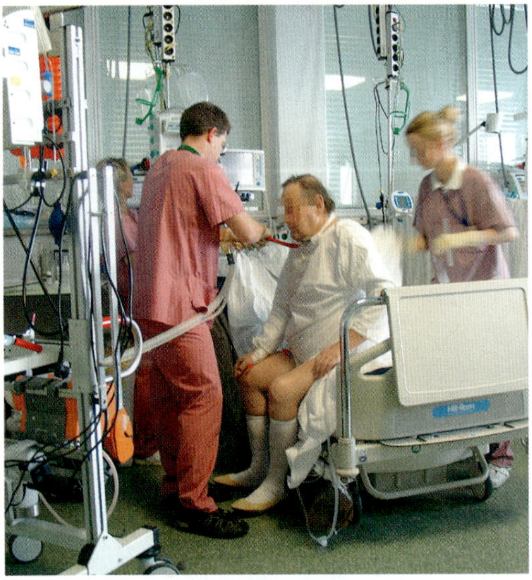

A: Die Pflegenden haben den Patienten an den Bettrand mobilisiert. Sie verbinden alle Zu- und Ableitungen, die für die Dauer des Gehens nicht unterbrochen werden dürfen, mit der mobilen Behandlungseinheit (Monitor, Respirator, Infusions- und Spritzenpumpen, evtl. Absaugmöglichkeit). I.d.R. wird der Intensivrespirator des Patienten (sofern er für den Transport verwendet werden kann) mitgeführt. Ggf. kann aber während des Gehens auch ein Transportrespirator benutzt werden.

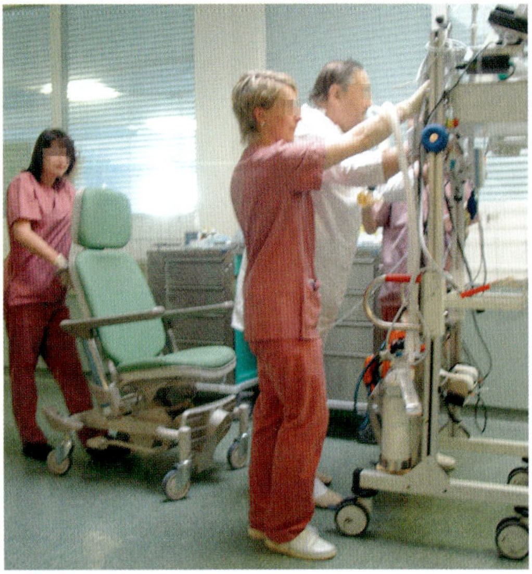

C: Beim Gehen wird der Patient von drei Pflegenden unterstützt. Eine Pflegende stützt den Patienten und den Gehwagen, auf den der Patient sich stützen kann, eine zweite Pflegende schiebt die mobile Behandlungseinheit bzw. den Respirator des Patienten, die dritte Pflegende schiebt den Rollstuhl hinter dem Patienten. Dadurch ist es möglich, dass sich der Patient jederzeit setzen und erholen kann.

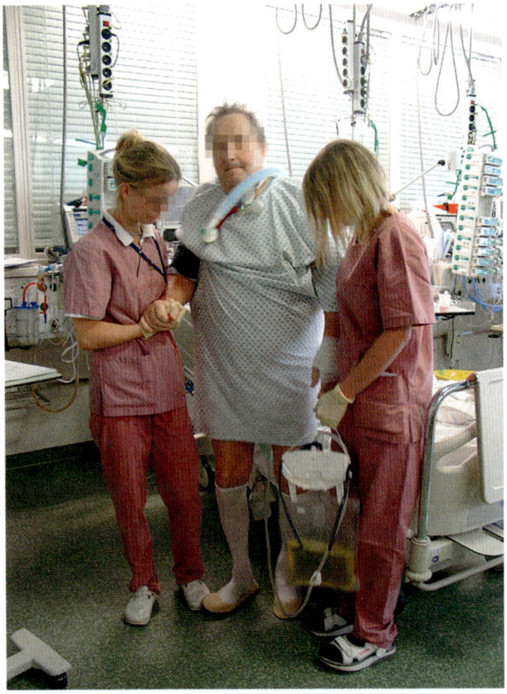

B: Die Pflegenden helfen dem Patienten aufzustehen und beobachten ihn währenddessen genau (Hinweise auf Kreislaufinstabilität?).

Abb. 11.6 Gehen mit dem beatmeten Patienten. [O516]

Weitere Besonderheiten und Praxistipps zur Frühmobilisation von Menschen mit Adipositas finden sich in der Studie *Gemeinsam mobil werden* (Nydahl P. et al. [64]).

11.7 F: Engagement und Empowerment der Familie (Family engagement and empowerment)

Frank Kirsch

11.7.1 Bedeutung der Angehörigen für den Patienten

Für den Patienten sind die Angehörigen, d. h. seine engsten Verwandten und Freunde, enorm wichtig. Sie leisten einen durch nichts zu ersetzenden **emotionalen Beistand** und stellen die Brücke dar zwischen der aktuellen Situation des Patienten und seinem bisherigen Leben.

Intensivstationen können Patienten am Leben erhalten, Familien halten sie im Leben

(Prof. Dr. Wilfried Schnepf).

Oft sind es auch die Angehörigen, die das bisherige Lebensumfeld des Patienten „organisieren" etwa indem sie Ehepartner und/oder Kinder des Patienten versorgen, seine Wohnung sauber halten oder einen Umzug organisieren. Viele Intensivpatienten schätzen es als existenziell wichtig ein, von ihren Angehörigen besucht zu werden. Um dem Rechnung zu tragen, achten die Pflegenden darauf, dass die Angehörigen so häufig und lange wie möglich beim Patienten sein können.

Häufig sind es die Angehörigen, die dem Patienten Mut zusprechen, ihm während der gesamten Behandlung zur Seite stehen und ihm Perspektiven für sein weiteres Leben aufzeigen.

PFLEGEPRAXIS

Einfluss auf den Behandlungsverlauf

Abhängig davon, wie die Angehörigen die Behandlung des Patienten empfinden und einschätzen, können sie den Behandlungsverlauf sowohl positiv als auch negativ beeinflussen: Haben die Angehörigen das Gefühl, dass der Patient gut betreut wird, haben sie Vertrauen zu den Pflegenden und den Ärzten. Dies überträgt sich i. d. R. auch auf den Patienten, dessen Angst dadurch verringert wird. Umgekehrt können Angehörige, die das Gefühl haben, dass der Patient nicht ausreichend oder gar fehlerhaft behandelt wird die Unsicherheit und Angst des Patienten verstärken.

11.7.2 Situation der Angehörigen

Für die meisten Angehörigen ist allein die Tatsache, dass der Patient auf der Intensivstation behandelt werden muss, enorm belastend. Eine notwendige maschinelle Beatmung steigert dies i. d. R., insbesondere wenn die Intensivbehandlung bzw. die Beatmungstherapie unvorhergesehen notwendig wurden. Meist sind **Angst, Hilflosigkeit, Unsicherheit** und **Trauer** vorherrschende Gefühle der Angehörigen. Abhängig davon, in welcher Beziehung der Angehörige zum Patienten steht, kommen in manchen Fällen auch Vorwürfe gegen den Patienten („Wärst du früher schon zum Arzt gegangen") oder gegen sich selbst („Hätte ich besser auf meine Mutter achten müssen?") dazu. Nicht selten sind die Gefühle der Angehörigen mit geprägt vom überwiegend negativen Bild der Intensivmedizin in der Öffentlichkeit („seelenlose Apparatemedizin") und in den Medien (hier wird häufig die „totale Machbarkeit" suggeriert oder aber von Patiententötungen berichtet).

Nicht zuletzt sind viele Angehörige physisch stark belastet, etwa weil sie ein völlig verändertes Familienleben, häufige Krankenbesuche und den Berufsalltag miteinander vereinbaren müssen und kaum mehr Zeit für sich und die eigene Erholung haben. So sind insbesondere Angehörige von langzeitbeatmeten Patienten nicht selten nach einer gewissen Zeit „am Ende ihrer Kraft". Gegebenenfalls ermutigen die Pflegenden die Angehörigen dazu, sich auch Pausen zu gönnen, um „aufzutanken".

11.7.3 Bedürfnisse der Angehörigen

Angehörige von Intensivpatienten sind häufig sehr stark belastet, bei bis zu 50 % finden sich Symptome einer posttraumatischen Belastungsstörung, selbst wenn es nicht zum Todesfall kam. Sie zeigen deutlich erhöhte Angstwerte und neigen oft zu depressiven Symptomen.

Ehrlichkeit, Vertrauen, Sicherheit

Angehörige erwarten ehrliche und verständliche Aussagen über die Erkrankung und soweit möglich über die Prognose. Wenn die Angehörigen das Gefühl haben, dass sich ein kompetentes Team um den Patienten kümmert, können sie beruhigt nach Hause gehen. Dabei ist das **Vertrauen in das gesamte Team** wichtig.

Information

Neben den **Informationen** über die Erkrankung möchten die Angehörigen wissen, welche Behandlungsmethoden es gibt, welche ausgewählt wurden und weshalb dies geschah. Zudem möchten sie Veränderungen zeitnah mitgeteilt bekommen. Um diesem Bedürfnis gerecht zu werden, bieten Intensivstationen den Angehörigen i. d. R. an, jederzeit anrufen zu dürfen. Alternativ kann die Intensivstation anbieten, bei Veränderungen oder in vereinbarten regelmäßigen Abständen die Angehörigen zu verständigen. Dies reduziert i. d. R. die Anzahl der eingehenden Anrufe auf der Intensivstation und trägt damit zur Entlastung der Pflegenden bei.

Häufig möchten sich die Angehörigen auch von den Pflegenden die Funktion einzelner Geräte bzw. die Aussage ermittelter Werte erklären lassen. Dies erleichtert es den Angehörigen, den Zustand des Patienten beurteilen zu können, und völlig falsche Vorstellungen können vermieden werden.

WICHTIG

Bereits frühzeitig sollten die Angehörigen über das mögliche Auftreten eines Delirs (➤ 11.5) sowie über evtl. über den Klinikaufenthalt hinaus andauernde Folgen der Intensivtherapie wie Angst, Depression, PTSD sowie kognitive und physische Beeinträchtigungen informiert werden.

Nähe zum Patienten, Integration in die Pflege

Angehörige möchten möglichst viel **Zeit beim Patienten** verbringen. Intensivstationen lassen sich diesem Wunsch entsprechend zunehmend als „Angehörigenfreundliche Intensivstation“ zertifizieren (www.stiftung-pflege.de). Das beinhaltet unter anderem den Verzicht auf feste Besuchszeiten.

PFLEGEPRAXIS

Kinder als Besucher auf der Intensivstation

Noch gilt in vielen Kliniken die Regel, dass Besucher der Intensivstation mindestens 14 Jahre alt sein müssen. Grund dafür ist die wechselseitige Infektionsgefahr (Kind ↔ Patient) und die psychische Belastung, die der Besuch für das Kind darstellen würde.

Diesen Risiken steht der Wunsch der Kinder gegenüber, ihre kranken Angehörigen, z. B. ein (Groß-)Elternteil, zu besuchen; in besonders schweren Fällen, um sich zu verabschieden. Für den Patienten wiederum kann der Besuch des (Enkel-)Kindes ein großer „Motivationsschub" für die weitere Therapie sein.

Zahlreiche Kliniken sind deshalb inzwischen von der o. g. Regel abgegangen und erlauben gesunden Kindern den Besuch auf der Intensivstation, wenn der Patient nicht übermäßig stark infektionsgefährdet ist (z. B. wegen Immunsuppression) oder selbst eine Infektionsgefahr für das Kind darstellt. Weitere **Voraussetzungen für den Besuch eines Kindes auf der Intensivstation** sind:

- Das Kind selbst möchte den Angehörigen besuchen und der Patient möchte vom Kind besucht werden
- Das Kind altersentsprechend auf den Besuch vorbereiten (eingeschränkte Kommunikationsfähigkeit des Patienten erläutern) und während des Besuchs einfühlsam begleiten
- Die Besuchszeit sorgfältig auswählen (möglichst stabile Situation des Patienten)
- Dem Kind nach dem Besuch die Möglichkeit geben, über das Erlebte zu sprechen

Da die Beatmungstherapie eine zusätzliche Belastung für das Kind darstellen kann (eingeschränkte Kommunikationsfähigkeit des Patienten, viele Geräte und Schläuche), muss jeweils **im Einzelfall entschieden** werden, ob der Besuch des Kindes möglich und sinnvoll ist.

Manche Angehörige möchten sich gerne **in die Pflege integrieren,** um sich so aktiv am Genesungsprozess zu beteiligen und die Pflegenden zu entlasten. Dies ist für den Patienten meist sehr angenehm. Wichtig: Nur in Betracht ziehen, wenn die Angehörigen *und* der Patient dies wünschen und nur klar beschriebene Tätigkeiten (anfangs im Beisein der Pflegenden), z. B. eincremen des Patienten im Rahmen der Körperpflege. Auch beim Führen eines Intensivtagebuchs (➤ 10.6.1) für den Patienten können die nahen Angehörigen mitwirken.

Trost und Unterstützung

Die Angehörigen von Intensivpatienten sind einer starken psychischen und physischen Belastung ausgesetzt. Meist stellen sie ihre eigenen Bedürfnisse in der Zeit der Intensivbehandlung zurück, und kommen nicht selten im Verlauf der Intensivtherapie an die Grenzen ihrer Belastbarkeit. Hilfreich für die Angehörigen ist es, wenn die Pflegenden ihnen vermitteln, dass sie willkommen sind, ihre Ängste, Sorgen und Fragen äußern können, ernst genommen werden und – wenn möglich – Trost und Unterstützung erfahren.

11.7.4 Hilfen im Umgang mit den Angehörigen

Häufig ist der erste Kontakt mit dem Patienten emotional sehr belastend für den Angehörigen (> Abb. 11.7). Oft erkennt er seinen Angehörigen kaum wegen erkrankungs- oder verletzungsbedingter Veränderungen sowie all den Kabeln und Schläuchen. Auch die vielen technischen Geräte rund um den Patienten wirken meist zunächst sehr beängstigend auf die Angehörigen. Deshalb ist es sehr wichtig, die Angehörigen insbesondere vor dem ersten Kontakt mit dem Patienten sorgfältig und einfühlsam in einer verständlichen Art und Weise auf das evtl. stark veränderte Aussehen des Kranken und über seine unmittelbare Umgebung zu informieren. Sinnvoll ist es auch, dass die Pflegenden in den ersten Minuten, nachdem sie die Angehörigen zum Patienten begleitet haben, im Zimmer bleiben, um eventuell sofort auftretende Fragen beantworten zu können. Nicht selten bekommen Angehörige auch trotz umfassender Vorinformation beim ersten Kontakt mit dem Patienten Beschwerden, etwa Kreislaufprobleme. Dann achten die Pflegenden darauf, den Angehörigen geeignete Hilfen anzubieten, z. B. einen bequemen Stuhl oder einen Platz an frischer Luft.

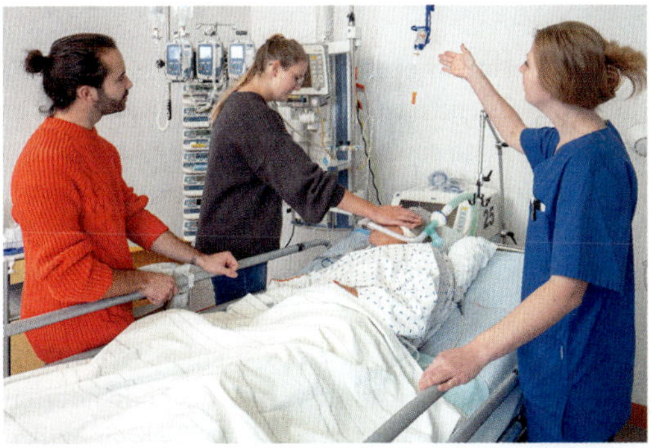

Abb. 11.7 Der erste Kontakt mit dem beatmeten Patienten ist für die Angehörigen oft schockierend. Um dies zu mildern informieren die Pflegenden die Angehörigen in einer ihnen verständlichen Weise über den Zustand des Patienten, bevor sie sie zum Patienten begleiten, und bleiben nach Möglichkeit in der Anfangszeit des ersten Besuches bei ihnen. [K115]

PFLEGEPRAXIS

Professionelle Hilfe für Angehörige

Wird ein Patient in der Akutphase einer Erkrankung, z. B. in den ersten Stunden nach einem schweren Polytrauma oder unmittelbar nach einer Reanimation, intensivmedizinisch versorgt, haben i. d. R. weder die Pflegenden noch die Ärzte Zeit für ausführliche Gespräche mit den Angehörigen. Gleichzeitig benötigen die Angehörigen des Patienten oft gerade in diesen „bangen Stunden" der Angst und Ungewissheit menschlichen Beistand, Zuspruch, Hilfe, Trost oder einfach nur einen Menschen, der für sie da ist und ihnen zuhört. Hier kann es hilfreich sein, **professionelle Hilfe** in Anspruch zu nehmen. Die Pflegenden informieren die Angehörigen darüber, dass sie selbst momentan wegen der aufwändigen Versorgung des Patienten kaum Zeit zu Gesprächen haben und bieten ihnen an, z. B. den zuständigen Klinikseelsorger oder den Seelsorger der Heimatgemeinde zu benachrichtigen. Auch im weiteren Verlauf kann es hilfreich sein, Seelsorger, Psychologen oder den Sozialdienst hinzuzuziehen, etwa wenn der Patient langfristig auf der Intensivstation behandelt werden muss oder wenn absehbar ist, dass die Erkrankung unheilbar ist und der Patient in absehbarer Zeit sterben wird.

Im weiteren Verlauf achten die Pflegenden darauf, dass die **Angehörigen regelmäßig und angemessen** über die Situation des Patienten **informiert** sind. Wichtig dabei: Die Information über medizinische Sachverhalte, z. B. Therapieverlauf, Untersuchungsergebnisse oder geplante diagnostische oder therapeutische Maßnahmen ist Aufgabe des Arztes. Gegebenenfalls vermitteln die Pflegenden Gespräche mit dem zuständigen Arzt. Auch Broschüren, Bücher oder Internetseiten können den Angehörigen die Möglichkeit geben, zu Hause in Ruhe ihr Verständnis für die Situation zu vertiefen.

PFLEGEPRAXIS

Arztgespräch vermitteln

Im Alltag einer Intensivstation kommt es immer wieder vor, dass sich Angehörige mit Fragen, die erst nach dem Gespräch mit dem Arzt aufgekommen sind, an die Pflegenden wenden (z. B. „Was bedeutet diese Diagnose?" oder „Ist der Luftröhrenschnitt wirklich notwendig?"). Dies bringt die Pflegenden in eine **rechtlich schwierige Situation,** da sie lediglich dazu berechtigt sind, die Informationen des Arztes in anderen Worten wiederzugeben. Ist dies für die Angehörigen nicht ausreichend, sorgen die Pflegenden für ein neuerliches Gespräch der Angehörigen mit dem Arzt.

Um die Angehörigen auf einem gleichbleibend guten Informationsstand halten zu können, sind i. d. R. Absprachen zwischen den Pflegenden und den Ärzten erforderlich (wer informiert wen über was?). Für die Angehörigen ist es hilfreich, eine oder mehrere feste Ansprechpersonen zu haben, die ihnen Veränderungen im Krankheits- und Therapieverlauf ehrlich, verständlich, umfassend und zeitnah mitteilen. Außerdem bieten sich regelmäßige interdisziplinäre Gesprächstermine an.

Keinesfalls sollten die Angehörigen sich widersprechende Informationen erhalten, da dies Unsicherheit und Angst auslösen kann. Hat ein Patient mehrere Angehörige, die regelmäßig informiert werden möchten, ist es sinnvoll, einen Hauptansprechpartner unter den Angehörigen zu benennen, der dann jeweils die weiteren Angehörigen informiert. Dadurch sind alle Angehörigen auf demselben Informationsstand, und Verunsicherungen infolge ungleicher Informationen werden vermieden.

PFLEGEPRAXIS

Wichtig ist es, den Angehörigen die **Hoffnung** zu erhalten. Verständlicherweise erhoffen sich die meisten Angehörigen, dass der Patient wieder gesund wird oder doch zumindest unter eingeschränkten Bedingungen weiter am Leben teilnehmen kann. Aber auch wenn dies nicht (mehr) möglich ist, bleibt doch die Hoffnung auf ein würdevolles, von den Angehörigen begleitetes Sterben und Abschiednehmen.

Die Mehrzahl der Angehörigen ist sehr zufrieden mit den auf der Intensivstation gemachten Erfahrungen; dabei ist das Maß der Zufriedenheit unabhängig vom Ausmaß der empfundenen psychischen Belastung.

11.8 Maßnahmen zur Verbesserung des Schleimtransports

Gottfried Scheuermann

Selbstreinigung der Atemwege (mukoziliäre Clearance) ➤ 1.1.3

Die **Maßnahmen zur Verbesserung des Schleimtransports** dienen dazu, Sekret aus den unteren Atemwegen zu lösen und in die großen Atemwege zu transportieren, wo es dann abgesaugt werden kann. Beim beatmeten Patienten werden dazu häufig die Inhalationstherapie sowie das Abklopfen (Perkussion) und/oder eine Vibrationsmassage eingesetzt, i. d. R. auch in der genannten Reihenfolge (Inhalation zur Verflüssigung und Perkussion/Vibrationsmassage zur Mobilisation des Sekrets). In ausgewählten Fällen kommen auch spezielle Abhusttechniken, Lagerungsdrainagen sowie die kinetische Therapie zur Anwendung. Insbesondere bei frisch extubierten bzw. dekanülierten Patienten wird zur Pneumonieprophylaxe häufig intermittierend Atemtraining durchgeführt (CPAP ➤ 3.3.8).

11.8.1 Inhalationstherapie

Die **Inhalationstherapie** beim beatmeten Patienten dient vorwiegend dazu, dickflüssiges, zähes Sekret in den Atemwegen soweit zu verflüssigen (*Sekretolyse*), damit es leichter mobilisiert und abgesaugt werden kann. Zu diesem Zweck werden meist isotonische Kochsalzlösung oder Sekretolytika (Mukolytika) inhaliert.

Daneben kommt v. a. bei Patienten mit COPD (➤ 2.3.2) die Inhalation von Bronchodilatatoren (z. B. kurz- oder langwirksame Anticholinergika, kurz- oder langwirksame Beta-2-Sympathikomimetika sowie Kombinationspräparate), antiinflammatorisch wirkende Substanzen (z. B. Kortikosteroide) sowie Antibiotika zum Einsatz.

Aufbau und Funktion von Verneblern zur Inhalationstherapie

Beim beatmeten Patienten kommen zur Inhalation spezielle **Vernebler** zum Einsatz (Beispiele ➤ Abb. 11.8), die – möglichst nahe an Tubus bzw. Trachealkanüle – im Inspirationsteil des Beatmungsschlauchsystems eingebaut und am Respirator angeschlossen werden. Diese bestehen aus einem:

- Adapterstück (i. d. R. aus transparentem Kunststoff), das in den Inspirationsschenkel des Beatmungssystems eingesetzt wird.
- Verneblertopf, der am Adapterstück angebracht (meist angeschraubt) wird. In dieses Reservoir wird die Inhalationslösung eingefüllt.
- Verbindungsschlauch, dessen eines Ende sich am Boden des Verneblertopfs befindet (aufgesteckt oder fest verbunden). Das andere Ende des Verbindungsschlauchs wird am Respirator (spezieller Anschluss für die Inhalation) angeschlossen. Über den Verbindungsschlauch wird mit dem Start des Inhalationsvorgangs ein Gasflow in den Verneblertopf geleitet, der die Inhalationslösung zerstäubt, die dann als feiner Nebel über das Adapterstück in den Inspirationsschlauch abgegeben und damit der Inspirationsluft zugesetzt wird. Der Sauerstoffgehalt des Gasflows wird von den Geräten i. d. R. so gewählt, dass Auswirkungen des Verneblerflows sowohl auf den Sauerstoffgehalt wie auch auf das Tidalvolumen kompensiert werden. Dabei wird der Verneblerflow teils synchronisiert, teils kontinuierlich verabreicht. Die Vernebler arbeiten intermittierend, teilweise aber auch kontinuierlich.

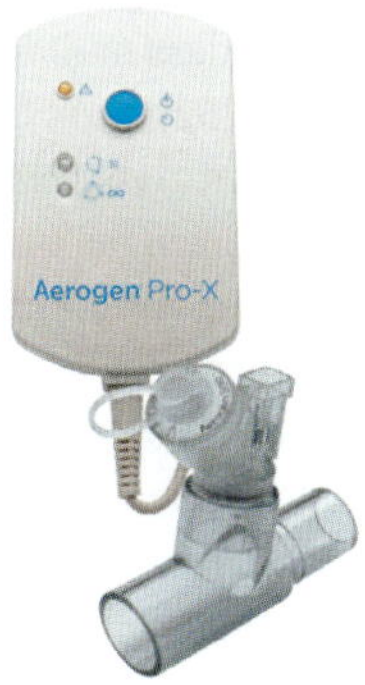

Abb. 11.8 Beispiel für einen Medikamentenvernebler zum Einsatz bei beatmeten Patienten: Das Aerogen® Pro-X. [V822]

Das Inhalationssystem Aerogen®Pro-X (➤ Abb. 11.8) funktioniert als Mikropumpen-Vernebler ohne Verwendung des oben beschriebenen Antriebsgases. Die Beatmungsparameter bleiben während der Inhalation und beim Nachfüllen unverändert. Weiter wird eine deutlich höhere Verneblerleistung beschrieben.

WICHTIG

Je feiner der Nebel, desto effektiver die Inhalation

- Partikel < 30 µm gelangen bis in die Trachea und die Bronchien
- Partikel < 10 µm gelangen bis in die Alveolen (Mesh-Vernebler erzeugen über ein feines Netz mit Mikrolöchern, das in Schwingungen gebracht wird, Partikel mit einer Größe von ca. 4 µm)

Während des Inhalationsvorgangs darf **kein HME-Filter im Inspirationsschenkel** (zwischen Verneblertopf und Patient) eingebaut sein, da dieser den Medikamentennebel nicht passieren lässt und es evtl. zu einem veränderten Luftwiderstand am HMEF kommen kann!

Um zu verhindern, dass das Inhalat mit der Ausatemluft in den Respirator gelangt (dies könnte Fehlmessungen und Funktionsstörungen verursachen), muss – je nach Herstellerangaben – ein **Filter in den Exspirationsschenkel** des Schlauchsystems eingebaut werden, beispielsweise direkt vor dem Exspirationsventil.

Zum Nachfüllen von Inhalationslösung entweder das gesamte Vernebelungssystem ausbauen oder lediglich den Verneblertopf abschrauben (Vorsicht: Leckage des Beatmungssystems und Gefahr der Kontamination der Umgebung).

Eine lange Inspirationszeit (niedriger Flow) mit einer endinspiratorischen Pause optimieren die gewünschte Ablagerung des inhalierten Wirkstoffs in den Atemwegen.

Bei nichtinvasiv beatmeten Patienten sollte die Inhalation nicht über Interfaces erfolgen, die die Augen miteinschließen, z. B. Gesichtsmasken (Full Face Maske) oder Beatmungshelme, um eine Kontamination der Augen zu verhindern. Zudem sollten bei Patienten mit Engwinkelglaukom bestimmte Medikamente nicht in die Augen gelangen, z. B. Salbutamol oder Anticholinergika.

Durchführung der Inhalation am Respirator

- Händedesinfektion, Einmalhandschuhe anziehen
- Gegebenenfalls Patient über die geplante Maßnahme informieren und ggf. endotracheal absaugen (wenn Sekret vorhanden [65])
- Vernebler öffnen, Inhalationslösung (nach Arztanordnung) einfüllen. Dabei maximale Füllmenge nicht überschreiten (Markierungslinie am Vernebler bzw. Herstellerangaben).
- Verneblertopf senkrecht einbauen. Nur so ist gewährleistet, dass die Inhalationslösung im Behälter vollständig vernebelt werden kann und dass nicht versehentlich Inhalationslösung in den Inspirationsschlauch fließt.
- Falls beim Patienten zur Atemgaskonditionierung ein HME-Filter eingesetzt ist, muss dieser evtl. für die Dauer der Inhalation entfernt werden (nach Herstellerangaben). Die aktive Atemgasklimatisierung ist von der Inhalation nicht betroffen.
- Inhalation starten, dazu ggf. (je nach Vernebler) Inhalationszeit wählen. Nach der Inhalationszeit schaltet der Vernebler ab. Ist noch ein Rest Inhalationslösung im Verneblertopf vorhanden, Inhalationsvorgang nochmals aktivieren.
- Nach beendetem Inhalationsvorgang Verneblereinheit ausbauen und ggf. HME-Filter wieder korrekt platzieren.

Vernebler beinhalten grundsätzlich ein **Kontaminationsrisiko** für den Patienten (Erreger können sich im Kondenswasser der Beatmungsschläuche evtl. vermehren oder beim Vernebeln mit hoher Keimdichte in die tiefen Atemwege gelangen). Das Robert Koch-Institut empfiehlt folgende **Hygienemaßnahmen im Umgang mit Medikamentenverneblern** [27]:

- Vor dem Befüllen des Verneblers muss das Kondenswasser aus den Beatmungsschläuchen entfernt werden (dazu Einmalhandschuhe tragen, anschließend Händedesinfektion)
- Händedesinfektion und Einmalhandschuhe anziehen vor dem Einfüllen von Medikamenten in den Vernebler
- Medikamente aus sterilen Einmalgebinden und ausschließlich patientenbezogen verwenden
- Nach Möglichkeit Einmalvernebler einsetzen
- Alle Anteile des Einmal-Medikamentenverneblers sind alle 24 Stunden zu wechseln, bzw. nach Herstellerangaben aufzubereiten. Details regeln die Hygienerichtlinien der einzelnen Krankenhäuser.
- Verneblersysteme mit bakteriendichter Trennfläche zwischen dem Inspirationsschenkel und dem Medikamentenreservoir können – nach Herstellerangaben – länger verwendet werden.

Soll die Kontamination der Raumluft bei der Inhalation von Antibiotika verhindert werden, kann beim beatmeten Patienten am Beatmungsgerät ein Exspirationsfilter angebracht werden. Beim spontanatmenden Patienten wird ein System mit Filter eingesetzt, z. B. das ISO-NEB® Pentamidinverneblungsset.

PFLEGEPRAXIS

Überwachung

Bei manchen Patienten zeigt die Inhalationstherapie rasch den gewünschten **Erfolg:** Gelöstes Bronchialsekret sammelt sich in den Atemwegen an, löst evtl. Hustenreiz aus, verändert die Atemgeräusche hörbar und bewirkt evtl. auch eine Veränderung der Beatmung (Anstieg des Beatmungsdrucks, Verringerung des Tidal- bzw. Atemminutenvolumens). Deshalb den Patienten während der Inhalation engmaschig überwachen und ggf. endotracheal absaugen.

Dosieraerosole

Mithilfe eines speziellen Winkeladapters (➤ Abb. 11.9) oder eines Spacers (z. B. Combi-Haler®) können auch bei beatmeten Patienten **Dosieraerosole** eingesetzt werden, wobei ein von Atemgas durchströmter Spacer am wirkungsvollsten ist.

Wichtig ist eine möglichst kleine Partikelgröße (1–3 µm). Eine aktive Atemgasklimatisierung reduziert die Deposition, so dass in diesem Fall die Dosis verdoppelt werden soll [52].

Bei der Anwendung ist zu beachten [65]:

- Endotracheales Absaugen bei Bedarf
- Dosieraerosol vor der Anwendung schütteln und in der Hand erwärmen
- Gegebenenfalls HME-Filter entfernen und Beatmungsparameter optimieren (oben)
- Dosieraerosol beim Verabreichen aufrecht bzw. nach Herstellerangaben halten
- Verabreichung des Dosieraerosols nach Ende der Exspiration (bei Verwendung eines Adapters)
- Zwischen den Einzelgaben 15-sekündige Pause.

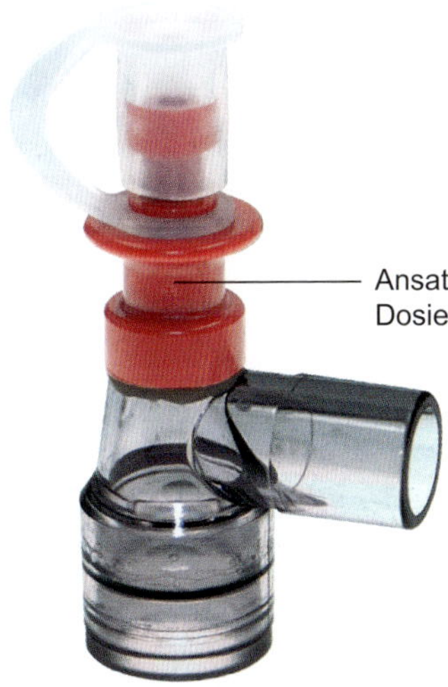

Abb. 11.9 Der Adapter ermöglicht die Verabreichung von Dosieraerosolen bei beatmeten Patienten. [V348]

Der Spacer erleichtert die zeitliche Koordination von Inspiration und Aerosolverabreichung, zudem reduziert er den Kältereiz des Aerosols.

11.8.2 Abklopfen und Vibrationsmassage

Sowohl das Abklopfen des Brustkorbs mit den Händen als auch die Vibrationsmassage versetzen den Brustkorb in Schwingungen. Diese Schwingungen übertragen sich auf die Wände der Atemwege, wodurch dort festsitzendes Sekret gelöst werden kann.

Während bei der Vibrationsmassage relativ feine, schüttelnde Schwingungen erzeugt werden, verursacht das Abklopfen vergleichsweise grobe Bewegungen. Daher existieren für das Abklopfen zahlreiche Kontraindikationen, während die Vibrationsmassage nur sehr selten kontraindiziert ist. In manchen Kliniken wird zur Prophylaxe einer Sekretretention daher nur noch die Vibrationsmassage oder manuelle Vibration, nicht mehr das Abklopfen des Thorax praktiziert.

PFLEGEPRAXIS

Bei Vibrationsmassage und Abklopfen beachten

- Der Lungenflügel bzw. der Lungenbereich, aus dem Sekret gelöst und abtransportiert werden soll, liegt oben (so kann das gelöste Sekret in Richtung der großen Atemwege ablaufen).
- Rücken und Brust grundsätzlich von unten nach oben und von peripher nach zentral (zum Lungenhilus hin) vibrieren bzw. abklopfen.
- Nierengegend, Wirbelsäule und Sternum sowie die Region um Thoraxdrainagen herum aussparen (Verletzungsgefahr, zudem sind diese Bereiche schmerzempfindlich).
- Jeweils nur während der Exspiration vibrieren bzw. abklopfen (Sekret könnte ansonsten mit der Inspirationsluft in die tieferen Atemwege gelangen). In manchen Kliniken gilt diese Regel nur für die Vibrationsmassage.
- Absaugung bereithalten und Vibrationsmassage bzw. Abklopfen ggf. unterbrechen, um gelöstes Sekret abzusaugen.
- Patienten wenn möglich nach der Vibrationsmassage bzw. dem Abklopfen noch einige Zeit (ca. 15–30 Min.) in der entsprechenden Position belassen. Häufig löst sich Sekret noch im Anschluss an die Behandlung.

Abklopfen

Vorbereitung

- Maßnahme zeitlich einplanen und mit anderen Pflegemaßnahmen (z. B. Umlagerung des Patienten) koordinieren. Wichtig: Abklopfen *nicht* unmittelbar nach Sondenkostgabe bzw. Nahrungsaufnahme durchführen (sollte mindestens 30 Min. zurückliegen)
- Patienten über die Maßnahme informieren
- Patienten so lagern, dass der Lungenflügel bzw. Lungenbereich, aus dem Sekret gelöst und abtransportiert werden soll, oben liegt. Gegebenenfalls Lagerungsdrainage (➤ 11.8.4) durchführen
- Gegebenenfalls als Hautschutz dünnes Stoffhandtuch o. Ä. über die zu behandelnde Thoraxregion legen
- Gegebenenfalls Analgetikagabe vor Beginn des Abklopfens (nach Arztrücksprache).

Durchführung

Das eigentliche Abklopfen kann entweder mit der hohlen Hand, der Kleinfingerkante oder der Faust erfolgen. Am gebräuchlichsten ist das Abklopfen mit der hohlen Hand:

11

- Hände schüsselförmig wölben und während des Abklopfens geschlossen halten. Durch diese Handhaltung entsteht zwischen der gewölbten Hand und dem Thorax des Patienten beim Klopfen jeweils ein Luftkissen
- Vorsichtig aus dem Handgelenk heraus die betreffende Thoraxregion für ca. 3–5 Min. abklopfen
- Patienten währenddessen beobachten (Zeichen für Schmerzen? Hörbare Sekretansammlung in den Atemwegen, die abgesaugt werden muss?).

VORSICHT!

Als **Kontraindikationen** für das Abklopfen des Thorax gelten:
- Schädel-Hirn-Traumata
- Thoraxtraumen und Operationen im Thoraxbereich
- Frakturen, Tumoren oder Metastasen der Wirbelsäule sowie ausgeprägte Osteoporose (Gefahr von Spontanfrakturen)
- Akute Herz-Kreislauf-Störungen, passagerer Herzschrittmacher (Gefahr der Dislokation)
- Lungenembolie
- Erhöhte Blutungsneigung und akute Blutungen (z. B. Ösophagusvarizenblutung)

Vibrationsmassage

Die **Vibrationsmassage** kann manuell (mit der Hand) oder mit dem Vibrationsgerät erfolgen.

Auf vielen Intensivstationen ist es üblich, beim beatmeten Patienten, sofern keine Kontraindikationen vorliegen, zur Prophylaxe einer Sekretretention einmal pro Schicht eine Vibrationsmassage des rechten und des linken Lungenflügels durchzuführen.

In der Regel entspannt sich der beatmete Patient unter der Therapie und atmet ruhiger und damit effektiver. Die Mobilisation von Sekret erfolgt meist erst nach längerer Zeit (ca. 30 Minuten nach Vibrationsmassage).

Vorbereitung

- Maßnahme zeitlich einplanen und mit anderen Pflegemaßnahmen (z. B. Umlagerung des Patienten) koordinieren. Wichtig: Vibrationsmassage *nicht* unmittelbar nach Sondenkostgabe bzw. Nahrungsaufnahme durchführen (sollte mindestens 30 Min. zurückliegen)
- Patienten über die Maßnahme informieren
- Patienten so lagern, dass der Lungenflügel bzw. Lungenbereich, aus dem Sekret gelöst und abtransportiert werden soll, oben liegt. Gegebenenfalls Lagerungsdrainage (➤ 11.8.4) durchführen.

Durchführung

Durchführung der **Vibrationsmassage mit Vibrationsgerät:**
- Massageplatte des Vibrationsgeräts abdecken (z. B. mit Einmalüberschuh oder dünnem Tuch).
- Massagestufe einstellen. Die Geräte verfügen vielfach über zwei Stufen, eine mit schnelleren und eine mit langsameren Massageintervallen. Letztere soll besser auf die tiefer liegenden Lungenbereiche einwirken. Vielfach richten sich die Pflegenden bei der Einstellung nach dem Befinden des Patienten (Patienten fragen, welche Massagestufe angenehmer ist).
- Gerät jeweils mit Beginn der inspiratorischen Pause bzw. der Exspiration mit leichtem Druck auf die Thoraxwand aufsetzen und von unten nach oben sowie von peripher nach zentral führen. Während der Inspiration keinen Druck auf den Thorax ausüben.

Durchführung der **manuellen Vibrationsmassage:**
- Beide Hände flächig auf den Thorax auflegen (z. B. eine Hand Richtung Wirbelsäule und oben, eine Hand Richtung Sternum).
- (Be)Atmungsrhythmus erspüren.
- Während der inspiratorischen Pause bzw. mit Beginn der Exspiration bis zum Beginn der nächsten Inspiration mit beiden Händen feine, schüttelnde Bewegungen durchführen, die den Brustkorb in Schwingungen versetzen.
- Während der gesamten Dauer der Vibrationsmassage Hautkontakt halten.
- Betroffene Thoraxseite jeweils für 3–5 Minuten behandeln.

Für beide Techniken gilt:
- Patienten während der Vibrationsmassage beobachten (Schmerzen? Endotracheale Absaugung notwendig?).
- Abschließend Patient bei Bedarf endotracheal absaugen (➤ 10.4).

Kontraindikationen

Für die Vibrationsmassage gibt es keine einheitlich gültigen Kontraindikationen. In vielen Kliniken wird eine Vibrationsmassage auch dann durchgeführt, wenn ein Abklopfen des Thorax kontraindiziert ist (siehe oben). In manchen Kliniken gelten für die Vibrationsmassage dieselben Kontraindikationen wie für das Abklopfen des Thorax. Im Zweifelsfall besprechen sich die Pflegenden mit dem zuständigen Arzt.

11.8.3 Hustentechniken bei beatmeten Patienten

Der physiologische Hustenvorgang setzt den kurzzeitigen Verschluss der Stimmritze und das Erzeugen eines kräftigen Atemstoßes voraus. Dies ist beim beatmeten Patienten nicht möglich, daher kann der intubierte bzw. tracheotomierte Patient i. d. R. nicht selbstständig und effektiv husten (manchen Patienten gelingt es trotzdem mittels forcierter Ausatmung Sekret abzuhusten).

Geräte, die einen **künstlichen Hustenstoß** erzeugen (z. B. Cough Assist® E70 der Firma Heinen und Löwenstein), kommen vor allem bei Patienten mit neuromuskulären Erkrankungen (Parese oder Paralyse der Atemmuskulatur), z. B. Muskeldystrophie, ALS oder Poliomyelitis zum Einsatz. Das Gerät baut zunächst langsam einen inspiratorischen Überdruck auf und schaltet anschließend rasch auf Unterdruck um. Die Übertragung des Über- bzw. Unterdrucks auf die Atemwege des Patienten kann über eine Gesichtsmaske, ein Mundstück oder einen ins Beatmungsschlauchsystem eingebauten Adapter erfolgen.

Den Hustenstoß und damit die Sekretmobilisation unterstützen können Geräte, die Oszillationen der Thoraxwand hervorrufen, z. B. The Vest™. Bei diesem Therapiesystem trägt der Patient eine luftgefüllte Weste, die vom Gerät in rascher Folge befüllt und entlastet wird. Die dadurch entstehenden hochfrequenten Luftschwingungen sollen Sekret auch in tiefer gelegenen Lungenabschnitten mobilisieren.

Selten eingesetzt wird noch die Technik des **Abhustens mithilfe eines Beatmungsbeutels**. Dazu wird der Patient mit dem Beatmungsbeutel manuell beatmet (➤ 6.2.3). Nach einer tiefen Inspiration wird der Beatmungsbeutel schlagartig entlastet. Diese „Hustentechnik" ahmt den physiologischen Hustenstoß nach: Aufbau eines intrathorakalen Überdrucks und schlagartiger Druckausgleich. Gegebenenfalls kann eine zweite Pflegende den Effekt der Maßnahme durch Vibrationsmassage während der schlagartigen Ausatmung fördern. Abschließend wird das gelöste Sekret endotracheal abgesaugt (➤ 10.4).

Das Erzeugen künstlicher Hustenstöße mit dem Beatmungsbeutel kann die Bildung von Atelektasen fördern. Deshalb ist es üblich, im Anschluss an die Maßnahme die Lunge nochmals leicht zu blähen (umstritten wegen unkontrolliert hohem Beatmungsdruck mit Gefahr des pulmonalen Barotraumas). Wegen dieser Risiken wird das Verfahren kaum noch eingesetzt.

PFLEGEPRAXIS

Atemgymnastik bei frisch extubierten Patienten

Beim frisch extubierten Patienten kommt der **Atemgymnastik** einschließlich Sekretmobilisation und Abhusten eine große Bedeutung zu: Sie dient der Stabilisierung der Spontanatmung und soll eine neuerliche Beatmung vermeiden (➤ 6.14.4).

11.8.4 Lagerungsdrainagen

DEFINITION

Lagerungsdrainagen (auch *Drainagelagerung*) werden vorgenommen, wenn aus einem ganz bestimmten Lungenbereich (meist einem Lungenlappen) Sekret entfernt werden soll. Der Patient wird dazu so gelagert, dass der betroffene Lungenabschnitt oben liegt, d. h. so liegt, dass das darin befindliche Sekret entlang der Schwerkraft zu den großen Atemwegen hin ablaufen und dann abgehustet bzw. abgesaugt werden kann.

Die Anwendung von **Lagerungsdrainagen** setzt differenzierte anatomische Kenntnisse des Tracheobronchialsystems voraus (➤ Abb. 1.5). In vielen Kliniken gehört die Anwendung von Lagerungsdrainagen in den Aufgabenbereich der Physiotherapeuten.

In der Regel ordnet der Arzt abhängig vom Befund des Röntgen-Thorax bestimmte Lagerungsdrainagen an (➤ Abb. 11.10). Diese werden dann meist mehrmals täglich vorgenommen.

Grundsätzlich gelten auch bei Lagerungsdrainagen die in ➤ 10.3.2 dargestellten allgemeinen Maß-

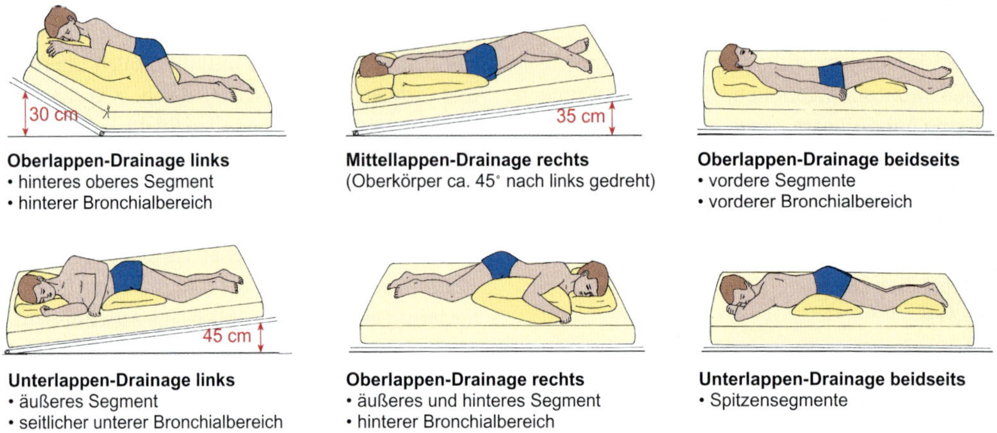

Abb. 11.10 Lagerungsdrainagen. [L215]

nahmen vor, während und nach einer Umlagerung. Darüber hinaus beachten die Pflegenden:

- Bei sehr zähem Sekret oder Bronchospasmus sollte vor bzw. während der Lagerungsdrainage eine Inhalationsbehandlung durchgeführt werden (➤ 11.8.1, Medikamente zur Inhalation nach ärztlicher Anordnung). Gegebenenfalls sind weitere Maßnahmen zur Verflüssigung des Sekrets indiziert, z. B. ausreichende Flüssigkeitszufuhr oder medikamentöse Behandlung. Die Pflegenden besprechen dies mit dem zuständigen Arzt bzw. setzen die Maßnahmen entsprechend den ärztlichen Anordnungen um.
- Bevor der Patient erneut umgelagert wird, muss das drainierte Sekret abgesaugt werden.

VORSICHT!

Als „relative" **Kontraindikationen** für Lagerungsdrainagen gelten:

- Rippen- und Wirbelfrakturen
- Thoraxtraumen
- Akute Herz-Kreislauf-Störungen
- Operationen im Thoraxbereich
- Schädel-Hirn-Traumata
- Akute Blutungen

Diese Kontraindikationen sind „relativ", da einzelne Lagerungsdrainagen, z. B. die Oberlappen-Drainage beidseits, problemlos auch bei den genannten Zuständen eingesetzt werden können, während z. B. die Unterlappen-Drainage beidseits, die eine Bauchlagerung des Patienten erfordert, bei den genannten Zuständen i. d. R. nicht durchgeführt werden sollte.

11.8.5 Kinetische Therapie

DEFINITION

Kinetische Therapie (kinetisch = die Bewegung bzw. Bewegungsabläufe betreffend, auch *kontinuierliche laterale Rotationstherapie,* kurz **KLRT** bzw. *Continuous Lateral Rotation Therapie,* kurz **CLRT**): Lagerungstherapie, bei der der Patient in einem speziellen Bett kontinuierlich bzw. in sehr kurzen Intervallen um seine Längsachse bewegt wird. Vorwiegend eingesetzt bei Patienten mit massiver, nichtkardial bedingter respiratorischer Insuffizienz (meist im Rahmen eines ARDS ➤ 2.3.4), bei denen eine (inkomplette) Bauchlagerung kontraindiziert ist.

Manche Autoren zählen auch die (inkomplette) Bauchlagerung zur kinetischen Therapie (➤ 10.3.4).

Betten zur kinetischen Therapie

Die zur KLRT eingesetzten **Spezialbetten** (auch *Rotationsbetten, Drehbetten* oder *Schwenkbetten* genannt) ermöglichen den motorgetriebenen automatischen axialen Lagewechsel des Patienten in Rücken- oder Bauchlage (unterschiedliche Modelle für Rücken- oder Bauchlage).

Die verschiedenen Modelle lassen eine unterschiedlich starke Seitwärtsneigung zu, z. B. 30° im Luftkissendrehbett Multicare® und bis zu 62° im Rotorest MK III®-Bett. Damit der Patient beim Seitwärtskippen des Bettes stabil in Rücken- bzw. Bauchlage bleibt, sind die Betten mit verschiedenen Haltevorrichtungen ausgestattet ➤ Abb. 11.11).

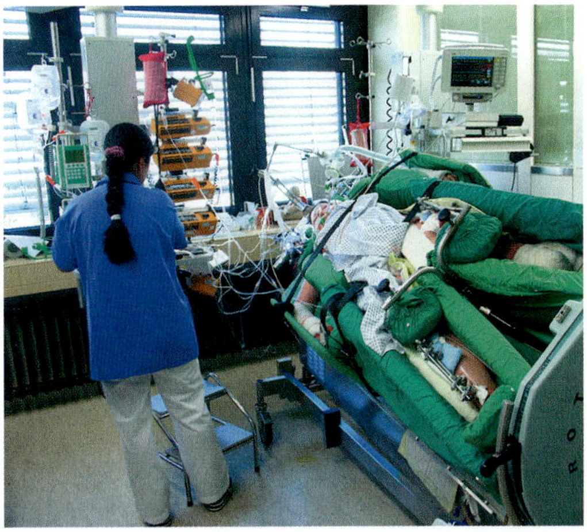

Abb. 11.11 Kinetische Therapie, hier ein beatmeter Patient im Rotorest®-Bett. [O646]

Am Bett kann eingestellt werden, wie stark der Neigungswinkel nach rechts bzw. links sein und in welchen Zeitintervallen der Lagewechsel erfolgen soll, d. h. wie lange der Patient jeweils auf der rechten bzw. linken Seite liegen soll. Die Einstellungen werden jeweils abhängig von der Situation des Patienten vorgenommen bzw. geändert. In der Regel nehmen die Pflegenden die Einstellungen nach Rücksprache bzw. zusammen mit dem zuständigen Arzt vor.

WICHTIG

Patientengewicht beachten

Bei der Auswahl des Bettes das jeweilige **maximale Patientengewicht** beachten (z. B. 180 kg beim Rotorest MK III®-Bett und 380 kg beim BariAir®-Bett) ➤ Abb. 11.12.

Effekte der kinetischen Therapie

Bei Patienten mit akuter respiratorischer Insuffizienz (➤ Kap. 2) verbessert die KLRT den pulmonalen Gasaustausch durch folgende Effekte:

- Verbesserung des Ventilations-Perfusionsverhältnisses und der Oxygenierung (diese tritt langsamer ein als bei einer Bauchlagerung)
- Vermeidung pulmonaler Komplikationen wie Atelektasen, Pneumonie, Sekretverhalt
- Verminderung des extravasalen Lungenwassers
- Reduktion pulmonaler Inflammationen nach Trauma oder Infektionen

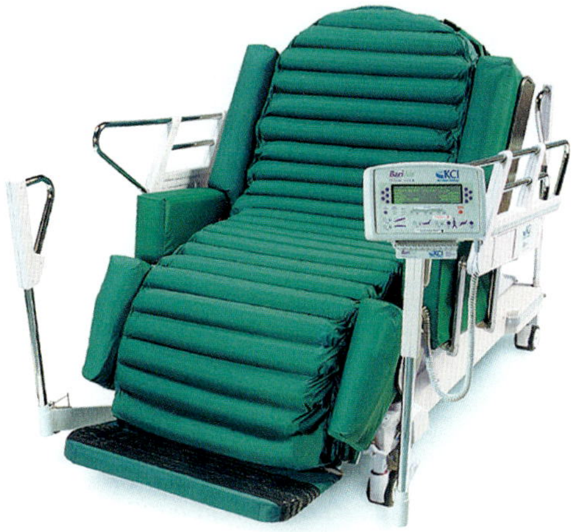

Abb. 11.12 Das BariAir®-Bett ist speziell für übergewichtige Patienten mit einem Körpergewicht von bis zu 380 kg konzipiert. Der seitliche Drehwinkel des Bettes liegt bei maximal 20°. Zusätzliche Möglichkeiten des Betts sind eine programmierbare Perkussionstherapie und ein Frontausstieg, d. h. bei der Mobilisation kann der Patient das Bett am Fußende verlassen (das Bett ist hier entsprechend eingestellt). [U133]

Der genaue physiologische Mechanismus, der die genannten Effekte bewirkt, ist nicht vollständig geklärt [46].

WICHTIG

Bei KLRT beachten

- KLRT mit kleinen Drehwinkeln starten, um zu prüfen, wie gut der Patient die Rotation verträgt
- Druckaufnehmer in der medianen Achse in Herzhöhe fixierten
- Druckschäden vermeiden, z. B. im Bereich der Fixiergurte
- Bei Kreislaufproblemen den Drehwinkel verkleinern

Ziel ist eine Rotation von mindestens 18–20 Stunden täglich, d. h. nur für 4–6 Stunden „steht das Bett still". Die pflegerischen und ärztlichen Maßnahmen müssen entsprechend geplant werden.

Vorteile und Nachteile kinetischer Therapie

Hauptvorteil der kinetischen Therapie ist, dass sie oft auch dann durchgeführt werden kann, wenn die intermittierende (inkomplette) Bauchlagerung kontraindiziert ist (➤ 10.3.4). Zudem sind der Tubus

Tab. 11.9 Komplikationen während kinetischer Therapie und Maßnahmen zu deren Vorbeugung bzw. Früherkennung und Behandlung.

Mögliche Komplikationen	Maßnahmen zur Verhinderung bzw. frühen Erkennung und Behandlung von Komplikationen
• Dislokation des Tubus/der Trachealkanüle bzw. versehentliche Extubation/Dekanülierung • Abknicken des Tubus bzw. der Beatmungsschläuche	• Sichere Fixierung des Tubus/der Trachealkanüle • Beatmungsschläuche so am Bett fixieren, dass sie beim axialen Lagewechsel nicht unter Zug geraten (bei jeder Neueinstellung „Test", um zu prüfen, ob die Schläuche beim Seitwärtskippen zugfrei bleiben) • Auf Abfall oder Anstieg des Beatmungsdrucks bzw. des Atemminutenvolumens achten und Grenzwerteinstellungen kontrollieren
• Diskonnektion bzw. Dislokation von Gefäßzugängen • Abknicken und evtl. Verstopfen (durch Blutgerinnsel) von Gefäßzugängen (z. B. der CVVH) • Verschlechterung der Kreislaufsituation (Kreislaufinstabilität)	• Sichere Fixierung aller Zugänge • Grenzwerte für Herzfrequenz und Blutdruck so einstellen, dass Veränderungen rasch erkannt werden • Neigungswinkel des Bettes nach Kreislaufsituation einstellen
• Druckschäden durch die Haltevorrichtungen und Fixierbänder des eingesetzten Drehbettes	• Bei Verwendung von Luftkissenbetten Druck in den Luftkissen entsprechend den Gegebenheiten beim Patienten einstellen (Einstellung nimmt meist Firmenvertreter vor; Pflegende variieren den Druck in den Luftkissen bei Bedarf) • Hautstellen über oberflächlich verlaufenden Nerven, z. B. am Fibulaköpfchen, ggf. gesondert polstern • In Seitenlagerung prüfen, ob an gefährdeten Körperregionen besonders hoher Druck ausgeübt wird (diese ggf. gesondert polstern) und auf Einschnürungen durch die Fixierbänder achten (ggf. Fixierbänder gesondert unterpolstern oder anders platzieren)

bzw. die Trachealkanüle während der Therapie immer gut zugänglich. **Nachteile** sind:

- Transporte des Patienten sind nur sehr eingeschränkt möglich, da die Betten zur kinetischen Therapie sehr schwer zu bewegen sind.
- Andere Lagerungen als die Rückenlage sind in Drehbetten kaum möglich bzw. nur sehr schwierig durchführbar.
- Die Kontrakturgefahr steigt, da der Patient ständig flach auf dem Rücken liegt.
- Gegebenenfalls ist eine Sedierung erforderlich, damit der Patient den kontinuierlichen Lagewechsel angstfrei tolerieren kann.

Kontraindiziert ist die KLRT bei Patienten mit instabiler Wirbelsäule sowie bei akutem Schocksyndrom. Auch ein hohes Körpergewicht kann – je nach Herstellfirma – die Anwendung ausschließen. Bei Patienten mit (Gefahr einer) Hirndruckerhöhung soll der Hirndruck während der KLRT kontinuierlich überwacht und ggf. eine mäßige Oberkörperhochlage (Schrägstellung des Betts) vorgenommen werden.

Komplikationen

➤ Tab. 11.9 zeigt die möglichen Komplikationen beim Einsatz eines Drehbettes sowie die Maßnahmen zu deren Prävention.

NOTFALL!

Reanimation in Luftkissen-Betten

Luftkissenbetten verfügen über auffällig gekennzeichnete **Vorrichtungen zur Notfallentlüftung.** Werden diese betätigt, werden sämtliche Luftkissen schlagartig entlüftet und der Patient liegt auf der harten Unterlage des Bettes. **Vorsicht:** Durch die Notfallentlüftung sinkt der Patient sehr rasch um ca. 30–50 cm (je nach Dicke und Füllungszustand der Luftkissen) ab. Dadurch können der Tubus bzw. die Trachealkanüle sowie andere Zu- oder Ableitungen (z. B. der ZVK) unter Zug geraten und schlimmstenfalls herausgezogen werden.

Die KLRT wird beendet, wenn sich der Patient in Rückenlage (ohne Rotation) stabilisiert hat oder wenn eine KLRT über 48 bis max. 72 Std. erfolglos war.

11

KAPITEL 12

Frank Kirsch

Spezielle Behandlungsstrategien bei akutem Lungenversagen

In ausgewählten Fällen kommen bei Patienten neben der maschinellen Beatmung sowie den begleitenden und die Beatmung unterstützenden Maßnahmen (z.B. kinetische Therapie) spezielle Behandlungsverfahren zum Einsatz. Die wichtigsten dieser Verfahren sind hier kurz dargestellt.

Da diese speziellen Therapien nur in ausgewählten Fällen und vielfach auch nur in spezialisierten Zentren eingesetzt werden, wurde auf eine detaillierte Beschreibung der einzelnen Verfahren verzichtet.

Die folgenden Ausführungen geben lediglich einen Einblick in die jeweiligen Verfahren; um die betreffenden Patienten kompetent versorgen zu können bedarf es neben speziellen Fortbildungen einer umfassenden Einarbeitung.

Hochfrequenzbeatmung ➤ 3.3.12

12.1 Lungenersatzverfahren

DEFINITION

Lungenersatzverfahren (auch *künstliche Lungenunterstützung* oder *Artificial Lung Assist*, kurz ALA) sind Therapieformen, bei denen die Oxygenierung und/oder Kohlendioxidelimination mittels spezieller Geräte ganz oder teilweise außerhalb des Körpers (extrakorporal) erfolgt.

Abhängig vom Ausmaß der Unterstützung werden unterschieden:

- Pumpengestützte **Lungenersatzverfahren** ECMO und $ECCO_2$-R (➤ 12.1.2)
- Pumpengestützte oder pumpenfreie **Lungenunterstützungsverfahren** (➤ 12.1.3).

Extrakorporaler Gasaustausch (auch *Extracorporeal Lung Support* kurz ELS; *Extracorporeal Lung Assist*, kurz E(C)LA): Therapieverfahren, bei dem über eine außerhalb des Körpers gelegene Membranlunge dem Blut Sauerstoff zugeführt und/oder Kohlendioxid entzogen wird.

12.1.1 Indikationen und Kontraindikationen für extrakorporale Lungenersatzverfahren

Ein extrakorporaler Gasaustausch kommt in Betracht bei Patienten mit schwerstem akutem Lungenversagen, das mittels konventioneller Verfahren (allen voran die optimierte Beatmung sowie Recruitment-Manöver zum Eröffnen kollabierter Lungenbezirke ➤ 9.1.2), differenzierter Volumentherapie und kinetischer Therapie (➤ 11.8.5), unterstützt von weiteren Verfahren, z. B. einer NO-Beatmung (➤ 12.3) nicht ausreichend behandelt werden kann, d. h. die Sauerstoffversorgung und CO_2-Elimination bleiben unzureichend.

WICHTIG

Hauptindikation

Hauptindikation für den Einsatz eines extrakorporalen Lungenersatzverfahrens ist das **schwerste akute Lungenversagen** (➤ 2.3.4). Hier kommt es zu einer schwersten Entzündungsreaktion der Lunge, die zur Folge hat, das für einen ausreichenden Gasaustausch – insbesondere eine ausreichende Oxygenierung – eine immer invasivere Beatmung erforderlich ist, die ihrerseits die Lunge weiter schädigt. So entsteht ein therapeutischer „Circulus vitiosus" (Teufelskreis), der mittels eines extrakorporalen Lungenersatzverfahrens durchbrochen werden kann. Die aggressive Beatmung kann zurückgenommen werden, die Lunge kann sich erholen und (weitere) beatmungsbedingte Lungenschädigungen werden vermieden.

Ein akutes schweres Lungenversagen kann sich rasch drastisch verschlechtern. Deshalb wird bei diesen Patienten empfohlen, frühzeitig eine ECMO als Therapieoption in Betracht zu ziehen und Kontakt mit einem ECMO-Zentrum aufzunehmen.

Sowohl die Indikationen als auch die Kontraindikationen einer Therapie mit extrakorporalem Gasaustausch ändern sich u. a. abhängig von den verwendeten Systemen und Geräten kontinuierlich. Grundsätzlich ist die zu erwartende Lebensqualität des Patienten nach der Behandlung („expected good quality of life") maßgebend für die Entscheidung.

12.1.2 Kompletter Lungenersatz: ECMO und $ECCO_2$-R

DEFINITION

ECMO *(Extracorporeal Membrane Oxygenation):* Extrakorporale Anreicherung des Blutes mit Sauerstoff.

$ECCO_2$-R *(Extracorporeal CO_2-Removal):* Extrakorporale Elimination von Kohlendioxid aus dem Blut. Hat insgesamt an Bedeutung verloren und wird kaum noch angewendet, da i. d. R. die notwendige Oxygenierung des Blutes im Vordergrund steht.

ECMO und $ECCO_2$-R sind *pumpengestützte Verfahren,* d. h. ein Pumpaggregat sorgt für den ausreichenden Blutfluss durch die Membranlunge.

Kriterien für die ECMO-Behandlung

Empfohlen wird der Einsatz der veno-venösen ECMO als „Rescue-Therapie" („letzte Therapieoption") bei Patienten im schweren ARDS und nicht beherrschbarer Hypoxämie. Hier finden sich p_aO_2-Werte von < 60–80 mmHg unter *optimierter Therapie*, v. a.:

- Lungenprotektive Beatmung
- PEEP- Optimierung
- Restriktive Flüssigkeitstherapie
- Bauchlagerung (➤ 10.3.4)

Eine ECMO-Therapie **kann erwogen werden**

- bei Patienten mit ARI sowie nicht beherrschbarer Hyperkapnie und starker respiratorischer Azidose bei pH < 7,2 [24].
- zur Vermeidung einer Intubation bei Patienten, die auf eine Lungentransplantation warten (Bridge to Transplantation).

PFLEGEPRAXIS

ECMO-Zentren

ECMO und $ECCO_2$-R erfordern einen hohen technischen Aufwand und eine ausreichende Anzahl entsprechend geschulten Personals. Der Einsatz dieser Therapien ist daher entsprechend ausgerüsteten Zentren (sog. **ECMO-Zentren**, auch *ARDS-Zentren*) vorbehalten. Diese sollten mindestens 20 Anwendungen/Jahr durchführen.

Kontraindikationen für eine ECMO-Behandlung

Kontraindikationen für eine ECMO-Behandlung sind häufig *relativ*, d. h. Nutzen und Risiko der The-

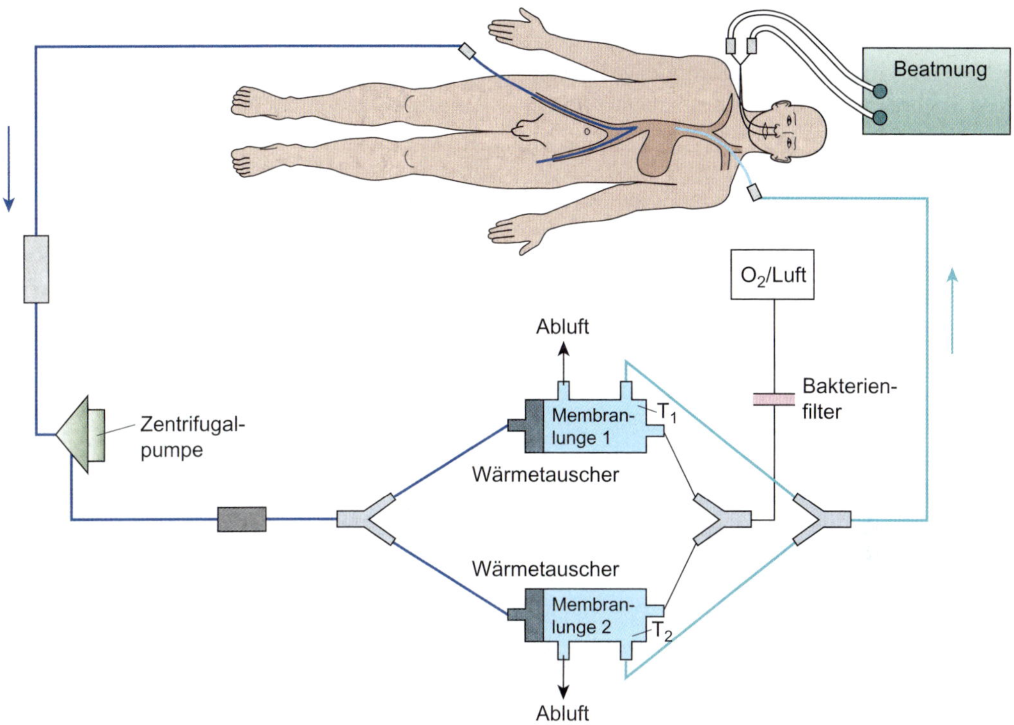

Abb. 12.1 Schematische Darstellung des Systems zum extrakorporalen Gasaustausch bei ECMO und $ECCO_2$-R. [L143]

rapie müssen individuell abgewogen werden. Dies gilt z. B. bei:

- Unheilbarer Grunderkrankung (z. B. metastasierender Tumor) oder laufender Chemotherapie
- Schwerer Schädigung des ZNS (z. B. nach Hirnblutungen)
- HIT II oder Kontraindikationen für eine Antikoagulation
- Länger als 7 Tage dauernde invasive Beatmung mit $p_{plat} > 30$ mbar und $FiO_2 > 0.9$
- Chronische Lungenerkrankung
- Multiorganversagen

Aufbau und Funktionsprinzip von ECMO und $ECCO_2$-R

Aufbau des Systems

Das System besteht aus einem Schlauchsystem, in das im Wesentlichen zwei Komponenten eingebaut sind (Aufzählung in der Reihenfolge, wie sie vom Blut des Patienten durchströmt werden, ➤ Abb. 12.1):

- Pumpe (i. d. R. *Zentrifugalpumpen,* da diese weniger Hämolyse verursachen als die älteren Rollerpumpen)
- Hohlfaser- oder Membranoxygenatoren („Ersatzlunge") mit Frischgaszufuhr

Alle Teile des Systems, die mit dem Patientenblut in Berührung kommen, sind biokompatibel (dies wird durch eine Heparinbeschichtung erreicht). Ins System integriert sind diverse Überwachungsfunktionen. In manchen ECMO-Zentren werden zwei Oxygenatoren in das System eingebaut, die dann parallel arbeiten. Vorteil dieser Methode: Fällt ein Oxygenator aus (meist wegen Verstopfung durch Blutgerinnsel), kann er unter Weiterführung der Behandlung ausgewechselt werden (Durchflussgeschwindigkeit des noch funktionsfähigen Oxygenators wird erhöht).

12

Funktionsprinzip

Bei den pumpengestützten extrakorporalen Lungenersatzverfahren wird das Blut des Patienten durch eine **Membranlunge** gepumpt (➤ Abb. 12.1, ➤ Abb. 12.2):

- Bei der **ECMO** erfolgt hier die Anreicherung des Blutes mit Sauerstoff (daher auch *Oxygenator* genannt) sowie (je nach Bedarf) die Elimination von Kohlendioxid.
- Bei der **ECCO$_2$-R** erfolgt in der Membranlunge die Elimination des Kohlendioxids. Zur Oxygenierung wird über einen intratracheal liegenden dünnen Katheter kontinuierlich Sauerstoff insuffliert (apnoeische Oxygenierung). Gleichzeitig wird eine LFPPV *(Low Frequency Positive Pressure Ventilation)* durchgeführt, die dem „Offenhalten" der Lunge dient. Dabei werden PEEP-Werte bis 20 mbar und maximale Atemwegsdrücke bis 30 mbar eingestellt, die Frequenz liegt meist unter 8/Min. Dies dient der Durchmischung und Befeuchtung der Atemluft.

Die **ECCO$_2$-R** hat insgesamt an Bedeutung verloren und wird nur sehr selten eingesetzt.

Nach Passage der Membranlunge wird das Blut zurück in den Körper des Patienten geleitet.

Praxis der extrakorporalen Membranoxygenierung und CO$_2$-Elimination

Kommt bei einem Patienten ein extrakorporales Lungenersatzverfahren in Betracht, nehmen die zuständigen Ärzte Kontakt mit einem ECMO-Zentrum auf und besprechen die eventuelle Verlegung des Patienten. Im ECMO-Zentrum erfolgt dann je nach Ausgangssituation des Patienten ein sofortiger Anschluss an die ECMO (selten) oder eine 1–5-tägige Behandlungsphase mit maximaler konservativer Therapie (in „ECMO-Bereitschaft").

Abhängig vom Verlauf dieser Behandlung wird dann die ECMO-Behandlung eingeleitet.

PFLEGEPRAXIS

Therapiebeginn vor Transport

Bei Patienten in sehr kritischem Zustand wird die ELS bereits vor dem Transport in ein Zentrum eingeleitet und während des Transports weitergeführt.

Anschließen des Patienten und Inbetriebnehmen des Systems. Abhängig vom geplanten Verfahren erfolgt zunächst die Kanülierung. Die ECMO erfordert einen relativ hohen extrakorporalen Blutfluss (4–6 l/Min.). Um dies zu ermöglichen wird z. B. die obere Hohlvene punktiert und die Kanüle, über die das Blut ausgeleitet wird, in den rechten Vorhof vorgeschoben. Zur Rückführung des Blutes wird eine große Vene (häufig die V. femoralis) kanüliert. Zur ECCO$_2$-R ist ein geringerer Blutfluss ausreichend (ca. 500 ml/Min.), daher genügt hier meist die Kanülierung einer großen Vene (Blutrückfluss über die V. jugularis).

Nach dem Spülen und Füllen sowie verschiedenen Sicherheitskontrollen des Systems erfolgt dann der Anschluss des Patienten an das System und die langsame Steigerung des extrakorporalen Blutflusses.

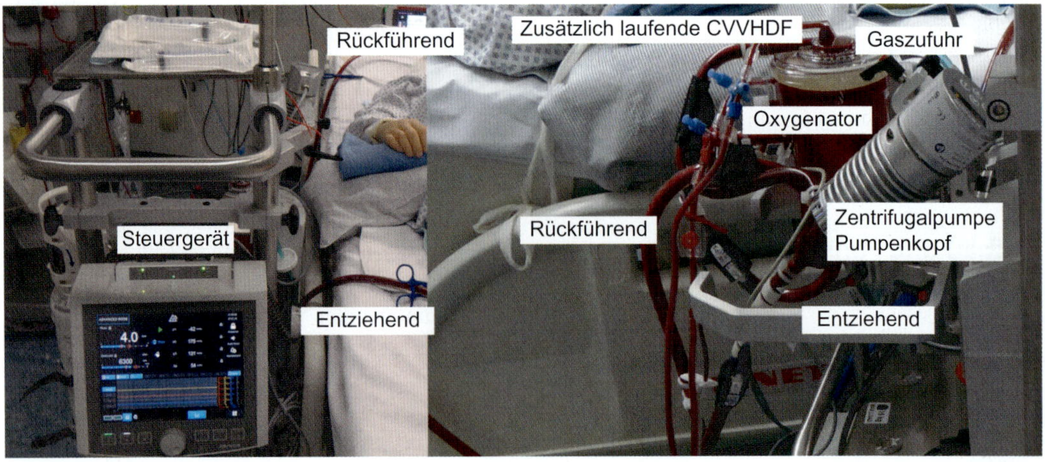

Abb. 12.2 Patient an der ECMO. Links Ansicht von vorn auf das Steuergerät, rechts Ansicht von hinten mit Oxygenator und Zentrifugalpumpe [M251]

12

Insbesondere in dieser Phase ist mit Komplikationen zu rechnen (siehe unten), deshalb müssen in dieser Zeit Patient und System genauestens überwacht werden. Außerdem ist eine engmaschige Flüssigkeitsbilanzierung erforderlich, um eine Normovolämie zu erhalten bzw. zu erreichen.

Abhängig von den in der Folgezeit durchgeführten Blutgasanalysen kann die maschinelle Beatmung dann Schritt für Schritt reduziert werden.

Bei Patienten mit ausgeprägter Herzinsuffizienz oder kardiogenem Schock kann ein **venoarterieller Zugangsweg** indiziert sein. Dabei fließt das Blut unter Umgehung des Herzens in eine Arterie zurück, d.h. es entsteht ein Parallelkreislauf. Primäres Ziel ist hierbei nicht der Lungenersatz, sondern eine Umgehung und Entlastung des Herzens.

Komplikationen

Hauptkomplikationen sind die Gerinnselbildung im System sowie die mechanische Schädigung von Blutkörperchen und die Aktivierung des Gerinnungssystems. Weiter sind geräteseitige Komplikationen möglich wie z.B. Schlauchrisse, die – wegen des großen Lumens und des hohen Blutflusses – rasch zu sehr großen Blutverlusten führen können. Zudem kann es zu Blutungen an den Punktionsstellen sowie zu Luftembolien kommen.

In der Anfangszeit der ECMO-Behandlung wurden die Patienten hoch dosiert mit Antikoagulanzien behandelt, um eine Gerinnselbildung im System zu verhindern. Dies ging mit der Gefahr schwerer Blutungskomplikationen einher. Heute werden biokompatible Systeme verwendet. Dadurch ist eine Reduktion der Heparindosierung möglich auf Mengen, wie sie auch zur Thromboseprophylaxe verwendet werden, und die Komplikation massiver Blutungen ist deutlich zurückgegangen.

PFLEGEPRAXIS

Hypotonie durch Volumenverlust

Das Anschließen der ECMO geht i.d.R. mit **starkem Blutdruckabfall** einher. Ursache ist der relative Volumenverlust, der durch das „Verschieben" von Blutvolumen in das Schlauchsystem der ECMO entsteht. Deshalb ist darauf zu achten, dass der Blutdruck des Patienten zu Beginn der Behandlung ausreichend hoch ist.

12.1.3 Teilweiser Lungenersatz (Lungenunterstützung)

DEFINITION

ECLA *(Extracorporeal Lung Assist, extrakorporale Lungenunterstützung):* Gasaustausch über eine extrakorporal liegende Membranlunge, deren Gasaustauschfläche etwa halb so groß ist wie die der ECMO (ECLA 1,3–1,8 m^2, ECMO 2,5–5 m^2).

Im Gegensatz zu extrakorporalen Lungenersatzverfahren ist bei ECLA ein deutlich geringerer extrakorporaler Blutfluss ausreichend. Deshalb werden diese Verfahren auch als **Low-Flow-Systeme** bezeichnet.

Im Gegensatz zu ECMO und $ECCO_2$-R ist der technische Aufwand bei ECLA-Verfahren sehr viel geringer, dadurch ist die Komplikationsrate wesentlich niedriger und das Verfahren ist deutlich weniger „personalintensiv" und damit erheblich kostengünstiger. Aus diesen Gründen ist der Einsatz der extrakorporalen Lungenunterstützung nicht an spezielle Zentren gebunden, sondern kann prinzipiell auf allen Intensivstationen erfolgen.

Pumpenfreie extrakorporale Lungenunterstützung

DEFINITION

Bei der **pumpenfreien extrakorporalen Lungenunterstützung** *(PECLA, Pumpless Extracorporeal Lung Assist)* erfolgt der Gasaustausch über eine extrakorporal liegende Membranlunge, die zwischen eine Arterie und eine Vene geschaltet ist. Aufgrund des Druckgefälles zwischen Arterie und Vene ist **keine Pumpe** notwendig.

Bei der **$AVCO_2R$** *(Arterio-Venous CO_2 Removal,* arteriell-venöse CO_2-Elimination) wird dem Blut in der Membranlunge lediglich CO_2 entzogen.

Realisiert ist das Verfahren praktisch ausschließlich als iLA-Membranventilator® *(Interventional Lung Assist)* der Firma Novalung (➤ Abb. 12.3). Die iLA-Membranventilatoren werden zunehmend im klinischen Alltag eingesetzt. Die Herstellerfirma bietet Schulungen und Unterstützung bei der klinischen Anwendung an.

Aufbau

- Der Arzt platziert mittels Seldinger-Technik jeweils einen Katheter in der A. femoralis (13–15 Fr.) und

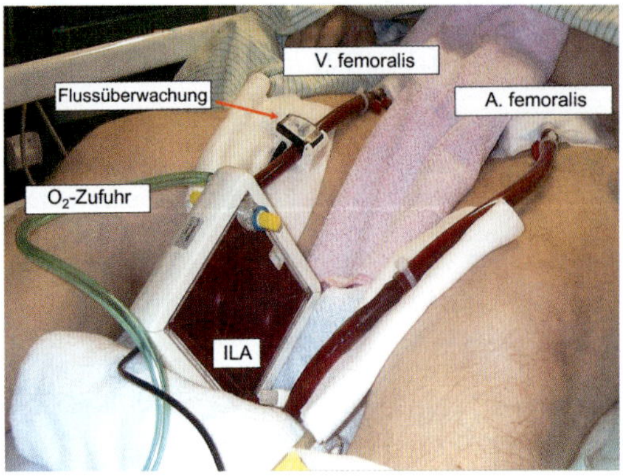

Abb. 12.3 ILA-Membranventilator®. [F655]

einen Katheter in der V. femoralis (15–17 Fr.). Die Kanülengröße richtet sich nach der Größe der Blutgefäße, die zuvor mittels Ultraschall bestimmt wird.

- Die blutführenden Teile des Systems werden mit Infusionslösung (z. B. NaCl 0,9 %) gefüllt.
- Über einen speziellen, mit einem Bakterienfilter versehenen Gasanschlussschlauch wird die mit Flüssigkeit gefüllte Membranlunge mit einer Sauerstoffquelle verbunden (Sauerstoffflow bis 10 l/Min. einstellen).
- Gas und Blut werden durch eine Diffusionsmembran aus Polymethylpenten (Oberfläche 1,3 m^2) mit niedrigem Widerstand (analog der natürlichen Lunge) separiert, sodass sowohl Gerinnselbildung als auch der Austritt von Plasma verhindert werden.
- Die blutführenden Teile des Systems sind mit Heparin beschichtet, zusätzlich wird eine Heparinisierung des Patienten (ca. 5–10 IE/kg KG/h) empfohlen mit dem Ziel, die PTT um 50–55 Sek. bzw. ACT um 120–140 einzustellen.
- Positioniert wird das System zwischen den Beinen des Patienten. Eine spezielle Haltevorrichtung verhindert ein Umkippen (dies würde die Funktion des Systems beeinträchtigen).

Das System hat eine Standzeit von bis zu 29 Tagen und muss spätestens nach Ablauf dieser Zeit gewechselt werden.

Funktionsprinzip

Der arterielle Blutdruck des Patienten bestimmt den Blutfluss durch die Membranlunge:

- Je höher der Blutfluss durch die Membranlunge ist, desto effektiver ist die Oxygenierung; die CO_2-Elimination wird v. a. von der Höhe des Gasflusses bestimmt.
- Je geringer der Blutfluss durch die Membranlunge, desto größer ist die Gefahr, dass es zur Bildung kleinster Blutgerinnsel und dadurch zur Verstopfung der Membranlunge kommt. Bei einem durchschnittlichen Blutfluss von 1–1,5 l/Min. ist dies jedoch selten.

Der arterielle Blutdruck und hier insbesondere der **arterielle Mitteldruck** (MAP) sind daher entscheidend für den Erfolg der Behandlung. Der arterielle Mitteldruck sollte bei mindestens 60 mmHg liegen (ggf. verordnet der Arzt blutdrucksteigernde Medikamente). Damit wird ein Blutfluss von 0,5–2,5 l/Min. erreicht.

Ein spezieller Monitor, der nach dem Dopplerprinzip arbeitet, ermöglicht es, den Blutfluss im System zu überwachen.

PFLEGEPRAXIS

Positionierung

Treten während der Behandlung keine durch das Verfahren bedingte Komplikationen auf, kann der Patient mit dem liegenden System gelagert werden (bei Entlastung des Beckens ist auch Bauchlagerung möglich). Auch ein Transport des Patienten mit dem liegenden System ist möglich, z. B. zur Weiterbehandlung in ein ECMO-Zentrum.

Indikationen und Kontraindikationen

Indikationen und Kontraindikationen für extrakorporale Lungenersatzverfahren ➤ 12.1.1

Neben den oben genannten **Indikationen** ist vor allem die CO_2-Elimination mit dem Ziel der Lungenprotektion eine Indikation für den Einsatz der pumpenfreien extrakorporalen Lungenunterstützung, etwa bei (drohender) schwerer respiratorischer Azidose, zur Reduktion der Atemarbeit in der Weaning-Phase sowie zur Reduktion eines erhöhten Hirndrucks (➤ 9.2). Allerdings sehen die Autoren der Leitlinie „Invasive Beatmung und Einsatz extrakorporaler Verfahren bei akuter respiratorischer Insuffizienz" den Einsatz dieser Verfahren bei den genannten Indikationen kritisch [24].

Auch in der Überbrückungszeit vor einer Lungentransplantation (Bridge to Lung-Transplantation) kann eine pumpenfreie extrakorporale Lungenunterstützung indiziert sein.

Kontraindikationen sind:

- Einschränkungen der kardialen Pumpfunktion (MAP < 60 mmHg).
- Arteriosklerose der Becken- und Beingefäße.
- Heparininduzierte Thrombozytopenie (HIT). Bei diesen Patienten sollte das System wegen der Heparinbeschichtung nicht eingesetzt werden.

Wegen der Kanülengröße (≥ 13 French) und der Größe des arteriovenösen Shunts darf das Verfahren in der Pädiatrie erst ab 20 kg KG eingesetzt werden.

Während der Behandlung muss das Bein, an dem die Arterie punktiert wurde, auf Anzeichen einer mangelnden Durchblutung beobachtet werden (z. B. Bein kühl, blass, Fußpulse schlecht oder gar nicht tastbar?).

Komplikationen

- Ischämie des arteriell punktierten Beins. Neben der regelmäßigen Inspektion des Beins sowie der Kontrolle der Fußpulse wird empfohlen, die Sauerstoffsättigung an dieser Extremität zu überwachen und die Extremität warm zu halten.
- Fibrin- oder Fettablagerungen im System, die ggf. einen Austausch des Membransystems erforderlich machen (ggf. auch Umstellen der Sedierung bei Verwendung fettreicher Emulsionen).
- Thrombenbildung im System.
- Luftembolie infolge einer Bildung von Luftbläschen im blutleitenden Teil des Systems (kann entstehen, wenn der Gasdruck bei temporärer schwerer Hypotension den Blutdruck übersteigt).
- Blutungen oder Infektionen im Punktionsbereich.
- Dislokation der Kanüle (erfordert umgehendes Handeln, z. B. Kompression der Punktionsstelle, Abklemmen des Systems und rasche Neueinlage einer Kanüle, um größere Blutverluste zu vermeiden).

VORSICHT!

Bei einer kardiopulmonalen Reanimation muss das System abgeklemmt werden.

Pumpengestützte extrakorporale Lungenunterstützung

DEFINITION

Bei der **pumpengestützten extrakorporalen Lungenunterstützung** erfolgt der Gasaustausch über eine extrakorporal gelegene Membranlunge, die abhängig vom Bedarf platziert ist:

- Venovenöse ECLS **(v-v-ECLS)** zur Unterstützung der Lungenfunktion
- Venoarterielle ECLS **(v-a-ECLS)** zur Unterstützung von Herz und Lunge

Die **pumpengestützte extrakorporale Lungenunterstützung** ist z. B. am Cardiohelp-System der Firma Maquet oder am iLA active® der Firma Novalung realisiert. Vorgestellt wird hier das Cardiohelp-System (➤ Abb. 12.4), das verschiedene Möglichkeiten der Lungenunterstützung bietet:

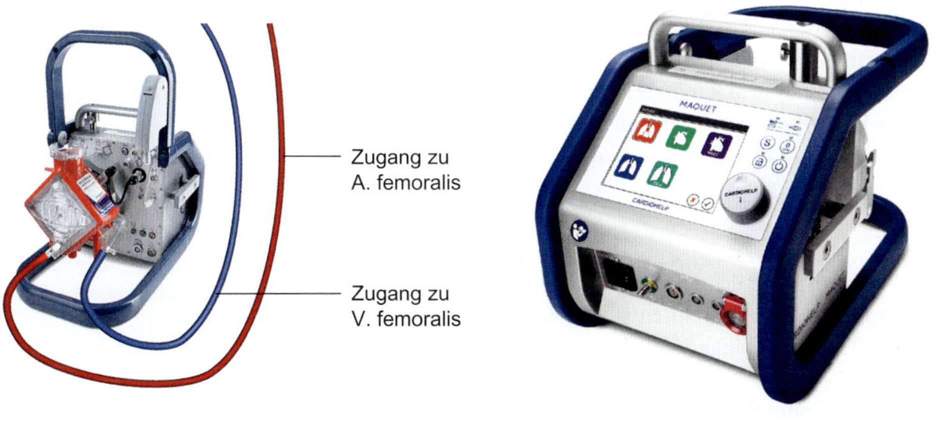

Abb. 12.4 Cardiohelp-System (Firma Maquet). Rechts: Ansicht der Gerätefront, links Ansicht der Rückseite, hier mit arterio-venöser Kanülierung (siehe Text). [V787]

- Die ausschließliche Unterstützung der Lungenfunktion als
  - Unterstützung von Oxygenierung *und* CO_2-Elimination.
  - Pumpengestützte Lungenprotektion, auch *Pump Assisted Lung Protection,* kurz *PALP* mit Schwerpunkt CO_2-Elimination.
- Die Unterstützung der Lungenfunktion mit gleichzeitiger Entlastung der Pumpfunktion des Herzens. Dazu wird es zwischen einer Vene und einer großen Arterie geschaltet.

Durch die kompakte Größe kann das System auch beim Patiententransport eingesetzt werden.

Sowohl bei der venovenösen Anwendung (**v-v-ECLS)** als auch bei der venoarteriellen Anwendung (**v-a-ECLS,** *Ventrikel Assist Device* kurz *VAD*) wird das Cardiohelp-System mit dem **HLS**(Heart-Lung-Support)-**Modul** bestückt. Dieses besteht aus einer künstlichen Lunge mit Diffusionsmembran und biokompatibler Beschichtung.

Das HLS-Modul ist in zwei Größen erhältlich (HLS Set Advanced 5.0 bzw. 7.0):

- Die Oberfläche der *Gasaustauschmembran* beträgt 1,3 bzw. 1,8 m^2.
- Das *Füllvolumen des Moduls* beträgt 240 bzw. 273 ml, inkl. Füllung der 2,3 m langen Schläuche 570 bzw. 600 ml.
- Der *Blutfluss* beträgt 0,5–5 bzw. 0,5–7 l/Min.

Integriert sind ein Wärmetauscher sowie Sensoren zur Überwachung des Drucks im zuleitenden und ableitenden Schlauchsystem bzw. im Modul (arterieller, venöser und interner Druck), der Temperatur, der venösen Sättigung sowie des Hämoglobin- und Hämatokritwerts. Das Modul hat eine Standzeit von 30 Tagen.

Das Cardiohelp-System kann auch bei kardiochirurgischen Eingriffen eingesetzt werden. Dann muss das System jedoch mit anderen Modulen bestückt werden.

Aufbau

Die Punktion entspricht der bei pumpenfreier ECLA (siehe oben). Für dieses Verfahren stehen Katheter der Größen 15–29 Fr. (Länge 15 bis 55 cm) zur Verfügung.

- Zur **v-v-ECLA oder PALP** werden zwei große Venen punktiert, i. d. R. V. femoralis, V. subclavia oder V. jugularis. Zunehmend kommen dabei Doppellumenkatheter zum Einsatz, die eine Mobilisierung des Patienten erleichtern.
- Zur **v-a-ECLA** wird eine zentrale Vene (meist V. femoralis) und eine große Arterie (z. B. A. femoralis oder A. subclavia) punktiert.

Die blutführenden Teile des Systems werden mit Infusionslösung gefüllt. Über einen speziellen, mit einem Bakterienfilter versehenen Gasanschlussschlauch wird die mit Flüssigkeit gefüllte Membranlunge mit einer Sauerstoffquelle verbunden (Sauerstoffflow von 2–12 l/Min. einstellen). Gas und Blut werden durch eine Diffusionsmembran aus Polymethylpenten mit niedrigem Widerstand (analog der natürlichen Lunge) separiert, sodass sowohl eine Gerinnselbildung als auch der Austritt von Plasma verhindert werden.

Funktionsprinzip

Die Pumpengeschwindigkeit (Turbine) bestimmt den Blutfluss durch die Membranlunge:

- Je höher der Blutfluss durch die Membranlunge ist, desto effektiver ist der Gasaustausch (insbesondere die Oxygenierung wird von der Höhe des Blutflusses bestimmt; die CO_2-Elimination wird v. a. von der Höhe des Gasflusses bestimmt).
- Je geringer der Blutfluss durch die Membranlunge, desto größer ist die Gefahr, dass es zur Bildung kleinster Blutgerinnsel und dadurch zur Verstopfung der Membranlunge kommt.

Indikationen und Kontraindikationen

Indikationen und Kontraindikationen entsprechen denen bei pumpenfreier ECLS (siehe oben); Ausnahme sind Einschränkungen der kardialen Pumpfunktion: Auch bei MAP < 60 mmHg kann eine pumpengestützte ECLA durchgeführt werden.

PFLEGEPRAXIS

Viele Patienten benötigen neben der Lungenunterstützung auch eine **kontinuierliche Nierenersatztherapie** (CRRT, *Continuous Renal Replacement Therapy*). Deshalb haben manche Lungenersatzverfahren **CRRT-Konnektoren** im venösen Schenkel, um diese Geräte anzuschließen.

Umgekehrt gibt es auch CRRT-Geräte, die zusätzlich zum Hämofilter noch eine Membranlunge eingebaut haben. Aufgrund der geringen Blutflüsse sind diese jedoch weniger effektiv zur CO_2- Elimination geeignet.

PFLEGEPRAXIS

Bei **kardiopulmonaler Reanimation** kann das System offen bleiben, insbesondere bei v-a-ECLA.

12.2 Surfactant-Applikation

Surfactant ➤ 1.2.2

DEFINITION

Beim Atemnotsyndrom des Neugeborenen (*Infant Respiratory Distress Syndrom,* kurz **IRDS**) besteht ein **primärer Surfactant-Mangel,** d.h. die unreife oder geschädigte Lunge hat noch keinen Surfactant gebildet. Beim **ARDS** (Atemnotsyndrom des Erwachsenen, ➤ 2.3.4) dagegen besteht ein **sekundärer Surfactant-Mangel.** Dabei kommt es nicht nur zu einer *quantitativen Verminderung* des Surfactant, sondern auch zu einer qualitativen Verschlechterung *(Surfactantdysfunktion).*

Die **Folgen des Surfactant-Mangels** sind sowohl beim IRDS als auch beim ARDS gleich: Die Oberflächenspannung in den Alveolen nimmt zu, die Compliance der Lunge nimmt ab. Es bilden sich Atelektasen (➤ 2.2.4), die eine Zunahme des pulmonalen Rechts-links-Shunts und eine Verschlechterung des Ventilations-/Perfusionsverhältnisses nach sich ziehen. Es kommt zur Schädigung der alveolo-kapillären Membran mit Ausbildung eines interstitiellen und später intraalveolären Lungenödems. Dadurch wird der noch vorhandene funktionstüchtige Surfactant inaktiviert.

Indikationen

Beim IRDS ist die exogene Zufuhr von Surfactant eine anerkannte Therapieform.

Beim sekundären Surfactant-Mangel im Rahmen eines ARDS werden sowohl Surfactant zugeführt als auch die Faktoren therapiert, die eine Surfactant-Inaktivierung verursachen. Ansonsten würde der exogen zugeführte Surfactant rasch wieder inaktiviert und damit unwirksam werden.

Applikation

Zur **Applikation** wird ein dünner Katheter (z.B. eine dünnlumige Magensonde) über den Tubus oder die Trachealkanüle in die Trachea oder einen Hauptbronchus eingeführt. Über diesen Katheter wird der Surfactant verabreicht, i.d.R. in einer Dosierung von 50–200 mg/kg Körpergewicht. Alternativ ist die Surfactant-Applikation als Aerosol möglich.

Die Wirkung des zugeführten (exogenen) Surfactant entspricht der des körpereigenen, d.h. die Oberflächenspannung der Alveolen wird reduziert und atelektatische Lungenbereiche können wieder eröffnet werden. Spricht der Patient auf die Therapie an, bessert sich die Oxygenierung meist innerhalb der ersten halben Stunde und die Beatmungsinvasivität kann zurückgenommen werden. Bis zu 3-mal können nach Ablauf einiger Stunden wiederholte Surfactant-Applikationen vorgenommen werden.

Inwieweit eine Kombination einer Surfactant-Applikation mit einer NO-Beatmung (➤ 12.3) bzw. mit einer partiellen Flüssigkeitsventilation wirksamer ist als die alleinige Anwendung der jeweiligen Verfahren ist noch Gegenstand der Forschung.

Da bisher keine Verbesserung des Outcome erwachsener Patienten erzielt werden konnte, wird die Surfactant-Applikation als Rescue-Maßnahme angesehen. [26]

12.3 Inhalation von Vasodilatatoren

Die **Inhalation von Vasodilatatoren** ist eine supportive (unterstützende) Therapie in der Behandlung von Patienten mit schwerstem ARDS. In der Praxis eingesetzt werden derzeit die vasodilatativ wirkenden Substanzen **Stickstoffmonoxid** (*Nitric Oxide,* kurz **NO**) und **Prostazyklin** *(Prostaglandin I_2).* Beides sind physiologische Substanzen, die eine Vaso- und Bronchodilatation bewirken.

Die Inhalation von Stickstoffmonoxid und Prostazyklin haben sich in den letzten Jahren zunehmend im klinischen Alltag etabliert.

Wirkweise

Die Inhalation geringster Konzentrationen von Stickstoffmonoxid oder Prostazyklin bewirkt eine selektive Vasodilatation in den belüfteten Lungenabschnitten. Dadurch sinkt der pulmonalarterielle Druck (*Pulmonal Arterial Pressure,* kurz PAP), der pulmonale Rechts-links-Shunt nimmt ab und die Oxygenierung verbessert sich, weil eine Blutumverteilung zugunsten der gut durchbluteten Lungenabschnitte erfolgt.

Dadurch wird es möglich, die komplikationsreichen Parameter der Beatmung (allen voran ein hohes Tidalvolumen bzw. ein hoher Beatmungsdruck und eine hohe Sauerstoffkonzentration) zu reduzieren.

Indikationen und Kontraindikationen

Indikationen sind:

- ARDS (➤ 2.3.4)
- Rechtsherzversagen
- Pulmonale Hypertonie (insbesondere Patienten, bei denen wegen pulmonaler Hypertonie eine Lungentransplantation durchgeführt werden musste, profitieren deutlich von der Anwendung der NO-Inhalation)

Als absolute **Kontraindikationen** für die NO-Inhalation gelten ein Methämoglobin-Reduktase-Mangel sowie eine Methämoglobinämie (➤ 10.2.4). Relative Kontraindikationen sind intrakranielle Blutungen und schwere Blutgerinnungsstörungen.

Praxis der NO- und Prostazyklin-Inhalation

NO-Inhalation

NO wird über spezielle Geräte (z. B. Pulmonox® oder Pulmonox® mini), die in den Inspirationsschenkel des Beatmungssystems eingebaut sind, der Einatemluft zugesetzt. Diese Geräte überwachen die inspiratorische und exspiratorische Konzentration von NO und NO_2 (Stickstoffdioxid, Metabolit des NO). Die für den Patienten optimale NO-Konzentration wird durch ein vorsichtiges Steigern der Dosis erreicht.

Studien haben zwar eine bessere Oxygenierung und das seltenere Auftreten relevanter Hypoxämien gezeigt, aber auch die Gefahr eines akuten Nierenversagens. Zudem konnte keine Reduzierung der Krankenhaussterblichkeit durch die Therapie mit iNO gezeigt werden. Daher wird empfohlen [24], eine NO-Inhalation zur Überbrückung einer schweren Hypoxämie oder einer Rechtsherzdekompensation in Erwägung zu ziehen. Ein routinemäßiger Einsatz bei ARDS wird nicht empfohlen.

VORSICHT!

NO und das entstehende NO_2 gelten als potenziell toxisch. Deshalb müssen die NO- und NO_2-Konzentrationen nicht nur im Beatmungssystem, sondern auch in der Umgebung kontinuierlich überwacht werden. Bestimmte **MAK-Werte** (maximale Arbeitsplatzkonzentration) dürfen nicht überschritten werden. Die NO-Therapie verursacht deshalb einen relativ hohen messtechnischen Aufwand und ist mit entsprechend hohen Kosten verbunden. Ein abruptes Beenden der NO-Beatmung kann *Rebound-Phänomene* (überschießende, der Wirkung entgegengesetzte Reaktionen) auslösen, deshalb wird die Therapie „ausgeschlichen".

Prostazyklin-Inhalation

In der Praxis wird wegen der kurzen Halbwertszeit von Prostazyklin (etwa 3 Minuten) der Wirkstoff Iloprost (Ventavis®) verwendet. Dabei handelt es sich um ein Abbauprodukt des Prostazyklins, dessen Wirkdauer mit 20–25 Minuten deutlich länger ist.

Das Medikament wird vernebelt (6–9 Inhalationen pro Tag).

WICHTIG

Kombination möglich

NO-Beatmung und Prostazyklin-Inhalation können kombiniert werden.

12.4 Inhalation von Heliox

DEFINITION

Heliox: Mischgas, dass zu 70–80 % aus Helium und zu 20–30 % aus Sauerstoff (Oxygen) besteht. [26]

Wirkweise

Helium hat deutlich bessere Strömungseigenschaften als Stickstoff oder Sauerstoff. Grund dafür ist die viermal geringere Dichte des Heliums gegenüber Luft. Durch die Zufuhr des Gases reduzieren sich die turbulenten Gasströme, es resultiert eine geringere

Atemwegsresistance (➤ 1.3.5) mit reduzierter Atemarbeit (WOB). Der Patient kann in der Folge deutlich leichter ein- und ausatmen.

Indikationen

Indikationen sind:
- COPD
- Asthma bronchiale
- Prolongierte Respiratorentwöhnung (Weaning)

Praxis der Heliox-Anwendung

Heliox kann über eine Nasensonde, Beatmungsmasken (➤ 4.1.2) und Tuben verabreicht werden. Dazu werden entweder spezielle Geräte eingesetzt (diese dienen lediglich der Verabreichung von Heliox) oder es kommt ein Respirator mit der Option „Heliox" zum Einsatz (an diesen Respiratoren können Helioxflaschen angeschlossen und die Dosierung des Heliox kann eingestellt und überwacht werden).

Insgesamt wird Heliox beim beatmeten Patienten selten eingesetzt.

12.5 Liquidventilation

DEFINITION

Liquidventilation *(Flüssigkeitsventilation):* Beatmung der vollständig oder teilweise mit spezieller, sauerstofftragender Flüssigkeit (Perfluorcarbon, kurz PFC) gefüllten Lunge. Zwei Verfahren:
- **Total Liquid Ventilation** (kurz **TLV,** *totale Flüssigkeitsbeatmung*): Vollständiges Auffüllen der Lunge mit PFC und Beatmung mit speziellem Respirator. Wegen des hohen technischen Aufwands bisher keine klinische Anwendung
- **Partial Liquid Ventilation** (kurz **PLV,** partielle Flüssigkeitsbeatmung): Die Lunge wird nur zu Teilen mit PFC gefüllt. Die Flüssigkeit breitet sich in den schwerkraftabhängigen Lungenarealen aus.

Die **TLV** wird bisher nicht in der Klinik eingesetzt. Die folgenden Ausführungen beziehen sich daher ausschließlich auf die **PLV** *(Partial Liquid Ventilation).* Auch die PLV befindet sich in Deutschland noch in der klinischen Erprobung. In den USA wurden bereits mehrere hundert Neugeborene mit diesem Verfahren erfolgreich behandelt.

TLV mit gekühlter Lösung wird derzeit in Studien untersucht, um Patienten sehr schnell (z. B. nach Reanimation) kühlen zu können.

Perfluorcarbon

Perfluorcarbone (kurz PFC, z.B. Liquivent®) sind Fluor-Kohlenstoffverbindungen, die vom menschlichen Organismus nicht verstoffwechselt werden. Die Flüssigkeit zeichnet sich durch eine hohe Löslichkeit für Gase (dadurch hohe Transportkapazität für Sauerstoff und Kohlendioxid) und eine geringe Oberflächenspannung (dadurch gute Ausbreitung auf Oberflächen) aus. Das spezifische Gewicht ist fast doppelt so hoch wie das von Wasser, dadurch breitet sich PFC rasch in den schwerkraftabhängigen Lungenarealen aus.

Die Elimination von PFC erfolgt fast ausschließlich durch Abatmung über die Lunge.

Wirkweise

Das PFC verteilt sich aufgrund seines hohen spezifischen Gewichts rasch in den schwerkraftabhängigen Lungenbezirken, diese Lungenbereiche sind beim ARDS i. d. R. atelektatisch verändert. Durch das Auffüllen mit Flüssigkeit werden atelektatische Lungenbereiche wieder eröffnet und können wieder am Gasaustausch teilnehmen *(Alveolar Recruitment).* Zudem verhindert die intraalveoläre Flüssigkeit den erneuten Kollaps der betroffenen Alveolen. Da dies der Wirkung des PEEP gleichkommt (➤ 3.2.4), wird dieser Effekt auch als „Flüssigkeits-PEEP" oder „Liquid-PEEP" bezeichnet. Zudem wirkt PFC anti-inflammatorisch (entzündungshemmend); dies beruht wahrscheinlich auf einer Auswaschung und Aufschwemmung von Entzündungsmediatoren aus den Alveolen.

WICHTIG

Auswirkungen der PLV:
- Verbesserung der Oxygenierung durch Wiedereröffnung und Offenhalten atelektatischer Lungenbereiche *(Alveolar Recruitment).*

- Umverteilung des pulmonalen Blutflusses (durch den hydrostatischen Druck des PFC) aus den schwerkraftabhängigen in die unabhängigen Lungenbereiche. Dadurch Abnahme des pulmonalen Rechts-links-Shunts und Verbesserung des Ventilations-/Perfusionsverhältnisses.
- Verringerung der Oberflächenspannung, dadurch Zunahme der Compliance (➤ 1.3.5).
- Antiinflammatorische Wirkung.

Praxis der PLV

Zur PLV wird Perfluorcarbon transtracheal in die Lunge eingebracht. Die Menge PFC entspricht maximal der funktionellen Residualkapazität (➤ 1.3.3) des Patienten. Die Flüssigkeit wird entweder im Bolus oder langsam nach und nach in den Tubus appliziert, so lange bis ein Flüssigkeitsspiegel im Tubus sichtbar ist. Unmittelbar danach bzw. gleichzeitig wird der Patient mit einem Intensivrespirator beatmet.

Da Perfluorcarbone flüchtig sind und überwiegend ganz abgeatmet werden, muss die Flüssigkeit laufend nachgefüllt werden. Die benötigte Menge PFC hängt wesentlich vom Atemminutenvolumen des Patienten ab (ca. 50 ml/Stunde beim Erwachsenen).

Komplikationen

Während der Applikation der Flüssigkeit können Bradykardien auftreten, auf der PFC-Oberfläche schwimmendes Trachealsekret kann eine Tubusverlegung verursachen. Weitere Komplikationen sind ein Pneumo- oder Liquothorax.

12.6 Permissive Hyperkapnie

DEFINITION

Permissive Hyperkapnie (kurz **PHC**): Beatmungsstrategie, bei der über die Norm erhöhte p_aCO_2-Werte (> 45 mmHg) bewusst toleriert werden, um einen hohen Inspirationsdruck sowie hohe Tidalvolumina zu vermeiden.

Beim ARDS versucht man, mit möglichst geringer Druckamplitude und relativ hohem PEEP zu beatmen, um die noch gesunden Lungenabschnitte zu schützen und gleichzeitig die bereits atelektatisch veränderten Bereiche möglichst offenzuhalten (Lungenprotektive Beatmung ➤ 9.1.1). Ein solches Beatmungsregime bedingt i. d. R. relativ kleine Tidalvolumina, was rasch einen Anstieg des p_aCO_2 über 45 mmHg nach sich zieht (Hyperkapnie).

Auswirkungen der Hyperkapnie

Die Hyperkapnie bewirkt eine respiratorische Azidose (➤ 1.6.2), die jedoch bei normaler Nierenfunktion innerhalb von Stunden bis Tagen kompensiert werden kann (metabolisch kompensierte respiratorische Azidose ➤ 1.6.2).

Praxis der permissiven Hyperkapnie

Bei der permissiven Hyperkapnie wird bei einem Anstieg des p_aCO_2 über die Norm die Beatmung nicht entsprechend verändert (i. d. R. würde die alveoläre Ventilation gesteigert, z. B. durch Erhöhung des Inspirationsdrucks bzw. des Tidalvolumens) bzw. der Inspirationsdruck (und damit die Tidalvolumina) wird unter Inkaufnahme eines (langsam) steigenden p_aCO_2 reduziert. Dies erfolgt unter engmaschigen Kontrollen der Blutgasanalyse (bei raschem Anstieg des p_aCO_2 drohen *Hyperkaliämie, Hypotonie* infolge Vasodilatation und *Verminderung der Myokardkontraktilität*).

WICHTIG

Grenzwert: pH

Eine allgemein anerkannte Obergrenze für den p_aCO_2, die während der permissiven Hyperkapnie nicht überschritten werden sollte, existiert bislang nicht. Grundsätzlich gilt: Der pH-Wert sollte nicht unter 7,2 absinken. Bei pH-Werten < 7,2 sollte eine Pufferung mit THAM-Puffer (➤ 1.6.2) erfolgen.
Eine ausgeprägte Rechtsherzbelastung sollte vermieden werden.
Bei erhöhtem Hirndruck (➤ 9.2) kann die Hyperkapnie einen weiteren Hirndruckanstieg verursachen.

Flankierende Maßnahmen während der permissiven Hyperkapnie dienen dazu, eine erhöhte CO_2-Produktion nach Möglichkeit zu vermeiden. Im Wesentlichen gehören dazu kühlende Maßnahmen bei erhöhter Körpertemperatur.

KAPITEL

13 Weaning

Frank Kirsch

DEFINITION

Die internationale Task Force [39] gliedert die **maschinelle Überdruckbeatmung** über einen Endotrachealtubus/eine Trachealkanüle in **6 Phasen:**

1. Therapie der akuten respiratorischen Insuffizienz beginnend mit der Intubation
2. Erste Überlegungen hinsichtlich einer vermuteten Entwöhnbarkeit des Patienten (Ist der Patient bereit fürs Weaning?)
3. Beginn täglicher Tests zur Erfassung der Entwöhnbarkeit, z. B. RSBI (➤ 15.4.6)
4. Spontaneus Breathing Trial (Spontanatmungsversuch[e])
5. Extubation/Dekanülierung
6. Reintubation/Rekanülierung

Weaning (*Beatmungsentwöhnung*): Prozess ab Phase 4 der maschinellen Überdruckbeatmung, in welcher der Patient übt, wieder selbstständig zu atmen. Die Zeitdauer des Weanings ist vor allem abhängig von Art und Ausmaß der Grund- und Begleiterkrankungen, Alter des Patienten, Dauer und Invasivität der Beatmungstherapie sowie der Erfahrung des Behandlungsteams. Unterschieden werden:

- **Einfaches Weaning:** erfolgreiche Extubation nach dem ersten Spontanatemversuch (*Spontaneous Breathing Trial,* kurz *SBT*), bei ca. 70 % aller Patienten möglich
- **Schwieriges Weaning:** erster SBT negativ, aber erfolgreiche Extubation innerhalb von sieben Tagen nach zweitem oder drittem SBT; betrifft ca. 15 % der Patienten
- **Prolongiertes Weaning:** Patient benötigt mehr als drei SBT's oder Weaning dauert insgesamt mehr als sieben Tage. Häufigkeit: ca. 15 % der Patienten. [66]

Genau genommen ist jede **Reduktion der Beatmungsinvasivität,** also z. B. auch eine Verminderung der Sauerstoffkonzentration oder eine Reduktion des Beatmungsdrucks, ein Entwöhnungsschritt. Im klinischen Sprachgebrauch wird jedoch i. d. R. erst dann von „Weaning" gesprochen wird, wenn der **erste SBT durchgeführt** bzw. die Beatmung so eingestellt wird, dass der Patient selbst einen gewissen Anteil der Atemarbeit leisten muss.

Nach einer Kurzzeitbeatmung (z. B. postoperative Nachbeatmung) ist eine spezielle Entwöhnung meist nicht erforderlich. Hier kann i. d. R. mit Wiedereinsetzen der Spontanatmung die maschinelle Unterstützung rasch zurückgenommen bzw. beendet und der Patient extubiert werden (Extubation ➤ 6.14).

WICHTIG

Richtiger Zeitpunkt

Sowohl ein zu frühes als auch ein zu spätes Weaning gefährden den Patienten:

- Eine zu früh vorgenommene Extubation/Dekanülierung mit erforderlicher Reintubation/Rekanülierung geht mit einem erhöhten Risiko für eine nosokomiale Pneumonie und einer verlängerten Intensivbehandlungsdauer mit allen damit verbundenen Risiken einher.
- Das zu spät eingeleitete Weaning verlängert die Zeitdauer der maschinellen Beatmung mit allen damit verbundenen Nebenwirkungen und Komplikationen (➤ 5.1) unnötig.

Erfolgreiches Weaning und Weaning-Versagen

Das Weaning ist erfolgreich bei **Beeendigung der invasiven Beatmung.** [39]

Beim **prolongierten Weaning** unterscheidet die S2k-Leitlinie **3 Gruppen**, die jeweils weiter differenziert werden:

- Erfolgreiches prolongiertes Weaning *ohne* Fortsetzung einer Langzeit-NIV
  - Mit Extubation/Dekanülierung mit oder ohne passagere NIV
  - Ohne Dekanülierung
- Erfolgreiches prolongiertes Weaning *mit* Fortsetzung einer NIV
  - Anschließende Langzeit-NIV (außerklinische Beatmung), die der Patient selbstständig durchführt
  - Anschließende Langzeit-NIV (außerklinische Beatmung) mit zusätzlichem Pflegebedarf
- Erfolgloses Weaning **(Wening-Versagen)**
  - Mit Fortsetzung einer invasiven Beatmung über ein Tracheostoma (außerklinische Beatmung)
  - Tod des Patienten in der Klinik

13.1 Weaning-Protokoll

DEFINITION

Weaning-Protokoll: Algorithmus, in dem das klinikbzw. abteilungsspezifische standardisierte Vorgehen beim Weaning festgelegt ist.

Die tägliche Anwendung eines Weaning-Protokolls wird empfohlen für alle Patienten, die ≥ 24 Std. invasiv beatmet werden [24]

Weaning-Protokolle müssen einerseits für die Mehrzahl der Patienten anwendbar sein, andererseits aber auch genügend Spielraum bieten, um an Patienten in speziellen Situationen angepasst werden zu können.

Die Erfahrung mit Weaning-Protokollen hat gezeigt, dass damit sowohl die Beatmungs- als auch die Entwöhnungsdauer verkürzt und somit letztlich Kosten eingespart werden können.

VORSICHT!

Sowohl ein zu früher als auch ein zu später Beginn des Weanings gehen mit einer erhöhten Komplikationsrate einher und sollten daher unbedingt vermieden werden. Weaning-Protokolle tragen wesentlich dazu bei, v. a. den **zu späten Weaning-Beginn** zu vermeiden.

Bestandteile eines Weaning-Protokolls

Weaning-Protokolle sehen in aller Regel folgende Schritte vor:

1. Überprüfung der Analgosedierung (meist anhand **RASS** ➤ Tab. 11.3)
   - Bei einem RASS von -1/0 (keine oder sehr flache Sedierung) entfällt die Sedierungspause und der SAT
   - Bei RASS ≤ –2 Kontrolle, ob Kriterien für die notwendige **Sedierungspause** erfüllt sind bzw. Kontraindikationen für eine Sedierungspause vorliegen (➤ Tab. 13.1). Sind die Kriterien erfüllt bzw. liegen keine Kontraindikationen vor, dann
2. Aufwachversuch (*Spontaneos Awakening Trial,* **SAT**). Wichtigstes Kriterium für Wachheit: Augenöffnen auf Ansprache. Wenn erfolgreich
3. Spontanatemversuch (*Spontaneous Breating Trial,* **SBT**) nach festgelegten Kriterien, z. B. Höhe Druckunterstützung bzw. PEEP).

Tab. 13.1 Kriterien und Kontraindikationen für eine Sedierungspause

Sedierungspause möglich	Kontraindikationen
• Oxygenierungsindex (p_aO_2/ FiO_2) > 150 • Kreislaufstabilität (ggf. unter geringer Katecholaminzufuhr	• Schockzustand • Erhöhter ICP • Entzugssymptomatik • Relaxierung notwendig

13.2 Kriterien für die Entwöhnungsbereitschaft

PFLEGEPRAXIS

„Readiness to wean"

Das Weaning beginnt mit dem Feststellen der **Entwöhnungsbereitschaft** *(Readiness to wean)*, der Kontrolle, ob die im Weaning-Protokoll festgelegten Kriterien erfüllt sind.

Es existieren zahlreiche **Kriterien**, die dazu dienen, missglückte Entwöhnungsversuche zu vermeiden und dem Patienten frustrane Entwöhnungversuche sowie eine eventuelle Reintubation mit allen damit verbundenen Risiken zu ersparen.

Die *S2k Leitlinie Prolongierets Weaning* unterscheidet zwischen **klinischen und objektiven Kriterien.**

Klinische Kriterien sind:

- Ausreichend kräftiger Hustenstoß
- Keine massive Sekretbildung
- Keine akute Infektion
- Erkrankung, die die Intubation erforderlich gemacht hat, bildet sich zurück und beeinträchtigt das Weaning nicht

Objektive Kriterien sind:

- **Klinische Stabilität:**
  - **Hämodynamische Stabilität** (stabile Herz-Kreislauf-Verhältnisse, ggf. unter gering dosierter Katecholamingabe; Normovolämie). Jeder Entwöhnungsschritt, der mit einer Reduktion des mittleren Beatmungsdrucks verbunden ist, führt dazu, dass der intrathorakale Druck abnimmt. Dadurch nehmen sowohl Vorlast als auch Nachlast des linken Ventrikels zu (Nebenwirkungen der Beatmung auf das Herz-Kreislauf-System ➤ 5.1.2). Dies kann insbesondere bei vorbestehender Herzinsuffizienz zu einer kardialen Dekompensation mit nachfolgendem kardialen Lungenödem führen. Dies wiederum erhöht die Atemarbeit des Patienten (Reduktion der *Compliance* durch Wassereinlagerung in der Lunge ➤ 1.3.5). Um dies zu vermeiden verordnet der Arzt ggf. Diuretika und positiv-inotrop wirkende Substanzen (steigern die Kontraktionskraft des Herzmuskels), z. B. Dobutamin.
  - **Metabolische Stabilität** (stabiler Elektrolythaushalt und Säure-Basen-Status). Ein Mangel an *Phosphat, Kalzium* oder *Magnesium* kann die Leistungsfähigkeit der Atemmuskulatur einschränken und sollte daher vor der Entwöhnung behoben werden. *Metabolische Alkalosen* (➤ 1.6.2) können über eine kompensatorische Hypoventilation zum Anstieg des CO_2 und zur alveolären Hypoventilation führen. *Metabolische Azidosen* (➤ 1.6.2) steigern die Atemarbeit durch die kompensatorische Hyperventilation. Beide Zustände sollten daher vor einer (weiteren) Entwöhnung ausgeglichen werden.
- **Adäquate Oxygenierung:**
  - $p_aO_2 > 60$ mmHg und $SaO_2 \geq 90$ % (bei chron. resp. Insuff. ≥ 85 %) bei $F_iO_2 \leq 0{,}4$
  - $p_aO_2/F_iO_2 \geq 150$ mmHg (*Oxygenierungsindex* ➤ 2.2.4)
  - Adäquater PEEP, i. d. R. ≤ 8 mmHg
- **Adäquate pulmonale Funktion:**
  - Atemfrequenz < 25–35/Min
  - AZV > 5 ml/kg KG
  - RSBI (➤ 15.4.5) $f/V_{tidal} < 105$
  - Keine signifikante respiratorische Azidose
- **Adäquate mentale Funktion:** keine Sedierung bzw. RASS –1/0 unter Sedierung

WICHTIG

Manche Respiratoren bieten Sonderfunktionen, die Aussagen über den Erfolg eines Weaningversuchs zulassen. Dazu gehören v. a. der **Rapid Shallow Breathing Index** (RSBI, ➤ 15.4.5) und der **Negativ Inspiratory Force Index** (NIF, ➤ 15.4.6).

Im Verlauf der Respiratorentwöhnung muss der Patient mehr und mehr Atemarbeit selbst leisten. Dies gelingt nur dann dauerhaft, wenn der Atemapparat des Patienten in der Lage ist, die erforderliche Atemarbeit zu leisten. Übersteigt die erforderliche Atemarbeit die Leistungsfähigkeit des Patienten, kommt es zur Erschöpfung der Atemmuskulatur (auch *respiratorische Erschöpfung, inspiratorische Muskelermüdung* oder *Respiratory Muscle Fatigue* genannt). Um dies zu vermeiden werden vor und während der Entwöhnung alle Faktoren, die die Leistungsfähigkeit des Atemapparats beeinträchtigen können, möglichst optimiert.

Neben den oben genannten **allgemeinen Weaning-Kriterien** können auch folgende Punkte wichtige Hinweise geben:

- **Atmung/Beatmung.**
  - $p_aCO_2 < 55$ (Ausnahme chronisch obstruktive Lungenerkrankung), pH > 7,3.
  - $V_D/V_T < 0{,}6$ (➤ 1.3.4).
  - Insbesondere bei absehbar schwieriger Entwöhnung sind auch die Parameter Vitalkapazität (> 10 ml/kg KG), NIF (<–20 mbar) und P 0,1 (>–4 mbar) entscheidend (➤ 15.4.4).
- **Sauerstoffverbrauch und Kohlendioxidproduktion.** Sowohl ein erhöhter O_2-Verbrauch als auch eine erhöhte CO_2-Produktion steigern die Atemarbeit. Zustände, die den Sauerstoffbedarf steigern, z. B. Fieber, Agitation oder Muskelzittern (*Shivering*), sollten deshalb behoben werden. Bei der Ernährung ist darauf zu achten, dass eine zu hohe Kohlenhydratzufuhr vermieden wird, weil dadurch die CO_2-Produktion steigt, was eine vermehrte Atmung/Beatmung notwendig macht (empfehlenswert ist eine Zusammensetzung aus 50–55 % Fett, 35–40 % Kohlenhydraten und 10–15 % Eiweiß).
- **Zwerchfellhochstand.** Alle Zustände bzw. Erkrankungen, die mit einem Zwerchfellhochstand einhergehen, z. B. (Sub-)Ileus, Meteorismus oder ausgeprägter Aszites, erhöhen die Atemarbeit, da die Compliance von Lunge und Thorax durch den Zwerchfellhochstand vermindert ist. Ein Zwerchfellhochstand soll daher möglichst behoben werden. Wichtig ist es aus diesem Grund auch, vor und während der Entwöhnung die **Magen-Darm-Motilität** immer zu überwachen und ggf. mit entsprechenden Maßnahmen in Gang zu bringen.
- **Bewusstseinslage.** Auch bewusstseinsgetrübte oder bewusstlose Patienten können vom Respirator entwöhnt werden, zur Extubation/Dekanülierung jedoch müssen die Schutzreflexe vorhanden sein (➤ 6.14). Kooperationsbereitschaft des Patienten erleichtert die Entwöhnung i. d. R. erheblich. Deshalb ist es zu jedem Zeitpunkt der Entwöhnung wichtig, die Kooperationsbereitschaft des Patienten zu fördern und ihn angemessen, d. h. in einer ihm verständlichen Art und Weise über die einzelnen Entwöhnungsschritte zu informieren. Die Entwöhnung eines unkooperativen und/oder sehr unruhigen Patienten ist häufig sehr schwierig. Eine damit verbundene extreme körperliche Unruhe, z. B. im Rahmen eines Entzugssyndroms, steigert die CO_2-Produktion und erhöht damit den Ventilationsbedarf. Bei Entzugssymptomatik kann die Entwöhnung daher i. d. R. nicht eingeleitet bzw. weitergeführt werden.
- Sedierung und Relaxierung. In der Regel kann eine Entwöhnung erst dann begonnen werden, wenn die Wirkung von zuvor verabreichten Sedativa, Opioiden und Muskelrelaxanzien so weit abgeklungen ist, dass sowohl der Atemantrieb als auch die notwendige Muskelkraft weitgehend wieder vorhanden sind.

Eine **aufrechte, (halb)sitzende Position** erleichtert das Weaning. Günstig ist auch die frühestmögliche Mobilisation des Patienten (➤ 11.6). Prinzipiell kann die Entwöhnung jedoch in jeder Position erfolgen, also z. B. auch beim Patienten der nur flach auf dem Rücken oder Bauch gelagert werden darf, z. B. wegen eines operativen Eingriffs an der Wirbelsäule oder einer Querschnittssymptomatik.

13.3 Aufwach- und Spontanatemversuch

Aufwachversuch

Zum **Aufwachversuch** (*Spontaneous Awakening Trial,* **SAT**) wird die Sedierung reduziert bzw. auf Medikamente mit kurzer Wirkdauer umgestellt. Dabei auf ausreichende Analgesie achten! Der Patient soll ohne Stress oder Zeichen einer respiratorischen Erschöpfung wach werden. Wichtigstes Kriterium für die Wachheit des Patienten ist spontanes Augenöffnen auf Ansprache. Der SAT ist erfolgreich, wenn der Patient nach dem Erwachen 30 Minuten stressfrei weiterbeatmet werden kann.

Spontanatemversuch

PFLEGEPRAXIS

Bei vorhandener Weaning-Bereitschaft des Patienten sollte **möglichst frühzeitig** ein Spontanatemversuch durchgeführt werden. [39]

Beim **Spontanatemversuch** (*Spontaneous Breathing Trial,* **SBT**) atmet der Patient für eine festgelegte Zeit (empfohlen werden 30 Min.) spontan mit geringer Druckunterstüzung und PEEP (z. B. PEEP 5 mbar, ASB 5–8 mbar oder ATC). Während dieser Zeit wird in festgelegten Zeitabständen (anfangs kurze, später längere Abstände) geprüft, ob der SBT weitergeführt werden kann. **Abbruchkriterien** sind:

- Atemfrequenz > 35/Min
- RSBI (➤ 15.4.6) > 105
- Klinische Zeichen der respiratorischen Erschöpfung (➤ 13.6), gravierende Veränderungen von Herzfrequenz und/oder RR

Verläuft der Spontanatemversuch erfolgreich (Abbruchkriterien treten *nicht* auf, Atemfrequenz < 35/min, RSBI < 105), wird der zuständige Arzt informiert, der dann darüber entscheiden, ob extubiert/dekanüliert werden kann oder nicht bzw. ob ein diskontinuierliches Weaning begonnen werden kann (➤ 13.5.2).

Viele Respiratoren ermöglichen die Durchführung des SBT am Gerät.

13.4 Beurteilung der Entwöhnbarkeit

Neben dem SBT gibt es zahlreiche Tests, die eine **Beurteilung der Entwöhnbarkeit** ermöglichen und damit eine Aussage darüber, ob das Weaning mutmaßlich erfolgreich sein wird oder nicht. Derzeit eingesetzt werden vor allem:

- Der *Rapid Shallow Breathing Index* **RSBI** (Quotient aus Atemfrequenz und Atemzugvolumen, ➤ 15.4.6). Kann während des SBT mittels Spirometer oder am Respirator (ggf. mit geringer Druckunterstützung oder ATC) gemessen werden. Der Wert sollte < 105 liegen. Grundsätzlich gilt: Je flacher und schneller der Patient atmet, desto größer ist die Wahrscheinlichkeit eines Weaning-Versagens (erfolglose Entwöhnung).
- Der *Peak Exspiratory Flow* (**PEF,** Exspiratorischer Spitzenfluss). Der PEF gibt den maximalen Atemgasfluss während der Exspiration an und ist ein Maß für die muskuläre Kraft. Deshalb wird der Wert v. a. bei neuromuskulär beeiträchtigten Patienten gemessen. Bei Werten < 60 l/min muss nach der Extubation/Dekanülierung mit einem Sekretverhalt gerechnet werden, bei Werten < 35 ist die Gefahr eines Extubations-/Dekanülierungsversagens stark erhöht.
- Der *Cuff Leak Test* (Nebenlufttest). Dazu wird der Tubus/die Trachealkanüle entblockt und das Leckagevolumen bestimmt. Je geringer das Leckagevolumen (bzw. die Differenz zwischen exspiratorischem Tidalvolumen vor und nach der Entblockung) desto größer ist die Gefahr, dass nach Extubation/Dekanülierung ein Stridor auftritt als Zeichen eines Larynxödems (➤ 6.14.5).

13.5 Weaning-Verfahren

Grundsätzlich wird unterschieden zwischen **kontinuierlicher und diskontinuierlicher Respiratorentwöhnung** (➤ Tab. 13.2). Beide Verfahren können kombiniert werden.

DEFINITION

Kontinuierliche Respiratorentwöhnung *(kontinuierliches Weaning):* Gebräuchliche Methode der Respiratorentwöhnung mit fließendem Übergang von überwiegend maschineller Beatmung zu Spontanatmung (➤ Abb. 13.1).

Diskontinuierliche Respiratorentwöhnung (*diskontinuierliches Weaning*): Häufig bei tracheotomierten Patienten angewandte Methode der Respiratorentwöhnung mit anfangs kurzen, später immer längeren Phasen reiner Spontanatmung im Wechsel mit Phasen maschineller Beatmung, in denen die Atemmuskulatur vollständig entlastet ist (➤ Abb. 13.2).

Tab. 13.2 Kontinuierliche und diskontinuierliche Respiratorentwöhnung im Vergleich.

	Vorteile	Nachteile
Kontinuierliche Entwöhnung	• Lückenlose Überwachung der (Spontan-) Atmung durch den Respirator (AZV, AMV, Atemfrequenz) • Schrittweise Reduktion des intrathorakalen Drucks	• Erfordert im Vergleich zu reiner Spontanatmung ohne Respirator relativ viel Atemarbeit vom Patienten (z. B. durch Trigger, Strömungswiderstände des Beatmungsschlauchsystems; diese können jedoch mit speziellen Beatmungsoptionen, z. B. ATC [➤ 15.4.2], ausgeglichen werden)
Diskontinuierliche Entwöhnung	• Völlige Entlastung der Atemmuskulatur während Phasen kontrollierter Beatmung (Atempumpe kann sich erholen) • Während Spontanatmung Diskonnetion vom Respirator, dadurch keine zusätzliche Atemarbeit durch Beatmungssystem (jedoch u. U. hohe Widerstände durch Trachealkanüle/Tubus)	• Überwachung des Patienten während der Spontanatemphasen problematisch (Überwachung durch Respirator entfällt). Engmaschige klinische Überwachung erforderlich • Durch plötzliches Abgehen vom Respirator sinkt der intrathorakale Druck abrupt. Dies kann hämodynamische Nebenwirkungen haben

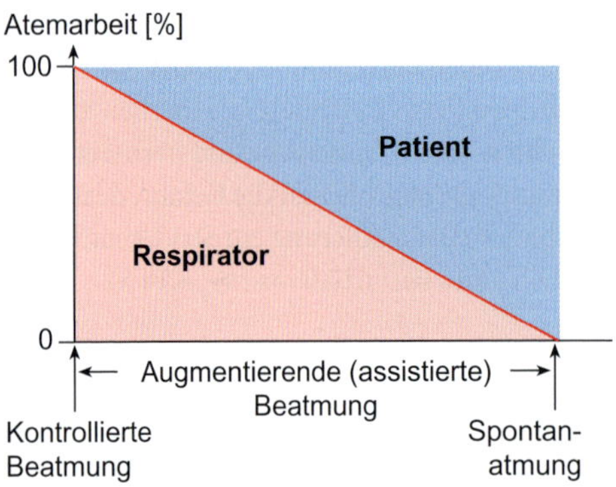

Abb. 13.1 Die **kontinuierliche Respiratorentwöhnung** ist eine in der Intensivmedizin häufig eingesetzte Methode der Entwöhnung. Dabei wird der maschinelle Anteil der Atemarbeit im Verlauf der Entwöhnung immer weiter zurückgenommen, dadurch entsteht ein fließender Übergang von maschineller Beatmung auf spontane Atmung. In der Praxis ist der Verlauf der Entwöhnung in aller Regel nicht so unproblematisch, wie die Grafik dies vermuten lässt. Nicht selten muss die Entwöhnung im Verlauf verlangsamt, gestoppt oder evtl. der maschinelle Anteil der Atemarbeit vorübergehend wieder angehoben werden, wenn Zeichen der respiratorischen Erschöpfung eintreten. [A400]

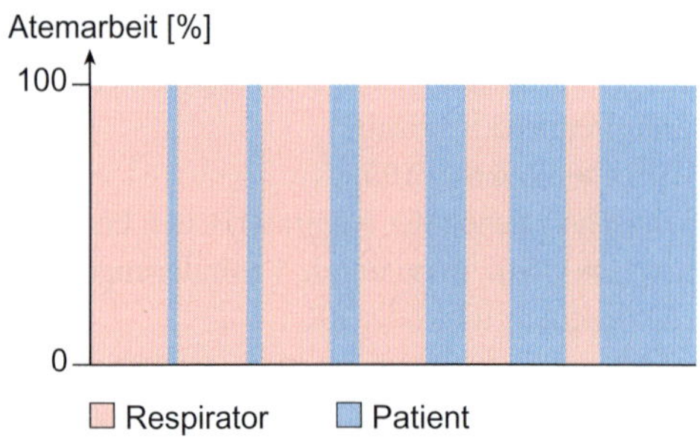

Abb. 13.2 Bei der **diskontinuierlichen Respiratorentwöhnung** wird die maschinelle Beatmung anfangs durch kurze, im Verlauf dann immer längere Spontanatemphasen unterbrochen. [A400]

13.5.1 Kontinuierliche Respiratorentwöhnung

Die **kontinuierliche Respiratorentwöhnung** ist die Methode, die üblicherweise in der Intensivmedizin bei Patienten eingesetzt wird, die (wahrscheinlich) einfach zu entwöhnen sind. Dabei wird der Anteil der Atemarbeit, die der Respirator leistet, Schritt für Schritt zurückgenommen, und der Patient leistet mehr und mehr Atemarbeit selbst. Dazu werden unterstützende Beatmungsformen eingesetzt, die die Atemmuskulatur entlasten, indem sie einen Teil der Atemarbeit übernehmen. Hier kommen insbesondere BIPAP (➤ 3.3.4) und die druckunterstützte Beatmung (➤ 3.3.7) zum Einsatz:

- Bei der **Entwöhnung über BIPAP** wird der maschinelle Anteil der Atemarbeit reduziert, indem das obere Druckniveau abgesenkt und die Zeitdauer des unteren Druckniveaus verlängert wird. Dabei wird i. d. R. wie folgt vorgegangen:
  - Reduktion des oberen Druckniveaus (p_{insp} bzw. p_{hoch}) in 2-mbar-Schritten bis auf einen Druck von ca. 12 mbar.

- Schrittweise Verlängerung der Zeitdauer des unteren Druckniveaus (t_{exsp}) auf ca. 10 Sek. Die Zeitdauer des oberen Druckniveaus (t_{insp}) bleibt bzw. wird zuvor eingeregelt auf ca. 3 Sek. In dieser Einstellung werden etwa 5 maschinelle Atemhübe pro Minute verabreicht.
- Weitere Reduktion des oberen Druckniveaus bis das obere Druckniveau dem unteren (PEEP) entspricht. Damit ist dann gleichzeitig CPAP-Atmung erreicht.
- Absenken des CPAP-Niveaus auf 5–6 mbar. Ist der Patient darunter stabil, kann die Extubation bzw. Dekanülierung erwogen werden (Kriterien und Durchführung ➤ 6.14 bzw. ➤ 7.8).

• Bei der **Entwöhnung mittels druckunterstützter Beatmung** (➤ 3.3.7) wird die Höhe der Druckunterstützung anfänglich meist 12–15 mbar über PEEP und zusätzlich ein PEEP (meist 5–8 mbar) eingestellt.
  - Ist der Patient unter dieser Beatmung stabil, kann die Höhe der Druckunterstützung in 2-mbar-Schritten reduziert werden bis auf ca. 7 mbar
  - Reduktion des PEEP in 2-mbar-Schritten bis auf ca. 5–6 mbar
  - Umstellen auf CPAP-Atmung mit CPAP-Niveau 5–6 mbar. Ist der Patient auch darunter stabil, kann die Extubation bzw. Dekanülierung erwogen werden (Kriterien und Durchführung ➤ 6.14 bzw. ➤ 7.8).

Hilfreich insbesondere bei schwieriger oder prolongierter Entwöhnung sind die Beatmungsformen NAVA (➤ 3.3.9) und PPS (➤ 3.3.7), da der Respirator bei diesen Beatmungsformen eine bedarfsadaptierte Unterstützung liefert.

WICHTIG

Respiratorgesteuertes Weaning

Viele der neu entwickelten Beatmungsformen reduzieren den maschinellen Anteil der Atemarbeit automatisch, d. h. einzelne Entwöhnungsschritte erfolgen hier respiratorgesteuert, z. B. Intellivent-ASV (➤ 3.3.10) oder PPS (➤ 3.3.7).

Ein **respiratorgesteuertes Weaning** bietet die Funktion **SmartCare™** (realisiert ab Evita XL an Respiratoren der Firma Dräger): Abhängig von der Atemfrequenz, dem Tidalvolumen sowie dem endtidalen CO_2 wird die Druckunterstützung in einer ersten Phase auf eine für den Patienten angemessene Höhe reguliert. In der zweiten Phase reduziert der Respirator die Druckunterstützung kontinuierlich und kontrolliert, ob der Patient dies innerhalb eines vorgegebenen Grenzbereichs toleriert (System prüft alle 2–5 Min.; angestrebt werden: Atemfrequenz 15–30/Min. bzw. bis 35/Min. bei neurologischen Erkrankungen, V_t > 250 ml bzw. 300 ml ab 55 kg KG, $etCO_2$ < 55 mmHg bzw. < 65 bei COPD). Konnte die Druckunterstützung weitgehend zurückgenommen werden, folgt in der dritten Phase ein Spontanatemversuch. Ist dieser erfolgreich, zeigt der Respirator die mögliche Extubation/Dekanülierung an.

13.5.2 Diskontinuierliche Respiratorentwöhnung

Die **diskontinuierliche Respiratorentwöhnung** scheint vor allem für langzeitbeatmete Patienten mit völlig erschöpfter Atemmuskulatur geeignet. Dazu gehören vor allem Patienten mit schwerer COPD (➤ 2.3.2), aber auch Patienten mit chronischen Erkrankungen des Thorax, z. B. schwerer Skoliose oder neuromuskulären Erkrankungen.

Bei der diskontinuierlichen Entwöhnung wechseln sich Phasen der völligen Entlastung der Atemmuskulatur ab mit (unterstützten) Spontanatemphasen (➤ Abb. 13.2) ab:

• Anfangs wird der Patient nur für sehr kurze Zeit (z. B. einige Minuten), später dann für immer längere Phasen vom Respirator diskonnektiert, d. h. er atmet spontan über die Trachealkanüle bzw. den Tubus (letzteres wird wenn möglich vermieden wegen der damit verbundenen relativ großen Atemarbeit). Während der Spontanatemphasen bekommt der Patient angefeuchtete, erwärmte und mit Sauerstoff angereicherte Luft über ein T-Stück oder eine „feuchte Nase" (➤ 5.2.3) zugeführt, das an die Trachealkanüle bzw. den Tubus angeschlossen ist. Durch die Diskonnektion vom Respirator soll die durch das Beatmungssystem verursachte Atemarbeit (z. B. Trigger vor jedem Atemzug, Resistance des Beatmungsschlauchsystems) auf ein Minimum reduziert werden. Lediglich der Strömungswiderstand von Tubus bzw. Trachealkanüle bleibt auch während der Spontanatemphasen bestehen. Sehr wichtig ist es deshalb, den durch die Trachealkanüle oder den Tubus verursachten Atemwegswiderstand so gering wie möglich zu halten (Resistance ➤ 1.3.5); dies wird insbesondere durch das Verwenden einer Trachealkanüle mit möglichst großem Innendurchmesser und das Vermeiden bzw. Beseitigen von Sekret und Inkrustierungen im Kanülenlumen erreicht.

- Spätestens wenn der Patient erste Anzeichen der respiratorischen Erschöpfung zeigt, wird er wieder an das Beatmungsgerät angeschlossen und kontrolliert beatmet. In manchen Kliniken bzw. bei manchen Patienten wird alternativ so vorgegangen, dass der Patient spätestens nach einer festgelegten Zeit wieder an den Respirator angeschlossen und für einen kurzen bzw. vorher festgelegten Zeitraum maschinell beatmet wird, bevor dann die nächste Spontanatemphase folgt. Dadurch soll eine respiratorische Erschöpfung verhindert werden. Während der maschinellen Beatmung wird dann z. B. eine druckunterstützte Beatmung mit ausreichend hohem Unterstützungsdruck gewählt oder eine Beatmungsfrequenz eingestellt, die etwas über der Spontanatemfrequenz des Patienten liegt. Dadurch soll eine möglichst vollständige Entlastung der Atemmuskulatur erreicht werden. **Zielkriterium** ist eine Atemfrequenz möglichst $\leq$ 25/Min. bei ausreichend hohen Tidalvolumina. Toleriert der Patient die kontrollierte Beatmung, ist die Atemarbeit am geringsten und die Entlastung der Atemmuskulatur am effektivsten, „kämpft" er gegen den Respirator, kann eine druckunterstützte Beatmung sinnvoller sein.

Zunächst werden die für den Patienten meist sehr anstrengenden Spontanatemphasen nur tagsüber vorgenommen. Nachts wird der Patient beatmet und kann sich erholen. Erst wenn der Patient tagsüber weitgehend spontan atmen kann, wird die Spontanatmung auch auf die Nacht ausgedehnt.

WICHTIG

Bei intubierten Patienten bzw. bei Patienten, deren Muskelkraft (anfangs) für die Spontanatmung bei kompletter Diskonnektion vom Respirator nicht ausreicht, kann alternativ zur Diskonnektion die Druckunterstützung vorübergehend deutlich reduziert werden. Zur Erholung der Atemmuskulatur wird sie dann wieder erhöht bzw. auf eine kontrollierte Beatmung gewechselt.

13.6 Schwerpunkte der Pflege bei Weaning

In der Intensivmedizin wird häufig die kontinuierliche Respiratorentwöhnung eingesetzt. Im Folgenden wird die praktische Anwendung dieses Verfahrens beschrieben. Der letzte Abschnitt gibt einen Überblick über Pflegeschwerpunkte bei diskontinuierlicher Respiratorentwöhnung.

13.6.1 Pflege bei kontinuierlicher Entwöhnung

Die ersten Schritte der Entwöhnung erfolgen noch unabhängig von der Spontanatmung des Patienten. Sie dienen dazu, die Beatmungsinvasivität zu reduzieren. Dazu werden – jeweils abhängig von den Werten der Blutgasanalyse und dem Allgemeinzustand des Patienten – die folgenden **Beatmungsparameter schrittweise reduziert:**

- Inspiratorische Sauerstoffkonzentration (F_iO_2) bis auf $\leq$ 0,5 (50 %)
- Atemzeitverhältnis (I : E-Verhältnis) auf $\leq$ 1 : 1 (wenn möglich normales I : E-Verhältnis von 1 : 2)
- PEEP-Niveau auf 5–8 mbar

Einleiten der Entwöhnung

Konnten die oben genannten Entwöhnungsschritte erfolgreich vorgenommen werden, beginnt die eigentliche Entwöhnung, d. h. die **Förderung der Spontanatmung** des Patienten. In der Regel ist es sinnvoll, damit am Vormittag nach einer möglichst wenig gestörten Nachtruhe des Patienten zu beginnen. Der Arzt und/oder die Pflegenden erklären dem Patienten das Vorgehen in einer ihm verständlichen Weise, ggf. sind mehrfache Erläuterungen erforderlich (Kommunikation mit dem beatmeten Patienten ➤ 10.6). Außerdem erklären sie dem Patienten, wie er rasch Hilfe herbeirufen kann, falls es während der Entwöhnung zu Atemnot kommt.

Bei den ersten Entwöhnungsversuchen sollte der Patient im Bett liegen, um eine zusätzliche Belastung durch die Mobilisation zu vermeiden.

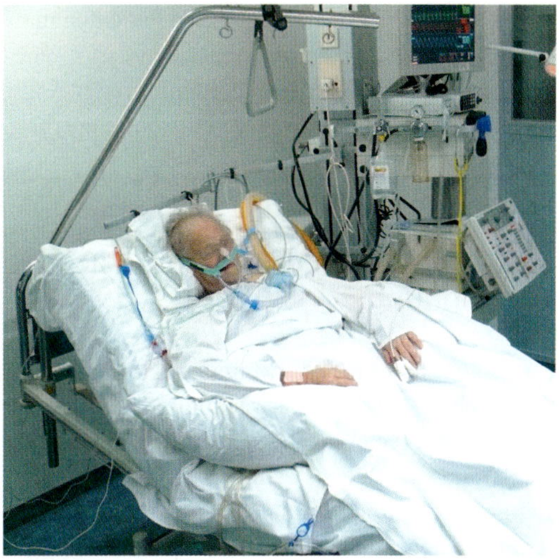

Abb. 13.3 Je aufrechter der Oberkörper positioniert ist, desto leichter kann der Patient spontan atmen. Soll der Patient im Rahmen der Entwöhnung zunehmend selbst Atemarbeit leisten, achten die Pflegenden darauf, ihn möglichst aufrecht und stabil (kein Abrutschen zur Seite oder nach unten) zu lagern. [M251]

Die Pflegenden positionieren den Patienten halbsitzend bis sitzend im Bett (je aufrechter der Patient gelagert ist, desto leichter fällt ihm i. d. R. das Atmen). Dabei achten sie darauf, dass der Patient eine stabile Position hat, die Füße möglichst abgestützt sind und der Oberkörper nicht abgeknickt ist (➤ Abb. 13.3). Ist eine aufrecht sitzende Körperposition wegen Erkrankungen oder Operationen (z. B. Frakturen der Wirbelsäule) kontraindiziert, achten die Pflegenden darauf, den Patienten so zu positionieren, dass die Spontanatmung so problemlos wie möglich ist.

Sinnvoll ist es, eine Entwöhnung nur dann einzuleiten bzw. weiterzuführen, wenn der Patient in der Zeit unmittelbar danach weitgehend ungestört und eine lückenlose Überwachung sichergestellt ist. So ist es z. B. nicht ratsam, eine Entwöhnung einzuleiten unmittelbar bevor der Patient zu einer Untersuchung oder Behandlung transportiert werden muss. Auch wenn eine lückenlose Überwachung des Patienten durch erfahrene Pflegende nicht gewährleistet ist, etwa wegen extrem hohem Arbeitsanfall auf der Station, kann es sinnvoll sein, die Einleitung der Entwöhnung zu verschieben (im Einzelfall mit dem Arzt besprechen).

Die Pflegenden achten darauf, dass einzelne Entwöhnungsschritte sinnvoll auf geplante pflegerische, diagnostische und therapeutische Maßnahmen abgestimmt werden. Gegebenenfalls besprechen sie das Vorgehen mit dem Arzt.

PFLEGEPRAXIS

Überforderung vermeiden

Entwöhnung bedeutet, dass der Patient Atemarbeit leisten muss, die zuvor der Respirator erbracht hat. Dies kann für den Patienten sehr anstrengend sein. Deshalb achten die Pflegenden insbesondere zu Beginn der Entwöhnung darauf, zusätzliche (Pflege-)Maßnahmen, die eine aktive Mitarbeit des Patienten erfordern und ihn belasten (z. B. Körperpflege, Lagerungsmaßnahmen oder Mobilisation), jeweils vor Beginn des (nächsten) Entwöhnungsschritts vorzunehmen. Nachdem ein Entwöhnungsschritt vorgenommen wurde, soll der Patient möglichst seine Ruhe haben und sich auf die Atmung konzentrieren können.

Verlauf der Entwöhnung

Wie rasch die Entwöhnung fortgeführt, d. h. wann jeweils der nächste Entwöhnungsschritt vorgenommen werden kann, ist individuell sehr verschieden und hängt vor allem ab von der Dauer der vorangegangenen Beatmungstherapie, eventuellen chronischen Erkrankungen von Lunge und/oder Thorax sowie Art und Ausmaß der Grunderkrankung, die die Beatmung notwendig gemacht hat. Häufig zieht sich die Entwöhnung nach einer Langzeitbeatmung über Tage, manchmal auch Wochen hin.

Grundsätzlich ist es sinnvoll, den Patienten jeweils zu Beginn eines Entwöhnungsschritts auf den Rücken mit erhöhtem Oberkörper zu positionieren und eine Seitenlagerung erst dann vorzunehmen, wenn der Patient mit der reduzierten Beatmung gut zurechtkommt. Im weiteren Verlauf können Entwöhnungsschritte dann auch vorgenommen werden, wenn der Patient im Mobilisationsstuhl sitzt.

Überwachung des Patienten während der Entwöhnung

Während der Entwöhnung, insbesondere in den ersten Minuten nach Einleiten eines weiteren Entwöhnungsschritts, beobachten die Pflegenden den

Patienten sorgfältig auf Zeichen einer **respiratorischen Erschöpfung** (Ermüdung der Atemmuskulatur, Erschöpfung der Atempumpe, auch *Respiratory Muscle Fatigue*). Diese tritt dann auf, wenn der Patient die erforderliche Atemarbeit nicht mehr leisten kann. Abhängig vom Allgemeinzustand und der pulmonalen Situation des Patienten sowie evtl. vorangegangenen Entwöhnungsversuchen ist es vielfach ratsam, dass die zuständigen Pflegenden nach dem Einleiten bzw. Weiterführen der Entwöhnung für eine gewisse Zeit im Patientenzimmer bleiben, um eine Verschlechterung der Patientensituation sofort erkennen zu können. Ob und in welchem Umfang dies im Einzelfall erforderlich ist, ist oftmals eine Frage der Einschätzung, d. h. es ist sehr viel Erfahrung im Umgang mit der Entwöhnung von Patienten erforderlich. Für Pflegende, die erst kurz auf einer Intensivstation arbeiten, ist es sinnvoll, das Vorgehen mit erfahrenen Pflegenden zu besprechen.

VORSICHT!

Klinische Zeichen der respiratorischen Erschöpfung

- Tachypnoe (Leitsymptom)
- Vermindertes Atemzugvolumen
- Paradoxe Atmung (Schaukelatmung, d. h. Bauchmuskelkontraktion während der Inspiration)
- Einsatz der Atemhilfsmuskulatur (➤ Abb. 1.8), „Nasenflügeln"
- Hypertonie, Tachykardie und Kaltschweißigkeit
- Zunehmende Agitiertheit (motorische Unruhe und gesteigerte Erregbarkeit)

Des Weiteren weist ein *Abfall der Sauerstoffsättigung* auf eine beginnende respiratorische Erschöpfung hin.

Treten die genannten Zeichen einer respiratorischen Erschöpfung auf, muss umgehend eine Blutgasanalyse erfolgen. Zeigen sich hier die Zeichen der respiratorischen Insuffizienz (➤ 2.4), muss die Entwöhnung unterbrochen und die respiratorische Unterstützung vorübergehend wieder angehoben werden. Gegebenenfalls muss dies auch ohne vorherige Kontrolle der Blutgasanalyse erfolgen.

Wird eine respiratorische Erschöpfung unter der Respiratorentwöhnung nicht rechtzeitig erkannt und behandelt, besteht die Gefahr, dass sich die Atemmuskulatur völlig erschöpft und der Patient anschließend eine lange Erholungsphase benötigt, bevor die Entwöhnung fortgeführt werden kann. Zudem löst die mit der respiratorischen Erschöpfung verbundene Atemnot bei vielen Patienten massive Ängste aus. Die Betroffenen sehen dann weiteren Entwöhnungsschritten häufig mit großer Angst entgegen. Dies kann die weitere Entwöhnung erheblich erschweren.

13.6.2 Pflege bei diskontinuierlicher Entwöhnung

Die diskontinuierliche Entwöhnung erfordert neben einer sehr genauen Überwachung des Patienten während der Spontanatemphasen (Überwachung der Atmung durch den Respirator entfällt) auch sehr viel Erfahrung im Umgang mit schwer entwöhnbaren Patienten. Daher wird die diskontinuierliche Entwöhnung häufig in **Weaning-Zentren** durchgeführt, die sich auf Patienten mit Entwöhnungsschwierigkeiten spezialisiert haben, d. h. der Patient wird zur Entwöhnung in eine spezielle Abteilung/Klinik verlegt. Hier werden dann ggf. spezielle Tests durchgeführt, um individuell auf den Patienten abgestimmte Vorgehensweisen festzulegen.

PFLEGEPRAXIS

Gescheiterte Entwöhnungsversuche

Häufig wird eine diskontinuierliche Entwöhnung dann in Erwägung gezogen, wenn mehrere kontinuierliche Entwöhnungsversuche gescheitert sind. Zu diesem Zeitpunkt sind viele der betroffenen Patienten schon sehr geschwächt, ängstlich, manchmal auch aggressiv, deprimiert, verzweifelt oder gar lebensmüde. Dann ist es sehr wichtig, dass die Pflegenden ihnen beistehen, einfühlsam auf ihre Ängste und Fragen eingehen, sie angemessen informieren und ermutigen.

- Sind die allgemeinen Weaning-Kriterien erfüllt (➤ 13.2), wird während des Tages die erste Spontanatemphase eingelegt. Der Arzt und/oder die Pflegenden erklären dem Patienten das Vorgehen und positionieren ihn möglichst aufrecht sitzend im Bett. Dann wird der Patient vom Respirator diskonnektiert und bekommt z. B. über ein T-Stück oder eine „feuchte Nase" angewärmte, angefeuchtete und mit Sauerstoff angereicherte Luft verabreicht. Während der Patient spontan atmet überwachen die Pflegenden ihn sehr genau (insbesondere Atemfrequenz) hinsichtlich einer respiratorischen Erschöpfung und achten darauf, zusätzliche Belastungen zu vermeiden.

- Nach einer festgelegten Zeit bzw. spätestens wenn der Patient erste Zeichen einer respiratorischen Erschöpfung zeigt, wird er wieder an das Beatmungsgerät angeschlossen und kontrolliert beatmet. Dabei soll der Patient möglichst keine Atemarbeit leisten, d. h. er soll z. B. auch nicht triggern. Dadurch soll gewährleistet sein, dass sich die Atemmuskulatur vollständig erholen kann. Bei Patienten, die sich trotz optimierter Einstellung nicht an die kontrollierte Beatmung adaptieren, kann es sinnvoll sein, eine druckunterstützte Beatmung mit einem ausreichend hohen Druck zu wählen.
- Im Verlauf der diskontinuierlichen Entwöhnung werden dann die Spontanatemphasen verlängert – je nach Leistungsfähigkeit des Patienten kann dies mehr oder weniger schnell erfolgen – und, sobald der Patient tagsüber ohne maschinelle Unterstützung atmen kann, auch auf die Nacht ausgedehnt (Wichtig: Patient soll trotz Weaning Nachtruhe haben. Gegebenenfalls nach Absprache mit dem Arzt Schlafmedikamente verabreichen).
- Auch bei der diskontinuierlichen Respiratorentwöhnung ist es vorteilhaft, nach einem Protokoll zu arbeiten, in dem die Entwöhnungsstufen jeweils mit Intervallen und Zeitdauer der Spontanatemphasen festgelegt sind, z. B. zu Beginn 6-mal 15 Minuten Spontanatmung über den Tag verteilt. Zeigt der Patient in einer Phase der Entwöhnung Zeichen der respiratorischen Erschöpfung, wird diese Entwöhnungsstufe am nächsten Tag wiederholt.

13.7 Mögliche Ursachen für ein schwieriges Weaning

Zahlreiche Ursachen, in manchen Fällen auch ein Zusammenwirken mehrerer Faktoren, können es notwendig machen, dass die Entwöhnung unterbrochen und die maschinelle Unterstützung der Atmung vorübergehend erhöht werden oder dauerhaft beibehalten werden muss (dies wird auch als **Weaning-Versagen** bezeichnet):

- **Erhöhter Ventilationsbedarf** (vermehrte CO_2-Produktion bzw. vermehrter O_2-Bedarf), z. B. durch Fieber, Muskelzittern (Shivering), Agitiertheit oder erhöhte Totraumventilation (➤ 1.3.4).
- **Vermehrte Atemarbeit** infolge
  - erhöhtem Atemwegswiderstand (Resistance), z. B. durch zu enges Lumen von Tubus bzw. Trachealkanüle, vermehrte Bildung von Bronchialsekret, Bronchospasmus oder entzündliche Veränderungen der Bronchialschleimhaut
  - verminderte Compliance von Lunge und Thorax, z. B. durch Atelektasen, Lungenödem oder Zwerchfellhochstand (z. B. infolge Meteorismus, Aszites oder Adipositas per magna)
- **Unzureichende Atemmechanik,** z. B. wegen schmerzbedingter Schonatmung, verminderter Leistungsfähigkeit der Atemmuskeln (z. B. wegen Elektrolytstörungen) oder einer auf der Intensivstation erworbenen Muskelschwäche (➤ 5.1.3)
- **Psychische Faktoren,** insbesondere Angst (vor Atemnot, Ersticken), Gefühl der Abhängigkeit und Stress durch mangelnde Ruhe (Erholungsphasen sind häufig unterbrochen durch Lärm, Licht, Überwachungs- und Therapiemaßnahmen)
- **Ungünstige Respiratoreinstellung,** z. B. zu hohe Triggerschwelle oder zu lange Inspirationsanstiegszeit

Muss die Entwöhnung wegen drohender respiratorischer Erschöpfung unterbrochen werden, ist es wichtig, die Ursache zu suchen und nach Möglichkeit zu beheben. Dazu sind neben der Befragung des Patienten und der Kontrolle der Respiratoreinstellung je nach vermuteter Ursache ggf. auch Laborkontrollen bzw. technische Untersuchungen wie z. B. CT bzw. Rö-Thorax oder Sonografie von Thorax und Abdomen erforderlich.

Sind bei einem Patienten bereits mehrere Versuche der Respiratorentwöhnung gescheitert und ist über einen Zeitraum von 2–3 Wochen eine Beatmungsdauer von ≥ 6 Stunden täglich erforderlich, ist zu prüfen, ob die Beatmung auch über eine Maske erfolgen kann (NIV ➤ Kap. 4). Evtl. ist auch die Verlegung des Patienten in ein auf schwierige Respiratorentwöhnungen spezialisiertes Weaning-Zentrum sinnvoll. Ist beides nicht möglich bzw. sinnvoll, kann eine außerklinische Beatmung erwogen werden (➤ Kap. 14).

KAPITEL

14

Frank Kirsch

Außerklinische Beatmung

DEFINITION

Außerklinische Beatmung *(Heimbeatmung):* Vorübergehende oder dauerhafte Beatmung eines Patienten außerhalb einer Klinik, also im „Zuhause" des Patienten. Dies kann die Wohnung des Patienten, aber z. B. auch eine stationäre Pflegeeinrichtung oder eine ambulant betreute Wohngemeinschaft für beatmete Menschen sein.

Intermittierende und permanente Heimbeatmung

In vielen Fällen ist eine außerklinische Beatmung nur **intermittierend** erforderlich, meist während der Nacht. Tagsüber atmet der Patient möglichst spontan. Dies gilt insbesondere für Patienten mit Schlafapnoesyndrom (kurz SAS), aber auch für Patienten mit drohender Erschöpfung der Atempumpe. Diese Patienten können die außerklinische Beatmung oftmals selbstständig durchführen (daher auch die Bezeichnung *intermittierende Selbstbeatmung,* kurz *ISB*). Die intermittierende außerklinische Beatmung ist in aller Regel als nichtinvasive Beatmung (➤ Kap. 4) über Nasen-, Mund-Nasen-, Mund- oder Gesichtsmasken sowie Mundstücke möglich. Ein Beatmungshelm (➤ Abb. 4.2) ist nicht geeignet.

Seltener sind dagegen außerklinische Beatmungen, bei denen der Patient **permanent,** d. h. „rund um die Uhr" beatmet wird. Die permanente außerklinische Beatmung erfolgt meist über ein Tracheostoma (➤ Kap. 7). Ab einer Beatmungszeit von ≥ 16 Std./Tag wird der Patient als vom Respirator „abhängig" bezeichnet (laut DIN EN ISO 80601-2-72:2015/DIN, 2016a). Beatmungsgeräte für „abhängige Patienten" müssen festgelegten Anforderungen genügen.

Indiziert ist eine außerklinische Beatmung, wenn bei chronischer respiratorischer Globalinsuffizienz (*ventilatorische Insuffizienz* oder *ventilatorisches Pumpversagen,* ➤ 2.1) erhöhte CO_2-Werte vorliegen und die Lebensqualität eingeschränkt ist oder trotz Ausschöpfen aller Maßnahmen im Rahmen einer Langzeitintensivbehandlung keine vollständige Entwöhnung vom Respirator möglich ist (Respiratorentwöhnung ➤ Kap. 13).

Die häufigsten **Ursachen,** die eine solche respiratorische Insuffizienz hervorrufen und eine Heimbeatmung erforderlich machen, sind:

- Chronisch obstruktive Atemwegserkrankungen (z. B. COPD, Mukoviszidose oder Bronchiektasen)
- Thorakal-restriktive Erkrankungen (z. B. Kyphoskoliose oder Morbus Bechterew)
- Neuromuskuläre Erkrankungen (z. B. Muskeldystrophie, amyotrophe Lateralsklerose [ALS]oder hohe Querschnittslähmung)
- Obesitas-Hypoventilationssyndrom (kurz *OHS,* d. h. Adipositas mit BMI > 30 kg/m², früher als Pickwick-Syndrom bezeichnet)
- Hirntumore, insbesondere im oder in der Nähe des Atemzentrums

PFLEGEPRAXIS

Steigerung der Lebensqualität

Die Heimbeatmung ermöglicht es dem Patienten, so „normal" und selbstbestimmt wie möglich zu leben, d. h. die Lebensqualität wird durch die außerklinische Beatmung optimiert. Der Patient ist in aller Regel wesentlich mobiler als in der Klinik; gelegentlich ist es dem beatmeten Patienten sogar möglich, Reisen zu unternehmen (➤ Abb. 14.1).

Nicht zuletzt ist das Infektionsrisiko bei Heimbeatmungen erheblich geringer als bei Beatmungen in der Klinik, zudem ist die Heimbeatmung erheblich preiswerter als eine Beatmungstherapie auf einer Intensivstation.

Aus Kostengründen und aufgrund der Rechtslage („Fallschirmspringer-Urteil") unterstützen die Kostenträger verstärkt die außerklinische Beatmung von Patienten. Derzeit werden in Deutschland über 20 000 Patienten außerhalb von Kliniken beatmet, die genaue Anzahl ist unbekannt. Dadurch ist in den letzten Jahren ein umfangreiches neues und interessantes Arbeitsgebiet für Pflegende entstanden.

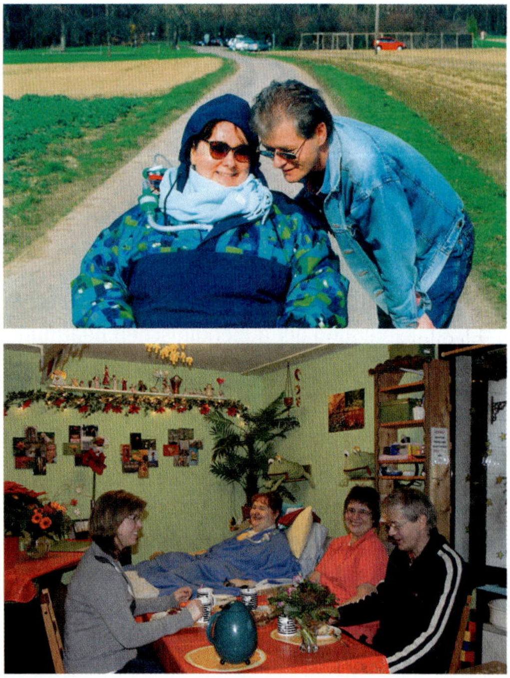

Abb. 14.1 Diese 51-jährige Patientin war wegen einer neuromuskulären Erkrankung über 8 Jahre lang beatmet. Die Heimbeatmung verschaffte ihr ein selbstbestimmtes „Privatleben", das in der Klinik nicht möglich gewesen wäre. Das Foto oben ist während eines Frühlingsausflugs entstanden. Weitere Informationen finden sich auf der Homepage der Betroffenen unter www.beatmet-zuhause-leben.de. [T397]

14.1 Organisation der außerklinischen Beatmung

14.1.1 Voraussetzungen für eine außerklinische Beatmung

Soll ein beatmeter Patient nach Hause bzw. in ein Pflegeheim verlegt werden, müssen zahlreiche **Voraussetzungen** seitens des Patienten sowie des häuslichen Umfelds erfüllt sein.

Patientenbezogene Voraussetzungen

- Die Grunderkrankung, die die Beatmungstherapie notwendig gemacht hat, muss ausreichend diagnostiziert und therapiert sein (keine weitere Diagnostik und Therapie erforderlich bzw. möglich).

- Begleiterkrankungen stehen der Entlassung nicht im Wege.
- Eine weitere klinische Intensivpflege bzw. intensive Überwachung des Patienten ist nicht mehr notwendig.
- Bei invasiver Beatmung wurde die Umstellung auf NIV geprüft (NIV ist nicht möglich). Zudem sollte ein epithelisertes Tracheostoma angelegt oder überprüft sein, dass bei dilatativ angelegtem Tracheostoma ein Trachealkanülenwechsel problemlos von einer Pflegefachperson vorgenommen werden kann.
- Der Patient oder sein gesetzlicher Betreuer ist mit der Heimbeatmung einverstanden.

Gegebenenfalls ist eine Rehabilitation zwischen Krankenhausaufenthalt und der häuslichen Versorgung zu planen.

Voraussetzungen im häuslichen Umfeld bzw. in der Pflegeeinrichtung

Pflegerische und ärztliche Versorgung des Patienten

Die Pflegenden der aufnehmenden Einrichtung bzw. des ambulanten Pflegedienstes sowie ggf. die pflegenden Angehörigen müssen in allen Belangen der außerklinischen Beatmung gut geschult sein (Umgang mit dem Heimbeatmungsgerät, endotracheales Absaugen, Tracheostomapflege, Umgang mit der Trachealkanüle). Wird der Patient nach Hause (in seine Privatwohnung) verlegt, muss geklärt sein, welcher ambulante Pflegedienst und welcher Arzt den Patienten versorgt, den Verlauf der Beatmung regelmäßig kontrolliert sowie bei Komplikationen zur Verfügung steht.

Wird ein **ambulanter Pflegedienst** beauftragt, muss sichergestellt sein, dass dieser jederzeit kontaktierbar ist.

- Eine **Fachbereichsleitung** übernimmt die Verantwortung sowohl für die Versorgung der Patienten als auch für die Qualifikation der Mitarbeiter.
  Die Fachbereichsleitung sollte nicht mehr als 12 Patienten betreuen, Atmungstherapeut mit pflegerischer Ausbildung, Fach-Gesundheits- und Krankenpfleger für Anästhesie und Intensivpflege sein oder Pflegefachkraft mit 3 Jahren Berufserfahrung im Beatmungsbereich im Laufe der letzten 5 Jahre. Zudem sollte sie den Expertenkurs *Pflegeexperte für außerklinische Beatmung* erfolgreich absolviert haben (Inhalte und Umfang der Kurse [Basiskurs und Pflegeexperten Kurs]: http://www.digab.de)
- **Mitarbeiter vor Ort,** die abhängige Patienten pflegen, müssen neben einer 3-jährigen Ausbildung in der Gesundheits- und (Kinder)Krankenpflege oder Altenpflege eine der folgenden *Zusatzqualifikation* erwerben:
  - Atmungstherapeut
  - Fachweiterbildung Intensivpflege und Anästhesie
  - Ein Jahr Berufserfahrung in der Beatmungspflege innerhalb der letzten 5 Jahre
  - Alternativ kann die Zusatzqualifikation über einen *Basiskurs Pflegefachkraft für außerklinische Beatmung/DIGAB* erworben werden. Hier werden sowohl theoretische Kenntnisse als auch praktische Fertigkeiten vermittelt

Diese Qualifizierungsmaßnahmen sind erforderlich, da eine Veränderung der Patientensituation jederzeit eintreten kann und ein umgehendes Reagieren erfordert.

Eine Sonderform der Betreuung ist das **Arbeitgebermodell.** Hier übernimmt der Betroffene die Auswahl der ihn betreuenden Personen und hat damit die Verantwortung für die Qualifikation, Einarbeitung und Eignung seiner Mitarbeiter. Dies ist jedoch die Ausnahme, meist erfolgt die Versorgung über spezialisierte Pflegedienste.

Versorgung mit Geräten und Verbrauchsmaterialien

Die für die außerklinische Beatmung erforderlichen **Geräte** müssen verordnet sein und bereitstehen (Kostenübernahme vom Kostenträger muss vorliegen):

- Heimbeatmungsgerät, Ersatzschlauchsystem, ggf. aktiver Atemgasbefeuchter, Cuffdruckmesser
- Absauggerät (elektrisch betriebenes Gerät [bei mobilen Patienten mit Akku] plus mechanisch betriebenes als Ersatz)
- Beatmungsbeutel mit passender Maske, um im Fall eines technischen Defekts am Respirator eine Beutel-Masken-Beatmung vornehmen zu können

- Gegebenenfalls Sauerstoffflaschen, Flüssigsauerstoff mit befüllbarer Mobileinheit oder Sauerstoffkonzentrator, externe Batterie und Pulsoxymeter
- Gegebenenfalls Ultraschallvernebler oder Inhalator
- Ersatz-Interface

Die Bereitstellung der Geräte erfolgt über den **Geräteprovider.** In der Regel sind dies die Gerätehersteller oder -vertreiber. Zu den Aufgaben des Geräteproviders gehört die Geräteeinweisung laut MPG für alle an der Heimbeatmung beteiligten Personen und eine Einweisung vor Inbetriebnahme am neuen Standort. Wichtige Kriterien bei der Auswahl des Geräteproviders: Gute Erreichbarkeit (rund um die Uhr), eigenständige Beachtung von Gerätewartungen und zügiges Reagieren bei Problemen.

Auch die benötigten **Verbrauchsmaterialien** müssen in ausreichender Menge zur Verfügung stehen:

- Ersatz-Trachealkanülen (auch kleinere Größe)
- Ggf. Verbandmaterial für Tracheostomaversorgung
- Absaugkatheter
- Ggf. passive Atemgasbefeuchter
- Desinfektions- und Reinigungsmittel für Respirator und Zubehör (müssen meist privat gekauft werden)

Ist eine permanente Beatmung erforderlich, kann es sinnvoll sein, dass dem Patienten für den Fall eines technischen Defekts am Respirator ein zweites, baugleiches Beatmungsgerät bereitgestellt wird (empfohlen für Patienten mit einer Beatmungsdauer > 16 Stunden/Tag).

Auch die Ersatzgeräte müssen einmal pro Schicht auf ihre Funktionsfähigkeit geprüft werden.

Häufig ist es darüber hinaus erforderlich, dass dem Patienten ein Pflegebett sowie ggf. Umbett- bzw. Mobilisationshilfen (z. B. ein Rollstuhl) zur Verfügung gestellt werden. In manchen Fällen sind auch Umbaumaßnahmen notwendig, z. B. Verbreiterung von Türrahmen oder eine rollstuhlgerechte Einrichtung des Badezimmers.

14.1.2 Einleitung der außerklinischen Beatmung

Die **Einleitung der außerklinischen Beatmung** sollte in einem Beatmungszentrum erfolgen. Unterschieden werden *Weaningzentren* (insbes. für Patienten im und nach prolongiertem Weaning), Zentren für außerklinische Beatmung mit *Schwerpunkt NIV* und Zentren für außerklinische Beatmung mit Expertise in der *invasiven außerklinischen Beatmung.*

Hier sind die Ärzte und Pflegenden bezüglich der außerklinischen Beatmung geschult und verfügen über Erfahrung in Indikationsstellung, Einleitung und Überwachung der außerklinischen Beatmung.

Meist wird die außerklinische Beatmung nicht auf der Intensivstation, sondern auf spezialisierten Stationen der Klinik eingeleitet. Dieses können Intermediate-Care-Stationen, Schlaflabore oder spezialisierte Allgemeinstationen sein, die unter der Leitung eines erfahrenen Arztes stehen. Er stellt die Indikation, wählt das Beatmungsgerät sowie die Beatmungsform, die Beatmungsparameter und die Dauer/Zeiten der Beatmung aus. Ebenso wird das *Interface* („Beatmungszugang“, d. h. Art der Maske oder Trachealkanüle) ausgewählt, das vom Patienten toleriert wird (➤ Abb. 4.1).

Vor der Einleitung der außerklinischen Beatmung erfolgt eine gründliche **Untersuchung des Patienten:**

- Anamnese
- Körperliche Untersuchung, Standardlabor
- EKG
- Tägliche und nächtliche Blutgasanalysen (unter Raumluft bzw. patientenbezogener Sauerstofftherapie)
- Lungenfunktion
- Nächtliche *Polygrafie* (erfasst Parameter wie z. B. nächtliche S_pO_2, Pulsfrequenz, Atmung, Schnarchen, Körperposition im Schlaf) oder *Polysomnografie* (erfasst zusätzlich z. B. EEG, EKG, Temperatur, Atmungsfluss und -bewegung, Muskelspannung [EMG], Beinbewegung, Augenbewegung, ggf. Ton- oder Videoaufzeichnung)
- Belastungsuntersuchungen, z. B. ein 6-Minuten-Gehtest
- Häufig zusätzlich
  - Kontinuierliche pCO_2-Messung, z. B. transkutan

- Messung des Hustenstoßes
- Vitalkapazität (➤ 1.3.3) in verschiedenen Postionen
- Echokardiografie (Cor pulmonale?)

Ziel ist es, die Beatmung so einzustellen, dass

- eine Normalisierung bzw. weitgehende Verbesserung der Blutgase auch während eventueller Spontanatmungsphasen erreicht wird. Wichtiges Kriterium dafür ist die *Normokapnie* (pCO_2 im Normbereich, ➤ Tab. 2.11), die jedoch nicht bei allen Patienten erreichbar ist, etwa wegen Akzeptanzproblemen oder Nebenwirkungen der Beatmung.
- sich der Patient unter der Beatmung „wohl und sicher" fühlt. Das Befinden des Patienten kann ggf. mittels Fragebogen erfasst werden, z. B. Severe Respiratory Insuffiency Questionary (www.pneumologie.de). Dieser unterscheidet physische, psychische, soziale und funktionale Aspekte.

Prinzipiell sind alle Beatmungsformen möglich und werden abhängig vom Krankheitsbild sowie der Akzeptanz des Patienten eingesetzt. Das Ziel ist eine Verbesserung der Symptome.

Die **Verantwortung für die Einleitung** der außerklinischen Beatmung liegt beim Arzt. Die Durchführung darf an spezialisiertes Personal (Beatmungstherapeuten [Weiterbildung der DGP], Fachpflegekräfte oder speziell geschulte medizinische Assistenzberufe) delegiert werden. Die Pflegenden überwachen den Patienten sowohl während der Beatmungs- als auch während der Spontanatmungsphasen. Neben den Parametern des Herz-Kreislauf-Systems werden die Sauerstoffsättigung, der pCO_2 (transkutan) sowie die Atemvolumina und -drücke kontrolliert.

PFLEGEPRAXIS

Geräte testen

In Kliniken, die sich auf die Entwöhnung langzeitbeatmeter Patienten spezialisiert haben, sind i. d. R. verschiedene Heimbeatmungsgeräte zum „Austesten" verfügbar. So kann das für den Patienten und ggf. die pflegenden Angehörigen am besten geeignete Gerät ausgewählt werden.

Während der außerklinischen Beatmung sollten **geplante Veränderungen,** z. B. Wechsel des Respiratortyps, der Beatmungsparameter, des Befeuchtungssystems, des Schlauchsystems oder des Inferface, nur nach ärztlicher Anordnung und unter klinischer Überwachung, vorzugsweise im Beatmungszentrum, erfolgen. Lediglich der Wechsel auf ein identisches Beatmungsgerät darf zu Hause erfolgen.

PFLEGEPRAXIS

Vor der Klinikentlassung bespricht der Arzt mit dem Patienten und/oder den ihn betreuenden Personen, wie im Fall einer **Verschlechterung der Atmungs-/Beatmungssituation** zu verfahren ist. Existiert eine Patientenverfügung oder wird eine solche erstellt, ist diese bindend.

14.1.3 Entlassmanagement

Das **Entlassmanagement** liegt im Verantwortungsbereich der entlassenden Klinik. Sie klärt in enger Absprache mit den Angehörigen und allen anderen, an der weiteren Betreuung beteiligten Personen die Finanzierung der außerklinischen Beatmung, die räumlichen Gegebenheiten, den Material- sowie den Schulungs- und Unterstützungsbedarf der Angehörigen und Mitarbeiter (➤ 14.1.1).

Kann die Versorgung des Patienten in seiner gewohnten Umgebung nicht gewährleistet werden, sollte frühzeitig mit der Suche nach einer geeigneten Pflegeeinrichtung begonnen werden.

PFLEGEPRAXIS

Zeitlichen Vorlauf einplanen

In der Praxis ist es in manchen Fällen schwierig, einen geeigneten Pflegedienst bzw. eine Pflegeeinrichtung sowie einen Arzt mit Kenntnissen in der außerklinischen Beatmung zu finden. Häufig liegen mehrere Wochen zwischen der Entscheidung zur außerklinischen Beatmung und der tatsächlichen Entlassung des Patienten aus der Klinik.

Mit der steigenden Anzahl der außerklinischen Beatmungen in den letzten Jahren ist die Notwendigkeit entstanden, den Übergang des Patienten von der Klinik ins häusliche Umfeld sowie seine dortige Weiterversorgung zu organisieren.

Diese Aufgabe wird vielerorts von sog. **Überleitmanagement-Teams** unter der Leitung eines Heimbeatmungskoordinators oder Überleitmanagers (dies sind jeweils keine geschützten Berufsbezeichnungen) übernommen. Dabei handelt es sich meist um Ärzte oder Pflegende, die über umfangreiche Erfahrung in allen Belangen der außerklinischen Beatmung verfügen und i. d. R. entweder in einer Klinik oder bei einem ambulanten Pflegedienst angestellt sind. Alternativ übernimmt an manchen Orten die Brückenpflege oder der Sozialdienst das Überleitungsmanagement.

Die Gesamtverantwortung liegt jedoch immer beim Klinikarzt.

Das **Überleitungsmanagement-Team** sollte sich aus folgenden Personen zusammensetzen [52]:

- Überleitmanager (Arzt, Atmungstherapeut oder erfahrener Casemanager)
- Arzt (klinisch und außerklinisch)
- Pflegeteam (klinisch und außerklinisch)
- Geräteprovider
- Sozialarbeiter, Sozialpädagogen
- Ggf. weitere Therapeuten, z. B. Physio-, Ergotherapeut, Logopäde
- Ggf. Leistungs(Kosten)träger (MDK, Fallmanager der Krankenkasse)
- Ggf. Angehörige

Das Überleitmanagement-Team klärt alle Maßnahmen, die vor der Entlassung des Patienten sicherzustellen bzw. während der Heimbeatmung erforderlich sind. Empfehlenswert ist es, nach einer Checkliste vorzugehen. **Folgende Punkte müssen mindestens geklärt/organisiert sein** [52]:

- Geplante Wohn- und Versorgungsform, ggf. Beurteilung der häuslichen Verhältnisse und der Hygiene
- Verantwortung für die Grundausstattung des Heimbeatmungsplatzes mit entsprechender Hardware und ausreichend Verbrauchsmaterial
- Diagnose(n) einschließlich Ergebnisse von Screeninguntersuchungen zum Nachweis multiresistenter Erreger, Therapieziele
- Versorgungsumfang (Anwesenheitszeiten Pflege, Art und Umfang notwendiger Pflegemaßnahmen), ggf. Schaffen hinreichender Entlastungsmöglichkeiten für pflegende Angehörige
- Medikation: Entlass- incl. Bedarfsmedikation, Information über in der Klinik vor der Entlassung eingesetzte Medikamente, v. a. Sedativa, Analgetika und Antibiotika
- Technische Ausstattung für die Beatmung sowie deren Überwachung einschließlich Zubehör
- Beatmungszugang: Art, Reinigungs- und Wechselintervalle
- Beatmungsmodus, -parameter
- Beatmungsdauer sowie Dauer evtl. Spontanatemphasen, FiO_2 während Beatmung/Spontanatmung
- Maßnahmen zum Sekretmanagement, Applikation inhalativer Medikamente
- Ernährung: Bedarfsplanung
- Information des an der Versorgung beteiligten sozialen Umfeld des Patienten
- Schulungsmaßnahmen für Patient und/oder Angehörige (ggf. am Patientenbett):
  - Art der Erkrankung und Besonderheiten
  - Endotracheales Absaugen
  - Beatmungstherapie
  - Verhalten im Notfall (ggf. inkl. Trachealkanülenwechsel)
  - Bewältigungsstrategien
- Maßnahmen zur Physio-, Ergotherapie, Logopädie
- Hilfsmittel, z. B. Pflegebett, Kommunikationshilfe, Rollstuhl, Rollator etc.
- Psychosoziale Begleitung des Patienten und ggf. seiner Angehörigen
- Empfehlungen und Zeitintervalle zu klinischen Nachuntersuchungen, Vereinbarung des ersten Kontrolltermins im Zentrum für außerklinische Beatmung

Das Zentrum für außerklinische Beatmung steht jederzeit für Fragen zur Verfügung.

14.2 Durchführung der außerklinischen Beatmung

Günstig ist es, wenn eine qualifizierte Pflegende den Transport des Patienten von der Klinik in die Pflegeeinrichtung bzw. die Wohnung des Patienten begleitet und dann in den ersten Stunden permanent und in den folgenden Tagen und Wochen häufig anwesend ist. Insbesondere zu Beginn der Heimbeatmung ist die Unsicherheit des Patienten und seiner Angehörigen besonders groß und es tauchen die meisten Fragen auf.

PFLEGEPRAXIS

Rückzugspflege

Hat sich der Zustand des Patienten gebessert oder zumindest stabilisiert und haben die Angehörigen zunehmend Sicherheit im Umgang mit dem Erkrankten gewonnen, kann das Konzept der **Rückzugspflege** angewandt werden. Dabei übernehmen Angehörige des Patienten nach entsprechenden Schulungen zunehmend pflegerische Tätigkeiten, d. h. die professionell Pflegenden „ziehen sich zurück". In die Entscheidung darüber, in welchem Umfang dies geschehen kann, sollte das gesamte Behandlungsteam eingebunden sein.

Wird die Pflege des Patienten überwiegend von den Angehörigen des Patienten übernommen, sollten im weiteren Verlauf regelmäßige Hausbesuche durch einen Pflegedienst erfolgen, der auch im Notfall von den Angehörigen rasch herbeigerufen werden kann.

14.2.1 Maskenbeatmung

Nichtinvasive Beatmung ➤ Kap. 4

Sofern keine Kontraindikationen für eine Maskenbeatmung vorliegen (➤ 4.3.3) kann die außerklinische Beatmung über eine **Beatmungsmaske** (Masken zur nichtinvasiven Beatmung ➤ 4.1.2) appliziert werden. Diese kann auch 24 Stunden, also rund um die Uhr erfolgen, sofern der Patient dies tolerieren kann. In der Regel erfolgt die Beatmung jedoch vorwiegend nachts sowie in Ruhephasen während des Tages.

Vorteile, **Nachteile** und **Komplikationen** der Maskenbeatmung ➤ 4.2 und ➤ Tab. 14.1

In der außerklinischen Beatmung werden häufig individuell angefertigte Beatmungsmasken verwendet, z. B. die „Münchner Maske", die aus einem Mund-Nasenteil und einem vom Zahnarzt angefertigten Bissteil besteht. Dies soll die Dichtigkeit und den Tragekomfort der Maske erhöhen.

Selten wird die Beatmung über *Nasenoliven* (*Nasalprongs,* ➤ 4.1.2 und ➤ Abb. 4.1) durchgeführt. Diese sind aus Silikon gefertigt und werden dicht in die Nase eingeführt. Bei hohem Beatmungsdruck und hohem Flow ist die Beatmung über Nasenoliven sehr unangenehm. Sie werden deshalb oft nur übergangsweise verwendet, z. B. bei (vorübergehenden) Problemen mit der Beatmungsmaske.

14.2.2 Beatmung über ein Tracheostoma

Muss der Patient länger als ca. 12–15 Stunden täglich beatmet werden, erfolgt die Beatmung oft über ein Tracheostoma (➤ Kap. 7). Auch bei Ineffektivität oder Intoleranz der NIV, häufigen Aspirationen (z. B. bei Hypersalviation) oder wenn sehr oft endotracheal abgesaugt werden muss, kann es notwendig sein, die Beatmung über eine Trachealkanüle zu verabreichen. **Voraussetzung** für die außerklinische Beatmung über eine Trachealkanüle ist ein **stabiles Tracheostoma** [39]. Dazu kann ein in der Klinik dilatativ angelegtes Tracheostama genutzt werden, wenn ein Trachealkanülenwechsel durch Pflegende problemlos möglich ist. Ansonsten muss eine konventionelle Tracheotomie durchgeführt werden, d. h. der Patient erhält ein operativ angelegtes Tracheostoma (➤ 7.3).

Zur Überdruckbeatmung können nur Trachealkanülen mit Cuff verwendet werden (➤ 7.1). Bei der Auswahl der Trachealkanüle maßgeblich sind vor allem ein ausreichend großes Lumen der Kanüle (reduziert den Atemwiderstand), eine möglichst gute Verträglichkeit des Materials sowie ggf. Vorrichtungen, die dem Patienten das Sprechen ermöglichen (Sprechkanülen und Sprechaufsätze ➤ 7.1.2). Häufig werden in der außerklinischen Beatmung blockbare Trachealkanülen mit Innenlumen (genannt „Seele“) verwendet (➤ Abb. 7.2). Diese ermöglichen ein Reinigen bzw. den Wechsel des Innenlumens ohne Irritation der Trachea.

Bei Patienten, die im häuslichen Bereich beatmet werden, wird der regelmäßige Wechsel der Trachealkanüle (nach Herstellerangaben und zusätzlich bei Bedarf) in aller Regel vom Arzt oder vom ambulanten Pflegedienst durchgeführt. Für den Notfall sollten die pflegenden Angehörigen jedoch in der Durchführung des Trachealkanülenwechsels geschult sein.

14.2.3 Überwachung der außerklinischen Beatmung

Die Beatmung muss bereits in der Klinik so eingestellt werden, dass der Gasaustausch des Patienten ausreichend sichergestellt ist, ohne dass im weiteren

14

Tab. 14.1 Komplikationen bei der außerklinischen Beatmung über eine Beatmungsmaske und entsprechende Maßnahmen.

Komplikationen	Maßnahmen zur Prophylaxe bzw. Behandlung
Undichtigkeit der Maske mit ineffizienter Beatmung	• Gegebenenfalls individuell angefertigte Maske einsetzen • Gegebenenfalls Hilfsmittel verwenden, z. B. spezielles Band, das den Unterkiefer dicht gegen den Oberkiefer drückt • Je nach Beatmungsgerät und Beatmungsform kann die Undichtigkeit evtl. vom Respirator kompensiert werden (automatisch oder durch entsprechende Einstellung)
Druckstellen im Gesicht im Auflagebereich der Maske	• Wechselweise verschiedene Masken benutzen • Gefährdete Areale unterpolstern, z. B. mit Hydrogelplatten
Bindehautentzündung (bei undichter Maske und ständigem Luftstrom Richtung Auge)	• Für korrekten dichten Sitz der Maske sorgen • Gegebenenfalls Behandlung durch Augenarzt
Verstopfte Nase (insbesondere zu Beginn der Maskenbeatmung)	• Symptomatische Behandlung mit Nasensalbe oder -spray
Komplikationen der nichtinvasiven Beatmung ➤ 4.2	

Verlauf ständig Änderungen der Beatmungsparameter vorgenommen werden müssen, d. h. die in der Klinik eingestellte Beatmung wird (zunächst) lediglich weitergeführt.

VORSICHT!

Im Verlauf der Heimbeatmung dürfen Änderungen der Beatmungsparameter nur unter der Verantwortung eines lt. MPG eingewiesenen Arztes erfolgen. Ob dies auch als telemedizinisches Verfahren möglich ist, wird derzeit diskutiert.

Vier bis spätestens acht Wochen nach der Entlassung aus der Klinik sollte dann die erste **Kontrolle im Beatmungszentrum** erfolgen. Diese beinhaltet auch eine nächtliche Diagnostik. Neben den in ➤ 14.1.2 genannten Untersuchungen wird dabei kontrolliert:

- Einhaltung der vereinbarten Therapieziele
- Nebenwirkungen der Beatmungstherapie (➤ 5.1)
- Beatmungsparameter, -zugang, Befeuchtungssystem

Ist sowohl die Beatmungs- als auch die Gesamtsituation des Patienten stabil, reichen im weiteren Verlauf 1–2 Kontrollen/Jahr im Beatmungszentrum aus.

Der erste Kontrolltermin dient auch dazu zu klären, ob eine außerklinische Beatmung aufgrund stabilerer Verhältnissse oder Besserung der Grunderkrankung (z. B. ICU-AW ➤ 5.1.3) reduziert oder beendet werden kann.

Überwachung der Beatmung

Bei abhängigen Patienten ist eine fortlaufende Kontrolle der Beatmungsparameter erforderlich. Die Dokumentation der Beatmungsparameter sollte mindestens einmal pro Schicht erfolgen.

Häufig wird zusätzlich die Pulsoxymetrie (➤ 10.2.4) zur Überwachung der Beatmung eingesetzt (i. d. R. punktuelle Kontrollen, obligat bei Patienten mit Querschnitt oder Patienten, die sich nicht bemerkbar machen können). Insbesondere bei Patienten mit neuromuskulären Erkrankungen dient sie dazu, einen Sekretverhalt frühzeitig erkennen zu können. Vergleichsweise selten werden die Kapnometrie oder die transkutane CO_2-Messung zur Überwachung abhängiger Patienten eingesetzt.

Ein Schwerpunkt in der ambulanten Pflege beatmungspflichtiger Patienten ist die **Sekretmobilisation und -elimination.** Dabei kommen verschiedene Verfahren zur Anwendung:

- Lagerungsdrainagen (➤ 11.8.4)
- Perkussion und Vibration (➤ 11.8.2)
- Mobilisation (➤ 11.6)
- Atemübungen, Husten und Huffen
- CPAP- oder PEP-Systeme, Beatmungsdruckerhöhung
- Maßnahmen zur Unterstützung des Hustenstoßes wie mechanische In- und Exsufflatoren (Cough Assist, ➤ 11.8.3)
- Inhalationstherapie (➤ 11.8.1)
- Endotracheales Absaugen (➤ 10.4, ➤ Abb. 14.2)

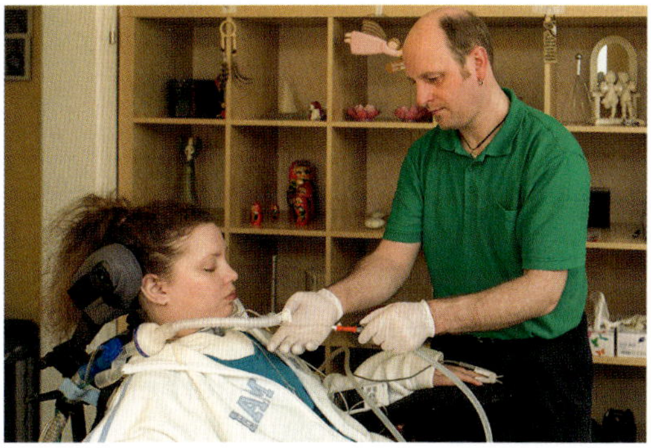

Abb. 14.2 Endotracheales Absaugen einer Patientin mit Heimbeatmung. [K115]

Gegebenenfalls kann zusätzlich mittels BGA-Kontrollen überprüft werden, ob die Beatmung adäquat ist. Dazu muss der Patient jedoch i. d. R. in eine Klinik oder Praxis mit BGA-Gerät transportiert werden. Nicht zuletzt ist das Wohlbefinden des Patienten ein wichtiger Überwachungsparameter.

14.2.4 Weitere Betreuung

Während der außerklinischen Beatmung sind regelmäßige ärztliche Kontrollen erforderlich. Im Fall einer akuten Verschlechterung der Beatmungssituation entscheidet der Arzt über eine evtl. Klinikeinweisung. Auch Routineuntersuchungen (z. B. Überprüfung der Indikation, des Therapieeffekts und der korrekten Einstellung des Beatmungsgeräts, i. d. R. alle drei Monate) führt der Arzt durch bzw. weist den Patienten dazu in die Klinik ein.

Neben dem Beatmungszentrum sollte die Klinik vor Ort den Patienten und seine Krankengeschichte kennen.

PFLEGEPRAXIS

Überforderung der Angehörigen

Angehörige, die einen beatmeten Patienten zu Hause pflegen, setzen sich sowohl physisch als auch psychisch einer großen Belastung aus und geraten im Lauf der oft langwierigen Pflege häufig an ihre Grenzen. Hilfreich können hier Selbsthilfegruppen sein sowie eine Entlastung durch einen ambulanten Pflegedienst. Evtl. ist auch eine zwischenzeitliche Kurzzeitpflege in einer stationären Pflegeeinrichtung sinnvoll, die dem Angehörigen die Möglichkeit verschafft, für eine gewisse Zeit aus dem Pflegealltag herauszukommen und neue Kraft zu tanken. Kontakte vermittelt der behandelnde Arzt oder das ambulante Pflegeteam.

14.3 Geräte zur außerklinischen Beatmung

In der Anfangszeit wurden zur außerklinischen Beatmung vor allem Geräte eingesetzt, bei denen der Patient mittels **Unterdruck** beatmet wird. Bei diesen Geräten handelt es sich vorwiegend um Weiterentwicklungen der „eisernen Lunge" (➤ 3.1.2), z. B. den *Beatmungsponcho* (auch *Jacket-* oder *Pneumowrap*) oder den *Cuirass-Ventilator* (dieser besteht aus einer harten Kunststoffschale, die für Patienten mit Thoraxdeformitäten maßgefertigt werden kann). Nachteil dieser Geräte ist die Möglichkeit einer Obstruktion der oberen Atemwege.

- Der **Pneumobelt** ist ein breiter, aufblasbarer Gürtel, der um das Abdomen herumgelegt wird und atemsynchron aufgeblasen bzw. entlüftet wird. Während der Exspiration füllt er sich mit Luft, dadurch erhöht sich der intraabdominelle Druck und die Ausatmung wird unterstützt. Der Pneumobelt ist kein Gerät zur Heimbeatmung, er kann lediglich den Beginn der Beatmungspflicht hinauszögern.
- Bei zentraler Störung des Atemantriebs sowie bei hoher Querschnittslähmung können **Systeme zur Zwerchfellstimulation** implantiert werden. Hierbei werden zwei Systeme unterschieden (Zwerchfell [Diaphragma] ➤ 1.3.1):
  - Bei der **Zwerchfellnervenstimulaton** (*Phrenicus-Nerven-Stimulation* [PNS]) werden Elektroden an beide N. phrenicus angebracht. Über ein externes Steuerungsgerät werden Impulse transkutan an die Elektroden und damit an den N. phrenikus gegeben, d. h. das Diaphragma wird indirekt stimuliert und damit eine Inspiration ausgelöst.
  - Bei der **Zwerchfellmuskelstimulation** *(Diaphragma-Stimulation)* werden die Elektroden direkt ins Zwerchfell implantiert. Dieses System wird seltener und meist nur für vorübergehende Anwendungen eingesetzt.

  Bei beiden Systemen muss das Zwerchfell voll funktionsfähig sein, beim PNS auch der N. phrenicus bds.

Heute werden auch zur außerklinischen Beatmung überwiegend Respiratoren eingesetzt, die eine Überdruckbeatmung (➤ 3.1.2) bewirken. Diese Geräte sind kleiner, leichter und handlicher, und ermöglichen dem Patienten ein größeres Maß an Mobilität.

14.3.1 Anforderungen an ein Heimbeatmungsgerät

So verschieden wie die Krankheitsbilder, die eine außerklinische Beatmung notwendig machen, so unterschiedlich sind auch die Heimbeatmungsgeräte, d. h. die beatmungstechnischen Möglichkeiten sind an den verschiedenen Geräten sehr unterschiedlich.

WICHTIG

Unterschieden werden **Heimbeatmungsgeräte für vom Gerät abhängige Patienten** (DIN EN ISO 80601-2-72:2015/DIN, 2016a) und **Heimbeatmungsgeräte zur Atemunterstützung** (Deutsche Fassung EN ISO 80601-2-79:2019), für die jeweils andere ISO-Normen gelten.

Grundsätzlich sollte ein Heimbeatmungsgerät
- klein und kompakt sein, um im häuslichen Bereich problemlos untergebracht werden zu können.
- übersichtlich aufgebaut und einfach zu bedienen sein (der Patient selbst bzw. seine Angehörigen sollten die Funktionsweise des Geräts verstehen und Einstellungen selbstständig vornehmen können, Fehlbedienungen sollten vermieden werden). Wichtig: Ausreichend großes Display für die relevanten Beatmungsparameter.
- Triggerung sowie geräteseitige und patientenerzeugte Werte anzeigen.
- über Alarme verfügen, die bei nicht abhängigen Patienten abgestellt werden können. Ausnahme: Netzausfall. Hilfreich ist eine Speicherung der Alarme mit der Möglichkeit, diese später auszulesen
- eine Sicherung gegen unbeabsichtigtes Verstellen der Parameter besitzen.
- eine geringstmögliche Geräuschbelästigung verursachen.

VORSICHT

Bei abhängigen Patienten muss ein **externer Alarm** mit dem Heimbeatmungsgerät verbunden werden können, d. h. er muss auch außerhalb des Patientenzimmers (in den Räumen, in denen die Pflegenden bzw. Angehörigen sich aufhalten) zu hören sein

PFLEGEPRAXIS

Je mobiler ein Patient ist, desto wichtiger sind **Größe, Gewicht und Flexibilität des Respirators:** Geräte für diese Patienten sollten möglichst leicht und handlich sein und problemlos mitgeführt werden können, also z. B. sicher am Rollstuhl fixiert werden können und über eine ausreichende Batteriekapazität verfügen.

14.3.2 Technische Besonderheiten von Heimbeatmungsgeräten

Gas- und Stromversorgung

Da sowohl Privatwohnungen als auch Pflegeheime in aller Regel keine zentrale **Gasversorgung** zur Verfügung haben, sind Heimbeatmungsgeräte so aufgebaut, dass sie die benötigte Druckluft selbst generieren. Um eine Sauerstoffkonzentration der Inspirationsluft über 21 % verabreichen zu können, werden zusätzlich zum Heimbeatmungsgerät sog. *Sauerstoffkonzentratoren* oder ein Sauerstofftank bzw. Sauerstoffflaschen benötigt. Konzentratoren entziehen der Raumluft Sauerstoff und führen ihn dem Patienten zu:
- Wird der Sauerstoff über einen geräteseitigen Gaseinlass beigemischt, muss die Sauerstoffkonzentration gemessen werden
- Bei einer Beimischung über das Schlauchsystem ist keine Messung erforderlich

Die meisten Heimbeatmungsgeräte sind elektrisch betrieben, d. h. sie arbeiten netzabhängig. Für notwendige Transporte des Patienten bzw. für den Fall eines Stromausfalls müssen sie auch mittels eines Akkus betrieben werden können. Ein interner Akku ist bei abhängigen Patienten notwendig, bei Beatmungszeiten über 16 Stunden ist zusätzlich ein externer Akku erforderlich.

Wird über 21 % Sauerstoff benötigt, ist eine mobile Sauerstoffeinheit (Sauerstoffflaschen) bereitzuhalten.

Bedienteil

Um versehentliche Änderungen der Einstellungen am Respirator zu verhindern, verfügen viele Heimbeatmungsgeräte über entsprechende Sicherheitsfunktionen am Bedienteil des Respirators, z. B. eine einstellbare Sperrfunktion, ein verschließbares Bedienfeld oder ein vom Gerät trennbares Bedienteil.

Partikelfilter und Atemgasklimatisierung

Partikelfilter sind geräteseitig im Bereich des Lufteinlasses zum Schutz der Patienten notwendig. Werden die Geräte in der Klinik eingesetzt, sind Partikelfilter im Auslassbereich obligat.

Sonderfunktionen

An vielen Heimbeatmungsgeräten kann eine **Rampenzeit** (auch *Softstart, Smartstart* oder *Vent Ramp* genannt) eingestellt werden. Dann wird der eingestellte Beatmungsdruck nicht sofort, sondern innerhalb einer bestimmten Zeitdauer aufgebaut. Diese Funktion ist vor allem für intermittierende Beatmungen während der Nacht konzipiert. Sie soll dem Patienten das Einschlafen erleichtern.

Für den Fall einer Apnoe (Atemstillstand) bieten manche Geräte einen S/T®-Modus, bei dem das Gerät aus dem Spontanatmungsmodus in einen kontrollierten Modus wechselt oder eine **Fail-Safe-Ventilation** (*Back-up-* oder *Apnoeventilation* ➤ 3.3.11) startet.

Beatmungsschlauchsystem und Atemgasbefeuchtung

Bei vielen Heimbeatmungsgeräten wird die Exspirationsluft nicht durch das Gerät geleitet. Bei diesen offenen Systemen wird lediglich ein **Inspirationsschlauch** am Respirator angeschlossen. An der Konnektionsstelle vom Inspirationsschlauch zur Maske bzw. zur Trachealkanüle befindet sich ein Exspirationsventil, durch das die Ausatemluft abgegeben wird. Ein evtl. notwendiger PEEP wird über ein am Exspirationsventil angebrachtes PEEP-Ventil bzw. definierte Ausatemwiderstände aufrechterhalten.

Geräte mit **In- und Exspirationsschlauch** werden eingesetzt, wenn eine exakte Kontrolle des Exspirationsvolumens notwendig ist.

Bei Bedarf, insbesondere bei permanenter Heimbeatmung, erfolgt eine aktive oder passive **Atemgasklimatisierung** (➤ 5.2). Bei Systemen zur passiven Atemgasbefeuchtung ist zu beachten, dass bei diesen Systemen eine Ausatmung und erneute Einatmung durch den Filter notwendig ist.

Da das Heimbeatmungsgerät sowie das Gerätezubehör immer vom selben Patienten verwendet werden, unterscheidet sich die Aufbereitung der Beatmungsschläuche und der aktiven Atemgasbefeuchter bei der Heimbeatmung oft erheblich von der Aufbereitung des Gerätezubehörs in der Klinik. So empfehlen manche Gerätehersteller z. B., die Beatmungsschläuche bzw. aktiven Atemgasbefeuchter in Spülwasser zu reinigen. Detaillierte Informationen zur Aufbereitung des Gerätezubehörs sind den jeweiligen Gebrauchsanweisungen zu entnehmen.

Vor einem erneuten Einsatz eines Geräts bei einem anderen Patienten erfolgt eine hygienische Aufbereitung nach Herstellerangaben bzw. durch den Hersteller selbst.

KAPITEL

15 Respiratoren

Frank Kirsch

DEFINITION

Respirator (*Beatmungsgerät*): Elektrisch oder pneumatisch betriebenes Gerät zur maschinellen Beatmung. Einteilung anhand verschiedener Kriterien, vor allem Einsatzbereich, Antriebsart und Steuerung.

WICHTIG

Geräteeinweisung verpflichtend

Beatmungsgeräte sind *Medizinprodukte der Anlage 1 der Medizinprodukte-Betreiberverordnung* (MProdBetrV, ➤ 16.1). Für diese Medizinprodukte gelten besondere Regelungen, da sie unmittelbar auf vitale Körperfunktionen einwirken und Fehlfunktionen bzw. fehlerhafte Anwendungen eine besondere Gefährdung von Patienten, Anwendern oder Dritten verursachen können. U.a. dürfen Pflegende nur dann mit Beatmungsgeräten arbeiten, wenn sie eine **Einweisung** von einer beauftragten Person (➤ 16.1.2) erhalten haben. Diese Einweisungen erstrecken sich auch auf das Zubehör der Geräte und sind zu dokumentieren.

15.1 Aufbau und Einteilung von Respiratoren

15.1.1 Aufbau eines Respirators

Jeder Respirator besteht aus einem **Bedienteil** und einem **Pneumatikteil** (*Patiententeil* ➤ Abb. 15.1). Bei manchen Intensivrespiratoren sind Bedien- und Pneumatikteil untrennbar miteinander verbunden. Bei den Intensivrespiratoren der neuen Generation sind Bedien- und Pneumatikteil oft über ein Kabel miteinander verbunden und können getrennt voneinander am Patientenbett positioniert werden.

Am **Bedienteil** (➤ Abb. 15.2) werden die Vorgaben für die Beatmung eingestellt, also vor allem die Beatmungsform, die einzelnen Beatmungsparameter und die Grenzwerte. Im Bedienteil integriert sind die verschiedenen Kontroll-, Mess- und Alarmfunktionen des Respirators. I. d. R. werden die Beatmungsvolumina (Tidal- und Minutenvolumen), der Beatmungsdruck (Spitzendruck, Plateaudruck und PEEP) und der Flow als Messwert angezeigt und fortlaufend graphisch dargestellt. Werden Grenzwerte über- oder unterschritten, gibt der Respirator Alarm (i. d. R. akustisch und optisch) und zeigt auch die Ursache des Alarms an, also z. B. „Tidalvolumen zu gering" oder „obere Druckgrenze überschritten". Am Bedienteil kann der Alarm unterdrückt bzw. zurückgesetzt werden. Ins Bedienteil integriert bzw. damit verbunden ist ein Monitor, an dem diverse Beatmungskurven und Loops (➤ 15.3) dargestellt werden können. Über eine Schnittstelle kann eine Verbindung zum Patientendatenmanagementsystem (PDMS) und/oder zum Monitoring hergestellt werden.

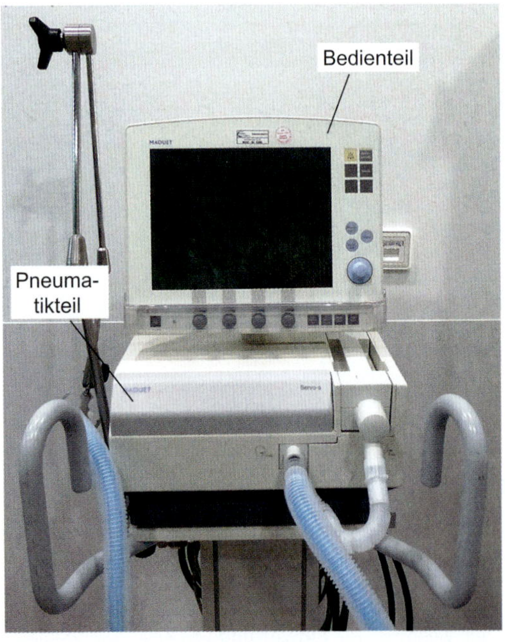

Abb. 15.1 Aufbau eines Respirators. Am Bedienteil werden die Beatmungsparameter und -grenzwerte eingestellt, im Pneumatikteil werden entsprechend der Einstellungen die Gase gemischt und verabreicht. [M251]

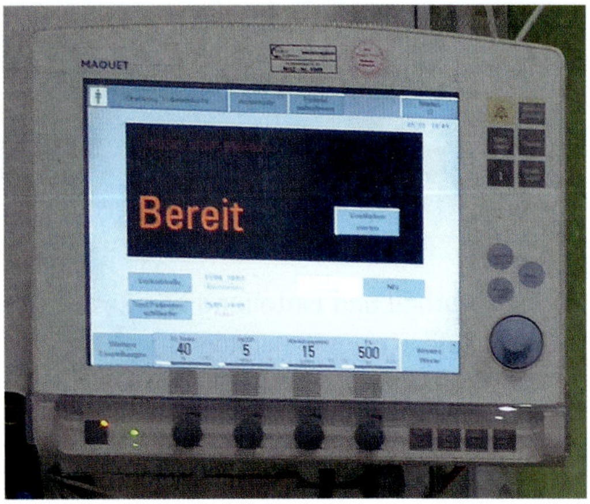

Abb. 15.2 Beispiel für ein Bedienteil eines Respirators, hier das Bedienteil des Servo s®. [M251]

Im **Pneumatikteil** (➤ Abb. 15.3) erfolgt die technische Umsetzung dessen, was am Bedienteil eingestellt ist. Im Pneumatikteil finden sich:

- **Gasanschlüsse** für Sauerstoff und Druckluft (Respiratoren, die auch in der Anästhesie verwendet werden, verfügen zusätzlich über einen Anschluss für Lachgas), die entweder an die zentrale Gasversorgung (Wandanschlüsse) oder an Sauerstoff- bzw. Druckluftflaschen angeschlossen werden. Um Verwechslungen zu vermeiden sind die Kupplungen der Gasanschlüsse genormt (sechskant für Sauerstoff und quadratisch für Druckluft) und farblich markiert. Die **Farbkodierung** wird von der Euro-Norm (EN 740) bzw. der internationalen Norm (ISO 32) vorgegeben. Folgende Kombinationen sind zulässig:
  - Einheitliche *farbneutrale Gaskennzeichnung*, d. h. alle Gasversorgungsanlagen (z. B. Rohrlei-

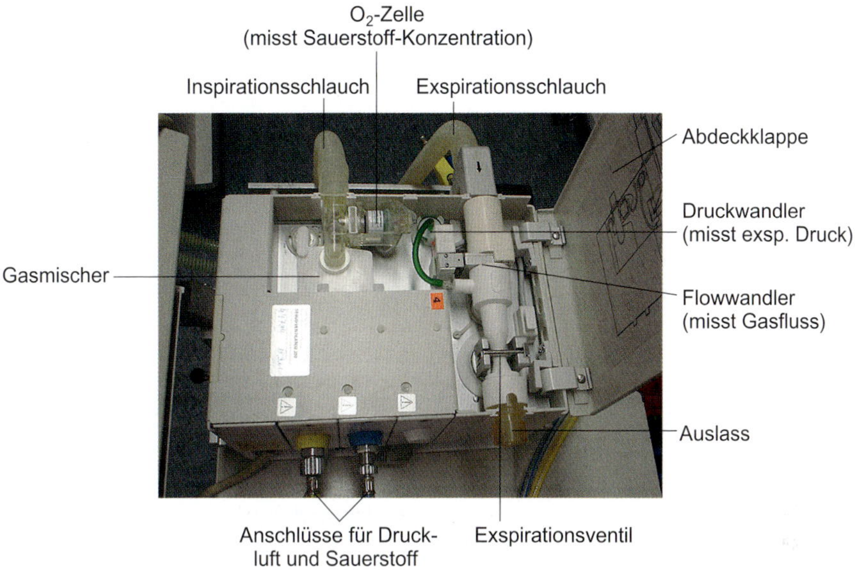

Abb. 15.3 Pneumatikteil eines Respirators, hier der Blick in das geöffnete Patiententeil eines Intensivrespirators. [M251]

tungen, Gasentnahmestellen) sind ausschließlich farbneutral gekennzeichnet (chemisches Symbol in weißer oder gelber Schrift auf dunklem Grund, bei Geräten auch schwarze Schrift auf hellem Grund)
  - Einheitliche Kennzeichnung mit *ISO-Farben* (weiß = Sauerstoff, schwarz/weiß = Luft, blau = Lachgas, gelb = Vakuum, grau = CO_2)
  - Kombination aus farbneutraler Gaskennzeichnung und ISO-Farbkodierung
- Respiratoren, die eine Beatmung mit NO (➤ 12.3) oder Heliox ermöglichen (➤ 12.4), verfügen zusätzlich über entsprechende Anschlüsse.
- **Anschlüsse für die Energieversorgung,** d. h. Netzanschluss und evtl. Anschluss für externe Batterieeinspeisung oder Einschübe für Akkus.
- Eventuelle zusätzliche Anschlüsse ermöglichen z. B. die Synchronisation mit einem zweiten Respirator gleicher Bauart (seitengetrennte Beatmung ➤ 5.3), den Anschluss weiterer Überwachungsgeräte, Fernbedienung, Drucker, Speicherkarten, USB oder den Datentransfer z. B. für ein PDMS (➤ 10.2.10).

Der luftleitende Bereich des Pneumatikteils gliedert sich in Inspirations- und Exspirationsteil:

- Im **Inspirationsteil** finden sich im Wesentlichen ein *Gasmischer,* in dem Druckluft und Sauerstoff entsprechend dem eingestellten F_iO_2 gemischt werden, *Gasmodule,* die den Inspirationsflow regeln und ein *Druckwandler,* der den Druck des zum Patienten geleiteten Gasgemischs kontrolliert. Am *Inspirationsauslass* wird der Inspirationsschlauch angeschlossen, in den (bei Verwendung einer aktiven Atemgasklimatisierung) ein Atemgasbefeuchter (➤ 5.2.2) integriert wird.
- Am **Exspirationsteil** befindet sich der Anschluss für den Exspirationsschlauch. Vor dem Einlass in den Respirator kann ein Kondenswasserabscheider (Wasserfalle) angebracht sein, der bei aktiver Atemgasbefeuchtung (➤ 5.2.2) ein Eindringen von überschüssiger Feuchtigkeit in den Exspirationsteil verhindert (dies könnte Fehlmessungen verursachen). Im Exspirationsteil werden hauptsächlich der Exspirationsflow und der exspiratorische Druck gemessen. Der Exspirationsflow ist entscheidend für den Flowtrigger (➤ 3.2.5), der exspiratorische Druck ist entscheidend für den Drucktrigger (➤ 3.2.5) und den PEEP (➤ 3.2.4). Das Exspirationsventil schließt, sobald der eingestellte PEEP erreicht ist. Am Exspirationsauslass strömt das Gas aus dem Respirator. Alle modernen Respiratoren haben „aktive Exspirationsventile", die ein „Mitatmen" des Pa-

tienten auf dem hohen Druckniveau (z. B. bei BI-PAP) ermöglichen.

15.1.2 Einteilung von Respiratoren

Respiratoren können anhand unterschiedlicher Kriterien eingeteilt werden. Für den klinischen Alltag sind insbesondere die Einteilung anhand der **Einsatzmöglichkeiten,** der **Antriebsart** und der **Steuerung** wichtig.

Einteilung nach den Einsatzmöglichkeiten

Anhand der möglichen **Einsatzbereiche** werden die Respiratoren unterschieden in:

- Respiratoren für den Erwachsenenbereich, für die Pädiatrie und Neonatologie
- Beatmungsgeräte für die Intensivmedizin und Narkosebeatmungsgeräte
- Respiratoren für den stationären Bereich und Respiratoren für den Transport beatmeter Patienten
- Respiratoren für die Beatmung in der Klinik und für die außerklinische Beatmung

Abgegrenzt werden **Atemtherapiegeräte,** die im Gegensatz zu den anderen Respiratoren nur eine Unterstützung der Spontanatmung (insbesondere CPAP) ermöglichen. Eine Beatmung im eigentlichen Sinn ist mit diesen Geräten nicht möglich.

WICHTIG

Nachrüsten

Viele Respiratoren decken mehrere Einsatzbereiche ab. So können einzelne Respiratoren z. B. für Erwachsene und (nach Anbringen der geeigneten Beatmungsschläuche) auch für Kinder bzw. Neu- und Frühgeborene verwendet werden. Diese Möglichkeit kann bei manchen Respiratoren durch **Nachrüsten des Geräts** geschaffen werden (dann ist z. B. ein Respirator, der zuvor nur für Erwachsene verwendet werden konnte, auch für den Einsatz bei Kindern geeignet). Eine solche „Aufrüstung" geschieht in der Regel durch Softwareupdate.

Manche Respiratoren können sowohl im stationären Bereich als auch zum Transport des Patienten verwendet werden, können sowohl in der Klinik als auch außerklinisch eingesetzt werden und bieten die Möglichkeit der invasiven und der nichtinvasiven Beatmung. Diese Flexibilität mancher Respiratoren erleichtert die Beatmungstherapie erheblich, insbesondere wenn der Respirator sowohl zur stationären als auch zur Transportbeatmung geeignet ist. Ein frisch operierter Patient, der nachbeatmet werden muss, kann dann z. B. gleich in der OP-Schleuse an den Respirator angeschlossen werden, mit dem er dann auch weiter beatmet wird.

Einteilung nach der Antriebsart

Anhand der **Antriebsart,** d. h. der Energiequelle, mit der der Respirator betrieben wird, werden unterschieden:

- **Elektrisch** betriebene Respiratoren. Als Energiequelle dienen dabei das Stromnetz (Wechselstrom), Batterien oder Akkus (Gleichstrom). Der Betrieb über Batterien oder Akkus ist i. d. R. Ausnahmesituationen vorbehalten wie z. B. Transport des beatmeten Patienten oder Aufrechterhaltung der Respiratorfunktionen bei Stromausfall. Alle Intensivrespiratoren verfügen über diese Antriebsart.
- **Pneumatisch** betriebene Respiratoren. Hier dienen Druckluft oder Sauerstoff (aus der zentralen Druckgasversorgungsanlage oder aus Druckluft- bzw. Sauerstoffflaschen) als Energiequelle. Pneumatisch betriebene Respiratoren können netzunabhängig eingesetzt werden und werden daher überwiegend als Transportrespiratoren (➤ 15.5) verwendet.

Einteilung nach der Steuerung

DEFINITION

Die **Steuerung** (auch *Cycling*) eines Respirators beschreibt den Parameter, der die Umschaltung von Inspiration auf Exspiration sowie den erneuten Beginn der Inspiration bewirkt. Die Umschaltungen von Inspiration auf Exspiration (= Beenden der Inspiration, auch **inspiratorische Steuerung**) und von Exspiration auf Inspiration (= Beenden der Exspiration, auch **exspiratorische Steuerung**) können anhand desselben Parameters erfolgen (z. B. zeit-zeit-gesteuert, d. h. beide Umschaltungen sind zeitgesteuert) oder anhand verschiedener Parameter (z. B. volumen-zeit-gesteuert, d. h. das Ende der Inspiration ist volumengesteuert, das Ende der Exspiration zeitgesteuert).

Bei der **inspiratorischen Steuerung** (Beenden der Inspiration) sind vier Steuerungsarten möglich:

- **Zeitsteuerung.** Bei der Zeitsteuerung erfolgt die Umschaltung von Inspiration auf Exspiration *nach Ablauf einer vorgewählten Zeitspanne.* Die Zeitdauer der Inspirationsphase ist unabhängig von den pulmonalen Verhältnissen des Patienten, während Tidalvolumen, Flow und Beatmungsdruck variieren. Da sich die Inspirationszeit bei vielen Respiratoren aus der eingestellten Beatmungsfrequenz und dem Atemzeitverhältnis ergibt, werden zeitgesteuerte Respiratoren auch als *frequenzgesteuerte* Respiratoren bezeichnet. Die Zeitsteuerung ist die wichtigste Form der Steuerung an Intensivrespiratoren.
- **Drucksteuerung.** Dabei wird die Inspiration beendet, sobald der Respirator einen vorgewählten Druck erreicht hat (obere inspiratorische Druckgrenze oder inspiratorisches Druckniveau). Die Umschaltung erfolgt unabhängig vom Tidalvolumen, d. h. das Gerät arbeitet volumeninkonstant, weshalb Tidal- und Atemminutenvolumen sorgfältig überwacht werden müssen. Eine Drucksteuerung ist z. B. an Atemtherapiegeräten realisiert.
- **Volumensteuerung.** Bei Volumensteuerung schaltet der Respirator von Inspiration auf Exspiration um, nachdem ein vorgewähltes Atemzugvolumen verabreicht wurde. Dies erfolgt unabhängig davon, ob das verabreichte Volumen auch als Ventilationsvolumen genutzt wurde, d. h. die Umschaltung erfolgt z. B. auch dann, wenn das Volumen aus einem Leck entwichen ist. Änderungen von Compliance und Resistance beeinflussen das Atemzugvolumen nicht, wirken sich aber auf die inspiratorischen Beatmungsdrücke aus.
- **Flowsteuerung.** Dabei erfolgt die Umschaltung bei Unterschreiten eines bestimmten Inspirationsflows.

Die **exspiratorische Steuerung,** d. h. der Wechsel von Exspiration zu Inspiration, erfolgt bei kontrollierter Beatmung automatisch abhängig von der eingestellten Frequenz, d. h. zeitgesteuert. Manche Respiratoren erkennen eine Ausatembemühung des Patienten und ermöglichen diese, auch wenn die Inspirationszeit noch nicht komplett abgelaufen ist. Bei assistierter Beatmung kann er durch eine Triggerung des Patienten ausgelöst werden.

Parallelsteuerung

Bei der **Parallelsteuerung** (auch *Mischsteuerung*) sind mehrere Steuerungsmechanismen miteinander kombiniert, um eine möglichst sichere Beatmung zu gewährleisten (z. B. Volumen- und Drucksteuerung). Wenn mehrere Steuerungsmechanismen für die Umschaltung auf die Exspiration maßgebend sind, wird die Umschaltung durch den zuerst wirksam werdenden Steuerungsmechanismus ausgelöst. So wird z. B. beim Erreichen der oberen Druckgrenze unabhängig vom verabreichten Volumen oder der Inspirationszeit sofort auf Exspiration geschaltet, bei druckunterstützter Beatmung (➤ 3.3.7), die meist flowgesteuert ist, wird unabhängig vom Flow nach einer bestimmten Zeit (zeitgesteuert) oder beim Erreichen eines bestimmten Drucks (druckgesteuert) die Exspiration eingeleitet. Moderne Respiratoren arbeiten immer mit Parallelsteuerung.

15.2 Kriterien für Anschaffung und Auswahl eines Respirators

Auf den meisten Intensivstationen stehen verschiedene Respiratoren zur Verfügung, die abhängig von den Erfordernissen des Patienten eingesetzt werden. Vor Beginn einer Beatmungstherapie wählen die Pflegenden (ggf. nach Rücksprache mit dem Arzt) aus den vorhandenen Geräten den für den Patienten geeigneten Respirator aus. In manchen Fällen ist es sinnvoll, im Verlauf der Beatmungstherapie auf einen anderen Respirator umzustellen, etwa wenn sich die pulmonale Situation des Patienten drastisch verschlechtert. Dann tauschen die Pflegenden den Respirator, z. B. einen „einfachen" mit relativ wenigen Möglichkeiten, gegen ein Gerät mit vielfältigen Optionen aus.

Ist die **Neuanschaffung eines Respirators** geplant, entscheiden die Pflegenden oft mit (meist zusammen mit dem zuständigen Arzt), welches Gerät angeschafft wird. Bei der Vielzahl der zurzeit auf dem Markt angebotenen Respiratoren fällt die Auswahl oft schwer.

Folgende Fragen können helfen, Angebote zu prüfen und ein geeignetes Gerät auszuwählen:

- **Einsatzbereich**
  - Bei welchen Patienten soll das Gerät eingesetzt werden? Für Nachbeatmungen (z. B. im Auf-

wachraum oder in Intermediate-Care-Einheiten) sind oft einfachere Geräte (mit weniger Möglichkeiten) ausreichend, für Beatmungen auf der Intensivstation werden meist Geräte benötigt, die differenzierte Beatmungen ermöglichen, umfangreichere Überwachungsmöglichkeiten bieten und zahlreichere Messparameter erfassen.
  - Soll das Gerät nur stationär eingesetzt werden oder auch für Transporte geeignet sein? Sind für den Einsatz als Transportrespirator z. B. externe Stromquellen notwendig und besitzen diese eine ausreichende Standzeit? Ist das Gerät handlich genug, um z. B. mit dem Patientenbett in einen Aufzug zu passen? Benötigt es Sauerstoff- und Druckluftflaschen für einen Transport oder generiert sich die Druckluft z. B. über eine Turbine? Ist das Gerät auch während einer Untersuchung, z. B. Kernspintomografie, einsetzbar?
- **Beatmungsformen und -parameter**
  - Welche Beatmungsformen sind möglich (Standard für Intensivrespiratoren: PC-CMV, VC-CMV sowie CPAP und druckunterstützte Beatmung, evtl. zusätzlich BIPAP, PRVC, Intellivent-ASV, NAVA oder Autoflow; ➤ 3.3)? Können weitere Beatmungsformen nachgerüstet werden?
  - Ist das Gerät für die nichtinvasive Beatmung geeignet?
  - Welche weiteren Möglichkeiten sollte das Gerät besitzen, z. B. automatische Tubuskompensation (ATC ➤ 15.4.2), CO_2-Messung, Möglichkeit zur NO-Beatmung (➤ 12.3), Möglichkeit verschiedener Messmanöver wie z. B. Compliance, Resistance, Intrinsic-PEEP, PV-Loop oder Okklusionsdruck, Möglichkeit zur ILV (➤ 5.3).
  - Ist ein automatisches Weaning möglich, z. B. SmartCare™ (➤ 13.5.1)?
  - Liefert das Gerät ausreichend hohe Drücke und einen ausreichend hohen Flow?
  - Lassen sich die Beatmungsmuster differenziert einstellen?
  - Welche Triggerformen sind realisiert, wie lange ist die Triggerlatenzzeit (➤ 3.2.5)?
  - Besteht die Möglichkeit zur Medikamentenverneblung während der Beatmung?
  - Unterstützt der Respirator eine (nasale) High-flow-Therapie?
- **Bedienfreundlichkeit**
  - Wie groß ist der Platzbedarf, lassen sich Bedienteil und Pneumatikteil trennen? Dies ist insbesondere bei begrenztem Platzangebot auf der Station wichtig.
  - Ist das Gerät leicht zu bedienen? Ist es übersichtlich gestaltet, sind die wesentlichen Informationen schnell erfassbar?
  - Ist das Gerät mit den vorhandenen Geräten (z. B. aktive Atemgasbefeuchter) sowie den Schlauchsystemen kompatibel?
  - Wie häufig müssen das Schlauchsystem und die Innenteile gewechselt werden? Wie aufwändig sind der Aufbau, notwendige Funktionsprüfungen und die Inbetriebnahme des Geräts?
  - Besitzt das Gerät eine *Absaugroutine,* die den Patienten präoxygeniert, während des Absaugens den Flow minimiert und nach der Rekonnektion automatisch weiterbeatmet und postoxygeniert (➤ 15.4.1)?
- Sonstige Aspekte:
  - Führt das Gerat automatisch einen SBT durch (➤ 13.3)?
  - Kann das Gerät den unteren und oberen Inflectionpoint bestimmen (➤ 15.4.8)?
  - Kann es $p_{et}CO_2$ und SpO_2 überwachen?
  - Ist eine visuelle Darstellung der Lungenverhältnisse, ggf. unterstützt durch EIT, möglich (➤ 10.2.6)?
- **Überwachung und Alarme**
  - Welche Informationen werden angezeigt, sind diese Anzeigen konfigurierbar?
  - Sind Beatmungskurven (Druck-, Flow- und Volumenkurven) und Loops darstellbar?
  - Werden die gemessenen Werte gespeichert und sind dann abrufbar (ggf. über PDMS) und/oder können ausgedruckt werden?
  - Über welche Alarme verfügt das Gerät, gibt es eine Alarmhierarchie?
  - Verstummen die Alarme, wenn der Alarmgrund nicht mehr besteht?
  - Können Alarme über die zentrale Monitoranlage erkannt werden?
  - Werden alle für den Patienten bedrohlichen Situationen sowie Gerätefehlfunktionen sicher alarmiert?

- Sind die Alarmlautstärke und der Alarmton konfigurierbar, wie unangenehm sind die Alarme für den Patienten?
- Werden Alarme automatisch gesetzt, sind Alarmgrenzen leicht ablesbar?

- **Beatmung bei Störungen**
  - Beatmet das Gerät bei Stromausfall und/oder Störung der Zufuhr eines Gases weiter?
  - Kann der Patient im Fall einer Störung der Gasversorgung über ein Sicherheitsventil spontan atmen?
  - Ist eine *Fail-Safe-Ventilation* (*Apnoe-Beatmung,* ➤ 3.3.11) möglich und konfigurierbar oder erfolgt im Fall einer Apnoe lediglich Alarm?
- **Service**
  - Wie ist der Service vor Ort? Können die Wartungen vom Klinikpersonal durchgeführt werden? Gibt es einen Notdienst? In welcher Zeit stellt der Hersteller ein Ersatzgerät zur Verfügung?
  - Welche Service-Intervalle sind notwendig, wie teuer sind diese einschließlich der notwendigen Austauschmaterialien?
  - Müssen Original-Verschleißteile verwendet werden?
  - Wie viele Geräteeinweisungen durch den Hersteller finden statt, wie teuer sind Folgeeinweisungen?

PFLEGEPRAXIS

Probestellung

Die meisten Herstellfirmen ermöglichen eine **Probestellung,** d.h. ein Respirator kann für eine gewisse Zeit auf der Intensivstation ausprobiert werden. Dabei achten die verantwortlichen Pflegenden darauf, das Gerät ausgiebig zu testen (möglichst alle Optionen ausprobieren, die der Respirator bietet, und das Gerät bei verschiedenen Patienten einsetzen) und zu prüfen, wie geeignet der Respirator für die beatmeten Patienten ist und wie die Anwender mit dem Gerät zurechtkommen. Hilfreich ist u.U. auch der Austausch mit Kollegen, die bereits mit dem Testgerät arbeiten. Hier vermittelt der Hersteller i.d.R. den Kontakt, alternativ kann ein Diskussionsforum im Internet weiterhelfen.
Manche Hersteller haben **Simulationsprogramme** für Respiratoren entwickelt, mit denen man verschiedene Funktionen und Einstellmöglichkeiten am PC testen kann.

15.3 Beatmungskurven, Loops und Trenddarstellungen

15.3.1 Beatmungskurven

Intensivrespiratoren bieten i.d.R. die Möglichkeit, einzelne **Beatmungsparameter** (je nach Gerät einen oder mehrere gleichzeitig) **in Kurvenform** darzustellen. Die Darstellung erfolgt am Respirator (auf integriertem Bildschirm) und/oder – über eine Schnittstelle – auf dem Überwachungsmonitor des Patienten. Dargestellt werden häufig der Beatmungsdruck (Druck-Zeit-Diagramm), das Beatmungsvolumen (Volumen-Zeit-Diagramm) und/oder der Flow (Flow-Zeit-Diagramm). Meist kann der Anwender auswählen, welche Kurven dargestellt werden sollen.

Die typischen Beatmungskurven bei den einzelnen Beatmungsformen sind in ➤ 3.3 dargestellt.

WICHTIG

Darstellung

Der zeitliche Verlauf von Beatmungsdruck, Flow und Volumen ist zum einen abhängig von den Einstellungen am Respirator, zum anderen von den atemmechanischen Gegebenheiten der Lunge (insbesondere Compliance und Resistance) sowie in geringem Maß vom Beatmungssystem.
Um **Beatmungskurven vergleichen** zu können, empfiehlt es sich, den gleichen Abbildungsmaßstab (z.B. für die Zeitachse) zu wählen. Bei der Darstellung auf dem Monitor darauf achten, dass der Abbildungsmaßstab möglichst groß gewählt ist: Die Beatmungskurve soll über den gesamten verfügbaren Platz auf dem Monitor verlaufen, dabei aber noch komplett dargestellt sein.

Druck-Zeit-Diagramme

Druck-Zeit-Diagramme stellen den zeitlichen Verlauf des Beatmungsdrucks dar. Bei der **volumenkontrollierten Beatmung** (➤ 6.3.2) lässt das Druck-Zeit-Diagramm Rückschlüsse auf die pulmonale Situation zu (➤ Abb. 15.4):

- Je höher Flow und Resistance (Atemwegswiderstand), desto steiler der initiale Druckanstieg zu Beginn der Inspiration. Der Druckabfall vom Spitzen- auf den Plateaudruck entspricht diesem initialen Druckanstieg (*Resistancedruck* = $R \times \dot{V}$).

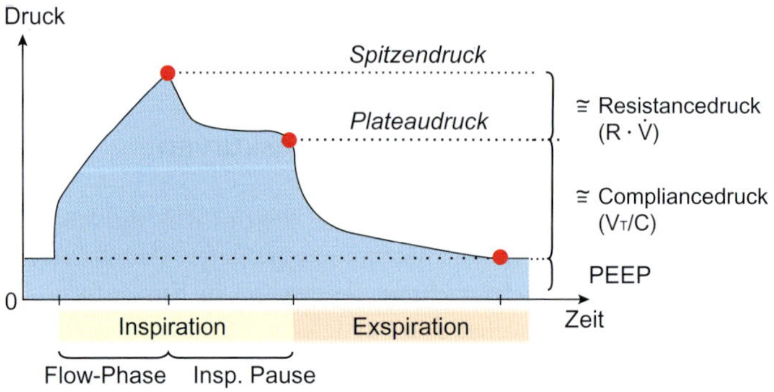

Abb. 15.4 Druck-Zeit-Diagramm bei volumenkontrollierter Beatmung mit inspiratorischer Pause und PEEP. [A400]

- Der weniger steile (lineare) inspiratorische Druckanstieg ist abhängig vom Flow und von der Compliance und entspricht der Druckdifferenz zwischen Plateaudruck und PEEP-Niveau (*Compliancedruck* = V_t/C).
- Die Höhe des *Spitzendrucks* ist abhängig von Inspirationsflow, Tidalvolumen, Resistance und Compliance, d. h. auch ein zu kleiner Endotrachealtubus, Stenosen oder Sekret im Tracheobronchialsystem können Ursache eines steigenden bzw. hohen Spitzendrucks sein. Nimmt die inspiratorische Resistance (Atemwegswiderstand, ➤ 1.3.5) zu, steigt der Spitzendruck an, nimmt die inspiratorische Resistance ab, sinkt der Spitzendruck (jeweils bei gleichbleibendem Plateaudruck). Nimmt die Compliance ab (Verschlechterung der Volumendehnbarkeit), steigen Spitzen- und Plateaudruck an, nimmt die Compliance zu, sinken Spitzen- und Plateaudruck. Da der Spitzendruck wenig Einfluss auf den Alveolardruck hat, ist er *nicht* primär Ursache für ein pulmonales Baro- oder Volutrauma (➤ 5.1.1).

Bei **druckkontrollierter Beatmung** (➤ 3.3.3) oder BIPAP (➤ 3.3.4) ergibt sich ein völlig anderes Druck-Zeit-Diagramm (siehe jeweilige Beatmungsform). Hier erlauben Druck-Zeit-Diagramme *keine* Rückschlüsse auf Compliance und Resistance.

WICHTIG

Im Respirator gemessen

Druck-Zeit-Diagramme zeigen „nur" den Verlauf des **im Respirator gemessenen Drucks.** Um einschätzen zu können, welcher Druck in der Lunge tatsächlich herrscht, müssen alle Faktoren berücksichtigt werden, die Einfluss auf den intrapulmonalen Druck haben, z. B. ein geringer Innendurchmesser von Tubus oder Trachealkanüle.
Manche Respiratoren berechnen den intratrachealen Druck.

Flow-Zeit-Diagramme

Flow-Zeit-Diagramme stellen den zeitlichen Verlauf des inspiratorischen und exspiratorischen Flows dar (➤ Abb. 3.3). Der inspiratorische Flow ist in erster Linie vom eingestellten Beatmungsmuster abhängig. Der exspiratorische Flow dagegen unterliegt dem Einfluss von Atemwegswiderständen und erlaubt Rückschlüsse auf Resistance und Compliance.

Eine **flacher verlaufende exspiratorische Flowkurve** ist Zeichen für exspiratorische Atemwegswiderstände. Ursache können z. B. obstruktive Lungenerkrankungen, Sekretverhalt, Bronchospasmus oder die (teilweise) Verlegung von Filtern, z. B. HME-Filter, sein. Durch den Ausatemwiderstand verlängert sich die Exspirationszeit, schlimmstenfalls reicht die Zeit nicht für die vollständige Exspiration aus, d. h. die Flowkurve geht nicht auf 0 zurück (im Extremfall fast waagrechter Verlauf der Flowkurve) und es entsteht ein „Airtrapping“ mit Intrinsic-PEEP (➤ 3.2.1, ➤ Abb. 3.2).

Volumen-Zeit-Diagramme

Volumen-Zeit-Diagramme stellen den zeitlichen Verlauf des transportierten Atemvolumens dar.

Das Volumen nimmt während der inspiratorischen Flow-Phase kontinuierlich zu, bleibt während der inspiratorischen No-Flow-Phase (inspiratorische Pause) konstant und fällt bei der Exspiration auf 0 ab. Wichtig: Volumen-Zeit-Diagramme geben lediglich Auskunft über das Atemhubvolumen (meist in ml angegeben). Die funktionelle Residualkapazität (➤ Tab. 1.1) ist nicht berücksichtigt, d. h.

Rückschlüsse auf das gesamte, in der Lunge enthaltene Luftvolumen, sind nicht möglich.

15.3.2 Loops

DEFINITION

Loops (engl.: Schleifen) stellen die Druck-Volumen-Beziehung (*Pressure-Volume-Loops,* kurz *PV-Loops;* ➤ Abb. 15.5) oder (seltener genutzt) die Flow-Volumen- oder Flow-Druck-Beziehung während eines Beatmungszyklus grafisch dar.
Statische Loops werden in der Wissenschaft angewandt. Beatmungsgeräte arbeiten mit **dynamischen Loops,** bei denen die Atemwegswiderstände und die Widerstände von Endotrachealtuben bzw. Trachealkanülen mit einfließen und z. B. den Complianceverlauf verfälschen können.

PV-Loops ermöglichen bei Beatmungsformen mit konstantem Flow vor allem Aussagen über Veränderungen der Compliance (➤ 1.3.5; bei abnehmender Compliance verläuft der PV-Loop flacher) und weisen auf eine mögliche Überdehnung einzelner Lungenbereiche hin (hier ermöglicht der PV-Loop die Einstellung des optimalen PEEP, auch „best PEEP" ➤ 3.2.4). Die meist weniger genutzten Flow-Volumen-Loops lassen Rückschlüsse auf den Atemwegswiderstand zu.

Im Gegensatz zu Beatmungskurven, die häufig routinemäßig zum Beatmungsmonitoring eingesetzt werden, kommt die Darstellung von Loops meist nur bei kritischer pulmonaler Situation des Patienten bzw. problematischer Beatmungssituation zum Einsatz. Die Interpretation der dargestellten Loops sowie ggf. entsprechende Maßnahmen sind auf den meisten Intensivstationen Aufgabe des Arztes.

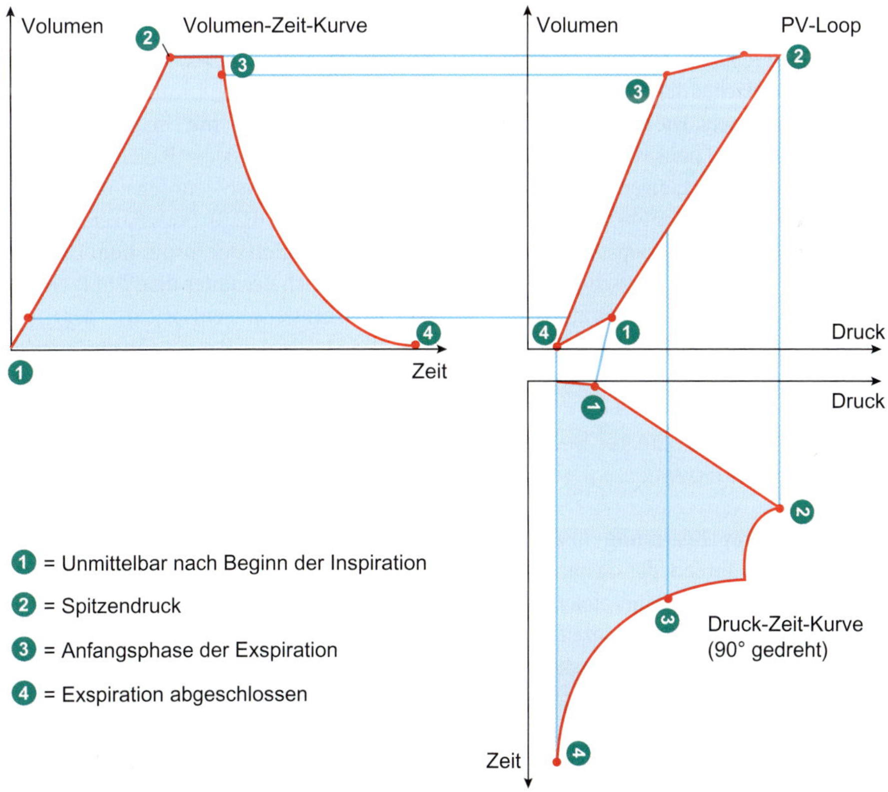

Abb. 15.5 PV-Loops können aus der Volumen-Zeit- und der Druck-Zeit-Kurve konstruiert werden (Verlauf jeweils entsprechend dem bei volumenkontrollierter Beatmung; die Druck-Zeit-Kurve ist um 90 Grad gedreht). [A400]

PV-Loops bei volumenkontrollierter Beatmung mit konstantem Flow

Während der inspiratorischen Flow-Phase strömt das Atemgas mit konstantem Flow in die Lunge. Dabei steigt der Druck stetig an bis das eingestellte Volumen verabreicht und damit der Spitzendruck erreicht ist. Ist eine inspiratorische Pause (No-Flow-Phase) eingestellt, fällt der Druck danach bei gleichem Volumen auf den Plateaudruck ab. Während der Exspiration nimmt das Volumen wieder ab, deshalb verlaufen diese Loops entgegen dem Uhrzeigersinn. Der Beatmungsdruck fällt dann auf das PEEP-Niveau ab, das Beatmungsvolumen geht auf 0 zurück.

Verschlechtert sich die pulmonale Situation des Patienten unter der Beatmung, so verändert sich der PV-Loop (falls Beatmungseinstellung gleich bleibt):

- Bei **abnehmender Compliance** (➤ 1.3.5) verläuft der Loop insgesamt flacher, und der Druckanstieg während der Inspiration ist weniger steil, d. h. eine relative geringe Steigerung des Volumens bewirkt eine relativ hohe Zunahme des Beatmungsdrucks (je flacher der Druckanstieg desto geringer die Compliance). Die Steilheit im inspiratorischen Bereich des Loops verhält sich proportional zur veränderten Lungencompliance.
- Bei **zunehmender Resistance** (➤ 1.3.5) ist der inspiratorische Schenkel des Loops auf dem Diagramm insgesamt nach rechts verschoben, dabei verändert sich die Steilheit des inspiratorischen Druckanstiegs nicht.

PV-Loops bei druckkontrollierter Beatmung mit dezelerierendem Flow

Bei **druckkontrollierter Beatmung** bzw. BIPAP strömt das Atemgas während der Inspiration anfangs mit hohem, im Verlauf dann abnehmendem Flow in die Lunge des Patienten (dezelerierender Flow ➤ Abb. 3.3). Der Beatmungsdruck ist praktisch während der gesamten Inspirationsphase gleich hoch, daher hat der Loop ein fast rechteckiges Aussehen (➤ Abb. 15.6). Mit Beginn der Exspiration sinkt der Beatmungsdruck rasch auf das PEEP-Niveau ab, das Volumen geht auf 0 zurück. Der PV-Loop bei druckkontrollierter Beatmung lässt *keine* Rückschlüsse auf den Verlauf der Compliance zu (dies ist nur bei Beatmung mit konstantem Flow möglich).

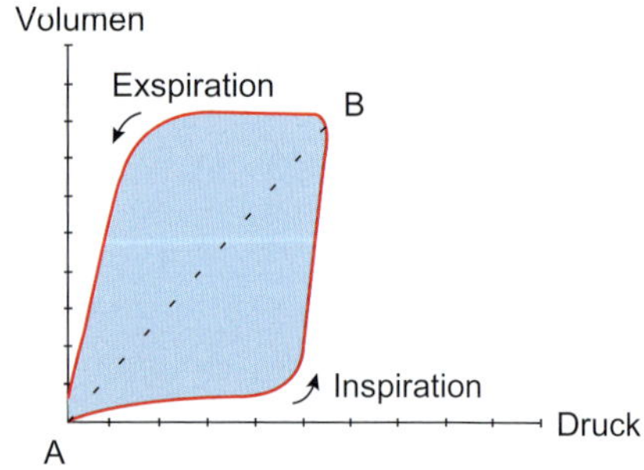

Abb. 15.6 PV-Loop bei druckkontrollierter Beatmung. Rückschlüsse auf den Verlauf der Compliance sind hier *nicht* möglich. Unter der Voraussetzung, dass der Flow sowohl am Ende der Inspiration als auch am Ende der Exspiration auf 0 zurückgeht, kann die Steigung der Linie zwischen A (= Beginn Inspiration) und B (= Beginn Exspiration) als Anhalt für die Compliance dienen. [A400]

PV-Loops unter CPAP-Atmung

Bei **CPAP-Atmung mit inspiratorischer Druckunterstützung** muss der Patient – falls ein Drucktrigger eingestellt ist – zunächst die Triggerschwelle überwinden (➤ 3.2.5). Dadurch entsteht eine kleine Schleife zu Beginn der Inspiration. Die Schleifenfläche im Bereich der unter dem PEEP-Niveau gelegenen Druckskala entspricht der Atemarbeit (➤ 1.3.1), die der Patient für die Triggerung aufbringen muss (je größer die Fläche, desto größer die durch den Trigger bedingte Atemarbeit).

Bei reiner **CPAP-Atmung** bringt der Patient während der Inspiration einen – im Vergleich zum CPAP-Niveau – negativen Druck auf. Während der Exspiration liegt der Druck über dem CPAP-Niveau. Daher verläuft der Loop hier im Uhrzeigersinn (➤ Abb. 15.7).

15.3.3 Trenddarstellungen

Trenddarstellungen ermöglichen eine rückwirkende Beurteilung des Beatmungsverlaufs. Respiratoren, die Trenddarstellungen ermöglichen, speichern einzelne Beatmungsparameter im zeitlichen Verlauf

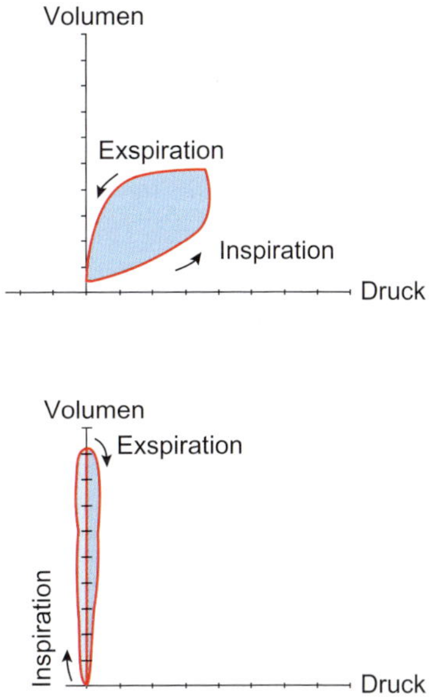

Abb. 15.7 PV-Loops bei CPAP-Atmung, oben mit inspiratorischer Druckunterstützung, unten ohne Druckunterstützung. [A400]

und stellen sie grafisch dar. Hilfreich können Trenddarstellungen z. B. zur Beurteilung von Veränderungen der Compliance und Resistance sowie des Entwöhnungsverlaufs sein.

15.4 Sonderfunktionen an Respiratoren

Viele Respiratoren, insbesondere die der neueren Generation, bieten zahlreiche **Sonderfunktionen,** die den Patientenkomfort erhöhen und/oder spezielle Messmanöver ermöglichen. Im Folgenden sind einige gebräuchliche Sonderfunktionen beschrieben (ohne Anspruch auf Vollständigkeit).

Fail-Safe-Ventilation (Apnoe-Beatmung bzw. Back-up-Ventilation) ➤ 3.3.11

15.4.1 Absaugroutine

Die meisten Respiratoren bieten die Funktion **Absaugroutine** (jeweils unter firmen- bzw. gerätespezifischen Bezeichnungen, z. B. als „O_2-Absaugung" bei Dräger oder „Absaugunterstützung" bei Servo i®).

DEFINITION

Die Funktion **Absaugroutine** besteht aus mehreren **Komponenten, die nacheinander aktiviert werden**, sobald der Anwender die Absaugroutine startet:

- *Präoxygenierung* des Patienten (Verabreichen von bis zu 100 % Sauerstoff für ca. 2 Min.)
- Geräteseitiges Erkennen der Diskonnektion, Stummschalten der Alarme und Unterbrechung des Gasstroms (bis auf minimalen Flow, den der Respirator benötigt, um die Rekonnektion erkennen zu können)
- *Postoxygenierung* des Patienten nach dem Wiederanschließen an den Respirator

Die Funktion Absaugroutine wird für die offene endotracheale Absaugung (➤ 10.4.4) oder für die Extubation des Patienten benötigt (➤ 6.14) und trägt wesentlich dazu bei, dass der Absaugvorgang für den Patienten sicherer, angenehmer und stressfreier verläuft. Zudem leistet die Absaugroutine einen wichtigen Beitrag zur Infektionsprophylaxe (*ohne* Absaugroutine wird bei der Diskonnektion des Patienten vom Respirator die – meist keimhaltige – Luft aus den Beatmungsschläuchen mit hohem Flow in die Umgebung geblasen).

15.4.2 Automatische Tubuskompensation

DEFINITION

Automatische Tubuskompensation (*Automatic Tube Compensation,* kurz **ATC,** auch *Tube Resistance Compensation,* kurz **TRC**): Beatmungsoption, bei der der Respirator die Strömungswiderstände des Endotrachealtubus bzw. der Trachealkanüle automatisch kompensiert. Effekt: Verminderung der Atemarbeit.

Endotrachealtubus bzw. Trachealkanüle bewirken Strömungswiderstände, d. h. der intubierte oder tracheotomierte Patient muss mehr Atemarbeit (*Work of Breathing,* kurz *WOB* ➤ 1.3.1) leisten als der nicht intubierte oder nicht tracheotomierte. Der Strömungswiderstand wird vor allem bestimmt von:

- Atemgasfluss (Flow)
- Innendurchmesser und Länge des Endotrachealtubus bzw. der Trachealkanüle (Innendurchmes-

ser ist maßgeblich ➤ Abb. 6.18, Tubus- bzw. Kanülen*länge* spielt nur eine untergeordnete Rolle)

Bisher wurde bei Patienten mit einer assistierten Beatmung (➤ 3.3.1) eine geringe Druckunterstützung (i. d. R. 8 mbar) eingestellt, um die durch den Tubus oder die Trachealkanüle bedingten Strömungswiderstände zu kompensieren. Da jedoch der Flow (der den Strömungswiderstand maßgeblich mitbestimmt) während der Inspiration nicht konstant ist, sondern im Verlauf variiert, kann eine gleichbleibende inspiratorische Druckunterstützung dazu führen, dass die Kompensation zu Beginn der Inspiration (dabei hoher Flow, d. h. hoher Strömungswiderstand) nicht ausreicht und gegen Ende der Inspiration (dabei niedriger Flow, d. h. niedriger Strömungswiderstand) zu groß ist, d. h. es entsteht eine „Überkompensation". Dies empfindet der Patient evtl. als unangenehm und es birgt die Gefahr einer Lungenüberblähung.

15

Funktionsprinzip der ATC

Bei ATC errechnet der Respirator die Druckdifferenz (und daraus den Strömungswiderstand) zwischen Anfang und Ende des Tubus bzw. der Trachealkanüle (d. h. Druck vor und hinter dem Tubus/der Trachealkanüle) und kompensiert den Strömungswiderstand variabel jeweils genau mit dem Druck, der beim aktuell vorherrschenden Flow erforderlich ist (während der Inspiration wird der Druck erhöht, während der Exspiration erniedrigt).

PFLEGEPRAXIS

Simulierte Extubation/Dekanülierung

Durch die ATC wird der Strömungswiderstand des Tubus bzw. der Trachealkanüle kompensiert. Damit ist es möglich, die Situation nach der Extubation/Dekanülierung zu simulieren, man spricht daher auch von einer **„elektronischen Extubation bzw. Dekanülierung"**. Dies ermöglicht

- einen erhöhten Komfort für den Patienten (er „fühlt sich" extubiert bzw. dekanüliert). Die Atemarbeit, die der Patient zu leisten hat, ist so groß wie sie ohne Tubus bzw. Trachealkanüle wäre. Dies erleichtert insbesondere die Respiratorentwöhnung (➤ Kap. 13) primär lungenkranker Patienten.
- Vorhersagen darüber, ob die Atmung nach der tatsächlichen Extubation/Dekanülierung ausreichend sein wird.
- die Differenzierung zwischen tatsächlicher und tubus- bzw. kanülenbedingter Beatmungspflicht.

Einstellung der ATC

Am Respirator stellt der Anwender ein:

- Tubus oder Trachealkanüle
- Tubus-/Kanülengröße (Innendurchmesser)
- Grad der Kompensation (0–100 %)
- Obere Beatmungsdruckgrenze (Inspirationsdruck wird auf max. 5 mbar unter dieser Druckgrenze angehoben)

Zudem stellt der Anwender ein, ob nur eine *inspiratorische ATC* und/oder eine *exspiratorische ATC* wirksam werden soll.

Bei COPD-Patienten sollte die exspiratorische ATC nur nach strenger Prüfung eingesetzt werden, weil ohne ATC die obstruktiven Lungenbereiche länger offengehalten werden, da der Druck länger über dem PEEP-Niveau bleibt.

VORSICHT!

Das Maß der Kompensation ist für kalte „Normtuben" berechnet. Bei verkrusteten, teilverlegten oder leicht geknickten Tuben, was in der Praxis häufig vorkommt, kann die **Kompensation nicht im eingestellten Bereich** stattfinden.

15.4.3 Automode

Automode ist eine Sonderfunktion an Respiratoren der Firma Maquet, die bei kontrollierten Beatmungsformen wirksam wird (volumenkontrollierte, druckkontrollierte oder druckreguliert-volumenkontrollierte Beatmung). Ist die Automode-Funktion eingestellt, schaltet der Respirator von der kontrollierten auf eine assistierte Beatmungsform um, sobald der Patient zweimal nacheinander Atemzüge triggert.

Abhängig von der Form der Beatmung schaltet der Respirator auf eine bestimmte assistierte Beatmungsform um:

- Bei volumenkontrollierter Beatmung sowie bei druckreguliert-volumenkontrollierter Beatmung (PRVC) wird auf Volumenunterstützung (VS ➤ 3.3.7) umgeschaltet.
- Bei druckkontrollierter Beatmung wird auf inspiratorische Druckunterstützung (➤ 3.3.7) umgeschaltet. Daher ist es wichtig, dass bei PCV immer auch eine angemessene Druckunterstützung eingestellt ist.

Im weiteren Verlauf muss der Patient dann jeden Atemzug triggern (sowohl bei volumenunterstützter als auch bei druckunterstützter Beatmung). Wenn der Patient das Gerät nicht mehr triggert, schaltet der Respirator nach einer bestimmten Zeit wieder zurück in die kontrollierte Beatmungsform.

Die Automode-Funktion soll bereits zu Beginn der Beatmung die Spontanatmungsfähigkeit des Patienten unterstützen. Soll der Patient im kontrolliert-assistierten Modus beatmet bleiben, muss die Funktion Automode abgeschaltet werden.

Wichtig bei der Automode-Funktion ist die **Einstellung der Alarmgrenzen** für das AMV sowie eine patientengerechte Einstellung der Triggerschwelle.

15.4.4 Okklusionsdruck (P 0,1)

DEFINITION

Der **Okklusionsdruck** (auch *Atemwegsokklusionsdruck* oder kurz **P 0,1**) ist der negative Druck, der in den ersten 100 Millisekunden einer Inspiration gegen ein geschlossenes Inspirationsventil aufgebaut wird.

Messmanöver

Zur Messung ist das Inspirationsventil geschlossen. Die Messung beginnt, sobald der endexspiratorische Druck (PEEP oder CPAP) um 0,5 mbar unterschritten wird. Dieser Druck entspricht P1. Nach 100 Millisekunden wird der Druck abermals gemessen (P2). Die Differenz zwischen P1 und P2 entspricht dem Okklusionsdruck (P 0,1 ➤ Abb. 15.8).

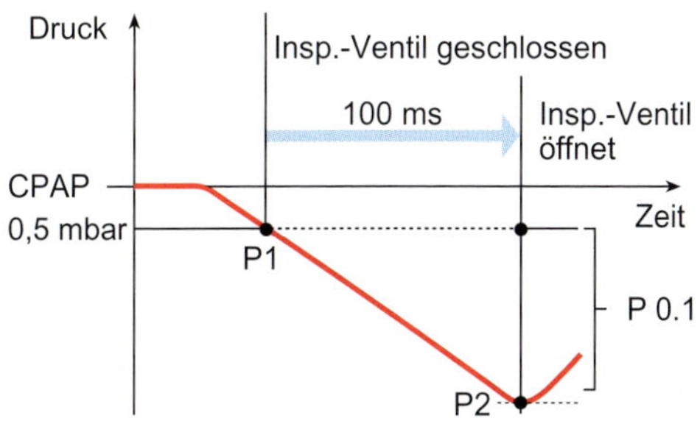

Abb. 15.8 Der Okklusionsdruck (P 0,1, siehe Text) entspricht der Druckdifferenz zwischen P1 und P2. [A400]

Das Messmanöver ist nur möglich, wenn der Patient in der Lage ist den Trigger auszulösen.

Bewertung

Der Okklusionsdruck ist ein **Maß für den neuromuskulären Atemantrieb**, d. h. ein sehr negativer Okklusionsdruck ist Ausdruck eines gesteigerten Atemantriebs. Da der Patient einen gesteigerten Atemantrieb nur eine gewisse Zeit aufrechterhalten kann, ist der Okklusionsdruck ein wichtiger Parameter, der eine drohende respiratorische Erschöpfung, etwa auch während der Respiratorentwöhnung, „anzeigt".

WICHTIG

Normwert

Normalerweise liegt der Okklusionsdruck bei ruhig atmenden Patienten bei **–3 bis –4 mbar.** Haben die Patienten Luftnot und „ziehen" bei der Inspiration, werden Werte < –6 mbar gemessen. Insbesondere wenn wiederholte P 0,1-Messungen solch hohe Werte ergeben spricht das für eine drohende respiratorische Erschöpfung (➤ 13.6).

15.4.5 Intrinsic-PEEP-Messung und Messung des Airtrapping-Volumens (V_{trap})

Intrinsic-PEEP ➤ 3.2.1

Der Intrinsic-PEEP und das Airtrapping-Volumen (V_{trap}), d. h. die Luftmenge, die durch den Intrinsic-PEEP in der Lunge „gefangen" ist, auch *Trapped Volume* (trap = Falle) werden in **zwei Messphasen** ermittelt (➤ Abb. 15.9):

- **Messphase 1** beginnt nach einer Exspiration, d. h. der Druck zu Beginn der Messphase entspricht dem PEEP. Während Messphase 1 bleiben sowohl das Inspirations- als auch das Exspirationsventil geschlossen (es kann weder Atemgas in das Beatmungssystem strömen noch Luft aus dem Beatmungssystem entweichen), dadurch findet während dieser Phase ein Druckausgleich zwischen der Lunge und dem Beatmungssystem statt (der Druck steigt auf den Intrinsic-PEEP an). Der Respirator misst den Druckverlauf. Messphase 1 endet, wenn sich der Druckverlauf nicht mehr

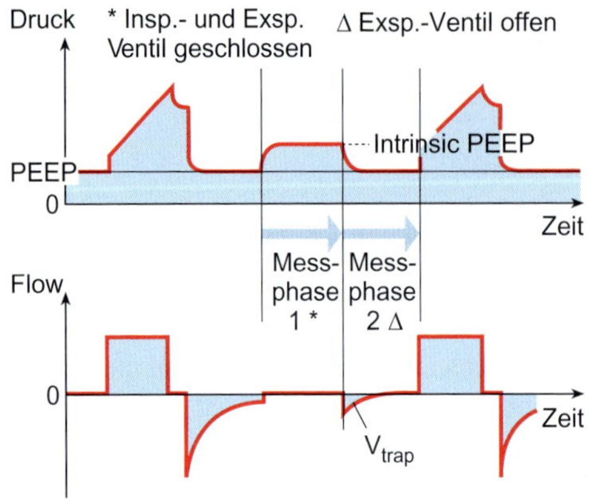

Abb. 15.9 Intrinsic-PEEP Messung und Messung des V_{trap} (siehe Text). [A400]

ändert bzw. nach maximal 3 Sekunden (bei Erwachsenen). Der Druck am Ende von Messphase 1 entspricht dem **Intrinsic-PEEP.**

- Unmittelbar nach Messphase 1 öffnet das Exspirationsventil und **Messphase 2** beginnt. Da der Intrinsic-PEEP über dem am Respirator eingestellten PEEP liegt strömt nun Luft aus der Lunge, d. h. die Lunge wird auf den eingestellten PEEP entlastet. Der Respirator misst die ausströmende Luftmenge. Diese entspricht dem **Airtrapping-Volumen** (V_{trap}).

VORSICHT!
Atembemühungen des Patienten während der Messung können die Messwerte verfälschen.

15.4.6 Rapid Shallow Breathing Index (RSBI)

DEFINITION
Rapid Shallow Breathing Index (kurz **RSBI,** *Rapid* = schnell, *Shallow* = flach, oberflächlich, *Breathing* = Atmung): Quotient aus Spontanatemfrequenz und Atemzugvolumen. Lässt Aussagen über den Erfolg einer Respiratorentwöhnung (➤ Kap. 13) zu.

Der **RSBI** ist ein einfach zu ermittelnder Indikator, der Aussagen darüber zulässt, ob eine Respiratorentwöhnung erfolgreich bzw. ein Weaning-Versagen (misslungene Respiratorentwöhnung, ➤ Kap. 13) wahrscheinlich scheint.

Zur Ermittlung des RSBI wird der Patient – sofern nicht bereits geschehen – auf eine Spontanatemform umgestellt, z. B. CPAP-Atmung oder druckunterstützte Beatmung mit geringem Druckniveau. Unter dieser Einstellung errechnet der Respirator den Quotienten aus durchschnittlicher Spontanatemfrequenz und Atemzugvolumen des Patienten.

$$\text{RSBI} = \frac{\text{Atemfrequenz}(f\,[1/\text{Min.}])}{\text{Atemzugvolumen}\ (V_T\,[\text{Liter}])}$$

Bewertung

Grundsätzlich gilt: Je niedriger der RSBI desto größer die Wahrscheinlichkeit einer erfolgreichen Entwöhnung.

Bei RSBI < 100 ist eine erfolgreiche Entwöhnung sehr wahrscheinlich, bei RSBI > 100 ist dagegen davon auszugehen, dass der Entwöhnungsversuch scheitert (➤ 13.7).

Beispiele:

$$\text{Spontanatemfrequenz } 20\,/\,\text{Min.}, V_T\ 0{,}4\,\text{l.}$$
$$\text{RSB} = 20{:}0{,}4 = 50$$
$$\rightarrow \text{erfolgreiche Entwöhnung wahrscheinlich.}$$

$$\text{Spontanatemfrequenz } 35/\text{Min.}, V_T\ 0{,}3\ \text{l.}$$
$$\text{RSB} = 35{:}0{,}3 = 113$$
$$\rightarrow \text{Weaning-Versagen wahrscheinlich.}$$

15.4.7 Negative Inspiratory Force Index (NIF)

DEFINITION
Negative Inspiratory Force Index (kurz **NIF,** *Force* = Kraft): Stärke des inspiratorischen Sogs, den der Patient aufbauen kann. Lässt Aussagen über den Erfolg einer Respiratorentwöhnung (➤ Kap. 13) zu.
Der Messwert **MIP** (*Maximal Inspiratory Pressure,* d. h. maximaler inspiratorischer Sog) unterscheidet sich nur geringfügig vom überlicherweise benutzten NIF. Oft werden die beiden Werte synonym verwendet.

Zur Ermittlung des **NIF** wird das Patientensystem zum Ende der Exspiration geschlossen *(Hold Exspiration)*. Der Respirator misst den Sog, den der Patient im Rahmen seiner Triggerbemühungen maximal erreicht.

Bewertung

Je höher der Sog, umso wahrscheinlicher ist eine erfolgreiche Entwöhnung und Extubation:

- Ein NIF ≤ −30 mbar spricht dafür, dass eine Entwöhnung erfolgreich verlaufen wird bzw. der Patient problemlos extubiert werden kann.
- Bei NIF ≥ −20 mbar ist die Respiratorentwöhnung wahrscheinlich noch nicht abgeschlossen, eine Extubation wäre wahrscheinlich verfrüht (hohes Risiko, dass der Patient reintubiert werden muss).

Der **Stellenwert von NIF und MIP** ist umstritten. In den letzten Jahren wurde in zahlreichen Studien der Wert des MIP für die Vorhersage einer erfolgreichen Entwöhnung untersucht. Einige Studien konnten einen Zusammenhang zwischen der Höhe des MIP und einer erfolgreichen Entwöhnung nachweisen, in anderen erwies sich der MIP für die Vorhersage als wertlos.

15.4.8 Open Lung Tool

DEFINITION

Das **Open Lung Tool** stellt verschiedene gemessene und errechnete Werte graphisch dar und erleichtert dadurch die Durchführung und rasche Erfolgskontrolle von Recruitment-Manövern (*Slow* und *Fast Alveolar Recruitment*, ➤ 9.1. *Lungenprotektive Beatmung* und *Open Lung Concept*).

Die für Recruitment-Manöver relevanten Parameter (PEEP, endinspiratorischer Druck, Beatmungsvolumina, tidale CO_2-Ausscheidung und dynamische Compliance) werden ermittelt und auf dem Bildschirm sowohl graphisch als auch als Zahlenwert dargestellt (➤ Abb. 15.10). So kann während der Durchführung eines Recruitment-Manövers genau beobachtet werden, wie sich die Parameter durch Änderungen der Beatmungseinstellung verändern. Ein Cursor ermöglicht es, die Werte und Einstellungen, die zu einem bestimmten Zeitpunkt geherrscht haben (z. B. vor oder unmittelbar nach dem Recruitment-Manöver) darzustellen. Mittels Open Lung Tool können die Werte von bis zu 21 600 Atemzügen gespeichert werden.

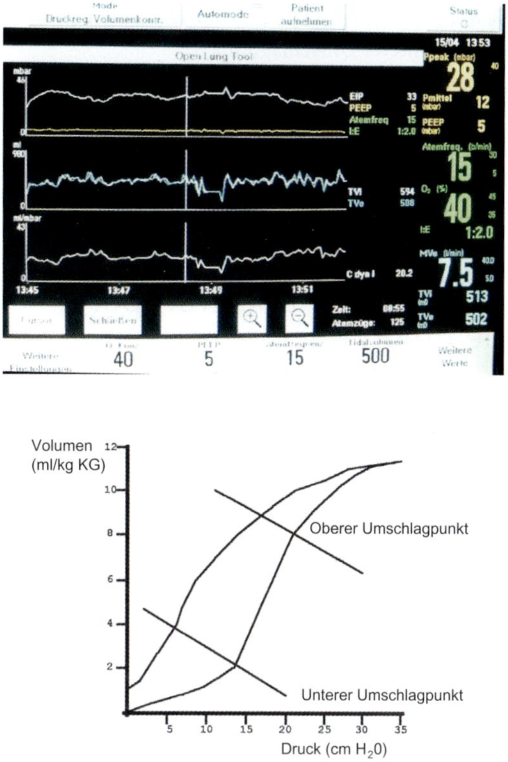

Abb. 15.10 Oben: Das Open Lung Tool stellt die für Recruitment-Manöver relevanten (Beatmungs-)Parameter dar. Unten: Darstellung von Lower und Upper Inflection Point (unterer und oberer Umschlagpunkt) im PV-Loop. [M251]

Darstellung von Lower und Upper Inflection Point im PV-Loop

Zur **Darstellung der Inflection Points** (➤ Abb. 1.10 und ➤ 9.1.1) muss der Patient ausreichend tief sediert sein (Patient muss die sehr geringe Beatmungsfrequenz von 4/Min. während des Messmanövers tolerieren können). Zudem muss sichergestellt sein, dass die Messwerte nicht durch Sekret in Beatmungsschläuchen oder Luftwegen des Patienten verfälscht werden. Nur so kann durch Verabreichen eines volumenkontrollierten Atemzugs mit niedrigem Flow ein quasi (annähernd) statischer PV-Loop aufgezeichnet werden.

Die graphische Darstellung dieses PV-Loops ermöglicht das Erkennen von

- *Alveolarverschlussdruck* (Alveolen kollabieren, sobald dieser Beatmungsdruck unterschritten wird) und Druck, der zum Wiedereröffnen kollabierter Alveolen erforderlich ist (*Alveolar-Öff-*

nungsdruck, entspricht **Lower Inflection Point** bzw. unterer Umschlagpunkt)
- **Upper Inflection Point** (oberer Umschlagpunkt)

Anhand dieser Werte kann die für den Patienten effektivste und zugleich schonendste Beatmung eingestellt werden.

15

15.5 Notfall- und Transportbeatmungsgeräte

Notfall- und Transportbeatmungsgeräte arbeiten netzunabhängig und sind – verglichen mit den Intensivrespiratoren – relativ klein und übersichtlich. Dies ist gleichzeitig ihr Vorteil, weil dadurch der Transport des Patienten wesentlich vereinfacht wird. Nachteilig ist, dass i.d.R. nur wenige Beatmungsformen möglich sind, die darüber hinaus meist kaum Variationsmöglichkeiten bieten.

WICHTIG

Patiententransport mit Intensivrespirator

Da Intensivrespiratoren in den vergangenen Jahren zunehmend so konstruiert bzw. aufgerüstet wurden, dass sie auch für **innerklinische Transporte** eingesetzt werden können, werden schwer kranke Patienten mit differenzierter Beatmungstherapie während eines Transports meist mit einem (wenn möglich „ihrem") Intensivrespirator beatmet.

Anforderungen an Transportbeatmungsgeräte

Transportbeatmungsgeräte sollten möglichst leicht, robust und kompakt sein. Sie benötigen lediglich einen Gasanschluss für die Sauerstoffzufuhr und werden über einen Akku oder Druckluft angetrieben. Standardfunktion ist eine kontrollierte Beatmung. Zunehmend sind bei den Geräten auch assistierte Beatmungen incl. NIV sowie HFOT oder Spontanatmung möglich. Manche Geräte erlauben eine Medikamentenvernebelung.

Im Vorfeld muss geklärt werden, ob die Geräte z.B. für den Einsatz im Hubschrauber, in Räumen mit erhöhter Explosionsgefahr oder zur Bergung bei Bränden genutzt werden können.

Die **Überwachungsfunktionen** werden umfangreicher und umfassen neben den Alarmen auch Funktionen wie Druckanzeigen, Compliance und Resistance sowie das Erkennen des Wiedereinsetzens der Spontanatmung.

Viele Geräte verfügen über einen **CPR-Modus,** der die Bedienung im Notfall erleichtert und die Reanimation auf unterschiedliche Weise unterstützt, z.B.:

- Spezielle Beatmungsform CSSV (➤ 3.2.5)
- CPR-Beatmung (F_iO_2 100 %, druckkontrollierte Beatmung mit höherer Druckgrenze und ohne Alarme)
- Metronom („Taktgeber") zur CPR
- Pause der Beatmung zur Rhythmusanalyse
- Monitor stellt Informationen zur CPR dar (z.B. Dauer der Beatmungspause, Gesamtdauer der CPR)
- Zuschaltbare gesprochene Anweisungen, z.B. „jetzt zweimal beatmen" oder „jetzt Herzdruckmassage", oder Metronom

15.6 Geräte zur High-Flow-Sauerstofftherapie

DEFINITION

High-Flow-Sauerstofftherapie (HFOT): Zufuhr eines Druckluft-Sauerstoffgemischs mit sehr hohem Flow (bis zu 60–80 l/min.). Durch den hohen Flow wird zum einen das CO_2 aus dem Nasen-Rachenraum weitgehend „ausgewaschen", d.h. der anatomische Totraum wird verkleinert (➤ 1.3.4), zum andern entsteht ein geringer PEEP. Beides bewirkt eine deutliche Verminderung der Atemarbeit (WOB, ➤ 1.3.1).

Geräte zur High-flow-Sauerstofftherapie erzeugen einerseits einen sehr hohen Flow des Luft-Sauerstoff-Gemischs, zum anderen erwärmen und befeuchten (klimatisieren) sie die Atemluft (➤ 2.6.1). Bei manchen Geräten sind diese beiden Funktionen in einem Gerät vereint, bei anderen erfolgen sie getrennt voneinander, d.h. das Gerät besteht eigentlich aus zwei Geräten.

Die Geräte unterscheiden sich vor allem hinsichtlich des maximal möglichen Flows.

Zunehmend ist die Funktion HFOT auch an Intensivbeatmungsgeräten verfügbar.

KAPITEL

16 Rechtliche Grundlagen und Leitlinien

Rainer Wagner

Für alle pflegerischen und therapeutischen Maßnahmen sind die hier aufgeführten und aktuell gültigen Gesetze, Leitlinien, Standards und Richtlinien **verbindlich und einzuhalten.**

Zu beachten sind zudem **Empfehlungen** von Instituten (z. B. Empfehlungen für die Krankenhaushygiene des Robert Koch-Instituts [RKI]) und Verbänden (z. B. Arbeitsgemeinschaft der Wissenschaftlichen Medizinischen Fachgesellschaften [AWMF]), da diese als allgemein verbindliche Standards gelten.

WICHTIG

Insbesondere die folgenden Verbände geben **Leitlinien** heraus, die für die Intensivmedizin und -pflege besonders relevant sind:

- Deutsche Gesellschaft für Anästhesiologie und Intensivmedizin (DGAI)
- Deutsche Interdisziplinäre Vereinigung für Intensiv- und Notfallmedizin (DIVI)
- Arbeitskreis „Krankenhaus- und Praxishygiene" der AWMF

- Deutsche Gesellschaft für Pneumonologie und Beatmungsmedizin e.V. (DGP)
- Deutsche interdisziplinäre Gesellschaft für außerklinische Beatmung (DIGAB)
- Deutsche Interdisziplinäre Vereinigung für Schmerztherapie (DIVS)
- Nationales Programm für Versorgungs-Leitlinien
- European Resuscitation Council (ERC)

Die Verantwortlichen der Klinik müssen die Voraussetzungen zur Umsetzung der Gesetze, Leitlinien, Standards und Richtlinien schaffen, z. B. indem sie regelmäßig Fortbildungen anbieten, in denen die Mitarbeiter über den aktuellen Stand informiert und geschult werden. Für die Pflegenden ist es unerlässlich, sich durch Teilnahme an Schulungen, Fort- und Weiterbildungen und durch regelmäßiges Informieren mittels Fachliteratur, Zeitschriften etc. auf dem aktuellen Wissensstand zu halten, um die Patienten auf hohem Niveau versorgen zu können und sich selbst im rechtlich einwandfreien Rahmen zu bewegen. Da im Bereich der Intensivtherapie besonders viele Geräte (Respirator, Defibrillator, Monitor, Spritzen- und Infusionspumpen, Dialysegeräte etc.) zum Einsatz kommen und viele unterschiedliche Therapiemaßnahmen durchgeführt werden, müssen bei allen Tätigkeiten die entsprechenden Vorgaben eingehalten werden.

WICHTIG

Wichtige **Gesetze, Standards, Leit- und Richtlinien** sind:
- Medizinproduktegesetz (MPG) und Medizinprodukte-Betreiberverordnung (➤ 16.1)
- Berufsgenossenschaftliche Vorschriften und Regeln für Sicherheit und Gesundheit bei der Arbeit (u. a. Unfallverhütungsvorschriften, Technische Regeln für Gefahrstoffe [TRGS])
- Hygienerichtlinien zur Beatmung (Empfehlungen der KRINKO beim RKI, ➤ 16.3)
- Leitlinien zur Intubation und Beatmung (➤ 16.4)
- Expertenstandards des deutschen Netzwerks für Qualitätsentwicklung in der Pflege
- Infektionsschutzgesetz
- DIN-Normen und Bestimmungen des Verbands deutscher Elektrotechniker (VDE-Bestimmungen)
- Normen der EU (z. B. CE-Kennzeichen)
- Eichgesetz
- Arzneimittelgesetz
- Gesetz über technische Arbeitsmittel
- Arbeitsschutzgesetz
- Arbeitsstättenverordnung
- Gefahrstoffverordnung (GefStoffV)

Die folgenden Ausführungen geben jeweils einen Überblick über die wichtigsten relevanten Gesetze und Richtlinien zu den ersten vier der oben genannten Punkte, die insbesondere für die Betreuung von intubierten bzw. tracheotomierten und beatmeten Patienten relevant sind. Ausführlichere Details können in der vorhandenen Grundlagenliteratur nachgelesen werden.

16.1 Medizinproduktegesetz und Medizinprodukte-Betreiberverordnung

DEFINITION

Das **Medizinproduktegesetz** (kurz **MPG**) von 1995 regelt den Verkehr mit Medizinprodukten (MP) und sorgt dadurch für Sicherheit, Eignung und Leistung sowie Schutz von Patienten, Anwendern und Dritten. Die **Medizinprodukte-Betreiberverordnung (MPBetreibV)** von 1998 regelt das Errichten, Betreiben und Anwenden von Medizinprodukten.

Das MPG und die angegliederte MPBetreibV gelten für das Produzieren, Inverkehrbringen, Inbetriebnehmen, Ausstellen, Errichten, Betreiben und Anwenden von Medizinprodukten sowie deren Zubehör, das auch als Medizinprodukt behandelt wird. Zweck dieses Gesetzes ist es, für die Sicherheit, die Eignung und die Leistung der Medizinprodukte sowie die Gesundheit und den Schutz aller Beteiligten zu sorgen. Zusätzlich sind hier die Verpflichtungen der Hersteller, Betreiber und Anwender zur Einhaltung der Sorgfaltspflichten festgelegt.

Die Pflegenden müssen wissen, welche Verantwortung sie im Rahmen des MPG und der MPBetreibV haben und welche Sanktionen bei Zuwiderhandlungen zu erwarten sind.

16.1.1 Medizinprodukte im Sinne des MPG

Medizinprodukte sind alle Produkte und deren Kombinationen, die zu Zwecken der Prävention, Diagnostik, Therapie oder Rehabilitation an Menschen angewendet werden, d. h. das Spektrum reicht vom Pflaster bis zum Kernspintomographen:

- Sie erzielen ihre Hauptwirkung primär physikalisch, nicht pharmakologisch, immunologisch oder metabolisch.
- Zu den Medizinprodukten gehört auch die zum einwandfreien Funktionieren der Produkte eingesetzte Software.

Auch spezielle *IT-Programme zur medizinischen Dokumentation*, z. B. das Medico Krankenhausinformationssystem (KIS) sind zertifiziert und gelten nach EUGH (vom 31.03.2020) als Medizinprodukt. Deswegen ist vor der Benutzung eine Einweisung erforderlich.

Keine Medizinprodukte sind:
- Arzneimittel
- Kosmetische Mittel
- Blut oder Blutbestandteile
- Transplantate, Gewebe oder Zellen menschlichen oder tierischen Ursprungs

DEFINITION

Aktive Medizinprodukte (nach § 3 MPG) sind Geräte, deren Betrieb auf eine Strom- oder eine andere Energiequelle (z. B. Druckluft) als die unmittelbar durch den menschlichen Körper oder die Schwerkraft erzeugte Energie angewiesen ist (Beispiel: Beatmungsgeräte, Überwachungsmonitore).
Passive Medizinprodukte dienen zur Übertragung von Energie, Stoffen oder Parametern zwischen einem aktiven MP und dem Patienten. Dabei tritt keine wesentliche Änderung von Energie, Stoffen oder Parametern ein (Beispiele: Endotrachealtuben, EKG-Elektroden).

16.1.2 Begriffsdefinitionen zum MPG

Die Pflegenden sollten die folgenden **Begriffe** zum MPG kennen und differenzieren können:
- **Hersteller** sind diejenigen, die ein Medizinprodukt (MP) herstellen. Sie müssen den Nachweis liefern (z. B. eine Gebrauchsanweisung), wozu ein Produkt geeignet ist und zu welcher Zweckbestimmung es eingesetzt werden darf. Wenn z. B. ein Einmalartikel vom Betreiber/Anwender aufbereitet wird, wird dieser zum Hersteller mit allen Pflichten.
- **Anwender** sind die Personen, die ein Medizinprodukt berufsmäßig nutzen, vor allem Pflegende, Ärzte, medizintechnische Assistenten, Mitarbeiter von Gesundheitsberufen etc. Die Anwender müssen durch eine für das jeweilige MP vorgesehene Einweisung vor dem Einsatz des Medizinprodukts geschult werden. Eine Einweisung darf nur der Hersteller oder eine vom Betreiber „beauftragte Person" durchführen (➤ Tab. 16.1).

Tab. 16.1 Sachverhaltsgruppen von nicht-implantierbaren, aktiven Medizinprodukten nach MPBetreibV (Anlage 1).

Sachverhaltsgruppe	Definition
1	Medizinprodukte (MP) zur Erzeugung und Anwendung elektrischer Energie zur unmittelbaren Beeinflussung der Funktion von Nerven und/oder Muskeln bzw. der Herztätigkeit (z. B. **Defibrillatoren,** batteriebetriebene Reizstromgeräte)
2	MP zur intrakardialen Messung elektrischer Größen oder Messung anderer Größen unter Verwendung elektrisch betriebener Messsonden in Blutgefäßen bzw. an freigelegten Blutgefäßen (z. B. **Hirndrucksonden, invasive Blutdruckmessung**)
3	MP zur Erzeugung und Anwendung jeglicher Energie zur unmittelbaren Koagulation, Gewebezerstörung oder Zertrümmerung von Ablagerungen in den Organen (z. B. Lithotripsie-Geräte, HF-Chirurgiegerät, Foto- und Laserkoagulatoren)
4	MP zur unmittelbaren Einbringung von Substanzen und Flüssigkeiten in den Blutkreislauf unter potenziellem Druckaufbau, wobei die Substanzen und Flüssigkeiten auch aufbereitete oder speziell behandelte körpereigene Substanzen sein können, deren Einbringung mit einer Entnahmefunktion direkt gekoppelt ist (z. B. **Spritzenpumpen, Infusionspumpen, Dialysegerät**)
5	MP zur maschinellen Beatmung mit oder ohne Anästhesie; damit sind alle **Beatmungsgeräte** erfasst, die zur Erhaltung, Unterstützung und Wiederherstellung der Spontanatmung dienen
6	MP zur Diagnose mit bildgebenden Verfahren nach dem Prinzip der Kernspinresonanz
7	MP zur Therapie mit Druckkammern
8	MP zur Therapie mit Hypothermie

- **Betreiber** im Sinne der MPBetreibV (Besitzer) ist, wer vom Hersteller ein Medizinprodukt erwirbt und in seinem Betrieb einsetzt. Der Betreiber ist z. B. der Inhaber einer Praxis (natürliche Person) oder der Träger eines Krankenhauses, vertreten durch den Verwaltungsdirektor (juristische Person). Er ist verantwortlich dafür, dass die Vorschriften des MPG und der MPBetreibV über das Errichten, Betreiben und Anwenden von Medizinprodukten richtig umgesetzt werden.
- **Beauftragte Person.** Die vom Betreiber „beauftragte Person" (auch Produkte- oder Geräteverantwortlicher) muss anhand der Gebrauchsanweisung sowie beigefügter sicherheitsbezogener Informationen und Instandhaltungshinweise vom Hersteller in die sachgerechte Handhabung, Anwendung und den Betrieb des Medizinprodukts sowie in die zulässige Verbindung mit anderen Medizinprodukten, Gegenständen und Zubehör eingewiesen sein. Die Aufgaben der „beauftragten Person" können, je nach Festlegung der Einrichtung, folgende Verantwortungsbereiche umfassen:
  - Sicherstellen der gesetzlich vorgeschriebenen Regelungen.
  - Einweisungsbedarf ermitteln.
  - Neu eingeführte Geräte bzw. MP einweisen und die Einweisungen weitermelden.
  - Für ordnungsgemäßen Zustand und regelmäßige Wartung (in Zusammenarbeit mit der Medizingeräteabteilung der jeweiligen Klinik) sorgen.
  - Den ordnungsgemäßen Umgang mit Gerätebüchern sichern.
  - Geräte-Funktionssicherheit, Warneinrichtung und Gerätekennzeichnung überwachen.
  - Für Auffrischungseinweisungen sorgen.
  - Den Einsatz von Geräten nicht gestatten, wenn gravierende Gründe vorliegen.
  - Schadensfälle bzw. „Vorkommnisse" (➤ 16.1.6) mit Personenschäden an die Verantwortlichen bzw. an die zuständige Behörde melden. Es empfiehlt sich, die Verantwortung für spezielle aufwändige Geräte (Respiratoren, Dialysegeräte, etc.) auf mehrere „beauftragte Personen" zu übertragen, damit es auch beim Ausfall einer Person immer einen Ansprechpartner gibt.

Klassifizierung von Medizinprodukten

WICHTIG

4 Risikoklassen

Medizinprodukte werden in **4 Risikoklassen** eingeteilt. Risikoklasse I (niedrigste Klasse, z.B. Stethoskop), II a, II b und III (höchste Klasse, z.B. Herzschrittmacher). Das Risiko liegt im erhöhten Gefährdungspotenzial für den Patienten, der mit dem Gerät in Kontakt kommt. **Je höher die Risikoklasse, desto potenziell gefährlicher ist das eingesetzte Medizinprodukt.**

Der Hersteller teilt seine Produkte einer Risikoklasse zu, wobei er sich an von der EU aufgestellten Regelsätzen orientiert. Eine autorisierte Einrichtung des jeweiligen EU-Landes überprüft dann die korrekte Klassifizierung des tatsächlichen Risikos.

Die in der Anlage 1 (➤ Tab. 16.1) aufgeführten Geräte bedürfen eines besonders intensiven Aufwands in Einweisung und Wartung, da von diesen MP (durch den invasiven Einsatz) eine erhöhte Gefahr für die Patienten ausgeht. Es sind entgegen der Medizingeräteverordnung (MedGV) nicht die einzelnen Geräte bzw. Produkte aufgeführt, sondern es werden *Sachverhaltskomplexe* gebildet.

WICHTIG

Eine Anwendung von Medizinprodukten der Anlage 1 (➤ Tab. 16.1) darf nur nach einer Einweisung durch den Hersteller oder die vom Betreiber „beauftragte Person" erfolgen.

16.1.3 Sachgerechte Handhabung von Medizinprodukten

Die Pflegenden müssen die verlangten Voraussetzungen für die **sachgerechte Handhabung von Medizinprodukten** beachten.

PFLEGEPRAXIS

Folgende Kenntnisse werden vom Anwender zum jeweiligen MP erwartet:

- Theoretische Grundlagen
- Alle Bedienungselemente und dazugehörige Funktionen
- Alarmeinrichtungen
- Ordnungsgemäßer Zustand und Wartungsintervalle
- Vorgeschriebene Funktionsprüfung

- Anwendungsregeln
- Bedienung
- Patientengerechte Einstellung
- Alarmbeseitigung und Notfallmaßnahmen
- Reinigung und Aufbereitung
- Gerätespezifische Fehlerquellen
- Erkennen von Anwendungsverboten (z. B. bei Vorliegen von sicherheitsrelevanten Mängeln)

Hier wird deutlich, dass der **Anwendereinweisung und -schulung** sehr große Bedeutung zukommt. Für den Anwender reicht es nicht aus, z. B. nur einzelne Bedienelemente der druckkontrollierten Beatmung zu kennen, sondern er muss auch über die Funktionsweise der druckkontrollierten Beatmung und damit einhergehende mögliche Komplikationen informiert sein.

Zusätzlich ist es erforderlich, dass die Pflegenden die „Zweckbestimmung" bzw. den „bestimmungsgemäßen Gebrauch" der MP beachten. Diese ist in der Gebrauchsanweisung des Herstellers definiert. So muss z. B. bei verschiedenen Respiratoren beachtet werden, ab welchem Körpergewicht das Gerät eingesetzt werden darf.

Die Verwendung von Fremdzubehör ist nur dann zulässig, wenn dafür eine Bescheinigung über die **s**icherheitstechnisch **u**nbedenkliche **V**erwendbarkeit (**SUV**- oder **Kompatibilitätsbescheinigung**) vorliegt oder das Grundgerät und das Zubehör mit einem CE-Kennzeichen versehen sind.

Seit dem 14.6.1998 dürfen nur noch Medizinprodukte erstmalig in den Verkehr gebracht werden, die grundlegende Anforderungen erfüllen. Vom europäischen Gesetzgeber sind hierfür Richtlinien für verschiedene Klassen definiert worden. Der Hersteller von Medizinprodukten ist zum Anbringen des sogenannten CE-Kennzeichens verpflichtet. Dadurch ist ein freier, einheitlicher Warenverkehr in Europa gewährleistet.

Bei allen Zubehörteilen bei MP und insbesondere bei Einmalprodukten muss strikt auf das Verfalldatum geachtet werden. Es ist zudem nicht erlaubt, sterile Einmalartikel aus beschädigten Verpackungen zu verwenden oder sie zwecks erneuter Verwendung wieder aufzubereiten.

Einkauf von Medizinprodukten

Schon bei **Auswahl und Einkauf** von MP werden die Weichen für einen effektiven und kostengünstigen Geräteeinsatz gestellt. Besonders wichtig für den Betreiber und Anwender ist es, festzulegen, welche Kriterien das neue Gerät erfüllen muss. Die zukünftigen Anwender müssen in die Beschaffung von MP einbezogen werden, damit evtl. Anwendungsprobleme vor dem Kauf geklärt werden können.

Kriterien für Auswahl und Anschaffung eines Respirators ➤ 15.2

16.1.4 Medizinproduktebuch

Bei bestimmten Medizinprodukten (z. B. Anlage 1-MP) muss der Betreiber ein **Medizinproduktebuch** führen, in das Folgendes einzutragen ist:

- Bezeichnung zur Identifikation des MP
- Standort und betriebliche Zuordnung des MP
- Beleg über Funktionsprüfung vor erstmaliger Inbetriebnahme
- Beleg über die Einweisung der vom Betreiber „beauftragten Person"
- Zeitpunkt der Einweisung sowie Namen der eingewiesenen Personen
- Fristen und Datum der Durchführung sowie das Ergebnis von vorgeschriebenen sicherheits- und messtechnischen Kontrollen und Datum von Instandhaltungen sowie der Name der verantwortlichen Person oder der Firma, die diese Maßnahme durchgeführt hat
- Datum, Art und Folgen von Funktionsstörungen und wiederholten gleichartigen Bedienungsfehlern
- Meldungen von Funktionsausfällen und -störungen an Geräten, die zu einem Personenschaden geführt haben bzw. hätten führen können, an Behörden und Hersteller

Für die **Aufbewahrung von Gebrauchsanweisungen und Medizinproduktebüchern** sowie für die Dokumentation bestehen u. a. folgende Regelungen:

- Gebrauchsanweisungen und die dem MP beigefügten Hinweise sind so aufzubewahren, dass die für die Anwendung des Medizinprodukts erforderlichen Angaben dem Anwender jederzeit zugänglich sind.

- Nach der Außerbetriebnahme des MP ist das Medizinproduktebuch noch 5 Jahre aufzubewahren.
- Dokumentationspflicht besteht für alle Einweisungen von Personen mit Daten der Einweisung und Namen der eingewiesenen Personen.

16.1.5 Ordnungswidrigkeiten und Straftaten

Im MPG und der MPBetreibV sind die Anwenderpflichten sowie die damit einhergehenden **Ordnungswidrigkeiten und Straftatbestände** festgelegt.

Beispiele für Ordnungswidrigkeiten
- Verwendung trotz abgelaufenen Verfalldatums
- Anwendung ohne Gewähr für eine sachgerechte Handhabung
- Anwendung ohne Einweisung
- Anwendung trotz Überschreitung der Fehlergrenzen
- Reinigung, Desinfektion und Sterilisation entgegen den Herstellerempfehlungen

Ordnungswidrigkeiten können mit Geldbußen bis 30 000 € geahndet werden

Beispiele für Straftatbestände
- Anwendung bei Verdacht auf Gefährdung
- Anwendung mit sicherheitsrelevanten Mängeln
- Handlungen, die die Gesundheit einer großen Zahl von Menschen gefährden
- Handlungen, die einen anderen in die Gefahr des Todes oder einer schweren Schädigung an Körper oder Gesundheit bringt

Verstöße gegen Straftatbestände können mit Freiheitsstrafen bis zu 5 Jahren geahndet werden.

VORSICHT

Ein **Betriebsverbot von Medizinprodukten** ist einzuhalten, wenn folgende sicherheitsrelevante Mängel erkennbar sind:
- Defekte Wandanschlüsse, Netzstecker oder -kabel
- Sichtbare und unsichtbare Sturzschäden
- Nicht funktionierende Alarm- und Sicherheitseinrichtungen
- Fehlende Zubehörteile oder Zusatzgeräte
- Fehlfunktionen des Geräts

16.1.6 Empfehlung zur Vorgehensweise bei schwerwiegenden Vorkommnissen

DEFINITION

Schwerwiegende Vorkommnisse im Sinn des Medizinprodukterechts sind Ereignisse, bei denen während der Anwendung von Medizinprodukten schwerwiegende Personenschäden auftreten und ein Produktmangel, z. B. Funktionsstörung oder -ausfall, als Ursache beobachtet oder vermutet wird.

Auch bei sorgfältigem Vorgehen kann es durch Medizinprodukte insbesondere durch Anlage-1-Geräte (➤ Tab. 16.1) zu schwerwiegenden Schädigungen oder gar zum Tod des Patienten kommen. Bei derart beschriebenen Vorkommnissen muss sofort der zuständige Arzt hinzugezogen werden.

Weitere **Maßnahmen,** die nach einem „Vorkommnis" geschehen müssen:
- Versorgung des Patienten
- Dokumentation der räumlichen Situation (kann z. B. fotographisch erfolgen)
- Feststellung der beteiligten Personen
- Sicherstellen der Medizinprodukte (Geräte und vollständiges Zubehör) bis Gutachter kommt (der Hersteller darf erst nach dem Gutachter an das betroffene Gerät und zudem darf das Gerät nicht vorher aufbereitet werden)
- Anfertigen einer persönlichen Aktennotiz (an den Dienstvorgesetzten weiterleiten)
- Meldung entsprechend der klinikinternen Dienstanweisung
- Einhaltung der Schweigepflicht gegenüber Dritten
- Einhaltung des Datenschutzes
- Abwarten der Entscheidung der örtlich zuständigen Behörde

VORSICHT

Es sollte nichts unternommen werden, was als Vertuschung der Ereignisse bzw. Vorkommnisse gewertet werden könnte, z. B. Absprachen der Betroffenen oder gemeinsames Erstellen einer Aktennotiz.

16.2 Berufsgenossenschaftliche Vorschriften

Die **Berufsgenossenschaft für Gesundheitsdienst und Wohlfahrtspflege** hat zum Schutz von Mitarbeitern **U**nfall**v**erhütungs**v**orschriften (kurz **UVV**) und zusätzlich berufsgenossenschaftliche Richtlinien, Grundsätze, Sicherheitsregeln und Merkblätter erarbeitet.

Die Ausführungen der genannten Vorschriften sind als Rechte und Pflichten von Mitarbeitern und der jeweiligen Einrichtungen zu sehen. Alle Mitarbeiter sind verpflichtet, die geltenden Vorschriften einzuhalten. Über diese Regelungen wird indirekt auch ein zusätzlicher Patientenschutz erzielt.

16.2.1 UVV für den Gesundheitsdienst

Wichtige **Unfallverhütungsvorschriften** für Arbeitnehmer sind in den **B**erufs**g**enossenschaftlichen **V**orschriften für Sicherheit und Gesundheit bei der Arbeit (**BGV**) zusammengefasst.

2021 ist bei den gewerblichen Berufsgenossenschaften die Unfallverhütungsvorschrift (UVV) „Grundsätze der Prävention" (**DGUV Vorschrift 1**) einheitlich und flächendeckend in Kraft getreten.

Das neue Konzept kommt ohne Detailvorschriften aus und stärkt damit die von Politik und Verbänden aktuell geforderte höhere Eigenverantwortung des Unternehmers für den betrieblichen Arbeitsschutz. Auch die Versicherten werden unmittelbar in die Pflicht genommen, den Unternehmer bei seinen Vorkehrungen für Sicherheit und Gesundheitsschutz am Arbeitsplatz zu unterstützen.

Einige der bisher gültigen Unfallverhütungsvorschriften der Berufsgenossenschaft wurden Anfang 2007 außer Kraft gesetzt, da sie bereits in anderen Gesetzen, z. B. dem MPG bzw. der MPBetreibV oder EU-Normen geregelt sind.

Führungskräfte in Betrieben haben die Pflicht, für den wirtschaftlichen Erfolg des Unternehmens zu sorgen. Der wirtschaftliche Erfolg wird unterstützt durch Maßnahmen zur Arbeitssicherheit und zum Gesundheitsschutz. Dies gilt auch, wenn die Pflicht zur Durchführung der Maßnahmen nicht im Arbeitsvertrag enthalten sein sollte. Diese Pflicht ergibt sich z. B. aus dem Arbeitsschutzgesetz.

16.2.2 Umgang mit Sauerstoff

VORSICHT

Brandgefahr

Sauerstoffanreicherung der Luft, auch wenn es nur wenige Prozent sind, erhöht die **Brandgefahr** erheblich. Zudem können Materialien, die sonst in der Luft nicht brennen, spontan in mit Sauerstoff angereicherter Luft entflammen (einschließlich feuerhemmend imprägnierter Stoffe). Die Flammen sind wesentlich heißer und breiten sich mit großer Geschwindigkeit aus.

Empfehlungen für den Umgang mit Sauerstoff sind von der Berufsgenossenschaftlichen Information (BGI 617) im Merkblatt M034 (9/2018) veröffentlicht.

Folgende Punkte sollten beim Umgang mit Sauerstoff beachtet werden:

- Leitungen für Sauerstoff, Anschluss- sowie Entnahmestellen müssen als sauerstoffführend farblich gekennzeichnet sein (Farbkodierung Gasanschlüsse ➤ 15.1.1).
- Öl und Fett sind in Gegenwart von Sauerstoff besonders gefährlich, weil sie mit explosiver Heftigkeit brennen können. Sie dürfen niemals zum Schmieren von Geräten für Sauerstoff und in Räumen mit angereicherter Luft verwendet werden.
- In mit Sauerstoff angereicherten Räumen und im Freien – falls in unmittelbarer Nähe mit Sauerstoff gearbeitet wird – darf nicht geraucht und nicht mit offenem Feuer umgegangen werden.
- Wartungs- und Instandsetzungsmaßnahmen werden von erfahrenem und geschultem Personal ausgeführt.
- Anschlüsse für die Sauerstoffversorgung werden vor ihrer Inbetriebnahme und in regelmäßigen Abständen einer Dichtigkeitsprüfung unterzogen.
- Nach einem Aufenthalt in möglicherweise mit Sauerstoff angereicherter Atmosphäre ist die Kleidung sehr sorgfältig zu lüften, denn Sauerstoff haftet sehr gut in der Kleidung. Eine Zündquelle (z. B. eine Zigarette) könnte dann einen Kleiderbrand verursachen.
- Gasflaschen müssen vor dem Transport gesichert werden. Das Flaschenventil muss geschlossen und dicht sein.

Der sichere Umgang mit Sauerstoff ist nur möglich, wenn seine spezifischen Eigenschaften bekannt sind und bewusst genutzt werden. Unsachgemäß angewandter Sauerstoff kann zu Unfällen führen.

16.3 Hygienerichtlinien zur Beatmung

Die Empfehlungen der *Kommission für Krankenhaushygiene und Infektionsprävention* **(KRINKO-Kommission)** beim *Robert Koch-Institut* **(RKI)** sind maßgeblich für die korrekte Durchführung aller pflegerischen und therapeutischen Maßnahmen. Sie dienen u. a. der allgemeinen Qualitätssicherung.

WICHTIG

RKI-Empfehlungen

Die **Empfehlungen des RKI** gelten allgemein als Standard, von dem nur im begründeten Einzelfall abgewichen werden darf.

Entsprechend der RKI-Empfehlungen legen die Hygienekommissionen der einzelnen Kliniken die Richtlinien für die jeweilige Klinik fest und formulieren die Hygienepläne für die einzelnen Klinikbereiche. Diese Pläne sind verbindlich für eine korrekte und standardisierte Durchführung von Hygienemaßnahmen. Ergeben sich rechtlich nicht geklärte Fragestellungen, muss der Krankenhausbetreiber die Abweichungen zu den Empfehlungen des RKI begründen.

Nachfolgend sind die wichtigsten Punkte zur **Prävention der nosokomialen beatmungsassoziierten Pneumonie** aufgeführt [67]. Diese Empfehlungen wurden im Auftrag der Kommission für Krankenhaushygiene und Infektionsprävention am RKI 2013 erarbeitet. Sie sind mit Kategorisierungen versehen, die sich an die **CDC**-Kategorien (*Centers for Disease Control and Prevention* – Zentrum für Gesundheitsüberwachung) I A, I B, II und III von 2007 anlehnen und durch die Kategorie IV erweitert wurde. 2010 erfolgte die Aktualisierung der Kategoriendefinitionen (➤ Tab. 16.2).

Die **Grundlagen für die Kategorisierung** sind:
- Wissenschaftlich abgesicherte Beweiskraft
- Theoretisch nachvollziehbare Begründung
- Praktische Anwendbarkeit
- Ökonomische Auswirkungen

Zudem werden geltende Gesetze, Richtlinien und Verordnungen beachtet.

16.3.1 Prävention der nosokomialen beatmungsassoziierten Pneumonie nach der RKI-Empfehlung

Beatmungsassoziierte (ventilatorassoziierte) Pneumonie ➤ 5.1.1

WICHTIG

Hygienische Händedesinfektion

Die hygienische Händedesinfektion ist nach wie vor eine der **wichtigsten Präventivmaßnahmen zur Verhütung von Beatmungspneumonien.**

Tab. 16.2 Kategorien von RKI-Empfehlungen (2010).

Kategorie	Empfehlung zur Umsetzung	Besonderheiten
Kategorie IA	Nachdrückliche Empfehlung für alle Krankenhäuser	Empfehlung basiert auf gut konzipierten systematischen Reviews oder einzelnen hochwertigen randomisierten kontrollierten Studien
Kategorie IB	Nachdrückliche Empfehlung für alle Krankenhäuser	Empfehlung basiert auf klinischen oder hochwertigen epidemiologischen Studien und strengen, plausiblen und nachvollziehbaren theoretischen Ableitungen
Kategorie II	Zur Einführung/Umsetzung in vielen Kliniken	Empfehlung basiert auf hinweisenden Studien/Untersuchungen und strengen, plausiblen und nachvollziehbaren theoretischen Ableitungen
Kategorie III	Keine Empfehlungen oder ungelöste Fragen	Maßnahmen, über deren Wirksamkeit nur unzureichende oder widersprüchliche Hinweise vorliegen, deshalb ist eine Empfehlung nicht möglich
Kategorie IV	Rechtliche Vorgaben	Anforderungen, Maßnahmen und Verfahrensweisen, die durch allgemein geltende Rechtsvorschriften zu beachten sind

Eine hygienische Händedesinfektion ist durchzuführen:

- Vor und nach jedem Kontakt mit Trachealtubus, Tracheostoma oder Beatmungszubehör **(IA)**
- Nach jedem Kontakt mit Schleimhäuten, respiratorischem Sekret oder Gegenständen, die mit respiratorischem Sekret kontaminiert sind **(IA)**

Bei Kontakt mit Schleimhäuten, respiratorischem Sekret oder Gegenständen, die mit respiratorischem Sekret kontaminiert sind, sind keimarme Einmalhandschuhe zu tragen **(IV)**.

Intubation

Auswahl des Endotrachealtubus

Besonders Patienten mit einer Beatmungsdauer von über 72 Stunden profitieren von der Verwendung eines Trachealtubus mit der **Möglichkeit zur subglottischen Sekretabsaugung,** dieser wird deshalb bei solchen Patienten empfohlen **(IA)**.

Eine Umintubation auf einen Endotrachealtubus mit subglottischer Sekretabsaugung, mit dem dazugehörigen Pneumonierisiko durch die Intervention, ist gegenüber dem Vorteil einer subglottischen Drainage abzuwägen.

Ob eine kontinuierliche oder eine intermittierende subglottische Sekretabsaugung von Vorteil ist, ist bisher ungeklärt. Auch der präventive Einsatz von Tuben mit Cuffs aus Polyurethan bzw. neuer Cuff-Geometrie muss weiter untersucht werden (III).

Der Nutzen von silberbeschichteten Endotrachealtuben ist derzeit ungeklärt (III).

Empfohlen wird, den Cuffdruck, je nach Beatmungssituation, auf Werte zwischen 20 und 30 cm H_2O einzustellen und regelmäßig zu überprüfen (IB).

Intubationsvorgang

- Bei der Narkoseeinleitung sind die erforderlichen Maßnahmen zur Vermeidung einer Aspiration zu ergreifen **(IA)**.
- Eine hygienische Händedesinfektion ist vor und nach Intubation vorzunehmen **(IA)**.
- Zur Intubation sind keimarme Einmalhandschuhe zu tragen **(IA/IV)**.
- Der Trachealtubus ist unter aseptischen Kautelen anzureichen **(IA)**.

Intubationsweg

Wenn klinisch-anästhesiologische Gründe nicht dagegen sprechen, ist die **orale Intubation** zu bevorzugen, auch wenn der präventive Effekt dieser Maßnahme für die Beatmungspneumonie bisher noch nicht eindeutig belegt ist **(II)**; die Tracheotomie und das Auswechseln der Trachealkanüle muss unter aseptischen Bedingungen erfolgen. Es sind desinfizierte oder sterile Trachealkanülen zu verwenden **(IB)**.

Üblicherweise wird zunächst der orale Zugangsweg gewählt, um die Irritation der Patienten durch den Tubus gering zu halten. Selten wird auf nasalem Weg umintubiert. Die Zeitdauer der **nasalen Intubation** korreliert mit der Häufigkeit der Sinusitis maxillaris. Die am häufigsten aus dem Sinus maxillaris isolierten Erreger wie *Pseudomonas aeruginosa, Acinetobacter spp.* und *Staphylococcus aureus* sind gleichzeitig die maßgeblichen Verursacher der Beatmungspneumonie. Bei oral intubierten, langzeitbeatmeten Patienten wurde in einer Studie eine Reduktion der Pneumonierate nachgewiesen, doch fehlt bisher eine Bestätigung dieser Ergebnisse durch weitere Untersuchungen. Ein kausaler Zusammenhang zwischen Sinusitis und VAP ist jedoch nicht eindeutig belegt.

Im Fall der **Langzeitbeatmung** kommt oft die **Tracheotomie** zur Anwendung (in der Regel nach 7–10 Tagen als dilatative Tracheotomie). Die Überlegenheit einer frühzeitigen Tracheotomie im Hinblick auf eine Reduktion der Inzidenz der VAP konnte bisher nicht gezeigt werden (II). Die frühzeitige Tracheotomie (am 3. oder 4. Beatmungstag) kann allerdings zu einer kürzeren Beatmungs- und Intensivbehandlungsdauer führen.

Beatmungszubehör

Beatmungsfilter

WICHTIG

Eine **unzureichende Befeuchtungsleistung** kann dazu führen, dass Atemwegssekret eindickt und die Atemwege (teilweise) verlegt. So können Atelektasen entstehen, die als Risikofaktor für eine Pneumonie gelten.

16

- Die Datenlage zum Pneumonierisiko bei Verwendung aktiver oder passiver Befeuchtersysteme ist uneinheitlich. In Bezug auf die VAP ist kein Befeuchtersystem (aktiv bzw. passiv, ➤ 5.2.2 und ➤ 5.2.3) überlegen **(IA).**
- Bei Verwendung eines **Filters** ist die Auswahl nach klinischen Gesichtspunkten vorzunehmen. Produkte mit längerer Standzeit sollten bevorzugt ausgewählt werden. Die Angaben der Hersteller sind zu berücksichtigen **(IV).**

Beatmungsschläuche

Der Einsatz von beheizten Beatmungsschläuchen ist nicht obligat **(III).**

Beheizte Beatmungsschläuche verhindern weitgehend die Bildung von Kondenswasser, das häufig mit Keimen in hoher Zahl kontaminiert ist, und die damit verbundene Gefahr einer Kondenswasseraspiration. Bisher gibt es jedoch keine Studien, die zeigen, dass durch den Einsatz von beheizten Beatmungsschläuchen die Pneumonierate gesenkt werden kann. Empfohlen wird der Einsatz von aktiven Befeuchtungssystemen bei Patienten mit zähem oder blutigem Sekret.

Kondenswasser sollte regelmäßig aus den Schläuchen und Wasserfallen entfernt werden; auf das Tragen von Einmalhandschuhen und strikte Händehygiene ist zu achten **(IB/IV).**

Eine Verlängerung des Wechselintervalls von Beatmungsschläuchen und Kaskadenbefeuchtern von 48 Stunden auf sieben Tage ist auch ohne Einsatz von Beatmungsfiltern möglich **(IB).**

Die Kommission empfiehlt den Wechsel von Beatmungsschläuchen nicht häufiger als alle 7 Tage durchzuführen. Häufiger Wechsel wirkt sich nicht auf eine Senkung der Pneumonierate aus **(IA).** Bei Beschädigung oder sichtbarer Verschmutzung ist ein sofortiger Wechsel vorzunehmen **(IV).**

Hinsichtlich einer Verlängerung des Wechselintervalls über sieben Tage hinaus bedarf es weiterer Untersuchungen.

Absaugsysteme

Zum Absaugen von endotrachealem Sekret existieren das sogenannte **geschlossene Verfahren** mit einem wiederverwendbaren Absaugkatheter, der in das Beatmungssystem integriert wird, und das konventionelle **offene Absaugverfahren** mit sterilen Einwegkathetern. Folgende Punkte sind zu beachten:

- Hygienische Händedesinfektion und das Tragen von keimarmen Handschuhen ist bei der Verwendung des geschlossenen Absaugsystems zu beachten.
- Bei Verwendung eines geschlossenen Systems kann der Absaugvorgang mehrfach mit demselben Katheter wiederholt werden.
- Beim geschlossenen Absaugen muss das gesamte System nach Gebrauch mit steriler Flüssigkeit gespült werden.
- Es empfiehlt sich geschlossene Absaugsysteme zu verwenden, die längere Wechselintervalle zulassen, wobei das System mindestens einmal wöchentlich gewechselt werden sollte **(II).**
- Beim Vorliegen von multiresistenten Erregern in den Atemwegen sind bevorzugt geschlossene Absaugsysteme zu verwenden, zur Vermeidung einer zusätzlichen Umgebungskontamination und um das Personal zu schützen **(II).**
- Zur Entfernung von Sekret muss ausschließlich sterile Spüllösung verwendet werden **(IA).**
- Bei Anwendung des offenen Absaugverfahrens sind sterile Einmalkatheter und sterile Handschuhe zu verwenden und anschließend an die einmalige Nutzung zu verwerfen.
- Das Absaugsystem ist nach Gebrauch mit keimarmer Flüssigkeit durchzuspülen.
- Um eine Umgebungskontamination durch das Ansatzstück des Absaugschlauchs zu vermeiden, ist dieser in senkrechter Position aufzuhängen.
- Täglicher Wechsel von Absaugschlauch, Sekretauffangbehälter nach Herstellerangaben.
- Der Absaugschlauch und der Sekretauffangbehälter sind patientenbezogen zu verwenden.

Eine Überlegenheit eines der beiden Verfahren hinsichtlich der Pneumonieprävention konnte bisher nicht gezeigt werden. Hinsichtlich einer verlängerten Verwendungsdauer eines geschlossenen Absaugsystems liegen inzwischen mehrere Studien vor; diese haben gezeigt, dass Veränderungen des Wechselintervalls (alle 48 Stunden, alle 7 Tage oder ohne regelmäßigen Wechsel) die VAP-Rate nicht erhöhten. Allerdings kam es ohne regelmäßigen Wechsel in 35–45 % zu einer mechanisch bedingten Leckage des geschlossenen Absaugsystems, was einen dringlichen Wechsel des geschlossenen Absaugsystems erforderlich machte.

Medikamentenvernebler

Zur Inhalationsbehandlung werden beim beatmeten Patienten **Medikamentenvernebler** in den Inspirationsschenkel des Beatmungssystems eingesetzt (➤ 11.8.1); dabei besteht das Risiko einer Kontamination mit Bakterien, die sich rasch in evtl. in den Beatmungsschläuchen stehendem Kondenswasser vermehren. Folgende Punkte sind zu beachten:

- Vor dem Befüllen des Verneblers ist das Kondenswasser aus den Beatmungsschläuchen zu entfernen **(IA/IV).**
- Eine hygienische Händedesinfektion und das Tragen von Einmalhandschuhen sind erforderlich **(IA).**
- Eine hygienische Händedesinfektion ist vor Einfüllen von Medikamenten in den Vernebler durchzuführen **(IA).**
- Medikamente sollten aus Einzelampullen und ausschließlich patientenbezogen verwendet werden **(II).**
- Nach Gebrauch der In-line-Medikamentenvernebler ist entweder eine thermische oder chemische Desinfektion vorzunehmen **(IA).**
- Falls möglich sollten Einmalvernebler eingesetzt werden, um Aufbereitungs- und Lagerungsprobleme zu vermeiden.
- Alle Anteile des Medikamentenverneblers sind alle 24 Stunden sowie bei jedem Patientenwechsel gemäß den Angaben des Herstellers aufzubereiten.
- Spezielle Verneblersysteme mit bakteriendichter Trennfläche zwischen Medikamentenreservoir und Inspirationsschenkel erlauben eine längere Verwendungsdauer. Entscheidend sind die Herstellerangaben.
- Nach einer chemischen Desinfektion ist der Vernebler mit sterilem Wasser zur Beseitigung von Desinfektionsmittelrückständen auszuspülen und trocken zu lagern **(IB).**

Lagerung des Patienten

Folgende Punkte stellt die KRINKO-Kommission fest:

- Die bisherige Lehrmeinung, eine Hochlagerung des Oberkörpers als unabhängigen protektiven Faktor zur Prävention der VAP anzusehen, wurde aufgrund neuerer Studien verlassen.
- Es gibt keine Evidenz für eine Oberkörperhochlagerung von Beatmeten zur Senkung der Pneumonierate außer als Bestandteil in sogenannten Präventionsbündeln.
- Eine Therapie mit kinetischen Betten zur Prävention einer VAP kann zurzeit nicht empfohlen werden.
- Die Rolle der Lagerung für die Prävention der VAP ist ungeklärt. Die Lagerung des Patienten muss unter klinischen Gesichtspunkten festgelegt werden **(III).**

Ernährung

Folgende Punkte sind zu beachten:

- Die enterale Ernährung ist gegenüber der parenteralen Ernährung vorzuziehen **(II).**
- Die vorliegenden Daten genügen nicht, um die Platzierung von Ernährungssonden (gastral oder duodenal) zu empfehlen **(III).**
- Zur Applikationsart (im Bolus oder kontinuierlich) kann gegenwärtig keine Empfehlung gegeben werden **(III).**
- Auch zum Zeitpunkt des Beginns der enteralen Ernährung kann zurzeit keine Empfehlung gegeben werden **(III).**

Nichtinvasive Beatmungsverfahren

Bei einer **nichtinvasiven Beatmung** handelt es sich um ein Beatmungsverfahren, bei dem die Beatmung ohne endotrachealen Tubus durchgeführt wird (➤ Kap. 4). Es konnte in verschiedenen Untersuchungen verdeutlicht werden, dass ein Pneumonierisiko im Vergleich zur konventionellen mechanischen Beatmung deutlich reduziert war. Unter engmaschiger Überwachung und unter Beachtung der Kontraindikationen sollte zur Vermeidung einer endotrachealen Intubation (mit den dabei verbundenen Nebenwirkungen und Komplikationen) eine nicht-invasive Beatmung erwogen werden **(II).**

Maßnahmenbündel zur Prävention beatmungsassoziierter Pneumonien

Für die beatmungsassoziierte Pneumonie wurden verschiedene **Maßnahmenbündel** (*VAP-Bundle*) untersucht, mit deren Hilfe die Pneumonierate um über 50 % gesenkt werden konnte. Zudem haben sich regelmäßige Ergebnisüberprüfungen, Rückmeldungen an die Stationen sowie kontinuierliche Schulung der Mitarbeiter bewährt.

Beispiel für ein Maßnahmenbündel ➤ 5.1.1
Die KRINKO-Kommission empfiehlt:

- Die Umsetzung von Präventionsmaßnahmen in sog. Maßnahmenbündel zusammenzufassen, deren Einhaltung regelmäßig durch Checklisten sichergestellt wird **(IB).**
- Bei Zusammensetzung der Bündel sind die lokalen Gegebenheiten zu berücksichtigen.

16.3.2 Hygieneplan

Jede Einrichtung des Gesundheitswesens hat für die verschiedenen Arbeitsbereiche **Maßnahmen zur Desinfektion, Reinigung und Sterilisation sowie die Ver- und Entsorgung** schriftlich zu fixieren und deren Durchführung zu überwachen (Details enthalten das Infektionsschutzgesetz [§ 36 Einhaltung der Infektionshygiene] und die Unfallverhütungsvorschriften).

In den Kliniken sind der Krankenhaushygieniker, die Hygienefachkraft und die Hygienekommission dafür zuständig, die Hygienepläne zu erstellen, sie einmal jährlich in Schulungsmaßnahmen vorzustellen und die Einhaltung zu überwachen. Die Mitarbeiter der Klinik sind dazu verpflichtet, die Hygienepläne einzuhalten.

16.4 Leitlinien zur Intubation und Beatmung

DEFINITION

Leitlinien sind ein bedeutendes Instrument der evidenzbasierten (durch Studien begründeten) Medizin und Pflege. Die *Arbeitsgemeinschaft der Wissenschaftlichen Medizinischen Fachgesellschaften* (AWMF) definiert Leitlinien als **systematisch entwickelte Darstellungen und Empfehlungen** mit dem Zweck, Ärzte, Pflegekräfte und Patienten bei der Entscheidung über zweckdienliche Maßnahmen der Krankenversorgung (Prävention, Diagnostik, Therapie und Nachsorge) unter spezifischen klinischen Situationen zu unterstützen. Leitlinien beruhen auf aktuellen wissenschaftlichen Erkenntnissen und in der Praxis bewährten Verfahren, und sorgen für mehr Sicherheit in der Medizin, sollen aber auch ökonomische Aspekte berücksichtigen.

Leitlinien dienen dazu,

- den „Outcome“ zu verbessern und damit die Morbidität und Mortalität zu senken sowie
- die Lebensqualität und Zufriedenheit des Patienten in den Mittelpunkt des Interesses zu rücken.

Die Leitlinien werden nach dem System der AWMF in **drei Stufen** entwickelt:

- **S1:** Eine repräsentativ zusammengesetzte Expertengruppe der zuständigen Wissenschaftlichen Medizinischen Fachgesellschaft erarbeitet im informellen Konsens eine Leitlinie, die vom Vorstand der Fachgesellschaft verabschiedet wird.
- **S2:** Vorhandene Leitlinie S1 wird im formalen Konsensusverfahren beraten und verabschiedet. Sie enthält eine Diskussion der wissenschaftlichen Belege („evidence“) für die verabschiedeten Kernaussagen.
- **S3** (höchste Entwicklungsstufe): Bei S3-Leitlinien muss ebenfalls ein formaler Konsensusprozess gegeben sein. Sie müssen streng evidenzbasiert sein, d. h. es muss eine systematische Recherche, Beurteilung und Verwendung von gegenwärtigen Forschungsergebnissen als Basis für klinische Entscheidungen erfolgen. Die Leitlinien müssen so aufgebaut sein, dass deutlich wird, welche Behandlungsschritte unter welchen Umständen in welcher Reihenfolge erfolgen sollen (Wenn-Dann-Logik).

Der **Zusatz IDA** zeigt, dass die Leitlinie interdisziplinär entwickelt bzw. abgeglichen wurde (*interdisziplinärer Abgleich*). Der **Zusatz k** steht für konsensbasiert, **e** für evidenzbasiert.

Leitlinien müssen regelmäßig überprüft und aktualisiert werden.

DEFINITION

Richtlinien sind nach der Definition der AWMF Handlungsregeln einer gesetzlich, berufs- oder satzungsrechtlich legitimierten Institution, die für den Rechtsraum dieser Institution verbindlich sind und deren Nichteinhaltung definierte Sanktionen nach sich ziehen kann.

Für die **Pflegenden in der Intensivmedizin** sind insbesondere die folgenden Leitlinien und Algorithmen relevant (in Klammern jeweils Jahr der Herausgabe und ggf. Entwicklungsstufe):

- Leitlinien 2021 für die kardiopulmonale Reanimation (Grundlage dieser Leitlinie sind die Empfehlungen des *European Resuscitation Council* [ERC] und der *American Heart Association* [AHA])

- Langzeit-Sauerstofftherapie (2020, S2k)
- Diagnostik und Therapie von Patienten mit chronisch obstruktiver Bronchitis und Lungenemphysem (COPD; 2018; S2k)
- Nichtinvasive Beatmung als Therapie der akuten respiratorischen Insuffizienz (2015; S3) ➤ 16.4.1
- Lagerungstherapie und Frühmobilisation zur Prophylaxe oder Therapie von pulmonalen Funktionsstörungen (2015, S2e) ➤ 16.4.2
- Nichtinvasive und invasive Beatmung als Therapie der chronischen respiratorischen Insuffizienz (2017; S2k) ➤ 16.4.3
- Hygieneanforderungen bei Infektionen mit aerogenen Erregern: Schweres akutes respiratorisches Syndrom (SARS; 2016; S1 + IDA)
- Analgesie, Sedierung und Delirmanagement in der Intensivmedizin (DAS_Leitlinie 2020, S3) ➤ 16.4.4
- Nationale Versorgungsleitlinie Asthma (2020, S3)
- Prolongiertes Weaning (2019, S2k) (➤ 16.4.5)
- Invasive Beatmung und Einsatz extrakorporaler Verfahren bei akuter respiratorischer Insuffizienz (2017, S3)
- S3-Leitlinie Empfehlungen zur stationären Therapie von Patienten mit COVID-19 (Stand 12.9.2022)

Die folgenden kurzen Vorstellungen ausgewählter Leitlinien und Algorithmen geben lediglich einen Überblick. Details sind nachzulesen unter www.leitlinien.net.

16.4.1 Leitlinie nichtinvasive Beatmung als Therapie der akuten respiratorischen Insuffizienz

Der hohe Stellenwert der nichtinvasiven Beatmung (NIV, ➤ Kap. 4) in der Therapie der akuten respiratorischen Insuffizienz (ARI) basiert auf Ergebnissen der breiten klinischen Forschung der letzten 20 Jahre. NIV ist heute nicht mehr aus der Akutmedizin wegzudenken, wobei der Nutzen abhängig von der Indikationsstellung immer noch heterogen bewertet wird.

Vor diesem Hintergrund formulierten 2008 unter dem Dach der AWMF die Delegierten der wichtigsten Gesellschaften die Leitlinie zum Einsatz der NIV bei ARI. 2015 wurde die Leitlinie aktualisiert, aktuell wird sie überarbeitet, die Fertigstellung ist für Ende 2022 angekündigt.

Wesentliches Ziel der Leitlinie ist die **breitere Etablierung dieser Therapieform in der Akutmedizin** auf dem Boden der heute verfügbaren wissenschaftlichen Evidenz. Die Leitlinie gibt u. a. Empfehlungen zu folgenden Sachverhalten:

- Wenn möglich sollte NIV als Therapie der ARI eingesetzt werden, um die Komplikationen der invasiven Beatmung zu vermeiden.
- NIV stellt keinen Ersatz für die invasive Beatmung dar, wenn nach sorgfältiger Abwägung wichtige Gründe für einen invasiven Beatmungszugang sprechen.
- Liegt bei ARI eine der folgenden absoluten Kontraindikationen vor, ist die **unverzügliche Intubation indiziert:**
  - Fehlende Spontanatmung, Schnappatmung
  - Fixierte oder funktionelle Verlegung der Atemwege
  - Gastrointestinale Blutung oder Ileus
- Bei Vorliegen einer der als „relativ" eingestuften Kontraindikationen ist der Therapieversuch mit NIV nur dann gerechtfertigt, wenn das Behandlungsteam für diese Situation ausgerüstet und qualifiziert ist und eine unverzügliche Intubationsbereitschaft sichergestellt ist.
- Ein NIV-Versuch bei komatösen Patienten mit hyperkapnischer ARI ist im Einzelfall gerechtfertigt. Er muss allerdings kurzfristig zu einer Besserung der Ventilation und Vigilanzsteigerung führen; ansonsten muss der Patient intubiert werden.

16.4.2 Leitlinie Lagerungstherapie und Frühmobilisation zur Prophylaxe oder Therapie von pulmonalen Funktionsstörungen

Diese Leitlinie gibt Empfehlungen für die Bauchlagerung (BL, ➤ 10.3.4), kontinuierliche laterale Rotationstherapie (KLRT, ➤ 11.8.5), Seitenlagerung und Oberkörperhochlagerung (➤ 10.3.3) sowie für die Frühmobilisation (➤ 11.6). Dabei werden **drei Empfehlungsgrade** (EG) unterschieden: **A** (starke Empfehlung, „soll"), **B** (Empfehlung, „sollte") und **0** (Empfehlung offen, „kann"):

- Grundsätzlich sollten intubierte Patienten zur Aspirations- und Pneumonieprophylaxe mit erhöhtem Oberkörper (45°) gelagert werden (EG A).
- Beim schwersten ARDS mit lebensbedrohlicher Hypoxämie ($p_aO_2/F_iO_2 < 150$) wird die BL zur Verbesserung des Gasaustauschs für mindestens 16 Stunden empfohlen (EG 1A). Bei Kontraindikationen zur BL (akutes Schocksyndrom, Instabilität der Wirbelsäule, erhöhter intrakranieller Druck, bedrohliche Herzrhythmusstörungen, offenes Abdomen) kann die KLRT zum Einsatz kommen.
- Bei nicht lebensbedrohlicher Hypoxämie können BL und KLRT zur Verbesserung des Gasaustauschs und zur Lungenprotektion eingesetzt werden (EG 0). In keiner Studie konnte jedoch bislang ein Überlebensvorteil durch diese Lagerungsmaßnahmen gezeigt werden.
- Zur Pneumonieprophylaxe eignen sich BL (EG B) und KLRT (EG 0).
- Bei unilateraler Lungenschädigung ist die Seitenlagerung *(„good lung down")* zur Verbesserung der Oxygenierung angezeigt (EG B).
- Grundsätzlich ist für alle Lagerungsmaßnahmen notwendig, dass das gesamte Team der an der Behandlung Beteiligten die Maßnahmen kennt und beherrscht.
- Grundsätzlich soll die Frühmobilisation bei allen intensivmedizinisch behandelten Patienten durchgeführt werden, für die keine Ausschlusskriterien gelten (Evidenzgrad 2b, Empfehlung Grad A).
- Zur Frühmobilisation sollen folgende Voraussetzungen vorliegen oder geschaffen werden:
  - Angepasste, Score-gesteuerte (z. B. RASS, ➤ Tab. 11.3) Symptomkontrolle von Schmerz, Angst, Agitation und Delir entsprechend *S3 Leitlinie Analgesie, Sedierung und Delirmanagement in der Intensivmedizin* (DAS-Leitlinie 2020).
  - Ausreichende respiratorische und kardiovaskuläre Reserve.

    Als Anhaltspunkte hierfür dienen: mittlerer arterieller Blutdruck > 65 oder < 110 mmHg, systolischer RR < 200 mmHg, Herzfrequenz > 40 oder < 130/min, $SaO_2 \geq 88\,\%$, keine höher dosierte Vasopressorentherapie.
- Wenn sich unter laufender Mobilisierung eine kardiopulmonale Instabilität entwickelt, soll die Übungseinheit bis zur Stabilisierung unterbrochen oder in adaptiertem Maße durchgeführt werden (Evidenzgrad 2b, Empfehlung Grad A).
- Bei den aufgeführten relativen Kontraindikationen soll im Einzelfall unter Berücksichtigung von Nutzen und Risiko abgewogen werden, ob eingeschränkte Formen der Mobilisation (passiv oder assistiert-aktiv) durchgeführt werden (Evidenzgrad 2b, Empfehlung Grad A).

Die Leitlinie *Lagerungstherapie und Frühmobilisation zur Prophylaxe und Therapie von pulmonalen Funktionsstörungen* wurde 2015 revidiert und um die Frühmobilisation ergänzt. Die aktuelle Fassung ist 2020 abgelaufen, geplante Fertigstellung der Überarbeitung ist April 2025.

16.4.3 Leitlinie nichtinvasive und invasive Beatmung als Therapie der chronischen respiratorischen Insuffizienz

Die vorliegende Leitlinie (2017 revidiert, gültig bis 2022, derzeit in Überarbeitung) formuliert folgende **Ziele:**

- Darstellung der Indikationen einschließlich des geeigneten Zeitpunkts zur Einleitung einer außerklinischen Beatmung.
- Festlegung des diagnostischen und therapeutischen Vorgehens bei Einleitung der Beatmung.
- Vorgehen bei Überleitung in die außerklinische Beatmung.
- Festlegung von Anforderungen an die technische und personelle Ausstattung von Institutionen, die bei der Behandlung von Patienten mit außerklinischer Beatmung beteiligt sind.
- Aufstellung von Kriterien zur Qualitätssicherung bei außerklinischer Beatmung.
- Förderung der interdisziplinären Zusammenarbeit aller an der außerklinischen Beatmung beteiligten Professionen.

Außerklinische Beatmung ➤ Kap. 14

16.4.4 Leitlinie Analgesie, Sedierung und Delirmanagement in der Intensivmedizin (DAS-Leitlinie)

Ein gezieltes Monitoring von **Analgesie, Sedierung und Delir** sowie das adäquate therapeutische Management bei *allen* kritisch kranken Patienten auf Intensivstationen ist eine Basismaßnahme jeder Intensivbehandlung.

Die vorliegende S3-Leitlinie (gültig bis 30.3.2026) bietet eine Handlungsempfehlung für das intensivmedizinische Team. Für die Umsetzung ist jedoch die Implementierung von Scores und Protokollen in den klinischen Alltag erforderlich (Scores zur Überwachung von Analgesie und Sedierung sowie zum Delirscreening ➤ 11.2.1, ➤ 11.4.1 und ➤ 11.5.1).

Die **Leitlinie empfiehlt** u. a.:

- Die multidisziplinäre Einführung eines Analgesie- und Sedierungsmanagements sowie einer Delirbehandlung kombiniert mit Weaningprotokollen. Dies senkt signifikant die Beatmungsdauer, Behandlungsdauer und die Mortalität und spart gleichzeitig Ressourcen ein.
- Das Behandlungsziel und der aktuelle Grad von Analgesie, Sedierung und Delir sollen mindestens 8-stündlich dokumentiert werden. Dies soll Standard auf allen Intensivstationen sein.
- Validierte Scoringsysteme sollen zur Therapiesteuerung und Überwachung der Analgesie, der Sedierung und des Delirs eingesetzt werden (➤ 11.5).

Empfohlene aktivierende (tagsüber) und schlaffördernde (nachts) Maßnahmen ➤ 11.5.2

16.4.5 Leitlinie Prolongiertes Weaning

Diese S2 k-Leitlinie wurde 2019 von der Deutschen Gesellschaft für Pneumonologie und Beatmungsmedizin e. V. aktualisiert und ist gültig bis 28.8.2024.

Ein hoher Prozentsatz der Beatmungszeit (40–50 %) entfällt auf das **Weaning** (➤ Kap. 13). Um einen Patienten erfolgreich von der Beatmung zu entwöhnen, benötigt das interdisziplinäre Team ein hohes Fachwissen, klare Absprachen über das gemeinsame Vorgehen anhand eines Weaningkonzepts sowie Wissen und Praxis in der Anwendung invasiver und nichtinvasiver Beatmung. Spezielle Weaningzentren können bei einem Weaningversagen noch ca. 50 % der Patienten erfolgreich von der Beatmung entwöhnen. In diesen Zentren sollte die Einleitung einer Heimbeatmung erfolgen.

In der revidierten Leitlinie werden Definitionen, Epidemiologie und Weaningkategorien, die zugrundeliegende Pathophysiologie, Strategien zur Prävenion von prolongiertem Weaning, das gesamte Spektrum der verfügbaren Therapiestrategien, die Weaning-Einheit, die Überleitung in eine außerklinische Beatmung und schließlich Empfehlungen zu Therapieentscheidungen am Ende des Lebens bei prolongiertem bzw. erfolglosem Weaning abgehandelt.

Besondere Schwerpunkte in der Revision der Leitlinie sind folgende Themenfelder: [39]

- Verschiedene, auch neue Klassifikationen der Patienten im prolongieren Weaning (➤ Kap. 13)
- Wichtige Aspekte der pneumologischen Rehabilitation und Neurorehabilitation im prolongieren Weaning
- Infrastruktur und Prozessorganisation in der Versorgung von Patienten im prolongierten Weaning im Sinne eines kontinuierlichen Behandlungskonzeptes
- Therapiezieländerung und Kommunikation mit Angehörigen

Die Leitlinie empfiehlt u. a. [39]:

- Täglicher Aufwach- und Spontanatemversuch (➤ 11.3); RSBI (➤ 15.4.6) als Maß der Erschöpfung messen.
- Verwendung von einfachen Protokollen für Weaning und Analgosedierung sowohl bei einfachem als auch bei schwierigem Weaning (➤ 13.1).
- Tägliche Mobilisation des Patienten (beginnend mit passiver Mobilisation) für mind. 20 Minuten anhand eines klinikeigenen Algorithmus.
- Nach der Phase der Spontanatmung soll sich die Atemmuskulatur wieder erholen können.
- Alle Weaningverfahren können verwendet werden, bei der prolongierten Entwöhnung ist das diskontinuierliche Verfahren evtl. von Vorteil.
- Bei prolongierter Beatmung zur Reduktion der tubusbedingten Atemarbeit möglichst großlumigen Tubus verwenden.
- Bei Patienten mit hyperkapnischer ARI, die auch mit NIV beatmet werden können, die Extubation

bzw. Dekanülierung erwägen und auf NIV wechseln (nicht, wenn eine längere Abhängigkeit vom Respirator absehbar ist).

- Während der Spontanatmungsphasen die Trachealkanüle zur Senkung der Atemarbeit und Verbesserung des Sprechvermögens entblocken, sofern keine Aspirationsneigung besteht.
- Sekretmanagement im prolongierten Weaning aufgrund des zentralen Stellenwerts täglich, auch an Wochenenden, durchführen.
- Vor Beginn der oralen Nahrungsaufnahme nach invasiver Langzeitbeatmung möglichst frühzeitig Test auf Vorliegen einer Dysphagie durchführen.
- Während eines prolongierten Weanings die künstliche Ernährung möglichst oral oder enteral verabreichen. Bei einer erwarteten künstlichen enteralen Sondenernährung von mehr als 6 Wochen frühzeitig die Indikation zur PEG- bzw. PEJ-Anlage stellen.
- Gabe von Opiaten kann, nach Ausschluss anderer Ursachen, im Einzelfall indiziert sei; Ziel: Reduktion der Atemarbeit.
- Ärztliche Indikation und Patientenwillen als zentrale ethische Prinzipien bei Entscheidungen am Lebensende beachten. Entscheidungen am Lebensende gemeinsam im Gespräch zwischen Behandlungsteam, Patienten und/oder deren juristischem Stellvertreter treffen.

Literaturverzeichnis

[1] Deutsche Gesellschaft für Pneumologie und Beatmungsmedizin e.V. Leitlinie zur Langzeit-Sauerstofftherapie. 23.07.2020; AWMF online. https://www.awmf.org/uploads/tx_szleitlinien/020-002l_S2k_Langzeit_Sauerstofftherapie_2020-08.pdf (letzter Zugriff 27.10.2022).

[2] Deutsche Gesellschaft für Pneumologie und Beatmungsmedizin (DGP, federführend). S3-Leitlinie Behandlung von erwachsenen Patienten mit ambulant erworbener Pneumonie – Update 2021. https://www.awmf.org/uploads/tx_szleitlinien/020-020l_S3_Behandlung-von-erwachsenen-Patienten-mit-ambulant-erworbener-Pneumonie__2021-05.pdf (letzter Zugriff 27.10.2022).

[3] Nationale Versorgungsleitlinie COPD 2021. https://www.leitlinien.de/themen/copd/2-auflage/2-auflage (letzter Zugriff 27.10.2022).

[4] Deutsche Gesellschaft für Pneumologie und Beatmungsmedizin (DPG), Deutsche Atemwegsliga e.V. und Österreichische Gesellschaft für Pneumologie (ÖGP). S2k-Leitlinie zur Diagnostik und Therapie von Patienten mit chronisch obstruktiver Bronchitis und Lungenemphysem (COPD). Stand Januar 2018. https://www.awmf.org/uploads/tx_szleitlinien/020-006l_S2k_COPD_chronisch-obstruktive-Lungenerkrankung_2018-01.pdf (letzter Zugriff 27.10.2022).

[5] Helmholtz Zentrum München. Deutsches Forschungszentrum für Gesundheit und Umwelt (GmbH). https://www.lungeninformationsdienst.de/krankheiten/copd/diagnose/index.html (letzter Zugriff 27.10.2022).

[6] Bundesärztekammer (BÄK), Kassenärztliche Bundesvereinigung (KBV), Arbeitsgemeinschaft der Wissenschaftlichen Medizinischen Fachgesellschaften (AWMF). Nationale VersorgungsLeitlinie Asthma, 4.Auflage. Version 1. 2020 https://www.leitlinien.de/themen/asthma/4-auflage (letzter Zugriff 28.10.2022).

[7] Buhl R, et al. S2K-Leitlinie zur Diagnostik und Therapie von Patienten mit Asthma. Pneumologie 2017; 71: 849-919.

[8] Scheschkowski T, Budweiser S. Akute respiratorische Insuffizienz bei chronischen Lungenerkrankungen. Notfallmedizin up2date 2019; 14: 377-393.

[9] Buhl R, et al. S2K-Leitlinie zur Diagnostik und Therapie von Patienten mit Asthma. Pneumologie 2017; 71: 849-919.

[10] Dembinski R, Mielck F. ARDS - Ein Update - Teil 1: Epidemiologie, Pathophysiologie und Diagnostik. Anästhesiol Intensivmed Notfallmed Schmerzth 2018; 53: 102-111.

[11] Dembinski R, Mielck F. ARDS - Ein Update - Teil 1: Epidemiologie, Pathophysiologie und Diagnostik. Anästhesiol Intensivmed Notfallmed Schmerzth 2018; 53: 112-125.

[12] RKI. Epidemiologischer Steckbrief zu SARS-CoV2 und COVID-19. https://www.rki.de/DE/Content/InfAZ/N/Neuartiges_Coronavirus/Steckbrief.html;jsessionid=975DA18D888F2BFB9F42A0D8FC2EF66E.internet111?nn=2386228 (letzter Zugriff 28.10.2022).

[13] https://www.lungenaerzte-im-netz.de/news-archiv/meldung/article/-050ae0dd6a (letzter Zugriff 28.10.2022).

[14] S3-Leitlinie Empfehlungen zur stationären Therapie von Patienten mit COVID-19, Version September 2022 https://www.awmf.org/uploads/tx_szleitlinien/113-001LGl_S3_Empfehlungen-zur-stationaeren-Therapie-von-Patienten-mit-COVID-19_2022-09_1.pdf (letzter Zugriff 28.10.2022).

[15] Deutsche Gesellschaft für Angiologie, Deutsche Gesellschaft für Gefäßmedizin (federführend). S2k-Leitlinie Diagnostik und Therapie der Venenthrombose und der Lungenembolie. Stand Oktober 2015 (in Überarbeitung). https://www.awmf.org/uploads/tx_szleitlinien/065-002l_S2k_VTE_2016-01.pdf (letzter Zugriff 28.10.2022).

[16] Mills GH. Respiratory complications of anaesthesia. Anaesthesia 2018, 73 (Suppl. 1), 25–33.

[17] Deutsche Sepsis Gesellschaft e. V. (federführend). S3-Leitlinie Sepsis - Prävention, Diagnose, Therapie und Nachsorge. Stand 31.12.2018 (in Überarbeitung). https://www.awmf.org/uploads/tx_szleitlinien/079-001l_S3_Sepsis-Praevention-Diagnose-Therapie-Nachsorge_2020-03_01.pdf (letzter Zugriff 28.10.2022).

[18] Panknin HAT, et al. Sepsis: Pflege kommt Schlüsselfunktion zu. PflegenIntensiv 03.2016, S 26 ff.

[19] Deutsche Gesellschaft für Pneumologie und Beatmungsmedizin (DGP, federführend). S3 Leitlinie: Sauerstoff in der Akuttherapie beim Erwachsenen. Juni 2021. https://www.awmf.org/uploads/tx_szleitlinien/020-021l_S3_Sauerstoff-in-der-Akuttherapie-beim-Erwachsenen_2021-06.pdf (letzter Zugriff 28.10.2022).

[20] Hempel G, et al. Respiratorisches Versagen: Innovationen zur Diagnostik und Therapie. Anästhesiol Intensivmed Notfallmed Schmerzth 2018; 53: 126-140.

[21] Bald M, Hocke CJ. High-Flow-Sauerstofftherapie in der Notaufnahme - Schritt für Schritt. Notaufnahme up2date 2020; 2: 327-335.
[22] Grensemann J et al. High-Flow-Sauerstofftherapie - Chancen und Risiken. Pneumologie 2022; 19: 21-26.
[23] Ullrich L, Stolecki D. Intensivpflege und Anästhesie. 3. A. Stuttgart: Thieme, 2015.
[24] Deutsche Gesellschaft für Anästhesie und Intensivmedizin (DGAI, federführend). S3-Leitlinie Invasive Beatmung und Einsatz extrakorporaler Verfahren bei akuter respiratorischer Insuffizienz (Stand 20.11.2017). https://www.awmf.org/uploads/tx_szleitlinien/001-021l_S3_Invasive_Beatmung_2017-12.pdf (letzter Zugriff 28.10.2022).
[25] Hintzenstern U, Bein T. Praxisbuch Beatmung. 7.A. München: Elsevier, 2019.
[26] Oczenski W. Atmen – Atemhilfen: Atemphysiologie und Beatmungstechnik. 10. Auflage. Stuttgart: Thieme, 2017.
[27] Deutsche Gesellschaft für Pneumologie und Beatmungsmedizin (DGP, federführend). S3-Leitlinie Epidemiologie, Diagnostik und Therapie erwachsener Patienten mit nosokomialer Pneumonie – Update 2017 (in Überarbeitung). https://www.awmf.org/uploads/tx_szleitlinien/020-013l_S3_Nosokomiale_Pneumonie_Erwachsener_2017-11.pdf (letzter Zugriff 30.10.2022).
[28] https://www.thieme.de/de/neurologie/sekundaer-sklerosierende-cholangitis-58608.htm (letzter Zugriff 30.10.2022).
[29] Schwabbauer N., Riessen R. Sekretmanagement in der Beatmungsmedizin. 2. A. Bremen: UNI-MED Science, 2013.
[30] Deutsche Gesellschaft für Anästhesie und Intensivmedizin (DGAI, federführend). S1-Leitlinie Prähospitales Atemwegsmanagement (26.2.2019) https://www.awmf.org/uploads/tx_szleitlinien/001-040l_S1_Praehospitales-Atemwegsmanagement_2019-03_1.pdf (letzter Zugriff 3.11.2022).
[31] Deutsche Gesellschaft für Unfallchirurgie (DGU, federführend) S3-Leitlinie Polytrauma / Schwerverletzten-Behandlung. Stand Juli. 2016 (in Überarbeitung). https://www.awmf.org/uploads/tx_szleitlinien/012-019l_S3_Polytrauma_Schwerverletzten-Behandlung_2017-08.pdf. (letzter Zugriff 3.11.2022).
[32] Deutsche Gesellschaft für Anästhesiologie und Intensivmedizin (DGAI). S1-Leitlinie Atemwegsmanagment. Stand 12/2015 (in Überarbeitung). https://www.awmf.org/uploads/tx_szleitlinien/001-028l_S1_Atemwegsmanagement_2015-04_01.pdf (letzter Zugriff 3.11.2022).
[33] Milbradt O, Kohlhase N. Unter der „Haube" - Zusätzliche Schutzmaßnahmen bei der Intubation von COVID-19-Patienten. https://www.ai-online.info/images/ai-ausgabe/2020/06-2020/Supplement_16_ZusaeztlicheSchutzmassnahmen_COVID-19.pdf.
[34] Larsen R. Anästhesie und Intensivmedizin für die Fachpflege. 9. A. Heidelberg: Springer Verlag, 2016.
[35] Vikesh Patel et al. Unintentional endotracheal tube cuff deflation during routine checks: a simulation study, Nursing in Critical Care, 12.2018.
[36] Lizy et al. Cuff pressure of endotracheal tubes after changes in body position in critically ill patients treated with mechanical ventilation. Am J Crit Care 2014; 23 e1-e8.
[37] Berry et al. Consensus based clinical guideline for oral hygiene in the critically ill. Int Crit Care Nurs 2011; 27: 180-185.
[38] Firnkranz C, Großbichler T. Mundpflege bei invasiv beatmeten Patienten. CNE-Artikel, intensiv 2022; 30: 35–47.
[39] Deutsche Gesellschaft für Pneumologie und Beatmungsmedizin e.V. (DGP) S2k-Leitlinie Prolongiertes Weaning. https://www.awmf.org/uploads/tx_szleitlinien/020-015l_S2k_Prolongiertes_Weaning_2019_09_1.pdf (letzter Zugriff 4.11.2022).
[40] https://logopaedie.me/therapie/was-ist-ein-passy-muir-ventil/ (letzter Zugriff 7.11.2022).
[41] Nausheen F, et al. The HEAVEN criteria predict laryngoscopic view and intubation success for both direct and video laryngoscopy: a cohort analysis. Scand J Trauma Resusc Emerg Med 2019; 27: 50.
[42] Kluge S, Janssens U, Spinner CD, et al. Clinical Practice Guideline: Recommendations on Inpatient Treatment of Patients with COVID-19. Dtsch Arztebl Int. 2021; 118: 1-7.
[43] Symptomorientierte Pflege im Zusammenhang mit terminalen Beatmungskonzepten Madeleine Maurer intensiv 2022; 30(02): 69-76.
[44] Higgins C. Useful tips to avoid preanalytical errors in blood gas testing: pH, pCO_2 and pO_2. https://acutecaretesting.org/en/articles/useful-tips-to-avoid-preanalytical-errors-in-blood-gas-testing-ph-pco2-and-po2 May 2016 (letzter Zugriff 13.11.2022).
[45] Lu Q, Rouby JJ. Measurement of pressure-volume curves in patients on mechanical ventilation: methods and significance. Crit Care 2000; 4: 91-100.
[46] Deutsche Gesellschaft für Anästhesiologie und Intensivmedizin (DGAI, federführend). S2e-Leitlinie Lagerungstherapie und Frühmobilisation zur Prophylaxe oder Therapie von pulmonalen Funktionsstörungen (in Überarbeitung). https://www.awmf.org/uploads/tx_szleitlinien/001-015l_S2e_Lagerungstherapie_Fr%C3%BChmobilisation_pulmonale_Funktionsst%C3%B6rungen_2015-05.pdf (letzter Zugriff 8.11.2022).
[47] Tropmann J, Müller I. Wirksamkeit der Bauchlagerung bei ARDS. intensiv 2021; 29: 242–24.
[48] Deutsche Gesellschaft für Internistische Intensivmedizin und Notfallmedizin e.V. (DGIIN),
[49] Köberich et al. Stirn- und Kinndekubitus bei beatmeten COVID-19-Patienten in Bauchlage – ein ungelöstes Problem? Intensiv 2021; 29: 235-241.

[50] Wesch C. Die Bauchlage sicher umsetzen. PflegenIntensiv 2020; 3: 4-10.
[51] Dubb R., Hekler M., Kaltwasser A. Bauchlagerung von Intensivpatienten - Gibt es neue Trends?. intensiv. 2004; 12(1): 4–8.
[52] Deutsche Gesellschaft für Pneumologie und Beatmungsmedizin (DGP, federführend). S2k-Leitlinie Nicht invasive und invasive Beatmung als Therapie der chronischen respiratorischen Insuffizienz (Revision 2017). https://www.awmf.org/uploads/tx_szleitlinien/020-008l_S2k_NIV_Nichtinvasive_invasive_Beatumung_Insuffizienz_2017-10.pdf (letzter Zugriff 8.11.2022).
[53] Keller C. Endotracheales Absaugen – Was ist fachlich begründbar, was überholt? Vortrag Juni 2021.
[54] Halm M.A., Armona R. Effect of oral care on bacterial colonization and ventilator-associated pneumonia. American Journal of Critical Care. 2009; 3: 18. 275–278.
[55] RKI Epidemiologisches Bulletin 15/2022. https://www.rki.de/DE/Content/Infekt/EpidBull/Archiv/2022/Ausgaben/15_22.pdf?__blob=publicationFile (letzter Zugriff 13.11.2022).
[56] Society of Critical Care Medicine https://www.sccm.org/ICULiberation/Guidelines (letzter Zugriff 9.11.2022).
[57] The ABCDEF Bundle in Critical Care. Annachiara Marra, MD, PhD(c), Crit Care Clin. 2017 April ; 33(2): 225–243.
[58] ICU: ABCDEF-Maßnahmenbündel verbessert sämtliche Outcome-Parameter. Anästhesiol Intensivmed Notfallmed Schmerzther 2019; 54(05): 315-316.
[59] Deutsche Gesellschaft für Anästhesiologie und Intensivmedizin e.V. (DGAI, federführend) und Deutsche Interdisziplinäre Vereinigung für Intensiv- und Notfallmedizin e.V. (DIVI, federführend). S3-Leitlinie Analgesie, Sedierung und Delirmanagement in der Intensivmedizin (DAS-Leitlinie 2021). https://register.awmf.org/assets/guidelines/001-012l_S3_Analgesie-Sedierung-Delirmanagement-in-der-Intensivmedizin-DAS_2021-08.pdf (letzter Zugriff 9.11.2022).
[60] Maschke M, et al. Delir und Verwirrtheitszustände inklusive Alkoholentzugsdelir. S1-Leitlinie 2020, in: Deutsche Gesellschaft für Neurologie (Hrsg.), Leitlinien für Diagnostik und Therapie in der Neurologie. https://register.awmf.org/assets/guidelines/030-006l-S1_Delir-und-Verwirrtheitszustaende-Alkoholentzugsdelir_2022-01.pdf (letzter Zugriff 9.11.2022).
[61] Nydahl P, et al. Früh mobilisieren – die Rehabilitation fördern. PflegenIntensiv 01.2019.
[62] Nydahl P. Frühmobilisation ist heute ein Qualitätskriterium. PflegenIntensiv 03.2021.
[63] Hermes C, et al. Reflektiert und mit Augenmaß einsetzen, Robotik zur Unterstützung der Frühmobilisierung. PflegenIntensiv 04.2020.
[64] Nydahl P. et al. Gemeinsam mobil werden – Studie zur Frühmobilisierung von adipösen Intensivpatienen. PflegenIntensiv 01.2021.
[65] Schwabbauer N. Inhalationstherapie beim Beatmungspatienten - wie kommt das Aerosol in den Patienten? PflegenIntensiv. 4/2011.
[66] Wehrmedizinische Monatsschrift 2019/12. Refresher Intensivmedizin. https://wmm.pic-mediaserver.de/index.php?f=artikel&a=201912_Refresher_Intensivmedizin_Veit_Iversen_mit_Lit (letzter Zugriff 10.11.2022).
[67] Kommission für Krankenhaushygiene und Infektionsprävention (KRINKO) beim Robert Koch-Institut (RKI): Prävention der nosokomialen beatmungsassoziierten Pneumonie. Bundesgesundheitsbl 2013 56:1578–1590. https://www.rki.de/DE/Content/Infekt/Krankenhaushygiene/Kommission/Downloads/Pneumo_Rili.pdf?__blob=publicationFile (letzter Zugriff 11.11.2022).
[68] goldcopd.org/2023-gold-report-2.

Register